MATIÈRE MÉDICALE HOMÉOPATHIQUE

!

LA RÉGLEMENTATION FRANÇAISE ACTUELLE
n'autorise pas la délivrance des produits dont la liste suit.

Acide méthyl-lysergique (hydroxybutylamide de)
Anhalonium lewinii
Anhalonium williamsii
Cannabis indica
Cannabis sativa
Carcinosinum
Denys
Lophophora williamsii
Marmorek
Mescaline
Méthysergide
Peyotl

À l'intérieur de l'ouvrage, ces produits sont signalés par ce symbole ⚠

Réalisation : BOOKMAKER
Secrétariat d'édition : PATRICK MICHEL-DANSAC et BÉNÉDICTE PETIT
Conception graphique : CEGEP
Réalisation PAO : ATELIER RÉGINE FERRANDIS
Couverture : BERNARD FLAGEUL
Illustration de couverture : H. MATISSE, *Danseuse créole*, © Succession H. Matisse

1re édition 1995

ISBN 2-85742-132-X

MATIÈRE MÉDICALE HOMÉOPATHIQUE

1997 - 2e édition - 2e impression 2000

Michel GUERMONPREZ
Docteur en Médecine
Professeur au Centre d'Études Homéopathiques de France
Chargé d'enseignement à la Faculté de Médecine de Lille (IEP)

Madeleine PINKAS(†)
Pharmacien des Hôpitaux
Professeur à la Faculté
de Pharmacie de Lille

Monique TORCK
Pharmacien des Hôpitaux
Maître de Conférences
à la Faculté de Pharmacie de Lille

EDITIONS BOIRON

Sommaire

Introduction

Dix ans se sont écoulés depuis la parution de la première édition à laquelle il était devenu nécessaire d'apporter des améliorations, des modifications ou des ajouts.

La description des matières premières est pratiquement inchangée.

Des précisions ont été apportées à la partie utilisée : la Pharmacopée française dans son actuelle édition, la Xe, comporte un supplément entièrement consacré aux souches pour préparations homéopathiques : à ce jour quelque 275 substances font l'objet d'une monographie.

La composition n'est pas exhaustive. Comme dans l'édition précédente, nous ne mentionnons que les constituants les plus importants ou les plus caractéristiques ou ceux qui sont susceptibles d'expliciter l'activité de la drogue en homéopathie. Beaucoup de composants ont été identifiés au cours de la dernière décennie : afin de ne pas augmenter sensiblement le volume de cet ouvrage, nous les avons fait figurer à la seule condition que leur mention permette de mieux comprendre l'effet du médicament.

Les grandes pathogénésies homéopathiques sont peu évolutives dans leur contenu. Elles varient cependant au fil du temps dans leur présentation en fonction de l'évolution de la pathologie, du déplacement des indications principales, de l'accroissement de l'expérience clinique collective acquise. Certaines bénéficient donc d'une présentation renouvelée ou modifiée dans le détail.

Enfin, nous avons inséré quelques nouvelles monographies qui nous paraissent dignes d'intérêt.

Ouvrages généraux consultés

ALLEN T.F. - The Encyclopedia of Pure Materia Medica, 12 vol. *Boericke and Tafel*, Philadelphia, 1874. Reprinted by the *Gregg Press Establish*, Vaduz (Lichtenstein), 1984.

BARBANCEY J. - Pratique Homéopathique en psycho-pathologie. *Ediprim*, Lyon, 1977.

BARBIER P. - Homéopathie, petits remèdes retrouvés. *Maloine*, Paris, 1994.

BARTHEL H. - Synthetic Repertory. *Karl F. Haug Verlag*, Heidelberg, 1981.

BERNARD J. - Traité d'Homéopathie. *Coquemard*, Angoulême, 1947.

BÉZANGER-BEAUQUESNE L., PINKAS M., TORCK M. et TROTIN F. - Plantes médicinales des régions tempérées, 2e éd. *Maloine*, Paris, 1990.

BOERICKE W. - Materia medica with repertory, *Sett Dey and Co*, Calcutta, 1976.

BOUJARD-DUFLO O. - Ophtalmologie Homéopathique. *Le François*, Paris, 1979.

BRUNETON J. - Pharmacognosie, 2e éd. *Technique et Documentation*, Paris. 1993.

CHARETTE G. - Précis d'Homéopathie. La Matière Médicale Pratique, 3e éd. *Le François*, Paris. 1949.

CHIRON P. - Eléments de Matière Médicale Homéopathique, 3e éd. *Peyronnet*, Paris, 1950.

CLARKE J.H. - A Dictionary of Practical Materia Medica. *The Hom. Publ. Co*, Londres, 1902, 3 vol.

DEMARQUE D., JOUANNY J., POITEVIN B. et SAINT-JEAN Y. - Pharmacologie et Matière Médicale Homéopathique. *Boiron*, Sainte Foy lès Lyon, 1993.

DE MATTOS L. - Gynécologie Homéopathique. *Le François*, Paris, 1979.

DENIS M. - L'Homéopathie en dermatologie. *Maisonneuve*, Moulins-les-Metz, 1983.

DUPRAT H. - Traité de Matière Médicale Homéopathique. *Baillière*, Paris, 1948, 3 vol.

ENCYCLOPÉDIE MÉDICO-CHIRURGICALE : vol. " Homéopathie ". *Ed. Techniques*, Paris, 1960-1968.

FARRINGTON E.A. - A Clinical Materia Medica. *Publishing House*, Phildelphia, 1887.

GALLAVARDIN J.P. - Psychisme et Homéopathie. *Ternet-Martin*, Vienne (F), 1960.

GARNIER G., BÉZANGER-BEAUQUESNE L. et DEBRAUX G. - Ressources médicinales de la Flore française. *Vigot*, Paris, 1961, 2 vol.

GRAUVOGL V. - Lehrbuch der Homeopathie. *Verlag der Friedrich Korn'schen Buchhandlung*, Nürnberg, 1866.

HAHNEMANN S. - Traité de Matière Médicale Homéopathique. Trad. L. et Vt. L. Simon. *Baillière*, Paris, 1876-1891, 4 vol.

HAHNEMANN S. - Doctrine et traitement homéopathique des maladies chroniques. Trad. franç. Jourdan (A.) *Baillière*, Paris, 1846, 3 vol.

HALE E.D. - Homeopathic Materia Medica of the new Remedies, 2e éd. Détroit, 1867.

HEGNAUER R. - Chemotaxonomie der Pflanzen. *Birkhäuser Verl.* Basel und Sttutgart, 1962-1992, 10 vol.

HERING C. - A guiding symptoms of our Materia Medica. Philadelphia, 1877, 10 vol. Republished by *Gregg Press Limited*. Farnborough, Hants, 1966.

HODIAMONT G. - Homéopathie et physiologie. *Baillière*, Paris, 1949. 3e éd., *Bibliofilm, SPRL*, Bruxelles, 1962.

HOPPE H.A. - Drogen Kunde. *De Gruyter*, Berlin, New York, 1975-1987, 3 vol.

HORVILLEUR A. - Matière Médicale Homéopathique. *Camugli*, Lyon, 1979.

JAHR G.H.G. - Manuel de Matière Médicale Homéopathique. *Baillière*, Paris, 1855.

JOUANNY J. - Notions essentielles de Matière Médicale Homéopathique. *Boiron*, Sainte Foy lès Lyon, 1975.

JOUSSET P. - Matière Médicale et Thérapeutique Positive. *Baillière*, Paris.

JULIAN O. A. - Dictionnaire de Matière Médicale Homéopathique. *Masson et Cie*, Paris, 1981.

KENT J.T. - Lectures on Homeopathic Materia Medica. *Boericke and Tafel*, Philadelphia, 1re éd. 1904, 4e ed. 1932.

LATHOUD J.A. - Etude de Matière Médicale Homéopathique. *Martin et Ternet*, Vienne (F), 1932, 3 vol.

MADAUS G. - Lehrbuch der biologischen Heilmittel. *G. Thieme Verl.*, Leipzig, 1938, 3 vol.

MARTINDALE. - The Extra Pharmacopoeia, 30e éd. *The pharmaceutical press*, London, 1993.

MICHAUD J. - Enseignement Supérieur d'Homéopathie. *Similia*, Paris, 1993, 3 vol.

NETIEN G., TRAISNEL M. et VERAIN A. - Médicaments homéopathiques; Galenica 16. *Technique et Documentation*, Paris, 1980.

PARIS R. et MOYSE H. - Matière Médicale. *Masson et Cie*, Paris, 1971-1981, 3 vol.

PERROT E. - Matières premières usuelles du règne végétal. *Masson et Cie*, Paris, 1943-1944, 2 vol.

PHARMACOPÉE FRANÇAISE : Xe éd., 6e Supplément : souches pour préparations homéopathiques.

ROUY A. - Enseignements sur la Thérapeutique Homéopathique. *Vigot*, Paris, 1951-1971, 6 vol.

TETAU M. - Matière Médicale Homéopathique Clinique et Associations Biothérapiques. *Maloine*, Paris, 1979.

VANNIER L. et POIRIER J. - Précis de Matière Médicale Homéopathique. *Doin,* Paris, 1972.

VOISIN H. - Matière Médicale du Praticien Homéopathe, 2e éd. *Laboratoires Homéopathiques de France et Maloine*, Paris, 1978.

WAGNER H. - Pharmazeutische Biologie. 2. Drogen und ihre Inhaltsstoffe. *G. Fischer Verlag*, Stuttgart, New York, 1980.

ZISSU R. - Matière Médicale Homéopathique Constitutionnelle. *Peyronnet*, Paris, 1959-1964, 4 vol.

ZISSU R. - Cahiers de Médecine Homéopathique. *Masson*, Paris, 1986-1992, 10 vol.

ZISSU R. et GUILLAUME M. - Fiches de Matière Médicale Homéopathique. Doin, Paris, 1977.

Nous remercions les *Laboratoires Boiron-LHF et Dolisos* qui nous ont aimablement communiqué de nombreux renseignements.

Monographies

Abies nigra

Sapinette noire, épicéa noir d'Amérique

Picea mariana [Mill.] BSP (= *P. nigra* [Ait.] Link) (Conifères)

DESCRIPTION : Arbre de forme conique et étroite ne dépassant guère 30 m de haut. Ses rameaux brun rougeâtre sont légèrement velus ; les aiguilles sont fines, souples, denses et obliques, portant des lignes blanches à la face inférieure.
Les cônes sont assez courts, 3 à 4 cm, et nombreux.
Il s'agit d'une espèce répandue dans tout le Canada et le nord des États-Unis.

PARTIE UTILISÉE : La résine séchée.

COMPOSITION

- environ 0,60 % d'huile essentielle contenant la moitié de son poids d'acétate de bornyle accompagné de l-pinène ;
- acides résiniques non saturés ;
- un principe amer (Hoppe).

PATHOGÉNÉSIE

Remède d'action limitée.
SPASMES DE L'ŒSOPHAGE ET DU CARDIA.

– spasme œsophagien ou du cardia ;
– **sensation de masse, d'"œuf dur", de nœud** ;
– en mangeant, ou tôt après le repas ; aggravation par café et thé ;
– compression rétrosternale d'origine non cardiaque ;
– état spasmodique ou hernie hiatale (O.P.) ;
– spasme et dysphagie sur méga-œsophage (O.P.).

COMMENTAIRES ET COMPARAISONS

Il contient des pinènes comme *THUYA*, *TEREBINTHINA*, *AGNUS CASTUS* et *GRINDELIA*.
Peut-être son terrain électif est-il sycotique avec antipéristaltisme (*THUYA*) et météorisme haut.
IGNATIA : obstruction pharyngée, "boule œsophagienne".
ASA FOETIDA : météorisme gastrique nerveux, poussant vers le haut.
KALIUM CARBONICUM : dilatation gastrique haute – hernie hiatale.
BRYONIA : progrès lent des aliments, douleur, muqueuses sèches.
HYDROCYANICUM ACIDUM, *CUPRUM METALLICUM* : état spasmodique général, notamment œsogastrique.

Abrotanum ou Artemisia abrotanum

Aurône mâle

Artemisia abrotanum L. (= *A. paniculata* Lam.) (Composées)

DESCRIPTION : Originaire de l'Europe méridionale, l'aurône est une plante presque ligneuse pouvant

dépasser 1 m de haut, à feuilles velues et grisâtres en dessous, divisées en lanières étroites. Les fleurs jaunes, tubuleuses, forment de très petits capitules pendants disposés en une grappe feuillée.
L'aurône a une odeur aromatique s'apparentant à celle de l'absinthe et du citron.

PARTIE UTILISÉE : Les parties aériennes fleuries fraîches non lignifiées.

COMPOSITION

- acides phénols et flavonoïdes dont le rutoside ;
- une huile essentielle ;
- plusieurs coumarines : ombelliférone, scopolétol et surtout isofraxidine.

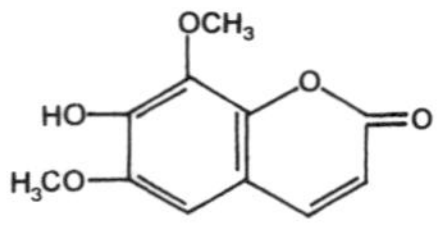

isofraxidine

PATHOGÉNÉSIE

Remède d'action limitée.
ÉMACIATION, RHUMATISME, ALTERNANCES.

DÉNUTRITION – ÉMACIATION
À LA SUITE DES GRANDES PERTES LIQUIDIENNES ;
AMAIGRISSEMENT DE BAS EN HAUT.
MAIGREUR EXTRÊME MALGRÉ LA FAIM

GOUTTE – RHUMATISME
SUCCÉDANT À UNE DIARRHÉE PROFUSE ; ACCOMPAGNÉS OU SUIVIS D'ATTEINTE CARDIAQUE.

AGGRAVATION :
PAR LA SUPPRESSION DE LA DIARRHÉE – OU D'UNE AUTRE CAUSE DE DÉPERDITION HYDRIQUE (O.P.).
PAR LE FROID.

ALTERNANCE :
DIARRHÉE/RHUMATISME.
RHUMATISME/ATTEINTE CARDIAQUE.
MALADIE LOCALE/DIARRHÉE – DÉNUTRITION.

• DÉNUTRITION – ÉMACIATION

Nourrisson, enfant – exceptionnellement adulte – **déshydraté, épuisé, au faciès ridé, orbites très creuses, la peau garde le pli ; avec et après une diarrhée profuse**.
Enfant s'émaciant de bas en haut malgré un fort appétit.
Affaiblissement à ne pas soutenir la tête (***AETHUSA***, ***COCCULUS***).
Grande maigreur carentielle à gros abdomen proéminent.
Enfants et adultes gros mangeurs, à membres grêles, diarrhéiques.
Crise de diarrhée et dénutrition après guérison apparente ou traitement énergique d'une maladie localisée : digestive, rhumatismale...
Suintement sanguinolent ombilical des nouveau-nés à médiocre état général.
Péritonite tuberculeuse (?).

• GOUTTE – RHUMATISME

Douleur, inflammation articulaire après disparition, régression, traitement local d'une diarrhée.
La fluxion articulaire est précédée de douleur forte. Soulagement par mobilisation douce.
Goutte des articulations périphériques alternant avec des manifestations viscérales, avec des hémorroïdes (***SULFUR***, ***COLCHICUM***).
Rhumatisme accompagné, suivi, d'atteinte cardiaque ; R.A.A. (***NAJA***, ***KALMIA***, ***SPIGELIA***, ***SPONGIA***...).

• AUTRES INDICATIONS

Engelures, acrosyndromes, maladie de Raynaud.
Tuberculose extra-pulmonaire avec amaigrissement, anémie (?).
Hydrocèle des enfants (?), ascaridiase (?).

COMMENTAIRES ET COMPARAISONS

La présence de coumarines et autres dérivés carbonylés évoque un effet spasmodique (voir *ASA FOETIDA*) ou excitant cérébral (voir *CICUTA VIROSA – CHAMOMILLA – OENANTHE CROCATA*).
Ces actions ne se retrouvent pas dans la pathogénésie dans son état actuel.

Remède d'urgence des nourrissons en déshydratation par perte hydrique ou désordre métabolique, il ajoute son action aux moyens classiques. Une dose de *NATRUM MURIATICUM* achève souvent le traitement.

Diarrhées avec dénutrition ; syndromes cholériformes :
VERATRUM ALBUM : algidité, sueurs froides.
CUPRUM METALLICUM : spasmes et crampes.
ARSENICUM ALBUM : agitation malgré l'extrême faiblesse, anxiété.
CHINA : météorisme total avec hyperesthésie ; cas moins grave.

Parmi les autres affamés *NATRUM MURIATICUM* a maigri du haut du corps, ***IODUM*** est hypermétabolique, hyperactif, thermophobe, ***SILICEA***, épuisé, glacé, déminéralisé, le plus souvent constipé. ***PHOSPHORUS*** a une diarrhée spéciale, une tendance à saigner, une évolution inquiétante. *T.K.* les complète tous, amaigri, subfébrile, épuisé, transpirant. *LYCOPODIUM* maigrit comme *NATRUM MURIATICUM* ; il est "hépatique" et mange peu.
ABROTANUM correspond à des accidents passagers ou durables du tuberculinisme.
Lorsqu'une atteinte générale succède à la disparition d'un état local, on pense à :
SULFUR : eczéma, asthme, diarrhée, rhumatisme, suppurations, etc.
PSORINUM : alternances invétérées et hérédité dite "psorique".
CUPRUM : spasmes et crampes.
ZINCUM : troubles neurologiques et asthénie.

ABROTANUM avec ses alternances de diarrhée, arthralgie, amaigrissement et éventuellement atteinte cardiaque reste trop méconnu.

Absinthium ou Artemisia absinthium

Absinthe

Artemisia absinthium L. (Composées)

DESCRIPTION : Répandue dans les endroits pierreux de presque toute la zone tempérée, l'absinthe est une plante herbacée très aromatique dont la taille varie de 40 cm à 1 m. Les tiges, très rameuses, portent des feuilles soyeuses et blanchâtres en dessous, grisâtres au-dessus, en général très divisées. Les fleurs sont jaunes, toutes tubuleuses, réunies en petits capitules globuleux ne dépassant pas 4 mm.

PARTIE UTILISÉE : La partie aérienne fleurie fraîche.

COMPOSITION

- 0,25 à 1,30 % d'huile essentielle contenant cinéole (= eucalyptol) et dérivés du thuyane tels thuyone et l'alcool correspondant ou thuyol, isothuyone, etc. ; présence aussi d'azulénogènes, lactones dont la principale est l'artabsine, accompagnée d'absinthine et de matricine (voir *CHAMOMILLA*). Au cours de la distillation ces substances se transforment en azulènes communiquant à l'huile essentielle sa couleur bleue.

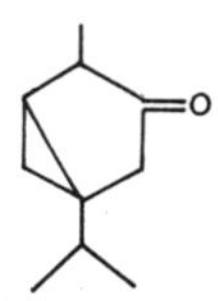

β-thuyone

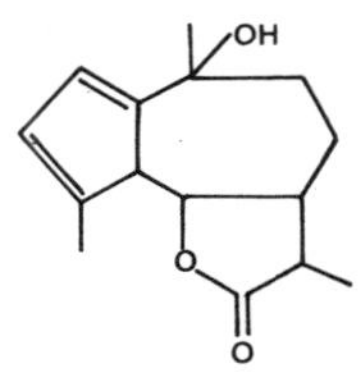

artabsine

- de la québrachite ;
- un pentaméthoxyflavonol, l'artémétine ;
- des dérivés méthoxylés de la sésamine tel le composé suivant (1) :

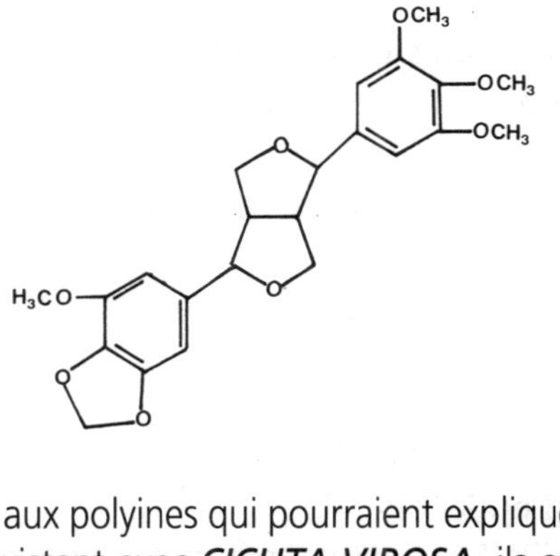

Quant aux polyines qui pourraient expliquer les relations existant avec *CICUTA VIROSA*, ils ont été mis en évidence mais dans les racines (2).

PATHOGÉNÉSIE

Remède d'action limitée.
ÉPILEPSIE ET ALCOOLISME NEUROPSYCHIQUE.

ÉPILEPSIE ET ÉQUIVALENTS, CHEZ LES ALCOOLIQUES.
TREMBLEMENTS, VERTIGES, DELIRIUM.

AGGRAVATION :
PAR L'ALCOOL.
PAR LE SEVRAGE D'ALCOOL.

• **ÉPILEPSIE ET ÉQUIVALENTS, CHEZ LES ALCOOLIQUES**

Épilepsie ; crises précédées de tremblements. Perte de conscience incomplète.

Épilepsie temporale (O.P.). Vertiges des épileptiques.

Tremblements intenses de l'alcoolisme ; tics et spasmes de la face.

Hyperesthésie sensorielle ; mimique inadéquate, rires incontrôlés.

Pré-delirium, delirium.

Alcoolisme violent et dangereux ; passage à l'acte délictueux.

Insomnie des enfants.

COMMENTAIRES ET COMPARAISONS

ABSINTHIUM, un peu oublié, doit sa pathogénésie aux buveurs d'absinthe. La présence de matricine et autres lactones azulénogènes le rapproche de *CHAMOMILLA* dont il partage la violence, le caractère colérique, l'hyperesthésie.

Parmi les remèdes d'éthylisme, comparons :
ETHYLICUM : imprégnation alcoolique, enfants d'alcooliques.
AGARICUS : spasmes, tics, agitation, déficit intellectuel.
SULFURICUM ACIDUM : tremblement des alcooliques, gastrite, hémorragies.

Outre *CHAMOMILLA*, citons **trois autres remèdes d'épilepsie :**
CICUTA VIROSA : crises nocturnes, aura épigastrique ; sujet passif.
OENANTHE CROCATA : crises péri-menstruelles, aura auditive, petit mal.
Ces deux plantes contiennent aussi des dérivés carbonylés (coumarines, cétones, etc.), toujours en relation avec un effet spasmogène.
ARTEMISIA VULGARIS : Bravais-Jackson – Épilepsies curables de l'enfant.
La présence de dérivés du thuyane dans *ABSINTHIUM* permet de se demander s'il serait particulièrement efficace dans les épilepsies sur terrain "sycotique".

BIBLIOGRAPHIE

1. GREGER H. – *Planta Med.*, 1979, *35*, 84-91.
2. GREGER H. – *Phytochemistry*, 1978, *17*, 806.

Aceticum acidum

Acide acétique cristallisable

$CH_3 - COOH$

DESCRIPTION : Liquide transparent, incolore, volatil, à odeur piquante caractéristique, soluble en toutes proportions dans l'eau, l'alcool, l'éther. Il est hygroscopique, inaltérable à l'air et à la lumière.

PATHOGÉNÉSIE

Remède d'action limitée.
ÉPUISEMENT, DIABÈTE DÉCOMPENSÉ.

ÉPUISEMENT, AMAIGRISSEMENT, ANÉMIE, ŒDÈMES.
DIABÈTE DÉCOMPENSÉ OU MAL CONTRÔLABLE.

• **ÉPUISEMENT, DIABÈTE**

Extrême fatigue, amaigrissement rapide, teint cireux, anémie.

Soif très intense, polyurie : urines claires, phosphaturie ou glycosurie.

Diarrhée profuse liquidienne, sialorrhée, sueur abondante et froide.

Œdèmes.

Diabète des obèses brusquement décompensé, et qui maigrissent soudain (O.P.).

Glycémie instable, incontrôlable ; diabétiques traités qui multiplient les accidents hypoglycémiques, sans négligence (O.P.).
Acido-cétose (O.P.).

• AUTRES INDICATIONS

Tableau clinique identique après intervention chirurgicale, anesthésie ou intoxication alimentaire.
Fièvre à grandes oscillations ; la soif disparaît quand la fièvre monte.
Hémorragies.

COMMENTAIRES ET COMPARAISONS

Les phases critiques de certains diabètes et des rééquilibrations difficiles bénéficient de son usage. Mais aussi tout tableau clinique reproduisant la pathogénésie. Il s'agit souvent de malades à risques et d'une action homéopathique complémentaire.
CHINA : *ACETICUM ACIDUM* est souvent prescrit après échec de *CHINA*.
SCILLA MARITIMA : soif, polyurie.
URANIUM NITRICUM : diabète avec mauvais état général. Syndrome pyloro-duodénal.
ARNICA : choc chirurgical et ses suites.
ARSENICUM ALBUM ; *CARBO VEGETABILIS* ; les autres acides.

Aconitum napellus

Aconit napel

Aconitum napellus L. (Renonculacées)

DESCRIPTION : Grande plante herbacée de 1 m à 2 m de haut, à feuilles nombreuses très profondément divisées, à fleurs en forme de casque, bleu foncé, réunies en une grappe serrée au sommet de la tige ; le fruit est constitué par un ensemble de 3-4 follicules.
Vivace par sa racine à tubercules en forme de navets, l'aconit est commun dans les bois et prés humides et surtout en montagne, au-dessous de 1 800 m.

PARTIE UTILISÉE : La plante entière fraîche récoltée en fin de floraison.

COMPOSITION

- nombreux acides organiques : le plus abondant est l'acide aconitique ou anhydro-citrique ;
- alcaloïdes diterpéniques à teneur variable selon l'organe (0,50 à 1,5 % dans les tubercules), dont le principal est l'aconitine ou acétylbenzoylaconine remarquable par sa toxicité.

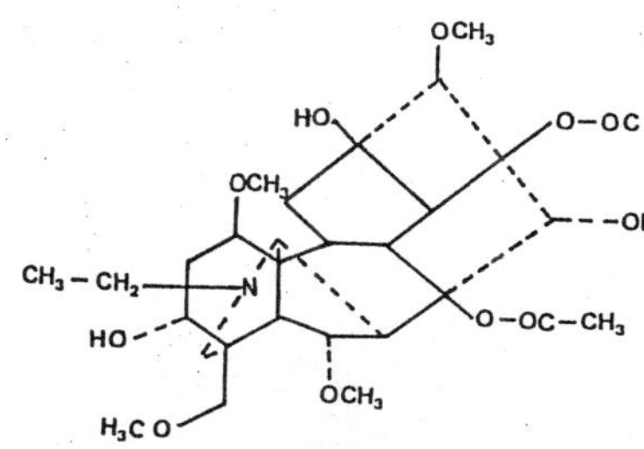

aconitine

L'aconitine est accompagnée d'hypaconitine et mésaconitine.
L'aconitine, à dose infime, provoque par contact une sensation de fourmillement de la langue et des lèvres.

Des auteurs chinois ont montré, il y a plusieurs années, l'effet anti-inflammatoire d'***A. carmichaeli*** Debeaux sur l'arthrite provoquée du rat. On a prouvé (1) que les principes actifs sont les aconitines dont la plus active est l'aconitine elle-même.

- tyramine et dopamine existent aussi bien dans les parties aériennes fleuries que dans les tubercules.

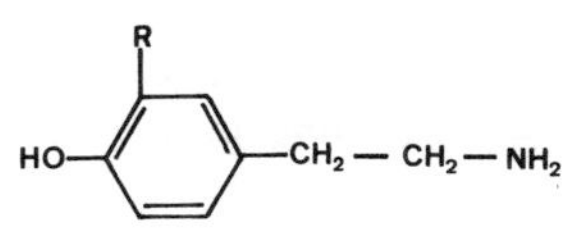

R=H **tyramine**
R=OH **dopamine**

- dans la racine, une substance à activité cardiovasculaire.

PATHOGÉNÉSIE

Remède d'action limitée.
SOUDAINETÉ, ANGOISSE, HYPERTENSION, FOURMILLEMENTS, PAR FROID SEC.

TABLEAUX CLINIQUES FÉBRILES OU NON, APPARUS BRUTALEMENT, DE DURÉE CRITIQUE BRÈVE, AVEC ANGOISSE, PARESTHÉSIES, HYPERTENSION OU CONGESTION AIGUË, SOUVENT CONSÉCUTIFS AU FROID SEC.

ANGOISSE SOUDAINE, INTENSE, SENTIMENT DE MORT IMMINENTE.

FIÈVRE : BRUTALE, PAR FROID SEC, SANS TRANSPIRATION ET AVEC SOIF INTENSE.

NÉVRALGIES *A FRIGORE*, AVEC PARESTHÉSIES ET AGITATION, SURTOUT TRIGÉMINÉE ; CÉPHALÉES NÉVRALGIQUES OU CONGESTIVES.

SYNDROMES CARDIO-VASCULAIRES : ANGOR, H.T.A., TACHYCARDIE, HÉMORRAGIES.

TOUTE MALADIE AIGUË BRUTALE, INTENSE, RÉCENTE, CONGESTIVE.

AGGRAVATION :
PAR FROID SEC,
PAR PEUR SUBITE,
À MINUIT.

AMÉLIORATION :
APPARITION DE LA TRANSPIRATION (CAS AIGUS).

• ANGOISSE SOUDAINE, INTENSE

Crise d'angoisse intense avec sentiment de mort imminente et appel au secours.
Il annonce l'heure de sa mort prochaine.
Angoisse avec agitation physique ou verbale.
Crises d'angoisse vers minuit.
Suites de frayeur récente ou ancienne (*GELSEMIUM*, *OPIUM*, *CAUSTICUM*, *ARSENICUM ALBUM*).
Délires brutaux, soudains, violents.
Angoisse accompagnant un état aigu, une névralgie, une crise tachycardique ou toute autre maladie.
La musique lui est insupportable.

• FIÈVRE BRUTALE SURVENUE PAR FROID SEC, SANS TRANSPIRATION

Fièvre d'apparition brutale par temps froid, gelée ; ou par refroidissement inopiné. La température monte très vite. **Agitation anxieuse. Paresthésies diverses.**
Peau sèche et chaude, visage brûlant. Mais décoloration et malaise en voulant s'asseoir et frissons en se découvrant ; parfois une joue rouge, l'autre pâle (*CHAMOMILLA*). Paume des mains brûlantes (*PHOSPHORUS*, *SANGUINARIA*). Soif intense d'eau froide. Tout a un goût amer, sauf l'eau.

• NÉVRALGIES AVEC PARESTHÉSIES, SURTOUT TRIGÉMINÉE

Névralgies d'apparition récente, par exposition au froid sec, au courant d'air.
Névralgie trigéminée récente ; ou chronique avec crises induites par froid sec ou boissons glacées (O.P.).
Douleur intense, brutalement déclenchée, avec angoisse, agitation.
Paresthésies, fourmillements, puis sensations d'engourdissement, avec la crise.
Acmé vers minuit .
Sciatique au début – mêmes causes, mêmes modalités – (*GNAPHALIUM*, paresthésies et algies alternées ; *COLOCYNTHIS*, paresthésies, crampes, amélioré en flexion du membre).
Toutes les autres névralgies.
Paralysie faciale *a frigore*.
Céphalées névralgiques ou congestives en relation possible avec l'H.T.A.
Céphalée frontale aiguë, éclatante, brutale, parfois par insolation ou exposition brutale à une chaleur intense.
Avec hyperesthésie générale, angoisse, agitation, sensation de globes oculaires trop gros.

• SYNDROMES CARDIO-VASCULAIRES : ANGOR, HYPERTENSION, TACHYCARDIE

Tous les signes cardio-vasculaires sont accompagnés d'anxiété et d'agitation, et aggravés par le froid, le vent froid, la gelée, et à minuit.
Angor coronarien : crise aiguë avec **angoisse mortelle**. Déclenchement au froid, irradiation du thorax au bras gauche avec paresthésies.
Hypertension. Crises aiguës avec tête chaude, mais pâleur et malaise en tentant de s'asseoir. Pouls plein, dur, tendu, céphalée éclatante, sensation de danger imminent. Menace d'accident vasculaire cérébral.
Palpitations et tachycardie paroxystique à pouls dur, tendu, angoisse, agitation.

Les crises tachycardiques sont déclenchées par l'angoisse ou le froid.

Hémorragies de type artériel, sang rouge brillant ; avec angoisse.

AUTRES INDICATIONS

Coup de soleil, insolation. Effets de la chaleur excessive et brutale.

Gastralgie aiguë après absorption d'eau glacée – réclame cependant de l'eau froide.

Diarrhée ressemblant à de l'herbe verte hachée.

Douleurs abdominales après coup de froid.

Les douleurs abdominales ne sont calmées en aucune position.

(*BRYONIA* : amélioré par la pression forte ; *COLOCYNTHIS* : amélioré par l'hyperflexion ; *CHAMOMILLA* : amélioré par le mouvement passif ; *CHINA* : aggravé par l'effleurement).

Rhinite aiguë avant l'écoulement. L'association ultérieure à *ALLIUM CEPA* ou *NUX VOMICA* est efficace (O.P.).

Epistaxis au froid ; au lieu des règles (*SENECIO*).

Laryngite : toux croupale, douloureuse, recrudescence vers minuit.

(*SPONGIA* : bruit de scie ; *BROMUM* : avec dyspnée ; *SAMBUCUS* : faux croup).

Début des pneumopathies *a frigore* ; toux sèche ; hémoptysie : sang rouge, frayeur. Aménorrhée après peur ou froid sec ; métrorragies de sang rouge brillant et angoisse.

Rétention urinaire *a frigore* et traumatique (*ARNICA*).

Cystite aiguë.

Syndromes oculaires soudains ; *a frigore* ; conjonctivites et kératites par courant d'air : répercussions oculaires des hypertensions, névralgies péri-orbitaires, ciliaires...

Glaucome aigu. Sensation d'œil trop gros.

COMMENTAIRES ET COMPARAISONS

Son alcaloïde principal, l'aconitine, est évidemment très spécifique d'*ACONITUM* et explique la plupart des symptômes et les modalités.

La dopamine existe dans *APIS* (rapidité de la réaction inflammatoire et œdémateuse).

Quant à la tyramine, elle joue peut-être un rôle dans les actions vasculaires et hémorragiques, comme pour *SECALE CORNUTUM* et *THLASPI BURSA PASTORIS* (hémorragies veineuses et capillaires tous deux).

Rappelons enfin la parenté botanique d'*ACONITUM NAPELLUS*, *RANUNCULUS BULBOSUS* et *ACTAEA RACEMOSA* (névralgies), ainsi que d'*ADONIS VERNALIS* (cardiotonique).

***ACONITUM* convient à toute pathologie d'instauration brutale et spectaculaire**, surtout sur un sujet sain et jeune : le caractère violent et l'angoisse associée en sont d'autant plus caractéristiques et impressionnent le malade, l'entourage... et le médecin éventuellement.

L'indication, comme l'action, sont de courte durée. Mais *ACONITUM* s'intègre à des traitements au long cours comme remède complémentaire et épisodique.

L'action d'*ACONITUM* se développe souvent sur *SULFUR*, mais son angoisse est l'aigu de l'anxiété de longue durée d'*ARSENICUM ALBUM*.

ACONIT, *ARSENICUM ALBUM*, *RHUS TOXICODENDRON* constituent le "trio de l'agitation" de Nash.

IGNATIA : angoisse somatisée en points, crampes, spasmes (chagrin, contrariétés).

GELSEMIUM : angoisse d'anticipation et crises phobiques. Ralentissement et légère obnubilation-inhibition (le trac ou les mauvaises nouvelles brutales).

OPIUM : sidération, obnubilation par peur.

APIS : la fièvre et l'inflammation débutent brutalement, avec prédominance d'œdème.

BELLADONNA : son indication apparaît quand la peau devient moite.

Comparaisons dans les névralgies de la face

ACONITUM : après le froid, paresthésies et agitation, angoisse.

BRYONIA : déclenchement progressif, exceptionnel dans la névralgie trigéminée, et amélioration par la pression forte.

COFFEA et *CHAMOMILLA* : implications dentaires, intolérance douloureuse, paresthésies.

VERBASCUM : broiement, larmoiement.

SPIGELIA : élancements, brûlures.

PLATINA : beaucoup de paresthésies. Crises croissant et décroissant graduellement.

Comparaisons dans l'angor

ACONITUM : y correspond à l'angoisse, comme :

CACTUS GRANDIFLORUS : à la douleur en étau ; *SPIGELIA* : à l'irradiation au membre supérieur gauche ;
LATRODECTUS : inclut tous ces symptômes plus un état de choc et hypotension évoquant l'infarctus.

Comparaisons dans l'hypertension
ACONITUM, d'action rapide, a été qualifié de "lancette de l'homéopathe". Il complète surtout ***SULFUR, AURUM, ARNICA***.

Pour l'action immédiate, on compare :
BELLADONNA : chaleur, rougeur, moiteur, battements ;
GLONOINUM : éclatement, battements carotidiens ;
VERATRUM VIRIDE : cyanose, pré-syncope, pouls lent ;
OPIUM : accident vasculo-cérébral imminent.

ACONITUM, un des plus importants remèdes aigus et de phases aiguës dans les maladies chroniques **doit être prescrit à intervalles brefs pour des durées courtes**.
Dans la fièvre, on évitera toute boisson, excepté l'eau, car les boissons acidulées, les limonades, les jus de fruit, le café, l'alcool, perturbent ou annihilent son action.

BIBLIOGRAPHIE
1. HIKINO H., KONNO C., TAKATA H., YAMADA Y., YAMADA C., OHIZUMI Y., SUGIO K. et FUJIMURA H. – *J. Pharm. Dyn.*, 1980, *3*, 514-525.

Actaea racemosa

Cimicifuga

Actaea racemosa [L.] Nutt. (= *Cimicifuga racemosa* Nutt.) (Renonculacées)

DESCRIPTION : Plante de l'Amérique du Nord, herbacée et vigoureuse, pouvant atteindre 2 m de haut, aux grandes feuilles composées de folioles incisées et dentées. Les fleurs sont petites, blanches, en grappe. Le fruit est un follicule.

PARTIE UTILISÉE : Les parties souterraines séchées.

COMPOSITION
Présence de :
- substances œstrogènes : l'une d'elles est une isoflavone, la formononétine ;
- actéine, dérivé triterpénique tétracyclique fortement hypotenseur ;
- plusieurs alcaloïdes dont la cytisine ou la N-méthylcytisine.

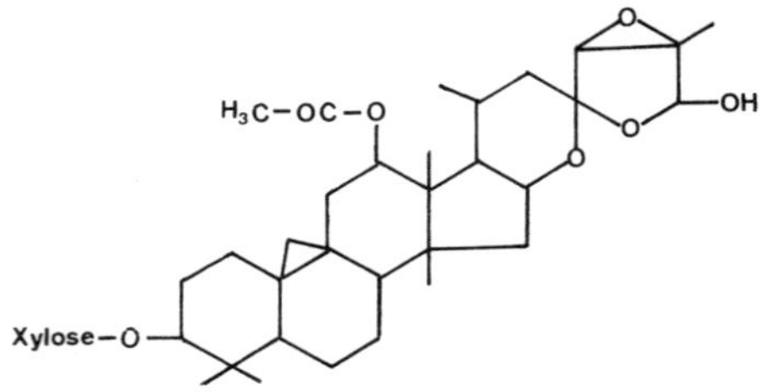

actéine

PATHOGÉNÉSIE

Remède d'action limitée.
PENDANT LES RÈGLES ABONDANTES : DYSMÉNORRHÉE, DORSALGIE, LOGORRHÉE.

RÉACTIONS GÉNÉRALES AUX RÈGLES EN PROPORTION DE LEUR ABONDANCE ; DYSMÉNORRHÉE SUR HYPERPOLYMÉNORRHÉE.

ACCOUCHEMENTS AVEC SPASMES ET HYPERALGIQUES.

PENDANT LES RÈGLES : AGITATION, HYPERIDÉATION, LOQUACITÉ INCOHÉRENTE, INSTABILITÉ DE L'HUMEUR, OBNUBILATION, DÉSÉQUILIBRE MENTAL.

ALGIES DORSALES SUPÉRIEURES, OCCIPITO-CERVICALES, PARAMAMELONNAIRES GAUCHES, AGGRAVÉES PENDANT LES RÈGLES ET AVEC NERVOSISME.

AGGRAVATION :
PENDANT LES RÈGLES ET EN PROPORTION DE LEUR ABONDANCE.
PAR LE FROID HUMIDE.

AMÉLIORATION :
AU PLEIN AIR (LA TÊTE SEULEMENT).

ALTERNANCE :
DE TROUBLES MENTAUX ET PHYSIQUES.

• DYSMÉNORRHÉE, HYPER ET POLYMÉNORRHÉE ; ACCOUCHEMENTS HYPERALGIQUES

La douleur menstruelle est proportionnelle à l'abondance des règles.
Règles avancées, abondantes, irrégulières.
La femme appréhende la période menstruelle en raison des troubles qui l'accompagnent toujours.
Douleur menstruelle pliant en deux avec agitation, lipothymie, confusion, épuisement. La douleur traverse le bassin d'un côté à l'autre ou descend le long des cuisses. Elle prédomine à l'ovaire gauche.
Ovulation douloureuse, hémorragique (*USTILAGO*).
Kystes fonctionnels ovariens (O.P.). Endométriose (O.P.).
Spasmophilie d'expression gynécologique (O.P.).
Aménorrhée, hypoménorrhée de sang foncé, hyperalgique, mal tolérée (*LACHESIS*) provoquée par les émotions, le froid.
Peur de l'accouchement.
Travail de l'accouchement douloureux, irrégulier, spasmodique, avec agitation physique, mentale et bavardage. Dans le post-partum, douleurs et agitation.

• TROUBLES PSYCHIQUES EN RELATION AVEC LES RÈGLES

Excitation, agitation en proportion de l'abondance des règles.
Hyperémotivité, soupirs et pleurs, humeur instable, hyperesthésie.
Loquacité irrépressible. Fuite des idées, hyperidéation, incohérence des propos. Jalousie, méfiance, soupçons, vindicte.
Sensation que la tête est dans un nuage. La femme se déclare déséquilibrée et craint de devenir folle. Obnubilation, confusion, hallucination.
Troubles psychiques alternant avec les troubles physiques : gynécologiques, algiques, ou une diarrhée (*LACHESIS)*.
Peur de l'accouchement.

• ALGIES CRAMPOÏDES ET SPASMODIQUES, VERTÉBRALES...

Douleurs paravertébrales et vertébrales accompagnant les règles ou aggravées par elles.
Douleurs aggravées par l'humidité.
Excitabilité neuro-musculaire paravertébrale exagérée, douloureuse avec contractures (O.P.). La rigidité cervico-dorsale rend la mobilisation passive impossible.
Céphalées occipito-cervicales, à renforcement menstruel et avec sensation de flou.
Migraine menstruelle.
Endolorissement des globes oculaires avec la céphalée.
Dorsalgies surtout des quatre premières vertèbres dorsales, spasmodiques et crampoïdes. Dorsalgie des petits travaux prolongés : mécano-dactylographie, piano, couture (*AGARICUS*). Aggravée pendant les règles et par temps humide (*DULCAMARA*).
Dorsalgie sur épiphysite (O.P.). Rachialgies des spasmophiles (O.P.).
Lombalgies tiraillantes.
Les douleurs vertébrales empêchent de se coucher sur le dos.
Algie sous le sein gauche : point, pincement, élancement, ressenti comme cardiaque et irradié au bras gauche : faux angor (*IGNATIA, KALIUM CARBONICUM*).
Myalgies, arthralgies des petites articulations, des phalanges distales (*ACTAEA SPICATA, CAULOPHYLLUM*).
Douleurs tiraillantes du tendon d'Achille (*RUTA, BENZOICUM ACIDUM*).
Nodosités rhumatismales juxta-articulaires des doigts.
Syndrome douloureux nocturne des membres supérieurs.
Syndrome du canal carpien.
Douleurs spasmodiques viscérales aggravées par les règles.

• AUTRES INDICATIONS

Palpitations, hypotension (O.P.).
Mouvements choréiques et tics (*AGARICUS*).
Frissons traversant tout le corps en période de nervosisme.

COMMENTAIRES ET COMPARAISONS

L'existence de substances œstrogènes dans *ACTAEA RACEMOSA* corrobore son tropisme endocrino-génital. Il en existe peut-être dans *ASCLEPIAS TUBEROSA,* remède d'algies dorso-intercostales.
La méthylcytisine se retrouve dans *CAULOPHYLLUM* : les deux remèdes sont voisins et complémentaires dans les indications gynécologiques et algiques. On les utilise ensemble dans les dystocies du col avec

spasmes ; *CAULOPHYLLUM* est indiqué dans les **rhumatismes des phalanges**, avec inflammation.
L'actéine, fortement hypotensive, est sans doute en relation avec les symptômes précordiaux, le faux angor. L'hypotension ne figure pas dans la pathogénésie, mais on peut la constater habituellement dans les cas d'*ACTAEA RACEMOSA.*
ACTAEA RACEMOSA **est le** ***LACHESIS*** **des femmes jeunes**. Malgré la modalité menstruelle opposée, ces deux remèdes sont complémentaires, ayant en commun tout le syndrome psychique et caractériel.
FOLLICULINUM **améliore son action, à des dilutions égales ou supérieures à 7 CH**.

La dysménorrhée se compare à
CHAMOMILLA : agitation, intolérance à la douleur, métrorragies ;
COLOCYNTHIS : douleur crampoïde améliorée en hyperflexion ;
CAULOPHYLLUM : crampes chez une arthralgique ;
VIBURNUM : règles faibles, crampes, sacralgies ;
PULSATILLA : dysménorrhée sur règles faibles, améliorée à la marche lente ; résignation.

L'excitation avec logorrhée évoque
LACHESIS : logorrhée, jalousie, amélioration par l'arrivée des règles ;
LILIUM TIGRINUM : excitation physique et sexuelle avec sentiment de culpabilité, remords, mélancolie ;
COFFEA : loquacité hyperidéative, tonalité euphorique ;
MOSCHUS – NUX MOSCHATA : terrain "hystérique" changeant, imprévisible.

BIBLIOGRAPHIE
1. JARRY H., HARNISCHFEGER G. et DÜKER E. *Planta Med.*, 1985, 316-319.

Actaea spicata

Actée en épi

Actaea spicata L. (Renonculacées)

DESCRIPTION : Plante herbacée vivace à tige grêle et nue à la base ; les feuilles sont peu nombreuses, alternes, grandes, longuement pétiolées, composées de larges folioles incisées, dentées en scie. Les fleurs sont petites, blanches, en grappe. Le fruit est une petite baie, noire à maturité.
On trouve l'actée çà et là dans les bois humides d'Europe et d'Asie.

PARTIE UTILISÉE : Les parties souterraines fraîches.

COMPOSITION
Elle a été très peu étudiée. On a mis en évidence des alcaloïdes, de l'acide *trans*-aconitique, de l'actéine (1).

PATHOGÉNÉSIE

Remède d'action limitée.
RHUMATISME DES PHALANGES DISTALES.

RHUMATISME AVEC DÉFORMATION, NODOSITÉS, DOULEURS, ŒDÈME DES PHALANGES DISTALES, DES POIGNETS, DES CHEVILLES.

AGGRAVATION :
PAR LE MOUVEMENT, LE TOUCHER.
PAR L'HUMIDITÉ FROIDE.

• RHUMATISME DES EXTRÉMITÉS
Rhumatisme prédominant aux phalanges distales avec déformation.
Œdème douloureux à la moindre fatigue, au toucher.
Douleur aggravée par la fonction, violente, lancinante, tiraillante.
Atteinte du poignet avec œdème d'effort, des chevilles.
Douleurs dento-faciales, rhumatismales ou dentaires.

COMMENTAIRES ET COMPARAISONS
ACTAEA SPICATA, comme *ACTAEA RACEMOSA* contient de l'actéine et convient à des douleurs articulaires, vertébrales pour *RACEMOSA*, périphériques pour *SPICATA*. Pour Clarke, *SPICATA* serait l'*ACTAEA* des hommes.

On lui préfère des remèdes plus sûrs :
RUTA : pour les poignets ;

SEPIA, NATRUM CARBONICUM : pour la tibio-tarsienne laxe et douloureuse.

Rhumatisme des phalanges distales :
SULFUR IODATUM, THUYA, LYCOPODIUM selon leur tableau général ;
CAULOPHYLLUM : erratisme, V.S. augmentée, polyarthrite rhumatoïde ;
HARPAGOPHYTUM : enraidissement, V.S. augmentée ;
AMMONIUM PHOSPHORICUM : nodosités périarticulaires, sujets obèses ;
LEDUM PALUSTRE et *LITHIUM CARBONICUM* : goutte et tophi.

BIBLIOGRAPHIE

1. FARDELLA G. et CORSANO S. – *Ann. Chim.*,1973, *63*, 333-337.

ADN et ARN

Acide désoxyribonucléique et acide ribonucléique

DESCRIPTION : Polynucléotides jouant un rôle fondamental dans la croissance, la reproduction, le métabolisme des organismes vivants, ces acides sont aussi connus sous le nom d'acides nucléiques. Ils sont composés de bases puriques et pyrimidiques, d'acide phosphorique et d'un ose : ribose pour l'ARN, désoxyribose pour l'ADN.

PATHOGÉNÉSIE

Remède d'action limitée.
PERTURBATIONS IMMUNITAIRES.

Souche (1) : mélange d'ADN et ARN ; ADN extrait de hareng ; ARN extrait de la levure ***Turula utilis***. Les auteurs (Jenaer, Julian) ont décrit séparément certains effets différents d'ADN et ARN mais les pathogénésies sont une synthèse.

MALADIES AVEC PERTURBATION IMMUNITAIRE :
VIROSES, HÉPATITES, HERPÈS, MONONUCLÉOSE INFECTIEUSE, PAPILLOMES ET VERRUES.
CANCER, ÉTATS PRÉCANCÉREUX (?), LEUCÉMIE.
RETARD DE CICATRISATION DE GREFFES, DE CONSOLIDATION DES FRACTURES.
EFFETS SECONDAIRES DES IRRADIATIONS ET DE LA CHIMIOTHÉRAPIE ANTICANCÉREUSE – ANÉMIE, LEUCOPÉNIE, HÉMORRAGIES, CHUTE DE CHEVEUX, ALLERGIE.

ÉTAT GÉNÉRAL : DÉPRESSION CYCLIQUE ; PHASES D'AMÉLIORATION DU BIEN-ÊTRE, DU DYNAMISME, DE LA LIBIDO, DIMINUTION DU BESOIN DE SOMMEIL ; PHASES DÉPRESSIVES : APATHIE, ABOULIE, ASTHÉNIE, ANERGIE POUVANT PRÉCÉDER UNE ÉVOLUTION CANCÉREUSE.

AGGRAVATION :
PAR LE FROID.

AMÉLIORATION :
PAR LES ABLUTIONS FROIDES.

• MALADIES AVEC PERTURBATION IMMUNITAIRE

Viroses : **hépatite virale, surtout à HB** (Jenaer). Formes graves, actives et chroniques.
Mononucléose infectieuse et adynamie secondaire.
Herpès. Papillomes vésicaux..., verrues.
Cancer ; leucémie ; il aurait un effet préventif et maintiendrait très longtemps l'état général, prévenant les récidives, des cancéreux traités.
Retard de cicatrisation : ulcères, greffes ; de consolidation des fractures.
Leucopénie, anémie, hémorragies des gencives, saignements prolongés ; asthénie et chute des cheveux, après irradiation ou chimiothérapie anticancéreuse.
Allergie : cutanée, eczéma, dermatoses diverses prurigineuses. Prurit sans lésion cutanée. Allergie cutanée alternant avec d'autres maladies (*PSORINUM*).
Arthrose et maladies rhumatismales – systémiques ? – Arthrose avec parésies et paresthésies, des sujets âgés (*CAUSTICUM*).

• ÉTAT GÉNÉRAL CYCLIQUE

Cyclothymie.
Phase de bien-être, de dynamisme accru avec euphorie et augmentation de la libido.
Baisse du besoin du sommeil. Insomnie sans fatigue consécutive.

Phase dépressive avec irritabilité.

Périodes d'asthénie, apathie, aboulie, anergie : état décrit comme pouvant précéder une évolution cancéreuse.

• AUTRES INDICATIONS

Vision floue, conjonctivite – signes oculaires des maladies de l'immunité.

Rhino-pharyngites, catarrhe tubaire.

Brûlures, psoriasis, angiomes.

Tremblements, maladresse, vertige.

Arriération psycho-motrice ; sénescence précoce.

COMMENTAIRES ET COMPARAISONS

M. Jenaer a consacré dix-sept ans de recherche et travaux à ADN/ARN et l'action du remède dans l'immense domaine de l'immunité explique l'étendue des indications, d'ailleurs très limitées dans cette présentation.

La "pathogénésie" présentée inclut des indications cliniques et des observations ainsi que des résultats d'expérimentation animale (Gengoux – Roberfroid). Retenons les indications chez les cancéreux ; Jenaer recommande le traitement **indéfini** en doses 9 CH espacées. L'interruption serait suivie de rechute. Dans les hépatites mêmes graves (9 CH). Dans les eczémas avec alternances, seulement lors de poussées sévères (15 CH en dose unique). Il met en garde contre **l'effet immunodépresseur possible de la 15 CH**, surtout répétée.

On compare ***LYCOPODIUM*** et ***SULFUR*** (à ARN) ; ***PHOSPHORUS*** et ***SILICEA*** (à ADN). Mais ***PSORINUM*** avec son anergie, ses alternances, sa frilosité et son absence de réaction générale nous semble le plus proche.

BIBLIOGRAPHIE

1. JENAER M. – L'Homéopathie française, décembre 1980, p. 644.

JENAER d'une part, et JULIAN d'autre part, ont pratiqué quatre pathogénésies d'ADN et ARN de 1967 à 1973 sur notamment 60 sujets et 30 sujets.

Lire aussi :

JENAER M. – *L'Homéopathie française*, mars 1981, p. 159.

JENAER M. – *L'Homéopathie française*, février 1982, p. 87.

Adonis vernalis

Adonis

Adonis vernalis L. (Renonculacées)

DESCRIPTION : Petite plante herbacée de 10 à 40 cm, aux feuilles divisées en fines lanières, aux fleurs solitaires et terminales, de grande taille, dont les nombreux pétales sont d'une belle couleur jaune. La floraison se fait au printemps. Les fruits sont des akènes de quelques millimètres, à bec recourbé.

Très rare en France, l'adonis croît dans les bruyères et les endroits pierreux de l'Europe centrale, de l'Espagne, de la Russie méridionale.

PARTIE UTILISÉE : La plante entière fleurie, fraîche ou séchée.

COMPOSITION

- les éléments les plus caractéristiques sont les hétérosides cardiotoniques dérivés de la cardénolide, proches de ceux de la digitale, du muguet, des strophanthus ; ils sont présents en faible quantité (0,1 à 0,4 %) ; les plus importants sont le cymaroside et l'adonitoxoside ;
- les parties aériennes contiennent un stérol en C_{21} dérivé du prégnane, l'adonilide, ainsi que des flavonoïdes.

PATHOGÉNÉSIE

Remède d'action limitée.
LE TONICARDIAQUE DES OBÈSES ÂGÉS.

PALPITATIONS – DYSPNÉE – TACHYARYTHMIE – OLIGURIE – ŒDÈMES.

AGGRAVATION :
PAR L'HUMIDITÉ.
PAR L'OBÉSITÉ.

• INSUFFISANCE CARDIAQUE

Palpitations, tachyarythmie, dyspnée d'effort.

Œdèmes, oligurie, albuminurie, urémie.

COMMENTAIRES ET COMPARAISONS

Il conviendrait aux cœurs séniles, particulièrement des vieillards obèses, hypertendus, en début d'urémie, ou hyperoxaluriques (?). Autrefois, on l'a choisi au décours des maladies infectieuses et en cas d'endocardite.
Il n'est connu, en fait, qu'en basse dilution, en tant que cardiotonique.

Il peut compléter :
KALIUM CARBONICUM : cœur droit, dyspnée, œdèmes ;
AMMONIUM CARBONICUM : dyspnée, hémorragies, urémie, embonpoint ;
ARSENICUM ALBUM : dyspnée, anxiété, état général défaillant.

On lui préfère souvent ***STROPHANTHUS*** ou ***DIGITALIS***, mieux connus.
Les hétérosides digitaliques sont comparés à l'article ***DIGITALIS***.

Aesculus

Marronnier d'Inde

Aesculus hippocastanum L. (Hippocastanacées)

DESCRIPTION : Originaire d'Asie Mineure, ou peut-être d'Asie centrale, le marronnier d'Inde croît à l'état spontané dans les gorges montagneuses de la péninsule balkanique, au Caucase, dans la partie nord de l'Iran et dans l'Himalaya. Il est fréquemment cultivé dans les parcs et promenades de toute l'Europe centrale et occidentale.
Il s'agit d'un très bel arbre pouvant atteindre 25 m de haut. Au début du printemps apparaissent de gros bourgeons visqueux, formés d'écailles rougeâtres d'où sortiront les feuilles, grandes, opposées, composées-palmées. Les fleurs, blanches tachées de rose, sont réunies en des sortes de grappes composées dressées. Le fruit est une grosse capsule verte, épineuse, renfermant une ou deux graines, les marrons d'Inde, bruns, luisants, avec un large hile blanchâtre.

PARTIE UTILISÉE : Le marron frais.

COMPOSITION

Elle est complexe. À côté d'éléments nutritifs trouvés dans toutes les graines, on a pu mettre en évidence :

- des tanins catéchiques ;
- des flavonoïdes abondants auxquels les cotylédons doivent leur couleur jaunâtre et qui sont surtout des hétérosides du quercétol et du kaempférol ;
- des dérivés puriques : adénine, adénosine, guanine, acide urique ;
- 10 % de saponosides triterpéniques dont l'ensemble forme l'aescine ; la formule de chacun des constituants est du type (1)

$$\begin{array}{lcl} S_2-S_1-\text{aglycone triterpénique}-Ac \\ \quad\;\; | \qquad\qquad\qquad\qquad\quad | \\ \quad\; S_3 \qquad\qquad\qquad\qquad Ac \end{array}$$

S_1=ac. glycuronique, fixé en 3
S_2=glucose
S_3=glucose, galactose ou xylose
Ac=restes acétique (lié à OH-22 ou 28), angélique, tiglique, 2-méthylbutyrique ou isobutyrique (liés à OH-21)

L'aglycone triterpénique possède la formule :

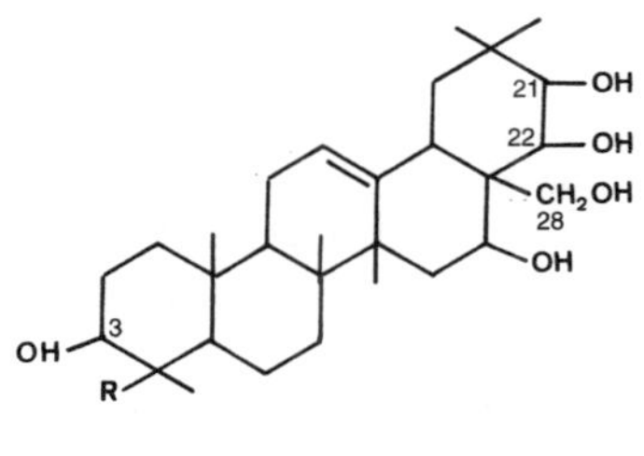

R=CH_3 **barringtogénol C**
R=CH_2OH **protoaescigénine**

PATHOGÉNÉSIE

Remède d'action limitée.
HÉMORROÏDES PIQUANTES SAIGNANT PEU.

HÉMORROÏDES : DOULEUR DE PIQÛRES MULTIPLES, PEU D'HÉMORRAGIES.

CONGESTION VEINEUSE PELVIENNE, PORTALE, GÉNÉRALE :
- DES ORGANES GÉNITAUX ET LOMBO-SACRÉE.
- DES MEMBRES INFÉRIEURS.
- HÉPATIQUE.

PHARYNGITE AVEC VARICES PHARYNGIENNES.

AGGRAVATION :
PAR LA CHALEUR.
AU RÉVEIL.
DEBOUT.

AMÉLIORATION :
PAR LES APPLICATIONS, LES BAINS FROIDS.
PAR L'EXERCICE MODÉRÉ.
PAR LE SAIGNEMENT.

ALTERNANCES :
HÉMORROÏDES – ECZÉMA.
HÉMORROÏDES – PHARYNGITE.

• HÉMORROÏDES

Douleur piquante comme par une pelote d'épingles ; plénitude, brûlure.
Le saignement est rare et soulage les douleurs.
Aggravation au réveil, debout. Soulagement par les bains froids, la marche lente.
Selles dures, volumineuses, suivies de ténesme et brûlure durables.

• CONGESTION VEINEUSE

Algie sacro-iliaque : dislocation, pesanteur. Sensation de faiblesse lombaire ; peine à se relever et à marcher. Douleur utérine pesante, irradiée au sacrum.
Varices des membres inférieurs, bleuâtres, distendues. Ulcères variqueux entourés de dilatations veineuses pourpres (*LACHESIS*, *FLUORICUM ACIDUM*). Pesanteur sous-hépatique. Ictère, stase portale.
Pharyngites répétées alternant avec les crises hémorroïdaires : muqueuse pharyngée rouge foncé, sèche, brûlante. Veines pharyngiennes distendues.
Céphalée occipitale : plénitude, éclatement, chaleur ; amélioration à l'air frais.
Douleurs erratiques soulagées par la chaleur (exception).

COMMENTAIRES ET COMPARAISONS

AESCULUS complète toujours un remède d'action générale :
SULFUR comme lui pléthorique, chaud, lourd, avec une anite brûlante ;
NUX VOMICA, parfois : ténesme, selles dures, intempérance ;
SEPIA, enfin : algies sacro-iliaques, pesanteur pelvigénitale.

Comparaisons fondées sur la composition

De très nombreux remèdes veineux rappellent *AESCULUS* par leurs composants.

Le kaempférol est présent dans :
HAMAMELIS : traumatisme veineux ; algies lombosacrées.
ARNICA : douleur veineuse contusive, ecchymoses.

D'autres flavonoïdes se trouvent dans :
ANACARDIUM ORIENTALE : sensation de balle, constriction rectale.
CARDUUS MARIANUS : hémorroïdes, varices surtout gauches, congestion portale.
RUTA : prolapsus hémorroïdo-rectal ; lombosacralgies.

Enfin, des saponosides existent dans :
CAPSICUM, *PAEONIA* : congestion hémorroïdaire et rectite ; pharyngite brûlante pour *CAPSICUM*.
PULSATILLA, *CYCLAMEN*, *HELONIAS*, *CAULOPHYLLUM* : congestion pelvigénitale.

Comparaisons fondées sur la Matière médicale

Les crises hémorroïdaires avec douleur piquante correspondent, outre *AESCULUS* à :
ALOE : procidence, selles molles, suintement, céphalées ; prolapsus important ;
COLLINSONIA : femme enceinte, prolapsus ;
MURIATICUM ACIDUM : fissure et constipation ; douleur très prolongée ;
IGNATIA : aggravé quand la selle est molle ;
KALIUM CARBONICUM : brûlure comme par un fer rougi.

AESCULUS et *NUX VOMICA* sont incompatibles pour certains auteurs. Si on les prescrit ensemble, on éloignera les dilutions ;
exemple : *AESCULUS* 6 DH, *NUX VOMICA* 7 CH.

BIBLIOGRAPHIE

1. RIMPLER H. – *Dtsche Apoth. Ztg*, 1970, *110*, 1657-1658.

Aethusa cynapium

Petite ciguë

Aethusa cynapium L. (Ombellifères)

DESCRIPTION : Petite plante herbacée annuelle d'environ 50 cm de haut, la petite ciguë est une mauvaise herbe commune dans les jardins où elle est parfois confondue avec le persil et le cerfeuil. La tige striée, souvent rougeâtre à la base, porte des feuilles profondément divisées. Les fleurs, blanches, sont réunies en ombelles à rayons inégaux. Le fruit est globuleux.

PARTIE UTILISÉE : La plante entière fraîche, récoltée en fin de floraison.

COMPOSITION

- une huile essentielle ;
- des traces de cicutine ou conine, alcaloïde principal des fruits de ciguë ;
- des dérivés polyacétyléniques surtout dans la racine : 1 % ; on en a isolé plus de 25 parmi lesquels l'aethusine et les aethusanols A et B.

PATHOGÉNÉSIE

Remède d'action limitée.
GASTRO-ENTÉRITE ET CONVULSIONS DU NOURRISSON PAR LE LAIT.

INTOLÉRANCE AU LAIT DU NOURRISSON : GASTRO-ENTÉRITE AIGUË AVEC DÉSHYDRATATION, PROSTRATION, CONVULSIONS.

AGGRAVATION :
PAR LE LAIT.
PAR TEMPS CHAUD.
PENDANT LA DENTITION.

• GASTRO-ENTÉRITE AIGUË DU NOURRISSON

Intolérance aiguë au lait du nourrisson, par temps chaud, à la dentition ou par suralimentation.
Vomissements précoces du lait, ou tardifs avec caillots.
Diarrhée de selles indigérées, ou vertes ; mucosités sanglantes, colique, abdomen froid.
Faciès toxique, orbites creusées, déshydratation, intoxication, prostration, choc.
Survenue rapide de la prostration ; poussée thermique importante.
Refus de boire ; le nourrisson ne maintient pas sa tête.
Convulsions ; convulsions-hyperthermie avec syndrome digestif.
Épilepsie : le pouce est replié dans le poing fermé.

• AUTRES INDICATIONS

Bronchite asthmatiforme précoce du nourrisson intolérant au lait.
Syndrome cholériforme atténué de l'adulte et du malade âgé : intolérance lactée, nausées, vomissements tardifs des laitages. Aphtes.
Déficit de l'attention des enfants d'âge scolaire, de la mémoire, de l'intelligence ; troubles digestifs concomitants.
Céphalée du travail intellectuel ; migraines terminées par une diarrhée.
Syndrome cutané : herpès au bout du nez, impétigo, intertrigo, éruptions suintantes.
Syndrome oculaire : blépharoconjonctivites, kératites, herpès cornéen dans un contexte neurodigestif.

COMMENTAIRES ET COMPARAISONS

C'est le plus grand classique de l'intolérance lactée brutale. L'altération de l'état général peut être assez rapide pour imposer une réanimation d'urgence. Mais *AETHUSA* s'est déjà montré plus rapide encore.

La présence des dérivés polyacétyléniques attire l'attention sur le **syndrome neurologique convulsivant** de plusieurs Ombellifères et Composées.

AETHUSA : convulsions, épilepsie de l'enfant ; complication de gastro-entérite.
OENANTHE CROCATA : épilepsie féminine ; crises périmenstruelles, aura auditive.

CICUTA VIROSA : crises nocturnes, aura épigastrique ; petit mal ; sujet passif.
ABSINTHIUM : Bravais-Jackson, épilepsie curable de l'enfant, des alcooliques.

La Matière médicale incite à comparer **dans les diarrhées du nourrisson :**

VERATRUM ALBUM : gastro-entérite et algidité ;
RHEUM : diarrhées acides ;
IPECA : vomissements, langue propre, diarrhée verte ;
CHAMOMILLA : diarrhée de la dentition ; colères et cris ;
ABROTANUM : diarrhée, athrepsie ; nourrisson gros mangeur ;
ARSENICUM ALBUM : prostration, agitation, mais soif.

AETHUSA est complété, hors des crises, par *CALCAREA CARBONICA*, qui peut éviter le retour des accidents ; ou par *MAGNESIA CARBONICA*, si les vomissements, la transpiration, les selles, l'odeur du nourrisson sont acidulés. Coliques.
Parmi les remèdes des troubles de l'attention, *AETHUSA* est peu usité. On lui préfère *AGARICUS*, *KALIUM BROMATUM* des agités ou *KALIUM PHOSPHORICUM*, un asthénique, et de nombreux remèdes d'action générale.
L'importance du syndrome convulsif apparaît peu dans de nombreux ouvrages.

Agaricus muscarius

Amanite tue-mouches, fausse oronge

Amanita muscaria [L. ex Fries] Hook. (Champignons)

DESCRIPTION : Espèce des régions tempérées, apparaissant en automne dans les bois ombragés, caractérisée par son chapeau d'un rouge orangé éclatant parsemé de taches blanches. Le pied et les lames sont blancs alors que dans l'oronge vraie ils sont jaunes.
PARTIE UTILISÉE : Le champignon entier frais.

COMPOSITION
Elle est complexe. On a mis en évidence :
- de nombreux pigments ;
- de l'acide iboténique, à action atropinique, ainsi que son produit de décarboxylation, le muscimole, hallucinogène, agoniste du GABA (1) ;

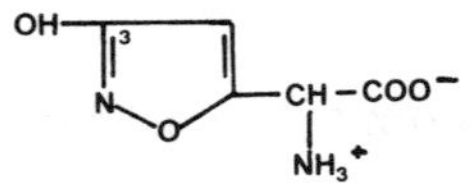

acide iboténique

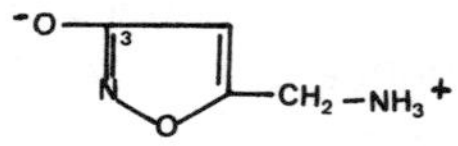

muscimole

- des traces de **muscarine** :

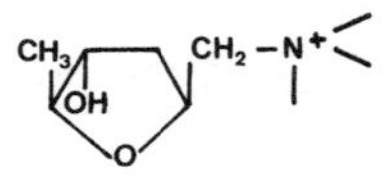

- de la muscaridine à action curarisante ;
- du vanadium en forte proportion (2), une partie au moins sous forme de combinaison organique du type **amavadine** (3) :

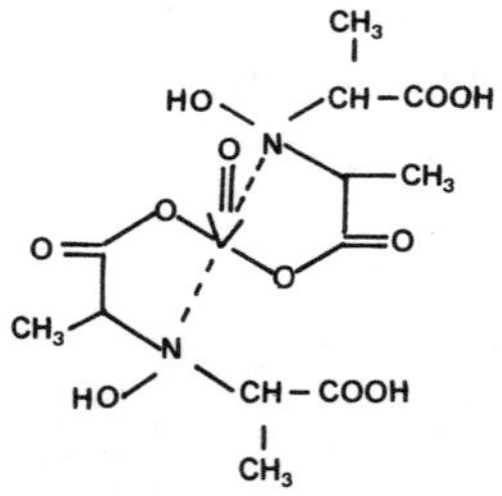

La présence de bufoténine, très proche de la sérotonine (voir *BUFO*), est controversée, de même que celle de l'hyoscyamine.

PATHOGÉNÉSIE

Remède d'action limitée.
TICS, SPASMES, ALCOOLISME ET ENGELURES.

TICS, SPASMES, MOUVEMENTS CHORÉIQUES.
DÉTÉRIORATION INTELLECTUELLE ET NEUROLOGIQUE.
GELURES ET ACROSYNDROMES.

AGGRAVATION :
PAR LE FROID, LA GELÉE.
PAR L'EFFORT INTELLECTUEL.
PAR LES RAPPORTS SEXUELS.

• TICS, SPASMES, MOUVEMENTS CHORÉIQUES

La tête remue constamment. Tics de la face.
Nystagmus.
Torticolis spasmodique (O.P.).
Spasmes et contractions des membres et du corps. Chorée.
Colonne dorsale sensible au toucher et à toute stimulation (*ACTAEA RACEMOSA*).
Mouvements de reptation avec incoordination. Athétose (O.P.).
Tremblement de la langue.
Contractures rachidiennes douloureuses. Sensation de glace dans le dos.
Maladresse : laisse tomber les objets (*APIS, NATRUM MURIATICUM*).
Marche ébrieuse avec ou sans alcoolisme.

• DÉTÉRIORATION INTELLECTUELLE ET NEUROLOGIQUE

Intelligence lente et médiocre chez un enfant ou adulte agité de tics.
Maladie de Gilles de La Tourette (O.P.).
Euphorie, chants, puis tristesse, dépression, jalousie, loquacité, délits.
Troubles comportementaux et caractériels de l'**alcoolisme** (*NUX VOMICA, LACHESIS*).
Suite de **stupéfiants, euphorisants** ; involutions présénile et sénile (O.P.).
Excitation sexuelle avec impuissance.
Rachialgies avec incoordination, myoclonies, amyotrophies, parésies.
Polynévrites.
Épilepsie après disparition d'une éruption.

• GELURES ET ACROSYNDROMES

Gelures très douloureuses : **douleurs piquantes et brûlantes "comme par des aiguilles de glace". Prurit des zones atteintes.** Paresthésies.
Acrocyanose, acrodynie des mains, des pieds, du nez, des oreilles.
Acné rosacée aggravée par le froid.
Douleur des hyperkératoses des pieds : cors, oignons, œils de perdrix (*HYPERICUM*).

• AUTRES INDICATIONS

Diarrhée avec ténesme et gaz chauds abondants.
Douleur thoracique angineuse.
Pesanteur, prolapsus utérin. Leucorrhée irritante. Lombosacralgie et fatigue par les rapports sexuels. Lombosacralgie assis. Goutte des doigts. Douleur en diagonale, deltoïde gauche, membre inférieur droit.

COMMENTAIRES ET COMPARAISONS

La composition d'*AGARICUS* évoque des actions multiples.
L'acide iboténique à action atropinique, et peut-être l'hyoscyamine rappellent les Solanacées :
BELLADONNA : état congestif et inflammatoire avec spasmes et convulsions ;
HYOSCYAMUS : agitation, détérioration intellectuelle, spasmes, sexualité exaspérée et déficiente ;
STRAMONIUM : violence psychosomatique.

Les carbonyles de l'amavadine permettent une comparaison avec deux remèdes à cétones :
MOSCHUS (muscone) : spasmes et psychisme de type "hystérique".
CASTOREUM (acétophénone) : spasmes, dysménorrhée, excitation sexuelle.

Enfin, la bufoténine, proche de la sérotonine, évoque, si elle est confirmée :
BUFO RANA : déficit intellectuel, excitation sexuelle, dermatose avec lymphangite ;
COFFEA : excitation cérébrale.

La Matière médicale fonde les comparaisons :
– des engelures
PULSATILLA : peu douloureuses ;
NITRICUM ACIDUM : fissurées ; douleurs intenses ;
PETROLEUM : fissurées ; prurit douloureux ;
PHOSPHORUS : graves, éventuellement ischémie sévère ;

SILICEA : froid glacé des extrémités, même en été.
– de l'agitation avec fuite de l'attention et déficit intellectuel
TARENTULA HISPANICA : agitation incoercible ; tics, chorée ;
KALIUM BROMATUM : prédomine aux mains ;
ZINCUM METALLICUM : prédominance aux pieds.

AGARICUS est surtout utilisé dans les engelures, certaines agitations et retards scolaires avec troubles de l'attention, et dans la chorée. Il complète parfois chez l'enfant *NATRUM MURIATICUM*, lent à apprendre à parler et longtemps maladroit, ou *CALCAREA CARBONICA*, lent à marcher, ou encore *BARYTA CARBONICA,* retardé et ralenti, mais pas agité.

AGARICUS est le seul à associer les tics et la détérioration intellectuelle de la maladie des tics, le seul, presque, à associer les troubles mentaux et la marche ébrieuse.

BIBLIOGRAPHIE

1. DE SOUZA N.J., GANGULI B.N. et REDEN J. – Strategies in the Discovery of Drugs from Natural Sources. In Annual Reports in Medicinal Chemistry – 17. Academic Press, 1982.
2. MEISCH H.U., SCHMITT J.A. et REINLE W. – Z. Naturforsch., C, 1978, 33 C, 1-6.
3. KNEIFEL H. et BAYER E. – Angew. Chem., 1973, 85, 542-543.

Agnus castus

Gattilier

Vitex agnus-castus L. (Verbénacées)

DESCRIPTION : Arbrisseau odorant originaire de l'Asie centrale et acclimaté dans la région méditerranéenne, aux feuilles composées digitées, aux fleurs petites, violacées, réunies en longues grappes. Le fruit est une petite drupe, noire à maturité. Rappelant le poivre pour la forme, la saveur aromatique et piquante, il est parfois désigné sous le nom de poivre des moines.

PARTIE UTILISÉE : Le fruit séché.

COMPOSITION

C'est surtout la feuille qui a fait l'objet de recherches. Il semble que le fruit contient :

- principe amer, la castine ;
- un alcaloïde, la viticine ;
- de l'aucuboside ;
- une huile essentielle avec cinéole et pinène ;
- un flavonoïde polyméthylé dérivé du quercétagétol, la casticine ou 3,6,7,4'-tétraméthylquercétagétol a été mise en évidence depuis longtemps ; plus récemment, on a montré la présence de dérivés polyméthoxylés du 6-hydroxykaempférol, surtout 5-hydroxy-3,6,7,4'-tétraméthoxyflavone (1).

PATHOGÉNÉSIE

Remède d'action limitée.
IMPUISSANCE ET DÉPRESSION.

IMPUISSANCE ET DÉPRESSION CHRONIQUE :
AVEC PERTE DE LA LIBIDO, DÉSINTÉRÊT, VIEILLISSEMENT PRÉMATURÉ.

• IMPUISSANCE ET DÉPRESSION

Impuissance sexuelle avec perte de la libido. Les organes génitaux sont petits, flasques, froids.
Spermatorrhée sans érection ; la nuit, pendant la défécation.
Vieillissement prématuré après "une vie d'excès".
Blennorragie guérie.
Dépression, désintérêt, asthénie psychique, désir de mort.

• AUTRES SYMPTÔMES

Anorgasmie avec ébauche de prolapsus utérin. Ptoses viscérales.
Agalactie (*URTICA URENS*, *ASA FOETIDA*, *ALFALFA*).
Prédisposition aux entorses (*SEPIA*, *NATRUM CARBONICUM*, *CALCAREA FLUORICA*).
Tachycardie par le tabac (*CALADIUM*).
Froid aux genoux.
Parosmie : odeurs imaginaires désagréables (Hareng?).

COMMENTAIRES ET COMPARAISONS

L'impuissance, l'affadissement de la libido, la tendance aux entorses et aux ptoses, la dépression caractérisent *SEPIA*, complémentaire nécessaire d'*AGNUS CASTUS*.

Quelques remèdes d'impuissance
LYCOPODIUM : libido conservée ; irritabilité et asthénie.
SELENIUM : libido conservée ; neurasthénie ; chute des cheveux.
CALADIUM : libido conservée ; tabagisme ; prurit ; artériopathie (?).
PHOSPHORICUM ACIDUM : pollutions et désintérêt ; sujet jeune.
CONIUM : continence, puis impuissance ; sujet âgé.

BIBLIOGRAPHIE

1. WOLLENWEBER E. et MANN K. – *Planta Med.*, 1983, *48*, 126-127.

Agraphis nutans

Jacinthe des bois

Endymion nutans Dum. (= *Scilla non-scripta* [L.] Hoffmgg. et Link) (Liliacées)

DESCRIPTION : Plante herbacée, vivace par son bulbe, atteignant environ 30 cm de haut, fréquente dans les régions suffisamment humides de l'Europe occidentale ; les feuilles sont étroites et aiguës, en touffes ; les fleurs, souvent bleues, parfois blanches ou roses, sont réunies en grappes. Le fruit est une capsule.

PARTIE UTILISÉE : La plante entière fleurie fraîche.

COMPOSITION
Elle semble avoir été peu étudiée. Le bulbe et les graines sont fortement hémolytiques en raison de la présence de saponosides.

PATHOGÉNÉSIE

Remède d'action limitée.
AMYGDALITE, ADÉNOÏDITE.
AGGRAVATION : PAR LE FROID.

• AMYGDALITE, ADÉNOÏDITE
Hypertrophie amygdalienne chronique.
Rhino-pharyngite avec adénoïdite ; surdité.

COMMENTAIRES ET COMPARAISONS
BARYTA CARBONICA comporte des amygdales hypertrophiques, enflammées au froid. *AGRAPHIS* le complète.
KALIUM MURIATICUM et *MERCURIUS DULCIS* : inflammation et œdème tubaire.
CALCAREA CARBONICA, CALCAREA PHOSPHORICA, CALCAREA IODATA : autres types d'amygdalites chroniques.
AGRAPHIS a une pathogénésie désertique, mais une action régulière.

Ailanthus glandulosa

Ailante, faux vernis du Japon

Ailanthus glandulosa Desf.
(= *Ailanthus altissima* Swingle) (Simaroubacées)

DESCRIPTION : Originaire des régions tempérées de Chine, l'ailante est fréquemment cultivé en Europe dans les plantations d'alignement. C'est un arbre atteignant 25 m de haut, aux grandes feuilles alternes, composées de nombreuses folioles en nombre impair ; celles-ci sont lancéolées avec, à la base, quelques dents obtuses portant une glande. Les fleurs, petites et verdâtres, sont réunies en grappes ramifiées. Le fruit est une samare brunâtre rappelant celle du frêne (1).
Fleurs et feuilles exhalent une odeur forte et désagréable.

PARTIE UTILISÉE : Feuilles et jeunes rameaux fleuris frais.

COMPOSITION
Les feuilles contiennent divers polyphénols : acides gallique et ellagique, quercétol, isoquercitroside. Quant à l'écorce et aux fleurs, on y a signalé la présence de principes amers – dont des composés du groupe de la quassine.

PATHOGÉNÉSIE

Remède d'action limitée.
ANGINES GRAVES. INFECTIONS MALIGNES.

ÉTATS INFECTIEUX GRAVES : PROSTRATION, CYANOSE DE LA FACE ET DES MUQUEUSES, ULCÉRATIONS.
PHARYNGO-AMYGDALITE ŒDÉMATO-ULCÉRO-NÉCROTIQUE.
SCARLATINE MALIGNE.
ENTÉRO-RECTOCOLITE GRAVE.

• INFECTIONS GRAVES

Prostration. Obnubilation.
Face livide, visage œdématié.
Pharyngites à muqueuses cyanosées, avec œdème, taches pourpres, ulcères, salive et haleine fétides.
Angines ulcéreuses, gangréneuses, nécrotiques.
Scarlatine maligne. Taches rouges et livides sur la peau : purpura.
Diarrhée très fétide ; sang, glaires, selles involontaires.

COMMENTAIRES ET COMPARAISONS

Les indications d'***AILANTHUS*** sont historiques. Tout au plus peut-il "aider" l'antibiothérapie et la réanimation si on trouve un malade prostré, une muqueuse pourpre foncé, des ulcérations.
Cependant, il rend service dans des cas moins graves si l'amygdale est ulcérée, sans syndrome général impressionnant (O.P.).
On compare ***BAPTISIA***, ***LACHESIS***, ***MERCURIUS CYANATUS***, ***PYROGENIUM***.

BIBLIOGRAPHIE

1. ROL R. – *Flore des Arbres* ; 4 – essences introduites. Librairie de "La Maison rustique", Paris, 1965.

Aletris farinosa

Aletris

Aletris farinosa L. (Liliacées)

DESCRIPTION : Plante herbacée de l'Amérique du Nord, fréquente dans les lieux humides et ombragés, aux feuilles longues, étroites, lancéolées, groupées en bouquet à la base. La hampe florale porte des fleurs blanches, en cloche. Le fruit est une capsule.

PARTIE UTILISÉE : Le rhizome séché.

COMPOSITION

Parmi les éléments intéressants, il faut noter :
- l'aluminium que la plante accumule (4400 ppm) ;
- les saponosides dont l'aglycone est la diosgénine (voir ***HELONIAS***, ***DIOSCOREA***).

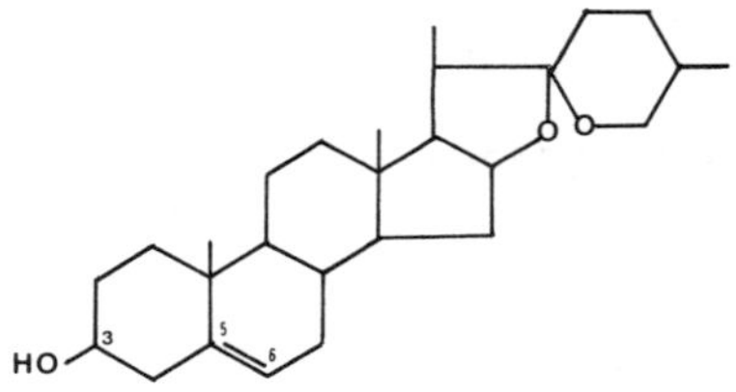

diosgénine

PATHOGÉNÉSIE

Remède d'action limitée.
FATIGUE, LEUCORRHÉE, CONSTIPATION.

FATIGUE ASSOCIÉE À DES TROUBLES GYNÉCOLOGIQUES : LEUCORRHÉE, MÉNORRAGIES DOULOUREUSES.

CONSTIPATION ATONIQUE ; INERTIE COLO-RECTALE.

AGGRAVATION :
APRÈS LES RÈGLES OU UN ÉPISODE INFECTIEUX GYNÉCOLOGIQUE.

• FATIGUE ASSOCIÉE À DES TROUBLES GYNÉCOLOGIQUES

Épuisement après les règles ou une recrudescence de leucorrhée.
Dépression associée à des troubles gynécologiques.
Règles avancées, hémorragies, avec caillots, douleurs utérines spasmodiques.
Leucorrhée, épaisse, glaireuse, abondante, filamenteuse.
Pesanteur utérine.

• CONSTIPATION ATONIQUE

Constipation sans envie. Grands efforts d'expulsion. Stase fécale.

Douleurs abdominales soulagées par l'hyperextension ou l'émission d'une selle diarrhéique : diarrhée des constipés (O.P.).
Appétit faible ; pesanteur gastrique ; nausée par le café.

• **AUTRES INDICATIONS**

Toux cessant à l'arrivée des règles (*SENECIO*).
Toux avec mictions involontaires (*CAUSTICUM, KALIUM CARBONICUM, PULSATILLA, SQUILLA*).

COMMENTAIRES ET COMPARAISONS

ALETRIS FARINOSA **stimule les femmes épuisées, pâles, aux orbites cernées et souffrant d'affections gynécologiques chroniques ;** surtout si la leucorrhée, quelle que soit sa nature, est abondante.

Comparaisons fondées sur la composition

• L'aluminium

ALUMINA présente, avec des nuances, les principaux signes d'*ALETRIS* :
– les syndromes gynécologiques chroniques avec leucorrhée très profuse et épuisement ;
– la constipation atonique ; l'hypotonie vésico-sphinctérienne ; et même la toux, toutefois non améliorée par les règles.

L'aluminium est aussi présent dans :
LYCOPODIUM : syndrome colique atoni-spasmodique et extrême fatigabilité physique.
ALLIUM CEPA : rhinite banale ; l'écoulement profus est ici une rhinorrhée ; coliques, toux sèche.

SILICEA, voisin d'*ALUMINA*, pourrait représenter l'aboutissement d'une situation *ALETRIS-ALUMINA* très prolongée : épuisement physique et mental, constipation, infection gynécologique chronique.

• Les saponosides, hétérosides de la diosgénine

DIOSCOREA : intestin ; coliques soulagées en hyperextension ; asthénie d'origine sexuelle chez l'homme ;
CAPSICUM : intestin, rectite et rectocolite à ténesme important ; toux spasmodique ; froid ressenti dans le scrotum et atrophie testiculaire (?);
HELONIAS : fatigue et obsession génitale ; pesanteur utérine et lombo-sacralgie ; dépression d'origine utérine avec suroccupation ;
TRILLIUM PENDULUM : ménorragies avec sacralgie spasmodique améliorée par la contention forte.

Ainsi les comparaisons fondées sur la composition indiquent les principaux remèdes d'action générale qu'*ALETRIS* complète :
ALUMINA et à un moindre degré *SILICEA* et *LYCOPODIUM*.

Comparaisons fondées sur la Matière médicale

Il est d'usage de le qualifier de *CHINA* génital, pour la fatigue après pertes liquidiennes : ici la leucorrhée.

HYDRASTIS comporte un mauvais état général et des leucorrhées très jaunes, infectieuses.
KALIUM BICHROMICUM : leucorrhée jaune filante ; sécrétions agglomérées.

La "mélancolie génitale" doit toujours évoquer d'abord *SEPIA,* que complètent *ALETRIS, HELONIAS, HYDRASTIS*.

Alfalfa

Luzerne

Medicago sativa L. (Légumineuses)

DESCRIPTION : Plante herbacée vivace, rameuse, de 20 à 70 cm de haut. Les feuilles sont trifoliées, dentées seulement vers le sommet. Les fleurs, de type Papilionacées, violettes ou d'un bleu violacé, sont réunies en grappes. Le fruit est une petite gousse enroulée en hélice.
La luzerne est cultivée comme plante fourragère et subspontanée dans la plupart des régions tempérées.

PARTIE UTILISÉE : La plante entière fleurie fraîche.

COMPOSITION

Source industrielle de chlorophylle et de carotène, la luzerne contient en outre :

- 10 % de matières minérales très riches en calcium mais contenant aussi des quantités appréciables de potassium, fer et phosphore ;
- 20 % environ de protides ;
- nombreuses vitamines, en particulier vitamines C, K et provitamine A (carotène) ;
- principes œstrogènes :

– des isoflavones, telles la génistéine, la biochanine A ;
– une coumarine, le coumestrol dont la structure est assez semblable à celle du stilbœstrol ;

- stérols pouvant exister sous forme d'hétérosides : β-sitostérol, stigmastérol (1) ;
- saponosides : le principal aglycone est un composé triterpénique, l'acide médicagénique ; on a aussi identifié des dérivés de l'hédéragénine (2) et de l'acide oléanolique (3).

On a montré que chez le rat, les saponosides réduisent l'absorption du cholestérol (4) ; le même phénomène avait déjà été signalé chez le lapin.

- cérébrosides (= céramides) (5).

Il s'agit de mélanges de substances contenant de la cérébrine base ou phytosphingosine combinée par une liaison amidique à un acide aliphatique hydroxylé.

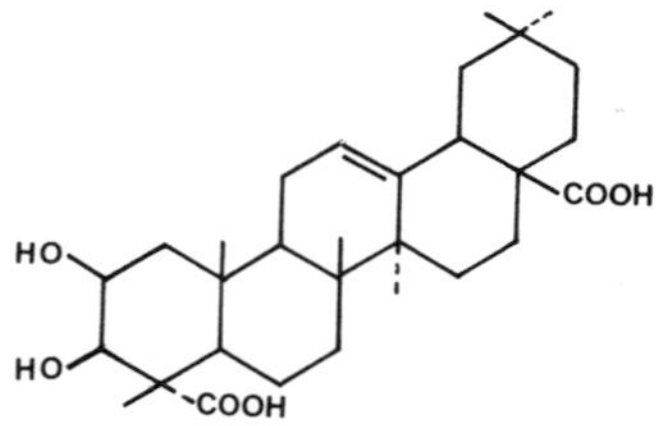

acide médicagénique

$CH_3-(CH_2)_{13}-(CHOH)_2-CH-CH_2OH$
|
NH_2

phytosphingosine

PATHOGÉNÉSIE

Remède d'action limitée.
FORTIFIANT, STIMULANT, REMINÉRALISANT.

ASTHÉNIE CÉRÉBRALE ET PHYSIQUE.

• ASTHÉNIE CÉRÉBRALE ET PHYSIQUE

Fatigue intellectuelle, avec tristesse, nervosité.
Insomnie des fatigués cérébraux (***KALIUM PHOSPHORICUM, PHOSPHORICUM ACIDUM, ZINCUM***).
Phosphaturie, polyurie (***PHOSPHORICUM ACIDUM***).
Hypogalactie (***URTICA, ASA FOETIDA***).

COMMENTAIRES ET COMPARAISONS

Il s'utilise à des doses pondérables ou à peine homéopathiques (1 DH à 3 DH). Sa composition justifie l'emploi comme stimulant et sédatif à la fois :
– calcium et vitamines ;
– principes œstrogènes (agalactie) ;
– cérébrosides dont la structure n'est pas éloignée de ceux du cerveau humain.

On l'associe souvent à ***AVENA SATIVA*** qui contient des saponosides de nature stéroïdique et qui complète son action.

BIBLIOGRAPHIE

1. ITO S. et FUJINO Y. – *In Chem. Abst.*, 1974, *80*, 68380 f.
2. SHANY S., GESTETNER B., BIRK Y., BONDI A. and KIRSON I. – *Israel J. Chem.*, 1972, *10*, 881-884.
3. WEST L. – *Sci. Food Agric.*, 1979, *30*, 540-542.
4. MALINOW M.R. – *Amer. J. Clin. Nutrit.*, 1977, *30*, 2061-2067.
5. ITO S. et FUJINO Y. – *Can. J. Biochem.*, 1973, *51*, 957-961.

Allium cepa

Oignon

Allium cepa L. (Liliacées)

DESCRIPTION : Plante herbacée d'environ 80 cm de hauteur, vivace par un bulbe volumineux. La tige dressée est creuse, les feuilles cylindriques, d'un vert bleuâtre, creuses également. Les fleurs, blanches ou rose violacé, sont groupées en une

grosse ombelle ronde munie de 2 à 4 bractées. Le fruit est une capsule.
Spontané en Iran et dans quelques régions avoisinantes, l'oignon est cultivé partout.

PAPTIE UTILISÉE : Le bulbe frais.

COMPOSITION

Il faut noter la richesse du bulbe en sels de potassium ; d'autres éléments peuvent également être mis en évidence : sodium, cuivre, cobalt, fer, étain, manganèse, zinc (1), aluminium ; les taux signalés sont, par kg de poids sec :

Fer :	75 à 265 mg
Zinc :	100 mg
Aluminium :	93 mg

Parmi les éléments organiques :
- 10-40 % de fructosanes ;
- 10-15 % de sucres réducteurs ;
- 5-8 % de saccharose ;
- des hétérosides flavoniques ;
- des saponosides (2) ;
- des composés soufrés nombreux et labiles ; le principal est le sulfoxyde de propénylcystéine ; lorsque les tissus du bulbe sont lésés, l'alliinase dégrade les composés précédents qui sont rapidement transformés en disulfures ; un produit intermédiaire de dégradation du sulfoxyde de propénylcystéine est la substance lacrymogène de l'oignon : il s'agit du propènethial ;
- des prostaglandines, dont la prostaglandine A_1 (3, 4).

PATHOGÉNÉSIE

Remède d'action limitée.
TOUTES LES RHINITES.

RHINITES AIGUËS : ÉPIDÉMIQUES, ALLERGIQUES OU CHRONIQUES ; EXTENSION AUX VOIES RESPIRATOIRES SUPÉRIEURES.

AGGRAVATION :
AU PRINTEMPS : ALLERGÈNES SAISONNIERS.
L'ÉTÉ : CHALEUR ET PIÈCES CHAUDES, COURANT D'AIR.
L'HIVER : FROID HUMIDE, PIEDS MOUILLÉS.

• RHINITES ET LEUR EXTENSION

Coryza infectieux banal ; rhinite saisonnière ou apériodique ; rhinite chronique. Écoulement profus, limpide, brûlant, excoriant les narines et la lèvre supérieure.
Amélioré à l'air frais ; aggravé dans une pièce chaude.
Éternuements (*SABADILLA*).
Larmoiement non irritant (irritant : *EUPHRASIA*).
Allergie aux pollens, foin, herbe coupée... rhinallergie saisonnière.
Déclenchement par le froid humide, en ayant eu les pieds mouillés (*DULCAMARA*) ou par le courant d'air (*NUX VOMICA*) : rhume banal.
Céphalée due au coryza et disparaissant pendant les règles (*LACHESIS, ZINCUM*).
Laryngite ; toux laryngée douloureuse ; coqueluche au début.
Le malade comprime le larynx avec la main en toussant.
Trachéite brûlante, dyspnéisante. Sinusite. Otalgie pendant le rhume (*CHAMOMILLA*).

• AUTRES INDICATIONS

Névralgies et névrites à douleurs filiformes (*OXALICUM ACIDUM*).
Névrites des moignons d'amputation (*HYPERICUM*), traumatiques, postopératoires.
Douleurs coliques avec gaz d'odeur alliacée ; diarrhée après minuit, le matin ; après avoir eu les pieds mouillés, après excès alimentaire, par les crudités.
Pieds sensibles, écorchés, érosions des talons. Intolérance aux chaussures (*LACHESIS, STICTA*).

COMMENTAIRES ET COMPARAISONS

Remède du rhume et des rhinites, son action est surtout, mais non exclusivement, aiguë. Dans le rhume banal :

ACONITUM : par temps de gelée ;
DULCAMARA : par temps humide ou pour avoir été mouillé ;
NUX VOMICA : par courant d'air.

Ils s'associent à lui, par deux ou trois ensemble quatre à six fois par jour, et guérissent, souvent en quelques heures (4 CH).

Sa richesse en composés soufrés indique le complémentaire général indispensable dans la majorité des cas : ***SULFUR*** ou ***SULFUR IODATUM***.
L'abondance du potassium et la présence de nombreux métaux utilisés en oligothérapie (cuivre, cobalt, manganèse, zinc...) devrait lui conférer une action préventive et prolongée. La prostaglandine A_1 pourrait rendre compte de l'effet anti-inflammatoire.

BIBLIOGRAPHIE
1. LOPEZ A. et WILLIAMS H.L. – *J. Food Sci.*, 1979, *44*, 887-897.
2. SMOCZKIEWICZOWA A. et NITSCHKE D. – *In Chem. Abst.*, 1977, *87*, 164252 f.
3. POBOZSNY K., TETENYI P., HETHELYI I., KOSAR L. et MANN V. – *Herba Hung.*, 1979, *18*, 71-81, *in Chem. Abst.*, 1980, *92*, 211834 n.
4. ATTREP K., BELLMAN W.P., ATTREP-MOSER Jr., LEE J.B. et BRASELTON W.E. – *Lipids*, 1980, *15*, 292-297.

Allium sativum

Ail

Allium sativum L. (Liliacées)

DESCRIPTION : Originaire d'Asie centrale, l'ail est naturalisé en Europe méridionale et cultivé dans toutes les régions tempérées. Vivace par son bulbe formé de caïeux ("gousses"), il ne dépasse pas une cinquantaine de cm de hauteur. Les fleurs, blanches ou rosées, en ombelle, sont renfermées avant la floraison dans une spathe membraneuse munie d'une pointe très longue. Les feuilles sont allongées et plates.
La plante dégage une odeur forte et piquante.

PARTIE UTILISÉE : Le bulbe frais.

COMPOSITION

On y retrouve des éléments déjà signalés à propos de l'oignon :
- beaucoup de potassium (1) ;
- glucides abondants :
  – fructosanes (jusqu'à 75 % du bulbe sec) ;
  – sucres réducteurs et saccharose (voir ***ALLIUM CEPA***) ;
- des composés soufrés labiles : le principal est l'alliine ou sulfoxyde d'allylcystéine : ce dernier, lorsque les tissus du bulbe sont broyés, est dégradé par l'alliinase et conduira, après oxydation à l'air, au disulfure d'allyle, constituant majeur de l'"essence" d'ail ;
- saponosides (2) ;
- prostaglandines (3).

Parmi les éléments minéraux, Hoppe mentionne l'iode et l'uranium à l'état de traces.

PATHOGÉNÉSIE

Remède d'action limitée.
COLIQUES DES GROS MANGEURS.

TROUBLES DIGESTIFS DES GROS MANGEURS, SURTOUT DE VIANDE :
PESANTEUR GASTRIQUE, DOULEURS ET TYMPANISME COLIQUES.

• TROUBLES DIGESTIFS DES GROS MANGEURS

Pesanteur gastrique et distension douloureuse abdominale ; gaz fétides.
Salivation abondante, lèvres sèches, langue pâle, papilles rouges.
Gros mangeurs pléthoriques surtout de viande, mais buvant peu.

• AUTRES INDICATIONS

Hypertension artérielle des pléthoriques (O.P.).
Bronchites, D.D.B., asthme surinfecté. Sécrétions abondantes (***SENEGA***, ***PHELLANDRIUM***, ***ANTIMONIUM TARTARICUM***).

COMMENTAIRES ET COMPARAISONS

Remède digestif des pléthoriques, il complète ***SULFUR***, ou mieux encore l'association ***SULFUR-NUX VOMICA*** et, dans cette fonction, il ressemble à ***ALOE*** : indigestion, diarrhée, hémorroïdes.
Sa composition rappelle ***ALLIUM CEPA*** ; il est beaucoup moins utilisé.

Quelques mangeurs de viande en excès :
BRYONIA qui a aussi très soif. Bouche sèche. Constipation.

ANTIMONIUM CRUDUM : surtout avide de porc et charcuterie.
NATRUM MURIATICUM et *T.K.* mangent souvent beaucoup de viande, mais ils maigrissent.

BIBLIOGRAPHIE

1. RAJ K.P.S., AGRAWAL Y.K. et PATEL M.R. – *J. Ind. Chem. Soc.*, 1980, *57*, 1121-1122.
2. SMOCZKIEWICZOWA A. et NITSCHKE D. – *In Chem. Abst.*, 1977, *87*, 164252 f.
3. POBOZSNY K., TETENYI P., HETHELYI I., KOC SAR L. et MANN V. – *Herba Hung.*, 1979, *18*, 71-81, *in Chem. Abst.*, 1980, *92*, 211834 n.

Alloxane

Alloxane

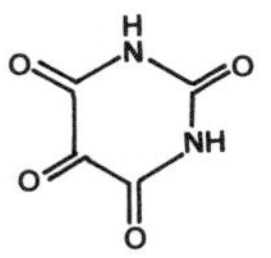

DESCRIPTION : Cristaux solubles dans l'eau et, d'une façon générale, dans les solvants polaires, peu solubles dans les solvants apolaires. La solution aqueuse chaude est jaune, se décolorant par refroidissement.
L'alloxane est utilisé en pharmacodynamie pour provoquer un diabète chez l'animal.

PATHOGÉNÉSIE

Remède d'action limitée.
DIABÈTE DU SUJET JEUNE ET MAIGRE.

DIABÈTE MAIGRE, INSUFFISANCE PANCRÉATIQUE.
ALGIE CERVICALE ET LOMBO-SACRÉE.

AGGRAVATION :
COUCHÉ (ALGIES).

• DIABÈTE MAIGRE ET INSUFFISANCE PANCRÉATIQUE

Soif. Goût amer, nausées. Bouche sèche. Aversion pour le sel.
Distension abdominale, selles pâteuses, diarrhée le matin, brûlante.
Pollakiurie, mauvaise continence, urines mousseuses.
Douleur rénale gauche.

• ALGIES VERTÉBRALES

Douleurs lombo-sacrées et cervicales couché. Raideur, crampes.
Algies veineuses et lombaires debout.

• AUTRES INDICATIONS

Besoin de solitude, perte de mémoire des faits récents, fautes d'orthographe. Éruptions pruriantes, blépharite.

COMMENTAIRES ET COMPARAISONS

Nouveau remède étudié par W.L. Templeton, signalé par O.A. Julian, commenté par G. Broussalian qui le rapproche de ***NATRUM MURIATICUM.***
Nous référant au diabète alloxanique, nous l'avons essayé dans des diabètes des sujets jeunes, tendant à maigrir, mangeant, buvant, urinant beaucoup : sujets tuberculiniques.
Comparer : ***BRYONIA, PHOSPHORICUM ACIDUM, ACETICUM ACIDUM, NATRUM MURIATICUM.***

Aloe

Aloès

Aloe ferox Mill. (Liliacées) et ses hybrides

DESCRIPTION : *Aloe ferox* est une espèce commune en Afrique du Sud, caractérisée par un tronc ligneux de 2 à 5 m surmonté par un bouquet de feuilles épineuses, épaisses, charnues, de 15 à 50 cm de large à la base. Les fleurs sont rouges, réunies en grappe à l'extrémité d'une grande hampe florale.

PARTIE UTILISÉE : Le suc épaissi des feuilles, employé sec.

COMPOSITION

- 10 à 20 % de résine constituée d'esters d'acides acétique et p-coumarique et d'un composé polyphénolique mal défini ;

- des dérivés anthracéniques :
- traces d'aloe-émodol libre ;
- 10 à 30 % d'aloïne (= barbaloïne) ;
- aloïnosides A et B, isomères, rhamnosides de l'aloïne, une molécule de rhamnose étant fixée sur l'hydroxyle alcoolique en 3 ;
- des traces d'huile essentielle ;
- une ou plusieurs substances à activité hormonale.

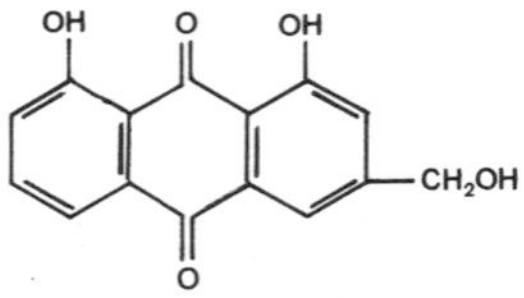

aloe-émodol

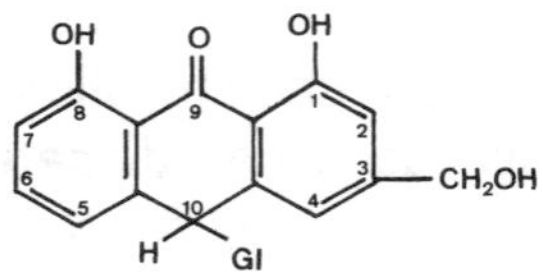

aloïne
(Gl=chaîne glycosyle)

PATHOGÉNÉSIE

Remède d'action limitée.
GROS MANGEURS PARESSEUX : DIARRHÉE, HÉMORROÏDES, INCONTINENCE ET CÉPHALÉE.

MALADIES DES SURCHARGES ALIMENTAIRES MASSIVES :
- DIARRHÉES URGENTES, SOUS PRESSION.
- SELLE INVOLONTAIRE AVEC UN GAZ.
- HÉMORROÏDES PROCIDENTES, SUINTANTES.
- CÉPHALÉES ALTERNANT AVEC LA DIARRHÉE.
- INDOLENCE INTELLECTUELLE, PARESSE PHYSIQUE.

AGGRAVATION :
AU RÉVEIL ET APRÈS LE REPAS.
PAR LA CHALEUR.
PAR LA BIÈRE.
PAR LES MÉDICAMENTS À VISÉE DIGESTIVE.

AMÉLIORATION :
PAR LES BAINS FROIDS (HÉMORROÏDES).

ALTERNANCES :
CÉPHALÉE – DIARRHÉE – HÉMORROÏDES – LOMBALGIE.

• DIARRHÉE, INCONTINENCE, HÉMORROÏDES, CÉPHALÉE DES GROS MANGEURS

Diarrhée impérieuse au réveil, et sitôt après avoir mangé ou bu (*CROTON*, *CHINA*).
Sous pression, avec beaucoup de gaz ; hyperpéristaltisme et ténesme rectal.
Sujets pléthoriques à gros abdomen tympanisé et chaud ; faciès vultueux, nez et lèvres rouges, intolérants à la chaleur.
Buveurs de bière (*CARDUUS*) et gros mangeurs.
Selle partielle involontaire à l'occasion d'un gaz – linge toujours souillé.
Petite incontinence fécale avec la miction. Incontinence urinaire avec la selle ou l'émission du gaz.
Rectite et recto-colite : ténesme, mucosités, glaires, sang. Lombalgie, pesanteur abdominopérinéale.
Hémorroïdes procidentes en grappes bleuâtres, pruriantes et suintantes, améliorées par le bain froid.
Céphalée pesante, alternant avec la diarrhée, frontale, parfois occipitale.
Indolence intellectuelle et paresse physique. N'aime pas se remuer.
Mauvaise humeur, intolérance à la contradiction. Dépression après excès.

• AUTRES INDICATIONS

Congestion prostatique surtout associée à la procidence hémorroïdaire ; gros utérus avec pesanteur périnéale. Lombalgie. Douleurs des mollets, des plantes des pieds sur un sol inégal : stase veineuse.

COMMENTAIRES ET COMPARAISONS

ALOE, pléthorique diarrhéique dès le réveil, thermophobe, complète évidemment *SULFUR*. De même que *NUX VOMICA*, mais diarrhéique, il se prescrit après abus ou intolérance de médicaments irritant l'intestin.

Comparaisons fondées sur la composition

Diarrhée et dérivés anthracéniques :
RHEUM : diarrhée avec selles acides ;
SENNA : diarrhée jaunâtre, ou constipation ; acétonémie de l'enfance, coliques et météorisme ;
RUMEX : diarrhée, prurit, toux.

Comparaisons fondées sur la Matière médicale

AESCULUS : hémorroïdes, alternance rectum – pharynx.

GAMBOGIA : diarrhée en jet, recto-colite douloureuse.
OLEANDER : diarrhée, aliments indigérés, incontinence ; paresse.
ALLIUM SATIVUM : pléthore, abus de viande.
PODOPHYLLUM : prolapsus rectal et diarrhée ; colopathie droite.

Malgré la symptomatologie intestinale, *ALOE* correspond certainement aussi à la surcharge hépato-biliaire, avec stase portale et pancréatique.

Alumina

Alumine

Al_2O_3

DESCRIPTION : Obtenue par purification du minerai naturel ou bauxite, l'alumine est une poudre blanche, amorphe, insoluble dans l'eau ainsi que dans les solvants organiques apolaires.

PATHOGÉNÉSIE

Remède d'action générale.
CONSTIPATION, PARÉSIES, LENTEUR, PHOBIES.

ASTHÉNIE PSYCHIQUE : ABOULIE, ERREURS, OBNUBILATION, DÉPRESSION.
RALENTISSEMENT GÉNÉRAL MAIS LE TEMPS PARAÎT TROP LENT.
PHOBIE DES COUTEAUX, DU SANG, IMPULSIONS SUICIDAIRES, MEURTRIÈRES.

ASPECT GÉNÉRAL DÉSHYDRATÉ, SEC, FLÉTRI, VIEILLISSEMENT PRÉMATURÉ.
LENTEUR DE TOUTES LES FONCTIONS. ÉPUISEMENT.

PARALYSIES, PARÉSIES, DÉFICITS FONCTIONNELS D'ORIGINE NEUROLOGIQUE : VERTIGES, MARCHE PERTURBÉE, ATAXIE, INCONTINENCE URINAIRE, PARALYSIE OCULO-MOTRICE...

SÉCHERESSE DES MUQUEUSES DIGESTIVES ET TRANSIT RALENTI.
DYSPHAGIE ŒSOPHAGIENNE, CONSTIPATION OU SELLES MOLLES.

DÉSHYDRATATION ET ATROPHIE CUTANÉE.

AGGRAVATION :
PAR LE TEMPS FROID ET SEC.
DIGESTIVE PAR LES POMMES DE TERRE.
LE MATIN.

AMÉLIORATION :
AU GRAND AIR ; PAR L'EAU FRAÎCHE.

• ASTHÉNIE PSYCHIQUE, PHOBIES, IMPULSIONS

Indécision, incertitude, aboulie. Hésite même sur son identité.
Erreurs, omissions, trous mnésiques, obnubilation, confusion.
Dépression, tristesse, lamentations. Conscient de ses déficits, il redoute la folie.
Perturbation de la conscience du temps : **le temps passe trop lentement.**
Lenteur de pensée et d'activité, mais il voudrait tout faire à la hâte (*AMBRA GRISEA*).
Phobies. **Phobie des couteaux et du sang.**
Impulsions suicidaires ou meurtrières, à la vue ou à l'idée d'un instrument tranchant.

• SIGNES GÉNÉRAUX : DÉSHYDRATATION, VIEILLISSEMENT, LENTEUR

Déshydratation générale ; aucune graisse. Aspect flétri, ridé.
Vieillissement prématuré ; tous les signes de la sénescence (*LYCOPODIUM, CAUSTICUM, SILICEA)*.
Céphalée, avec constipation, améliorée en mangeant (*ANACARDIUM ORIENTALE*).
Pâleur habituelle, avec bouffées de chaleur. Épuisement à ne pas tenir debout.
Lenteur des mouvements, des réactions, de la marche. Mimique pauvre.

• PARALYSIE ET DÉFICITS NEUROLOGIQUES

Vertige : en fermant les yeux ; des vieillards (*PHOSPHORUS*).
Marche lente ; à petits pas ; ataxie ; incoordination ; tremblements.

Paresthésies des membres inférieurs. Lombalgie.
Enrouement sans douleur des orateurs, des chanteurs.
Paralysie oculo-motrice.
Incontinence urinaire féminine en toussant (*CAUSTICUM, KALIUM CARBONICUM*).
Miction seulement par l'effort de défécation.

• CONSTIPATION, RALENTISSEMENT DU TRANSIT DIGESTIF

Inappétence et déficience digestive globale. Transit lent.
Désir d'aliments indigestes ou non comestibles : craie, grains de café, riz cru... (*CALCAREA CARBONICA, NUX VOMICA, NITRICUM ACIDUM*).
Aversion pour la viande.
Aggravation par les pommes de terre, féculents, farineux : météorisme, flatulence, état de malaise.
Sécheresse de la bouche.
Dysphagie œsophagienne ; peu ou pas de salivation. On ne peut déglutir que de petits morceaux. Constriction de l'œsophage à chaque déglutition. Méga-œsophage (O.P.).
Douleur du cardia irradiée à l'œsophage et au pharynx.
Constipation atonique. Accumulation de matières dans le rectum.
Émission difficile même d'une selle molle, douloureuse, nécessitant d'importants efforts. Selles grosses, dures, avec mucosités. Mégacolon.
Excoriations anales ; fissures.
Syndrome intestinal de l'intoxication saturnine.

• DÉSHYDRATATION ET ATROPHIE CUTANÉE ET MUQUEUSE

Peau sèche, atone, ne transpirant pas. Ridée, fissurée, indurée.
Peau gardant le pli. Fine et glissant sur les plans profonds.
Éruptions sèches l'hiver (*PETROLEUM*).
Prurit au chaud.
Sensation de toile d'araignée sur le visage (*BARYTA CARBONICA, GRAPHITES*).
Extrémité du nez effilée ; érythémateuse.
Sclérodermie (O.P.). Syndrome sec des déprimés et sous neuroleptiques.
Œil sec. Ongles et cheveux cassants.
Syndrome de Gougerot-Sjögren (O.P.).

• AUTRES INDICATIONS

Prostatite. Impuissance. Leucorrhée abondante (*ALETRIS FARINOSA*).

COMMENTAIRES ET COMPARAISONS

L'aspect général d'*ALUMINA*, vieilli, sec, ralenti et ridé, le rend reconnaissable dans ses indications extrêmes. Mais il faut l'utiliser dans une simple constipation atonique sans attendre un portrait total.
Son équivalent végétal est *LYCOPODIUM*, qui contient de l'aluminium : atonie, constipation, rides, aspect vieillot, amaigrissement du haut du corps, déficit mnésique et asthénie, mais avec de l'irritabilité, du météorisme bas le soir, des goûts et aversions différents.
Son complémentaire aigu est *BRYONIA*, aussi constipé, à peau et muqueuses sèches.
L'aluminium se trouve dans *ALETRIS FARINOSA* dont les leucorrhées sont semblables ainsi que l'inertie rectale et l'asthénie, mais toujours dans un contexte génital.
ALLIUM CEPA contient de l'aluminium, mais il n'y a pas d'analogie pathogénétique.
SILICEA chimiquement très proche (Al : n° atomique 13, Si : n° atomique 14) développe des effets généraux semblables : maigreur, asthénie, frilosité ; digestifs : constipation de selles sèches ; cutanés. Mais sans le tropisme nerveux et avec une tendance à la suppuration et à la fistulisation différentes.

On comparera aussi dans la constipation atonique :
SEPIA : inertie rectale, tendance ptosique, hypokinésie biliaire ;
OPIUM : arrêt du transit, météorisme global important, pas de douleurs ;
GRAPHITES : constipation atonique et peau sèche ; sujet gras, peau épaisse ; mucosités avec les selles.

Les remèdes neurologiques proches sont notamment :
CAUSTICUM : parésies, scléroses, rétractions, douleurs ;
CONIUM : paralysie, paraplégie, vieillissement, lenteur ;
COCCULUS : asthénie, vertiges, paralysie.

Il est curieux qu'*ALUMINA* soit signalé comme antidote du plomb, *PLUMBUM* développant une constipation très spasmodique, avec abdomen dur et rétracté.

Ambra grisea

Ambre gris

DESCRIPTION : L'ambre gris est une concrétion intestinale du cachalot, ***Physeter macrocephalus*** L. (Cétacés), qui, après avoir flotté dans la mer, forme des blocs gris et poreux, d'odeur agréable lorsqu'ils sont secs.

PARTIE UTILISÉE : La concrétion elle-même, desséchée.

COMPOSITION

- 25 à 85 % d'ambréine, constituant principal de l'ambre gris ;
- 15-40 % d'épicoprostérol ou coprostan-3-α-ol ;
- 2,5 % d'acide benzoïque ;
- des traces de cholestérol et de dihydrocholestérol ;
- des composants volatils – dont une cétone, la dihydro-γ-ionone (1).

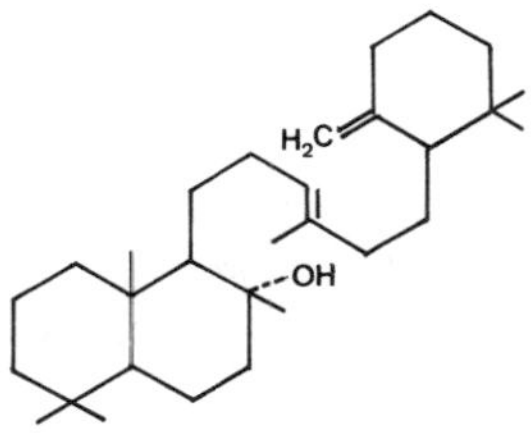

ambréine

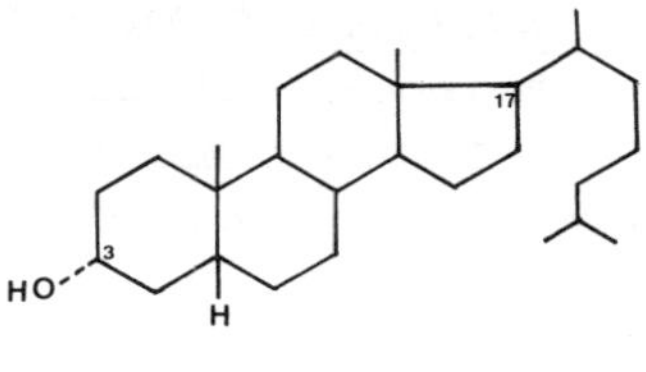

épicoprostérol

PATHOGÉNÉSIE

Remède d'action limitée.
HYPERSENSIBILITÉ, TIMIDITÉ, PSYCHASTHÉNIE.

HYPERESTHÉSIE ÉMOTIONNELLE, SENSORIELLE, SEXUELLE AVEC ASTHÉNIE, TIMIDITÉ.
MÉNO ET MÉTRORRAGIES POUR DES CAUSES MINIMES.

AGGRAVATION :
EN PRÉSENCE D'AUTRUI, D'INCONNUS.
PAR LA MOINDRE STIMULATION.

• HYPERESTHÉSIE ET ASTHÉNIE

Des causes minimes ou futiles déclenchent troubles, malaises, fatigue.
Effets du surmenage mondain : bavardage, agitation, manque de sommeil (*COCCULUS, KALIUM CARBONICUM*).
Dépressions avec phases véhémentes et bruyantes. **Fuite de la société,** des inconnus, des conversations (*NATRUM MURIATICUM*). La musique fait pleurer.
Comportement précipité, mais le temps passe trop lentement (*ALUMINA*).
Paresthésies (*PLATINA*) ou anesthésie localisée.
Appauvrissement, fragilité, vieillissement émotionnel et intellectuel.
Mal aux cheveux.
Insomnie après excitation nerveuse : le sommeil disparaît quand on se couche.
Météorisme gastro-abdominal pour une seule bouchée ou très peu de boisson : **aérophagie** (*KALIUM CARBONICUM*).
Ne peut aller à la selle au voisinage d'autres personnes. Ténesme. Doit s'isoler soigneusement pour uriner (*NATRUM MURIATICUM*).
Toux spasmodique avec éructations.
Toux dans un lieu public : théâtre, salle de concert, cérémonie...
Épistaxis pour la moindre cause.
Asthme d'effort, d'exercice insignifiant, avec aérophagie, aux rapports sexuels.
Asthme "nerveux". Dyspnée sans cause objective.
Palpitations émotionnelles. Battements ressentis jusqu'aux extrémités.
Hémorragie utérine entre les règles à la moindre provocation. À l'ovulation. Lors des rapports sexuels, d'un examen, d'une simple émotion.
Prurit ano-vulvaire.

COMMENTAIRES ET COMPARAISONS

La pathogénésie décrit évidemment une "hystérique". On a aussi dit qu'*AMBRA GRISEA* est une *IGNATIA* vieillie et fatiguée. Le remède agit

bien dans l'hyperémotivité des faibles et des surmenées ; lors de dépressions avec hyperesthésie ; dans l'asthme, en appoint.
Un autre produit animal produit des effets semblables et contient aussi de l'acide benzoïque, *CASTOREUM* : hystérie, dyspnée nerveuse, bâillements, mais dysménorrhée crampoïde.
Il complète souvent *NATRUM MURIATICUM* qui recherche la solitude et qui est émotionnellement très vulnérable ; parfois *PHOSPHORUS*, exalté et hémorragique ; ou encore *CHINA*, asthénique, hyperesthésique, météorisé, mais aussi anémique.

ACTAEA RACEMOSA : souvent loquace et futile, saigne à l'ovulation.
ASA FOETIDA : boule hystérique, aérophagie, hyperesthésie, spasmes.
MOSCHUS : hystérie, lipothymie, théâtralisme.
NUX MOSCHATA : météorisme intense, hypersomnie.

BIBLIOGRAPHIE

1. RUZICKA L., SEIDEL C.F. et PFEIFFER M. – *Helv. Chim. Acta*, 1948, *31*, 827-831.

Ammonium carbonicum

Carbonate d'ammonium officinal, sesquicarbonate d'ammonium

Mélange de carbonate diammonique, carbamate d'ammonium et surtout carbonate mono-ammonique.

DESCRIPTION : Cristaux incolores, souvent agglomérés, d'odeur ammoniacale, solubles dans l'eau, insolubles dans l'alcool.
Le produit doit être susceptible de dégager au moins 30 % en poids d'ammoniac.

PATHOGÉNÉSIE

Remède d'action limitée.
NEZ BOUCHÉ, SOMNOLENCE, SANG NOIR.

RHINITES AVEC OBSTRUCTION NASALE LA NUIT.
INSUFFISANCE FONCTIONNELLE RESPIRATOIRE ET CARDIO-RÉNALE : DYSPNÉE, OLIGURIE, URÉMIE, SOMNOLENCE...
HÉMORRAGIES DE SANG NOIR, HYPOCOAGULABLE.

AGGRAVATION :
PAR LE FROID HUMIDE.
PAR LES RÈGLES HÉMORRAGIQUES.
LA NUIT (RHINITE OBSTRUCTIVE).

• RHINITE AVEC OBSTRUCTION NASALE

Nez bouché la nuit.
Rhinite sans sécrétions ; éternuements ; récidivant pendant les règles.
Épistaxis de sang noir, coagulant mal, pendant la rhinite.

• INSUFFISANCE RESPIRATOIRE, CARDIO-RÉNALE

Râles bronchiques par accumulation de mucosités (***ANTIMONIUM TARTARICUM***).
Expectoration pénible, écumeuse, mucopurulente ; ou nulle.
Toux de 2 à 5 h du matin (***KALIUM CARBONICUM***).
Suffocation en s'endormant (***GRINDELIA***).
Sensation de faiblesse et douleurs thoraciques (***STANNUM***).
Asthme et dyspnée cardiaque. Insuffisance cardiaque à prédominance droite.
Malaise cardiaque : tachycardie, dyspnée, sueurs froides, anxiété au moindre mouvement (***VERATRUM ALBUM***).
Perte de conscience fréquente.
Oligurie, hématurie ; avec urémie.
Stomatogingivite : décollement, hémorragies de sang noir, douleurs.
Hypersomnie, obnubilation diurnes ; céphalée gravative.

• HÉMORRAGIES : SANG NOIR HYPOCOAGULABLE

Hémorragies de sang noirâtre et fluide.
Épistaxis en se lavant les mains, le visage, le matin.
Règles abondantes, noirâtres ; sang menstruel irritant la vulve.
Purpura, pétéchies, ecchymoses spontanées, taches cyanotiques (*ARNICA*, *LACHESIS*).
Teint pâle, cireux. Cyanose. Détresse et collapsus (*CARBO VEGETABILIS*).

COMMENTAIRES ET COMPARAISONS

AMMONIUM CARBONICUM représente le modèle des pathogénésies associant la bénignité (son rhume banal avec obstruction la nuit) et l'ex-

trême gravité, où on peut d'ailleurs douter de son efficacité (défaillance rénale préterminale et troubles graves de la coagulation).
Le biotype, pour l'homéopathie classique, est très marqué : obèses dyspnéiques et somnolents, cyanosés, inactifs. Ou encore, femmes grasses, frileuses, asthéniques, s'évanouissant facilement. Dans la lignée carbonique, il précéderait immédiatement le stade ultime : *CARBO VEGETABILIS*.

Comparaisons fondées sur la Matière médicale
NUX VOMICA, LYCOPODIUM, NATRUM MURIATICUM : obstruction du nez la nuit.
LACHESIS : hémorragies, sang noir, mais soulagement par l'émission de sang.
CARBO VEGETABILIS : cyanose, dyspnée, grande insuffisance cardio-respiratoire. Désir d'être éventé, sueurs froides, pré-coma.
AMMONIUM MURIATICUM : rhinite fluente et dyspnée spasmodique.

Les indications d'*AMMONIUM CARBONICUM* dans les cas très graves n'ont plus grande portée pratique. On se souviendra de sa rhinite, de ses hémorragies, de sa cyanose et de son obésité avec somnolence.

Ammonium muriaticum

Chlorure d'ammonium

NH_4Cl

DESCRIPTION : Poudre cristalline blanche ou cristaux incolores, inodores, de saveur salée, solubles dans l'eau et dans l'alcool, insolubles dans l'éther.

PATHOGÉNÉSIE

Remède d'action limitée.
SCIATIQUE ASSIS, CONSTIPATION, RHINITE.

SCIATIQUE AGGRAVÉE ASSIS.
CONSTIPATION DE SELLES DÉSHYDRATÉES.
RHINITE ET TRACHÉO-BRONCHITE AVEC ÉCOULEMENT IRRITANT.

AGGRAVATION :
ASSIS (SCIATIQUE).
PAR LE FROID.

• SCIATIQUE AGGRAVÉE ASSIS
Lombo-sacralgie et sciatique aggravées assis, améliorées couché, et par la marche. Talalgie chronique nocturne. Sensation de tendons trop courts, de rétraction (*CAUSTICUM*).

• CONSTIPATION DE SELLES DÉSHYDRATÉES
Constipation – l'émission des selles demande de grands efforts – de selles sèches, petites, s'émiettant (*MAGNESIA MURIATICA, NATRUM MURIATICUM)*.

• RHINITE, ÉCOULEMENT IRRITANT
Écoulement nasal clair, abondant, irritant – mais le nez semble bouché : anosmie (*PULSATILLA*).
Laryngite, suffocation aggravée de 2 à 4 h du matin.
Asthme avec toux le soir et la nuit ; mucosités trachéo-bronchiques adhérentes.

COMMENTAIRES ET COMPARAISONS
Excepté la sciatique aggravée assis qui lui est particulière, et où il est efficace (7 CH), cette pathogénésie ressemble de près à celle d'*AMMONIUM CARBONICUM.* Il en est de même du biotype, gras, indolent et frileux. Mais on serait tenté de le préférer à *AMMONIUM CARBONICUM* dans les rhinites répétitives des sujets maigres et plus jeunes (*NATRUM MURIATICUM)*. *MAGNESIA MURIATICA* est beaucoup plus prescrit dans les constipations de selles déshydratées.

ALLIUM CEPA : rhinite fluente et irritante – complémentaire.
MURIATICUM ACIDUM : douleur fissuraire et hémorroïdaire des constipés de selles sèches.

Il s'agit d'un remède aux indications restreintes mais précises.

Anacardium orientale

Anacardium

Anacardium orientale L. (= *Semecarpus anacardium* L.) (Anacardiacées)

DESCRIPTION : Arbre originaire des zones montagneuses de l'Inde, parfois cultivé dans les régions tropicales. Son fruit, noir à l'état sec, est ovale, plus ou moins aplati et cordiforme, accolé et un peu enfoncé dans un renflement du pédoncule floral.

PARTIE UTILISÉE : Le fruit séché.

COMPOSITION

Nombreux dérivés phénoliques :

• acide anacardique :

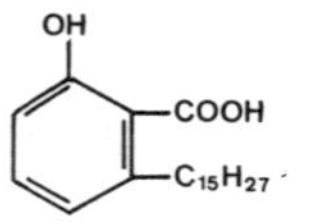

• bhilawanols, dérivés phénoliques méthylés de structure

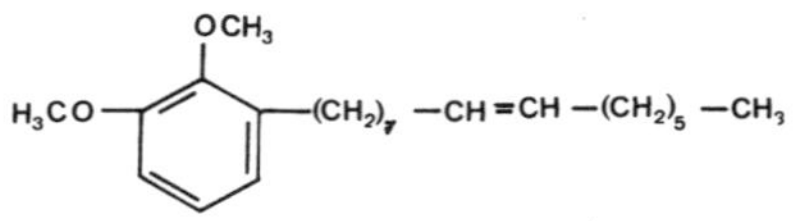

ou

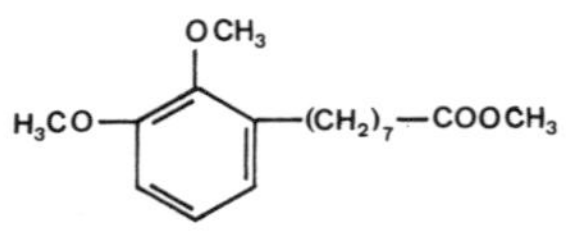

très proches des urushiols (voir *RHUS*) ;

• flavonoïdes complexes :

– biflavanones, méthoxylées ou non, dont certaines ont fait, assez récemment, l'objet de recherches (1)

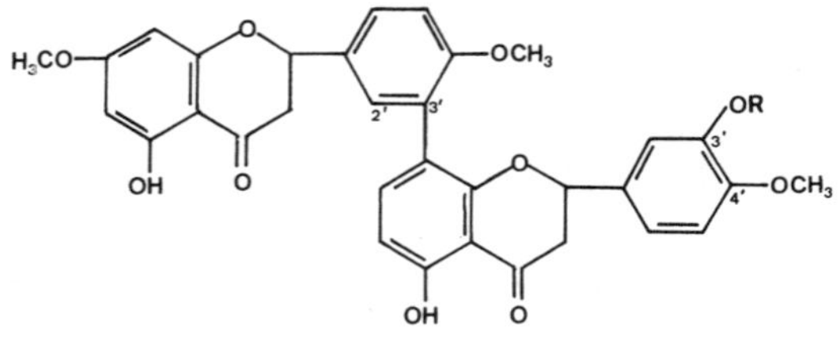

– bichalcones méthoxylées

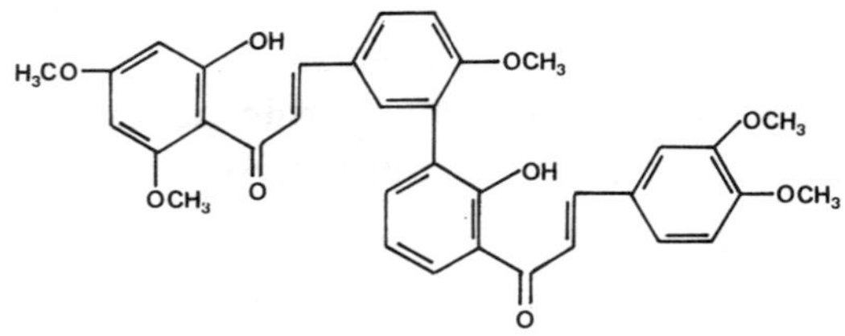

PATHOGÉNÉSIE

Remède d'action limitée.
MANGER AMÉLIORE LA CÉPHALÉE, LA DOULEUR DUODÉNALE ET L'HUMEUR.

DOULEUR GASTRO-DUODÉNALE ET TOUS TROUBLES DIGESTIFS AMÉLIORÉS EN MANGEANT.
CÉPHALÉES, TROUBLES DU CARACTÈRE ET DE LA CONSCIENCE : VIOLENCE VERBALE, DÉFICIT MNÉSIQUE, FANTASMES DE DÉDOUBLEMENT, IMPULSIONS...
SURTOUT CHEZ LES INTELLECTUELS SURMENÉS.

AGGRAVATION :
PAR LE TRAVAIL INTELLECTUEL ; AVANT LES EXAMENS – À JEUN.

AMÉLIORATION :
EN MANGEANT.

• DOULEUR GASTRO-DUODÉNALE AMÉLIORÉE EN MANGEANT

Sensation de vide, de délabrement gastrique.
Douleur gastro-duodénale à vide, calmée en mangeant, réapparaissant deux heures plus tard. Ulcère pylorique, duodénal ; duodénite.
Tachyphagie. Somnolence post-prandiale.
Crises de salivation.
Douleur péri-ombilicale pressive.
Ténesme rectal comme par une boule ; évacuation difficile d'une selle molle (*ALUMINA*).

• CÉPHALÉES ET TROUBLES DU CARACTÈRE

Céphalées pressives, temporales, en bandeau serré, aggravées par le travail intellectuel et améliorées en mangeant.
Fatigue intellectuelle : examens, veilles, surmenage.
Perte de mémoire, trop sollicitée, soudaine, à la veille d'une épreuve.

Dépression des étudiants et des intellectuels.
Irrésolution, indécision, perte d'initiative.
Manie de vérification.
Dédoublement de personnalité ; se sent séparé du milieu ambiant.
Entend des voix, éprouve des pulsions contradictoires. Conflit du bien et du mal.
Colère, surtout à jeun. Propension aux propos grossiers et injurieux.
Soupçonneux, critique, cruel, amoral, insensible.
Impulsions meurtrières ; incitation à agresser particulièrement les personnes aimées : enfants, conjoint, parents.
Délire de persécution. Paranoïa.

• AUTRES INDICATIONS

Dermatoses vésiculeuses. Vésico-pustules, eczéma, pemphigus, prurit.
Sensation de bandeau serré autour des genoux.
Sensation de tampon dans le rachis, de constriction des mollets, des chevilles.

COMMENTAIRES ET COMPARAISONS

Remède digestif et cérébral, *ANACARDIUM ORIENTALE* est dominé par la fréquence de ses **indications chez les intellectuels,** son amélioration en mangeant, son mauvais caractère proche de la bizarrerie et de multiples sensations de tampon, de pression, de striction.
L'utilisation dermatologique – vésicule – est sans doute injustement éclipsée par les signes psychiques et digestifs.

Comparaisons fondées sur la composition

• Flavonoïdes
ANACARDIUM ORIENTALE : douleurs de striction, de tampon, anales, et ténesme.
AESCULUS : hémorroïdes saignant peu (voir *AESCULUS*).

• Bhilawanols
ANACARDIUM ORIENTALE : vésicules et vésico-pustules pruriantes.
RHUS TOXICODENDRON : vésicules pruriantes, eczéma.

Comparaisons fondées sur la Matière médicale

LYCOPODIUM : psychisme voisin, exigeant, critique, mémoire faible, propos violents, et, par ailleurs, syndrome duodénal. Complémentaire.

Céphalées et dépression des intellectuels et des étudiants

KALIUM PHOSPHORICUM : céphalée améliorée en mangeant ; surmenage ; il est l'équivalent minéral d'*ANACARDIUM ORIENTALE* ; il n'a pas sa violence.
PHOSPHORICUM ACIDUM : dépression des intellectuels ; désintérêt ; abandon à la veille d'un examen ; interruption inopinée des études.
SILICEA : épuisement physique et mental ; frilosité, irritabilité, amaigrissement ; résultats intellectuels médiocres de sujets intelligents (O.P.).
NATRUM MURIATICUM : affamé avec des céphalées chroniques, battantes, aggravées par le travail mental ; isolement.

Douleurs gastro-duodénales améliorées en mangeant

CHELIDONIUM : avec contexte hépato-biliaire ;
URANIUM NITRICUM : ulcère ancien ; crises répétitives ; pancréatite ;
GRAPHITES : gros mangeur, gras, gastritique ;
IGNATIA : dyspepsie paradoxale ;
PHOSPHORUS : brûlures, hémorragies, mauvais état général.

Vésicules

RHUS TOXICODENDRON : brûlantes et pruriantes ;
SULFUR : brûlantes, eczéma ;
ANAGALLIS : à la paume des mains et plante des pieds ;
PSORINUM : interdigitales ; prurit ;
RANUNCULUS BULBOSUS : zona thoracique ;
CROTON TIGLIUM : fond érythémateux ; prurit féroce ;
CANTHARIS : vésico-bulles ;
NITRICUM ACIDUM : vésicules, puis ulcération ;
parmi de nombreux autres remèdes...

BIBLIOGRAPHIE

1. MURTHY S.S.N. – *Phytochemistry*, 1983, *22*, 1518-1520.

Anagallis arvensis

Mouron rouge

Anagallis arvensis L. (Primulacées)

DESCRIPTION : Commun dans toutes les régions tempérées du globe, le mouron rouge est une mauvaise herbe de 10 à 30 cm, à tiges étalées, à feuilles ovales, aiguës, ponctuées de noir en dessous, à l'aisselle desquelles sont insérées les fleurs, rouges, longuement pédonculées.
Le fruit est une pyxide contenant des graines noires.

PARTIE UTILISÉE : La plante entière fraîche.

COMPOSITION

- près de 10 % de cendres riches en calcium, potassium, silice ;
- des cucurbitacines : B, D, E, I, L et R (voir ***BRYONIA***) (1) ;
- présence de saponosides : cyclamine (voir *CYCLAMEN*) dont l'aglycone est la cyclamirétine A et anagalline, hétéroside de l'anagalligénone B (2) ;
- enfin, un extrait méthanolique des parties aériennes possède une activité œstrogénique (3).

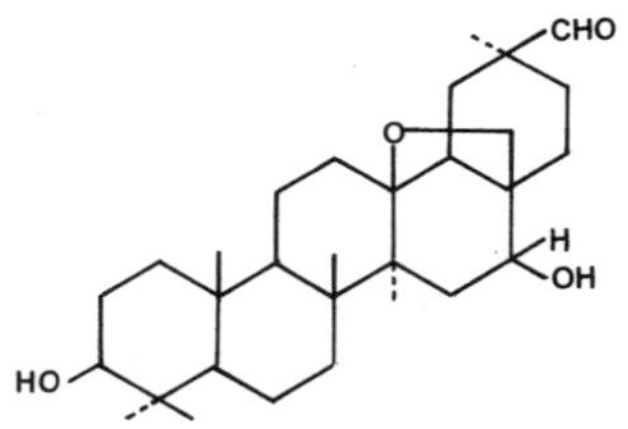

cyclamirétine A

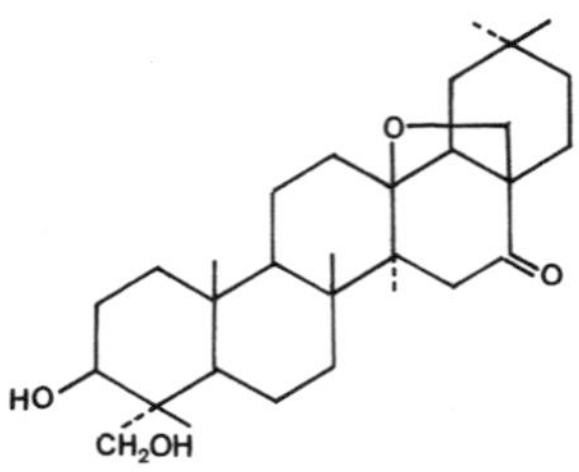

anagalligénone B

PATHOGÉNÉSIE

Remède d'action limitée.
VÉSICULES, DYSHIDROSE.

VÉSICULES GROUPÉES ET PRURIANTES, SURTOUT DE LA PAUME DES MAINS ET DE LA PLANTE DES PIEDS.

• VÉSICULES PALMO-PLANTAIRES

Vésicules souvent acuminées, de la paume des mains et de la plante des pieds.
Prurit.
Dyshidrose palmo-plantaire, même kératinisée et fissurée (*PETROLEUM*).

• AUTRES INDICATIONS

Jovialité, hilarité, hypomanie (d'après Clarke).
Urétrite, rétrécissement urétral. Lithiase urinaire.
Élimination de séquestres, de corps étrangers inclus ; consolidation de fractures (***SILICEA-SYMPHYTUM***).

COMMENTAIRES ET COMPARAISONS

La présence de cyclamine ne permet pas, en l'état actuel de la pathogénésie, la comparaison avec *CYCLAMEN*. Mais les cucurbitacines contribuent peut-être, par leur structure comparable aux corticoïdes, à l'action dermatologique.

Comme ***BRYONIA***, riche en cucurbitacines, ***ANAGALLIS*** présente des douleurs articulaires, musculaires et osseuses ; la peau est très sèche ; sa toxicologie inclurait hépatite et constipation chronique.

BIBLIOGRAPHIE

1. YAMADA Y., HAGIWARA K., IGUCHI K., TAKAHASI Y. et HSU H.Y. – *Phytochemistry*, 1978, *17*, 1798.
2. HEITZ S., BILLET D. et RAULAIS D. *Bull. Soc. Chim. Fr.*, 1971, 2320-2324.
3. BIRZA E., CIULEI I., POPESCU V., MATEESCU T. et BALACI P. – *Farmacia*, 1974, *22*, 499-503.

Angustura

Angusture

Angustura trifoliata [Willd.] Elias (= *Cusparia officinalis* [Willd.] Engl.=*Galipea officinalis* Hancock) (Rutacées)

DESCRIPTION : Petit arbre de l'Amérique du Sud (Vénézuela). Ses branches sont recouvertes d'une écorce lisse et grise, à saveur amère et aromatique. Les feuilles trifoliées sont longuement pétiolées ; les folioles, presque sessiles, sont elliptiques, glabres, d'un vert brillant. Les fleurs, d'odeur désagréable, blanches, sont réunies en grandes panicules. Le fruit est constitué d'un ensemble de capsules.

PARTIE UTILISÉE : L'écorce de tige séchée.

COMPOSITION

On trouve dans l'écorce d'angusture :

- une huile essentielle ;
- des principes amers hétérosidiques ;
- des alcaloïdes dérivés de la 4-méthoxy-2-alkylquinoléine tels la cusparine, la galipine, la cuspareine, etc.

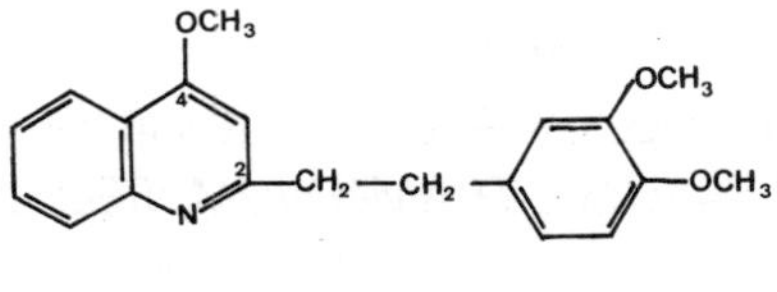

galipine

PATHOGÉNÉSIE

Remède d'action limitée.
RAIDEUR ET CONTRACTURE.

RAIDEUR ARTICULAIRE DOULOUREUSE.
SPASMES ET CRAMPES SURTOUT DES EXTENSEURS.

AMÉLIORATION :
EN S'ÉTIRANT.

• RAIDEUR ARTICULAIRE ET CRAMPES

Raideur articulaire surtout des genoux, avec dérobement.

Tendinite (***RUTA***).

Crampes et contractures musculaires chez un rhumatisant (***RHUS TOXICODENDRON, ACTAEA RACEMOSA***).

Soulagement en s'étirant (***THUYA***).

• AUTRES INDICATIONS

Désir irrésistible de café.

Exostose, ostéites chroniques (***HEKLA LAVA, CONCHIOLINUM, SOLANUM MALACOXYLON, ASA FOETIDA, MEZEREUM***).

COMMENTAIRES ET COMPARAISONS

Remède négligé, ***ANGUSTURA*** ne déçoit pas, à titre complémentaire, dans le traitement des rhumatisants très enraidis, s'ils souffrent de véritables contractures : il existe vraisemblablement dans la drogue des coumarines voisines de celles qui ont été isolées d'une espèce voisine, ***G. trifoliata*** Aublet (1). Ses affinités tendineuse et osseuse le rangent parmi les remèdes de rhumatisme luétique.

Rhumatisme avec enraidissement

RHUS TOXICODENDRON, PHYTOLACCA, CAUSTICUM, T.R., GINSENG.

BIBLIOGRAPHIE

1. WIRASUTISNA K.R., GLEYE J., MOULIS C., STANISLAS E. et MORETTI C. – *Phytochemistry*, 1987, *26*, 3372.

Anhalonium lewinii

Peyotl

Lophophora williamsii [Lem.] Coult. (= *Anhalonium williamsii* Eng.= *Echinocactus williamsii* Lem.) (Cactacées)

DESCRIPTION : Petite plante globuleuse dont la tige charnue, de 15 à 20 cm de haut sur 5 à 10 cm de diamètre, présente des côtes avec des protubérances garnies de poils et, au sommet, une dépression centrale lui donnant l'aspect d'une grosse molaire. C'est là qu'apparaissent les fleurs, solitaires, blanches ou roses. Le fruit est une baie rose. Le peyotl est une plante des hauts plateaux désertiques du nord du Mexique et du sud des États-Unis, faisant l'objet d'un culte de la part des populations indiennes, en raison de ses propriétés hallucinogènes.

PARTIE UTILISÉE : Selon Julian, la plante entière. Le remède n'est pas commercialisé en France.

COMPOSITION

- beaucoup de mucilage et d'acides organiques comme chez de nombreuses Cactacées ;
- des alcaloïdes représentant plus de 3 % du poids sec de la tige :

– dérivés de la phényléthylamine
hordénine (voir *CACTUS GRANDIFLORUS*),
mescaline, aux propriétés hallucinogènes, accompagnée de ses dérivés méthylé et acétylé à l'azote ;
– dérivés de la tétrahydroisoquinoléine
anhalamine, anhalinine, anhalonidine.

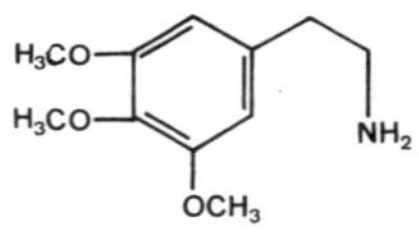

mescaline

PATHOGÉNÉSIE

Remède d'action limitée.
HALLUCINATIONS PUIS DOULEURS INTOLÉRABLES.

HALLUCINATIONS, DÉLIRE, CONFUSION : HYPERESTHÉSIE GÉNÉRALE AVEC EUPHORIE ET DÉPERSONNALISATION. PRÉDOMINANCE D'HALLUCINOSE VISUELLE.

SYNDROME DE MANQUE : ALGIES, PROSTRATION, DÉSINTÉRÊT.

• HALLUCINATIONS À PRÉDOMINANCE VISUELLE

Hyperesthésie : visuelle, auditive, au toucher.
Les bruits et attouchements sont perçus comme une vision colorée.
Les objets sont vus petits (*PLATINA*) et très colorés.
Diplopie et exagération des reliefs. Croit observer ses organes internes.

Les scènes ambiantes sont vécues comme vision globale, totalisante, lumineuse et resplendissante. Rêves et visions nocturnes exaltants.
Perte de la notion du temps : on vit des siècles en un moment.
Dépersonnalisation : on n'est rien, on n'existe plus, on se fond dans une vision cosmique.

• SYNDROME DE MANQUE

Douleurs intolérables, profondes, osseuses, névralgiques, cardiaques (*NALOXONE*).
Angoisse, désintérêt, perte de la libido.

COMMENTAIRES ET COMPARAISONS

Nouveau remède cité par O.A. Julian, expérimenté jusqu'aux doses toxiques (3 DH) par Herbert Unger (ex. R.D.A.). Sa pathogénésie est un vrai rapport de "voyage". On y trouve les effets hallucinogènes et le syndrome de "manque".

Comparaisons

CANNABIS INDICA : très semblable, hallucinose très auditive ; agressivité.
OPIUM : hyperesthésie, surtout auditive.
HYOSCYAMUS, STRAMONIUM, BELLADONNA : leurs délires et hallucinations ne sont ni exaltants, ni euphorisants.

Anthracinum

DESCRIPTION : Biothérapique : lysat de foie de lapin charbonneux.

PATHOGÉNÉSIE

Remède d'action limitée.
ANTHRAX.

ANTHRAX, FURONCULOSE, PHLEGMONS, SEPTICÉMIE.

Anthrax : collection suppurée avec inflammation, hypodermite, coloration noirâtre – gangrène.
Abcès avec lymphangite. Piqûre anatomique.
Fièvre élevée, état septique ; adynamie.
L'état général se détériore rapidement.

COMMENTAIRES ET COMPARAISONS

En appoint de l'antibiothérapie, *ANTHRACINUM* a un effet proche de *PYROGENIUM, LACHESIS, ARSENICUM ALBUM*.

Antimonium arsenicosum

Arsénite d'antimoine

$Sb_2O_5 + As_2O_3$

PATHOGÉNÉSIE

Remède d'action limitée.
DYSPNÉE, ÉPUISEMENT, ACNÉ.

DYSPNÉE AVEC ÉPUISEMENT.
ACNÉ.

Dyspnée intense, cyanose, expectoration abondante difficilement obtenue.
Épuisement, amaigrissement.
Bronchopathies chroniques ; pleurésies et péricardites, dyspnéisantes avec atteinte de l'état général.
Acné, surtout associée à la négligence alimentaire et à l'anxiété latente (O.P.).

COMMENTAIRES ET COMPARAISONS

On peut à la rigueur l'utiliser dans un tableau respiratoire de type *ANTIMONIUM TARTARICUM* devenu chronique, avec l'état général de type *ARSENICUM ALBUM.*
Cependant il a surtout été recommandé chez l'enfant.

L'acné de l'adolescent (voir *EUGENIA JAMBOSA*) se développe sur un terrain qui évoque ses composants : *ANTIMONIUM CRUDUM* et *ARSENICUM ALBUM*.

Antimonium crudum

Trisulfure d'antimoine

Sb_2S_3

DESCRIPTION : Poudre cristalline, gris noir et brillante ; soluble dans la lessive de potasse et les sulfures alcalins.
En présence d'acide chlorhydrique et à chaud, le trisulfure d'antimoine se dissout en donnant du chlorure et un dégagement d'acide sulfhydrique.

PATHOGÉNÉSIE

Remède d'action limitée.
GOURMAND, HARGNEUX OU SENTIMENTAL, DERMATOSES.

INDIGESTION GASTRIQUE ET INTESTINALE DU GROS MANGEUR : VOMISSEMENTS ALIMENTAIRES, DIARRHÉE DE SELLES SOLIDES PUIS LIQUIDES.

ÉRUPTIONS SÈCHES HYPERKÉRATOSIQUES ; SUINTANTES ; IMPÉTIGO.

HUMEUR HARGNEUSE OU AU CONTRAIRE ROMANESQUE.

AGGRAVATION :
PAR LES EXCÈS ALIMENTAIRES, LES REPAS TROP COPIEUX.
PAR LES VINS ACIDES OU AIGRES, LES ALIMENTS ACIDES.
PAR LES BAINS FROIDS ; LA CHALEUR RADIANTE.
PAR LES DÉCEPTIONS SENTIMENTALES.

• INDIGESTION DU GROS MANGEUR

Vomissements alimentaires abondants après un repas trop copieux qui n'améliorent pas. Troubles digestifs des nourrissons et des enfants suralimentés et gloutons.
Enduit épais, laiteux, blanchâtre, couvrant toute la langue.
Intolérance et abus de porc, de charcuterie, de

vinaigre, d'aliments acides, de pâtisserie. **Désir et abus de vin acide,** de certains champagnes (O.P.), de vin aigre, médiocre : ils provoquent brûlures gastriques et reflux brûlant.
Éructations ayant le goût des aliments ; dégoût de la nourriture ; sensation de satiété.
Gaz gastriques et intestinaux. Pancréatite chronique (*PHOSPHORUS*).
Diarrhée des gros mangeurs et après excès alimentaires : **selles d'abord solides, puis liquides.**
Alternance de constipation et de diarrhée : selles dures et grosses.
Hémorroïdes suintantes (*ALOE*).
Somnolence, assoupissement durable des gros mangeurs.

• ÉRUPTIONS HYPERKÉRATOSIQUES OU SUINTANTES

Éruptions suintantes et croûteuses, épaisses, du cuir chevelu du nourrisson.
Impétigo, eczéma surinfecté, surtout de la tête et du visage.
Éruptions sèches et fissuraires sous l'oreille, aux commissures labiales (*CONDURANGO*), et palpébrales, péribuccales, des joues, du menton.
Hyperkératose plantaire, verrues plantaires, callosités des orteils.
Ongles épais, jaunâtres à noirâtres, durs, fendus, cassants.

• HUMEUR HARGNEUSE OU ROMANESQUE

Maussade, hargneux, boudeur, hostile : il s'agit souvent d'un gros mangeur pléthorique.
Ne veut pas qu'on lui parle : réagit par le silence, des réponses incongrues.
L'enfant refuse qu'on s'occupe de lui, qu'on le regarde, qu'on lui parle, qu'on le touche. Il s'isole et boude (*NATRUM MURIATICUM*).
Adolescents, filles et garçons, romanesques, amoureux, exaltés. Sublimation poétique et rêveuse exaspérée, paraît-il, au clair de lune.
Compensation alimentaire des déceptions sentimentales.

• AUTRES INDICATIONS

Fatigue par temps chaud : transpiration profuse au soleil, près d'un foyer.
Céphalées digestives, les vomissements y mettent fin. Céphalées et malaises après un bain froid, surtout par temps chaud.
Toux, laryngite, aphonie après avoir pris froid ; dans une pièce chaude ; quintes dont les accès sont décroissants. Toux avec incontinence urinaire.
Aversion pour l'eau froide qui déclenche les troubles digestifs. Le nourrisson crie au bain.
Douleurs articulaires phalangiennes. Goutte des pléthoriques (***SULFUR***, ***LEDUM PALUSTRE***).
Alternance de goutte et de troubles digestifs.

COMMENTAIRES ET COMPARAISONS

Le biotype est l'enfant ou l'adulte gras mais robuste, suralimenté et gourmand. Mangeant n'importe quoi, particulièrement les mets indigestes en grande quantité, arrosés de mauvais vin, relevés de condiments acides, accompagnés de sauce grasse. La langue est toujours uniformément blanche ; les dermatoses traduisent la surcharge digestive.
Les veillards sont gourmands et somnolents.
Les adolescents peuvent être gras et sentimentaux ou odieux, boudeurs et violents.

Quelques gros mangeurs

CALCAREA CARBONICA : *ANTIMONIUM CRUDUM* en représente l'aggravation ou une phase aiguë ; mais *CALCAREA CARBONICA* boit du lait, mange des pâtes ;
SULFUR : mange beaucoup ou très peu ; boit toujours beaucoup ; dermatoses péri-orificielles ; mais sujet chaud, diarrhée irritante du réveil ;
NUX VOMICA : gros mangeur irritable ; langue saburrale à la moitié postérieure ; constipation avec ténesme ;
BRYONIA : gros mangeur de viande ; boit aussi beaucoup ; bouche sèche, constipation ;
PULSATILLA : excès de pâtisserie ; caractère doux, sentimental, dépendant ; syndrome veineux et endocrinien ;
GRAPHITES : obèse, gourmand, eczémateux, il lui ressemble beaucoup mais il est constipé, frileux, apathique.

Certains homéopathes n'utilisent *ANTIMONIUM CRUDUM* qu'à titre passager, dans les indigestions, mais son intérêt en chronique est considérable, de la surcharge digestive aux troubles du caractère... et aux hyperkératoses plantaires où il s'avère très efficace (4 CH longtemps).

Antimonium sulfuratum aureum

Pentasulfure d'antimoine

Sb_2S_5

DESCRIPTION : Poudre de couleur jaune orangé, inodore, insoluble dans l'eau, soluble dans l'acide chlorhydrique concentré avec dégagement d'hydrogène sulfuré.

PATHOGÉNÉSIE

Remède d'action limitée.
BRONCHITE CHRONIQUE.

BRONCHO-PNEUMOPATHIE CHRONIQUE OU RÉCIDIVANTE, AVEC PRODUCTION DE MUCOSITÉS ABONDANTES.

LATÉRALITÉ GAUCHE.

• BRONCHO-PNEUMOPATHIES

Bronchite ou congestion pulmonaire récidivant chaque hiver.
Abondante sécrétion de mucosités difficiles à expectorer. Gros râles humides.
Atteinte du poumon gauche.
Malade assoupi.
Rhinite postérieure. Écoulement rétronasal, expectoration impossible.

COMMENTAIRES ET COMPARAISONS

Ce serait un ***ANTIMONIUM TARTARICUM* chronique,** âgé, scléreux pulmonaire, compliqué de rhinite chronique.
NATRUM SULFURICUM le complète. *SENEGA* notamment le draine.

Antimonium tartaricum

Émétique, antimoniotartrate acide de potassium

COOH–CHOH–CH (SbO_2)–COOK, 1/2 H_2O

DESCRIPTION : Poudre cristalline blanche, inodore, de saveur métallique. Les cristaux, incolores, transparents, deviennent opaques par efflorescence.
Le produit est soluble dans l'eau, insoluble dans l'alcool.

PATHOGÉNÉSIE

Remède d'action limitée.
DYSPNÉE, MUCUS ABONDANT, EXPECTORATION IMPOSSIBLE.

ASTHME, INFECTION BRONCHIQUE, POUMON CARDIAQUE, SCLÉROSE PULMONAIRE ; GRANDE ABONDANCE DE MUCOSITÉS. LE MALADE NE PEUT EXPECTORER : BATTEMENTS DES AILES DU NEZ, CYANOSE, SOMNOLENCE, MENACE DE COLLAPSUS.

AGGRAVATION :
PAR LA CHALEUR.
COUCHÉ.

AMÉLIORATION :
PAR LES EXPECTORATIONS.
ASSIS.

• MUCOSITÉS BRONCHIQUES, EXPECTORATION IMPOSSIBLE

Gros râles humides à l'auscultation, au cours d'une crise d'asthme, d'une bronchopathie, et même dans le poumon cardiaque.
Expectoration minime ou impossible : asthme très sécrétant et peu productif.
Dyspnée intense aggravée allongé ; de 3 à 4 h du matin.
Cyanose et battement des ailes du nez (*PHOSPHORUS*, *LYCOPODIUM*). Nausées, vomissements.
Somnolence, réagit peu aux sollicitations, confus. Sueurs froides (*VERATRUM ALBUM*).
Pré-collapsus, sueurs froides (*CARBO VEGETABILIS*).

• AUTRES INDICATIONS

Pustules varioliformes, acné pustuleuse, impétigo (*ANTIMONIUM CRUDUM*).

COMMENTAIRES ET COMPARAISONS

Remède de la crise d'asthme, généralement comparé à *IPECA* : nausées mais râles fins, poumons secs, langue propre. Il convient à toutes les crises

d'insuffisance respiratoire aiguë avec production de mucosités et paralysie de l'expectoration. Il se prescrit donc souvent à l'enfant très jeune et au vieillard.
Son complémentaire classique est ***BARYTA CARBONICA*** mais le chronique de son asthme est plus souvent ***KALIUM CARBONICUM.*** L'aggravation, si on laissait évoluer le cas, conduirait à ***CARBO VEGETABILIS,*** parfois à ***PHOSPHORUS***.

Apis mellifica

Abeille

Apis mellifica L. (Apidés)

DESCRIPTION : Insecte au corps velu d'un brun fauve, à l'abdomen volumineux et marqué de rayures, pourvu de six pattes et de quatre ailes. Chez la femelle, on trouve à l'extrémité de l'abdomen un aiguillon acéré ou dard lui permettant d'injecter son venin.

PARTIE UTILISÉE : L'insecte entier vivant ; seules les ouvrières sont utilisées.

COMPOSITION

- dopamine ou oxytyramine, adrénaline, nor-adrénaline ;
- lumazine (ensemble de substances fluorescentes, résultant du métabolisme du tryptophane et de la ptéridine) ;
- carotène ;
- potassium à un taux relativement élevé : 151 mg pour 100 g d'abeille desséchée (1) ;
- venin complexe ; on y trouve (2, 3) :

– des lipides constituant 5 % du poids sec du venin ;
– des composants volatils tel l'acétate d'isoamyle, phéromone d'alarme dont la teneur varie avec l'âge de l'individu ;
– des oses – dont glucose et fructose – constituant jusqu'à 2 % du poids sec du venin ;
– des enzymes : phospholipase A, composé important des venins de serpents, hyaluronidase ;
– de l'acétylcholine ;
– de l'histamine en petite quantité ainsi que de la sérotonine ;
– de nombreux amino-acides libres : alanine, arginine, cystine, acide glutamique, etc. ;
– des peptides basiques :
  - mélittines dont l'ensemble constitue 50 % du venin ; elles forment une fraction hémolytique très toxique dont l'action est potentialisée par la phospholipase A ; la principale est la mélittine I, enchaînement de 26 amino-acides, accompagnée de N_{α}-formylmélittine I ;
  - apamine : neurotoxine à haute teneur en cystine ;
  - parmi les substances mineures, signalons le MCD ou *mast cell degranulating peptide*.

Mélittine I et phospholipase A communiquent au venin leurs propriétés radioprotectrices.

PATHOGÉNÉSIE

Remède d'action limitée.
TOUS LES ŒDÈMES, AIGUS ET CHRONIQUES.

ŒDÈMES ET INFLAMMATION AVEC ŒDÈME, ŒDÈME BRUTAL, ROSÉ, DOULOUREUX. ŒDÈME CUTANÉ, MUQUEUX ; EXSUDATIONS SÉREUSES.
TOUTES LES LOCALISATIONS : CUTANÉE, O.R.L., PULMONAIRE, DIGESTIVE ET PÉRITONÉALE, GÉNITALE, PÉRIVEINEUSE, RHUMATISMALE, OCULAIRE.

NÉPHROPATHIES AIGUËS OU CHRONIQUES.
INSUFFISANCE RÉNALE. TOUJOURS ACCOMPAGNÉES D'ŒDÈMES.

SYNDROMES ENCÉPHALIQUES ET NEUROLOGIQUES PAR ŒDÈME, INFECTION, OU FACTEURS TOXIQUES : MÉNINGITE, HYDROCÉPHALIE, CRI ENCÉPHALIQUE, BALANCEMENT DE LA TÊTE.

FIÈVRE AVEC ABSENCE DE SOIF ; DÉBUT RAPIDE.

AGGRAVATION :
PAR LA CHALEUR LOCALE OU AMBIANTE.
PAR LE TOUCHER.
L'APRÈS-MIDI.
AU RETOUR DE LA MER.

AMÉLIORATION :
PAR LE FROID.
PAR UNE DIURÈSE ABONDANTE.

LATÉRALITÉ : DROITE – DE DROITE À GAUCHE.

• ŒDÈMES

Œdèmes de constitution rapide, rosés, translucides, parfois rouge brillant ou violacés par hémolyse. **Avec douleurs piquantes, brûlures, prurit.**
Aggravation par la chaleur locale ou ambiante, amélioration par le froid, local surtout, et après une diurèse abondante.
Urticaire, œdème de Quincke ; angioneurotique. Dermographisme.
Érythème noueux. Érysipèle avec bourrelet œdémateux (*RHUS TOXICODENDRON*).
Furoncles, abcès, anthrax, au début, et avec œdème inflammatoire (*HEPAR SULFUR*).
Sinusite avec œdème de la face.
Angine, amygdalite, **œdème de la luette qui ressemble à un sac translucide.**
Muqueuse pharyngée rouge, lisse, brillante, brûlante.
Œdème sous-glottique ou laryngé. Obstruction respiratoire brutale (*SAMBUCUS*).
Pleurésie, péricardite, de constitution rapide.
Distension aiguë gastrique. Désir de lait froid (*PHOSPHORUS, RHUS TOXICODENDRON, T.K.*).
Syndrome digestif avec réaction péritonéale : abdomen tendu, très douloureux à l'effleurement (*CHINA*). Salmonelloses, typhoïde, toxi-infections...
Anus béant, incontinence.
Mastites et mastoses : seins durs, tendus, œdématiés, douloureux. Syndrome prémenstruel (O.P.). (*BRYONIA, CONIUM, PHYTOLACCA*).
Hydrocèle. Balanite. Vaginite. Toujours avec prédominance d'œdème.
Rhumatisme avec œdème périarticulaire ou épanchement intra-articulaire important. Crises aiguës et brutales ; ou très chroniques avec œdème ; **maladies rhumatismales inflammatoires :** rhumatisme articulaire aigu ; rhumatismes infectieux. Nodules rhumatismaux périarticulaires.
Hydrarthrose brutale et importante du genou.
Phlébite profonde, aiguë, avec œdème important. Phlébite et périphlébite superficielle. Lymphangite et lymphœdème chronique. **Gros bras postopératoire** (O.P.).
Toutes les maladies oculaires avec œdème. Œdème orbitaire et périorbitaire ; blépharites, conjonctivites, kératites. Œdème du fond d'œil, papillaire. Hypertension oculaire, glaucome de constitution rapide, avec douleurs aiguës, du sujet jeune.

• NÉPHROPATHIES AIGUËS OU CHRONIQUES

Réduction importante et brutale de la diurèse ; anurie (*PHOSPHORUS, APOCYNUM*).
Rétention hydrique, œdème, ascite.
Absence de soif dans les maladies rénales.
Protéinurie massive et brutale (*FORMICA RUFA*).
Syndrome néphrotique (O.P.).
Toutes les protéinuries : des adolescents ; gravidiques.
Signes biologiques d'insuffisance rénale. Mieux indiqué si la biopsie confirme l'œdème rénal.

• SYNDROMES ENCÉPHALIQUES ET NEUROLOGIQUES

Ils s'accompagnent d'œdème chez l'enfant où ils sont souvent isolés.
Méningites et réactions méningées. Œdème cérébral. Hydrocéphalie. **Cri encéphalique. La tête roule sur l'oreiller ;** balancement automatique (*BELLADONNA, ARNICA, BRYONIA*...). Convulsions infantiles après un bain chaud.
Hémiplégie : le côté sain est parcouru de secousses.
Oligurie dans les syndromes neurologiques. Exceptionnellement diurèse très augmentée.
Céphalées congestives : sensation de pression ; chez les rénaux ; par arrêt des règles (*LACHESIS*).
Maladresse des mains (*AGARICUS, BOVISTA, NATRUM MURIATICUM*).
Grincement des dents (*CINA*).
Insomnie : désire dormir mais agitation nerveuse (*ZINCUM*).

• FIÈVRE

Fièvre brutale maximale vers 15 heures.
Absence de soif pendant la fièvre (*PULSATILLA, GELSEMIUM*).
Peau sèche et chaude alternant avec des transpirations.
Scarlatine : atteinte rénale et articulaire, évolution brutale.
Oreillons : douleur, œdème important, méningite ou ovarite-orchite.
Maladies aiguës au retour de la mer (sujets *NATRUM MURIATICUM* ou *NATRUM SULFURICUM*).

• AUTRES INDICATIONS

Cystite ou urétrite avec oligurie. Cystite des sujets qui boivent peu. Après déshydratation aiguë ou chronique ; sous climats chauds.

Ovaralgies, ovarites, kystes ovariens, surtout droits. Douleur aiguë, précise, améliorée par la pression forte (*BRYONIA*). Les kystes ovariens sont parfois gros et de constitution rapide.
Aménorrhée et oligoménorrhée de la jeune fille (*NATRUM MURIATICUM, KALIUM CARBONICUM, PULSATILLA*).
Tendance à l'avortement en début de grossesse.
Anémie, hémolyse, thalassémie.

COMMENTAIRES ET COMPARAISONS

Si *APIS* ne figure pas parmi les remèdes d'action générale, c'est parce qu'il n'est qu'exceptionnellement prescrit sur signes psychiques. Sa pathologie en inclut cependant, mais peu significatifs : tristesse irritable et pleurs, peur et pressentiment de la mort (*ACONITUM*), jalousie pathologique (*LACHESIS, HYOSCYAMUS*), obnubilation et confusion. Tout œdème, quelle que soit sa cause, doit y faire penser d'abord, et surtout s'il s'est instauré rapidement. Son action anti-inflammatoire à dose homéopathique a été démontrée expérimentalement (M. Aubin). Mais *LEDUM PALUSTRE* serait le meilleur antidote des piqûres d'abeille. Nous conseillons cependant *APIS* lui-même en hautes dilutions rapprochées. Comme *ACONITUM*, son action, en aigu, est rapide mais éphémère et nécessite des prises rapprochées.
Dans la grossesse, et surtout le premier trimestre, on l'utilise prudemment à dilutions moyennes et doses espacées.
Il se manifeste, comme aigu, chez les sujets de type *NATRUM MURIATICUM*, de préférence. Et surtout chez les jeunes au retour de la mer. Les deux remèdes sont complémentaires.
***BRYONIA* doit toujours lui être comparé,** et particulièrement sur un cas chronique type *NATRUM MURIATICUM.* Mais les cas aigus de *BRYONIA* ont un début progressif ; le malade a soif ; les modalités de tension, de pression, de chaleur, sont les mêmes.

Comparaisons fondées sur la composition

1) La dopamine, la nor-adrénaline, l'acétylcholine, l'histamine, la sérotonine rendent compte des œdèmes, de l'inflammation, des congestions localisées et de la rapidité d'action. On trouve certains de ces dérivés dans :
LES VENINS DE SERPENTS ; *LACHESIS* comporte les mêmes sensations de pression, de striction, l'aggravation par la chaleur, l'hémolyse, les toxi-infections ;
LATRODECTUS : angor mais aussi œdème aigu pulmonaire ;
SERUM D'ANGUILLE : néphropathie aiguë, protéinurie, œdèmes ;
BUFO RANA : œdèmes inflammatoires, dermites, lymphangites... ;
URTICA URENS : urticaire, rhumatismes, aggravation par l'eau ;
DOLICHOS PRURIENS : urticaire, prurit sans lésion apparente ; subictère ;
AGARICUS : mouvements automatiques de la tête ; maladresse des mains ; œdèmes, piqûres, brûlures localisées aux extrémités.

2) Le potassium
Si *NATRUM MURIATICUM* complète classiquement *APIS*, le passage de ses œdèmes à la chronicité ou à la répétition conduit à *KALIUM CARBONICUM.*
La phospholipase A, présente dans les venins de serpents, rend peut-être compte de l'hémolyse, dont *PHOSPHORUS*, *LACHESIS* et *BOTHROPS* sont les remèdes homéopathiques usuels.

Comparaisons fondées sur la Matière médicale

NATRUM MURIATICUM, NATRUM SULFURICUM, KALIUM CARBONICUM complètent son action.

Remèdes des œdèmes généraux :
PHOSPHORUS et *APIS* : instauration rapide ; *PHOSPHORUS* est préféré chez les hépatiques, les malades qui saignent et dont l'état général décline ;
KALIUM CARBONICUM : chronicité, défaillance cardiaque, puis cardio-rénale ;
ARSENICUM ALBUM : chronicité, faciès creusé, épuisement, amaigrissement, anxiété, agitation.

L'inflammation avec œdème :
HEPAR SULFUR : œdème, inflammation, douleurs d'écharde, extrême hyperesthésie ; tend à la suppuration ;

RHUS TOXICODENDRON : inflammation cutanée, vésicules ; *APIS* lui serait incompatible ;
CANTHARIS : inflammation cutanée, digestive, urinaire ; brûlures, vésicules, phlyctènes.

BIBLIOGRAPHIE
1. DEREVICI A. et DORIN E. – *In Chem. Abst.*, 1970, *13*, 117665 u.
2. O'CONNOR R. et PECK M.L. – *Handbuch Exp. Pharmakol.*, 1978, *48*, 613-659.
3. TU A.T. – Venoms : Chemistry and molecular Biology. John Wiley and Sons, New York, 1977.

Apocynum cannabinum

Chanvre du Canada

Apocynum cannabinum L. (Apocynacées)

DESCRIPTION : Plante herbacée de l'Amérique du Nord, croissant au bord des cours d'eau, pourvue d'un rhizome tortueux émettant des tiges fibreuses. Les feuilles sont lancéolées, les fleurs blanches ou rosées, réunies en grappes. Le fruit est un follicule contenant des graines à aigrette.

PARTIE UTILISÉE : La partie souterraine séchée.

COMPOSITION
- des triterpènes : lupéol, α-amyrine, acide oléanolique ;
- des hétérosides :
- non cardiotoniques ayant pour aglycone.

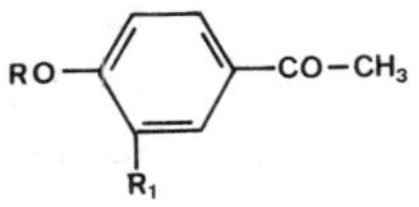

$R=R_1=H$	***p*-oxyacétophénone**
$R=H$ $R_1=OCH_3$	**acétovanillone** ou **apocynine**

– cardiotoniques, dérivés de la cardénolide à noyau lactonique à 5 sommets sur le C_{17} (voir *DIGITALIS, STROPHANTHUS, CONVALLARIA*, etc.), dont le principal est le cymaroside.

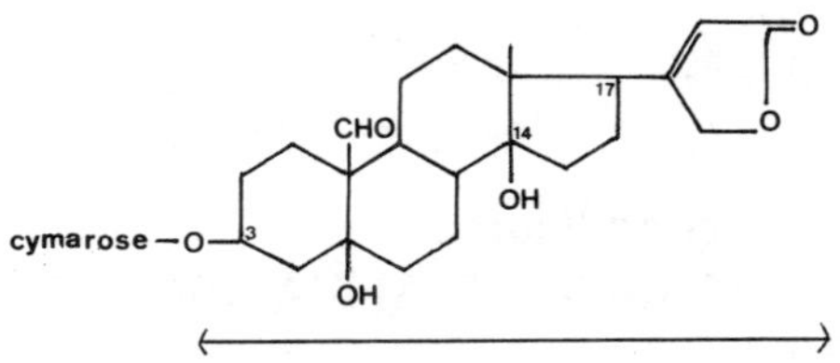

cymarigénine ou **strophanthidine**

– traces de saponosides.

PATHOGÉNÉSIE

Remède d'action limitée.
CARDIO-RÉNAL – OLIGURIQUE.

OLIGURIE, ANURIE, INSUFFISANCE RÉNALE, CARDIO-RÉNALE.
ARRÊT DE LA TRANSPIRATION.
RÉTENTION HYDROSODÉE, OEDÈMES, ASCITE.

Diminution, suppression de la diurèse. Les œdèmes n'apparaissent pas précocement.
Suppression simultanée de la transpiration ; diarrhée compensatrice. Grande soif, froid intense, nausées ; urémie, protéinurie. Insuffisance rénale.
Insuffisance cardiaque ; dyspnée, pouls faible et irrégulier.

COMMENTAIRES ET COMPARAISONS
Il occupe une place particulière parmi les remèdes contenant des hétérosides cardiotoniques, car l'action rénale prédomine. On trouvera les comparaisons à *DIGITALIS*.
APIS a des œdèmes précoces et rapides.
APOCYNUM CANNABINUM est souvent utilisé en appoint à des dilutions très basses, ou à des doses phytothérapiques.

Aqua marina

Eau de mer

DESCRIPTION : Liquide contenant en solution des sels minéraux dont la proportion varie avec le lieu de prélèvement. Le plus abondant est le chlorure de sodium.

PATHOGÉNÉSIE

Remède d'action limitée.
UN NATRUM MURIATICUM D'ACTIVITÉ AMORTIE.

SYNDROME GÉNÉRAL IDENTIQUE À NATRUM MURIATICUM.

COMMENTAIRES ET COMPARAISONS

Signalé par O.A. Julian, car la pathogénésie initiale (1871) a été refaite à Bombay en 1962 (Sankarian). Elle n'a révélé que des symptômes et modalités existant dans ***NATRUM MURIATICUM***.
On peut le préférer si on craint une action brutale, chez les malades très maigres ou fragiles. Il supporte les dilutions basses (4 CH, 5 CH) et la répétition des doses.

Aralia racemosa

Aralia racemosa L. (Araliacées)

DESCRIPTION : Arbuste originaire de l'Amérique du Nord, dont les feuilles comportent 3 ou 5 folioles, cordées, acuminées. Les fleurs sont blanc verdâtre.

PARTIE UTILISÉE : La partie souterraine séchée.

COMPOSITION

- ß-sitostérol ;
- araloside, dérivé triterpénique, hétéroside de l'acide oléanolique (1) :

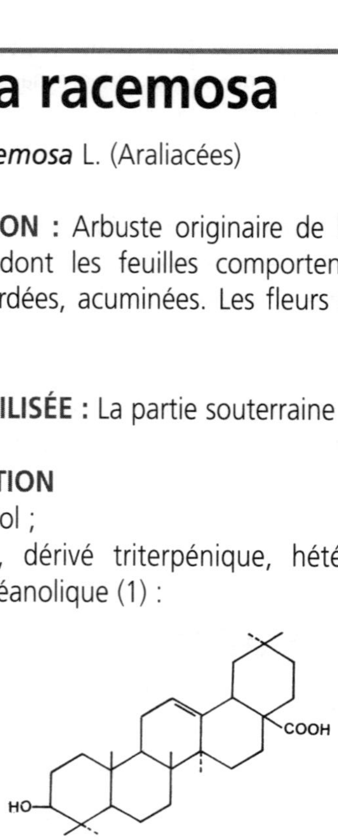

acide oléanolique

Hedera helix, le lierre, possède une composition comparable avec présence de saponosides triterpéniques dont certains sont des dérivés de l'acide oléanolique.

PATHOGÉNÉSIE

Remède d'action limitée.
RHINITES AUX COURANTS D'AIR.

RHINITES À ÉCOULEMENT AQUEUX ET IRRITANT, DÉCLENCHÉES PAR LE COURANT D'AIR FROID.
ASTHME AU DÉBUT DE LA NUIT.

Rhinites : écoulement aqueux et irritant, avec éternuements.
Crises aux courants d'air ; évolution vers l'asthme.
Asthme au début de la nuit ; du coucher, jusque 23 h où il culmine.

COMMENTAIRES ET COMPARAISONS

Il s'agit d'un petit remède de rhinite banale ou allergique, non saisonnière, puisqu'aggravée au courant d'air et au froid.
On compare ***ALLIUM CEPA***, aggravé dans une pièce chaude, et plutôt ***RUMEX*** qui tousse au moindre contact de l'air frais ; ***ACONITUM*** a la même sensibilité, mais le nez sec. ***NUX VOMICA*** convient aux rhinites par courant d'air des auto-intoxiqués, et ***KALIUM CARBONICUM*** à celle des fatigués. Quant à ***SILICEA***, ***HEPAR SULFUR***, leur sensibilité au froid déclenche des rhinites mucopurulentes.
Parmi les Araliacées contenant des saponosides triterpéniques dérivés de l'acide oléanolique, ***HEDERA HELIX*** n'a malheureusement pas de pathogénésie ; quant au ginseng, si populaire en Extrême-Orient, utilisé homéopathiquement dans les lombo-sciatiques avec raideur et les asthénies à composante sexuelle, il conviendrait aussi à des rhinites aggravées au courant d'air.

BIBLIOGRAPHIE

1. WROBEL-STERMINSKA W. et TOMCZYK H. – *Herba Pol.*, 1975, *21*, 247-252.

Aranea diadema

Araignée diadème, épeire

Araneus diadematus Clerk (Argiopidés)

DESCRIPTION : Insecte commun en Europe, Afrique du Nord, Asie et Amérique, caractérisé par un abdomen bossué portant un dessin à l'aspect de croix.
L'épeire tisse de grandes toiles dans les jardins, sur les herbes, les arbustes et les arbres.

PARTIE UTILISÉE : L'araignée entière vivante.

COMPOSITION

Présence :

- d'une hémolysine, l'arachnolysine ;
- d'une hémotoxine, l'épeiralysine ;
- de dérivés azotés : guanidine, amino-acides tels la tyrosine et la leucine ;
- de venin neurotoxique dont le principal constituant est l'aranine, accompagnée d'hyaluronidase.

PATHOGÉNÉSIE

Remède d'action limitée.
NÉVRALGIES, RÉGULARITÉ, HYGROSENSIBILITÉ.

NÉVRALGIES ET DOULEURS OSSEUSES AVEC PARESTHÉSIES, DE PÉRIODICITÉ TRÈS RÉGULIÈRE.

AGGRAVATION :
PAR L'HUMIDITÉ DES LIEUX, DU CLIMAT.
À HEURE FIXE.

Névralgies d'horaire rigoureux ; vers minuit.
Par temps humide, et au contact de l'humidité froide.
Névralgie du trijumeau ; de la face ; dentaire, du maxillaire supérieur.
Douleurs brachiales nocturnes, avec sensation d'augmentation de volume.
Douleurs des membres avec engourdissement.
Lombalgie haute irradiée aux cuisses et à l'abdomen.
Douleurs osseuses ; calcanéennes ; sensation glaciale dans les os.

• AUTRES INDICATIONS

Fièvre périodique dans les lieux et climats humides. Splénomégalie.

COMMENTAIRES ET COMPARAISONS

Il fait partie des remèdes aggravés par l'humidité, avec pour particularité une périodicité rigoureuse et un tropisme neurologique et osseux.
CEDRON a une périodicité rigoureuse des névralgies et céphalées.
ARSENICUM ALBUM et *CHINA* sont les principaux remèdes d'action générale à périodicité régulière.
Toutes les araignées comportent une hypersensibilité particulière :
ARANEA DIADEMA : au froid humide ;
THERIDION : au bruit ;
TARENTULA HISPANA : à la musique ;
LATRODECTUS MACTANS : à la douleur.

Parmi les remèdes aggravés par l'humidité, citons :
NATRUM SULFURICUM : qui les domine, et qu'*ARANEA* complète ;
DULCAMARA : rhumatismes, névralgies, adénopathies, diarrhée ; séjour dans les lieux humides ;
BOVISTA : sensation de gonflement ; œdèmes des mains avec paresthésies ;
MENYANTHES : névralgies par temps humide ;
RHUS TOXICODENDRON : rhumatismes, modalité de dérouillage.

Argentum metallicum

Argent

Ag

DESCRIPTION : Métal blanc, très malléable et ductile ; assez inerte, il est cependant attaqué par l'acide nitrique dilué et l'acide sulfurique concentré.

PATHOGÉNÉSIE

Remède d'action limitée.
LARYNGITE, OVARITE, ORCHITE.

LARYNGITE ET PHARYNGITE CHRONIQUES DOULOUREUSES AVEC EXPECTORATION GRISÂTRE.

OVARALGIE ET OVARITE GAUCHES ; ORCHITE CHRONIQUE.

• LARYNGITE, PHARYNGITE

Douleur laryngée d'écharde, de brûlure avec enrouement ; chronicité.
Mucosités grisâtres, épaisses, visqueuses.
Pharyngite chronique douloureuse, présentant le même caractère.

• OVARITE, ORCHITE

Ovaire gauche douloureux ; paraissant trop gros ; douleur en coin.
Prolapsus utérin ; leucorrhée infectieuse jaunâtre.
Testicules douloureux ; douleurs contusives, extension au cordon spermatique.

• AUTRES INDICATIONS

Céphalée avec vertiges augmentant progressivement et de fin subite.
Vertiges ; en regardant couler de l'eau.
Syndrome déficitaire neurologique : faiblesse, incoordination, tremblements, troubles moteurs, avec contractures et crampes.

COMMENTAIRES ET COMPARAISONS

Remède peu usité, car sa pathogénésie reproduit de trop près, mais moins précisément, celle d'*ARGENTUM NITRICUM*. D'ailleurs, l'argyrisme est causé par les sels d'argent, comme le remarque Voisin. **On peut cependant le préférer quand les sécrétions sont grises, et dans l'association larynx-ovaire.**

Argentum nitricum

Nitrate d'argent

$AgNO_3$

DESCRIPTION : Cristaux transparents, sans odeur, de saveur métallique puis caustique, noircissant rapidement à la lumière en présence de traces d'éléments organiques.

PATHOGÉNÉSIE

Remède d'action générale.
TRAC, DÉSÉQUILIBRE, PHOBIES ET ULCÉRATIONS.

DÉSÉQUILIBRE PSYCHIQUE ET NERVEUX, AVEC TRAC, TREMBLEMENT, PRÉCIPITATION, PHOBIES, VERTIGES.

INFLAMMATION ET ULCÉRATION DES MUQUEUSES DIGESTIVE, RESPIRATOIRE, URO-GÉNITALE, OCULAIRE.

DIARRHÉE AVEC HYPERMOTRICITÉ.

AGGRAVATION :
PAR L'ANTICIPATION.
DANS LES LIEUX CLOS OU LES ESPACES VIDES.
PAR LE SUCRE ET LE CHOCOLAT.

AMÉLIORATION :
PAR COMPRESSION FORTE.

• DÉSÉQUILIBRE PSYCHIQUE ET NERVEUX – TRAC

Précipitation, hâte. Cependant le temps semble passer trop lentement (*ALUMINA*). **Impatience.**
Nervosité d'anticipation et trac : appréhension des examens, entrevues, cérémonies.
Hyperactivité désordonnée et brouillonne (*MEDORRHINUM*).
Peur de l'avenir, peur du danger. **Réaction de fuite,** mais inhibition.
Tremblement intentionnel, aggravé par le trac, l'émotion ; quand on l'observe. Bégaiement émotif.
Boulimie hors des repas : chocolat, sucre.
Diarrhée, pollakiurie et tous les malaises du trac.
Phobies multiples : des lieux publics, des grands magasins, de la foule ; des rues étroites, des grandes places : agora et claustrophobie.
Pense qu'il se cognera au coin des murs : phobie, déséquilibre, incoordination.
La phobie prend l'aspect d'un syndrome vertigineux (O.P.).
Crises phobiques avec pulsion de fuite.
Vertige : agité, précipité, mal coordonné, **son équilibre paraît toujours précaire.** Vertige dans l'obscurité, ne peut

marcher les yeux fermés. Vertige des hauteurs ; en regardant de bas en haut : **il lui semble que les maisons élevées vont se toucher.** Vertige avec tremblement et dérobement des membres inférieurs.
Impulsion à se précipiter dans le vide, d'un pont, d'une fenêtre...
Tendance à s'immiscer dans les affaires d'autrui (*LACHESIS*, *IODUM*) (O.P.).
Céphalées, avec vertige ; avec sensation d'expansion de la tête, soulagée par un bandeau serré.
Épilepsie, crises convulsives, pertes de conscience, à l'occasion des examens, entrevues, événements inhabituels ; suivies de tremblements.
Crampe des écrivains. Paresthésie nocturne des membres supérieurs.
Syndrome cérébelleux. Ataxie. Paraplégie flasque, ou plutôt spasmodique.
Amyotrophie des membres inférieurs (*ABROTANUM*).

• INFLAMMATION ET ULCÉRATION DES MUQUEUSES

Extrémité de la langue ulcérée ; gingivite avec douleur d'écharde.
Météorisation gastrique, éructations difficiles ne soulageant que brièvement.
Aérophagie avec palpitations.
Tachyphagie ; ne mastique pas.
Douleur gastrique brûlante. **Ulcère gastrique ou pylorique.**
Désir compulsif de chocolat.
Aggravation par le sucre, les aliments sucrés qui sont recherchés. Par le chocolat, les boissons glacées ; amélioration par les boissons chaudes.
Diarrhée d'hypertransit. Aussitôt après avoir bu ou mangé (*CHINA*, *ARSENICUM ALBUM*, *CROTON TIGLIUM*, *PODOPHYLLUM*). Aliments indigérés dans des selles liquides (*CHINA*). Péristaltisme exagéré ; beaucoup de gaz, bruits hydroaériques, ballonnement abdominal.
Diarrhée du trac et des émotions. **Colopathies fonctionnelles diarrhéiques.**
Selles vertes "comme des épinards hachés" (*ACONITUM*, *IPECA*, *CHAMOMILLA*, *MAGNESIA CARBONICA*). Selles éclaboussantes et avec gaz (*CALCAREA PHOSPHORICA*, *PODOPHYLLUM*). Selles mucomembraneuses, glaires, pus, sang.
Pharyngite avec douleur d'écharde. Muqueuse rouge foncé, mucosités épaisses et adhérentes (*KALIUM BICHROMICUM*).
Laryngite : douleur, aphonie, ulcérations, néo-formations.
Urétrite : douleur d'écharde urétrale, balanite ulcérée. Ténesme vésical et incontinence urinaire.
Exocervicite. **Ulcérations du col utérin.** Vaginite. Leucorrhée mucopurulente et sanglante.
Douleur ovarienne droite pongitive, avec règles profuses et caillots.
Blépharite, conjonctivite, kératite, dacryocystite, iritis. Granulations, ulcérations. Photophobie intense. "Taches grises devant les yeux, dessinant des mouvements serpentins". Corps flottants du vitré.

COMMENTAIRES ET COMPARAISONS

C'est à son action neuropsychique qu'*ARGENTUM NITRICUM* doit sa place de remède d'action générale. Elle conditionne et renforce son action destructive et ulcérative sur les muqueuses.
On décrit le sujet comme un grand nerveux maigre, instable, agité et tremblant. Son conflit avec le temps détermine le comportement hâtif ; et avec l'espace, son instabilité habituelle qui est aussi une instabilité toute "luétique" de comportement. Son visage est pâle, la mimique inquiète. Souvent existe un profond sillon vertical médiojugal.

Comparaisons dans la nervosité d'anticipation et les phobies

GELSEMIUM : trac avec inhibition et tremblements, alors qu'*ARGENTUM NITRICUM* prend la fuite ; ils peuvent être associés.
OPIUM : sidération totale par la peur.
ACONITUM : angoisse aiguë ; peur de mourir.
PULSATILLA : phobie avec besoin absolu de compagnie.
LACHESIS : claustrophobie.
CALCAREA CARBONICA : vertige d'altitude.

Comparaisons dans les ulcères gastriques

ARSENICUM ALBUM : brûlures, périodicité, anxiété, amaigrissement rapide.
KALIUM BICHROMICUM : points douloureux, irradiation dorsale ; gastrite hypertrophique.
BISMUTHUM : estomac de stase, vomissements tardifs.
CAUSTICUM : brûlures, muqueuse atrophique.

Comparaisons dans l'état général

LYCOPODIUM : maigre, météorisé le soir, rigoureusement à l'heure – *ARGENTUM NITRICUM* est

à l'avance – toujours soucieux de bien faire, complète son action nerveuse et digestive.
LUESINUM : a son déséquilibre général et sa tendance ulcérante.
MEDORRHINUM : sa précipitation, mais plus brouillonne.

NATRUM MURIATICUM arrête l'amaigrissement des sujets ***ARGENTUM NITRICUM*** provoqué par surdosage, excès de hauteur de dilution, effets pathogénétiques. Il l'antidote donc ; et peut le compléter, hors des épisodes critiques.

Aristolochia clematitis

Aristoloche

Aristolochia clematitis L. (Aristolochiacées)

DESCRIPTION : Espèce vivace commune dans les endroits incultes, au voisinage des habitations, dans une grande partie de la France. La tige peut atteindre 80 cm de hauteur et porte des feuilles alternes, cordiformes. Les fleurs, jaune verdâtre, en forme de cornet, sont réunies par groupes de 3 à 8 à l'aisselle des feuilles. Le fruit est une capsule.

PARTIE UTILISÉE : La partie aérienne fleurie fraîche.

COMPOSITION

- les principes les plus originaux de l'aristoloche sont les acides aristolochiques I et II, dérivés phénanthréniques porteurs du groupement NO_2, assez rare chez les dérivés naturels (voir *CHLORAMPHENICOL*).

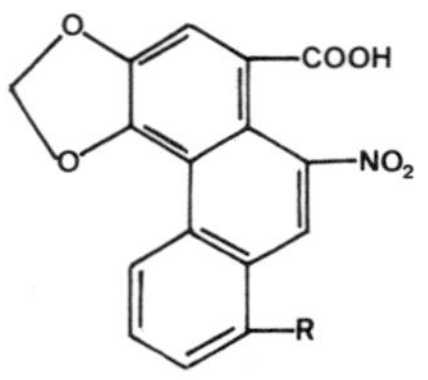

R = H **ac. aristolochique II**
R = OCH_3 **ac. aristolochique I**

Constituant seulement 0,03 % des parties aériennes, les acides aristolochiques sont plus abondants dans le rhizome (0,60 % environ).

- 3 à 4 % de lipides : les acides gras dominants de la partie aérienne sont les acides linolénique et palmitique (1) ;
- divers dérivés azotés : choline, triméthylamine, une combinaison de l'alanine ;
- un alcaloïde aporphinique, la magnoflorine ;
- 0,4 % d'une huile essentielle ;
- des principes banals : tanin, résine, vitamine C.

PATHOGÉNÉSIE

Remède d'action limitée.
HYPOMÉNORRHÉE ET PATRAQUERIE.

TROUBLES GÉNITAUX FÉMININS : OLIGO-HYPOMÉNORRHÉE.
ACCOMPAGNEMENT DE SYNDROME PRÉMENSTRUEL ET DE STASE VEINEUSE.

AGGRAVATION :
AVANT ET APRÈS LES RÈGLES.

AMÉLIORATION :
PENDANT LES RÈGLES.
À L'AIR FRAIS.
PAR LE MOUVEMENT.

TROUBLES GÉNITAUX FÉMININS

Règles absentes, retardées, parfois rapprochées, **de sang noir ;** caillots.
Leucorrhée aqueuse ou brune. Prurit vulvo-vaginal.
Nervosisme et patraquerie avant et après les règles, mieux pendant (*LACHESIS*).
Seins durs et tendus, abdomen météorisé avant et pendant les règles.
Extrémités froides, veines et varices distendues, acro et érythrocyanose des jeunes filles.
Jambes lourdes, améliorées par la marche.
Œdème prémenstruel des extrémités.
Patraquerie générale, nausée avec fringale, vertiges, sensation de froid et de dépression améliorée pendant les règles, aggravée avant celles-ci.
Arthralgies améliorées par le mouvement.

COMMENTAIRES ET COMPARAISONS

À lire cette pathogénésie récente de J. Mezger, rapportée par O.A. Julian, on **croirait la reproduction abrégée de *PULSATILLA.***

Mais une ***PULSATILLA*** aggravée après les règles et comportant un syndrome prémenstruel.

On donnera naturellement toujours la préférence au remède confirmé, sauf s'il a échoué ou si les indications différentielles sont présentes.

BIBLIOGRAPHIE

1. CISOWSKI W., RZADKOWSKA-BODALSKA H. et SZYMCZAK J. - *Herba Pol.*, 1977, *23*, 117-120.

Arnica montana

Arnica

Arnica montana L. (Composées)

DESCRIPTION : Plante vivace des pâturages de montagnes, se plaisant surtout en terrain siliceux, à 4 feuilles ovales groupées en rosette basale, à hampe de 20 à 40 cm portant une ou deux paires de feuilles opposées et se terminant par un capitule radié de fleurs orangées. Le fruit est un akène surmonté d'une aigrette.

PARTIE UTILISÉE : La plante entière fleurie fraîche.

COMPOSITION

Elle est complexe ; quelque 150 constituants on été isolés parmi lesquels :

- une huile essentielle dont la teneur varie avec l'organe et qui contient thymol et dérivés tels que thymolméthyléther, hydroxythymoldiméthyléther, isobutyrate de thymol (1) ;
- un complexe de carotène et de manganèse (2) ;
- des dérivés polyacétyléniques (polyines) ;
- des polyphénols :

– acides phénols et flavonoïdes divers dérivés du kaempférol et du quercétol ;

– procyanidines (3) dont la structure exacte n'est pas connue mais qui sont, comme celles de ***CRATAEGUS***, du type :

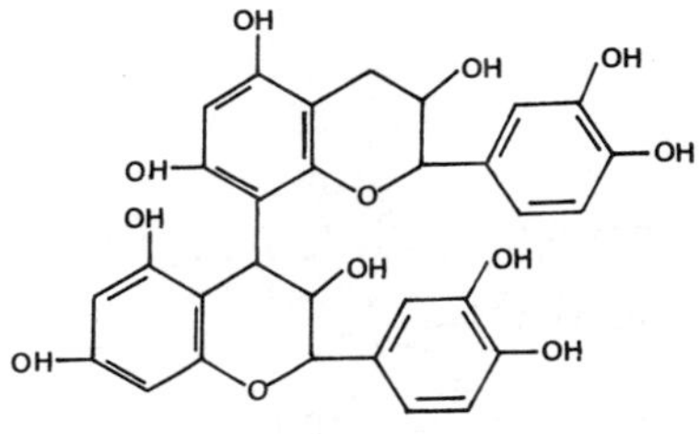

Leur activité est identique aux biflavannes de ***CRATAEGUS*** : augmentation du flux coronarien, effets inotrope (+) et chronotrope (-).

- des lactones sesquiterpéniques : hélénaline sous forme d'acétate, méthacrylate, isobutyrate, dihydrohélénaline et ses esters (arnicolides), tétrahydrohélénaline :

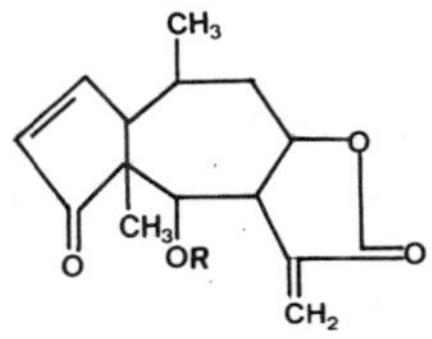

R=H **hélénaline**

Dans la dihydrohélénaline, le méthylène (=CH_2) est remplacé par un méthyle (–CH_3), dans la tétrahydrohélénaline toutes les doubles liaisons sont réduites.

L'hélénaline est irritante pour la peau de l'homme et des animaux : elle provoque des allergies de contact ; c'est à elle qu'est due l'activité anti-inflammatoire de l'arnica, la dihydrohélénaline étant moins active et la tétrahydrohélénaline ne l'étant plus du tout. Selon certains (4), dans l'arthrite du rat, l'activité anti-inflammatoire de l'hélénaline serait supérieure à celle de la phénylbutazone et de l'indométhacine.

L'hélénaline augmente la contractilité du myocarde. Elle intervient, sans doute, de même que les proanthocyanidines, dans les signes cardiaques d'***ARNICA***.

L'hélénaline et ses dérivés possèdent deux fonctions carbonyles susceptibles d'expliquer l'action du remède dans les toux coqueluchoïdes de l'enfant.

- des polysaccharides immunostimulants expliquant peut-être les syndromes infectieux de la pathogénésie (5).

PATHOGÉNÉSIE

Remède d'action générale.
TRAUMATISMES, SURMENAGE, ÉMOTIONS VIOLENTES, STRESS.

EFFETS DES TRAUMATISMES, DU SURMENAGE, DES SURCHARGES ; DOULEUR, CONTUSION, HÉMORRAGIES, CHOC. PATHOLOGIE MÉCANIQUE, STATIQUE, GROSSESSES ET ACCOUCHEMENTS TRAUMATISANTS, CHIRURGIE.

PATHOLOGIE CARDIO-VASCULAIRE : SURMENAGE MYOCARDIQUE, ANGOR D'EFFORT, HYPERTENSION ARTÉRIELLE, ARTÉRITE AVEC CRAMPES D'EFFORT, VARICES DOULOUREUSES, FRAGILITÉ CAPILLAIRE, ACCIDENTS VASCULAIRES CÉRÉBRAUX.

ÉPUISEMENT, DÉPRESSION, DÉSESPOIR APRÈS DES ÉPREUVES PHYSIQUES, INTELLECTUELLES, ÉMOTIONNELLES. VOLONTÉ BRISÉE, DÉSIR DE SOLITUDE, INDIFFÉRENCE PARADOXALE.

SYNDROMES INFECTIEUX ET TOXI-INFECTIEUX AVEC ADYNAMIE ET CHOC.
MALADE FÉBRILE, ABATTU, PROSTRÉ, ABRÉACTIF, PESSIMISTE ; DÉFAILLANCE CARDIO-VASCULAIRE.

AGGRAVATION :
TRAUMATISMES, SURMENAGE, ÉMOTIONS VIOLENTES.
PAR LE TOUCHER, LA PAROLE, LA SEULE PRÉSENCE.

AMÉLIORATION :
COUCHÉ TÊTE BASSE.
PAR LES APPLICATIONS, ENVELOPPEMENTS CHAUDS.

• EFFETS DES TRAUMATISMES, DU SURMENAGE, DES SURCHARGES

Surmenage musculaire professionnel ou sportif : sensations de contusion, de meurtrissure, de courbature (*PHYTOLACCA*). Choc traumatique : tête chaude, corps froid. Le lit paraît trop dur ; change continuellement de place (*RHUS TOXICODENDRON*).
Microtraumatismes répétés ; métiers fatigants, vibrations.
Hémorragies traumatiques, ecchymoses, hématomes.
Tendinites, entorses, luxations, fractures ; toutes les lésions traumatiques.
Pathologie de surcharge ; troubles statiques et de la cinétique.
Lombalgies d'effort ; statiques ; de l'obésité.
Mouvements fœtaux douloureux ; lombalgie de la femme enceinte.
Travail et accouchement douloureux. Prévention des hémorragies du postpartum.
Prolapsus après accouchement.
Choc opératoire : **prévention du traumatisme chirurgical.**
Crises de goutte après surmenage ou traumatisme.
Incontinence et rétention urinaire post-traumatique.
Décollement traumatique de rétine.

• PATHOLOGIE CARDIO-VASCULAIRE

Toutes les situations de surmenage cardio-vasculaire.
Cœur forcé, cardiomégalie des sportifs et du surmenage. Dyspnée et douleur d'effort. Insuffisance coronarienne : douleur contusive d'effort. Réveil nocturne avec impression de mort imminente (*ACONITUM*).
Hypertension artérielle, **à-coups hypertensifs,** congestion céphalique ; la **tête est chaude, le corps est froid.**
Artérite périphérique, claudication intermittente, lourdeur, crampes.
Varices douloureuses, tendues, très sensibles aux traumatismes.
Fragilité capillaire, hématome, ecchymoses, purpura quasi spontanés (*SULFURICUM ACIDUM*, *LACHESIS*, *HAMAMELIS*).
Rupture douloureuse de petits vaisseaux périphériques suivie d'hématome (O.P.).
Accidents vasculaires cérébraux des hypertendus, à l'occasion d'un effort violent, d'un surmenage, d'une émotion.
Hémorragies conjonctivales.

• ÉPUISEMENT, DÉPRESSION, DÉSESPOIR APRÈS LES ÉPREUVES

Asthénie douloureuse après un surmenage même intellectuel.
Volonté brisée par les événements pénibles.
Désir de solitude, de silence : on ne doit même pas lui parler ni l'approcher.
Indifférent à toute contrariété supplémentaire ; en fait, désespoir. Refus du médecin et des soins. Disparition soudaine des sentiments affectueux habituels : femme, enfants, amis (O.P.). Aversion subite pour ce qu'il aimait auparavant : alcool, café, aliments et aussi les personnes.
Insomnie du surmenage, trop fatigué pour dormir (*BELLADONNA*).

• SYNDROMES INFECTIEUX ET TOXI-INFECTIEUX

Coqueluche : **l'enfant pleure avant la quinte.**

Érythème noueux : douleurs contusives.

Furoncles nombreux, petits, symétriques, très douloureux.

Cellulite et cellulalgie au toucher : post-traumatique, infectieuse.

Malade prostré. **Tête chaude, nez et corps froids.** Faciès inexpressif, rouge.

Remue dans le lit qui paraît trop dur.

Sort de sa torpeur pour répondre aux questions, puis y retombe.

Syndromes typhiques, dysentériques, infectieux avec choc.

Haleine fétide, diarrhée.

Odeur d'œufs pourris. Douleurs intestinales pressives et contusives. Selles involontaires.

Aphonie après surmenage vocal. Toux sèche avec endolorissement thoracique.

COMMENTAIRES ET COMPARAISONS

Principal remède du traumatisme physique et moral, il est donc important parmi ceux des sportifs, du stress, des dépressions réactionnelles. Ses effets préventifs avant un événement traumatisant sont appréciés. Toute la pathologie cardio-vasculaire est concernée, avec une note sthénique et congestive. Il conviendrait mieux à ceux qui s'exposent au traumatisme du fait de leurs aptitudes physiques, musculaires, sportives.

Comparaisons fondées sur la composition

Plusieurs plantes à polyines sont utilisées dans les traumatismes :

BELLIS PERENNIS : ecchymoses ;

CONIUM : traumatisme mammaire ;

ECHINACEA : plaies infectées.

Les procyanidines le rapprochent de :

CRATAEGUS : hypotension, souffrance myocardique et coronarienne.

Les flavonoïdes dérivés du kaempférol sont à mettre en relation avec les propriétés veineuses (voir *AESCULUS*).

Comparaisons fondées sur la Matière médicale

Traumatismes:

SYMPHYTUM : fractures.

RUTA : tendinites.

HYPERICUM : lésions nerveuses.

HAMAMELIS : lésions veineuses.

BELLIS PERENNIS et *LEDUM PALUSTRE* : ecchymoses traumatiques.

PHYTOLACCA, CONIUM : lésions des muscles, des seins, des ganglions.

NATRUM SULFURICUM : névroses post-traumatiques.

Hypertension congestive :

AURUM, SULFUR, LACHESIS.

ACONITUM, BELLADONNA, GLONOINUM, VERATRUM VIRIDE.

BIBLIOGRAPHIE

1. LIST P.H. et FRIEBEL B. – *Arzneim. Forsch.*, 1974, *24*, 148-151.
2. GRINKEVICH N.U., IGNATEVA N.S. et SAFRONICH L.N. – *Aptech. Delo*, 1963, *12*, 38-40.
3. WILLUHN G. – *Herba Pol.*, 1981, *27*, 75-89.
4. ITOIGAWA M., TAKEYA K., FURUKAWA H. et ITO K. – *J. Cardiovasc. Pharmacol.*, 1987, *9*, 193-201.
5. WAGNER H., PROKSCH A., RIESS-MAURER I., VOLLMAR A., ODENTHAL S., STUPPNER H., JURCIC K., LE TURDU M. et HEUR J.H. – *Arzneim. Forsch.*, 1984, *34*, 659-661.

Arsenicum album

Anhydride arsénieux

As_2O_3

DESCRIPTION : Produit toxique ; poudre cristalline ou cristaux incolores, inodores, de saveur légèrement acide, dont l'âcreté se développe à la longue.

L'anhydride arsénieux est peu soluble dans l'eau qui le mouille mal ; dans d'autres solvants, sa solubilité varie avec la forme cristalline.

PATHOGÉNÉSIE

Remède d'action générale.
ÉPUISEMENT, AMAIGRISSEMENT, ANXIÉTÉ, AGITATION, RECHUTES.

ACTION GÉNÉRALE ET PSYCHIQUE : ÉPUISEMENT, AMAIGRISSEMENT, ULCÉRATION ET NÉCROSE – AGITATION, DÉPRESSION, ANXIÉTÉ.

DOULEURS DIGESTIVES BRÛLANTES, NAUSÉES, VOMISSEMENTS, DIARRHÉE AVEC GRANDE FAIBLESSE. INTOXICATIONS, ULCÈRES GASTRIQUES, SYNDROMES CHOLÉRIFORMES.

PNEUMOPATHIES ET ASTHME : PAROXYSME À 1 H DU MATIN ET ANXIÉTÉ.

AGGRAVATION :
À 1 H DU MATIN.
PAR LE FROID.
PAR LES BOISSONS ET ALIMENTS GLACÉS.
TÊTE BASSE.

AMÉLIORATION :
PAR LA CHALEUR (SAUF LES CÉPHALÉES), LES ALIMENTS ET BOISSONS CHAUDS.
PAR LE CHANGEMENT DE POSITION, DE PLACE.

PÉRIODICITÉ :
RÉGULIÈRE, DE 2 À 15 JOURS ; ANNUELLE.

ALTERNANCE :
D'ÉRUPTIONS ET MALADIES INTERNES.

• ACTION GÉNÉRALE ET PSYCHIQUE : ÉPUISEMENT, AMAIGRISSEMENT, ULCÉRATIONS... AGITATION, DÉPRESSION, ANXIÉTÉ

Remède de l'aggravation, de la complication, des rechutes, des douleurs brûlantes (*PHOSPHORUS, SULFUR*), **améliorées par la chaleur locale. Aggravations profondes, sévères, rapides.**

Amaigri, affaibli, très frileux. Faciès des atteintes graves de l'état général.

Perte de poids rapide et inattendue, dans l'aigu et le chronique.

Faiblesse, **demande qu'on le déplace, qu'on le porte, qu'on le remue.**

Frileux, demande à être très couvert, mais besoin d'air.

Agité malgré l'épuisement. Agitation anxieuse.

Obsession d'ordre et de propreté (*LYCOPODIUM*).

Phobie des microbes, de la saleté, des souillures (*LUESINUM*).

Dépression anxieuse : asthénie intense, anxiété avec crises à 1 heure du matin ; le matin et le soir, dans la solitude, avec agitation inefficace.

Peur de la mort. Se croit condamné mais se soigne sérieusement.

Retour périodique de tous les symptômes : tous les deux jours ; insomnie une nuit sur deux ; jusqu'à 15 jours ; annuellement. **Alternance d'excitation et de dépression.**

Les muqueuses s'ulcèrent puis se nécrosent. Sécrétions de mauvaise odeur ("cadavérique").

Alcoolisme décompensé ; suite de stupéfiants ; intoxications diverses avec défaillance de l'état général.

Cancer : amaigrissement, teint jaunâtre, inappétence, épuisement, anémie, etc.

Dans les états aigus : rapidement, mauvais état général, épuisement, amaigrissement, anxiété, agitation, frilosité.

Maladies aiguës après rétrocession d'une éruption. Rechutes, complications, aggravations.

Soif pendant la fièvre de petites quantités fréquemment répétées.

Désir de boissons et aliments chauds, voire très chauds.

Remuant, demande qu'on le remue au lit, qu'on place la tête haute. Agitation de la tête.

Transpiration froide et visqueuse.

Sécrétions et excrétions fétides.

Aggravation générale vers 1 heure du matin.

Insomnie une nuit sur deux. Se lève la nuit pour "faire quelque chose", finir un travail, boire, travailler, lire...

• DOULEURS DIGESTIVES, BRÛLANTES, ULCÈRES, SYNDROMES CHOLÉRIFORMES

Nausées, vomissements, diarrhée. Grande faiblesse, brûlures intenses, selles fétides.

Nausées à la vue des aliments et par les odeurs de cuisine. Dégoût de la viande. **Soif de petites quantités fréquemment répétées. L'eau froide est rejetée après séjour gastrique. Intolérance aux boissons et aux crèmes et desserts glacés** (*CHINA*).

Désir de boissons chaudes.

Intoxication d'aliments avariés, surgelés ; fromages avancés. Intoxication éthylique.

Glossite et stomatie brûlantes, ulcérées, très anxiogènes, calmées par les boissons tièdes.

Ulcère gastrique, gastrite : douleurs brûlantes et rongeantes. Mieux par les boissons chaudes.

Vomissements et diarrhée simultanés ; des aliments froids, glacés ; des fruits.

Diarrhée noirâtre, fétide, brûlant l'anus, suivie d'épuisement et déshydratation ; syndrome cholériforme.

Après la selle, palpitation, faiblesse, tremblements. Algidité (*VERATRUM ALBUM*).
Hémorragies digestives de sang noir, chroniques ou répétées ; **longtemps occultes** (O.P.).
Leucoplasie (O.P.) et cancer des lèvres, de la bouche ; cancers digestifs.

• PNEUMOPATHIES ET ASTHME

Larmoiement et écoulement nasal clair, brûlant, irritant. Rhinite périodique ; toux à l'air froid ; prurit laryngé.
Dyspnée d'effort, de décubitus, obligeant à sortir du lit. Circule dans la chambre (*MAGNESIA CARBONICA)*.
Asthme sec. Crises avec anxiété ; s'assoit dans sont lit ; crises vers 1 h du matin. Pendant la crise, froid intense mais on réclame de l'air. En fin de crise, rejet de mucosités blanches.
Douleur aiguë du sommet pulmonaire droit ; brûlures dans la poitrine.
Angines ulcéreuses et gangréneuses.

• AUTRES INDICATIONS

Névralgies et névrites : douleurs nerveuses brûlantes calmées par la chaleur. Avec : retour périodique, régulier, agitation de la partie douloureuse, anxiété. Sciatique avec amyotrophie, aréflexie, déficit moteur, évolution rapide.
Névrites authentiques : aréflexie et amyotrophie. Paralysie sensitivomotrice. Paraplégie.
Céphalées migraineuses, congestives, calmées par le froid ; névralgies calmées par la chaleur, et parfois associées chez le même patient (O.P.).
Cœur et circulation : **angoisse, agitation, asthénie et dyspnée des cardiaques.**
Dyspnée d'effort très rapide ; en montant dans son lit ; avec arythmie.
Pouls rapide le matin ; asthme cardiaque ; angor avec grande anxiété.
Cœur et vaisseaux tabagiques. Douleur coronaire d'effort minime ; angor spontané. Arythmie, tachyarythmie violente, angoissante (*SPIGELIA*).
Artérite : recherche de la chaleur.
Anémie, par maladie générale, intoxication, hémorragies occultes, répétées, distillées – de sang noir.
Leucopénie, leucémie.
Dermatologie : **dermatoses chroniques, sèches, à fine desquamation furfuracée. Se gratte jusqu'au sang dont l'apparition soulage.**
La rétrocession des éruptions est suivie d'aggravation générale de la maladie interne.
Grisonnement et calvitie précoces, cuir chevelu sec, chute des cheveux, **calvitie hippocratique.**
Psoriasis. Toutes les dyskératoses, lichen, très chroniques et pruriants.
Anthrax, abcès, **furonculose chronique ;** lupus, ulcères : extension continue malgré les soins ; douleur brûlante, sécrétions fétides.
Œdèmes de constitution progressive. Néphropathies chroniques. Métrorragies de sang noir. Douleurs gynécologiques brûlantes, inflammation. Urémie.
Œdème de la paupière inférieure.
Blépharite croûteuse, sèche. Kératite, iritis.
Atrophie optique (alcool, alcoolo-tabagisme).
Otite aiguë moyenne : (usage systématique par Chavanon), otorrhée chronique.

COMMENTAIRES ET COMPARAISONS

Sujet maigre, nerveux, mobile. Change souvent de place et d'occupation.
Exigeant, minutieux, très critique, ordonné, méticuleux, **avare.**
Précis, abstrait, et pessimiste.
Rédige avec soin son mémorandum. Prend des notes.
Redresse un tableau incliné dans une pièce ; traque la poussière.
S'habille avec soin et même recherche. Impeccable et respectable.
Anxieux et insatisfait de soi et d'autrui ; peur de la solitude, de la mort dans la solitude, de l'abandon, de la déchéance physique ou sociale.
Faciès terne et creusé ; œdème de la paupière inférieure. Frilosité.
Les enfants sont fragiles, aiment à être promenés ; ordonnés.
Il existe un type floride, avec embonpoint et joues rouges.
Remède de l'aggravation, de la rechute, il est psorique par ses rythmes et alternances et aurait des analogies avec *SULFUR* si son état général et son dynamisme n'étaient médiocres.
On lui compare *PHOSPHORUS*, systématiquement. Ils peuvent se suivre. Ce dernier a les joues plaquées de rouge ; anxieux et exalté, il est rarement prostré. Les signes gastro-intestinaux sont semblables ; on préfère souvent *PHOSPHORUS* dans les hépatites

et les pancréatites. Son anxiété est crépusculaire, les hémorragies rouges et profuses ; il n'est pas périodique, la chaleur ne lui convient pas.

CARBO VEGETABILIS : détresse et algidité ; un *ARSENICUM ALBUM* aggravé.
TUBERCULINUM : amaigrissement inquiétant, agitation ; complémentaire.
VERATRUM ALBUM : syndrome cholériforme, syncopal, sueurs froides.
CHINA : diarrhée, faiblesse, anémie ; complémentaire, en basse dilution, dans les cas chroniques.

Arsenicum iodatum

Triiodure d'arsenic
As I_3

DESCRIPTION : Cristaux de couleur orangée, inodores et de saveur acide, solubles dans l'eau, l'alcool et le sulfure de carbone.
La solution aqueuse est incolore mais elle se teinte plus ou moins rapidement en jaune par libération d'iode.

PATHOGÉNÉSIE

Remède d'action limitée.
UN ARSENICUM ATTÉNUÉ : RHINITE BRÛLANTE ; TROUBLES DU RYTHME.

ASTHÉNIE, AGITATION, AMAIGRISSEMENT, DOULEURS BRÛLANTES : APPÉTIT CONSERVÉ OU ACCRU.
INSUFFISANCE CARDIAQUE AVEC TROUBLES DU RYTHME ; RESPIRATOIRE AVEC BRONCHITE OU ASTHME ; ADÉNOPATHIES ; HYPERTHYROÏDIE.

RHINITES CHRONIQUES ; AUTRES ATTEINTES DES MUQUEUSES AVEC SÉCRÉTIONS BRÛLANTES ET IRRITANTES.

DERMATOSES LICHÉNIFIÉES.

AGGRAVATION :
PAR LE FROID ET LA CHALEUR.

AMÉLIORATION :
EN MANGEANT.

• ASTHÉNIE, AGITATION, AMAIGRISSEMENT

Asthénie profonde avec agitation inquiète, bouffées anxieuses, irritabilité et indécision. **Frileux agité mais qui recherche l'air frais.**
Amaigrissement malgré un appétit conservé ou accru. Ne se sent bien qu'en mangeant (*ANACARDIUM ORIENTALE*).
Sensation de brûlure interne, cutanée, des muqueuses. Chaleur, pulsations, battements.
Dyspnée cardiaque. Pouls faible, rapide et irrégulier. Troubles de la conduction. Myocardosclérose. **Cœur sénile arythmique** (*STROPHANTHUS*).
Amélioration des troubles cardiaques, de l'arythmie, par une promenade calme.
Dyspnée pulmonaire. Bronchite chronique ; tuberculose, asthme, crises vers 1 heure du matin. Expectoration fluide et irritante ou mucopurulente. Brûlures thoraciques.
Adénopathies dures, multiples, un peu douloureuses. Sous-maxillaires, médiastinales, etc. Adénites tuberculeuses (*SILICEA*).
Hyperthyroïdie : agitation, amaigrissement, anxiété, tachycardie.

• RHINITE CHRONIQUE : SÉCRÉTIONS BRÛLANTES, ATTEINTE DES MUQUEUSES

Rhinite chronique brûlante, irritante, excoriante (*KALIUM IODATUM*).
L'écoulement est, soit limpide, soit mucopurulent. Sinusite maxillaire.
Sécrétions mucopurulentes avec irritation et brûlure de toutes les muqueuses : respiratoire, conjonctivale, bucco-pharyngée, digestive, rectale, vésico-urétrale, vaginale...

• DERMATOSES LICHÉNIFIÉES

Lichen plan. Eczémas lichénifiés ; hypodermite et prurit intense.
Dermatoses exfoliatrices. Grandes squames.
Peau sèche. Peau froide et en même temps chaleur interne (Lathoud).

COMMENTAIRES ET COMPARAISONS

ARSENICUM IODATUM est à *ARSENICUM ALBUM* ce que *SULFUR IODATUM* est à *SULFUR* : c'est un *ARSENIC* atténué. Tuberculiniques amaigris,

avec appétit conservé ; enfants et adultes jeunes : rhinite à tendance chronique ; adénopathies. Malades âgés : troubles du rythme, insuffisance cardiaque débutante, athérosclérose.
Cas bénins ; chez le **vieillard fragile et cardiaque ;** autrefois chez les tuberculeux, aujourd'hui, pour les **tuberculiniques amaigris** malgré un bon appétit.
L'iode se manifeste par la thermophobie et les adénopathies qu'*ARSENICUM ALBUM* ne présente pas ; il accentue beaucoup les indications cardiaques.

Amaigrissement malgré un bon appétit :
NATRUM MURIATICUM : maigrit du haut du corps ; désir de sel, soif ;
IODUM : hypermétabolisme, chaleur, agitation, tachycardie ;
PHOSPHORUS : affamé et brûlant, pommettes rouges, fièvre, vomissements, exaltation ;
TUBERCULINUM : appétit parfois vorace ; toux, fièvre.

Tous ces remèdes, comme *ARSENICUM IODATUM*, conviennent aux tuberculiniques.

Artemisia vulgaris

Armoise

Artemisia vulgaris L. (Composées)

DESCRIPTION : Grande plante herbacée vivace, commune dans les lieux incultes de toute l'Europe. Les feuilles, vert foncé au-dessus, blanches en dessous, sont divisées en lobes aigus. Les fleurs jaunâtres sont réunies en petits capitules ovoïdes disposés en une longue grappe pyramidale. Le fruit est un akène.

PARTIE UTILISÉE : La partie souterraine fraîche.

COMPOSITION

- 0,1 % d'une huile essentielle avec cinéole ;
- 9 % d'inuline ;
- présence d'une polyine à fonction cétone, l'artémisiacétone, de formule :

$$CH3{-}(C{\equiv}C)_3{-}CH{=}CH{-}(CH_2)_2{-}CO{-}CH_2{-}CH_3$$

- nombreuses coumarines (1).

PATHOGÉNÉSIE

Remède d'action limitée.
ÉPILEPSIE PÉRIPUBERTAIRE.

ÉPILEPSIE PENDANT LES RÈGLES, À LA PUBERTÉ OU APRÈS UNE PEUR.

• ÉPILEPSIE

Comitialité, convulsions, tremblements surtout des sujets jeunes.

Serait actif dans les hypertensions congestives (Voisin).

COMMENTAIRES ET COMPARAISONS

Le remède doit son effet aux coumarines et à l'artémisiacétone, active à la fois par son carbonyle et ses triples liaisons acétyléniques. Ces dernières sont sources de convulsions (voir comparaisons à *CHAMOMILLA*).
ARTEMISIA doit être essayé dans l'épilepsie et le "petit mal" péripubertaire. Les hautes dilutions sont nécessaires (30 CH–O.P.).

BILBIOGRAPHIE

1. IKHSANOVA M.A. et coll. – *In Chem. Abst.,114* , 203928 x.

Arum triphyllum

Arum à trois feuilles

Arum triphyllum L. (= *Arisaema atrorubens* Blume.) (Aracées)

DESCRIPTION : Plante herbacée vivace des bois humides de l'Amérique du Nord, au rhizome en forme de navet. Les feuilles, engainante à la base, longuement pétiolées, sont composées de 3 folioles ovales. Présence d'un spadice autour duquel s'insèrent les fleurs sans calice et sans corolle.

PARTIE UTILISÉE : Les parties souterraines séchées.

COMPOSITION
Elle est mal connue. Le rhizome frais contient des principes piquants qui disparaissent par dessiccation.

PATHOGÉNÉSIE

Remède d'action limitée.
INFLAMMATION RHINO-PHARYNGÉE.
EXCORIATIONS QU'ON ARRACHE.

INFLAMMATION AIGUË RHINO-PHARYNGÉE, BUCCALE, LARYNGÉE. LES MUQUEUSES SONT ROUGE VIF ET BRÛLANTES. LES ORIFICES NARINAIRES ET LA LÈVRE SUPÉRIEURE EXCORIÉS JUSQU'AU SAIGNEMENT.

• RHINO-PHARYNGITE AIGUË AVEC EXCORIATIONS
Muqueuse du nez rouge vif, sécrétion très irritante. Excoriations qui sont arrachées ; hémorragie.
Muqueuses buccale et pharyngée rouge vif "comme du bœuf cru"; langue dépapillée, brûlure. **Au niveau des lèvres, grattage, excoriation, douleur et saignement.**
Pharyngite très douloureuse.
Laryngite. Aphonie très douloureuse des orateurs et des chanteurs (*ARNICA*), mais avec inflammation (*PHOSPORUS*, *CAUSTICUM*, *HEPAR SULFUR*).
Laryngites saisonnières (*ACONITUM*, *HEPAR SULFUR*, *PHOSHORUS*).
Scarlatine grave ; syndromes infectieux avec atteinte bucco-pharyngée et taches purpuriques (*AILANTHUS GLANDULOSA*).

COMMENTAIRES ET COMPARAISONS
Une simple rhinite ou une grippe, si le malade s'arrache jusqu'au sang le rebord narinaire ou les lèvres, seront rapidement améliorées et guéries par *ARUM TRIPHYLLUM.* Il n'a que ce seul signe sûr, et ces épisodes aigus concernent surtout les tuberculiniques.

ARSENICUM IODATUM : rhinite irritante plus chronique.

NITRICUM ACIDUM : salive irritante, ulcérations.
MERCURIUS CORROSIVUS : salive irritante, hypersialorrhée, transpiration.

Asa foetida

Ase fétide

Ferula asa-foetida L. (Ombellifères)

DESCRIPTION : Plante robuste pouvant atteindre 2,5 m de haut, à tige fistuleuse dressée, dont la racine pivotante, rameuse, est riche en suc laiteux. Les feuilles sont divisées et couvertes de poils cendrés ; les fleurs, jaunes, sont réunies en ombelles d'ombellules ; le fruit est un diakène.
L'ase fétide est originaire des régions désertiques d'Asie (Iran, Turkestan, Afghanistan).

PARTIE UTILISÉE : La gomme résine, obtenue par incision de la racine.

COMPOSITION
- 5 à 10 % d'une essence ayant pour constituants essentiels des disulfures (mercaptans) communiquant à la drogue leur odeur alliacée.

$$CH_3{-}CH_2{-}\underset{\displaystyle CH_3}{\underset{|}{CH}}{-}S{-}S{-}CH{=}CH{-}CH_3$$

disulfure de butylpropényle

- 25 à 65 % de résine surtout composée d'esters d'acides aromatiques – dont l'acide férulique – et d'alcools terpéniques ;
- 30 % environ de gomme ;
- des coumarines : ombelliférone et dérivés.

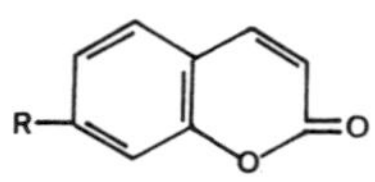

R=OH **ombelliférone**

R = 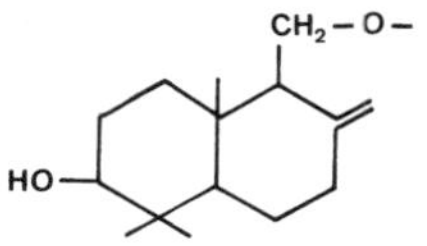 **farnésiférol A**

R = 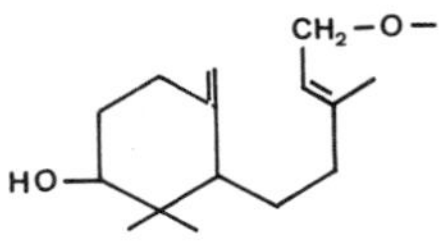 **farnésiférol B**

R = 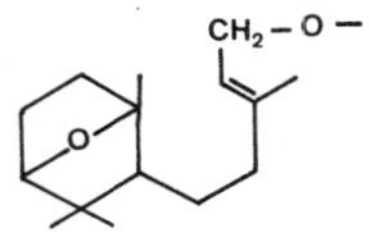 **farnésiférol C**

PATHOGÉNÉSIE

Remède d'action limitée.
MÉTÉORISME GASTRIQUE, SPASMES, CONVULSIONS.

SPASMES DE L'ŒSOPHAGE ET DE L'ESTOMAC, AÉROGASTRIE, AÉROPHAGIE DOULOUREUSE, TOUS LES SPASMES.

HYPERESTHÉSIE, HYPERRÉFLEXIE, PARESTHÉSIES.

CRISES CONVULSIVES ET PERTES DE CONSCIENCE NÉVROTIQUES, SPASMOPHILIQUES, ÉPILEPTIQUES.

AGGRAVATION :
PAR LE MOINDRE TOUCHER.
LA NUIT.

AMÉLIORATION :
À L'AIR.
PAR LE MOUVEMENT LENT.

• SPASMES ŒSOPHAGIENS, GASTRIQUES ; PARESTHÉSIES

Spasmes œsophagiens empêchant la déglutition, sensation de boule pharyngée, reflux alimentaire et surtout d'air. Dyskinésie gastro-œsophagienne.
Météorisme gastrique haut. Aérophagie. Éructations difficiles. Dyskinésie œsophagienne ; mégaœsophage ; hernie hiatale.
Reflux gastro-œsophagien, surtout du nourrisson et de l'enfant, et ses conséquences respiratoires (Grandgeorge).
Déglutition à vide ; sensation de vide gastrique à 11 heures du matin (***SULFUR***), de compression thoracique (***LACHESIS***, ***SULFUR***). Spasmes coliques (***CUPRUM***, ***COLOCYNTHIS***, ***MAGNESIA CARBONICA***).
Myoclonies : mouvements automatiques pseudo-choréiques (***AGARICUS***).
Hyperesthésie au toucher et à la douleur (***CHAMOMILLA)*** ; sensorielle.
Spasmophilie. Hyperréflexie neuromusculaire. Signe de Chvostek (O.P.).
Paresthésies, engourdissements, fourmillements ; accompagnant la douleur (***ACONITUM***, ***PLATINA***).

• CRISES CONVULSIVES

Pertes de conscience subites pour des causes minimes ou sans raison apparente. En public ; pour cause émotionnelle ; sexuelle.
Avec aérophagie, étouffement, paresthésies. Grandes crises spasmophiliques et hystériques.
Épilepsie authentique à aura gastro-œsophagienne.

• AUTRES INDICATIONS

Douleurs osseuses nocturnes (***AURUM***, ***PHYTOLACCA***, ***MERCURIUS***...).
Douleurs ostéo-articulaires soulagées après une selle (***OXALICUM ACIDUM***).
Ulcères violacés d'évolution lente ; avec nécrose osseuse ; sécrétions très fétides et très douloureuses.

COMMENTAIRES ET COMPARAISONS

On décrit un type *ASA FOETIDA* hyperémié, vultueux, cyanosé, souvent obèse mais hypersensible, asthénique et névropathe. **Il vaut mieux fonder la prescription sur l'association de dyskinésie digestive haute et de terrain spasmophile ou névropathique ;** *ASA FOETIDA* figure parmi les plus utiles des remèdes de la spasmophilie d'expression viscérale prédominante, y compris les crises paresthésiques majeures ; mais il est, plus simplement, un bon remède d'aérophagie et d'antipéristaltisme.

Comparaisons des plantes à coumarines

Leur pathogénésie comporte presque toujours, à

dose homéopathique, du spasme et des convulsions à divers degrés.

ASA FOETIDA : convulsions, spasme à prédominance œsogastrique.
CICUTA VIROSA : convulsions, épilepsie, aura gastrique, début par la tête, dermatoses.
CHAMOMILLA : convulsions, extrême hyperesthésie et irritabilité.
BELLADONNA : convulsions et hyperthermie.
SUMBUL : nervosisme, hyperthyroïdie, éréthisme cardiaque.
MEZEREUM : syndromes neuro-dermatologiques : du zona aux névrodermites.
ABROTANUM : n'a pas de signes spasmodiques connus, sauf les vomissements.
OENANTHE CROCATA : ne contient pas de coumarine mais un autre dérivé carbonylé, la crocatone ; on y retrouve convulsions, épilepsie ; indications chez l'enfant.

Comparaisons fondées sur la Matière médicale
Aérophagie et spasmes œsophagiens
IGNATIA : boule pharyngienne, distension gastrique à vide ou émotionnelle.
ABIES NIGRA : bol alimentaire bloqué dans l'œsophage.
HYDROCYANICUM ACIDUM : dyskinésie œsophagienne.
KALIUM CARBONICUM : distension au moindre repas et immédiate – hernie hiatale.
CARBO VEGETABILIS : distension permanente.
ARGENTUM NITRICUM : distension, tachyphagie, douleurs.
LACHESIS, CUPRUM : distension, compression, douleurs.

Perte de conscience névropathique
NUX MOSCHATA : sujet névropathe et somnolent.
MOSCHUS : sujet névropathe, mythomane ; théâtralisme.
CASTOREUM : météorisme gastro-abdominal très douloureux ; somnolence.
IGNATIA : évanouissements en public.

Il semble que l'extension de la spasmophilie multiplie les indications actuelles d'*ASA FOETIDA* dont les indications dans les ulcères et les douleurs osseuses sont par contre exceptionnelles.

Asarum europaeum

Asaret

Asarum europaeum L. (Aristolachiacées)

DESCRIPTION : Assez rare en France, l'asaret est rencontré par place en Europe centrale, Sibérie orientale, Asie Mineure. Il est caractérisé par une tige souterraine et allongée produisant de courts rameaux aériens dressés ; ceux-ci portent de grandes écailles à la base, puis deux feuilles arrondies à limbe large et luisant et enfin une fleur noirâtre et velue.

PARTIE UTILISÉE : La plante entière fraîche.

COMPOSITION

- allantoïne ou diuréide glyoxylique

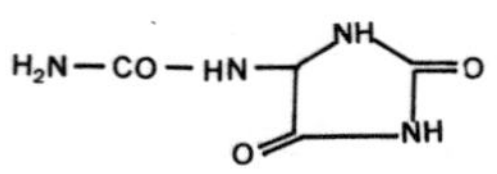

- surtout une huile essentielle (0,7 – 4 %) riche en phénylpropanoïdes : *trans*-isoasarone, isométhyleugénol (1) ; on y trouve aussi une cétone sesquiterpénique, la furopélargone A (2).

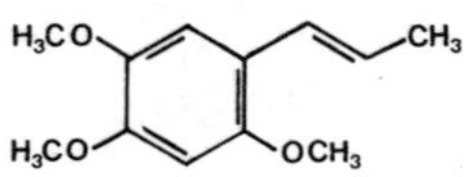

trans-isoasarone

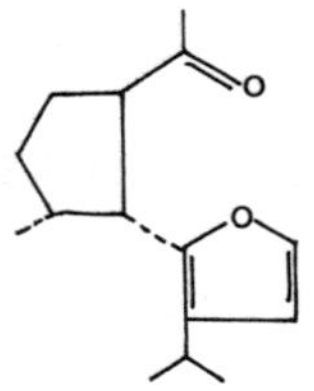

furopélargone A

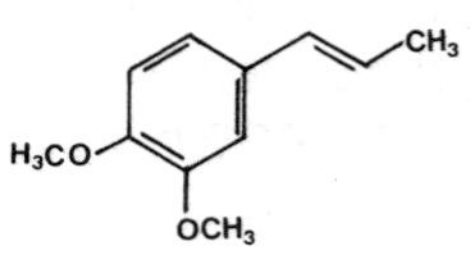

isométhyleugénol

PATHOGÉNÉSIE

Remède d'action limitée.
HYPERESTHÉSIE AUDITIVE, ALCOOLISME.

HYPERESTHÉSIE AUDITIVE, INTOLÉRABLE, DOULOUREUSE ET PROVOCATRICE D'AGRESSIVITÉ, AGGRAVÉE PAR L'ALCOOLISME.

• **HYPERESTHÉSIE AUDITIVE**

Intolérance aux bruits, surtout aigus ou "grinçants". Au simple froissement d'une **feuille de papier.** À la seule évocation ou imagination du bruit.
Agressivité et agressions causées par le bruit (O.P.). Insomnie due au bruit.
L'alcoolisme, fréquent, aggrave l'hyperesthésie (*LACHESIS*).
Hyperesthésie générale à toute émotion ou stimulation.
Sensation de lévitation, de planer, de glisser en marchant.

COMMENTAIRES ET COMPARAISONS

L'hypersensibilité et l'intolérance au bruit résument pratiquement la pathogénésie d'*ASARUM*, comme celle de *THERIDION*.
On fera bien de compléter l'un ou l'autre de ces petits remèdes par un remède d'action générale de l'hyperesthésie, de l'éthylisme ou de l'agressivité.

THERIDION : hyperesthésie au bruit et générale.
NUX VOMICA : hyperesthésie générale ; excès d'alcool, agressivité.
LACHESIS : intolérance générale, hyperesthésie, ménopause ; excès d'alcool.
AURUM : intolérance au bruit d'un sujet congestif, hypertendu, colérique.
CHAMOMILLA : hyperesthésie et colères ; agressivité ; amélioration par le mouvement passif.
BORAX : hyperesthésie au bruit et au mouvement de haut en bas.
OPIUM : entend les plus petits bruits et de très loin ; mais sans déplaisir.

L'allantoïne d'*ASARUM* devrait le rapprocher de *SYMPHYTUM*.

BIBLIOGRAPHIE
1. GRACZA L. – *Planta Med.*, 1981, *42*, 155-159.
2. JORK H. et BIERING W. – *Arch. Pharm.*, 1979, *312*, 681.

Asclepias tuberosa

Asclepias tuberosa L. (Asclépiadacées)

DESCRIPTION : Plante herbacée vivace d'environ 70 cm de haut, du sud des États-Unis, pouvant être cultivée en Europe, caractérisée par des feuilles opposées, lancéolées, mucronées au sommet, par des fleurs jaune pâle donnant naissance à des follicules très allongés et ventrus. Les graines sont pourvues d'une aigrette.

PARTIE UTILISÉE : Les parties souterraines séchées.

COMPOSITION

Elle a été peu étudiée.
- un hétéroside, l'asclépiadine ;
- une résine ;
- un principe amer, l'asclépione ;
- plusieurs hétérosides cardiotoniques dérivés de la cardénolide (voir *DIGITALIS*) ; la principale génine est la coroglaucigénine également trouvée chez la coronille.
- selon certains, présence d'un principe œstrogène et ocytocique.

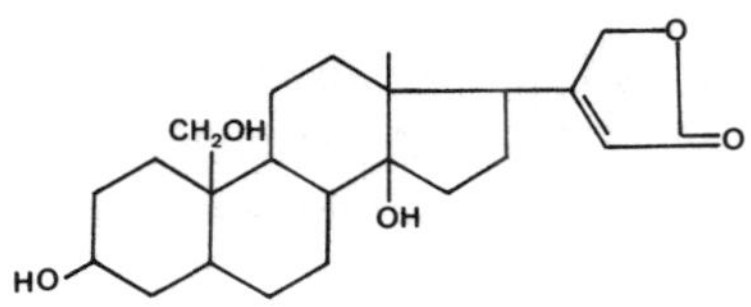

coroglaucigénine

PATHOGÉNÉSIE

Remède d'action limitée.
DOULEURS INTERCOSTALES GAUCHES.

DOULEURS INTERCOSTALES GAUCHES, PLEURALES OU NÉVRALGIQUES.

AGGRAVATION :
PAR L'HUMIDITÉ.

• DOULEURS INTERCOSTALES

Déchirantes, lancinantes, aggravées par la respiration. **Surtout de la base gauche.** Provoquées par la pression des côtes et des espaces intercostaux près du sternum, améliorées penché en avant. **Par temps humide.** Élancements précordiaux. Transpiration pendant la douleur. Rhumatisme dorsal : sterno-costal ; névralgies intercostales ; pleurite ; zona. Péricardite (?).

• AUTRES INDICATIONS

Diarrhée brûlante, automnale, avec douleur colique (*COLCHICUM*).
Douleur cardiaque constritive et lancinante. Accélération du pouls.
Règles abondantes avec sensation de ptose utérine.

COMMENTAIRES ET COMPARAISONS

La pathogénésie d'*ASCLEPIAS*, à étudier sa composition, paraît insuffisante ou sous-exploitée.
L'action cardiotonique devrait exister et se réfère peut-être dans certains cas à ses douleurs thoraciques : péricardite mais aussi angor et insuffisance myocardique. Les principes œstrogènes ou ocytociques (selon certains auteurs) devraient le rapprocher d'*ASTERIAS* et en faire un remède thoracique, mais aussi du sein, par exemple ; l'action thoracique serait alors à rapprocher de la dorsalgie haute d'*ACTAEA RACEMOSA*, autre plante à œstrogènes.

Comparaisons fondées sur la Matière médicale

NATRUM SULFURICUM : remède d'action générale complémentaire ; toutes les névralgies majorées par l'humidité.
KALIUM CARBONICUM : douleurs thoraciques lancinantes ; aggravation par la pression.
BRYONIA : douleurs thoraciques lancinantes, améliorées par la pression forte.
RANUNCULUS BULBOSUS : algies intercostales ; zona ; antécédents alcooliques.
MEZEREUM : algies intercostales, zona ; antécédents dermatologiques.
RHODODENDRON : algies intercostales, aggravées par temps chaud, humide, orageux.
DULCAMARA : algies intercostales, aggravées par temps humide ; extension cervicale, adénopathies.
APIS : douleurs pariétales associées à une pleurésie, à un œdème.

Asterias rubens

Etoile de mer

Asterias rubens L. (Astéridés)

DESCRIPTION : Espèce commune de la côte est de l'Atlantique, que l'on trouve jusqu'au cap Nord, caractérisée par son squelette dorsal réticulé, pourvu de piquants.
A. rubens fait de grands dégâts dans les moulières et les huîtrières.

PARTIE UTILISÉE : L'animal entier vivant.

COMPOSITION

- pigments caroténoïdes dans la peau : β-carotène et xanthophylle, fréquents chez les végétaux, astaxanthine, etc. ;
- 6-8 % de graisse ;
- stérols auxquels le remède doit peut-être son activité dans le carcinome mammaire : 17-β-œstradiol (1), clionastérol et 24-épistigmastérol ou poriférastérol ; le stigmastérol, lui, est un phytostérol (fève de Calabar, soja) ;

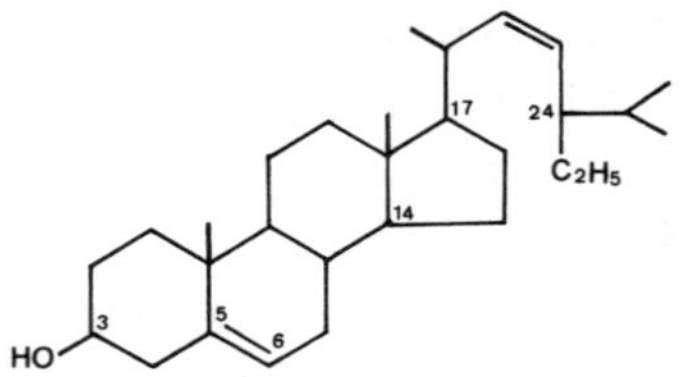

stigmastérol et poriférastérol

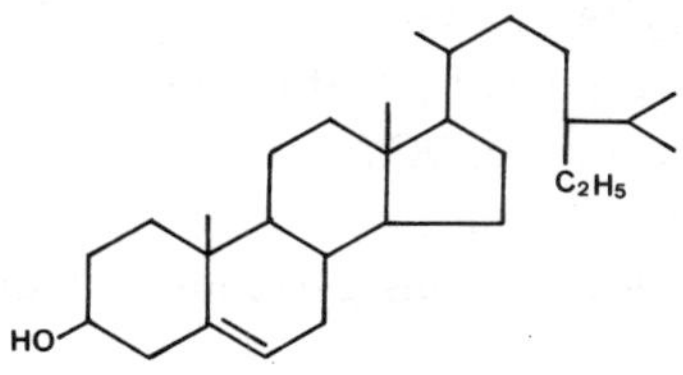

clionastérol

- saponosides dans les glandes génitales (ovaires surtout) (2) ; leur structure est du type (3) :

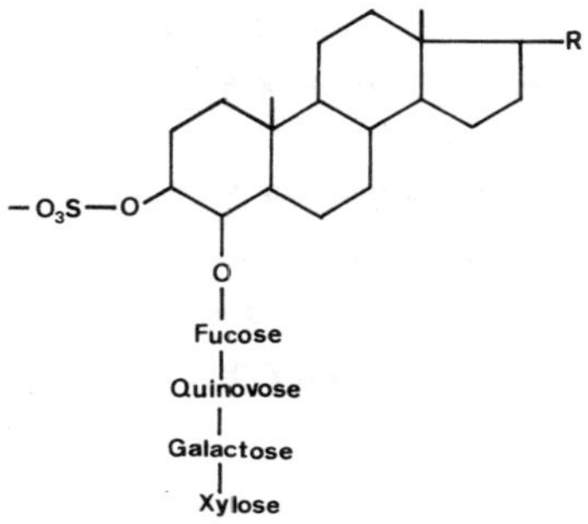

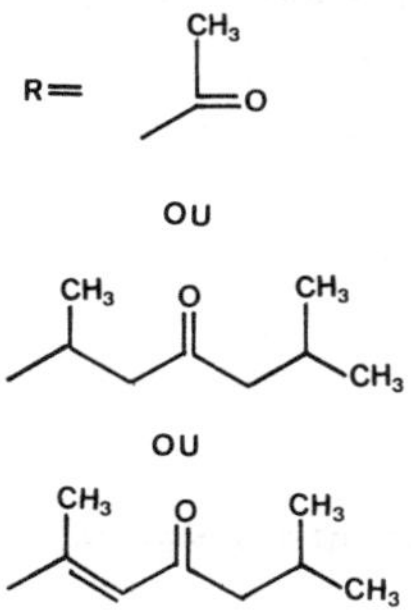

- dérivés azotés : glycocolle, taurine et astérubine ;

$$NH_2–(CH_2)_2–SO_3H$$

taurine

$$\begin{array}{c} \quad N< \\ \quad | \\ HN = C–NH–(CH_2)_2–SO_3H \end{array}$$

astérubine

- éléments minéraux : zinc, mais aussi cuivre, nickel et cadmium en quantité un peu moindre (4).

PATHOGÉNÉSIE

Remède d'action limitée.
TUMEURS DU SEIN.

TUMEURS DOULOUREUSES ET CANCER DU SEIN, SURTOUT À GAUCHE.

• TUMEURS MAMMAIRES

Douleurs mammaires lancinantes. Sensation de sein tiré en dedans.
Tumeurs mammaires gauches : sein fibreux, induré, rétracté. Rétraction du mamelon. Irradiations douloureuses vers l'épaule et l'omoplate.
Mastoses à remaniement scléreux important. Cancer.

• AUTRES INDICATIONS

Hyperémie de la tête ; congestion cérébrale. Battements occipitaux, figure brûlante (*LACHESIS, AURUM, SULFUR*...).

COMMENTAIRES ET COMPARAISONS

Certains stérols d'*ASTERIAS* rendent peut-être compte de son action dans les mastoses ; les plantes à stigmastérol n'ont cependant pas d'action mammaire ou endocrinienne connue (***PHYSOSTIGMA, CLEMATIS ERECTA, EUPATORIUM PERFOLIATUM, EUPHRASIA, SAMBUCUS***...).
Cet Astéridé concentre de nombreux oligo-éléments, notamment le **cuivre** mais aussi le **zinc** qui doit rapprocher son action des venins de serpents, et le **cadmium**, réputé anticancéreux à dose homéopathique.
Dans les mastoses on pensera d'abord à ***BRYONIA,*** peu remanié, cas récents, kystes liquidiens. Puis à ***CONIUM***. A ***PHYTOLACCA,*** multinodulaire. ***THUYA*** complète l'action d'***ASTERIAS*** et de tous ces remèdes, mais son usage est dangereux s'il y a la moindre suspicion de malignité.

BIBLIOGRAPHIE

1. VOGT P.A., LAMBERT J.G.D., GRANNEMAN J.C.M. et JANSEN M. - *Comp. Biochem. Physiol.* B : *Comp. Biochem.*, 1992, *101 B,* 13-16.
2. VOGT P.A. et HUISKAMP R. - *Comp. Biochem. Physiol.* A., 1979, *62 A,* 1049-1055.

3. HABERMEHL G.G. - *Bull. Institut Pasteur*, 1976, *74*, 107-111.
4. RILEY J.P. et SEGAR D.A. - *J. Mar. Biol. Ass. U.K.*, 1970, *50*, 721-730.

Aurum metallicum

Or

Au

DESCRIPTION : Métal jaune, remarquablement inerte, malléable et ductile. Il peut parfois se présenter sous la forme d'une poudre brune qui, sous la pression du pilon, prend un éclat jaune vif.
L'or est soluble dans l'eau régale, mélange d'acide chlorhydrique et d'acide nitrique (4/1).

PATHOGÉNÉSIE

Remède d'action générale.
HYPERTENSION, MÉLANCOLIE.

SYNDROMES CARDIO-VASCULAIRES CONGESTIFS AVEC HYPERTENSION, TROUBLES DU RYTHME, CARDIOMÉGALIE, ATHÉROSCLÉROSE.

DÉPRESSION NERVEUSE MÉLANCOLIQUE, CYCLIQUE, ENDOGÈNE, AVEC RISQUE SUICIDAIRE, EXTRÊME IRRITABILITÉ ET COLÈRES.

DANS TOUT L'ORGANISME : INFLAMMATION, CONGESTION, HYPERÉMIE, HYPERTROPHIE PUIS SCLÉROSE.

AGGRAVATION :
LA NUIT.
PAR LE FROID.
PAR LE BRUIT.
PAR L'ALCOOL, LE SURMENAGE MENTAL.

AMÉLIORATION :
PAR L'AIR FRAIS MALGRÉ LA FRILOSITÉ.
PAR LA MUSIQUE.

• SYNDROMES CARDIO-VASCULAIRES CONGESTIFS

Hypertendus congestifs, pléthoriques, à face rouge, carotides battantes (***GLONOINUM***) ; céphalées occipitales aggravées la nuit. Ils sont cependant frileux.
Grand écart des tensions systolique et diastolique (O.P.).
Artériosclérose des gros vaisseaux ; de l'aorte.
Troubles du rythme : battements rapprochés, silence prolongé, reprise par à-coup violent.
Afflux de sang à la tête pendant des salves d'arythmie.
Douleurs précordiales angineuses ; sensation de poids sternal (***SULFUR***). Constriction, dyspnée, aggravation à l'effort.
Cardiomégalie et insuffisance cardiaque avec œdèmes.
Cardiaques silencieux, anxieux et secrets.

• DÉPRESSION NERVEUSE MÉLANCOLIQUE

Dépression grave avec risque suicidaire important ; sans cause apparente, récidivante et périodique ; dépression de la maniaco-mélancolie. États cycliques avec hyperthymie, insomnie, euphorie, agitation maniaque.
Dépressions réactionnelles après surmenage prolongé ou chagrin profond, permanent et ancien.
Ne communique pas : figé, taciturne, secret, non coopératif. Faciès mélancolique. Il expose son cas sur un mode désabusé et sarcastique.
Autodépréciation, auto-accusation. Indignité, remords, scrupules.
Susceptibilité, vexations, rumination mentale (***STAPHYSAGRIA***), obstination.
Violentes colères incontrôlables suivies de dépression et remords.
Violence de caractère, intolérance à la contradiction, aux contre-temps. Pessimisme absolu et général ; syndrome d'échec.
Vexation facile, irritabilité, colère, préludent à la crise mélancolique.
Danger suicidaire majeur par suicide longuement médité et minutieusement organisé (O.P.).
Insomnies de longue durée, de toute une nuit (*LUESINUM*) avec tristesse profonde ; peu d'action des somnifères habituels (O.P.).

• DANS TOUT L'ORGANISME : INFLAMMATION, HYPERÉMIE, HYPERTROPHIE

Rhumatismes inflammatoires, surtout la spondylarthrite ankylosante (O.P.) avec douleurs profondes, nocturnes, ressenties dans les os ; chez les sujets congestifs à

faciès vultueux (*PHYTOLACCA*).
Douleurs osseuses et ostéoarticulaires : ostéite, ostéochondrite ; ostéoarthrite. Exostoses. Déformation ou destruction des os courts, plats : de la face, du crâne. Arthrite tibiotarsienne ; **gros pied déformé rhumatismal ;** beaucoup d'œdèmes. Goutte des gros mangeurs alcooliques.
Rhinite chronique grave. Ozène. Sinusite : **douleurs des os de la face,** surtout de la région maxillaire supérieure droite. Odorat exacerbé ou supprimé.
Hépatites chroniques infectieuses ou toxiques ; à gros foie ; hépatite éthylique.
Alcoolisme : faciès couperosé, conjonctives hyperémiées, rhinophyma ; circulation collatérale thoracique, tremblements, hypertension portale, subictère (*PHOSPHORUS*).
Faim et soif exagérées. Désir d'alcool et d'excitants ; même avec l'insuffisance hépatique.
Fibromes de volume important, hémorragiques ; femmes congestives (*AURUM MURIATICUM NATRONATUM*).
Congestion pelvienne, hyperménorrhée, utérus ptosé ; mélancolie prémenstruelle.
Stérilité après une dépression. Aménorrhée secondaire avec dépression chez des jeunes femmes pléthoriques.
Eréthisme sexuel masculin ; érections, pollutions. Hypertrophie et douleurs des testicules.
Orchite et épididymite chroniques, surtout à droite.
Ectopie testiculaire, cryptorchidie. Puberté masculine retardée. Testicules petits.
Gros œil douloureux. Glaucome. Hyperémie permanente des vaisseaux oculaires ; photophobie. Lésions artérielles du fond d'œil.
Hémianopsie horizontale, haut du champ visuel aveugle.

• AUTRES INDICATIONS

Parotidites. Mastoïdites, avec otite suppurée chronique.
Goîtres. Basedow avec signes cardiaques et hypertension.
Adénopathies très indurées.
Lésions dermatologiques ressemblant à celles de la syphilis.
Toxidermies. Chute des cheveux ; pelade.

COMMENTAIRES ET COMPARAISONS

Le biotype *AURUM*, bilieux et sanguin, comporte un faciès vultueux, violacé à olivâtre, couperosé, sombre, figé, mélancolique. Le sujet est souvent puissant, musclé, et lourd. Exceptionnellement très maigre, figé, taciturne comme les polyscléreux de longue date. *AURUM* se prescrit beaucoup sans référence à ce biotype **car il représente une voie d'aggravation de *SULFUR* :** il en comporte les signes de congestion, de pléthore, mais moins variable, organique, lésionnel au contraire, et devient frileux. Les phases de bonne santé ou d'euphorie de *SULFUR* s'estompent et disparaissent. Aucun remède ne présente autant de risque suicidaire.
***LUESINUM* est le second complémentaire d'*AURUM* :** aggravation nocturne, atteintes osseuses, ulcérations, nécroses.

Comparaisons dans les dépressions

ARSENICUM ALBUM : dépression anxieuse, cyclique, agitation.
PSORINUM : dépression cyclique ; intervalles de plusieurs années ; alternances, désespoir.
SULFUR : maniacomélancolie ; alternances.
NATRUM MURIATICUM : dépression du sujet jeune.
LILIUM TIGRINUM : dépression avec idées d'indignité, de culpabilité, scrupules.

Quelques suicidaires :
AURUM : suicide médité et préparé minutieusement ;
NATRUM SULFURICUM : idée fixe de suicide aggravée par temps humide et sombre ;
NUX VOMICA : violence et agressivité retournées contre soi-même ;
MERCURIUS et *HEPAR SULFUR* : suicide compliqué d'agressivité homicide.
NAJA : impulsion suicidaire subite.
NATRIUM MURIATICUM et *PHOSHORUS* : suicide passionnel.

Aurum muriaticum natronatum

Tétrachloroaurate de sodium, chlorure d'or et de sodium

Au $NaCl_4$, $2H_2O$

DESCRIPTION : Poudre ou cristaux jaune orangé, très solubles dans l'eau et l'alcool ; vers 200 °C, on observe une décomposition en or métallique et NaCl. Le tétrachloroaurate de sodium contient 48 à 50 % d'or.

PATHOGÉNÉSIE

Remède d'action limitée.
FIBROMES.

FIBROMES VOLUMINEUX, DURS, HÉMORRAGIQUES.

Fibromes volumineux, durs, hémorragiques.
Femmes à tendance congestive, hypertendues, en surcharge pondérale.
Métrorragies importantes, mal contrôlables, fréquentes.

COMMENTAIRES ET COMPARAISONS

Remède local des femmes de type ***SULFUR*** floride ; ou *AURUM*.
Les pertes de sang sont longtemps bien supportées, voire libératrices (*LACHESIS*).
Les dilutions basses (4 CH, 5 CH) sont efficaces.

Avena sativa

Avoine

Avena sativa L. (Graminées)

DESCRIPTION : Plante annuelle de 50 cm à 1,50 m de haut, fréquemment cultivée mais dont l'origine est incertaine.
Les feuilles sont alternes, larges et plates. L'inflorescence est une panicule très lâche d'épillets pendants, très ouverts. Le fruit (caryopse) est brun et lancéolé.

PARTIE UTILISÉE : La partie aérienne fleurie fraîche.

COMPOSITION

- 3-4 % d'oses ;
- des fructanes plus ou moins complexes ;
- de nombreux flavonoïdes ;
- un principe gonadotrope dans la jeune plante ;
- dans tous les organes, des saponosides stéroïdiques ;
- un alcaloïde indolique, la gramine, auquel l'avoine devrait son action sédative ;
- une certaine richesse en silice et en calcium expliquant l'indication d'*AVENA* chez le sujet qui se déminéralise.

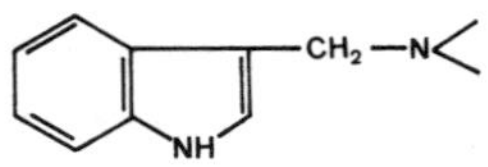

gramine

PATHOGÉNÉSIE

Remède d'action limitée.
ASTHÉNIE ET INSOMNIE.

ASTHÉNIE, FATIGABILITÉ, AVEC NERVOSISME ET INSOMNIE.

Asthénie, faiblesse, fatigue intellectuelle.
Céphalée occipitale et phosphaturie avec fatigue.
Énervement et agitation des asthéniques.
Insomnie du surmenage intellectuel ; des hyperémotifs.
Défaillance sexuelle passagère par fatigue.
Stérilité féminine par anovulation (Fukushima – Tokyo).

COMMENTAIRES ET COMPARAISONS

Il s'utilise en doses pondérables faibles de T.M. à 3 DH. Souvent associé à *ALFALFA*. **On remarquera l'association de l'effet tonique et sédatif.** Le matin, il tonifie ; le soir, il favorise le sommeil.
La présence de **silice** et de **calcium** rend compte de l'affinité pour les asthéniques émotifs que sont les tuberculiniques, surtout spasmophiles.
Les saponosides stéroïdiques et le principe gonadotrope (de la jeune plante) sont à mettre en relation avec la stimulation endocrino-génitale.
À titre historique, il fut recommandé dans le sevrage des morphiniques (Clarke).
Il complète l'action de *NATRUM MURIATICUM, PHOSPHORUS, SILICEA, KALIUM PHOSPHORICUM, PHOSPHORICUM ACIDUM.*
On peut lui associer *CRATAEGUS* : hypotension, palpitations.

Aviaire

DESCRIPTION

Biothérapique correspondant à une tuberculine brute obtenue à partir de cultures de *Mycobacterium tuberculosis* d'origine aviaire sans addition d'antiseptique.

PATHOGÉNÉSIE

Remède d'action limitée.
MALADIES RESPIRATOIRES RÉPÉTÉES.

RHINITES, RHINO-PHARYNGITES, BRONCHITES RÉPÉTÉES CHEZ L'ENFANT OU L'ADULTE JEUNE ASTHÉNIQUE.

ASTHME INFANTILE.

• MALADIES RESPIRATOIRES RÉPÉTÉES

Fragilité respiratoire : récidives au moindre froid humide et lors de toute épidémie.

Malades jeunes ; adénopathies. Cicatrices ou séquelles tuberculeuses.

Rhino-pharyngites à répétition de l'enfance **avec tendance à l'asthme** et adénopathies. Inappétence et perte de poids.

COMMENTAIRES ET COMPARAISONS

Il s'agit de la plus "douce" et de la plus maniable des tuberculines. Réservée aux jeunes et aux maladies respiratoires.

V.A.B. est très proche ; il présente toujours des adénopathies et souvent des épisodes fébriles avec transpiration importante.

Azadirachta indica

Lilas des Indes

Azadirachta indica A. Juss. (= *Melia azadirachta* L.) (Méliacées)

DESCRIPTION : Arbre indigène de l'Inde et du Pakistan, d'aspect robuste, toujours vert, au tronc droit, aux branches étalées, à la cime arrondie, pouvant atteindre 20 m de haut.

La plante, dont le nom vernaculaire est *neem* ou *nim*, est utilisée depuis longtemps en médecine traditionnelle indienne dans les maladies de la peau, les inflammations, les rhumatismes et la fièvre (5).

PARTIE UTILISÉE : L'écorce de tige desséchée.

COMPOSITION

Elle a été très étudiée. Les nombreux constituants isolés peuvent être classés en

- terpènes
  - diterpènes : les multiples produits de ce groupe ont le plus souvent la structure générale

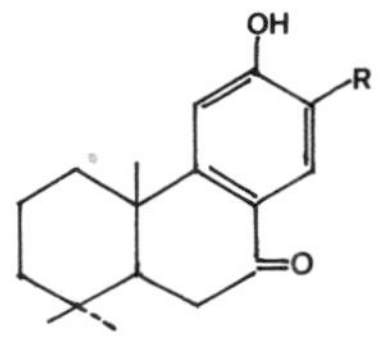

qui les rapproche des dérivés de l'abiétane fréquents dans les oléo-résines de Conifères ; parmi eux, l'on peut citer le sugiol, le nimbiol, le méthylnimbiol ... (1-4) ;
  - limonoïdes : nimbine, nimbinène et leurs dérivés désacétylés (*in* 5) ;

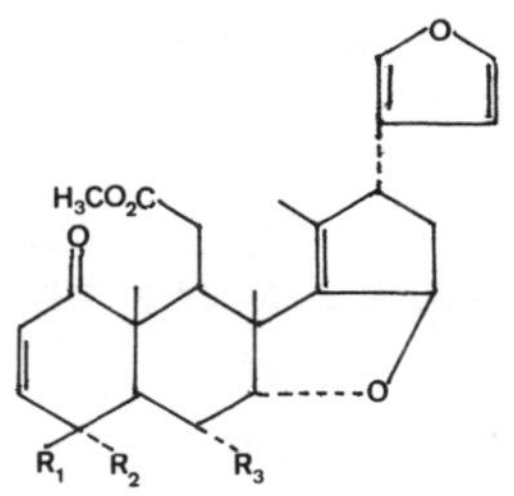

R_1=CH_3 R_2=CO_2CH_3 R_3=OAc **nimbine**

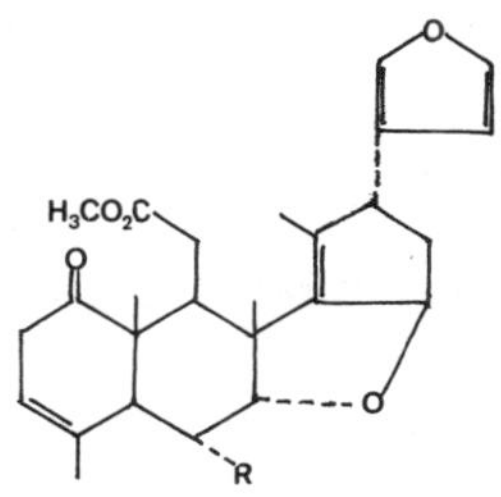

R=OAc **nimbinène**

- tanins condensés abondants (15 %) accompagnés d'acide gallique, (+)-catéchine, (-)-épicatéchine, (+)-gallocatéchine, (-)-épigallocatéchine (5) ;
- dérivés d'acides gras : margosinone et margosinolone (6) ;
- polysaccharides hétérogènes : GIa, GIb, GIIa, GIIIa, etc. (7, 8) ; le GIa par exemple, est composé de glucose et d'arabinose.

Les travaux modernes ont montré que la drogue possède un large éventail d'activités ; parmi celles qui sont susceptibles d'intéresser l'homéopathie, il faut signaler les effets :
antipyrétiques (5), immunomodulateurs (9),
anti-inflammatoires et antirhumatismaux dus à l'acide gallique et aux catéchines, aux limonoïdes, aux polysaccharides (5 ,10),
antitumoraux dus aux limonoïdes et aux polysaccharides (5).

PATHOGÉNÉSIE

Remède d'action limitée.
FIÈVRE L'APRÈS-MIDI, BRÛLURES DES EXTRÉMITÉS.

FIÈVRE DE L'APRÈS-MIDI AVEC CHALEUR ET SUEUR DU HAUT DU CORPS ET BRÛLURE DE LA PAUME DES MAINS ET DE LA PLANTE DES PIEDS.

DOULEURS ARTICULAIRES AVEC PARESTHÉSIE BRÛLANTE DES EXTRÉMITÉS.

DÉFICIT MNÉSIQUE PUIS MENTAL GLOBAL.

AGGRAVATION :
L'APRÈS-MIDI.

• FIÈVRE, BRÛLURE DES EXTRÉMITÉS, ACCÈS L'APRÈS-MIDI

Chaleur et brûlure de la face, des yeux, de l**a paume des mains et de la plante des pieds** (*PHOSPHORUS*, *SULFUR*).
Hyperthermie débutant vers 16 h 30, diminuant dans la soirée. Paludisme.
Avec douleur des membres et sensation de brûlure des pieds et des mains.
Sueur chaude de la tête s'étendant progressivement à la partie supérieure du corps.

• DOULEURS ARTICULAIRES ET PARESTHÉSIES

Douleur sternale et des côtes, surtout de la base droite.
Douleur avec tremblement, faiblesse des mains et des jambes et maladresse.
Paume des mains et plante des pieds brûlantes. **Fourmillements et engourdissements**.

• DÉFICIT MENTAL

Perte de mémoire surtout des noms propres familiers, et pour des faits récents.
Erreurs en écrivant.
Inactivité, désintérêt, dépression, anxiété.
Désorientation et confusion.

• AUTRES INDICATIONS

Bouche amère, salive salée, soif d'eau froide à de longs intervalles.
Constipation de selles déshydratées. Épisodes diarrhéiques avec ténesme.
Douleurs abdominales crampoïdes péri-ombilicales améliorées penché en avant (*COLOCYNTHIS*).
Sensation de **brûlure des yeux**, œil rouge, douleur du globe oculaire.
Urine acajou, sédiment pourpre.
Excitation sexuelle, métrorragies.
Prurit. Dermatoses, notamment du cuir chevelu. Ulcères.

COMMENTAIRES ET COMPARAISONS

AZADIRACHTA, remède traditionnel ayurvédique, se prescrit comme une **panacée en Inde** et dans l'Asie du Sud-Est. Sa réputation incluait le paludisme et même la lèpre, ainsi que les abcès et les parasitoses intestinales, entre autres...
Un auteur indien, P.C. Majumdar, publia la pathogénésie initiale complétée par Chakrabarti. Une synthèse a été publiée par F. Lamasson (11).
Les nombreux symptômes et indications n'incluent malheureusement que **peu de caractéristiques permettant une prescription homéopathique discriminative**. Seule la fièvre et les brûlures des extrémités sont individualisées.
Comparer : accès de fièvre dans l'après-midi : *PHOSPHORUS – APIS*, *GELSEMIUM*...
brûlures des mains et des pieds : ***SULFUR***, ***PHOSPHORUS***.

Les auteurs assurent que son état général ressemble à celui d'***ARSENICUM ALBUM***. Mais il faut aussi comparer globalement ***PHOSPHORUS*** et ***SULFUR***.

BIBLIOGRAPHIE

1. SENGUPTA P., CHAUDHURI S.N. et KHASTGIR H.N. - *Tetrahedron*, 1960, *10*, 45-54.

2. HEGNAUER R. - Chemotaxonomie der Pflanzen, 10 vol. Birkhäuser Verlag, Basel, Boston, Berlin, 1962-1992.

3. ARA I., SIDDIQUI B.S., FAIZI S. et SIDDIQUI S. - *Phytochemistry*, 1988, *27*, 1801-1804 ; *J. Nat. Prod.*, 1988, *51*, 1054-1061 ; *Phytochemistry*, 1989, *28*, 1177-1180 ; *J. Nat. Prod.*, 1989, *52*, 1209-1213 ; *J. Nat. Prod.*, 1990, *53*, 816-820.

4. SIDDIQUI S., ARA I., FAIZI S, MAHMOOD T. et SIDDIQUI B.S. - *Phytochemistry*, 1988, *27*, 3903-3907.

5. VAN DER NAT J.M., VAN DER SLUIS W.G., DE SILVA K.T.D. et LABADIE R.P. - *J. Ethnopharmacol.*, 1991, *35*, 1-24.

6. ARA I., SIDDIQUI B.S., FAIZI S. et SIDDIQUI S. - *Fitoterapia*, 1989, *60*, 519-523.

7. FUJIWARA T., TAKEDA T., OGIHARA Y., SHIMIZU M., NOMURA T. et TOMITA Y. - *Chem. Pharm. Bull.*, 1982, *30*, 4025-4030.

8. FUJIWARA T., SUGISHITA E., TAKEDA T., OGIHARA Y., SHIMIZU M., NOMURA T. et TOMITA Y. - *Chem. Pharm. Bull.*, 1984, *32*, 1385-1391.

9. VAN DER NAT J.M., KLERX J.P.A.M., VAN DIJK H., DE SILVA K.T.D. et LABADIE R.P. - *J. Ethnopharmacol.*, 1987, *19*, 125-131.

10. KROES B.H., VAN DEN BERG A.J.J., QUARLES VAN UFFORD H.C., VAN DIJK H. et LABADIE R.P. - *Planta Med.*, 1992, *58*, 499-504.

11. LAMASSON F. - *Ann. Homéopath. Fr.*, 1968, 851.

Badiaga

Éponge d'eau douce

Spongilla lacustris L., *Ephidiata mülleri* Liebk. (Spongillidés)

DESCRIPTION : Les deux espèces vivent dans les eaux douces de l'Europe, de l'Asie, de l'Amérique ; elles forment des masses ramifiées, sortes de petits buissons composés d'alvéoles, parcourus par l'eau ambiante.

PARTIE UTILISÉE : L'éponge desséchée.

COMPOSITION

Elle est remarquable par la richesse en silice et silicates. Selon Hoppe, on trouve :

1. *Ephidiata mülleri* :
- 30 à 40 % de silice ;
- brome en quantité assez élevée ;
- fer, manganèse et autres substances minérales ;
- un composé à activité hémolytique.

2. *Spongilla lacustris* :
- 60 % de silicates divers ;
- iode.

PATHOGÉNÉSIE

Remède d'action limitée.
ADÉNOPATHIES, LARYNGITE ET GOITRE.

ADÉNOPATHIES AVEC PÉRIADÉNITE. CELLULITE.

LARYNGITES SPASMODIQUES, ALLERGIQUES, INFECTIEUSES.

GOITRE AVEC EXOPHTALMIE, TACHYCARDIE.

AGGRAVATION :
PAR LE FROID.
PAR LE TEMPS ORAGEUX.

• ADÉNOPATHIES, CELLULITE

Adénopathies indurées avec périadénite infiltrée douloureuse (O.P.).
Cellulite ; infiltration douloureuse sous-cutanée et du derme (*PHYTOLACCA*, *RHUX TOXICODENDRON*).
Myalgies, érythème noueux, ecchymoses.

• LARYNGITES

Laryngites spasmodiques, allergiques, infectieuses, avec obstruction (*SAMBUCUS*).
Toux quinteuse très dyspnéisante (*SPONGIA*). Coqueluche avec rejet de mucosités filantes (*COCCUS CACTI*).
Laryngites saisonnières allergiques avec coryza, toux laryngée (*RUMEX*, laryngite au froid).

• GOITRE EXOPHTALMIQUE

Le goitre gêne le passage laryngé ; l'exophtalmie provoque des douleurs des globes oculaires ; et de la tachycardie.

COMMENTAIRES ET COMPARAISONS

***BADIAGA* est injustement négligé** au profit de *SPONGIA*, *IODUM* et *BROMUM*, tant dans les laryngites que dans les hyperthyroïdies. **Sa richesse exceptionnelle en *silice* doit le faire préférer chez les**

malades de ce type et chez les hyperthyroïdiens frileux, malgré leur hypermétabolisme.
L'iode ou le brome contenus se réfèrent au tropisme laryngé ou thyroïdien.

Comparaisons dans les goitres
BADIAGA : sujet frileux, constriction cervicale.
IODUM : sujet chaud, affamé, amaigri, hyperactif.
SPONGIA : goitre dur, laryngite, adénoïdite ; suffocation, tachycardie mais aggravation la nuit, avant minuit, et à la chaleur.
BROMUM : goitre ou laryngite dyspnéisante ; adénopathies ; aggravation après avoir pris froid l'été, et à la chaleur.
SPIGELIA : surtout pour l'exophtalmie douloureuse et la tachycardie.
LYCOPUS : exophtalmie et tachyarythmie.
LACHESIS : goitre juxtaménopausique ; dyspnée laryngée avec congestion du visage.

Baptisia tinctoria

Baptisia tinctoria R. Br. (Légumineuses)

DESCRIPTION : Plante du Canada et des États-Unis, à tige dressée, ramifiée, pouvant atteindre 80 cm de haut. Les feuilles sont trifoliées, à court pétiole. Les fleurs, réunies en grappes dressées terminales, sont jaunes et du type Papilionacées. Le fruit est une gousse globuleuse.

PARTIE UTILISÉE : La partie souterraine séchée.

COMPOSITION

Les constituants les plus intéressants sont des polysaccharides et des glycoprotéines immunostimulantes capables de faire augmenter la libération d'interleukine-1 par les macrophages de souris (1, 2)*

* L'IL-1 stimule les lymphocytes T activés par un antigène et, par conséquent, la sécrétion d'IL-2 dont on connaît le rôle prépondérant dans l'enclenchement de la réponse immunitaire.

PATHOGÉNÉSIE

Remède d'action limitée.
DÉLIRE, DIARRHÉE, PHARYNGITE.

SYNDROMES INFECTIEUX GRAVES AVEC DÉLIRE : TÊTE ET MEMBRES SEMBLENT SÉPARÉS DU CORPS.
SYNDROME INTESTINAL DE TYPE TYPHIQUE.
PHARYNGITE ULCÉREUSE, NÉCROTIQUE.

• SYNDROMES INFECTIEUX GRAVES

Fièvre très élevée, en plateau, inversée.
Malade agité et délirant ; se sent double ou triple ; pense que tête, corps et membres sont séparés et cherche à les rassembler. Ou obnubilation profonde.
Courbature générale (*ARNICA*, *GELSEMIUM*, *EUPATORIUM*, *RHUS TOXICODENDRON*).
Selles diarrhéiques, fétides, indolores, mais épuisantes.
Pharynx rouge violacé, ulcéré, nécrotique. Odeur repoussante de l'haleine.
Lividité, grandes taches ecchymotiques.

COMMENTAIRES ET COMPARAISONS

On se demande si *BAPTISIA* venait à bout des syndromes infectieux gravissismes que décrit sa pathogénésie qui, avant la mise en évidence des polysaccharides et glycoprotéines immunostimulantes, pouvait sembler curieuse. Il est logique de lui demander un appoint dans le traitement d'angines graves d'emblée ou de syndromes typhiques, sous antibiothérapie. On compare dans les syndromes pharyngés *CARBOLICUM ACIDUM* dont les douleurs sont brûlantes ; dans les syndromes digestifs : *RHUS TOXICODENDRON* et *ARNICA*, agités ; *MURIATICUM ACIDUM* qui glisse dans son lit, *LACHESIS*, hémorragique.
Et dans tous les cas *ARSENICUM ALBUM*, épuisé, agité, désespéré.

Comparaisons fondées sur la composition
Polysaccharides immunostimulants :
ARNICA : inflammation avec prostration ; tête chaude, corps froid ;
BAPTISIA : pharyngite ulcéreuse, nécrotique ; état grave ;
CALENDULA : plaies infectées ;
CHAMOMILLA : fièvre, agitation, convulsions ;

ECHINACEA : suppuration, abcès ;
EUPATORIUM PERFOLIATUM : état grippal, courbatures ;
SABAL SERRULATA : pathologie prostatique ;
THUYA : infection et suppuration.

BIBLIOGRAPHIE

1. WAGNER H., PROKSCH A., RIESS-MAURER I., VOLLMAR A., ODENTHAL S., STUPPNER H., JURCIC K., LE TURDU M. et HEUR Y.H. – *Arzneim. Forsch.*, 1984, *34*, 659-661.

2. BEUSCHER N., BEUSCHER H.U. et BODINET C. – *Planta Med.*, 1989, *55*, 660. 37th Annual Congress on Medicinal Plant Research.

Baryta carbonica

Carbonate de baryum

Ba CO_3

DESCRIPTION : Poudre blanche pratiquement insoluble dans l'eau et dans l'alcool, soluble dans certains acides dilués (chlorhydrique, nitrique, acétique) avec dégagement de gaz carbonique.

PATHOGÉNÉSIE

Remède d'action générale.
AMYGDALITE, SCLÉROSE, LENTEUR.

SCLÉROSE AVEC DÉFICIT FONCTIONNEL ET INDURATION : ARTÉRIO ET CÉRÉBROSCLÉROSE DE LA SÉNILITÉ ET DU VIEILLISSEMENT PRÉCOCE : RALENTISSEMENT, DÉFICIT MNÉSIQUE, DÉSORIENTATION, RÉGRESSION.

SCLÉROHYPERTROPHIE AMYGDALIENNE DE L'ENFANCE ; AMYGDALITE CHRONIQUE.

DÉFICIT ENDOCRINIEN : THYROÏDE, GONADES, PROSTATE ; TOUTES LES SCLÉROSES TISSULAIRES.

LENTEUR DES ACQUISITIONS PSYCHIQUES ET MOTRICES. INSUFFISANCE INTELLECTUELLE DE L'ENFANT.

AGGRAVATION :
PAR LE FROID, LE FROID HUMIDE.
S'IL DOIT SE HÂTER.
EN PRÉSENCE D'ÉTRANGERS.

• ARTÉRIO ET CÉRÉBRO-SCLÉROSE

Hypertension artérielle chronique avec pincement différentiel (O.P.) – (inverse : *AURUM*).
Lenteur intellectuelle et motrice.
Perte importante de mémoire mais rabâche des faits anciens ; **désorienté** dans l'espace et le temps : **se perd dans les lieux qu'il connaît bien ;** confond les dates.
Physionomie figée, inexpressive, parkinsonienne.
Redoute tout contact, tout changement, toute sortie des lieux familiers ; perte d'initiative, réactions infantiles, dépendance. Tremblement en présence d'étrangers. Rire et pleurs spasmodiques. Vertiges et insécurité de la marche. Marche à petits pas ; pseudo-bulbaire.
Céphalée frontale pour un effort intellectuel minime. Acouphènes des artérioscléreux.
Séquelles motrices et intellectuelles des accidents vasculaires cérébraux.

• SCLÉRO-HYPERTROPHIE AMYGDALIENNE

Grosses amygdales scléreuses, ficelées de cordons indurés. Cryptiques (O.P.).
Amygdalites fréquentes par temps froid et humide ; suivant une rhinite. On ne peut déglutir que liquide ; les amygdales se touchent lors des crises.
Adénopathies satellites indurées, volumineuses.

• DÉFICITS ENDOCRINIENS, SCLÉROSE TISSULAIRE

Insuffisance thyroïdienne : refroidissement, pouls lent, peau sèche et atone, phanères modifiées, augmentation de poids (*GRAPHITES*).
Insuffisance sexuelle : impuissance, frigidité, involution testiculaire ou ovarienne, vaginite atrophique.
Syndromes ovariens virilisants : oligo et aménorrhée, virilisme, cheveux épais et crépus, voix masculine.
Hypertrophie prostatique : grosse prostate dure et bosselée ; troubles mictionnels (*CONIUM*, *SABAL SERRULATA*).
Sensation de masse dans l'œsophage : spasme et parésie. Progression difficile des aliments (*CAUSTICUM*).
Insécurité sphinctérienne ; suintement et excoriation anale (*ALOE – CAUSTICUM*).
Sclérose pulmonaire et bronchite chronique des vieillards ; expectoration impossible (*AMMONIUM CAR-*

BONICUM, ANTIMONIUM TARTARICUM).
Contractures ; sensation de raccourcissement des muscles et des tendons (*CAUSTICUM*).
Nuque, lombes, genoux raides le matin (*RHUS TOXICODENDRON*).
Rétraction d'aponévrose palmaire : maladie de Dupuytren. Kystes et **adénolipomatose de la nuque** (O.P.). Tumeurs du cuir chevelu.
Lenteur de cicatrisation.

• LENTEUR DES ACQUISITIONS ET INSUFFISANCE INTELLECTUELLE DE L'ENFANT

Nourrisson et enfant retardés : retard à suivre du regard, à saisir un objet, à sourire, à s'asseoir, à marcher, à parler.
Développement intellectuel insuffisant à l'âge scolaire. Ralentissement intellectuel, mais pas dans les jeux (O.P.).
Obstination butée : l'enfant n'obéit pas et s'immobilise.
Manque de mémoire, d'attention, d'abstraction.
Timidité dès le plus jeune âge. Se cache des inconnus ; peureux, se défiant d'autrui.
Maladresse, mauvaise coordination. Ne sait pas fermer ses boutonnières, lacer ses souliers.
Comportement puéril du grand enfant, de l'adolescent.

• AUTRES INDICATIONS

Céphalée congestive améliorée par le froid.
Parotidite indurée chronique.
Sensation de toile d'araignée sur le visage (*ALUMINA, BROMUM*).
Impression de fumée dans le larynx.
Éruption suintante rétroauriculaire (*GRAPHITES, PETROLEUM*).
Sueur froide malodorante des pieds (*SILICEA*).

COMMENTAIRES ET COMPARAISONS

BARYTA CARBONICA est le plus important remède des scléroses globales, des arriérations minimes ou massives et, tout simplement, des amygdalites chroniques. On décrit le type d'enfant à grosse tête et gros ventre, à la lèvre supérieure œdématiée, au faciès inexpressif, onychophage et ralenti. Mais souvent **l'indigence intellectuelle contraste avec des dispositions athlétiques** (O.P.).
Les adultes sont prématurément vieillis, lents, peu intelligents, sans initiative, figés, maladroits. Les femmes, viriles et massives. Les vieillards, désorientés, amnésiques, se déplacent lentement et difficilement.

Son action est complétée par :
THUYA : sclérose et hypertrophie tissulaires ; syndromes endocriniens et tumeurs cutanées ;
SULFUR : qui "relance" son action, lente, dans l'hypertension ;
SILICEA : scléreux, frileux, asthénique ; sueur froide des pieds ; déficit scolaire passager d'enfants d'intelligence normale.
MERCURIUS : complémentaire des amygdalites ; mais aussi tremblant et ralenti ;
CAUSTICUM et *T.R.* : sclérose, raideur, parésies ; Dupuytren ;
GRAPHITES : gras, frileux, hypothyroïdien.

L'action de ***BARYTA CARBONICA*** est une des plus lentes de la Matière médicale, sauf dans les amygdalites. La prescription en sera donc méthodiquement prolongée pendant des mois à doses espacées ; et presque toujours complétée par des remèdes de circonstance complémentaires.

Belladonna

Belladone

Atropa belladonna L. (Solanacées)

DESCRIPTION : Plante robuste pouvant parfois atteindre 2 m, à grosse racine pivotante ; les feuilles sont ovales, souvent groupées par 2 de taille inégale ; les fleurs sont grandes, solitaires, à corolle brun pourpre, campanulée, à 5 lobes très courts ; le fruit est une baie globuleuse noire et brillante, de la grosseur d'une cerise, entourée du calice accrescent étalé en étoile.
La belladone est spontanée en Europe centrale et méridionale, surtout en terrain calcaire. Elle est très cultivée en Europe.

PARTIE UTILISÉE : La plante entière fleurie fraîche.

COMPOSITION

Les composés les plus caractéristiques sont des alcaloïdes-esters, 0,30 à 0,60 % dans la feuille, 0,40 à 0,80 % dans la racine ; le principal est l'hyoscyamine, lévogyre, résultant de la combinaison de l'acide tropique et d'un alcool, le tropanol. Au cours de la conservation de la plante, l'hyoscyamine se racémise en atropine.

Parmi les autres dérivés méritant d'être signalés :

- un alcaloïde, l'époxyhyoscyamine, bien connu sous le nom de scopolamine ou hyoscine (voir *HYOSCYAMUS)* ;
- des coumarines : ombelliférone, scopolétol ;
- beaucoup de sels minéraux dont l'oxalate de calcium.

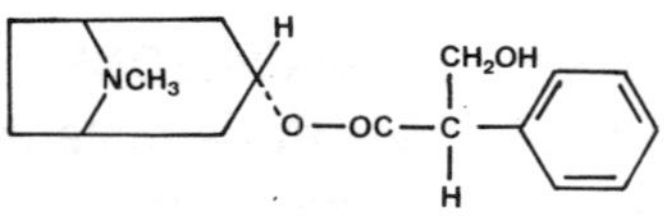

hyoscyamine, atropine

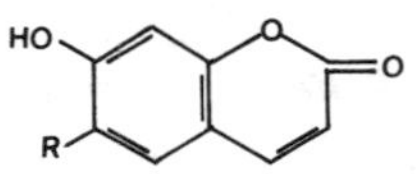

R=H	**ombelliférone**
R=OCH_3	**scopolétol**

PATHOGÉNÉSIE

Remède d'action limitée.
INFLAMMATION, CONGESTION, HYPERTENSION, HYPERESTHÉSIE.

FIÈVRE, INFLAMMATION, AVEC HYPERESTHÉSIE : ROUGEUR, CHALEUR, DOULEUR, MOITEUR ET BATTEMENTS. MYDRIASE, CONVULSIONS ET DÉLIRES FÉBRILES.

CONGESTION, HYPERTENSION, HÉMORRAGIES, CÉPHALÉES CONGESTIVES ET HYPERTENSIVES ; HÉMORRAGIES DE SANG CHAUD.

SÉCHERESSE DES MUQUEUSES ; TARISSEMENT DES SÉCRÉTIONS.

SPASMES, ÉPILEPSIE, DÉLIRES.

AGGRAVATION :
PAR LES CHOCS, LES BRUITS, LA LUMIÈRE VIVE.
PAR L'AIR FROID, LA CHALEUR SUR LA TÊTE.

• FIÈVRE, INFLAMMATION, HYPERESTHÉSIE

Fièvre élevée : 39 °C et plus. D'instauration et de fin rapide (*ACONITUM*) ou de début progressif et fin rapide.
Faciès rouge, chaud, moite. Tête chaude, extrémités froides (*ARNICA*). Le visage devient plus rouge en s'asseyant (l'inverse : *ACONITUM*). Langue rouge, papilles saillantes.
Mydriase et regard brillant (*STRAMONIUM*). Photophobie. Corps moite irradiant de la chaleur. Sueur chaude des parties couvertes.
Céphalée battante synchrone du pouls ; pulsation des carotides (*GLONOINUM*) et des temporales. Malade abattu, obnubilé.
Hyperesthésie générale : photophobie par mydriase ; intolérance au toucher même léger ; aux secousses, au transport ; au bruit qui paraît amplifié. Excitation cérébrale avec agitation et tressaillements musculaires. Mouvements spasmodiques des membres pendant la fièvre.
Douleurs intenses des syndromes fébriles ; dysphagie de l'angine, réaction péritonéale pour l'abdomen, toux très douloureuse... la douleur est toujours exaspérée par le moindre contact.
Insomnie malgré une grande sensation de sommeil. Soubresauts. Réveils anxieux. Rash fébriles. Rougeur du corps et surtout de la tête. **Éruption scarlatiforme,** scarlatine. Prévention de la scarlatine (?).
Convulsions et délires fébriles. **Syndrome pédiatrique de convulsions – hyperthermie.** Effet **préventif** des convulsions chez l'enfant. **États convulsifs, épilepsie, déclenchés par la lumière, par un choc.**
Tressaillements musculaires, myoclonies, soubresauts, même en dormant.
Délires fébriles : **hallucinations surtout hypnagogiques.**
Délire furieux : sortir du lit, détruire, déchirer, mordre (*STRAMONIUM*).
Hallucinations effrayantes de monstres et d'animaux.
Localisations principales : **angines aiguës, gorge rouge sèche, intense dysphagie,** reflux des liquides par les narines, langue rouge, framboisée.

Syndromes aigus abdominaux : abdomen tendu très douloureux au moindre toucher, au poids des draps. Réaction péritonéale. Douleurs crampoïdes. Région coeco-appendiculaire et vésiculaire.
Rhinite après refroidissement de la tête : coiffeur (*NUX VOMICA*), averse (*DULCAMARA*).
Sinusite si l'écoulement s'arrête (*LACHESIS*). Toux sèche, douloureuse, déclenchée par le simple contact extérieur de la région laryngée. Toux nocturne.
Toutes les affections fébriles aiguës, avec chaleur battante, moiteur, hyperesthsie : abcès, mammite, cystite, etc.

• HYPERTENSION, CONGESTION, HÉMORRAGIES

Hypertension congestive ; afflux de sang à la tête, battements artériels, des carotides, des temporales, des artères périphériques. Chaleur de la tête. Palpitations (*GLONOINUM*).
Crises hypertensives par choc, émotion, froid, chaleur excessive (*ACONITUM*, *ARNICA*).
Céphalée congestive et battante. Insolation (*GELSEMIUM*).
Congestion, inflammation, hyperémie de tout l'appareil oculaire (chronique : *AURUM*).
Dilatation des vaisseaux oculaires. Photophobie, mydriase.
Glaucome (l'usage de *BELLADONNA* sera prudent à toutes dilutions ; l'inversion d'action n'est pas assurée).
Exophtalmie.
Strabisme ; spasmes des muscles oculo-moteurs.
Hémorragies de sang chaud, jaillissantes. Gros caillots, épistaxis abondantes des hypertendus et des congestifs.
Hémorragies utérines abondantes, de sang chaud ; caillots ; douleurs spasmodiques et sensation de ptose. Hémorragies obstétricales.

• SÉCHERESSE DES MUQUEUSES, ARRÊT DES SÉCRÉTIONS

Sécheresse du nez ; avant une rhinite.
Sécheresse de la bouche, tarissement salivaire.
Sécheresse du pharynx avec dysphagie ; sensation de sécheresse laryngée, toux très sèche et douloureuse.
Œil sec, tarissement des larmes.
Disparition de la transpiration.
Tarissement de la lactation.

• SPASMES, ÉPILEPSIE, DÉLIRE

Spasmes viscéraux subits, hyperalgiques, réactivés par la moindre stimulation : contact, lumière, froid.
Enfants qui convulsent facilement même en dehors de la fièvre.
Spasmophilie : mouvements spasmodiques, tics, myoclonies (*AGARICUS*) même en dormant. Grincement de dents.
Spasmes œsophagiens, gastriques, abdominaux.
Coliques hépatiques, néphrétiques.
Coqueluche, laryngite spasmodique douloureuse.
Spasmes du col utérin, pression par à-coups vers le bas.
Nucalgie et lombalgie avec chaleur, raideur, crampes. Torticolis aigu.
Épilepsie : déclenchement par un objet brillant (*STRAMONIUM*), un traumatisme, un bruit violent. L'aura est une sensation de chaleur épigastrique.
Délires (ils sont décrits dans les syndromes fébriles).

COMMENTAIRES ET COMPARAISONS

Premier remède de fièvre et de malades aigus, *BELLADONNA* est souvent oublié dans ses grandes indications chroniques : **l'hypertension** – au profit d'*ACONITUM* – les céphalées et migraines, les troubles oculaires, les spasmes, la sécheresse des muqueuses, l'épilepsie notamment.
Il développe mieux ses effets sur ***CALCAREA CARBONICA*** ou ***SULFUR.*** Il correspond à la réaction fébrile violente et franche des sujets habituellement en bonne santé et robustes. Malades, ils deviennent bruyants, irritables, agités. L'hyperesthésie à toute stimulation est un signe de ***BELLADONNA*** aussi important que sa congestion de la face.
L'atropine explique évidemment l'essentiel de la pathogénésie de ***BELLADONNA.***
La scopolamine est commune aux trois Solanacées de la Matière médicale : ***BELLADONNA, HYOSCYAMUS, STRAMONIUM.***
Toutes trois comportent spasmes et délire :
BELLADONNA : délire fébrile ;
HYOSCYAMUS : délire sénile ;
STRAMONIUM : délire très violent.

Le scopolétol est aussi présent dans ***GELSEMIUM*** comparable à ***BELLADONNA*** dans certains états fébriles avec obnubilation.
Enfin la richesse en calcium peut être en relation avec la complémentarité *CALCAREA CARBONICA* – *BELLADONNA*.

Comparaisons dans l'inflammation aiguë
ACONITUM : début subit ; facteur nerveux, paresthésies.
APIS : début subit ; œdème.
CHAMOMILLA : douleurs intolérables.
BRYONIA : début progressif.
HEPAR SULFUR : évolution rapide vers la suppuration.

Comparaisons des hypertensions congestives
AURUM, SULFUR, LACHESIS : action au long cours.
ACONITUM : crise hypertensive ; malaises subits ; paresthésies ; pâlit en s'asseyant.
GLONOINUM : battements carotidiens, céphalée "explosive".
VERATRUM VIRIDE : livide, défaillant debout.
ARNICA : tête chaude, corps froid.
GELSEMIUM : congestion et obnubilation ; nucalgie.
OPIUM : forte obnubilation, confusion ; syndrome d'alerte d'un A.V.C.

Bellis perennis

Pâquerette

Bellis perennis L. (Composées)

DESCRIPTION : Petite plante de 4 à 20 cm, commune dans presque toute l'Europe. De sa rosette basale de feuilles s'élève une tige portant un seul capitule de fleurs jaunes et tubuleuses au centre, ligulées, blanches ou roses à la périphérie. Le fruit est un petit akène.

PARTIE UTILISÉE : La plante entière fleurie fraîche.

COMPOSITION
Aucun principe bien caractéristique n'en a été isolé : saponoside, principe amer, acides organiques sont mentionnés depuis longtemps comme chez bien des Composées ; on a décrit plus récemment des dérivés polyacétyléniques (1) (polyines) ; les saponosides triterpéniques voient leur structure élucidée.

PATHOGÉNÉSIE

Remède d'action limitée.
TRAUMATISME MAMMAIRE, ECCHYMOSES.

TRAUMATISME MAMMAIRE, SACRO-COCCYGIEN ; AVEC ECCHYMOSES.
TUMEURS APRÈS TRAUMATISME.

Traumatisme mammaire. Tumeurs du sein après un traumatisme (*CONIUM*).
Traumatisme vertébral, surtout lombo-sacro-coccygien. Coccygodynies (*HYPERICUM*).
Microtraumatisme vertébral des vibrations : automobilistes (O.P.).
Douleurs pelviennes irradiées aux membres inférieurs avec congestion veineuse (*ARNICA*, *VIPERA*).

COMMENTAIRES ET COMPARAISONS
On lui préfère *CONIUM* pour les traumatismes mammaires et *HYPERICUM* ou *SYMPHYTUM* pour ceux du coccyx ; dans tous les cas, *ARNICA* le complète, et *HAMAMELIS* pour les blessures veineuses.

Les Composées à polyines comprennent plusieurs remèdes de traumatismes :
BELLIS PERENNIS : contusions, ecchymoses ;
ARNICA : vulnéraire général.

BIBLIOGRAPHIE
1. BOHLMAN F., ZDERO C. et KAPTEYN H. – *Chem. Ber.*, 1969, *102*, 1682-1690.

Benzoicum acidum

Acide benzoïque

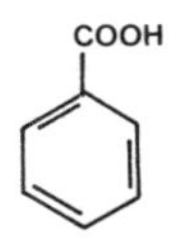

DESCRIPTION : Cristaux ou paillettes incolores très solubles dans l'alcool, peu solubles dans l'eau froide, plus solubles dans l'eau chaude.

PATHOGÉNÉSIE

Remède d'action limitée.
URINE D'ODEUR SPÉCIALE ET GOUTTE.

ODEUR SPÉCIALE DE L'URINE, DIURÈSE IRRÉGULIÈRE, URINES PURULENTES, INFECTION URINAIRE. LITHIASE URIQUE.

GOUTTE : CRISES QUAND LES URINES SE MODIFIENT. TOPHI.

AGGRAVATION :
PAR L'AUGMENTATION DE LA DIURÈSE.

• ODEUR SPÉCIALE DE L'URINE. DIURÈSE MODIFIÉE

Les urines sentent l'urine de cheval. Mauvaise odeur de l'urine imprégnant les vêtements et le corps du malade. Urines de stase et de rétention.
Urines brunes, moirées. Purulentes (*CHIMAPHILA*) : cystites, pyélonéphrites. Lithiase rénale urique.

• GOUTTE

Douleurs articulaires erratiques et passagères. Craquements articulaires.
Crises de goutte quand les urines se raréfient ; ou au contraire quand elles redeviennent claires (O.P.).
Tophi. Douleurs du tendon d'Achille, du genou, du poignet.

• AUTRES INDICATIONS

Diarrhée blanchâtre "comme de l'eau de savon", fétide.
Palpitations la nuit.
Prurit de la paume des mains.

COMMENTAIRES ET COMPARAISONS

Il complète l'action de *LYCOPODIUM*, de *LITHIUM CARBONICUM*.

C'est souvent l'odeur urinaire qui oriente vers *BENZOICUM ACIDUM*, mais l'association de troubles urologiques et de goutte le caractérise encore mieux (*BERBERIS*). On trouve de l'acide benzoïque dans *COLCHICUM*, remède de la crise de goutte classique et homéopathique.
NITRICUM ACIDUM a la même odeur d'urine.

Parmi les urines purulentes, citons :

CHIMAPHILA : urines filamenteuses, mictions pénibles ;
FORMICA RUFA : mucopus, colibacillose ;
UVA URSI : mucopus, sang, lithiase ;
HYDRANGEA, *EPIGEA*, etc. : tous ces remèdes souvent associés en drainage.

Berberis aquifolium

Mahonia

Mahonia aquifolium Nutt. (= ***Berberis aquifolium*** Pursh.) (Berbéridacées)

DESCRIPTION : Arbuste pouvant atteindre 2 m de haut ; feuilles alternes, composées-imparipennées, à folioles épineuses ressemblant aux feuilles de houx, vert foncé luisant au-dessus, verdâtres en dessous ; fleurs jaunes en grappes. Le fruit est une baie bleue recouverte d'une pruine blanchâtre.
Originaire de l'Amérique du Nord, la plante est fréquemment naturalisée au voisinage des jardins, dans les haies, les terrains vagues.

PARTIE UTILISÉE : L'écorce de racine séchée.

COMPOSITION

Proche de celle de ***Berberis vulgaris*** : berbérine, berbamine, oxyacanthine, magnoflorine (1), etc.

PATHOGÉNÉSIE

Remède d'action limitée.
PSORIASIS, ACNÉ, SUBICTÈRE.

ÉRUPTIONS SQUAMEUSES ; PSORIASIS ; ACNÉ SUR FOND SUBICTÉRIQUE.

SUBICTÈRE : NAUSÉES, SELLES DÉCOLORÉES, CÉPHALÉES DES "HÉPATIQUES".

• ÉRUPTIONS SQUAMEUSES ET ACNÉ

Éruptions sèches et squameuses ; **du cuir chevelu et du visage. Psoriasis** (O.P.).

Acné sur peau subictérique (*SEPIA*).
Bouffées congestives du visage (*SANGUINARIA*).

• SUBICTÈRE

Goût amer, langue jaune, nausées, faim postprandiale, diarrhée jaunâtre ou constipation de selles claires (*CHELIDONIUM, CARDUUS*).
Migraine ou céphalée frontale en bandeau, irradiée à la face, avec nausées et vomissements.

COMMENTAIRES ET COMPARAISONS

Remède peu usité, il semble **efficace dans le psoriasis du cuir chevelu** et en cas de lésion du front et de la face (O.P.).
On l'utilise en drainage des acnés avec teint jaunâtre et "petit hépatisme".
Ce pourrait être un *BERBERIS* à prédominance hépatique.
Sa composition le rapproche de *BERBERIS VULGARIS, CHELIDONIUM, SANGUINARIA* (voir *BERBERIS VULGARIS*) dont il présente une partie des pathogénésies.
La berbérine, qui est le principal constituant, est un antiprolifératif ayant de légères propriétés intercalantes (*in* 2).

BIBLIOGRAPHIE

1. KOSTALOVA D., BRAZDOVICOVA B. et TOMKO J. - *Chem. Zvesti*, 1981, *35*, 279-283.
2. HÄNSEL R. - *Dtsch. Apoth. Ztg*, 1992, *132*, 2095-2097.

Berberis vulgaris

Épinette-vinette

Berberis vulgaris L. (Berbéridacées)

DESCRIPTION : Arbrisseau touffu et épineux pouvant atteindre 2 m de hauteur, commun dans les terrains calcaires d'une grande partie de l'Europe. Les feuilles vert clair sont coriaces et finement dentées ; les fleurs, jaunes, sont réunies en petites grappes pendantes. Les fruits sont des baies rouges et ovoïdes.

PARTIE UTILISÉE : L'écorce de racine séchée.

COMPOSITION

Les constituants les plus intéressants sont des alcaloïdes (2 à 3 %) :

- le principal est une base quaternaire, la berbérine, accompagnée d'un composé voisin, la columbamine et de
- dérivés bisbenzylisoquinoléiques : berbamine, oxyacanthine dont les formules sont très proches de celles de la bébéérine et de la tubocurarine des *Chondrodendron* (voir *PAREIRA BRAVA*) ; les iodométhylates d'oxyacanthine et de berbamine ont des propriétés curarisantes ;
- présence aussi de bases aporphiniques : magnoflorine, bervulcine, vulracine.

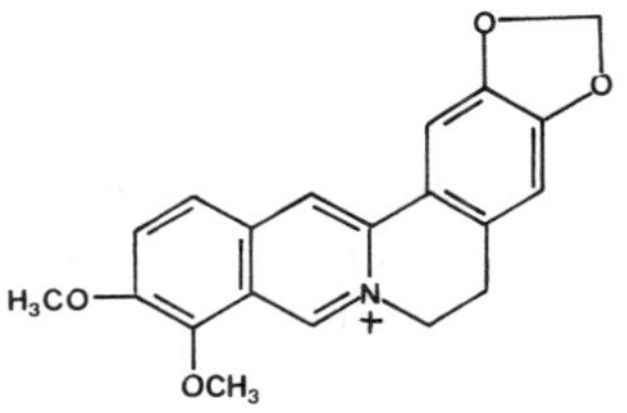

berbérine

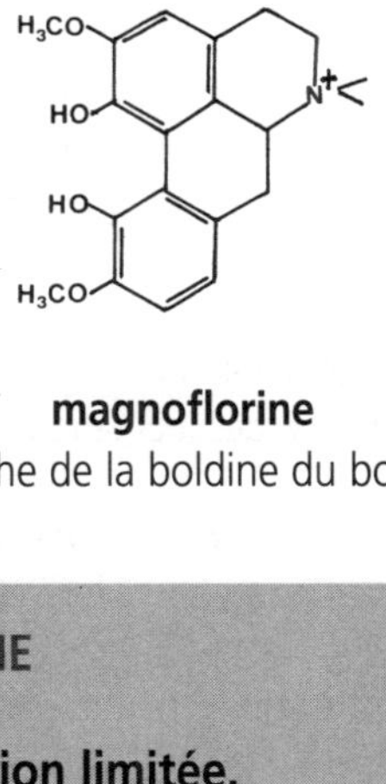

magnoflorine
(proche de la boldine du boldo)

PATHOGÉNÉSIE

Remède d'action limitée.
REINS, RHUMATISMES, PEAU.

LITHIASE RÉNALE ET VÉSICULAIRE. LITHIASE URIQUE, COLIQUES NÉPHRÉTIQUES. LITHIASE ET COLIQUES HÉPATIQUES. ÉLIMINATION URINAIRE INSUFFISANTE.

GOUTTE ET RHUMATISMES : DOULEURS SACRO-LOMBAIRES ; DES GENOUX.

DERMATOSES SÈCHES ; CIRCINÉES.

AGGRAVATION :
PAR LES SECOUSSES.
PAR LA DISPARITION D'UNE FISSURE ANALE.

AMÉLIORATION :
PAR UNE DIURÈSE ABONDANTE.

LATÉRALITÉ GAUCHE.

• LITHIASE RÉNALE ET VÉSICULAIRE

Lithiase uratique. Diurèse variable, insuffisante. Douleurs lombaires hautes. **Douleurs rénale et urétérale gauche,** aggravées par la moindre secousse. **Les douleurs partent d'un point et irradient en roue dans toutes les directions.** Sensations de bouillonnement lombaire. Brûlures. Douleur vulvo-vaginale irradiée aux cuisses chez une lithiasique.

Lithiase vésiculaire. **Colique hépatique dont la douleur irradie en toutes directions.** Nausées, salive cotonneuse, distension épigastrique, somnolence postprandiale, diarrhée jaunâtre, selles décolorées, constipation avec ténesme.

• GOUTTE ET RHUMATISMES

Manifestations articulaires des uricémiques avec ou sans lithiase urinaire.

Lombalgie avec enraidissement ; douleur des crêtes iliaques aux cuisses ; du métacarpe, métatarse, genoux, talons. Des insertions musculaires. Douleurs erratiques.

Crise de goutte, de rhumatisme après disparition d'une fissure anale.

• DERMATOSES SÈCHES, CIRCINÉES

Eczéma sec. Prurit et desquamation fine (*ARSENICUM ALBUM*).

Psoriasis. **Pityriasis versicolor. Dermatoses circinées.** Dermatoses laissant une aréole pigmentée (*SEPIA*). Dermite ocre.

Prurit, brûlure, fissure anale ; herpès péri-anal.

• AUTRE INDICATION

Lithiase salivaire (O.P.).

COMMENTAIRES ET COMPARAISONS

***BERBERIS* complète tous les traitements quand la diurèse est insuffisante avec douleurs rénales surtout gauches.** Mais sa pathognésie excède celle d'un draineur. Notamment, il agit sur l'hyperuricémie et remarquablement sur certaines hyperazotémies.

La présence de bases du type bébéérine rapproche ***BERBERIS*** de ***PAREIRA BRAVA***. ***BERBERIS*** : coliques néphrétiques et hépatiques ; ***PAREIRA BRAVA*** : coliques néphrétiques.

La berbérine se trouve aussi dans ***CHELIDONIUM***, ***SANGUINARIA***, ***HYDRASTIS***, tous à tropisme hépatique, et, pour ***CHELIDONIUM*** et ***HYDRASTIS***, actifs dans la colique hépatique.

BERBERIS : colique hépatique avec douleur en tous sens ; diurèse réduite.

CHELIDONIUM : colique hépatique avec douleur irradiée sous l'omoplate droite ; subictère.

HYDRASTIS : colique hépatique avec douleurs épigastriques ; hépatomégalie.

Ces trois remèdes à basse dilution (6 DH) drainent les vésicules hypocinétiques et de stase.

Comparaisons fondées sur la Matière médicale

SOLIDAGO : syndrome hépato-rénal à prédominance droite ; tuberculinisme.

SARSAPARILLA : lithiase rénale, coliques néphrétiques, ténesme mictionnel.

BENZOICUM ACIDUM : urines de mauvaise odeur.

Bismuthum subnitricum

Nitrate basique de bismuth

Obtenu par hydrolyse partielle de Bi $(NO_3)_3$, le nitrate basique de bismuth voit sa composition varier avec les conditions de la préparation.

DESCRIPTION : Le produit utilisé par l'homéopathie est le nitrate basique de bismuth lourd, poudre cristalline blanche, inodore, sans saveur, pratiquement insoluble dans l'eau et l'alcool, soluble dans les acides chlorhydrique et nitrique dilués.

Le sel officinal doit contenir au minimum 71,5 % et au maximum 74 % de bismuth, au minimum

14,5 % et au maximum 16,5 % d'anhydride nitrique (N_2O_5).

PATHOGÉNÉSIE

Remède d'action limitée.
STÉNOSE PYLORIQUE.

STÉNOSE PYLORIQUE : DOULEURS GASTRIQUES IRRADIÉES AU DOS, STASE GASTRIQUE PROLONGÉE.

AMÉLIORATION :
PAR LES BOISSONS FROIDES.

• STÉNOSE PYLORIQUE

Éructations violentes, fréquentes, fétides. Goût persistant des aliments absorbés la veille.
L'eau est rejetée à peine avalée (*PHOSPHORUS, ARSENICUM ALBUM*).
Soif de grandes quantités d'eau froide.
Vomissements abondants de stase, très tardifs. Douleur gastrique crampoïde, irradiée au dos, améliorée penché en arrière, et par les boissons froides (le contraire : *ARSENICUM ALBUM*).
Ulcère pylorique sténosant, cancer.

• AUTRES INDICATIONS

Taciturnité morose dissimulant une anxiété irritable.
Enfants "crampons" fortement attachés aux parents, frères, sœurs et aux proches.
Sursauts dans le sommeil.
Gingivo-stomatite : enduit blanc, goût sucré à métallique (*MERCURIUS SOLUBILIS*).
Diarrhée abondante, fétide ; vomissements.
Néphropathie avec protéinurie ; H.T.A. ; urine abondante, pâle, aqueuse.
Crampes.
Sécheresse de la paume des mains et de la plante des pieds.

COMMENTAIRES ET COMPARAISONS

L'action de *BISMUTHUM* peut être spectaculaire en cas de syndrome ulcéreux sténosant et constituer une "dernière chance" avant la chirurgie (O.P.). Malades âgés.
Il semble que sa néphrotoxicité ait été peu exploitée en homéopathie, pas plus que les assez vagues signes mentaux.

Comparaisons dans l'ulcère gastro-pylorique
ARSENICUM ALBUM : ulcère d'évolution défavorable, anxiété, agitation, amaigrissement, récidives, amélioration par les boissons chaudes ; pas de stase très prolongée.
KALIUM BICHROMICUM : ulcère et gastrite chronique ; douleur à irradiation dorsale.
ARGENTUM NITRICUM : syndrome ulcéreux type ; météorisme gastrique ; aggravation par le sucre.
PHOSPHORUS : vomissements précoces ou très tardifs ; hémorragies.
SULFURICUM ACIDUM : douleur brûlante, œsophagite jusque dans la bouche.
KREOSOTUM : évolution encore plus défavorable que *BISMUTHUM* ; vomissements noirâtres, hématémèse (?); suspicion de cancer.

Blatta

Cafard, cancrelat

Blatta orientalis L. (Blattidés)

DESCRIPTION : Insecte coureur de l'Europe et de l'Afrique du Nord, le cafard mesure 20 à 25 mm ; de forme aplatie, ovalaire, il est de couleur sombre ; la tête est cachée par le prothorax ; les antennes sont longues et polyarticulées ; l'abdomen porte sur le dixième et dernier segment une paire de cerques formées d'une dizaine d'articles et pourvues de soies sensitives.
La femelle est presque aptère.

PARTIE UTILISÉE : L'insecte entier vivant.

COMPOSITION
On a mis en évidence chez le cafard :
- de la périplanétine qui est un benzoylglucose ;
- un glucoside de l'acide protocatéchique ;
- des sphérules d'urates à haute teneur en K et faible teneur en Na (1) ;
- des hydrocarbures dérivés de l'heptacosane dans la cuticule : n-heptacosane, 11-méthylheptacosane, 13-méthylheptacosane, 3-méthylheptacosane (2) :

$CH_3–CH_2–(CH_2)_{23}–CH_2–CH_3$
heptacosane

- d'assez nombreux amino-acides libres dans l'hémolymphe (3).

Signalons que ***BLATTA ORIENTALIS***, de même que ***ARSENICUM ALBUM***, ***KALIUM IODATUM*** et ***THUYA OCCIDENTALIS***, inhibe la germination des spores d'***Alternaria alternata*** isolées de différentes plantes (4).

PATHOGÉNÉSIE

Remède d'action limitée.
ASTHME AVEC HYPERSÉCRÉTION.

ASTHME AVEC HYPERSÉCRÉTION, SUR BRONCHITE CHRONIQUE.

AGGRAVATION :
PAR L'HUMIDITÉ.
LORS D'UN ÉPISODE BRONCHITIQUE.

• ASTHME ET HYPERSÉCRÉTION

Asthme, dyspnée intense, accumulation de mucosités, expectoration impossible (*ANTIMONIUM TARTARICUM*, *SENEGA*).
Asthme sur bronchite chronique. Tuberculose ou ses séquelles, pneumoconiose (O.P.). Aggravation par le froid humide.

COMMENTAIRES ET COMPARAISONS

Antigène fréquent dans les asthmes, on peut l'utiliser en aigu ou en chronique. Il semble que son indication spécifique repose sur le passé de bronchite, de tuberculose ou de pneumoconiose.
À compléter par *AMMONIUM CARBONICUM*, *ANTIMONIUM ARSENICOSUM* ou *NATRUM SULFURICUM*, en chronique.
SENEGA est l'équivalent végétal.
Il contient des urates à haute teneur en potassium, ce qui pourrait inciter à le recommander pour compléter l'action de ***KALIUM CARBONICUM***, remède fréquent de l'asthme et des bronchites chroniques.

BIBLIOGRAPHIE

1. MULLINS D.E. – *Comp. Biochem. Physiol.* A, 1979, *62 A*, 699-705.
2. TARTIVA K. et JACKSON L.E. – *Lipids*, 1970, *5*, 35-37.
3. AUCLAIR J.-L. et DUBREUIL R. – *Can. J. Zool.*, 1953, *31*, 30-41.
4. KHANNA K.K. et CHANDRA S. – *Indian Phytopathol.*, 1976, *29*, 195-197.

Borax

Borate de sodium, tétraborate disodique

$Na_2\ B_4O_7$, 10 H_2O

DESCRIPTION : Poudre cristalline blanche, inodore, de saveur alcaline, soluble dans l'eau, très soluble dans l'eau bouillante et la glycérine.
Le borate de sodium doit contenir au minimum 99 % et au maximum l'équivalent de 103 % de $Na_2\ B_4O_7$, 10 H_2O.

PATHOGÉNÉSIE

Remède d'action limitée.
APHTES, PEUR DES DESCENTES, LEUCORRHÉE.

APHTES, STOMATITE APHTEUSE, CANDIDOSE BUCCALE.

VERTIGES, FRAYEUR, PHOBIE DU MOUVEMENT PASSIF SURTOUT DE HAUT EN BAS OU PENCHÉ EN AVANT.
HYPERESTHÉSIE AU BRUIT.

LEUCORRHÉE ALBUMINEUSE, DYSMÉNORRHÉE, GALACTORRHÉE.

AGGRAVATION :
PAR LE MOUVEMENT VERS LE BAS.
PAR LE TEMPS HUMIDE ET FROID.

• APHTES, CANDIDOSE

Aphtes occasionnels bénins, ou aphtose chronique, syndromique.
Aphtes de la bouche, à l'intérieur des joues ; stomatite aphteuse. Ils empêchent le nourrisson de téter, l'adulte de se nourrir.
Expectoration fétide, d'odeur de moisi.
Diarrhée accompagnant les aphtes.

• VERTIGE PAR LE MOUVEMENT DE DESCENTE, HYPERESTHÉSIE AU BRUIT

Vertige par le mouvement de descente : nourrisson si on le pose dans son berceau, enfant en haut d'un escalier, adulte dans les ascenseurs, en avion...
Les enfants ne marchent pas seuls malgré des réflexes et un développement normaux (O.P.).
Ils hurlent quand on tente de les faire marcher (O.P.).
Phobie des situations comportant une descente.
Hyperesthésie au bruit ; sursauts (***ASARUM***, ***THERIDION***, ***BELLADONNA***).
Nourrisson hyperesthésique, agité, criant beaucoup (***CHAMOMILLA***).
Terreurs nocturnes (***STRAMONIUM***, ***KALIUM BROMATUM***) ; on retrouve l'enfant cramponné à son berceau.

• LEUCORRHÉE ALBUMINEUSE, DYSMÉNORRHÉE, GALACTORRHÉE

Leucorrhée "comme du blanc d'œuf cru", donnant la sensation de couler comme de l'eau chaude.
Irritante. À l'ovulation. Candidose génitale.
Dysménorrhée avec la leucorrhée. Dysménorrhée membraneuse.
Stérilité féminine ; femmes facilement fécondables (?).
Lactation persistante. Galactorrhée.

• AUTRES INDICATIONS

Herpès péribuccal et génital ; coexistant avec les aphtes (***NATRUM MURIATICUM*** ; ***RHUS TOXICODENDRON***.
Peau sèche ; dermatoses infectées ; cheveux séborrhéiques, divisés, collants ; prurit digital. Œdème luisant du bout du nez qui paraît rouge brillant.
Peau des mamelons fissurée et douloureuse.
Sensation de toile d'araignée sur le visage (***ALUMINA***, ***BARYTA CARBONICA***, ***GRAPHITES***, ***BROMUM***).
Insomnie à 3 heures du matin.
Urétrite. L'enfant crie avant et pendant la miction (***LYCOPODIUM***, ***SARSAPARILLA***).

COMMENTAIRES ET COMPARAISONS

Avant tout, remède des aphtes, il est en général complété par ***NATRUM MURIATICUM***. Les aphtes de ***BORAX*** surviennent sur terrain nerveux et hyperesthésique.

Comparaisons dans les aphtes

IGNATIA : après échec éventuel de ***BORAX***, efficace en 4 CH (O.P.).
KALIUM BICHROMICUM : sécrétion jaune adhérente du fond ulcéreux.
MERCURIUS CORROSIVUS : douleurs brûlantes ; stomatite – gingivite.
HEPAR SULFUR : douleur d'écharde, auréole inflammatoire.
NITRICUM ACIDUM : douleur d'écharde, ulcération profonde, atteinte de l'état général, diarrhée.
PHOSPHORUS : formes graves ; syndrome complexe ; connectivite....

Aucun autre remède n'est aggravé par le mouvement de descente.
Dans le mal des transports banal, on préfère ***COCCULUS***, ***TABACUM***, ***PETROLEUM***.

Bothrops

Bothrops lanceolatus, bothrops fer de lance

Bothrops lanceolatus Lacépède. (Vipéridés)

DESCRIPTION : Serpent très venimeux de l'Amérique du Sud (Brésil, Argentine, Paraguay), vivant dans les cultures de caféiers et de canne à sucre. Il peut atteindre 2 m de long ; la tête est triangulaire, le museau plat.

PARTIE UTILISÉE : Le venin.

COMPOSITION

Voir la monographie ***VENINS DE SERPENTS***.

Il faut noter la présence d'inhibiteurs de la thrombine et d'une protéine anticoagulante (1, 2).

PATHOGÉNÉSIE

Remède d'action limitée.
THROMBOSES, HÉMORRAGIES.

HYPERCOAGULATION SANGUINE. THROMBOSES.
HÉMORRAGIES DE SANG HYPOCOAGULABLE NOIR.
HÉMORRAGIE CÉRÉBRALE.

• HYPERCOAGULATION ET HÉMORRAGIES

Risques de thrombose vasculaire : phlébites, coronarites, infarctus...
Hémorragies de sang noir hypocoagulable. Hémorragie cérébrale, hémiplégie (droite).

• AUTRES INDICATIONS

Baisse très importante de la vision diurne (Clarke).
Gangrène, nécrose osseuse.

COMMENTAIRES ET COMPARAISONS

Son usage se borne aux troubles de la coagulation et la **pathologie associe des effets inverses : thrombosants et hémorragiques.**
En 5 CH, il peut abaisser légèrement (70 à 80 %) le taux de prothrombine et on l'a proposé comme relais des anticoagulants (Jouanny).
Son usage simultané avec les anticoagulants risque de les potentialiser (O.P).
Les comparaisons sont développées à la rubrique *VENINS* et à *LACHESIS*.

BIBLIOGRAPHIE

1. ZINGALI-RUSSOLINA B., JANDROT-PERRUS M., GUILLIN M.C. et BON C. – *Biochemistry*, 1993, *32*, 10794-10802.
2. SEKIYA F., ATODA H. et MORITA T. – *Biochemistry*, 1993, *32*, 6892-6897.

Bovista

Vesse de loup géante

Bovista gigantea Nees (= *Lycoperdon bovista* Pers.) (Champignons – Lycoperdacées)

DESCRIPTION : Gros champignon sphérique, pouvant atteindre et même dépasser 15 cm de diamètre, un peu aplati au sommet, de couleur blanche, que l'on trouve fréquemment en été et en automne dans les prairies.
Comestible à l'état jeune.

PARTIE UTILISÉE : Le champignon frais, entier, à maturité.

COMPOSITION

- 20 % d'hydrates de carbone ;
- glucosamine : peut-être produit d'altération d'une substance membranaire ;
- acides aminés divers dont tyrosine (0,03 % du champignon frais) et leucine ;
- un composé du groupe des xanthines ;
- des stérols (ergostérol et mycostérol vraisemblablement) ;
- lycoperdine, colorant glucosidique.

PATHOGÉNÉSIE

Remède d'action limitée.
ŒDÈMES, HYPERTROPHIE, MÉTRORRAGIES.

SENSATION D'HYPERTROPHIE LOCALISÉE AVEC OU SANS ŒDÈME : DE LA TÊTE, DES BRAS ET DES MAINS, DU CŒUR.

HÉMORRAGIES GÉNITALES À PRÉDOMINANCE NOCTURNE.

AGGRAVATION :
TÔT LE MATIN ET LA NUIT.

• HYPERTROPHIE – ŒDÈME

Fantasme d'hypertrophie d'une partie du corps (O.P.) : sensation de tête énorme avec céphalée, de lèvre ou de nez proéminents ; de cœur énorme, avec palpitations – le cœur semble battre dans l'eau ; **d'abdomen très météorisé,** avec intolérance des vêtements serrés (*NUX VOMICA*, *LACHESIS*) ; de gros bras, de grosses mains.
Œdème des mains, des doigts, surtout au réveil. Acroparesthésies nocturnes des membres supérieurs (O.P.) (*LACHESIS*, *HAMAMELIS*, *RHUS TOXICODENDRON*).
Maladresse des gestes (*AGARICUS*, *APIS*, *NATRUM MURIATICUM*).

Œdème avec eczéma, urticaire, troubles vasomoteurs des extrémités.
Œdèmes périarticulaires phalangiens. Dermographisme blanc avec œdème (O.P.) (dermographisme rouge : *PHOSPHORUS*).

• HÉMORRAGIES GÉNITALES

Règles hémorragiques la nuit. Ovulation hémorragique. Hémorragies intermenstruelles pour la moindre cause (*AMBRA GRISEA*, *SABINA*).
Kystes fonctionnels ovariens de développement important et rapide (O.P.).
Syndrome prémenstruel : œdème, mastose avec augmentation de volume des seins, prise de poids (*NATRUM SULFURICUM*, *FOLLICULINUM*).
Diarrhée périmenstruelle. Leucorrhée avant et après les règles.

• AUTRES INDICATIONS

Bégaiement des enfants par ailleurs maladroits (*ARGENTUM NITRICUM*).
Diarrhée périmenstruelle, coliques périombilicales, émission de gaz ; amélioration plié en deux (*COLOCYNTHIS*, *MAGNESIA CARBONICA*).
Odeur alliacée de la transpiration axillaire (*THUYA*).

COMMENTAIRES ET COMPARAISONS

L'évidence de l'influence des "signatures" apparaît à tous ceux qui connaissent la vesse de loup, bouffie, gonflée en une seule nuit.
La présence de stérols évoque l'action endocrinienne.
***BOVISTA* appartient à la sycose, évoquant *THUYA* qu'il complète** : œdèmes durables, fantasmes d'hypertrophie, dysmorphophobie, kystes ovariens, odeur alliacée de la transpiration.
APIS a des œdèmes de constitution rapide et liés à la diurèse.
MAGNESIA CARBONICA, *AMMONIUM CARBONICUM* et *MURIATICUM*, *ZINCUM* : métrorragies à prédominance nocturne.

Bromum

Brome

Br_2

DESCRIPTION : Liquide rouge brun foncé, émettant à la température ordinaire des vapeurs suffocantes, toxiques. Ses propriétés chimiques sont analogues à celles du chlore mais il est moins réactif que ce dernier.

PATHOGÉNÉSIE

Remède d'action limitée.
DYSPNÉE LARYNGÉE, ADÉNOPATHIES INDURÉES.

DYSPNÉE LARYNGÉE INSPIRATOIRE : REFROIDISSEMENT PAR TEMPS CHAUD ; ALLERGIE SAISONNIÈRE ; AMÉLIORATION EN CLIMAT MARIN.

INDURATION ET HYPERTROPHIE GANGLIONNAIRES ET GLANDULAIRES : ADÉNOPATHIES, HYPERTHYROÏDIE...

AGGRAVATION :
PAR TEMPS CHAUD ET NUITS FRAÎCHES.

AMÉLIORATION :
EN MER ET AU BORD DE LA MER.

LATÉRALITÉ GAUCHE.

• DYSPNÉE LARYNGÉE

Dyspnée inspiratoire, laryngée, d'instauration brutale, souvent par temps chaud, quand les nuits sont fraîches : laryngite infectieuse. Allergie saisonnière : rhinite et laryngite.
Toux sèche, aggravée en passant du froid au chaud (*BRYONIA*). Par les pollens, la poussière, la déglutition. Sensation de froid dans les narines et le larynx (*CAMPHORA*).
Asthme à prédominance laryngée, amélioré en mer ou au bord de la mer (*MEDORRHINUM*). Asthme des marins de retour à terre.

• INDURATIONS GANGLIONNAIRES ET GLANDULAIRES

Adénopathies indurées, indolores, chroniques ; ou

hypertrophie passagère : sous-maxillaire, salivaire, parotidienne, amygdalienne.
Nodules froids thyroïdiens (O.P.). Tumeurs mammaires indurées, indolentes.
Hypertrophie, induration ovarienne, testiculaire.

• **AUTRES INDICATIONS**

Intolérance aux huîtres (*LYCOPODIUM*) et aux acides : diarrhée brutale.
Dysménorrhée membraneuse. Émission de gaz par le vagin.
Acné.
Sensation de toile d'araignée sur le visage.

COMMENTAIRES ET COMPARAISONS

On décrit un type gras, blond, à peau fine et rosée, hypoendocrinien, tout opposé à *IODUM*, brun, vif, hyperthyroïdien. Mais surtout un psychisme dépressif, asthénique, triste, anxieux le soir et la nuit, avec baisse de mémoire et d'attention, qui évoque *KALIUM BROMATUM*.
Les halogènes ont des pathogénésies en partie proches : *IODUM* atteint le larynx et la thyroïde, il est hyperthyroïdien ; *NATRUM MURIATICUM* présente des rhinites de type allergique et un amaigrissement en mangeant beaucoup. *CHLORUM* a un spasme glottique. *CALCAREA FLUORICA* rappelle *BROMUM* par les adénopathies indurées.

Le brome est présent dans des remèdes de dyspnée laryngée :
CORALLIUM RUBRUM : toux spasmodique, coqueluchoïde, étouffante, avec cyanose ;
BADIAGA : toux laryngée et adénopathies aggravées par le froid ;
SPONGIA : toux sifflante, constriction et asthme laryngé.

Les comparaisons s'étendent de plus, selon la Matière médicale, à :
SAMBUCUS : laryngite spasmodique de l'enfant ; obstruction ;
LACHESIS : constriction, hyperthyroïdie, thermophobie ;
HEPAR SULFUR : toux laryngée dyspnéisante, très douloureuse ;
ACONITUM : laryngite aiguë ; toux sèche avant minuit.
PHOSPHORUS : larynx douloureux ; toux par tout changement de température, en parlant ; cas invétérés.

Bryonia

Bryone

L'expérimentation pathogénésique a été réalisée par Hahnemann sur l'espèce la plus fréquente en Europe centrale, ***Bryonia alba*** L. (Cucurbitacées). En France on trouve surtout ***B. dioica*** Jacq., le navet du Diable, auquel les laboratoires homéopathiques font plus volontiers appel.

DESCRIPTION : ***B. dioica*** est une plante grimpante, vivace par une racine charnue volumineuse ; les tiges très longues et grêles sont munies de vrilles spiralées opposées aux feuilles ; ces dernières sont palmatilobées à 5 lobes, couvertes de poils. Les fleurs sont verdâtres, dioïques. Le fruit est une petite baie, rouge à maturité.
La plante est commune dans les haies et les buissons de toute la France.
B. alba se distingue de l'espèce précédente par ses fleurs monoïques et ses baies, noires lorsqu'elles sont mûres.

PARTIE UTILISÉE : La racine fraîche.

COMPOSITION

- les composants les plus caractéristiques sont les cucurbitacines : les deux espèces contiennent les cucurbitacines E, B, I, D, J, K et L, les dihydrocucurbitacines E et B et la tétrahydrocucurbitacine I (1).

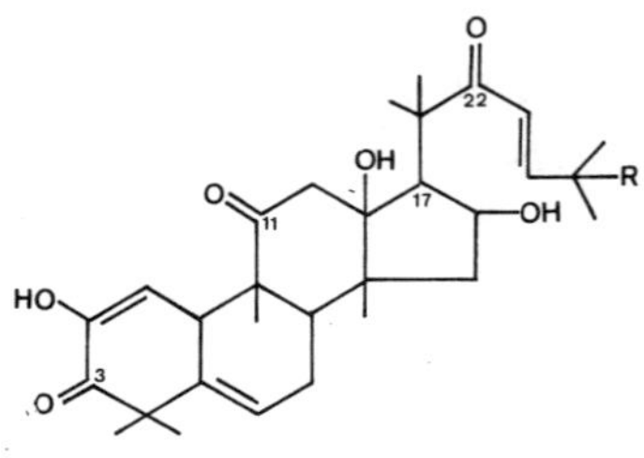

cucurbitacine I : R=OH
cucurbitacine E : R=OAc

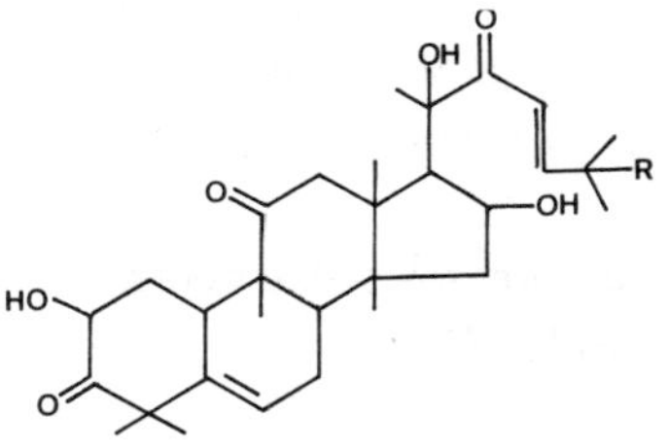

cucurbitacine D : R=OH
cucurbitacine B : R=OAc

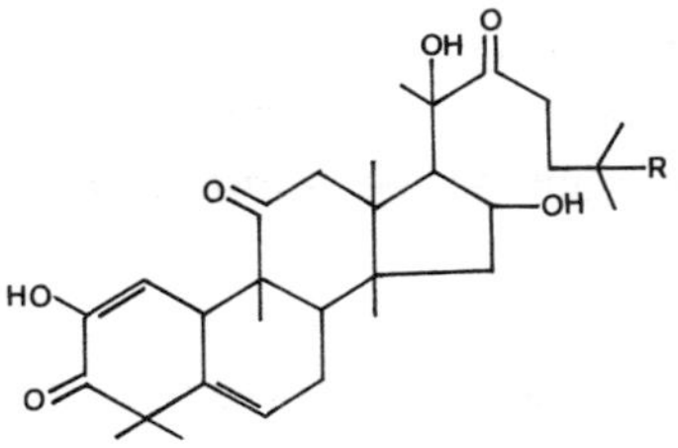

cucurbitacine L : R=OH
23,24-dihydrocucurbitacine E : R=OAc

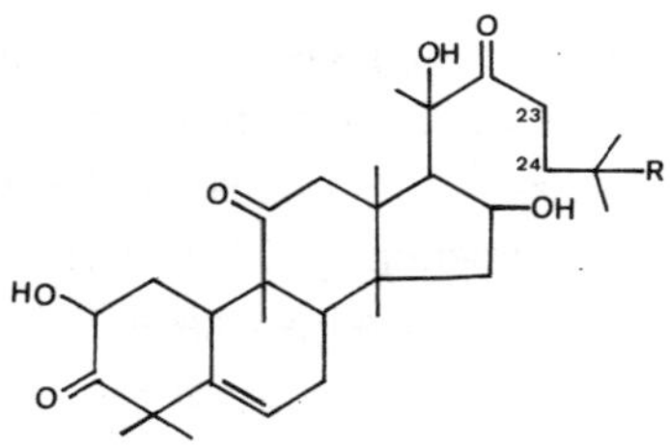

tétrahydrocucurbitacine I : R=OH
23,24-dihydrocucurbitacine B : R=OAc

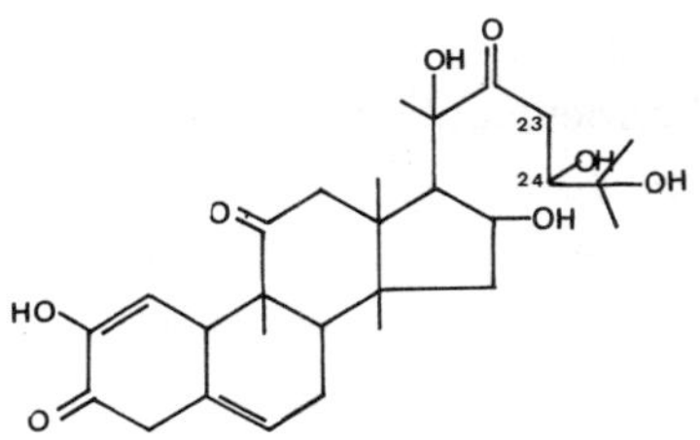

cucurbitacine K

(cucurbitacine J : 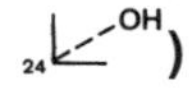 **)**

Ces composés sont doués de propriétés cytotoxiques et antitumorales.

- des hétérosides (*B. dioica*) :

– bryodulcoside à saveur sucrée, hétéroside de la bryogénine laquelle possède le squelette des cucurbitacines mais ne contient que 3 atomes d'oxygène et qui, pour cette raison, est plutôt à comparer aux sapogénines triterpéniques ;

– bryamaride, glucoside amer dont la génine est proche de la cucurbitacine L. ;

- un alcaloïde, la bryonicine (*B. alba* et *B. dioica*) ;
- des acides gras insaturés, polyhydroxylés, ayant une activité prostaglandine-like (*B. alba*) ; le principal serait un analogue de la 8,12-secoprostaglandine (2) ;
- les cendres sont riches en P, K, Ca.

PATHOGÉNÉSIE

Remède d'action générale. INFLAMMATION, POINTS, SÉCHERESSE, EXSUDATION.

FIÈVRE ET INFLAMMATION D'INSTAURATION PROGRESSIVE, D'ÉVOLUTION CONTINUE : SOIF INTENSE À DES LONGS INTERVALLES ET DÉSIR D'IMMOBILITÉ.

DANS TOUT L'ORGANISME :
- DOULEURS EN POINT, FIXES, SOULAGÉES PAR LA PRESSION FORTE, AGGRAVÉES PAR LE MOUVEMENT ;
- SÉCHERESSE DES MUQUEUSES ET DE LA PEAU ;
- EXSUDATION DES SÉREUSES ET DES SYNOVIALES ; KYSTES ET POCHES LIQUIDIENNES.

PSYCHISME OBSTINÉ, IRRITABLE, DÉSIREUX DE CALME ET D'IMMOBILITÉ, D'ISOLEMENT.

AGGRAVATION :
PAR LE MOUVEMENT, L'EFFLEUREMENT.
PAR LA CHALEUR.
APRÈS LES REPAS ; À 21 HEURES ; AU RÉVEIL.
PAR LA COLÈRE.

AMÉLIORATION :
PAR LA PRESSION FORTE, COUCHÉ SUR LE CÔTÉ DOULOUREUX.
PAR LE FROID.
LATÉRALITÉ DROITE.

• FIÈVRE ET INFLAMMATION

Début progressif de la fièvre, de l'inflammation, des maladies aiguës. Fièvre d'évolution continue ; en plateau.

Soif de grandes quantités d'eau froide à de longs intervalles.

Céphalée frontale, rarement occipitale, accompagnant tous les syndromes fébriles.

Malade immobile, couché sur le côté douloureux, réclamant le calme.

Sueurs aigrelettes qui soulagent.

• DANS TOUT L'ORGANISME : POINTS, SÉCHERESSE DES MUQUEUSES, EXSUDATION DES SÉREUSES

Céphalées frontales à début progressif, congestives ; sus-orbitaires. En point ou éclatantes. Irradiées à la région sus-orbitaire ou à la face, ou vers la nuque, le cou, en chape. Aggravées au mouvement, améliorées par un bandeau serré, l'immobilité absolue, le froid local si elles sont migraineuses, la chaleur si elles sont arthrosiques ou névralgiques (O.P.).

Appareil respiratoire : "point de côté" thoracique amélioré par la pression forte ; couché sur le côté douloureux ; très aggravé par la respiration et la toux : pneumopathies, pleurésies et réactions pleurales.

Rhinites à nez sec ; après suppression d'un écoulement : céphalée et sinusite.

Épistaxis répétées des enfants ; soulageant les céphalées (*MELILOTUS*) ; vicariant des règles (*LACHESIS*, *HAMAMELIS*).

Toux sèche, douloureuse, en passant du froid au chaud ; tousse en se tenant les côtes ; ressentie dans la tête, aggravée en parlant.

Pharyngites, laryngites avec sensation de sécheresse des muqueuses.

Appareil digestif : soif intense à de longs intervalles pour de grandes quantités d'eau froide. Bouche sèche, goût amer, sauf pour l'eau ; langue sèche, rôtie ; lèvres sèches et fissurées (*NATRUM MURIATICUM*).

Alimentation carnée, appétit important. Intolérance des légumes, des aliments gras.

Douleurs dentaires améliorées par la pression forte des maxillaires.

Sensation de plénitude, de poids, de pierre, dans l'estomac qui est dilaté ; en position haute (O.P.).

Gastralgies améliorées par les boissons chaudes. Nausées en bougeant.

Paroi abdominale tendue (rétractée : *PLUMBUM*), sensible à l'effleurement et calmée par la pression forte (*CHINA*). Réaction péritonéale. Météorisme douloureux.

Coliques hépatiques avec douleur en point ; douleurs appendiculaires.

Constipation de grosses selles dures, sèches "comme brûlées". **Mégacolon (O.P.).**

Diarrhées matinales l'été. Ictère ; après une colère.

Diabète : soif intense à de longs intervalles.

Appareil locomoteur : douleur et inflammation articulaire ; péri-articulaire ; des tendons, ligaments, aponévroses ; des muscles (*ARNICA*).

Épanchements intra-articulaires de constitution progressive (rapide : *APIS*).

Douleur en point, contusive, améliorée par la pression, la contention serrée, aggravée par le mouvement.

R.A.A., arthrite inflammatoire, arthrose.

Cervicalgies aggravées par le mouvement de la tête, avec vertiges.

Dorsalgies avec points douloureux thoraciques. Lombalgies améliorées sur un plan dur par la contention.

Gonarthrose, hydarthrose. Les grosses articulations sont préférentiellement atteintes.

Névralgies surtout sur arthrose, avec points douloureux, améliorées par l'immobilité et la chaleur locale. **La névralgie trigéminée est aggravée en parlant, en mangeant, améliorée par la pression forte** (O.P.).

Mastite et mastose : seins lourds, tendus, volumineux, soulagés par un soutien-gorge très serré. Mastose kystique et kystes isolés, liquidiens, bien délimités (O.P.).

Tension mammaire prémenstruelle (O.P.).

Douleur utérine et ovarienne droite, pressive, tensive, soulagée pliée en deux ; par l'immobilité. **Point douloureux ovarien droit.**

Kystes ovariens, ovarite sclérokystique (O.P.).

Règles abondantes mais supprimées pour des raisons minimes et remplacées par la céphalée et une épistaxis.

Peau sèche, squameuse, ichtyose. **Mais visage et cuir chevelu séborrhéiques,** cheveux huileux, acné.

Vertige aggravé par le mouvement du corps ou de la tête ; le matin en s'asseyant dans le lit.

Méningite et réactions méningées. Péricardite.

Douleurs oculaires pressives et en point. Glaucome.

• PSYCHISME OBSTINÉ ET IRRITABLE

Tenacité, obstination, aversion pour le changement et l'imprévu.

Irascibilité et **colère quand on le dérange.** L'enfant ne sait pas ce qu'il veut.

Objectivité et sobriété des propos (O.P.).

Exigence de calme, aversion pour la compagnie (*NATRUM MURIATICUM*).

Tristesse, anxiété, insécurité en voyage, loin de chez lui. Dans le délire il veut rentrer à la maison (l'inverse : *RHUS TOXICODENDRON*).

COMMENTAIRES ET COMPARAISONS

BRYONIA est aussi important en aigu qu'en chronique, comme *APIS* ou *BELLADONNA,* par exemple. **Le biotype vigoureux mais mince, souvent petit, présente des reliefs musculaires apparents.** Ce gros mangeur carnivore est stable dans ses comportements et son mode de vie, casanier, peu bavard, peu imaginatif, mais irascible si on le dérange.

BRYONIA complète :
NATRUM MURIATICUM : comme lui sec, gros mangeur, soucieux de tranquillité ;
ALUMINA et *LYCOPODIUM*, constipés, au syndrome digestif proche, mais *LYCOPODIUM* mange peu et *ALUMINA* est hypokinétique ou parétique.

Les cucurbitacines, dont la structure chimique rappelle curieusement celle des corticoïdes, expliquent son action dans les syndromes inflammatoires (3) ; on les retrouve dans :
COLOCYNTHIS : douleurs digestives, musculaires, nerveuses ; amélioré par l'hyperflexion, très proche de la pression forte, mais crampoïde ; peu ou pas de fièvre ;
ECHINACEA : inflammation, infection, suppuration ;
ANAGALLIS : sécheresse de la peau ; peut-être arthralgies et constipation ;
IBERIS AMARA : pour mémoire ; remède cardiologique ; mais sécheresse pharyngo-laryngée, et fièvre de brève durée (?).

Dans la fièvre, *BRYONIA* suit *ACONITUM* ou *BELLADONNA*. La progressivité du début l'oppose à *ACONITUM* et à *APIS*. L'action, en aigu, respiratoire surtout, évolue vers *KALIUM CARBONICUM* si la maladie se prolonge. Sinon, *SULFUR* et *SULFUR IODATUM* terminent le cas.

Quelques remèdes de douleurs en points :
RANUNCULUS : points thoraciques ;
SPIGELIA : points précordiaux ; sus-orbitaires ;
AGARICUS : comme des aiguilles glacées aux extrémités ;
ARSENICUM ALBUM : piqûres, brûlures ; amélioration par la chaleur locale forte ;
ARGENTUM NITRICUM : points pharyngiens ;
HEPAR SULFUR : abcédation ;
SILICEA : foyer suppuratif ou névralgie ;
NITRICUM ACIDUM : ulcération ;
KALIUM CARBONICUM : tendance chronique, pas d'amélioration par la pression ;
IGNATIA : points très tenaces sans justification organique.

Dans l'arthrose, *RHUS TOXICODENDRON*, avec sa modalité de dérouillage, le complète.

CONIUM s'en rapproche dans les vertiges ; aggravés, même couché, en tournant la tête ; et dans les mastoses, avec complémentarité.

BRYONIA figure parmi les plus régulièrement efficaces des remèdes, dans toutes ses indications et à toutes les dilutions.

BIBLIOGRAPHIE

1. POHLMANN J. – *Phytochemistry*, 1975, *14*, 1587-1589.
2. PANOSYAN A.G., AVETISYAN G.M., MNATSA-KANYAN V.A., ASATRYAN T.O., VARTANYAN S.A., BOROYAN R.G., BATRAKOV S.G. et BERGEL'SON L.D. – *Khim. Prirod. Soedin*, 1978, *in Chem. Abst.*, 1980, *93*, 110602 a.
3. RIOS J.L., GINER R.M., JIMENEZ M.J., WICKMAN G. et HANCKE J.L. – *Fitoterapia*, 1990, *61*, 275-278.

Bufo

Crapaud

Bufo bufo L. (= *B. vulgaris* Laur. = *Rana bufo* L.) (Bufonidés)

DESCRIPTION : Batracien terrestre commun dans toute l'Europe, le Nord-Ouest africain, le nord de l'Asie. Sa taille ne dépasse pas 12 à 15 cm. Il se distingue de la grenouille par son saut médiocre et sa peau pustuleuse.

PARTIE UTILISÉE : La sécrétion glandulaire cutanée qui contient le venin et le produit des glandes à mucilage.

COMPOSITION

Elle est complexe. On y a mis en évidence :

- mucilage ;
- acide ascorbique ou vitamine C ;
- glutathion ;
- divers stérols : cholestérol, ergostérol, γ-sitostérol et surtout
- des bases organiques :
  – adrénaline et nor-adrénaline ;
  – bufoténine et bufoténidine.

La bufoténine, aux propriétés hallucinogènes bien connues, est un dérivé de la sérotonine : il s'agit de la diméthylsérotonine également trouvée chez *Piptadenia peregrina* (Légumineuses) et chez diverses amanites ; sa présence, certaine chez l'amanite citrine, est discutée chez l'amanite tue-mouches (voir *AGARICUS*).

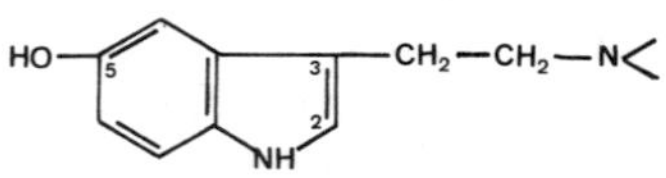

bufoténine

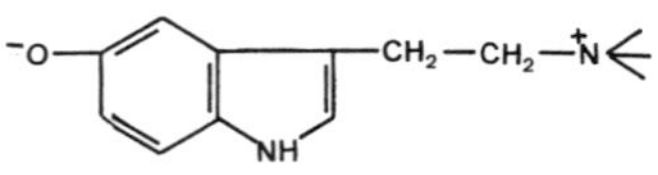

bufoténidine

- des cardiotoniques :
  – les uns sont des dérivés de la cardénolide : on trouve dans *BUFO* l'oléandrigénine de *NERIUM*, la digitoxigénine de *DIGITALIS*, la périplogénine de *STROPHANTHUS* ;
  – d'autres, beaucoup plus nombreux, sont des composés de la bufadiénolide, tout comme les hétérosides de *SQUILLA* et d'*HELLEBORUS*.

Signalons, entre autres, la bufotaline, la bufotoxine, la bufotalidine (= hellébrigénine d'*Helleborus niger*), la bufotalinine, la cinobufagine.

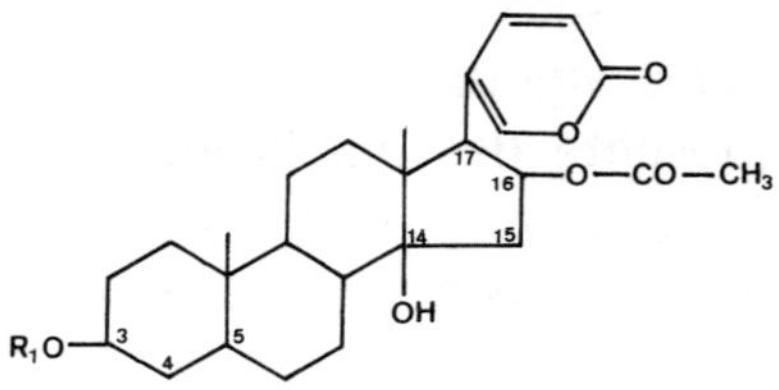

R_1=H **bufotaline**

R_1= CO—$(CH_2)_6$—CO—NH—CH(COOH)—$(CH_2)_3$—NH—C(=NH)—NH_2

bufotoxine

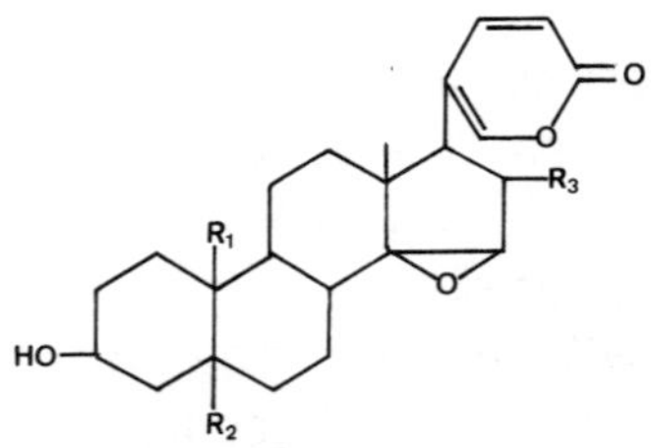

	bufotalinine	**cinobufagine**
R_1	CHO	CH_3
R_2	OH	H
R_3	H	OCO-CH_3

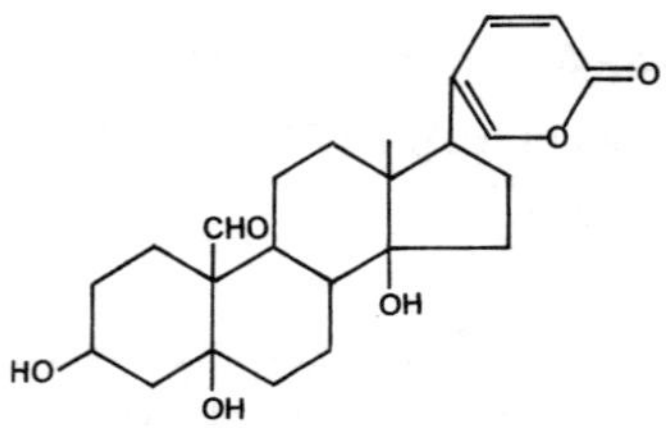

hellébrigénine

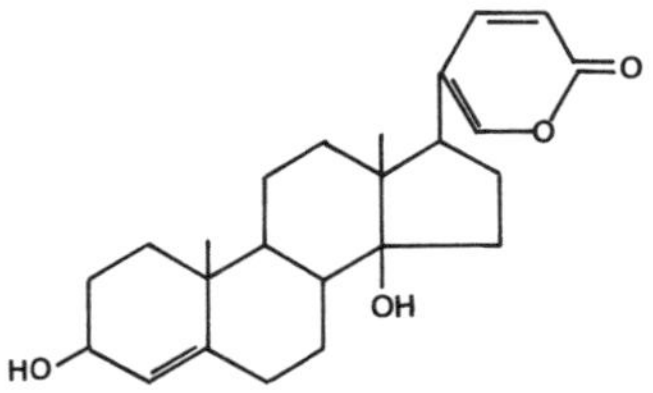

scillarénine

PATHOGÉNÉSIE

Remède d'action limitée.
DÉBILITÉ MENTALE, SEXUALITÉ INCONTRÔLÉE, VÉSICULES.

DÉBILITÉ MENTALE, JUSQU'À L'IMBÉCILLITÉ, AVEC PULSIONS SEXUELLES ET VIOLENCE.

ÉPILEPSIE DES DÉBILES.

VÉSICULES BRÛLANTES, PUSTULES, BULLES, LYMPHANGITE.

AGGRAVATION :
PAR L'ACTIVITÉ SEXUELLE.

• DÉBILITÉ MENTALE – ÉPILEPSIE

Débilité mentale, de légère à profonde et jusqu'à l'imbécillité.
Comportement puéril, préoccupations, rires et pleurs infantiles.
Violence agressive : morsures. Irritation et anxiété produites par la musique.
Périodes d'apathie.
Impulsions sexuelles incontrôlées. Masturbation. L'enfant porte constamment les mains aux organes génitaux.
Épilepsie des débiles mentaux : crises nocturnes, aura épigastrique ou abdominale, pendant les règles et les relations sexuelles.

• VÉSICULES, PUSTULES, BULLES, LYMPHANGITE

Vésicules, pustules, bulles avec brûlure. Pemphigus (*CANTHARIS*).
Zona avec lésions très importantes.
Œdème cellulitique sous-cutané. **Lymphangite.**

• AUTRES INDICATIONS

Cancer mammaire ulcéré avec douleurs brûlantes.
Brûlures des organes génitaux féminins (*KREOSOTUM*).

COMMENTAIRES ET COMPARAISONS

Le débile qui mord et se masturbe fournit un tableau de *RANA BUFO* dont on peut se demander si le remède peut y changer grand-chose... Par contre, il améliore des retards plus discrets, réduit la violence, les pulsions sexuelles, l'épilepsie, le plus souvent chez des adolescents.
Derrière *BARYTA CARBONICA* qui les inclut souvent, *KALIUM BROMATUM* et *AGARICUS* sont d'autres débiles mentaux, plus agités. L'épilepsie des débiles n'a pas de remède plus précis.
On compare cependant *CICUTA* et *CUPRUM*. *HYOSCYAMUS* est un autre furieux.
CANTHARIS a l'excitation sexuelle et les lésions bulleuses. À la peau on compare aussi *RANUNCULUS*, *RHUS TOXICODENDRON*, *MEZEREUM*.

Comparaisons de la bufoténine

AGARICUS (parenté probable) : débilité mentale avec agitation ; détérioration intellectuelle des éthyliques, mouvements incontrôlés.

Comparaisons des dérivés de la bufadiénolide

HELLEBORUS (bufotalidine) : démence, stupeur, lenteur.
SQUILLA MARITIMA : surtout cardiaque et diurétique ; mais vésicules brûlantes.

Comparaisons des dérivés de la cardénolide

DIGITALIS (digitoxigénine) : voir les cardiotoniques digitaliques à *DIGITALIS*.
OLEANDER (oléandrigénine) : confus, inactif, sans mémoire ; polyurie ; dyspnée.

Cactus grandiflorus

Cactus à grandes fleurs

Cactus grandiflorus L. (= ***Cereus grandiflorus*** Mill. = ***Selenicereus grandiflorus*** Britt. et Rose) (Cactacées)

DESCRIPTION : Originaire des Antilles et de l'est de l'Amérique centrale, ce cactus est plus ou moins rampant ; les tiges sont ramifiées, presque cylindriques, avec 5 à 7 côtes ; les aiguillons sont courts, à peine saillants. Les fleurs sont très grandes, 18 à 20 cm de diamètre, de couleur blanche.

PARTIE UTILISÉE : La jeune tige fraîche.

COMPOSITION

Présence de principes à activité cardio-vasculaire expliquant l'action du remède.

On a identifié de l'hordénine (1), dérivé diméthylé de la tyramine, présent dans les radicelles du grain d'orge germé.

Légèrement hypotenseur et tonicardiaque, l'hordénine est surtout connue comme antidiarrhéique.

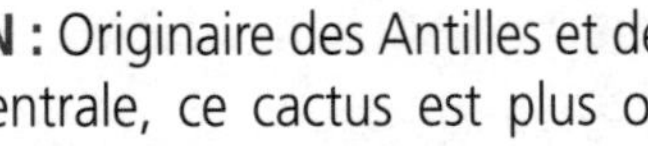

hordénine

PATHOGÉNÉSIE

Remède d'action limitée.
ANGOR, SANG NOIR.

DOULEUR CARDIAQUE CONSTRICTIVE, ANGINE DE POITRINE.
TOUTES LES VARIÉTÉS D'ANGOR MAIS SURTOUT D'EFFORT ; ET LES MALAISES D'ACCOMPAGNEMENT : ANGOISSE, PÂLEUR, IRRADIATION AU MEMBRE SUPÉRIEUR GAUCHE.

HÉMORRAGIES DE SANG NOIR HYPERCOAGULABLE.

AGGRAVATION :
PAR L'EFFORT, LA MARCHE EN MONTÉE.
COUCHÉ SUR LE CÔTÉ GAUCHE.

AMÉLIORATION :
À L'AIR.

• DOULEUR CARDIAQUE CONSTRICTIVE

Constriction précordiale "comme par une main de fer", à l'effort, en montée.

Angoisse pendant la crise ; soulagement par l'immobilité.

Irradiation douloureuse au membre supérieur gauche (***SPIGELIA***). Œdème de la main gauche.

Palpitations, arythmie, dyspnée, aggravées couché sur le côté gauche.

Malaises pendant la douleur cardiaque : pâleur, état syncopal (***VERATRUM ALBUM***, ***LATRODECTUS***, ***TABACUM***).

• HÉMORRAGIES DE SANG NOIR HYPERCOAGULABLE

Toutes les hémorragies de sang noir. Caillots. Chez les sujets congestifs et pléthoriques.

Métrorragies : sang noir, caillots, douleurs constrictives gynécologiques.

• AUTRES INDICATIONS

Toutes les douleurs constrictives : céphalées congestives du vertex : constriction, pesanteur, troubles visuels ; cercles rouges.

Constriction cervicale et battements carotidiens (*GLONOINUM, LACHESIS*).
Constriction thoracique, abdominale, rectale, vésicale, vaginale, des membres.

COMMENTAIRES ET COMPARAISONS

La pathogénésie de *CACTUS* reproduit la crise typique d'angor où le remède excelle ; chez certains malades aussi vite que les dérivés nitrés ; plus souvent, en continu (5 CH), il atténue, espace, fait disparaître les crises, associé alors à un remède d'action générale, souvent *ARNICA*, dans l'angor d'effort.

Les signes majeurs d'angor

Ils sont retrouvés dans :
ACONITUM : l'angoisse ;
SPIGELIA : l'irradiation au membre supérieur gauche ;
CACTUS : la constriction.

On peut les associer.

La constriction prédomine dans

LACHESIS : constriction, congestion, hémorragies, ménopause ;
LILIUM TIGRINUM : constriction précordiale, contexte gynécologique ;
CUPRUM : douleur crampoïde ;
TABACUM : constriction, pâleur, malaise lipothymique, tabagisme ;
LATRODECTUS : pré-infarctus.

Les constrictions extracardiaques se trouvent surtout dans *ANACARDIUM ORIENTALE*, contexte psychique et digestif, et *LACHESIS*.

Les hémorragies de sang noir coagulé dans

CHINA : caillots, anémie ;
CHAMOMILLA : caillots, agitation, douleurs ;
SECALE : caillots, crampes, paresthésies ;
COCCUS CACTI : filaments noirs ;
CROCUS SATIVUS : filaments noirs.

Les venins produisent un sang hypocoagulable (*BOTHROPS, LACHESIS*).

BIBLIOGRAPHIE

1. PETERSHOFER-HALBMAYER H., KUBELKA O., JERUNITSCH J. et KUBELKA W. - *Sc. Pharm.*, 1982, *50*, 29-34.

Cadmium sulfuricum

Sulfate de cadmium

3 Cd SO_4, $8H_2O$

DESCRIPTION : Cristaux incolores, très solubles dans l'eau, presque insolubles dans l'alcool et l'acétate d'éthyle.

PATHOGÉNÉSIE

Remède d'action limitée.
CANCÉREUX, MALADES IRRADIÉS ;
ULCÈRES.

ULCÈRES ET CANCERS GASTRIQUES ET DIGESTIFS, AVEC ÉTAT GÉNÉRAL ALARMANT.

SUITES D'IRRADIATIONS THÉRAPEUTIQUES OU ACCIDENTELLES ET DE L'ALCOOLISME PROFOND.

• ULCÈRES ET CANCERS GASTRIQUES ET DIGESTIFS

Syndrome général très adynamique : malade épuisé, froid ; sensation de froid intérieur, craint de bouger.
Brûlures gastriques ; crampes, reflux brûlant. Vomissement, hématémèse et melaena.
Sensation de constriction de la cage thoracique.

• SUITES D'IRRADIATIONS THÉRAPEUTIQUES OU ACCIDENTELLES

Déficit globulaire surtout de la lignée blanche (O.P.).
État général médiocre. **Pas de résistance à la fatigue et aux maladies.**
Polychimiothérapie, alcoolisme grave, intoxications.
Le malade est froid ; collapsus menaçant au moindre effort (*VERATRUM ALBUM*).
Hépatites (*PHOSPHORUS, ARSENICUM ALBUM*).
Chute des cheveux (*GELSEMIUM, THALLIUM, ARSENICUM ALBUM*).

• **AUTRES INDICATIONS**

Ulcérations atones ; nécroses osseuses ; ozène (*ASA FOETIDA*).
Tumeurs bénignes et malignes ; polypes.
Ostéomalacie et fissures osseuses.
Paralysie faciale *a frigore* (*ACONITUM, CAUSTICUM*) ; après irradiation et tumeurs.

COMMENTAIRES ET COMPARAISONS

CADMIUM SULFURICUM rend des services en raison de la fréquence des traitements par irradiation et polychimiothérapie. Il aide à supporter ces thérapeutiques très agressives.

Son action se confond avec :
RAYONS X et *RADIUM BROMATUM* ;
COBALTUM.

On a intérêt à lui associer un remède d'action générale. Souvent, *ARSENICUM ALBUM* ou *PHOSHORUS*, d'autres fois *LACHESIS, CARBO VEGETABILIS, NITRICUM ACIDUM, CAUSTICUM*.
Plus spécialement pour l'estomac : *CONDURANGO, KALIUM BICHROMICUM, BISMUTHUM, HYDRASTIS, SULFURICUM ACIDUM*.

On trouve le cadmium dans *ASTERIAS RUBENS*, utilisable pour le cancer du sein.

Caladium seguinum ou Dieffenbachia seguine

Dieffenbachia

Dieffenbachia seguine Schott. (= *Caladium seguinum* Vent.) (Aracées)

DESCRIPTION : D'une façon générale, les *Dieffenbachia* sont de belles plantes suffrutescentes à tiges épaisses, pourvues de feuilles penninervées, engainantes et à long pétiole, munies d'une spathe oblongue, persistante ; spadice dressé, portant à la base les fleurs femelles et au sommet les fleurs mâles.

Originaire de Porto-Rico et des Antilles, *D. seguine* est caractérisé par ses feuilles elliptiques, vert foncé, à nervures proéminentes.
Espèces ornementales trouvées fréquemment dans les intérieurs, les *Dieffenbachia* sont bien connus pour leurs propriétés irritantes s'exerçant par contact.

PARTIE UTILISÉE : La plante entière séchée.

COMPOSITION

Malgré une thèse consacrée à cette espèce (1), on ne sait à quel principe est due la toxicité.
On a signalé cependant l'abondance des cristaux d'oxalate de calcium ainsi que la présence d'une phytotoxine (2).

PATHOGÉNÉSIE

Remède d'action limitée.
IMPUISSANCE, TABAGISME ET PRURIT.

IMPUISSANCE AVEC EXCITATION SEXUELLE ET DÉPRESSION.

TABAGISME ET INTOLÉRANCE AU TABAC : PERTE DE MÉMOIRE, NAUSÉES, INAPPÉTENCE, DYSPNÉE, BRONCHITE...

PRURIT GÉNITAL VOLUPTUEUX.

• **IMPUISSANCE**

Impuissance avec excitation sexuelle psychique ; libido accrue, mais dépression, apathie, tristesse.
Éjaculation sans érection ; coït sans éjaculation ; pas d'orgasme.
Troubles consécutifs aux excès ou aux obsessions sexuelles (O.P.).

• **TABAGISME ET INTOLÉRANCE AU TABAC**

Perte de mémoire. Difficulté à se rendre compte du réel.
Hyperesthésie, irritabilité (*NUX VOMICA*).
Nausées, inappétence, diarrhée par la fumée de tabac (*GELSEMIUM*).
Vertige.
Asthme, bronchite chronique du fumeur.
Impuissance associée au tabagisme ; stérilité des fumeurs (O.P.).

• **PRURIT GÉNITAL**

Prurit génital masculin et féminin avec excitation sexuelle. Prurit de la femme enceinte. Prurit voluptueux.

Autre symptôme : alternance du prurit et de l'asthme (*SULFUR*).

Action contre les effets des piqûres de moustiques ; effet préventif (?).

On l'a recommandé dans la dissuasion tabagique, comme *PLANTAGO* (T.M. à 3 DH). Il complète les remèdes généraux chez les fumeurs.

La petite obnubilation des fumeurs jeunes évoque surtout *GELSEMIUM* ; les malaises nauséeux *IPECA*, *TABACUM*, *PETROLEUM*, *VERATRUM ALBUM*.

Ses propriétés irritantes par contact évoquent *RHUS TOXICODENDRON* et surtout *CROTON* dont le prurit génital est qualifié de "féroce". Le prurit "voluptueux" de *CALADIUM* rappelle *STAPHYSAGRIA* (prurit et excitabilité génitale) et *AMBRA GRISEA* (femmes asthéniques et hyperesthésiques).

L'impuissance avec libido conservée : *LYCOPODIUM* ; accrue : *PHOSPHORUS*.

BIBLIOGRAPHIE

1. KUBALLA B. - Contribution à l'étude des constituants responsables de l'activité phlogogène du *Dieffenbachia*. Thèse 3e cycle Pharm., Strasbourg, 1979.
2. DEBELMAS A.M. et DELAVEAU P. - *Guide des plantes dangereuses*. Maloine, Paris, 1978.

Calcarea carbonica ostrearum

Calcaire d'huître

Constitué par le calcaire prélevé dans la couche moyenne de la coquille d'huître après élimination de la nacre.

DESCRIPTION : Poudre blanchâtre insoluble dans l'eau et l'alcool, complètement soluble dans les acides en donnant un dégagement de gaz carbonique.

Le calcaire d'huître a pour principal constituant $CaCO_3$ (au moins 90 %) accompagné de petites quantités de chlorures, phosphates et magnésium.

PATHOGÉNÉSIE

Remède d'action générale.
LOURD, LENT, GOURMAND, FRILEUX, PEUREUX.

TROUBLES DU MÉTABOLISME CALCIQUE :
DÉFORMATIONS SQUELETTIQUES, RACHITISME, LITHIASES CALCIQUES ET CALCIFICATIONS ANORMALES, EXOSTOSES.

SPASMOPHILIE – TÉTANIE.

TROUBLES NUTRITIONNELS ET DIGESTIFS :
SURALIMENTATION, OBÉSITÉ, DIARRHÉE.

FATIGABILITÉ, FRILOSITÉ, TRANSPIRATION, ADÉNOPATHIES, HYPERTROPHIE AMYGDALIENNE, POLYPES ET VERRUES.

LENTEUR, ASTHÉNIE, PASSIVITÉ, PEUR, MAIS AUSSI IMPULSIONS ET FUGUES.

AGGRAVATION :
PAR LE FROID, L'HUMIDITÉ, LE TRAVAIL DANS L'EAU.
PAR L'EXERCICE PHYSIQUE ET L'EFFORT MENTAL.
PAR LE LAIT, LES LAITAGES, LE SURDOSAGE OU LA CARENCE CALCIQUE.
À LA PLEINE LUNE.

• **TROUBLES DU MÉTABOLISME CALCIQUE**

Retard et déformation du squelette, pourtant massif. Nourrisson à grosse tête. **Fontanelles ouvertes tardivement.** Apparition tardive des dents qui sont grandes ; caries. Enfant lourd ou obèse marchant tard : **thorax élargi aux bases** par l'abdomen dilaté ; bourrelets costaux ; cyphose, hyperlordose des gros.

Genu valgum, talus valgus, affaissement des voûtes plantaires.

Hyperlaxité articulaire (*CALCAREA FLUORICA*).

Retard de formation de cal osseux. Épiphysites de croissance. Toutes les maladies de squelette. Ostéoporose, ostéomalacie, sur squelette massif.

Lithiase calcique vésiculaire et rénale ; salivaire ; monolithiase ou gros calculs vésiculaires bien tolérés ; calculs en cocarde (O.P.).

Urines troubles, abondantes, à sédiment blanchâtre.

Calcifications des cartilages costaux, des ganglions

mésentériques, des parois artérielles ; grandes ostéophytoses et syndesmophytoses ; calcifications péri-articulaires. Exostoses (*CONCHIOLINUM, HEKLA LAVA ; SYMPHYTUM*). Tumeurs ostéogénétiques.

Toutes les calcifications aberrantes (*SOLANUM MALACOXYLON*), chondro-calcinose.

Spasmophilie et tétanie, surtout à calcémie modifiée (O.P.). Crises tétaniques des nourrissons suralimentés en lait (O.P.).

• TROUBLES NUTRITIONNELS ET DIGESTIFS : OBÉSITÉ, DIARRHÉE

Nourrissons suralimentés en lait : excès pondéral, vomissements, diarrhée, "croûte de lait" du cuir chevelu.

Obésité par suralimentation : répartition des graisses à l'abdomen, l'épigastre, la racine des membres. Chez la femme, hypertrophie mammaire, lactation profuse, mastodynie prémenstruelle.

Appétit augmenté et incontrôlable : manque de volonté, de persévérance.

Désir d'aliments insipides, peu variés : lait et laitages, pâtes, pain, soupe.

Désir d'œufs. **Désir d'aliments indigestes ou non comestibles :** terre, craie, vers de terre, grains de café... pica.

Météorisme gastrique permanent (*CARBO VEGETABILIS*). La peau de l'épigastre est glacée au toucher (O.P.).

Éructations, vomissements, conflit hiatal (O.P.). Météorisme abdominal global.

Acidité du tube digestif : goût, éructations, diarrhée, mais aussi sueurs aigrelettes, surtout chez le nourrisson (*MAGNESIA CARBONICA, RHEUM*). Intolérance au lait qui est vomi caillé.

Diarrhée de selles indigérées, d'odeur aigre, abondantes. Matières grasses surnageantes : pancréatite. Constipation de selles décolorées à blanches. **Toujours mieux quand il est constipé.**

Diabète de l'obèse. Décompensation et amaigrissement brutal (O.P.) (*ACETICUM ACIDUM*).

• ASTHÉNIE, FRILOSITÉ, VULNÉRABILITÉ À L'INFECTION

Faiblesse permanente, redoute l'effort, agit lentement. Dyspnée rapide dans les escaliers, les ascensions (*KALIUM CARBONICUM*).

Crises subites d'asthénie : après une marche, un rapport sexuel, la selle, un sport modéré. Asthénie par le travail intellectuel : attention insuffisante, concentration courte.

Frilosité considérable et froid objectif de la peau. Froid ressenti jusqu'aux os (*ARANEA DIADEMA*). Sensation de froid glacial aux endroits douloureux, à la tête, aux genoux, aux lombes. Les régions froides sont moites ; ou encore transpiration froide profuse : tête et cuir chevelu mouillés et froids pendant le sommeil (chaud et moite : *BELLADONNA*) ; pieds froids et humides : **impression de porter des bas, des chaussettes, mouillés.**

Pieds froids et tête chaude (*ARNICA*). Sueurs aigres, acides.

Voies respiratoires vulnérables à l'infection. Rhinite mucopurulente traînante.

Polypes volumineux du nez. Enrouement indolore. Toux et bronchite avec expectoration jaune, épaisse.

Hypertrophie amygdalienne considérable. Amygdalite par froid humide. **Adénopathies** molles, indolentes, volumineuses, **de limites imprécises.**

Thorax douloureux, dyspnée, séquelles calcifiées de tuberculose, surtout apicale droite (O.P.).

Règles hémorragiques, fréquentes, longues, épuisantes, avec froid intense (*CHINA*). Elles peuvent reparaître à la moindre émotion (*AMBRA GRISEA*).

Puberté retardée, mais règles abondantes. Aménorrhée par le bain froid.

Gros fibrome. Polype du col ou du corps utérin.

Tous les polypes : du nez, génitaux, vésicaux, rectosigmoïdiens, etc...

Verrues de grandes dimensions ; **verrues planes** de la face. Lipomes.

• PSYCHISME LENT, ASTHÉNIQUE, PASSIF, PEUREUX

Nourrisson apathique : **éveil et acquisitions psychiques et motrices retardées,** activité faible.

Lenteur, à tout âge. **Asthénie pour le travail intellectuel** et peur qu'on s'en aperçoive. Inaptitude aux mathématiques, à l'abstraction. Absence d'initiative et découragement rapide. Refus de la nouveauté, de l'inconnu.

Vertige et phobie de l'altitude : montagne, ponts, une simple chaise.

Nombreuses peurs : de la fatigue, de l'inconnu, de l'altitude, etc...

Impulsions à courir ; de fuite, de précipitation. **Fugues de l'adolescence.**

COMMENTAIRES ET COMPARAISONS

Le biotype de *CALCAREA CARBONICA* sert à définir la "constitution carbonique".

Nourrisson lourd, suralimenté en lait, à grosse tête, gros squelette, retard dentaire, dents larges. Teint blanc. L'enfant reste gros. L'abdomen évase les bases thoraciques, les jambes et le rachis s'incurvent, le

squelette, malgré sa masse, semble malléable et se déforme.
L'adulte obèse, frileux, moite, fatigable, présente une calvitie assez précoce débutant au vertex. Prédominance de l'étage abdominal. Inaptitude invétérée à l'exercice physique : asthénie et transpiration.
Mais les indications du remède s'étendent bien au-delà du type, à des malades maigres.
Avec *SULFUR* et *LYCOPODIUM*, il domine la Matière médicale des chroniques et il est le plus typé. Correspondant à une pathologie du début de la vie, il s'aggrave en ***SULFUR***, puis ***LYCOPODIUM*** ou en ***THUYA***. Mais pour les auteurs anciens, la séquence est plutôt ***SULFUR – CALCAREA CARBONICA – LYCOPODIUM***.
PULSATILLA le complète : mêmes réactions des muqueuses, tendance à grossir, pusillanimité. Sa pathologie digestive et son avidité sont psoriques, sa vulnérabilité tuberculinique, ses verrues, ses polypes, son infiltration, sycotiques. Les troubles digestifs s'aggravent en ***MAGNESIA CARBONICA*** ou ***NATRUM CARBONICUM***, l'asthénie et le météorisme gastrique en ***KALIUM CARBONICUM***, l'amygdalite et la lenteur en ***BARYTA CARBONICA***. Son aigu est ***BELLADONNA***.
SILICEA est aussi faible, transpirant, frileux, mais souvent maigre ; l'enfant agité et criard, l'adulte irritable et hyperesthésique.
L'obésité de ***GRAPHITES*** est proche, mais sans les transpirations, et avec une note hypothyroïdienne et des règles faibles.
ANTIMONIUM CRUDUM le complète dans les excès alimentaires.

On trouve le carbonate de chaux dans ***CORALLIUM RUBRUM***, qui partage donc avec ***CALCAREA CARBONICA*** l'affinité respiratoire et peut-être l'activité spasmogène.

On ne sera pas étonné des teneurs en calcium appréciables de :
ALFALFA et ***AVENA SATIVA*** : à la fois toniques et sédatifs nerveux ;
BELLADONNA : l'aigu de ***CALCAREA CARBONICA*** ;
CONCHIOLINUM : épiphysite ;
HEKLA LAVA : remède d'exostoses et d'ostéophytes ;
RHEUM : comme lui hyperacide et diarrhéique ;
SEPIA, ***CYCLAMEN***, ***SENECIO*** qui exercent un effet tonique dans le domaine gynécologique, et respiratoire pour ***SENECIO*** ;
CANNABIS, ***COFFEA***, ***HYOSCYAMUS*** enfin, où l'effet de l'ion Ca est masqué par d'autres composants ;
SOLANUM MALACOXYLON : remède de calcifications aberrantes, contient un métabolite de la vitamine D_3 : hypercalcifications et surtout chondrocalcinose.

Calcarea fluorica

Fluorure de calcium

CaF_2

DESCRIPTION : Poudre blanche pratiquement insoluble dans l'eau, contrairement aux autres halogénures de calcium, légèrement soluble dans les acides minéraux dilués, soluble dans les acides minéraux concentrés avec libération de HF.

PATHOGÉNÉSIE

Remède d'action limitée.
DISSYMÉTRIE, SCLÉROSE, LAXITÉ.

FIBROSE, SCLÉROSES TISSULAIRES, EXCROISSANCES OSSEUSES, PÉRIOSTÉES, EXOSTOSES. ADÉNOPATHIES INDURÉES. ARTHROSE.

HYPERLAXITÉ ARTICULAIRE, MALFORMATIONS ET PTOSES, ASYMÉTRIE SQUELETTIQUE, SCOLIOSE, DYSTROPHIES DENTAIRES.

MÉTHODIQUE ; AVARE ; ENFANT INDISCIPLINÉ, RÉSULTATS SCOLAIRES IRRÉGULIERS.

AGGRAVATION :
PAR TEMPS FROID ET HUMIDE.
AU DÉBUT DU MOUVEMENT.

• FIBROSE, SCLÉROSE

Excroissance et indurations périostées : os du crâne, diaphyse des os longs, maxillaires, etc. Exostoses, kystes osseux. Rachitisme avec déformations et bourrelets costaux.

Épiphysites de croissance avec dissymétrie.

Ostéophytose arthrosique ou post-traumatique, importante, dissymétrique.

Dans l'arthrose, aggravation au début du mouvement et amélioration par la continuation ; aggravation par le froid humide.

Induration des ligaments, des tendons, des tissus péri-articulaires (*CAUSTICUM*).

Nodosités dures juxta-articulaires.

Adénopathies très dures (élastiques : *LAPIS ALBUS* ; molles : *CALCAREA CARBONICA*).

Tumeurs indurées, pierreuses : thyroïde, seins, testicules, utérus.

Artériosclérose précoce, souvent avec H.T.A. Dureté des artères.

Sclérose pulmonaire : dilatation bronchique, infection chronique respiratoire.

Ongles épais, durs, cassants, tendant à se fissurer. Sclérodermie.

Kératite, cataracte.

Indurations tympaniques, otite chronique, sclérose vasculaire de l'oreille, avec acouphènes et surdité (O.P.).

Fissuration sur indurations : ulcères calleux, à bords durs et surélevés.

Dermatoses avec indurations et fissures. Eczéma variqueux. Indurations douloureuses de la langue. Gerçures des paumes et des lèvres, fissures et fistules remaniées avec sclérose secondaire. Fistules dentaires.

• HYPERLAXITÉ ET MALFORMATIONS, ASYMÉTRIE SQUELETTIQUE

Hyerlaxité ligamentaire, ou luxations, luxations incoercibles.

Morphologie dissymétrique : scoliose, malformations, hyperlaxité du rachis.

Prognathisme supérieur ou rétrognathisme inférieur.

Palais ogival. Implantation dentaire irrégulière.

Dents petites, toutes les anomalies. **Émail irrégulier.** Caries précoces.

Dolichocolon avec constipation, flatulence.

Déficiences pariétales avec ptoses multiples et hernies. Prolapsus utérin (*SEPIA*).

Anomalies des parois artérielles : anévrismes ; veineuses : **varices volumineuses et tortueuses ;** capillaires : **angiomes et nævi.** Toutes les tumeurs vasculaires (*CARBO ANIMALIS*).

Malformations cardiaques et valvulaires. Hémorroïdes très procidentes, avec fissures.

• MÉTHODIQUE, TENACE, MAIS AVARE. RÉSULTATS SCOLAIRES IRRÉGULIERS. INDISCIPLINE

Méthodique, réalisateur, tenace, économe.

Préoccupations financières excessives, montages financiers hasardeux, avarice, peur de la ruine (*BRYONIA*, *CALCAREA CARBONICA*, *PSORINUM*, *SEPIA*).

Résultats scolaires irréguliers. Instabilité. **Indiscipliné.** Scolarisation "vagabonde".

COMMENTAIRES ET COMPARAISONS

On trouve dans cette pathogénésie des effets d'hyperfluorisation et de carence en fluor. Avec ses contradictions : effets primaires et secondaires ; elle sert à définir la "constitution fluorique", associée à la diathèse luétique. C'est du luétisme que sont déduits les signes psychiques.

Anomalies et démesure du caractère et du comportement. Intellectualisation excessive ou déficitaire avec originalité, paradoxe, fausseté du jugement.

LUESINUM le complète, ainsi que les remèdes luétiques :

AURUM : hypertension, rhumatismes ;

MERCURIUS : adénopathies, psychisme ;

PHYTOLACCA : indurations, rhumatismes.

L'aggravation conduit à *FLUORICUM ACIDUM* dont le psychisme est opposé, ou à *NITRICUM ACIDUM,* tous deux remèdes d'ulcération.

HEKLA LAVA et *LAPIS ALBUS* : indurations osseuses.

SILICEA, *CALCAREA PHOSPHORICA* : scoliose, troubles de la croissance osseuse.

AURUM, *BARYTA CARBONICA*, *PLUMBUM* : artériosclérose.

SEPIA, *NATRUM CARBONICUM*, *FLUORICUM ACIDUM* : laxité ligamentaire.

RHUS TOXICODENDRON : rhumatisme avec modalité de dérouillage mais, de plus, retour des douleurs à la fatigue ; remède complémentaire.

Calcarea iodata

Iodure de calcium tétrahydraté

$CaI_2, 4H_2O$

DESCRIPTION : Lamelles hexagonales très hygroscopiques : le produit du commerce contient couramment 16 à 20 % d'humidité. Composé très soluble dans l'eau et dans l'alcool, pratiquement insoluble dans l'éther ; devient jaune par exposition à l'air, en raison d'une libération de l'iode.

PATHOGÉNÉSIE

Remède d'action limitée.
HYPERTHYROÏDIE ET AMYGDALITE.

HYPERTHYROÏDIE, HYPERMÉTABOLISME, ACCOMPAGNÉS D'HYPERTROPHIE AMYGDALIENNE ET D'ADÉNOPATHIES INDURÉES.

BRONCHITES.

AGGRAVATION :
PAR LA CHALEUR ET LE FROID HUMIDE.

• HYPERTHYROÏDIE ET AMYGDALITE

Enfants et adolescents maigres, à appétit fort, hyperactifs, parfois vraiment hyperthyroïdiens. Ils ont trop chaud, désirent le grand air, mais transpirent beaucoup.
Amygdalite chronique ; **très cryptique.** Adénopathies satellites dures (*CALCAREA FLUORICA*, *SILICEA*).
Bronchopathies, déclenchées par le froid humide, avec expectoration mucopurulente et participation laryngée (O.P.).

COMMENTAIRES ET COMPARAISONS

Parmi les nombreux sels de calcium, l'utilisation de *CALCAREA IODATA* est justifiée par l'existence indéniable d'un "type iodique" qui associe l'hypermétabolisme, l'hyperactivité, la thermophobie de la fonction thyroïdienne, aux adénopathies, à la pharyngolaryngite de l'iode. Devant un tel syndrome, il est irremplaçable.

On compare d'une part :
CALCAREA PHOSPHORICA : asthénique ;
NATRUM MURIATICUM : amaigrissement localisé en haut du corps et soif excessive.

et d'autre part :
SULFUR IODATUM : avec des éruptions, des diarrhées, de la fatigue ;
ARSENICUM IODATUM : agité mais fatigué, et sans doute anxieux.

Calcarea phosphorica

Phosphate tricalcique

$Ca_3(PO_4)_2$

DESCRIPTION : Poudre blanche, amorphe, inodore et sans saveur, pratiquement insoluble dans l'eau et dans l'alcool, soluble dans les acides chlorhydrique et nitrique dilués.

PATHOGÉNÉSIE

Remède d'action limitée.
MINCEUR, FRACTURES, ÉMOTIVITÉ.

SQUELETTE FIN, LONGILIGNE, FRACTURES FRÉQUENTES, DOULEURS OSSEUSES, ÉPIPHYSITES ET OSTÉOPOROSE.

FATIGABILITÉ, FRAGILITÉ RESPIRATOIRE, DIARRHÉE.

HYPERACTIVITÉ, ASTHÉNIE PSYCHIQUE ET ÉMOTIONNELLE, FAIBLESSE DE L'ATTENTION.

AGGRAVATION :
À LA FONTE DES NEIGES, AU FROID HUMIDE, PAR L'ORAGE.
PENDANT LA DENTITION.

ALTERNANCE :
DE FISTULE ANALE ET DE MALADIE PULMONAIRE.

• SQUELETTE FIN, FRACTURES, ÉPIPHYSITES, OSTÉOPOROSE

Fermeture tardive des fontanelles (*CALCAREA CARBONICA*).

Squelette fin, long, os grêles, attaches fines. Tendance aux fractures (*SILICEA*). Formation tardive du cal (*SYMPHYTUM*). **Douleurs postfracturaires,** même tardives, par temps humide (O.P.).

Douleurs épiphysaires, osseuses, par froid humide, après une maladie infectieuse, avec poussée de croissance : des membres, des sacro-iliaques, du crâne. Douleur des symphyses. **Pubalgie.**

Cyphose, cypho-scoliose, thorax étroit, déformations rachitiques. Épiphysite juvénile.

Dystrophies osseuses acquises, métaboliques et carentielles.

Ostéoporose et tassements. Sénilité osseuse.

Douleurs des os du crâne, de la symphyse pubienne, des sacro-iliaques (***AESCULUS, RUTA, SEPIA***).

• FATIGABILITÉ, FRAGILITÉ RESPIRATOIRE, DIARRHÉE

Céphalée du travail intellectuel *(KALIUM PHOSPHORICUM, NATRUM MURIATICUM)*, des anémiques (***CHINA***).

Fatigabilité avec instabilité, agitation, inattention (*SILICEA*). À l'heure du lever (***PULSATILLA***).

Anémie hypochrome (***FERRUM METALLICUM, CHINA***).

Transpiration épuisante, surtout de la tête et du cou ; nocturne (*T.K.*).

Maladies respiratoires au moindre refroidissement. Rhinites répétées. Adénoïdites. Hypertrophie amygdalienne.

Bronchites et pneumopathies répétées avec douleurs claviculaires et de la base gauche.

Toux tenace, fatigante ; de la dentition.

Tuberculose pulmonaire (en appoint et consolidation).

Appétit exagéré, faim permanente (*NATRUM MURIATICUM, PHOSPHORUS, IODUM*) mais vomissements faciles.

Désir de jambon, de viandes et poissons fumés et salés, de lard.

Abdomen creux, mais flatulence. Douleurs abdominales après chaque repas. Diarrhée abondante, éclaboussante ; après consommation de fruits et de boissons froides.

Fistule anale. **La fistule alterne avec les troubles pulmonaires ;** plus rarement avec des arthralgies (***BERBERIS***).

• HYPERÉMOTIVITÉ, ASTHÉNIE, FAIBLESSE DE L'ATTENTION

Hyperémotivité, asthénie, instabilité des adolescents. Intolérance aux émotions et au surmenage intellectuel.

Chute des résultats scolaires en fin de trimestre.

Asthénie matinale (***PULSATILLA***) ; incapable de se lever.

Instable et agité quand il est fatigué ; ne se sent bien nulle part. Attention de courte durée.

• AUTRES INDICATIONS

Albuminurie de l'adolescence ; intermittente, ortho ou clinostatique.

Phosphaturie.

Dysménorrhée dès la puberté ; des spasmophiles. Excitation sexuelle : adolescence, période prémenstruelle, allaitement.

Leucorrhée "albumineuse" (***BORAX***).

Le lait maternel est refusé par le nourrisson.

Acné juvénile. Prurit sénile (***PSORINUM***).

Kératite ; toutes les maladies oculaires sur terrain tuberculinique.

COMMENTAIRES ET COMPARAISONS

Cette pathogénésie décrit la constitution phosphorique et un aspect prédominant du tuberculinisme, surtout de la période de croissance. *TUBERCULINUM* (*T.K.*) est donc le principal complémentaire.

Le biotype se déduit des signes pathogénétiques : nourrisson retardé dans son développement squelettique, mais longiligne mince. Il s'assoit et marche tard et donne l'impression de ne pouvoir tenir assis, puis debout. Les déformations squelettiques (thorax étroit, cyphose, genu valgum), la dentition retardée, aux dents petites, crénelées et jaunâtres, avec caries, la voûte palatine modérément ogivale, se distinguent de celles de *CALCAREA FLUORICA* : ici la déficience, l'asthénie, l'affaissement prédominent ; avec le **fluor**, c'est la dissymétrie, la dystrophie, l'hyperlaxité et cependant le sujet n'est pas exempt d'une résistance inattendue.

On compare les remèdes des tuberculiniques – tous asthéniques et hyperémotifs.

NATRUM MURIATICUM : appétit accru et cependant perte de poids.

PULSATILLA : asthénie matinale, variabilité, diarrhée.

SILICEA : aggravation des troubles osseux, de l'asthénie – sueurs profuses – de la baisse des performances scolaires ; découragé et très irritable.

PHOSPHORUS : orientation nerveuse, hémorragies, passions destructrices.

T.K. : complète tous ces remèdes ; il présente aussi l'alternance fistule-poumons.

CHINA : peut le compléter pour les anémies, les sueurs, les diarrhées.
SULFUR IODATUM : complémentaire très général, mais surtout en présence de troubles digestifs, cutanés et des adénopathies ; bouffées vasomotrices ; lors des convalescences.

Calcarea sulfurica

Sulfate de calcium dihydraté

Ca SO_4, $2H_2O$

DESCRIPTION : Poudre blanche, inodore, peu soluble dans l'eau, pratiquement insoluble dans l'alcool.
Privé de la majeure partie de son eau de cristallisation, le sulfate de calcium se transforme en plâtre qui, mélangé à l'eau, donne une masse solide et dure.

PATHOGÉNÉSIE

Remède d'action limitée.
SUPPURATION PROLONGÉE INDOLORE.

SUPPURATION CUTANÉE OU MUQUEUSE INDOLORE ET CHRONIQUE.

Suppuration de lésions cutanées ; pyodermite, impétigo, surinfection. Furoncles et acné. Pus jaune, épais, bien lié.
Peu ou pas de douleurs et de signes inflammatoires sous et péri lésionnels (*PULSATILLA*).
Suppuration pulmonaire chronique ; expectoration abondante ; ni fièvre ni douleurs. Sclérose et dilatation bronchiques chroniques en dehors des crises (O.P.).

COMMENTAIRES ET COMPARAISONS

Parmi les nombreux remèdes de suppuration, il se distingue par son indolence et l'absence de signes patents d'inflammation. Ainsi s'oppose-t-il à *HEPAR SULFUR*, et ressemble-t-il à *KALIUM SULFURICUM* dont le tropisme est surtout du domaine O.R.L. et en tous cas muqueux. *KALIUM SULFURICUM* et *CALCAREA SULFURICA* complètent et prolongent l'action de *PULSATILLA*. Les dilutions basses (4 CH) peuvent entretenir la suppuration en prescription trop prolongée.

SILICEA : retentissement général.
SULFUR : réactions locales et prurit péri lésionnel.

Calendula officinalis

Souci des jardins

Calendula officinalis L. (Composées)

DESCRIPTION : Originaire de la région méditerranéenne et cultivé un peu partout, le souci est une espèce à tige dressée, de 30 à 50 cm de haut, à poils glanduleux. Les feuilles, alternes, charnues, sont spatulées, à dents espacées. Les capitules sont du type Radiées, jaune orangé, de 3 à 5 cm de diamètre, comportant des fleurs tubuleuses au centre et ligulées à la périphérie. Le fruit est un akène presque annulaire.
La plante possède une odeur résineuse caractéristique.

PARTIE UTILISÉE : Le haut de la partie aérienne fraîche : capitule et quinze centimètres de tige environ.

COMPOSITION

- une huile essentielle (0,1-0,4 %) contenant des cétones terpéniques (1) ;
- une combinaison de carotène et de manganèse donnerait à la plante ses propriétés anti-inflammatoires, comme c'est le cas pour l'arnica (2) ;
- des saponosides dérivés de l'acide oléanolique ;
- des polyphénols (acides phénols, flavonoïdes) ;
- divers stérols : stigmastérol, sitostérol, traces de campestérol et cholestérol (3) ;
- des alcools triterpéniques dont le faradiol que l'on trouve souvent chez les Composées à fleurs jaunes (*ARNICA, HELIANTHUS, TARAXACUM, TUSSILAGO*) ;

- des triterpènes pentacycliques : α et β amyrine, taraxastérol, pseudotaraxastérol, lupéol (3) ;
- des polysaccharides immunostimulants (4).

PATHOGÉNÉSIE

Remède d'action limitée.
PLAIES ET INFECTION.

PLAIES ET INFECTION, EN USAGE SURTOUT EXTERNE.

Antiseptique local indiqué dans les plaies, les lésions ouvertes, même anfractueuses et suppurantes.
Désinfection des cavités naturelles, des muqueuses, de la peau.
Ulcères vieillis, remaniés, suppurants.
Il serait hémostatique.

COMMENTAIRES ET COMPARAISONS

Il est aux plaies ce qu'*ARNICA* est aux traumatismes fermés et leur composition est apparentée (carotène, manganèse, polysaccharides immunostimulants).
Parmi les Composées à fleurs jaunes et à faradiol, il faut sans doute retenir, outre *ARNICA* et *CALENDULA*, *TUSSILAGO* avec son urétrite suppurée et sa suppuration oculaire (*TUSSILAGO* est un remède actuellement peu utilisé).
CALENDULA s'utilise en T.M., localement. En pommades souvent spécialisées, en lotions, ovules.
La voie interne complète son action (3 DH à 4 CH) et ressemblerait à celle d'*ARNICA*.

ECHINACEA : suppuration fétide ; anaérobies.
MYRISTICA : abcès en formation ; hâte la suppuration (*HEPAR SULFUR*).
SIEGESBECKIA : suppuration aiguë et chronique ; fistules.

BIBLIOGRAPHIE
1. WILLUHN G. - *Dtsch. Apoth. Ztg*, 1992, *132*, 1873.
2. GRINKEVICH N.V., IGNATEVA N.S. et SAFRONICH L.N. - *Aptech. Delo*, 1963, *12*, 38-40.
3. WILKOMIRSKI B. et KASPRZYK Z. - *Phytochemistry*, 1979, *18*, 253-255.
4. VARLJEN J., LIPTAK A. et WAGNER H. - *Phytochemistry*, 1989, *28*, 2379-2383.

Camphora

Camphre

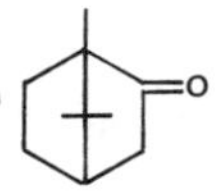

Le produit naturel, obtenu par distillation du bois du camphrier, est dextrogyre ; le camphre synthétique, préparé à partir du pinène de l'essence de térébenthine, est constitué pour la plus grande partie par la forme racémique du camphre naturel.

DESCRIPTION : Camphre naturel et camphre synthétique sont des poudres blanches, cristallines, souvent agglomérées en amas friables, complètement volatiles, d'odeur pénétrante et caractéristique, de saveur d'abord chaude, puis fraîche.
Les deux produits sont pratiquement insolubles dans l'eau, solubles dans l'alcool, l'éther, le chloroforme, l'huile d'olive.
La souche homéopathique est constituée par le camphre naturel.

PATHOGÉNÉSIE

Remède d'action limitée.
CORYZA, COLLAPSUS, FROID.

CORYZA BANAL DÉBUTANT : L'HALEINE ET L'AIR INSPIRÉ SEMBLENT FRAIS. OBSTRUCTION NASALE.

LIPOTHYMIE, CHUTE TENSIONNELLE, COLLAPSUS SOUDAINS, AVEC SENSATION GÉNÉRALE DE FROID OU FROID OBJECTIF.

ÉTAT DE CHOC AVEC ALGIDITÉ DES MALADIES INFECTIEUSES.

AGGRAVATION :
PAR LE FROID, MAIS VEUT SE DÉCOUVRIR.

• CORYZA BANAL DÉBUTANT

Début du rhume banal : l'haleine paraît froide, l'air glacé au contact des muqueuses nasales et pharyngées. Obstruction du nez au début du rhume.

• LIPOTHYMIE, COLLAPSUS

Lipothymie bénigne. Chute brutale de tension et pouls faible.
Malaise cardiaque et collapsus. Dans tous les cas avec **sensation générale de froid ou froid objectif du corps,** puis sueurs froides. Le corps est glacé pendant une perte de conscience. Mais s'il reste conscient, **le malade cherche à se découvrir, rejette ses vêtements chauds.**
Anxiété aiguë avec la crise (*ACONITUM*), sensation de mort.
Malaises syncopaux avec spasmes et convulsions : spasmophilie (*MOSCHUS*), hystérie.
Maladies infectieuses avec choc et algidité : syndromes respiratoires et chalériformes.

• AUTRES INDICATIONS

Dysurie, ténesme, rétention urinaire ; érections pathologiques, impuissance.

COMMENTAIRES ET COMPARAISONS

Le camphre a eu son époque de vogue dans le vieillissement et la lutte anti-infectieuse (Raspail, 1843), et plus récemment comme tonicardiaque d'effet rapide. Il n'y a pas inversion d'action à dose homéopathique.
Les indications bénignes constituent aujourd'hui l'essentiel de son usage.
Il ne peut être prescrit sans la notion de froid, objectif ou subjectif ; **et de soudaineté.**
Il fut indiqué dans le choléra (*VERATRUM ALBUM, CUPRUM*).
Il antidoterait tous les remèdes homéopathiques, tant en doses pondérables qu'en dilutions ; il vaut donc mieux le prescrire seul.

Comparer :
SECALE CORNUTUM : sensation de froid et refus de se couvrir ; évolution longue ; chronicité ;
ACONITUM : froid brutal, angoisse de mort ; très proche mais sans froid objectif ;
VERATRUM ALBUM : algidité, sueurs froides ; syncopes ;
TABACUM : algidité, nausées ;
ARSENICUM ALBUM : algidité, agitation, anxiété ;
CARBO VEGETABILIS : algidité, besoin d'air, d'oxygène.

Cannabis sativa et Cannabis indica

Chanvre

Cannabis sativa L. (Cannabinacées)

DESCRIPTION : Plante herbacée dioïque, à tige cannelée, plus ou moins ramifiée, pouvant atteindre 1 à 2 m de haut. Les pieds mâles sont plus grêles que les pieds femelles. Les feuilles sont alternes, simples ou à 3 segments dans la partie supérieure de la tige, opposées et palmatiséquées à 5-7 segments dans la partie inférieure. Les fleurs mâles sont groupées en panicules verdâtres ; les fleurs femelles sont réunies en cymes compactes mêlées de bractées foliacées : dans la var. ***indica*** des régions chaudes, l'inflorescence est engluée de résine. Le fruit est un akène, le chènevis.
Originaire d'Asie centrale, le chanvre est cultivé :
– dans les régions tempérées pour ses fibres et pour l'industrie papetière ;
– dans les régions chaudes pour ses sommités dont les femelles sont connues par leurs propriétés psychotropes.

PARTIE UTILISÉE : Les sommités fleuries, actuellement non commercialisées en France quelle que soit la variété.

COMPOSITION

Elle a fait l'objet d'innombrables travaux et plus de 400 composants ont été identifiés (1).

- la fraction la plus intéressante est une résine en proportion très variable suivant les variétés et leur origine géographique : les drogues de l'Inde en renferment jusqu'à 20 %, celles d'Europe moins de 5 % et parfois seulement 1 à 2 % ; elle contient des composés non azotés, phénoliques, désignés sous le nom de cannabinoïdes ; certains possèdent les propriétés psychotropes du chanvre indien : il s'agit surtout du **Δ^9-tétrahydrocannabinol**

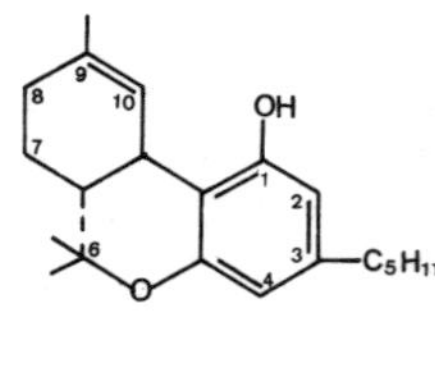

- 12-14 % d'éléments minéraux riches en Ca ;
- traces d'huile essentielle renfermant des carbures terpéniques (limonène) et des sesquiterpènes (caryophyllène) ;
- dérivés azotés : choline, trigonelline, amines diverses, amino-acides, traces d'alcaloïdes de type spermidine ; ces derniers n'ont été retrouvés dans aucun autre végétal supérieur et leur taux ne semble pas dépendre de l'origine géographique ; il s'agit de (2) :

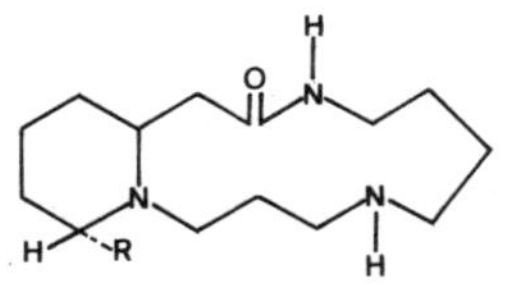

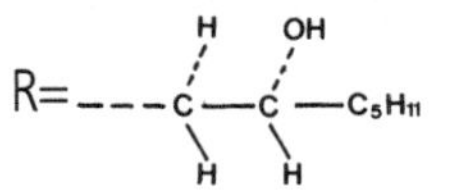

cannabisativine

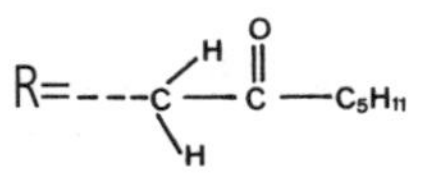

anhydrocannabisativine

PATHOGÉNÉSIE

A. *CANNABIS SATIVA*

Remède d'action limitée.
URÉTRITE ET TROUBLES DE LA PERCEPTION

URÉTRITE TRÈS DOULOUREUSE ET PURULENTE.

TROUBLES DE LA PERCEPTION : DU TEMPS, TROP LENT ; DES SONS QUI SEMBLENT PROVENIR DE LOIN ; DU CORPS : SENSATION DE GOUTTES D'EAU SUR LA TÊTE, SUR LE CORPS.

• URÉTRITE

Urétrite purulente, douloureuse, avec érections douloureuses et mictions goutte à goutte (*CANTHARIS, MERCURIUS CORROSIVUS, CLEMATIS ERECTA*).

• TROUBLES DE LA PERCEPTION

Sensation de recevoir des gouttes d'eau, goutte à goutte, sur la tête, sur le cœur, sur le corps, d'émettre de l'urine goutte à goutte.

Le temps paraît très long. Précipitation, bégaiement (*ARGENTUM NITRICUM*).

Hallucinations auditives : entend des voix provenant de très loin.

Erreurs en parlant, en écrivant.

COMMENTAIRES ET COMPARAISONS

L'urétrite décrite est la blennorragie ; *CANNABIS SATIVA* a donc perdu son principal intérêt thérapeutique. On remarquera que curieusement il présente les réactions muqueuses et les troubles de la conscience du temps d'*ARGENTUM NITRICUM*.

Quant à la sensation de goutte à goutte, obsessionnelle, elle contribue à classer *CANNABIS SATIVA* parmi les remèdes de sycose. *THUYA* est le remède d'action générale complémentaire.

PATHOGÉNÉSIE

B. *CANNABIS INDICA*

Remède d'action limitée.
EUPHORIE, DÉLIRE FURIEUX, DYSURIE.

HYPERIDÉATION EUPHORIQUE AVEC LOQUACITÉ ; PERTURBATION DE LA CONSCIENCE DU TEMPS ET DE L'ESPACE ; DÉLIRE FURIEUX, HOMICIDE.
INSOMNIE.

DYSURIE, URÉTRITE. EXCITATION SEXUELLE.

AGGRAVATION :
PAR LES DROGUES HALLUCINOGÈNES, L'ALCOOLISME, LES EXCITANTS.

• HYPERIDÉATION EUPHORIQUE, DÉLIRE

Logorrhée. Afflux d'idées. Sentiment d'intelligence et d'acuité d'esprit (*COFFEA*). Mais manque de concentration et incohérence de la pensée (*ACTAEA RACEMOSA*).

Euphorie. **Contentement de soi, des autres, des choses** (*SULFUR*).

Impression d'immensité du temps et de l'espace (*OPIUM*).

Hallucinations euphorisantes : le "voyage".

Hyperacousie : le moindre bruit est perçu avec une acuité insoutenable (*OPIUM*, *ASARUM*, *THERIDION*).
Somnolence, stupeur, hypoesthésie, sommeil profond.
Délire furieux et homicide, par justification mystique ou idéaliste (haschichin ou assassin).
Insomnie avec rêves nombreux dont le souvenir persiste avec précision (O.P.).

• DYSURIE, URÉTRITE, EXCITATION SEXUELLE

Urétrite mucopurulente. Urine goutte à goutte. Érection pendant la miction.
Excitation sexuelle, exaltation et perturbation de la libido.

COMMENTAIRES ET COMPARAISONS

Les deux *CANNABIS* de la Matière médicale sont actuellement, en France, prohibés pour l'usage thérapeutique, même aux doses homéopathiques. Suppression regrettable car *CANNABIS INDICA* a des indications irremplaçables. À la rigueur, on compare à *OPIUM* et à *ETHYLICUM*, ou encore à deux autres hallucinogènes : *ANHALONIUM*, le peyotl, dont les hallucinations sont surtout visuelles et *COCAINUM*, qui modifie perception et surtout sensibilité.

CANNABIS SATIVA : est semblable avec des signes psychiques différents (?).
COFFEA : a une logorrhée avec hyperidéation et insomnie.
ACTAEA RACEMOSA : logorrhée, hyperidéation, petite confusion.
LACHESIS : logorrhée et agressivité.
BELLADONNA, HYOSCYAMUS, STRAMONIUM : délires sans euphorie.

Signalons que le limonène de *CANNABIS* se retrouve dans *TEREBINTHINA* qui irrite les voies urinaires jusqu'à l'hématurie.

BIBLIOGRAPHIE

1. TURNER C.E., ELSOHLY M.A. et BOEREN E.G. - *J. Nat. Prod.*, 1980, *43*, 169-234.
2. FOURNIER G. - Le chanvre à fibres : *Cannabis sativa* L. Cannabinacées. Thèse Doct. ès Sciences pharmaceutiques, Paris XI, 1979.

Cantharis

Cantharide

Lytta vesicatoria Fabre (Méloidés)

DESCRIPTION : Insecte vésicant d'un vert métallique à reflets mordorés, de 1,5 à 2 cm de long, pourvu d'antennes noires à 11 articles. On le trouve dans le centre, l'est et le sud de l'Europe où il vit de préférence dans les Oléacées et les Caprifoliacées (frêne, lilas, troène notamment).

PARTIE UTILISÉE : L'insecte desséché.

COMPOSITION

- 5 à 9 % de sels minéraux riches en phosphates ;
- 10 à 15 % de lipides ;
- du cholestérol ;
- une matière colorante et une résine ;
- de l'acide urique ;
- 0,4-0,6 % de cantharidine dont on connaît depuis longtemps l'activité rubéfiante et congestionnante pour les voies urinaires

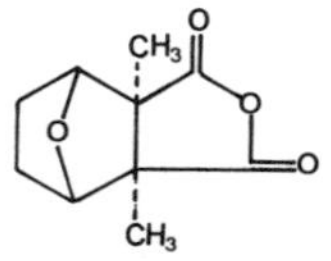

cantharidine

PATHOGÉNÉSIE

Remède d'action limitée.
VÉSICULES, BRÛLURES, CYSTITE.

BRÛLURES AVEC VÉSICATION. DERMATOSES À GRANDES VÉSICULES, BULLEUSES, SE SURINFECTANT. PEMPHIGUS.

INFLAMMATION DE L'APPAREIL URINAIRE DE LA VESSIE AUX REINS, AVEC DOULEURS BRÛLANTES, INTENSES, SUPPURATION, HÉMORRAGIES.

EXTENSION GÉNITALE. TOUTES LES INFLAMMATIONS TRÈS DOULOUREUSES ET BRÛLANTES DES MUQUEUSES : CÔLON, RECTUM, PHARYNX...

AGGRAVATION :
EN URINANT.
À LA VUE, AU CONTACT DE L'EAU (EXCEPTIONNEL).

• **BRÛLURES ET DERMATOSES BULLEUSES**

Brûlures avec vésication et phlyctène. Hypersécrétion séreuse, puis surinfection. Douleurs intenses.

Dermatoses vésiculeuses, à grandes vésicules douloureuses, brûlantes. Bulles. Tendance à l'infection, la suppuration, l'hémorragie. Herpès, zona, eczéma, pemphigus. Prurit brûlant (*CARBOLICUM ACIDUM*).

Cellulite douloureuse et enflammée (O.P.). Hypodermite ; érysipèle (*RHUS TOXICODENDRON*).

• **INFLAMMATION URINAIRE TRÈS DOULOUREUSE. RECTITE. PHARYNGITE**

Cystite très douloureuse : brûlure avant, pendant, après chaque miction.

Urines hématuriques (*TEREBINTHINA*), purulentes. Ténesme urinaire.

Cystite avec urétrite. Érections douloureuses. Vulvo-vaginite.

Infection urinaire ascendante : pyélonéphrites et néphropathies, avec brûlure, ténesme, suppuration, douleurs brûlantes, hématurie.

Rectite, recto-sigmoïdite, recto-colite : ténesme, brûlure, hémorragie, glaires mucopurulentes, éventuellement extension uro-génitale.

Pharyngite : langue brûlante, pharynx brûlant, ténesme intense à l'examen, au toucher, même extérieur, en buvant.

• **AUTRES INDICATIONS**

Pleurésie : formes douloureuses. Liquide hémorragique ou purulent.

Péricardite, méningite, hydarthrose...

Excitation sexuelle, "frénésie amoureuse". Tendances obscènes (*HYOSCYAMUS*).

COMMENTAIRES ET COMPARAISONS

La "mouche d'Espagne" fut utilisée comme vésicant et aphrodisiaque. Sa pathogénésie privilégie l'inflammation des voies urinaires, mais il convient de souligner **un effet remarquable dans les brûlures avec vésication :** sédatif toujours ; cicatrisant très probablement (7 CH à 30 CH). Les rectites ou recto-colites les plus douloureuses sont accessibles à son action (*MERCURIUS CORROSIVUS, CAPSICUM, NITRICUM ACIDUM*).

Il modifie favorablement le pronostic et la durée des pemphigus traités par ailleurs classiquement (15 CH et 30 CH très espacés) (*CARBOLICUM ACIDUM*).

Toutes ces brûlures évoquent *ARSENICUM ALBUM* et *SULFUR*.

Les vésicules sont plus grandes et plus douloureuses que celles de *RHUS TOXICODENDRON* et de *RANUNCULUS BULBOSUS*. Néphropathies et œdèmes évoquent *APIS*, un autre insecte. On a pu dire que *CANTHARIS* est un *APIS* aggravé.

L'excitation sexuelle ressemble à celle de *CANNABIS SATIVA, PICRICUM ACIDUM*.

Comparaisons des cystites et urétrites avec douleurs mictionnelles

CANTHARIS : brûlures avant, pendant, après la miction.

CANNABIS SATIVA : brûlures, suppuration, goutte à goutte.

NITRICUM ACIDUM : douleur piquante, urine de mauvaise odeur.

SULFUR : brûlure prédominant au méat.

MERCURIUS CORROSIVUS : brûlures, ténesme intense ; aggravé au début et pendant la miction.

CLEMATIS ERECTA : douleur brûlante, miction intermittente ; orchi-épididymite.

BELLADONNA : sensation de chaleur et de battements.

BORAX : douleurs – cris de l'enfant – avant la miction.

NUX VOMICA : ténesme et fausses envies.

PULSATILLA : douleur après la miction.

STAPHYSAGRIA : douleur en dehors des mictions – cystopathie à urine claire.

THUYA : douleur, suppuration, jet bifide, chronicité.

CAUSTICUM : douleur mictionnelle d'urétrite chronique ; rétrécissement urétral.

Capsicum annuum

Piment doux

Capsicum annuum L. (Solanacées)

DESCRIPTION : Espèce annuelle à tige subligneuse, ramifiée, de 0,50 à 1,20 m, à feuilles oblongues, brutalement rétrécies vers la base. Les fleurs sont

solitaires, blanches, à pétales étoilés aigus. Le fruit est une baie très polymorphe et de couleur variable (jaune, vert, rouge).
Originaire d'Amérique, la plante est cultivée dans beaucoup de régions tempérées chaudes. Il en existe de nombreuses variétés, l'une des plus connues étant le paprika de Hongrie.

PARTIE UTILISÉE : Le fruit séché.

COMPOSITION

- présence dans les graines de saponosides amers de nature stéroïdique ; parmi les génines, on a mis en évidence de la diosgénine et aussi de la gitogénine (1) que l'on connaissait depuis longtemps chez la digitale ;
- un principe piquant, la capsaïcine dont la teneur est sujette à de grandes variations et dépend de la variété, des conditions climatiques, de l'état de maturité du fruit.

La capsaïcine est une amide répondant à la formule suivante :

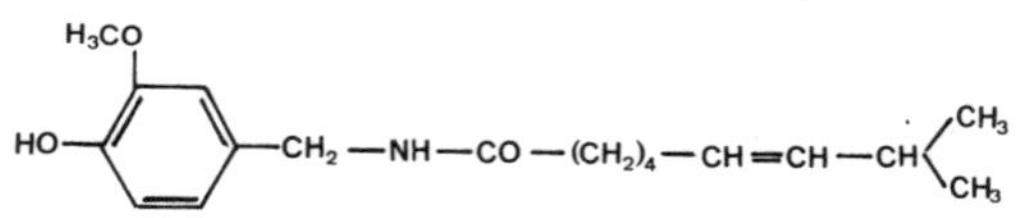

Elle est accompagnée d'autres capsaïcinoïdes qui ont fait l'objet d'études (2).

- la couleur du fruit est due à des pigments caroténoïdes dont les principaux sont la capsanthine et la capsorubine.

PATHOGÉNÉSIE

Remède d'action limitée.
RHINITE, PHARYNGITE, RECTITE, MASTOÏDITE, HYPERÉMIE ET FRISSONS.

INFLAMMATION DU NEZ ET DE LA BOUCHE AU RECTUM : GLOSSITE, STOMATITE, PHARYNGITE AVEC BRÛLURES, TÉNESME, FRISSONS. RECTITE ET RECTOCOLITE.

MASTOÏDITE, SINUSITE.

AGGRAVATION :
PAR LE FROID.
PAR L'ALCOOL, LES ALIMENTS PIMENTÉS, QUI SONT DÉSIRÉS.

• INFLAMMATION DU NEZ ET DE LA BOUCHE AU RECTUM

Rhinite, allergique ou non, avec sensation de brûlure, obstruction, rhinorrhée.
Glossite, stomatite, pharyngite, haleine brûlante "comme si on avait absorbé du poivre". Pharynx rouge sombre (*PHYTOLACCA*), ténesme à la déglutition (*BELLADONNA, CANTHARIS*).
Frissons après avoir bu de l'eau froide. Œsophagite, gastrite : alcoolisme, buveurs de bière.
Rectite, rectosigmoïdocolite : ténesme rectal, après chaque selle, mucosités sanglantes.
Hémorroïdes brûlantes (*SULFUR*).

• MASTOÏDITE, SINUSITE

Mastoïdite. Otite avec sensibilité mastoïdienne. Séquelles de mastoïdite et d'évidement mastoïdien.
Douleur des os de la face, après exposition au froid, ou chronique : sinusite ou névralgie de la face. La toux est douloureusement ressentie dans la face.

• AUTRES INDICATIONS

Nostalgie du pays natal. Remède des transplantés, émigrés, séparés de leurs racines.
Alcoolisme avec dipsomanie : boit de l'alcool en grande quantité dès le matin.
Inflammation génitale et urinaire avec ténesme.
Toux très douloureuse.
Névralgies filiformes : de la face, du nerf sciatique (*ALLIUM CEPA, OXALICUM ACIDUM*).
Sensation de froid localisée : estomac, interscapulaire, scrotum (*CALCAREA CARBONICA*).

COMMENTAIRES ET COMPARAISONS

On décrit un psycho-biotype : face et nez rouges, couperosés, mais froids, tendance à l'obésité, **fausse pléthore,** mais faiblesse, **frilosité** et **frissons.** Il s'agit **souvent d'un alcoolique.** Il est déprimé ; s'il est transplanté, il a la nostalgie du pays natal (Lathoud) (*BRYONIA*).
La capsaïcine a fait l'objet d'un usage de type

homéopathique, involontaire sans doute, en 1990 (Lacroix et coll., Ers, Londres 1990).

"L'application de capsaïcine au niveau de la muqueuse nasale déclenche rapidement une sensation de cuisson, très brève, suivie d'une rhinorrhée... Notre protocole d'étude a consisté en la pulvérisation flash de 150 µl d'une solution à 10^{-7} M de capsaïcine dans chaque fosse nasale... " (3). "Certaines études font état de l'utilisation locale intranasale de capsaïcine au long cours... Les résultats montrent la persistance de l'amélioration du score clinique au-delà de trois mois après la dernière pulvérisation."

L'affinité pour la mastoïde a été largement confirmée au temps des otites compliquées. Actuellement, il est prescrit pour protéger l'oreille interne, préventivement, dans l'otite bénigne. Mais on le néglige trop dans les **algies des os de la face,** où il se compare à ***AURUM***, ***KALIUM BICHROMICUM***, ***ASA FOETIDA***, ***PHOSPHORUS***.

SULFUR : brûlures du tube digestif, sujet assoiffé, couperosé, mais thermophobe.

IRIS VERSICOLOR : œsophagite, reflux, diarrhée brûlante.

AESCULUS : association pharyngite-hémorroïdes ou alternance.

CALCAREA CARBONICA : sensation de froid localisé, mais avec moiteur et transpiration.

CARBO VEGETABILIS : cyanose et froid objectif ; distension gazeuse ; hyposphyxie.

La diosgénine, outre ***DIOSCOREA*** et ***DULCAMARA***, qui n'ont guère de rapport pathogénétique avec ***CAPSICUM***, se trouve aussi chez des plantes ayant en commun la congestion pelvi-génitale :

CAPSICUM : rectite, hémorroïde et inflammation génitale, brûlures et ténesme ;

ALETRIS FARINOSA : leucorrhée, syndrome génital féminin avec asthénie ;

HELONIAS : pesanteur pelvienne et "mélancolie génitale" ;

TRILLIUM PENDULUM : congestion génitale et pelvienne ; douleurs d'éclatement.

BIBLIOGRAPHIE

1. TSCHESCHE R. et GUTWINSKI H. - *Chem. Ber.*, 1975, *108*, 265-272.

2. JURENITSCH J., DAVID M., HERESCH F. et KUBELKA W. - *Planta Med.*, 1979, *36*, 61-67.

3. SERRANO E., DIDIER A., PESSEY J.J. et LACOMME Y. - Compte rendu des séances du Congrès 1990 de la Société d'oto-rhino-laryngologie et de pathologie cervico-faciale. Arnette, Paris, 1991, 98-101.

Carbo animalis

Charbon animal purifié, noir animal purifié

Obtenu par lavage à l'acide chlorhydrique, puis à l'eau, du charbon animal ordinaire pulvérisé.

DESCRIPTION : Poudre d'un noir intense velouté, amorphe, inodore, sans saveur, insoluble dans les solvants usuels, absorbant facilement l'humidité.

PATHOGÉNÉSIE

Remède d'action limitée.
CYANOSE, BRÛLURE, CANCER.

CYANOSE DES EXTRÉMITÉS ET DE LA FACE. VARICES ET ULCÈRES VARIQUEUX. DOULEURS BRÛLANTES.

ADÉNOPATHIES INDURÉES, HYPERVASCULARISÉES, ULCÈRES.

ÉTAT GÉNÉRAL TRÈS MAUVAIS ; MALADIES CHRONIQUES CACHECTISANTES ET CANCER AVANCÉ : MAMMAIRE, GÉNITAL, GASTRIQUE, PULMONAIRE.

AGGRAVATION :
PAR LE FROID.

• CYANOSE, VARICES, DOULEURS BRÛLANTES

Cyanose de la face, des mains, des pieds. Nez œdématié, cyanotique, douloureux.

Acné rosacée (***SANGUINARIA***). Épistaxis de sang noir, précédée de vertige. Veines dilatées, douloureuses, brûlantes (*VIPERA*) ; **capillarose en réseau** et cellulite douloureuse. Ulcères variqueux : induration, cyanose, suppuration.

• ADÉNOPATHIES HYPERVASCULARISÉES, ULCÉRÉES

Adénopathies, ulcères, périadénite, cyanose, hypervascularisation, douleurs brûlantes, ulcération chronique et torpide, écoulement fétide ; adénopathies cancéreuses, tumeurs cutanées avancées.

• MALADIES CACHECTISANTES

Très mauvais état général : défaillances, algidité, sueurs nocturnes avec gastrite grave, cancer gastrique (douleurs crampoïdes, dyspnée, distension, éructations brûlantes ou de stase). Soulagement temporaire en mangeant (*CARBO VEGETABILIS*).
Cancer, tuberculose pulmonaires : dyspnée, expectoration purulente, cyanose, douleurs thoraciques brûlantes.
Cancer du sein : ulcéré, hypervascularisé ; adénopathies, douleurs brûlantes.
Squirrhe.
Syndrome génital évocateur du cancer : leucorrhée purulente, masse utérine indurée, hémorragies, etc.

• AUTRES INDICATIONS

Laxité articulaire : lombalgies et entorses à répétition. Réseau capillaire visible à la cheville ou aux lombes (*CALCAREA FLUORICA*, *CAUSTICUM*).
Audition confuse, presbyacousie.

COMMENTAIRES ET COMPARAISONS

Il arrive que *CARBO ANIMALIS* rende des services au-delà des ressources chirurgicales et mieux que les recours purement analgésiques (9 CH à 30 CH).
Plus quotidiennement, il améliore la circulation veineuse lorsqu'elle est suppléée par un réseau collatéral superficiel et capillaire apparent.
Comparer alors *CALCAREA FLUORICA* dont les varices sont sinueuses, la cyanose inexistante.
Il ressemble à *CARBO VEGETABILIS* plus souvent prescrit, à *LACHESIS* : cyanose, hémorragies, syndrome infectieux.

Carbo vegetabilis

Charbon végétal officinal, charbon de bois

Ce produit, qui est officinal, est obtenu à partir de matières végétales par carbonisation.

DESCRIPTION : Poudre noire, inodore, insipide, insoluble dans les solvants usuels, se laissant difficilement mouiller par l'eau, absorbant un grand nombre de gaz.

PATHOGÉNÉSIE

Remède d'action limitée.
MÉTÉORISME, CYANOSE, COLLAPSUS.

MÉTÉORISME GASTRIQUE : DISTENSION AVEC DOULEURS THORACIQUES ; ET INTESTINAL.

INSTABILITÉ VASOMOTRICE, CÉPHALÉE CONGESTIVE, CYANOSE, CAPILLAROSE, VARICES, HÉMORRAGIES.

MALADIES RESPIRATOIRES DYSPNÉISANTES.
INSUFFISANCE CARDIO-RESPIRATOIRE AIGUË OU DÉFINITIVE.

PRÉCOLLAPSUS, REMÈDE HISTORIQUE DE L'AGONIE.

AGGRAVATION :
PAR LES GRAISSES, LE VIN.

AMÉLIORATION :
EN ÉTANT ÉVENTÉ, PAR L'OXYGÉNOTHÉRAPIE.

• MÉTÉORISME GASTRIQUE ET INTESTINAL

Troubles digestifs dus à l'abus des matières grasses (*PULSATILLA*, *LYCOPODIUM*), **aux aliments avariés** (*ARSENICUM ALBUM*). Gingivite, parodontose, hémorragies et mauvaise odeur de la bouche.
Distension gastrique, sus-ombilicale, post-prandiale, aggravée couché ; avec douleur crampoïde irradiée au thorax et pliant en deux (*COLOCYNTHIS*). Hernie hiatale (*KALIUM CARBONICUM*) (O.P.). Brûlures gastriques. Froid objectif de l'épigastre (O.P.).

Éructations de mauvaise odeur, rances, soulageant peu.
Céphalée et rougeur du visage sitôt après avoir bu du vin ; avec distension gastrique.
Météorisme abdominal, flatuosités et selles fétides et brûlantes. Hémorroïdes suintantes et brûlantes.

• INSTABILITÉ VASOMOTRICE, CÉPHALÉE, CYANOSE, HÉMORRAGIES

La face devient rouge après le vin ou un repas gras.
Céphalée congestive, occipitale, avec intolérance d'un chapeau.
Froid objectif de la peau, réseau de capillarose, cyanose des extrémités.
Syndrome de Raynaud, engelures. Genoux glacés et cyanosés. Réseau érythrocyanotique des membres inférieurs (O.P.).
Varices, hypodermite périvariqueuse, douleurs brûlantes, thromboses.
Ulcères torpides, indurés : péricapillarose et douleurs brûlantes (*CARBO ANIMALIS*).
Hémorragies de sang noirâtre : digestives, utérines, des ulcères, épistaxis.
Purpura.

• MALADIES RESPIRATOIRES DYSPNÉISANTES

Laryngite, surtout chronique, avec enrouement le soir, douleurs brûlantes ; ou indolore.
Pneumopathies aiguës d'évolution défavorable : brûlure de la poitrine, dyspnée intense, défaillance cardiaque (*PHOSPHORUS*) ; haleine froide ; douleur du sommet droit.
Asthme. Crises avec cyanose et menace de collapsus. Asthme du vieillard. **Asthme à dyspnée continue.**
Le malade ne peut plus, n'a plus la force d'expectorer (*ANTIMONIUM TARTARICUM*), et réclame à être éventé. Cœur pulmonaire chronique ; ou poumon cardiaque.

PRÉ-COLLAPSUS

Remède historique de l'agonie : corps couvert de sueurs froides. Haleine froide, respiration superficielle, anarchie du rythme cardiaque.
Réclame de l'air, à être éventé, de l'oxygène.
Torpeur, inconscience, coma.

• AUTRES INDICATIONS

Acné avec capillarose, cyanose du visage.
Chute des cheveux à l'occiput (Vertex : *CALCAREA CARBONICA*, front : *ARSENICUM ALBUM*).
Plaies, ulcères, phlyctènes surinfectés : nécrose, plages noirâtres, mauvaise odeur et pourtour cyanotique.

COMMENTAIRES ET COMPARAISONS

L'association de météorisme gastrique, syndrome vasomoteur de la face, céphalée congestive, est très significative, plus fréquente que la classique association de douleurs brûlantes et de froid objectif.
Il a souvent contribué à redresser des situations désespérées, précédant dans le temps les moyens modernes de réanimation.
La fréquence actuelle des asthmes modifiés par la thérapeutique et devenus continus fournit une nouvelle et très efficace indication (de 5 CH quotidien à 30 CH espacé).

Trois remèdes le complètent :
KALIUM CARBONICUM : météorisme haut, frilosité, défaillance cardiaque ou respiratoire au début ;
CHINA : météorisme total, asthénie, anémie ;
PULSATILLA : intolérance aux graisses, cyanose, troubles veineux ;
LACHESIS : cyanose, capillarose, besoin d'oxygène.

Enfin, on notera que le carbone pur est ***GRAPHITES***, lui aussi complété par ***PULSATILLA***.
CARBO ANIMALIS, proche, est préféré dans les ulcères, les cancers et surtout les adénopathies.
LYCOPODIUM, autre insuffisant digestif, présente un météorisme bas, aggravé après 17 h.

Carbolicum acidum

Phénol

C_6H_5 - OH

DESCRIPTION : Connu depuis longtemps pour ses propriétés antimicrobiennes, le phénol se présente sous forme de cristaux incolores ou blancs, à l'odeur caractéristique, rougissant par exposition à l'air et à la lumière.
Assez soluble dans l'eau et le benzène, très soluble dans l'alcool, le chloroforme, l'éther, la glycérine.
Le phénol est un caustique qu'il convient de manipuler avec précaution.

PATHOGÉNÉSIE

Remède d'action limitée.
VÉSICULES, DOULEURS BRUTALES, ÉTAT SEPTIQUE.

VÉSICULES, BULLES, PEMPHIGUS, ULCÈRES, BRÛLURES, SUPPURATION AVEC ATTEINTE BRUTALE ET PROFONDE DE L'ÉTAT GÉNÉRAL.

PROSTRATION RAPIDE, PÂLEUR EXTRÊME, SUEURS FROIDES ; DOULEURS AIGUËS, BRÈVES, D'INSTAURATION ET DISPARITION RAPIDE LORS DES SYNDROMES TOXI-INFECTIEUX, SEPTIQUES, SEPTICÉMIQUES, NÉCROTIQUES : PHARYNGÉS, DIGESTIFS, RESPIRATOIRES, RÉNAUX, GÉNITAUX... LES SÉCRÉTIONS SONT PUTRIDES.

• VÉSICULES, BULLES. ATTEINTE DE L'ÉTAT GÉNÉRAL

Vésicules s'infectant rapidement (*MEZEREUM*), **bulles** (*CANTHARIS*), puis **ulcération,** nécrose, suppuration ; sur la peau et les muqueuses.
Avec défaillance brutale de l'état général : maladie syndromique, systémique, **pemphigus,** aphtose sévère, agranulocytose.

• PROSTRATION RAPIDE, DOULEURS BRÈVES, ÉTATS SEPTIQUES

Abattement, défaillance, collapsus soudains : face pâle, sueurs froides (*VERATRUM ALBUM*).
Douleurs brûlantes, brèves, d'apparition et disparition brutales.
Stomatites, angines, pharyngites, ulcéro-nécrotiques, phlegmoneuses : haleine fétide, ténesme intense, effondrement de l'état général rapide. Aphtoses graves.
Gastrite intense avec vomissements très acides (*SULFURICUM ACIDUM*).
Entérite, diarrhée : vives douleurs subites, selles fétides.
Alcoolisme digestif avancé, avec désir d'alcool et de fumer.
État typhique, gastro-entérite brutale.
Syndromes respiratoires, génitaux, rénaux avec aggravation importante et rapide, nécrose tissulaire, douleurs soudaines, hémorragies.

• AUTRES INDICATIONS

Hyperesthésie de l'odorat malgré la prostration profonde.

COMMENTAIRES ET COMPARAISONS

CARBOLICUM ACIDUM, comme beaucoup de remèdes homéopathiques, a perdu une part de son intérêt dans les états infectieux, septiques (***MURIATICUM ACIDUM, BAPTISIA***). Mais il a une action originale dans l'association de lésions cutanéo-muqueuses, vésiculo-bulleuses et d'altération brutale de l'état général, se comparant alors uniquement à ***CANTHARIS*** difficile à distinguer – la rapidité d'évolution, la putridité des sécrétions pourraient faire choisir ***CARBOLICUM ACIDUM.*** Quelle que soit la thérapeutique classique instituée, l'apport d'un de ces deux remèdes présente un certain intérêt.

Comparer, dans les états septiques ou infectieux d'évolution rapide :
PYROGENIUM : dissociation pouls-température ;
ARSENICUM ALBUM : agitation malgré l'affaiblissement ; anxiété ;
PHOSPHORUS : hyperesthésie sensorielle, hémorragies ;
MURIATICUM ACIDUM : glisse dans son lit, se découvre, selles involontaires.

Carboneum sulfuratum

Sulfure de carbone

CS_2

DESCRIPTION : Liquide toxique, très inflammable, malodorant. Miscible aux huiles et à des solvants tels que benzène, chloroforme, éther, tétrachlorure de carbone.
Doit être conservé en récipients opaques de fer, aluminium, porcelaine, etc.

PATHOGÉNÉSIE

Remède d'action limitée.
ALCOOLISME NEUROLOGIQUE.

ANÉMIE : PÂLEUR, FRILOSITÉ, ÉPUISEMENT, DIARRHÉE.

TROUBLES NEUROLOGIQUES D'ORIGINE TOXIQUE.
ALCOOLISME : DÉFICIT DES ORGANES DES SENS (VISION, AUDITION, TOUCHER) ; DE L'ÉQUILIBRE, DE LA MOTRICITÉ, DE LA MÉMOIRE.

• ANÉMIE

Anémie, pâleur, frilosité, épuisement, maigreur, diarrhée (*CHINA*).

• TROUBLES NEUROLOGIQUES DÉFICITAIRES

Hypoesthésie cutanée.
Hypoacousie avec bruits d'oreille.
Voile devant les yeux, vision brouillée, névrite optique.
Troubles de l'équilibre, maladresse, dysmétrie, incoordination, tremblement.
Mémoire défaillante, ne trouve pas ses mots. Dépression.
Alcoolisme avec polynévrite, détérioration neuropsychique.
Myélopathies et tabès.

COMMENTAIRES ET COMPARAISONS

Le syndrome toxique s'observait lors de la vulcanisation du caoutchouc.
L'atrophie optique et les déficits mnésiques seraient fréquents.
La pathogénésie évoque l'intoxication éthylique.

Comparer :
ETHYLICUM : alcoolisme neuro-digestif ; euphorie, logorrhée ;
AGARICUS : tremblement, dysmétrie ;
SULFURICUM ACIDUM : tremblement, gastrite ;
ARGENTUM NITRICUM : tremblement, précipitation, incoordination ;
CAUSTICUM : ralentissement et déficit neuro-sensoriel.

Carcinosinum (1) ⚠

DESCRIPTION : Biothérapique ni préparé ni prescrit en France. Aux États-Unis, il est obtenu à partir d'épithélioma mammaire.

PATHOGÉNÉSIE

Remède d'action limitée.
PERFECTIONNISME ET REFOULEMENT. ÉTATS CHRONIQUES COMPLEXES AVEC PHASES CONTRADICTOIRES.

ANXIÉTÉ ANTICIPATIVE DE L'ÉCHEC ET OBSESSION DE PERFECTIONNEMENT ET D'EXCELLENCE.

ÉTATS CHRONIQUES COMPLEXES ET CONTRADICTOIRES, RECHUTES ET ÉCHECS THÉRAPEUTIQUES.

ALLERGIE - IMMUNODÉFICIENCE.

ALTERNANCE D'ÉTATS MENTAUX OU PHYSIQUES CONTRADICTOIRES OU OPPOSÉS.

AGGRAVATION :
PAR LES VACCINATIONS ET LES TRAITEMENTS SUPPRESSIFS.
À LA SUITE DE MALADIES GRAVES ET D'ACTES CHIRURGICAUX.
EN MILIEU AUTORITAIRE ET SITUATIONS CONTRAIGNANTES.
LA NUIT.

AMÉLIORATION :
AU DÉBUT DE LA SOIRÉE.
AU BORD DE LA MER.
PENDANT L'ORAGE.
PAR LA CHALEUR ET PAR LE FROID.

• PSYCHISME

Chez l'enfant **: Anxiété anticipative de l'échec.**
Sentiment exagéré du devoir, besoin d'exceller, de coïncider avec un idéal de perfection et d'excellence.
Insatisfaction inexprimée.
Énergie avec volonté de réussite. Hyperactivité (*NUX VOMICA*).
Aggravation en milieu autoritaire et contraignant.
Enfant sérieux, **ne rit pas**. Intelligence précoce pour les mathématiques ; lit beaucoup. Précis, tatillon, travailleur.
À l'opposé : retard mental, dyslexie, inattention, désordre, agitation, "touche-à-tout" (*MERCURIUS*).
Onychophagie, tics, bégaiement (*AGARICUS*).
Sérieux et minutieux en classe, négligent et inattentif aux détails.
Gaucher contrarié.

Nourrissons et enfants pleurant continuellement.
Aime la nature, la danse, les animaux, mais capable de les maltraiter.
Recherche les spectacles horribles. Phobie des araignées.
Dépression, isolement, rejet de l'aide et de la consolation (*NATRUM MURIATICUM*).
Les émotions sont inexprimées.
Insomnie du nouveau-né et de l'enfant. Sommeil sur le ventre ou en position genu-pectorale. Rêves d'araignée.

Chez l'adulte : anxiété d'anticipation et désir de donner une bonne image de soi.
Conséquences d'une ambiance répressive familiale professionnelle et religieuse.
Déboires en série, sentiment d'injustice.
Manie de vérification.
Sympathie exagérée pour autrui (*CAUSTICUM*).
Phobie de la contamination microbienne. Se lave constamment les mains (*LUESINUM*).
Se sent physiquement malade d'une maladie catastrophique (O.P. Dumont).

• SIGNES PHYSIQUES

Enfants de parents atteints de cancer ou d'autres maladies graves : tuberculose, diabète...
Maladies consécutives aux traitements suppressifs non curateurs : cortisone...
Maladies comportant des phases opposées (*SULFUR, PSORINUM, ARSENICUM ALBUM, PHOSPHORUS*...).
Maladies infantiles survenues tardivement ou sous une forme grave ou compliquée, **mononucléose infectieuse.**
Allergie cutanée ou respiratoire.
Déficit immunitaire, maladies opportunistes. Essais dans le SIDA.
Appareil digestif : mange beaucoup sans grossir.
Grince des dents.
Désir de **potage,** de matières grasses animales (lard), de **chocolat** (*ARGENTUM NITRICUM*) ; de boissons froides, même de **glaçons** (O.P. Dumont).
Diarrhée. Constipation de selles sèches et dures. Prolapsus, fissure anale.
Verminose.
Rhinites et sinusites.
Infection respiratoire grave ou répétitive du premier âge et de l'enfant.
Asthme.
Toux sèche persistante de l'enfant.
Sclérotiques bleues (*CALCAREA CARBONICA, PULSATILLA, T.K.*).
Taches café au lait, naevi, cheloïdes, acné, teint basané. Eczéma.
La sexualité est précoce avec masturbation, mais maturité affective déficiente.

COMMENTAIRES ET COMPARAISONS

Cette pathogénésie dérive de celle de ***SQUIRRHINUM*** (squirrhe) par Burnett et subit encore des additions et des remaniements. *CARCINOSINUM* est cité ou étudié par Kent, Clarke, Foubister, Hui-Bon-Hoa et actuellement par J.-L. Laloy et le groupe de recherche de Hechtel (Belgique) qui inclut l'auteur, C. Dumont.

CARCINOSINUM est classé remède d'action limitée malgré l'importance des signes mentaux et le caractère général des signes physiques car le troisième critère pour un R.A.G. n'est pas rempli en raison des restrictions à son emploi, "la confirmation clinique ancienne et éprouvée ".

On remarque le déséquilibre entre la richesse et la précision des signes mentaux et le caractère général ou vague des signes physiques. La prédominance mentale est-elle réelle, ou l'étude de ce remède a-t-elle privilégié par principe les signes mentaux ? (M. Guermonprez).

Il convient de l'éviter dans le cancer.

Il est surtout prescrit chez l'enfant et en fonction de signes mentaux.

Comparer pour le caractère anxieux, compétitif et sérieux *LYCOPODIUM* et *ARSENICUM ALBUM* ;
pour l'activité, le souci d'efficacité : *NUX VOMICA*. ;
pour le sentiment d'injustice, de contrainte subie : *STAPHYSAGRIA*.

Mais la principale comparaison est évidemment *THUYA* : relation au cancer, suites de vaccinations, verrues et même les obsessions. Les signes mentaux importants diffèrent cependant.

Dumont préconise 3 doses 3 jours consécutifs : 200 K, MK, XMK ou 30 CH, 200 CH, MCH.

Il est toujours prescrit en dilutions élevées. Quand il est bien indiqué, sans risque (O.P. Dumont).

"Les rapports de ***CARCINOSINUM*** avec notre société sont étroits : cancer, situations contraignantes, caractère "battant", contradictions, sérieux de l'enfance, romantisme des "nouveaux sauvages", spectacles TV d'horreur, musique assourdissante, danse gesticulatoire, voyages, sympathie inefficace, sexualité précoce, phobie des microbes, mais effondrement immunitaire et allergies multiples. ***CARCINOSINUM*** est la caricature de notre société" (C. Dumont).

Le lecteur intéressé par ***CARCINOSINUM*** pourra consulter quelques publications (2, 3, 4, 5).

BIBLIOGRAPHIE

1. Monographie de C. DUMONT, résumée et adaptée par M. GUERMONPREZ.
2. COOPER D.J - *Brit. Homeopathic J.*, 1982, *71*, 165-181.
3. LALOY J.L. - Huitièmes rencontres des pédiatres homéopathes. Arles, 9-11 novembre 1990, 50-57.
4. LAMOTHE. - Huitièmes rencontres des pédiatres homéopathes. Arles, 9-11 novembre 1990, 98-105.
5. MABILLON J.-L. - *Cahiers du Groupement hahnemannien*, 1983, 326-331.

Carduus marianus

Chardon-Marie

Silybum marianum Gaertn. (Composées)

DESCRIPTION : Plante herbacée bisannuelle pouvant dépasser 1 m de haut, à grandes feuilles luisantes, épineuses, marbrées de blanc le long des nervures. Les fleurs sont pourpres, toutes tubuleuses, réunies en capitules solitaires et terminaux pourvus d'un involucre à bractées externes épineuses. Les fruits sont des akènes, noirs, luisants, ridés, surmontés d'une aigrette.

On trouve le chardon-Marie dans les lieux incultes de l'Europe centrale et méridionale (midi de la France).

PARTIE UTILISÉE : Le fruit séché.

COMPOSITION

- de la bétaïne (1) ;
- les constituants les plus caractéristiques sont des flavonoïdes particuliers ou flavonolignanes : silybine, silydianine et silychristine semblent être les composés actifs sur la cellule hépatique (2).

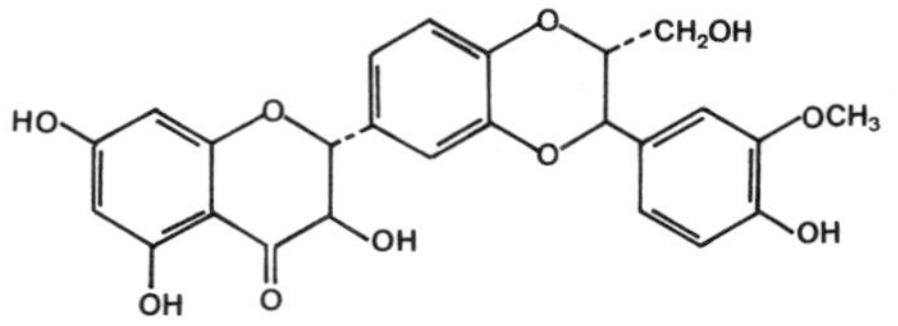

silybine

PATHOGÉNÉSIE

Remède d'action limitée.
FOIE, CIRCULATION PORTALE.

MALADIES HÉPATIQUES ET DE LA CIRCULATION PORTALE.

HYPERTROPHIE TRANSVERSALE DU FOIE, NAUSÉES, MIGRAINES, DOULEURS HÉPATIQUES ; VARICES, HÉMORROÏDES, À LA LIMITE CIRRHOSE.

AGGRAVATION :
PAR LA BIÈRE, PAR L'ALCOOLISME.
COUCHÉ SUR LE CÔTÉ GAUCHE.

• MALADIES HÉPATIQUES ET PORTALES

Hépatomégalie transversale, lobe gauche (?) hypertrophié. Douleur hépatique aggravée couché à gauche. Subictère et ictère.
Goût amer, état nauséeux : **nausées à la palpation de l'épigastre ou du foie.**
Vomissements acides ou bilieux.
Céphalées et migraines, sus-orbitaires, des hépatiques ; avec vomissements.
Aggravation des troubles digestifs par la bière ; les autres boissons alcoolisées.

Gastralgie. Douleur du dos ; deltoïdienne droite.
Constipation de selles déshydratées, noirâtres. Épisodes diarrhéiques.
Hémorroïdes, saignant parfois abondamment. Prurit.
Varices des hépatiques, surtout de la jambe gauche ; thrombose, ulcères.
Varices pharyngiennes, épistaxis, hémorragies des éthyliques.
Varicosités sous-hépatiques (O.P.) – varicocèle gauche.
Maladies pulmonaires ; réactions pleurales, de la base droite, en relation avec le foie (*CHELIDONIUM*, *KALIUM CARBONICUM*).
Urines jaune d'or.

• AUTRES INDICATIONS

Splénomégalie – parfois douloureuse ; associée à l'hépatomégalie.

COMMENTAIRES ET COMPARAISONS

On l'utilise d'habitude comme **draineur hépato-vésiculaire** à basse dilution (T.M. à 6 DH). Mais l'association hépatisme – troubles veineux – latéralité gauche – buveur de bière, par exemple, correspond à une similitude étendue et justifie des dilutions moyennes à hautes.
Les lignanes sont présents aussi dans *CHIONANTHUS*, hépatotrope le plus proche surtout pour les céphalées : migraines périodiques avec crise hépato-vésiculaire et même subictère, urines acajou.
Les flavonoïdes expliquent l'action concomitante sur la circulation de retour et on le compare à *AESCULUS* (voir *AESCULUS*).
Il complète tous les remèdes du foie mais surtout *SEPIA*, nauséeux et vasculaire comme lui. À un moindre degré, *SULFUR* et *LYCOPODIUM*.

Quelques autres "draineurs hépatiques" :
SOLIDAGO : hépato-rénal, constipé, goût amer, douleur des angles costolombaires ;
CHELIDONIUM : subictère, douleur vers la pointe de l'omoplate droite, selles jaunes et flottantes ;
TARAXACUM : hépatomégalie, goût amer, nausées, langue "en carte géographique" et douloureuse ;
HYDRASTIS : constipation, congestion veineuse, sécrétions muqueuses, amaigrissement ;
BERBERIS : hépato-rénal, et surtout vésiculaire ; crises douloureuses.

Ces remèdes peuvent être associés par deux ou trois en dilution basse.

BIBLIOGRAPHIE

1. VARMA P.N., TALWAR S.K. et GARG G.P. - *Planta Med.*, 1980, *38*, 377-383.
2. GREIMEL A. et KOCH H. - *Planta Med.*, 1977, *32*, 331-341.

Castoreum

Castoreum

DESCRIPTION : Produit contenu dans des glandes voisines de l'appareil génital mâle ou femelle du castor, ***Castor fiber*** L. (Castoridés), rongeur de l'Amérique du Nord et aussi de la Sibérie.

PARTIE UTILISÉE : Le castoreum à l'état sec.

COMPOSITION

Elle est variable, quantitativement, avec l'origine.

On a mis en évidence :
- une résine ;
- de la graisse ;
- des acides organiques : benzoïque, salicylique, *m*-oxybenzoïque, anisique, gentisique, hydrocinnamique ;
- des alcools : bornéol, alcool benzylique ;
- des phénols : phénol, *p*-éthylphénol, *o*-crésol, gaïacol ;
- une cétone, l'**acétophénone**

$$C_6H_5{-}CO{-}CH_3$$

On reconnaît à ces composés, à dose allopathique, une action souvent fortement hypnotique précédée d'un état d'excitation marquée.

La fonction carbonyle C = O de l'acétophénone est retrouvée dans de nombreux médicaments actifs sur le système nerveux central :
– antiépileptiques, anticonvulsivants : barbituriques dont le phénobarbital, primidone (= Mysoline®), phénytoïne (= Dihydan®) ;

– antispasmodiques et/ou analgésiques centraux : dextromoramide (= Palfium®) d'abord proposé comme antispasmodique, cétobémidone (= Cliradon®).

PATHOGÉNÉSIE

Remède d'action limitée.
EXCITATION SEXUELLE FÉMININE, SPASMES, HYSTÉRIE.

EXCITATION SEXUELLE FÉMININE AVEC DYSMÉNORRHÉE SPASMODIQUE.
SPASMES RESPIRATOIRES ET DIGESTIFS DES SPASMOPHILES, DES HYSTÉRIQUES.

• EXCITATION SEXUELLE FÉMININE

Hyperexcitabilité sexuelle féminine (*PLATINA, ORIGANUM*).
Aménorrhée des femmes nerveuses et asthéniques, avec **tympanisme abdominal.**
Dysménorrhée : douleur partant des cuisses, envahissant le corps entier, améliorée penché en avant (***COLOCYNTHIS***), avec faiblesse et froid dans le dos (***MOSCHUS***), spasmes, soubresauts, tiraillements.
Spasmes respiratoires, dyspnée paroxystique, pseudo-asthme, bâillements, soupirs (***IGNATIA, LACHESIS***).
Météorisme abdominal douloureux ; coliques spasmodiques avec pâleur, sueurs, bâillements, perte de conscience.

• AUTRE INDICATION

Odontalgie aggravée par les liquides froids, améliorée par les chauds.

COMMENTAIRES ET COMPARAISONS

Tout cas de *CASTOREUM* est centré sur l'appareil génital et la libido féminine.
C'est un remède d'excitation, de spasme, d'hystérie, grâce à la fonction carbonyle de l'acétophénone.
La polarité génitale et le météorisme le font considérer comme complémentaire de *THUYA* (Teste), et donc remède de sycose.
MOSCHUS, autre produit animal, est la principale comparaison ; il contient lui aussi un composé à fonction carbonyle, la muscone.
MOSCHUS : état d'hyperexcitabilité génitale, spasme, hystérie. Le choix se fera sur les pseudo-syncopes fréquentes de *MOSCHUS*.

Comparer aussi :
AMBRA GRISEA : hystérique ; hémorragies génitales pour la moindre cause, asthénie ; pseudo-asthme ;
NUX MOSCHATA : tympanisme et somnolence ;
VALERIANA : tympanisme très douloureux ; hyperesthésie générale ; névralgies ;
IGNATIA : spasmes, convulsions ; beaucoup plus général ; non polarisé de façon patente sur la sexualité.

Caulophyllum thalictroides

Caulophyllum

Caulophyllum thalictroides L. Michx.
(Léonticacées)

DESCRIPTION : Plante vivace des régions montagneuses de l'Amérique du Nord, à tige dressée d'environ 80 cm, terminée par 3 feuilles longuement pétiolées et composées de 2 à 5 lobes. Les fleurs sont verdâtres et peu nombreuses, 3 à 7 groupées en une panicule. Les fruits sont des follicules vésiculeux.

PARTIE UTILISÉE : Les parties souterraines séchées.

COMPOSITION

Certains des composants rapprochent la plante d'*Actaea racemosa* : substance à activité hormonale, méthyl-cytisine.
Présence aussi de saponosides : caulosaponoside, caulophyllosaponoside.

PATHOGÉNÉSIE

Remède d'action limitée.
DOULEURS DES RÈGLES, DE L'ACCOUCHEMENT, DES PETITES ARTICULATIONS.

DYSMÉNORRHÉE AVEC HYPOMÉNORRHÉE ; DOULEUR IRRADIANT AU LOIN ; APPARUE DÈS LA PUBERTÉ, INTERMITTENTE.

DOULEURS DE L'ACCOUCHEMENT : VIOLENTES, INEFFICACES, PAR RIGIDITÉ DU COL ET INERTIE UTÉRINE. HÉMORRAGIES DU POST-PARTUM.

DOULEURS DES PETITES ARTICULATIONS. ERRATIQUES. EN RELATION AVEC LES RÈGLES.

• DYSMÉNORRHÉE ET DOULEURS DU TRAVAIL

Dysménorrhée à douleur intermittente ; avec règles peu abondantes.
Douleur irradiant loin ; erratique. Apparue dès la puberté (*PULSATILLA*).
Douleur de l'accouchement : **travail inefficace, irrégulier,** hyperalgique (*ACTAEA RACEMOSA*).
Rigidité du col et atonie utérine.
Après l'accouchement : épuisement, tremblements intérieurs (*GELSEMIUM*).
Hémorragies de sang noir ; peu abondantes mais prolongées (*SECALE CORNUTUM*).

• DOULEURS DES PETITES ARTICULATIONS

Douleurs interphalangiennes ; métacarpo et métatarso-phalangiennes ; des chevilles et des poignets. **En relation avec la suppression ou la diminution des règles** (l'inverse : *ACTAEA RACEMOSA*) ; avec une dysménorrhée ; intermittentes et erratiques.
Polyarthrite rhumatoïde féminine (O.P.).
Nodosités juxta-articulaires des doigts, douloureuses mais disparaissant spontanément (*PHYTOLACCA*) (O.P.).

• AUTRES INDICATIONS

Paralysies transitoires, névropathiques, suivant un accouchement, ou un incident gynécologique.

COMMENTAIRES ET COMPARAISONS

Remède féminin et plus précisément obstétrical, il est proche d'*ACTAEA RACEMOSA* tant par sa composition (méthyl-cytisine), que par sa pathogénésie concernant la dysménorrhée, la rigidité du col utérin et les petites articulations.
Cependant, algies utérines et phalangiennes d'*ACTAEA RACEMOSA* augmenteraient en proportion de l'abondance des règles et ce serait plutôt l'inverse pour *CAULOPHYLLUM*. *ACTAEA RACEMOSA* présente des signes psychiques et des dorsalgies qui font défaut à la pathogénésie, plutôt modeste, de *CAULOPHYLLUM*.

Quelques remèdes de dysménorrhée avec règles peu abondantes :
CAULOPHYLLUM : douleur crampoïde intermittente ; établie dès la puberté ;
CACTUS : douleur crampoïde, constriction de tout le pelvis ; filaments noirs ;
COCCULUS : douleur crampoïde, faiblesse "syncopale", douleurs coliques ;
CYCLAMEN : douleur crampoïde ; l'écoulement s'arrête pendant les douleurs ;
VIBURNUM OPULUS : douleurs irradiées en bas ; nausées et dysurie réflexes.

De nombreux remèdes d'action générale ont de telles dysménorrhées mais sont distingués sur d'autres critères : ***GRAPHITES***, ***IGNATIA***, ***LACHESIS***, ***LYCOPODIUM***, ***NUX VOMICA***, ***PHOSPHORUS***, ***PULSATILLA***, ***SEPIA***, ***SULFUR***.
L'activité dans la polyarthrite rhumatoïde de la femme, surtout jeune, est constatée à basse dilution (3 DH à 6 DH, 5 à 30 gouttes par jour) (O.P.).

Causticum

Causticum d'Hahnemann

Produit défini par son mode de préparation qui, selon la Pharmacopée française, est le suivant : on éteint à l'aide de 45 ml d'eau 140 g d'oxyde de calcium et laisse réagir 30 min. On ajoute 180 g de sulfate monopotassique préalablement fondu et pulvérisé. On broie le mélange. Il se dégage une chaleur importante. Le mélange est introduit dans un appareil à distiller en verre et additionné de 180 ml d'eau. On chauffe et recueille le distillat.

Le produit de la distillation constitue la souche.

DESCRIPTION : Liquide limpide, incolore, à odeur de savon et à saveur plus ou moins styptique, dont le pH, lorsqu'il vient d'être préparé, est voisin de 8. *CAUSTICUM* est miscible à l'eau et à l'alcool ; il ne donne ni les réactions du calcium ni celles des sulfates.

PATHOGÉNÉSIE

Remède d'action générale.
PARALYSIES, RAIDEUR, ATROPHIE.

PARALYSIES ET PARÉSIES, MOTRICES AVEC ENRAIDISSEMENT ET ATROPHIE PRÉCOCES, VISCÉRALES, DU TRANSIT DIGESTIF AVEC CONSTIPATION, INCONTINENCE SPHINCTÉRIENNE ANALE ET VÉSICALE. DÉFICIT DE LA SENSIBILITÉ, DE L'AUDITION, DE LA VISION, DU GOÛT, DE L'ODORAT.

INFLAMMATION, IRRITATION, BRÛLURE DES MUQUEUSES : GASTRITE, RECTITE, LARYNGO-TRACHÉITE, MUQUEUSE OCULAIRE...

ENRAIDISSEMENT ARTICULAIRE ET ANKYLOSE. RHUMATISMES ET ARTHROPATHIES NEUROGÈNES OU AUTRES AVEC RAIDEUR, LIMITATION, AMYOTROPHIE, ANKYLOSE VRAIE.

DERMATOSES SCLÉRO-ATROPHIQUES, FISSURÉES. VERRUES. CICATRICES RÉTRACTÉES, ATROPHIQUES.

DÉPRESSION NERVEUSE AVEC COMPASSION PATHOLOGIQUE. IDÉATION RALENTIE, PEUR, ESPRIT CRITIQUE SYSTÉMATIQUE.

AGGRAVATION :
PAR LE VENT FROID ET SEC. PAR TEMPS SEC.
À 3 H-4 H DU MATIN – ET LE SOIR.
PAR LES MALHEURS D'AUTRUI.

AMÉLIORATION :
PAR L'HUMIDITÉ DU CLIMAT, DES LIEUX.
PAR LA CHALEUR HUMIDE.

LATÉRALITÉ DROITE.

• PARALYSIES, PARÉSIES, DÉFICITS MOTEUR ET SENSORIEL

Paralysie avec atrophie précoce et association de déficit sensitif, lentement progressive ; ancienne ; avec hyperréflexie puis abolition des réflexes. Survenue par temps froid et sec (*ACONITUM* : paralysie récente).

Spasme, blocage, puis ankylose en flexion. Tremblement sénile.

Paralysie faciale surtout après exposition au vent froid et sec (*ACONITUM*).

Paralysie des muscles oculaires ; strabisme (O.P.) (*KALIUM PHOSPHORICUM, CICUTA VIROSA*).

Difficultés de déglution, paralysie labio-glosso-pharyngée. Dyschésie.

Les selles passent mieux debout ; selles minces, laminées. Perte de la sensibilité rectale : **insécurité anale.** Incontinence des enfants ; sénile ; des myélopathes.

Paralysie des cordes vocales : **enrouement constant,** du matin, du soir (*PHOSPHORUS*). **Amélioré en buvant froid.** Toux rauque avec douleur trachéale brûlante. Ne peut parler à voix haute. Voix rauque.

Difficultés d'expectoration (*AMMONIUM CARBONICUM, ANTIMONIUM TARTARICUM*).

Impuissance. Libido nulle dans les deux sexes. **Règles ne coulant que le jour,** leucorrhée la nuit. Règles en retard, peu abondantes. Inertie utérine, absence de travail (*GELSEMIUM, OPIUM*).

Incontinence urinaire à la toux, à l'effort. Ne sent pas qu'il urine. **Énurésie nocturne infantile dès le premier sommeil ;** avec continence douteuse le jour.

Hypoacousie progressive ; acouphènes ; syndrome de Ménière. Sa propre voix résonne dans ses oreilles. Asthénopie accommodative. Brouillard devant les yeux.

• INFLAMMATION, IRRITATION, BRÛLURE DES MUQUEUSES

Gastrite, ulcère gastrique : douleur brûlante calmée en buvant froid.

Désir d'aliments fumés (*CALCAREA PHOSPHORICA*), aversion pour le sucre (l'inverse, *ARGENTUM NITRICUM*).

Langue blanche, raie ou plage rouge médiane (*ARGENTUM NITRICUM*).

Hémorroïdes brûlantes, fissurées, prolabées ; avec troubles sphinctériens.

Toux douloureuse, brûlure trachéale, **douleur irradiée aux hanches ; avec émission involontaire d'urine.**

Brûlures urétrales.

Inflammation oculaire : brûlure, fissuration des angles palpébraux. Association à des parésies, à une cataracte.

• ENRAIDISSEMENT ARTICULAIRE ET ANKYLOSE

Rhumatisme articulaire ; raideur, atrophie, limitation fonctionnelle, et ankylose.

Rhumatisme déformant et ankylosant (*CALCAREA FLUORICA*). Auriculaire ankylosé en demi-flexion (O.P.).

Coxarthrose avec enraidissement et limitation précoces (O.P.).

Atteinte rhumatismale associée au déficit moteur.

Névralgie cervico-brachiale.

Sciatique, avec déficit moteur et fonte musculaire ; toujours aggravée par le froid sec, le vent du nord ; **améliorée par les enveloppements humides et chauds ;** parfois par le temps humide.

Arthropathie neurogène, métabolique, traumatique avec ankylose et troubles neurologiques (O.P.).

Agitation nocturne avec le rhumatisme ; cherche à se "dérouiller" (*RHUS TOXICODENDRON*).
Jambes sans repos, neurologiques ou lombarthrosiques (*ZINCUM*).

• DERMATOSES SCLÉRO-ATROPHIQUES

Atrophie des couches dermiques profondes et des tissus sous-cutanés.
Peau sèche, ridée, plissée, sans épaisseur (*ALUMINA*), au dos des mains, aux tempes (O.P.). Mobilité exagérée de la peau sur les plans profonds. Dermatoses atrophiques et fissuraires. Sclérodermie.
Cicatrices atrophiques, rétractiles, douloureuses. Cicatrices des brûlures.
Hyperkératose, verrues : des tempes, de l'extrémité des doigts, du nez ; **sous et péri-onguéales.** Verrues douloureuses, saignantes (*NITRICUM ACIDUM*). Larges ou pédiculées. Capillarose. Réseau superficiel très visible ; en regard de lésions rhumatismales (lombes).

• DÉPRESSION AVEC COMPASSION PATHOLOGIQUE

Sujet déprimé, triste, asthénique, peu actif, **mais excessivement et systématiquement critique** (*LYCOPODIUM, ARSENICUM ALBUM*).
Suite de chagrins et de soucis prolongés (*NATRUM MURIATICUM, IGNATIA*).
La femme est triste avant les règles.
Compassion exagérée, hypersensibilité aux malheurs des proches, des inconnus ; universelle (*PHOSPHORUS*).
Peur ; anxiété d'anticipation (*ARGENTUM NITRICUM, GELSEMIUM*).
Peur au crépuscule (*PHOSPHORUS*).
Peur de l'obscurité chez l'enfant ; ne s'endort pas sans lumière (*STRAMONIUM*).
Ralentissement et déficit intellectuel et mnésique progressif (*BARYTA CARBONICA*).

• AUTRES INDICATIONS

Tressaillements musculaires, myoclonies, pendant le sommeil.
Épilepsie après peur, avec incontinence urinaire.

COMMENTAIRES ET COMPARAISONS

***CAUSTICUM* figure parmi les tout premiers remèdes neurologiques et rhumatologiques.**
L'association de raideur, de parésie, de déshydratation tissulaire l'indique avec certitude.

Le biotype, réalisé souvent à un âge avancé seulement, est maigre, déshydraté, enraidi, parétique, lent ; les tempes sont creuses, on y voit des taches brunâtres, les mains décharnées, les doigts noueux. L'enfant, souvent maigre et maladroit a subi un retard psychomoteur parfois discret : il s'est assis, a marché et parlé tard. Il est maladroit et tombe facilement. Il pleure pour des riens, est très peureux, notamment sans lumière au lit. Il est énurétique dès le début de la nuit, et, le jour, il contrôle mal ses sphincters.

KALIUM CARBONICUM le précède dans le temps : début des déficits et des rhumatismes mais avec des œdèmes et pas de déshydratation ni brûlures, et l'aggravation de 2 h à 3 h du matin, soit peu avant *CAUSTICUM*.
NATRUM MURIATICUM, l'autre déshydraté de la Matière médicale, mais sans ankylose ni signe neurologique majeur, convient comme ***CAUSTICUM*** aux suites de chagrin prolongé. Les deux remèdes peuvent être complémentaires, surtout dans l'enfance.
CAUSTICUM, *NATRUM MURIATICUM* et ***AURUM*** constituent le "trio des malades inconsolables".
PHOSPHORUS : affinité neurologique, brûlures. Mais il comporte des phases d'hyperexcitabilité, d'hyperesthésie, ou des hémorragies. Les deux remèdes sont **incompatibles.**
ARSENICUM ALBUM : brûlures, mauvais état général, mais ni raideur ni ankylose et une agitation anxieuse.

Paralysies :
GELSEMIUM : serait son "aigu" : inhibition, lenteur, paralysie ;
ACONITUM : paralysie *a frigore* récente ;
COCCULUS : parétique, épuisé, ne peut soutenir sa tête ; myopathies ; souvent complémentaire ;
KALIUM PHOSPHORICUM : complémentaire surtout chez l'enfant, du strabisme à l'énurésie ; quand il y a surmenage ou inadaptation scolaire ;
PLUMBUM : beaucoup d'atrophie ; membres supérieurs.

Enraidissement articulaire :
RHUS TOXICODENDRON : le complète malgré la modalité hygrométrique inverse ;

T.R. : raideur, indifférence à l'humidité ; contexte tuberculinique ;
ANGUSTURA, *GUAIACUM* présentent la raideur articulaire et sont complémentaires éventuels de *CAUSTICUM*.

Ceanothus americanus

Ceanothus americanus L. (Rhamnacées)

DESCRIPTION : Arbuste originaire d'Amérique, de 1 m à 1,50 m, buissonnant, rameux, à rameaux rougeâtres. Les feuilles sont alternes, vert brillant au-dessus, pubescentes en dessous. Les fleurs sont petites, blanches, réunies en panicules. Les fruits sont charnus, noirâtres.

PARTIE UTILISÉE : La feuille fraîche ou séchée.

COMPOSITION

Peu de travaux ont été consacrés à cette plante. On signale la présence de divers acides organiques : céanothique, céanothénique et carboxy-2 α-hydroxy-3 β A (1) nor-lupène-20 (29) oïque (1).

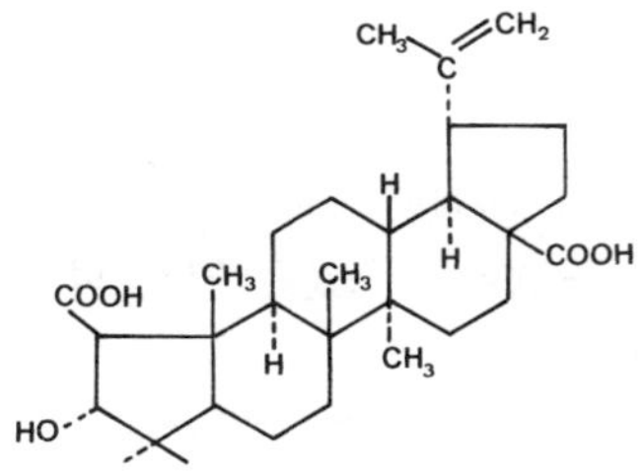

acide céanothique

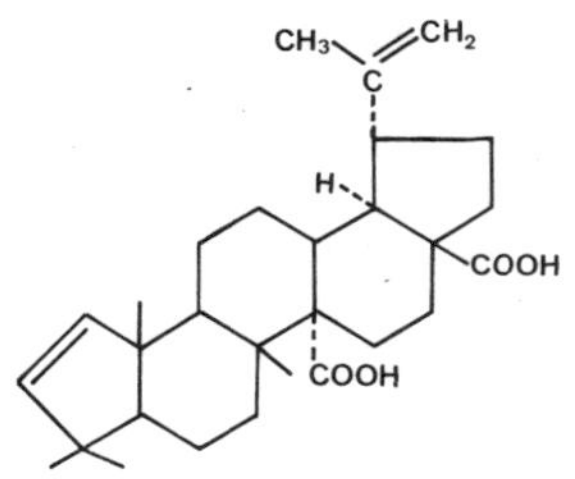

acide céanothénique

PATHOGÉNÉSIE

Remède d'action limitée.
LA RATE.

MALADIES DE LA RATE.

• MALADIES DE LA RATE. SPLÉNOMÉGALIE

Douleurs spléniques, aggravées couché à gauche. Dyspnée avec la douleur.
Paludisme ; polyglobulie.

COMMENTAIRES ET COMPARAISONS

Sa détermination est plus clinique que pathogénétique.

Il complète :
NATRUM MURIATICUM : remède des paludéens anciens et "guéris" ;
CHINA : splénomégalie et anémie ; séquelles de paludisme ;
PHOSPHORUS : ictère hémolytique (O.P.).

On peut comparer et associer :
HELIANTHUS : remède de rate ; tympanisme ; vomissements ; diarrhée ;
SPIRITUS GLANDIUM QUERCUS : intoxications ; éthylisme ;
URTICA URENS : rate et prurit.

BIBLIOGRAPHIE

1. EADE R.A., GRANT P.K., McGRATH M.J.A., SIMES J.J.H. et WOOTTON M. - *Austral. J. Chem.*, 1971, *24*, 621-632.

Cedron

Cédron

Simaba cedron Planch. (= *Quassia cedron* Baillon) (Simaroubacées)

DESCRIPTION : Arbre des zones côtières de l'Amérique centrale et de l'Amérique du Sud tropicale, pouvant croître aussi au bord des fleuves. Les feuilles sont composées, les fleurs verdâtres réunies en une grappe terminale. Le fruit est gros et contient des graines de 3-4 cm de long.

PARTIE UTILISÉE : La semence séchée.

COMPOSITION

- amidon ;
- matière grasse ;
- cédrine ;
- cédronine ou dihydrosamadérine B dont on a montré l'activité antimalarique (1) ;
- cédronyline ou dihydrosamadérine C.

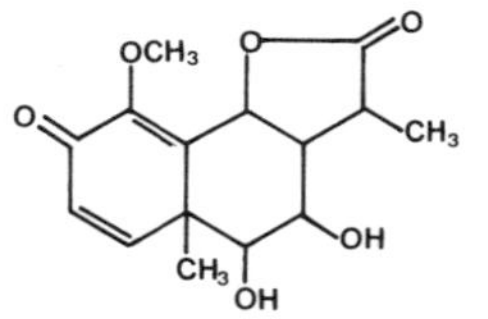

cédrine

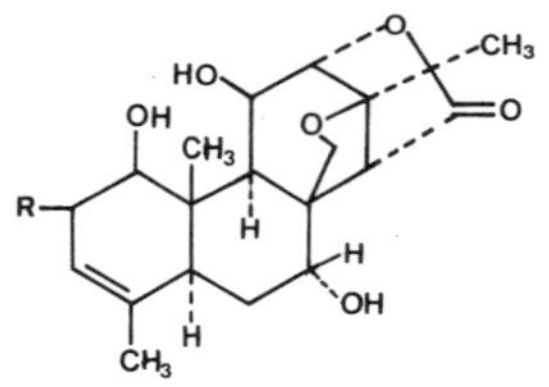

R=O **cédronine**
R=OH **cédronyline**

PATHOGÉNÉSIE

Remède d'action limitée.
PÉRIODICITÉ HORAIRE RIGOUREUSE.

CHAQUE JOUR À LA MÊME HEURE : CÉPHALÉE, NÉVRALGIE, ACCÈS FÉBRILE DE TYPE PALUDÉEN.

AGGRAVATION :
EN CLIMAT CHAUD ET HUMIDE. TROPICAL.
RIGOUREUSEMENT À LA MÊME HEURE.

• PÉRIODICITÉ RIGOUREUSE

Chaque jour strictement à la même heure :
céphalée ou névralgie : sus-orbitaire, d'une tempe à l'autre ;
névralgie d'Arnold, ciliaire, trigéminée, dentaire, deltoïdienne (droite) ;
accès fébrile paludéen ou pseudo-paludéen : frisson initial, soif de boissons chaudes, crise sudorale, épuisement postcritique.

• AUTRES INDICATIONS

Épilepsie menstruelle très régulière.
Sensation de tête augmentée de volume (*BOVISTA*).
Goutte.
Hypertrophie prostatique.

COMMENTAIRES ET COMPARAISONS

CEDRON doit son introduction dans la Matière médicale à son usage populaire dans le paludisme et comme antidote des morsures de serpent (Amérique centrale).
On ne l'utilise qu'en fonction de sa modalité fondamentale, le retour des crises à la même heure, à la minute près.

Quelques remèdes périodiques :
ARANEA DIADEMA : régularité stricte ; algies ; aggravation par l'humidité.

Et trois remèdes d'action générale qui complètent son action :
ARSENICUM ALBUM : névralgies et fièvre ;
CHINA (et *CHINUM SULFURICUM*) : névralgies, fièvres de type paludéen ;
NATRUM MURIATICUM : séquelles de paludisme.

BIBLIOGRAPHIE

1. MORETTI C., DEHARO E., SAUVAIN M., JARDEL C., TIMON DAVID P. et GASQUET M. - *J. Ethnopharmacol.*, 1994, *43*, 57-61.

Cenchris contortrix

Serpent à tête cuivrée

Agkistrodon (= *Ancistrodon*) *contortrix*
(Vipéridés)

DESCRIPTION : Serpent d'Amérique du Nord, mesurant environ 1 m de long, caractérisé par la teinte cuivrée de sa tête. Son corps est jaune brunâtre rayé transversalement de brun foncé ou de brique ; parfois les rayures sont remplacées par des triangles. Il se nourrit surtout d'animaux aquatiques. C'est, avec le crotale, un des serpents les plus dangereux pour les populations des régions marécageuses.

PARTIE UTILISÉE : Le venin.

COMPOSITION

Elle est assez mal connue et semble variable avec les individus (1). Le venin de ce serpent est anticoagulant ; comme celui de ***NAJA NAJA***, il agit par destruction de la thromboplastine et inhibition de la transformation de la prothrombine en thrombine (2). C'est un fibrinolytique (3) contenant un facteur d'agrégation plaquettaire, la phospholipase A_2 (4).

PATHOGÉNÉSIE

Remède d'action limitée.
UN LACHESIS DU CÔTÉ DROIT.

MALAISES CONSTRICTIFS ANXIOGÈNES, CARDIAQUES, MAIS AUSSI DIGESTIFS, RESPIRATOIRES, GYNÉCOLOGIQUES...

OVARALGIE DROITE.

AGGRAVATION :
PAR LA CONSTRICTION, LE CONTACT, LA PRESSION.
AU RÉVEIL.

LATÉRALITÉ DROITE, SURTOUT OVARIENNE.

• MALAISES CONSTRICTIFS ANXIOGÈNES

Avec intolérance aux vêtements, colliers, ceintures et liens.

Cœur serré, semblant distendu et remplir la poitrine (*CACTUS*).
Anxiété mortelle (*ACONITUM, ARSENICUM ALBUM*).
Dyspnée étendu et en s'endormant.
Intolérance à la constriction abdominale, nausées, diarrhée, au réveil.
Dyspnée et soupirs. Mucosités épaisses pharyngo-trachéales, étouffement.
Sensation de corde serrée autour des hanches.

• OVARALGIE DROITE

Avec métrorragies, caillots, douleurs constrictives.

• AUTRES INDICATIONS

Œdème périorbitaire et palpébral supérieur (*APIS, KALIUM CARBONICUM*).
Rêves lascifs, cauchemars : dont on garde un souvenir persistant et perturbateur.

COMMENTAIRES ET COMPARAISONS

La composition du venin de ***CENCHRIS***, anticoagulant, le rapproche de ***NAJA***. ***NAJA*** est plutôt "le venin des cardiaques" et ***LACHESIS*** plutôt "le venin des vasculaires" (avec ***VIPERA***).
Les signes cardiologiques de ***CENCHRIS*** le rapprochent à la fois de ***NAJA*** et de ***LACHESIS*** mais il n'y a pas de signes de thrombose ou d'incoagulabilité.
Remarquons aussi l'affinité de ***CENCHRIS*** pour l'ovaire droit et celle de ***NAJA*** pour l'ovaire gauche.
Ce ***LACHESIS*** du côté droit n'en a pas l'envergure et on ne l'utilisera, même à droite, que si ***LACHESIS*** déçoit.
Il faut lui comparer, outre ***CACTUS***, les autres venins de serpent.

BIBLIOGRAPHIE

1. SUTTNAR J., DYR J.E. et KORNALIK F. - *Folia Haematol.* 1988, *115*, 197-202.
2. BÜCHERL W., BUCKLEY E. et DELOFEU V. - *Venomous Animals and their Venoms.* Academic Press, New York, London, 1968.
3. BAJWA S.S., KIRAKOSSIAN H., REDDY K.N.N. et MARKLAND F.S. - *Toxicon*, 1982, *20*, 427-432.
4. TAKAGI J., SEKIYA F., KASAHARA K., INADA Y. et SAITO Y. - *Toxicon*, 1988, *26*, 199-206.

Cereus bonplandii (= Opuntia tuna)

Opuntia ficus indica Mill. (Cactacées)

DESCRIPTION : Plante ligneuse sans feuilles, de 2 à 3 m, à tige charnue formée d'articles ovales, aplatis, vert clair, portant des touffes d'aiguillons. Les fleurs jaune clair, solitaires, donnent naissance à un fruit pulpeux, orangé.
Selon certains, ***Opuntia ficus indica*** ne serait qu'une variété d'***Opuntia vulgaris*** Mill., le figuier de Barbarie, originaire d'Amérique centrale et introduit dans toute la région méditerranéenne.

PARTIE UTILISÉE : Tige et fleurs fraîches.

COMPOSITION

Les fleurs contiennent un hétéroside de l'isorhamnétol ainsi que du β-sitostérol et un mélange d'acides gras libres et estérifiés (acides laurique, myristique, palmitique, stéarique) (1).
Dans la tige, présence de polysaccharides, mélanges de pectine et de mucilage uronique (acide galacturonique) (2, 3, 4).

PATHOGÉNÉSIE

Remède d'action limitée.
DOULEUR CORONARIENNE TRANSFIXIANTE.

DOULEUR CORONARIENNE TRANSFIXIANTE.

Douleur cardiaque coronarienne d'effort transfixiante.
Ou comme un poids sur le cœur (***SULFUR***).
Respire avec difficulté la nuit. Ne supporte pas la pression des vêtements (Voisin). (***LACHESIS***, ***NUX VOMICA***).

• AUTRES INDICATIONS

Douleur transfixiante des globes oculaires.
Sujet colérique et hyperactif.

COMMENTAIRES ET COMPARAISONS

Équivalent de *CACTUS* quand sa douleur – atypique dans les insuffisances coronariennes – existe.
KALMIA : douleur cardiaque en éclair ; oculaire ; rhumatisme ou séquelles.
SPIGELIA : douleur cardiaque en éclair irradiée au bras gauche ; oculaire ; sujet cardiaque et névralgique.

Si on accorde une grande importance aux signes psychiques dans tous les cas on préférera éventuellement ***CEREUS*** chez les cardiaques hyperactifs qui refusent de se reposer malgré les conseils (***NUX VOMICA***, ***ARNICA***). L'importance et la confirmation de ***CEREUS*** sont sans commune mesure avec *CACTUS*.

BIBLIOGRAPHIE

1. ARCOLEO A., RUCCIA M. et NATOLI M.C. - *Atti Acad. Sci.*, Lettera Arti, Palermo Pt I, 1964-1965, *25*, 323-332.
2. KARAWYA M.S., WASSEL G.M., BAGHDADI H.H. et AMMAR N.M. - *Planta Med.*, 1980 (Suppl.), 68-75.
3. McGARVIE D. et PAROLIS H. - *Carbohydr. Res.*, 1979, *69*, 171-179.
4. PAULSEN B.S.) et LUND P.S. - *Phytochemistry*, 1979, *18*, 569-571.

Chamomilla vulgaris

Matricaire

Matricaria recutita L. (= *Matricaria chamomilla* L. = *Chamomilla recutita* [L.] Rauschert) (Composées)

DESCRIPTION : La matricaire ou camomille allemande est une plante herbacée de 20 à 50 cm, commune dans les lieux incultes de toute l'Europe. Ses tiges dressées et très rameuses portent des feuilles divisées en lanières. Les inflorescences sont des capitules à réceptacle conique et creux ; ils portent des fleurs ligulées blanches à la périphérie, tubuleuses jaunes au centre. Il n'y a pas de paillettes entre les fleurs. Les fruits sont des akènes jaunâtres. Toute la plante dégage une odeur aromatique.

PARTIE UTILISÉE : La plante entière fleurie fraîche.

COMPOSITION

C'est surtout le capitule qui a fait l'objet de recherches. On trouve dans la plante :

- des matières minérales dont il faut signaler la richesse en potassium ; petite quantité de silice ;
- une assez forte proportion de mucilage uronique ;
- une huile essentielle, bleu foncé lorsqu'elle vient d'être préparée ; sa couleur est due à un carbure, le chamazulène, non préformé, mais provenant de la transformation d'une lactone sesquiterpénique incolore, la matricine.

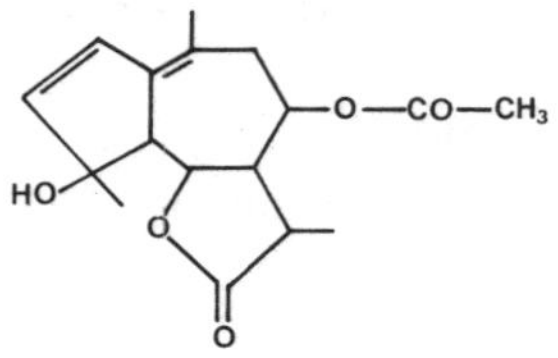

matricine

50 % de l'huile essentielle sont constitués de (–)-α-bisabolol, de structure dérivant de l'isopropylidène, accompagné de dérivés oxydés (1) dont les formules figurent ci-dessous ;

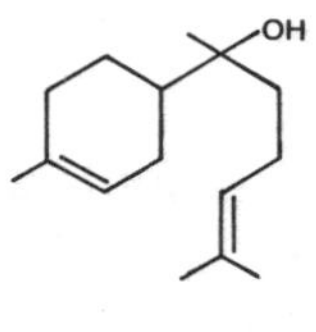

α (–) **bisabolol**

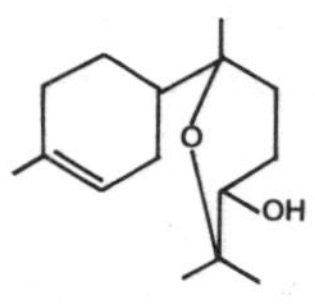

oxyde d'α (–) bisabolol A

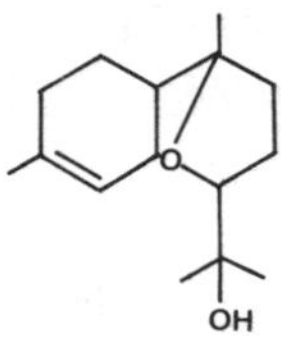

oxyde d'α (–) bisabolol B

on trouve aussi un dicyclo éther polyinique :

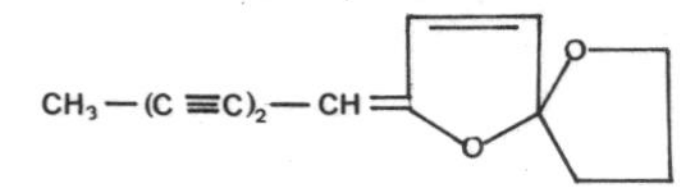

- des polyphénols ;

– coumarines : ombelliférone et son ester méthylique ou herniarine ;

– flavonoïdes abondants : les principaux sont l'apigénol et son 7-glucoside.

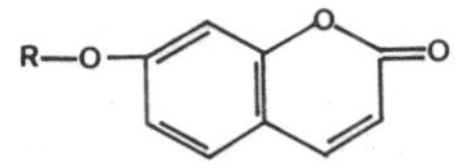

R = H **ombelliférone**
R =CH_3 **herniarine**

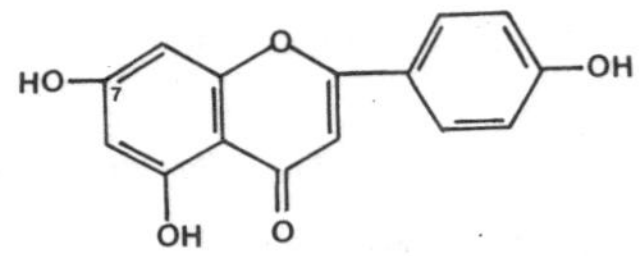

apigénol

PATHOGÉNÉSIE

Remède d'action générale.
DOULEURS INTOLÉRABLES, FIÈVRE DE LA DENTITION, COLÈRE.

DOULEURS INTOLÉRABLES : AVEC AGITATION, CRIS, COLÈRE, TROUBLES VASOMOTEURS LOCALISÉS ; AMÉLIORÉES PAR LE MOUVEMENT PASSIF.

FIÈVRE DE L'ENFANT : PERCÉE DENTAIRE, OTITE, GASTRO-ENTÉRITE. AVEC DOULEUR, AGITATION, SUEUR CHAUDE, CONVULSIONS.

CARACTÈRE COLÉRIQUE : BRIS D'OBJET, VIOLENCE RAGEUSE, AGRESSION. SUITES DE COLÈRE.

AGGRAVATION :
PAR LA COLÈRE, LA PUNITION, LA RÉPRIMANDE.
PENDANT LES PERCÉES DENTAIRES.
LE SOIR ET LA NUIT JUSQU'À MINUIT.
PAR LE CAFÉ, QUI EST RECHERCHÉ.
PAR LA CHALEUR (DOULEURS DENTAIRES).

AMÉLIORATION :
PAR LE MOUVEMENT PASSIF (BERCEMENT, PROMENADE EN AUTO).

• DOULEURS INTOLÉRABLES

Hyperesthésie à la douleur avec agitation, cris, irritabilité.

Douleur avec troubles vasomoteurs localisés : une seule joue rouge et chaude, une seule oreille. Amélioration par le mouvement passif : bercement, automobile, balançoire, fauteuil à bascule... Accompagnée ou **suivie de paresthésie :** engourdissement, impression d'anesthésie localisée.

Douleurs de la dentition de l'enfant ; dentaires de l'adulte, aggravées par les liquides chauds, améliorées par les liquides et applications froids. Percées dentaires fébriles avec colère, une seule joue chaude et rouge.

Douleur gastrique et sous-hépatique avec dyspnée, pression précordiale, distension, haleine chaude, faux angor, agitation anxieuse.

Coliques pliant en deux (*COLOCYNTHIS*), améliorées par la chaleur locale, avec **diarrhée verdâtre** ou comme des œufs brouillés.

Dysménorrhée intolérable ; membraneuse ; caillots d'expulsion douloureuse, tiraillements des cuisses, agitation. Douleurs du travail intolérées, inefficaces, avec agitation et **sentiment de colère envers l'entourage,** familial et médical.

Névralgies obligeant à se lever et à marcher la nuit (*MAGNESIA CARBONICA, ARSENICUM ALBUM*).

Algies vasculaires de la face (O.P.).

Plante des pieds brûlante au lit (pieds brûlants : ***SULFUR***).

Crises névralgiques suivies de paresthésies. (Paresthésies simultanées : *ACONITUM*).

• FIÈVRE DE L'ENFANT

Fièvre des percées dentaires ; otite moyenne aiguë, début bruyant des maladies éruptives, gastro-entérite fébrile très douloureuse.

Une joue rouge et chaude. Sueur chaude. Haleine chaude. Recrudescence le soir et dans le début de la nuit.

Avec agitation, cris, colère, douleur intolérée.

L'enfant demande à être bercé, ou promené.

Convulsions fébriles après une phase d'agitation colérique.

• CARACTÈRE COLÉRIQUE

Colère violente : l'enfant devient rouge, se jette sur le sol, se roule, frappe le sol ou les murs, hurle, invective l'entourage. **Il rejette et brise aussitôt les objets désirés,** les jouets appréciés. Plus tard, il agresse l'entourage (*STRAMONIUM*). **Colères suivies de convulsions.**

L'adulte est querelleur, grossier, souvent en crises isolées. Pendant l'allaitement, la colère de la mère produit spasmes et diarrhée du nourrisson.

Après la colère : anxiété, dépression, diarrhée, douleur colique (*COLOCYNTHIS*), troubles cardiaques, paresthésie, anesthésie.

La colère de l'enfant est calmée par le bercement, celle de l'adulte par l'agitation précipitée et surtout la **sortie en voiture, mais avec conduite dangereuse,** pulsions agressives, excès de vitesse (O.P.).

Insomnie du nourrisson ou du jeune enfant capricieux.

Enfant hyperkinétique (*TARENTULA HISPANA*).

• AUTRES INDICATIONS

Toux nocturne ne réveillant pas l'enfant (très paradoxal).

COMMENTAIRES ET COMPARAISONS

CHAMOMILLA se prescrit surtout chez l'enfant, tant en aigu – percées dentaires, otites, gastro-entérites – qu'en chronique – colères. Il est peut-être le plus utilisé des remèdes de l'enfant, mais cet usage n'est pas exclusif.

En fait, inflammation et hyperesthésie le résument et tous les malades hyperesthésiques à la douleur ou colériques peuvent en bénéficier.

Comparaisons fondées sur la composition

1) Dérivés polyiniques ; semblent être source de convulsions ; on les retrouve dans :

AETHUSA CYNAPIUM : nervosisme et convulsions infantiles ; contexte gastro-entéritique ;

ARTEMISIA VULGARIS, *CICUTA VIROSA* et *OENANTHE CROCATA* : remèdes d'épilepsie.

2) Coumarines ; actives par leur carbonyle, elles provoquent les spasmes de *CHAMOMILLA* tout comme ceux d'*ASA FOETIDA*.

3) Chamazulène ; c'est à lui qu'est due, peut-être, l'inflammation de *CHAMOMILLA* ; il est présent aussi dans *MILLEFOLIUM*, remède de congestions brutales et localisées.

Comparaisons fondées sur la pathogénésie

Dans la fièvre, en raison des troubles vasomoteurs,

on compare *BELLADONNA, SANGUINARIA, SULFUR, PHOSPHORUS*.

COFFEA : intolérance à la douleur dentaire.
MAGNESIA CARBONICA : le complète pour les névralgies, les syndromes abdominaux et gynécologiques.
SILICEA : faible, colérique, criard est le remède "constitutionnel" correspondant.
CINA : enfant colérique, vermineux, aux yeux cernés ; douleurs péri-ombilicales.
STRAMONIUM : colère violente, perte de contrôle et de lucidité.
ANTIMONIUM CRUDUM, NUX VOMICA, ANACARDIUM ORIENTALE : colères et troubles digestifs.
LYCOPODIUM : colère longtemps contrôlée.
STAPHYSAGRIA : colère refoulée.
HEPAR SULFUR et *MERCURIUS* : colère et agression ; perversité.

CHAMOMILLA **antidoterait un très grand nombre de remèdes.** En aigu, on doit donc absolument le prescrire seul. Mais en chronique, il s'accommode bien des remèdes complémentaires, particulièrement *SILICEA*.

BIBLIOGRAPHIE
1. ISAAC O. - *Dtsche Apoth. Ztg,* 1980, *120,* 567-570.

Chelidonium majus

Chélidoine

Chelidonium majus L. (Papavéracées)

DESCRIPTION : Plante croissant sur les vieux murs et dans les lieux humides de toute l'Europe, dont les tiges velues, articulées, portent des feuilles glauques en dessous, molles, profondément découpées en forme de feuille de chêne. Les fleurs, réunies en ombelles, sont assez petites, jaune brillant, à 4 pétales en croix. Le fruit est une silique bosselée.
Toute la plante renferme un latex jaune ou orangé brunissant à l'air.

PARTIE UTILISÉE : La plante entière fleurie fraîche.

COMPOSITION

- acide chélidonique, très voisin de l'acide méconique de l'opium :

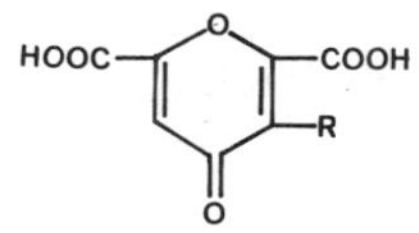

R=H **ac. chélidonique**
R=OH **ac. méconique**

- amines diverses : choline, méthylamine, histamine, tyramine ;
- nombreux alcaloïdes, surtout dans la racine (2 %), mais aussi dans les parties aériennes (0,3 % environ) ; on y a mis en évidence, entre autres, chélidonine et coptisine, celle-ci voisine de la berbérine que l'on trouve dans la racine, chélérythrine, sanguinarine existant aussi chez *SANGUINARIA* ; présence de beaucoup de magnoflorine dans la racine (*in* Hegnauer).

On a montré la présence, uniquement dans les parties aériennes, de spartéine, alcaloïde du genêt à balai.

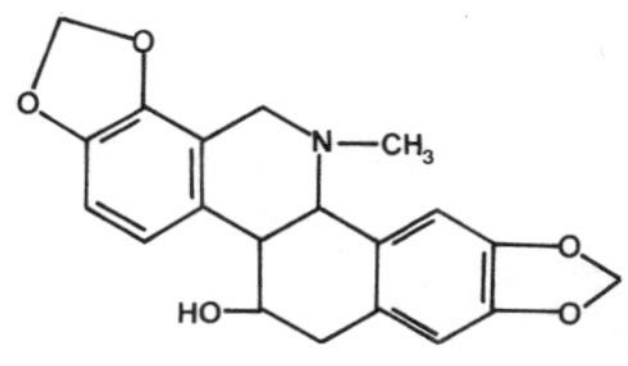

chélidonine

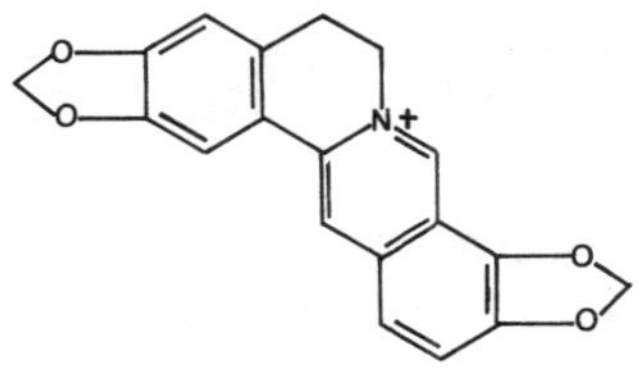

coptisine

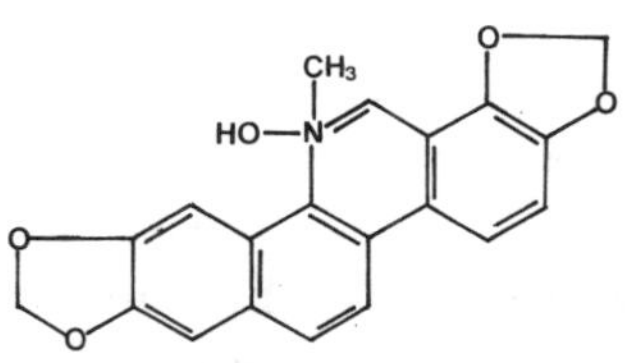

sanguinarine

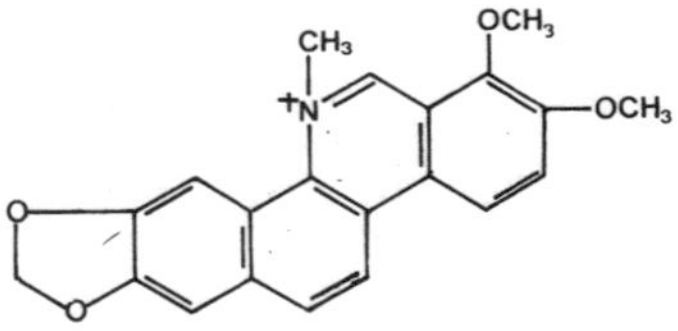

chélérythine

- un alcool, le 10-nonacosanol, connu chez *GINKGO BILOBA* sous le nom de ginnol :
  $CH_3–(CH_2)_8–CHOH–(CH_2)_{18}–CH_3$

PATHOGÉNÉSIE

Remède d'action limitée.
DOULEUR SOUS L'OMOPLATE DROITE, SYNDROME HÉPATO-BILIAIRE.

SYNDROME HÉPATO-BILIAIRE : DOULEUR BILIAIRE OU HÉPATIQUE, IRRADIÉE SOUS L'OMOPLATE DROITE : ICTÈRE, SOMNOLENCE ; CÉPHALÉES.

INDICATIONS DIVERSES CHEZ LES "HÉPATIQUES" : RESPIRATOIRES, DE LA BASE DROITE, RHUMATISMALES, PÉRIARTHRITE SCAPULO-HUMÉRALE DROITE ; DERMATOLOGIQUES, PRURIT, VERRUES, ÉRUPTIONS, VARICES.

AGGRAVATION :
À 4 H ET À 16 H.

AMÉLIORATION :
EN MANGEANT.
PAR LA CHALEUR.

LATÉRALITÉ DROITE.

• SYNDROME HÉPATO-BILIAIRE

Hépatomégalie, surtout droite et verticale (*CARDUUS*, transversale).
Douleur hépato-vésiculaire irradiée à la pointe de l'omoplate droite. Subictère et ictère.
Odeur fécaloïde de l'haleine. Le malade perçoit cette même odeur, même imaginaire.
Langue jaune sale, gardant l'empreinte des dents. **Désir d'aliments chauds et même brûlants ;** de lait. Aversion pour le fromage. Nausées et douleurs gastro-duodénales améliorées en mangeant (*ANACARDIUM ORIENTALE*).
Selles flottantes, selles jaune d'or ou décolorées. Constipation, scybales. Diarrhée contenant un liquide et des particules jaunâtres.

• MALADIES DIVERSES CHEZ LES "HÉPATIQUES"

Somnolence, torpeur, lassitude, surtout postprandiale (*NUX VOMICA*). Dégoût de l'action, apathie.
Vertiges avec signes digestifs aggravés en tournant la tête.
Migraine occipito-frontale droite ; endolorissement du globe oculaire ; sensation de froid dans la nuque.
Névralgie sus-orbitaire, ciliaire, d'Arnold, trigéminée, droite, avec larmoiement abondant et amélioration par les applications froides.
Pneumopathie, pleurite, de la base droite chez un hépatique. Battement des ailes du nez dans une pneumopathie aiguë (*LYCOPODIUM*). Asthme et toux spasmodique chez un hépatique.
Rhumatisme à prédominance droite, amélioration par la chaleur : **périarthrite d'épaule droite (*SANGUINARIA*), talalgie droite.** Occiputalgie, cervicalgie et lombo-sacralgie.
Sueur au moindre effort, ne soulageant pas. Prurit – avec peau subictérique – amélioré en mangeant. Prurit sénile (Desmichelle). Verrues (le suc frais et jaune en application locale).
Éruptions chroniques sternales et dorsales, mycoses (*SEPIA*, *BERBERIS*, *IRIS VERSICOLOR*).
Pied droit froid (*LYCOPODIUM*). Froid au bout des doigts.
Varices et ulcères de jambe.

COMMENTAIRES ET COMPARAISONS

CHELIDONIUM évolue dans l'ombre de *LYCOPODIUM* qu'il complète. Mais on se gardera de le réduire à une fonction mineure de "drainage" car sa pathogénésie est très précise.

Comparaisons fondées sur la composition

1) Acide chélidonique
Sa structure de base est celle de l'acide méconique de l'opium.

OPIUM : somnolence, constipation ; la somnolence est permanente.

2) Alcaloïdes
Plusieurs sont également des constituants de :

BERBERIS (berbérine) : troubles digestifs biliaires et rénaux ; coliques hépatiques ; dermatoses durables (pityriasis, mycoses) ;
SANGUINARIA (berbérine, chélérythrine, coptisine, sanguinarine) : troubles digestifs gastro-biliaires ; migraine ; périarthrite d'épaule droite ; perversion de l'odorat ; œsophagite et troubles vasomoteurs.

3) 10-nonacosanol
Comme cela a été rappelé ci-dessus, il est connu aussi chez *GINKGO BILOBA* : céphalée sus-orbitaire gauche, contexte gastro-duodénal.

Comparaisons fondées sur la Matière médicale
Quelques remèdes hépatotropes :
CARDUUS : très semblable mais latéralité gauche ;
CHENOPODIUM : douleur interscapulo-vertébrale droite ;
CHINA : ictère, anémie, hyperesthésie, hémorragies ;
BRYONIA : douleur en point, soif, sécheresse des muqueuses, constipation ;
HYDRASTIS : douleur biliaire, subictère, maigreur, ulcères ;
PHOSPHORUS : hépatite.

Chenopodium anthelminthicum

Chénopode ou ansérine vermifuge

Chenopodium ambrosioides L. var. *anthelminthicum* A. Gray (Chénopodiacées)

DESCRIPTION : Plante herbacée vivace, aux fleurs jaunâtres très petites réunies en panicules de glomérules à l'aisselle des feuilles. Le fruit est un akène ne dépassant pas 1 mm de diamètre. L'odeur est désagréable, rappelant celle du pétrole.
C. ambrosioides est une espèce complexe originaire de l'Amérique du Sud mais acclimatée depuis longtemps en Amérique centrale et dans le sud des États-Unis.

PARTIE UTILISÉE : La plante entière fraîche.

COMPOSITION

- une huile essentielle (0,20 à 1 % selon l'organe) dont le constituant principal est un peroxyde terpénique, l'ascaridole :

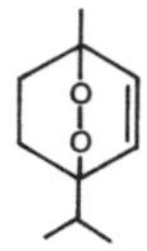

- un saponoside dont l'aglycone est un acide dioxytriterpénique ;
- des acides organiques (oxalique, malique, succinique) (1) ;
- des acides aminés (glycine, alanine, valine, leucine) (2) ;
- des flavonoïdes hétérosides du kaempférol (3).

PATHOGÉNÉSIE

Remède d'action limitée.
HÉPATISME, ACOUPHÈNES, VERTIGES.

SUBICTÈRE ET ICTÈRE AVEC DOULEUR INTERSCAPULO-VERTÉBRALE DROITE.

SURDITÉ PROGRESSIVE, ACOUPHÈNES, VERTIGE DE MÉNIÈRE.

AGGRAVATION :
PAR LA SUSPENSION DES RÈGLES.

• SUBICTÈRE ET ICTÈRE

Avec douleur interscapulo-vertébrale droite (sous l'omoplate droite : *CHELIDONIUM*).
Douleurs hépatiques, hépatomégalie. Urines abondantes jaune foncé.

SURDITÉ, ACOUPHÈNES, VERTIGE

Surdité surtout pour la voix humaine.
Hyperesthésie des malentendants aux bruits de la rue, aux sons musicaux.
Acouphènes en "coups de canon".
Vertige de Ménière d'origine auditive : rotatoire, subit, parfois avec surdité soudaine.

• AUTRES INDICATIONS

Migraine avec perte momentanée de la vue, et bruits d'oreille ; à droite.
Accident vasculaire cérébral transitoire, hémiplégie droite.
Aménorrhée ; règles remplacées par des leucorrhées ; vertiges à l'interruption des règles.
Amygdalite chronique.

COMMENTAIRES ET COMPARAISONS

Cette pathogénésie associe curieusement les syndromes hépatique, auditif et vasculaire. Mais elle n'est peut-être pas assez confirmée.
Le syndrome de Ménière d'origine auditive et vasculaire indique d'abord *PHOSPHORUS* ; les bruits d'oreille figurent dans de nombreuses pathogénésies mais *CHINA* les associe, comme *CHENOPODIUM*, à des troubles hépatiques.
Voir les comparaisons à *NATRUM SALICYLICUM* et à *SALICYLICUM ACIDUM*.
Les migraines ophtalmoplégiques évoquent *GELSEMIUM* et *PHOSPHORUS*.

BIBLIOGRAPHIE

1. GUPTA G.S., LAL N. et BEHARI M. - *Proc. Nat. Acad. Sci. India*, Sect. A, 1971, *41*, 1-3.
2. GUPTA G.S. et BEHARI M. - *Agra. Univ. J. Res. Sci.*, 1976, *25*, 163-165.
3. ARISAWA M., MINABE N., SAEKI R., TAKAKUWA T. et NAKAOKI T. - *J. Pharm. Soc. Jap.*, 1971, *91*, 522-524.

Chimaphila umbellata

Pirole en ombelle

Pirola umbellata L. (= *Chimaphila umbellata* Nutt.) (Pirolacées)

DESCRIPTION : Petite plante de 20 à 40 cm, à tiges rampantes puis portant 1-3 verticilles de feuilles et une hampe nue. Les feuilles sont oblongues, dentées, coriaces, d'un vert foncé. Les fleurs roses, dressées, sont réunies par 3-6 en ombelles. Le fruit est une capsule.

Espèce extrêmement rare en France, plus fréquente dans les pays scandinaves, en Pologne, en Russie méridionale, en Amérique du Nord.

PARTIE UTILISÉE : La plante entière séchée.

COMPOSITION

- les tanins condensés dominent ;
- présence d'arbutoside et d'acide ursolique (voir *UVA-URSI*) ;
- des flavonoïdes (hypéroside, avicularine) ;
- par distillation de la plante **sèche,** on obtient de la chimaphiline ou 2,7-diméthylnaphtoquinone ; ce composé existe peut-être dans la plante fraîche sous forme de combinaison hétérosidique.

PATHOGÉNÉSIE

Remède d'action limitée.
URINAIRE ET PROSTATIQUE.

RÉTENTION ET INFECTION URINAIRES. HYPERTROPHIE PROSTATIQUE.

Sensation périnéale de s'asseoir sur une boule. Prostate hypertrophiée.
Miction difficile à déclencher : pieds écartés, le corps est penché en avant.
Urines mucopurulentes : abondants filaments visqueux et gluants.
Douleur vésico-urétrale et ténesme postmictionnel.

• AUTRES INDICATIONS

Douleur et atrophie testiculaire.
Hypertrophie – ou atrophie – mammaire ; noyaux de mastose.
Diabète (?).

COMMENTAIRES ET COMPARAISONS

La présence d'acide ursolique indique de comparer avec *UVA URSI*.

CHIMAPHILA : urines purulentes, filaments visqueux et gluants.
UVA URSI : cystite chronique purulente, avec brûlure.

C'est un remède de vieux urinaires et prostatiques, comme on ne doit plus en rencontrer. Mais il reste utile, parmi d'autres, dans l'hypertrophie prostatique modérée non compliquée.

SABAL SERRULATA : grosse prostate, mictions fréquentes et difficiles ; surtout la nuit.
CONIUM : grosse prostate, jet intermittent.
HYDRANGEA, POPULUS TREMULA, UVA URSI : urines infectées ; mucopurulentes,

Il complète *THUYA* : hypertrophie, induration, infection chronique, et *SEPIA* : stase et pesanteur pelvigénitale ; il est donc un petit remède de "sycose".

China rubra

Quinquina

Cinchona div. (Rubiacées)

DESCRIPTION : Les *Cinchona* sont des arbustes ou des arbres de 15 à 20 m de haut, aux fleurs blanches, jaunâtres ou rosées, souvent odorantes, en grappes de cymes terminales. Dans la plupart des espèces, les feuilles portent des scrobicules à la face inférieure.
Tous les *Cinchona* sont originaires de l'Amérique du Sud où ils croissent à l'état sauvage dans la cordillère des Andes, sur le versant oriental et humide des différentes chaînes. Leur aire de répartition s'étend sur 4 000 km de long entre 10° de latitude nord et 22° de latitude sud, en Colombie, Équateur, Pérou et Bolivie.
L'exploitation irraisonnée des gîtes naturels a rendu la culture indispensable ; actuellement, les pays producteurs de quinquinas sont :
- l'Amérique du Sud (Pérou, Bolivie, Équateur),
- l'Amérique centrale (Guatemala),
- l'Afrique tropicale (Zaïre, Guinée, Cameroun, Tanzanie),
- l'Indonésie dans une moindre proportion.

PARTIE UTILISÉE : L'écorce séchée de *Cinchona pubescens* Vahl. (= *C. succirubra* Pav.) ou de ses variétés ou de ses hybrides.

COMPOSITION
Qualitativement, la composition des diverses espèces est équivalente, seule la teneur des divers principes est variable. Les écorces renferment :
- 4-5 % de matières minérales ;
- un peu d'amidon et de gommes ;
- des traces d'huile essentielle communiquant à la drogue son odeur particulière ;
- des stérols, dont le β-sitostérol ;
- de l'acide quinique (5 à 8 %);
- des tanins catéchiques qui commencent à être bien connus ;
- un principe amer, le quinovoside, hétéroside triterpénique comportant 2 carboxyles ;
- des alcaloïdes (4 à 8 %)
  - dérivés de la quinoléine et de la quinuclidine
    - quinine et quinidine, stéréoisomères
    - cinchonine et cinchonidine, également stéréoisomères

    sont les 4 bases principales ;
    - cupréine ou déméthylquinine ;
    - hydrobases correspondant aux 4 alcaloïdes fondamentaux (hydroquinine, hydroquinidine, etc.)
  - dérivés de l'indole et de la quinuclidine : ils n'existent qu'à l'état de traces (cinchonamine).

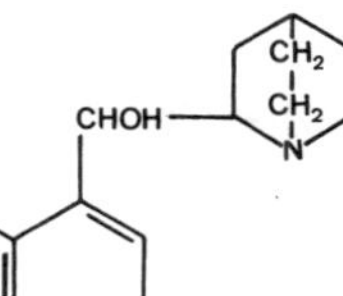

acide quinique

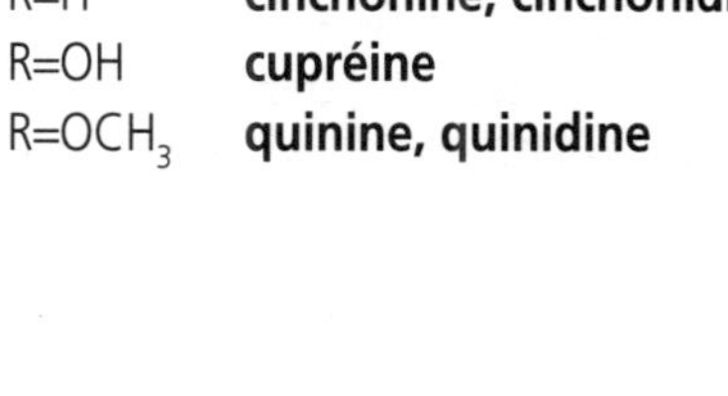

R=H **cinchonine, cinchonidine**
R=OH **cupréine**
$R=OCH_3$ **quinine, quinidine**

PATHOGÉNÉSIE

Remède d'action générale.
HÉMORRAGIES, ANÉMIE, HYPERESTHÉSIE, MÉTÉORISME ET DIARRHÉE.

HÉMORRAGIES ET ANÉMIE. TOUTES LES PERTES LIQUIDIENNES ET LEURS CONSÉQUENCES.

HYPERESTHÉSIE GÉNÉRALE, AGGRAVÉE PAR LE TOUCHER LÉGER, AMÉLIORÉE PAR LA PRESSION FORTE : CÉPHALÉE, NÉVRALGIES, HYPERACOUSIE ET ACOUPHÈNES.

TROUBLES HÉPATO-DIGESTIFS AVEC MÉTÉORISME GLOBAL, GOÛT AMER.
DIARRHÉE INDOLORE ET ÉPUISANTE.

FIÈVRE PÉRIODIQUE.

AGGRAVATION :
PAR LES HÉMORRAGIES ET LES PERTES LIQUIDIENNES.
PAR LE TOUCHER LÉGER.
PAR LES COURANTS D'AIR.

AMÉLIORATION :
PAR LA PRESSION FORTE.
PAR LA CHALEUR.

PÉRIODICITÉ :
UN JOUR SUR DEUX.

• HÉMORRAGIES ET ANÉMIE

Hémorragies de sang foncé avec pâleur du visage, bourdonnements d'oreilles, froid, état syncopal et hypotension, mais désir d'air (*CARBO VEGETABILIS*).
Épistaxis, hémorragies dentaires, hémorragies des interventions chirurgicales (action préventive), hémorragies digestives, des cirrhotiques (prévention – O.P.).
Métrorragies de sang noir à caillots noirs, règles avancées ; leucorrhée sanguinolente.
Faciès anémique, cerne bleuâtre autour des yeux ; muqueuses décolorées.
Sueurs profuses suivies d'épuisement, spontanées au moindre effort. Sueur du côté sur lequel on est couché. Lactation abondante ou prolongée. Pertes séminales répétées.
Syndrome de déshydratation.
Œdème des anémies et des carences (*NATRUM MURIATICUM*, *PHOSPHORUS*, *ARSENICUM ALBUM*).

• HYPERESTHÉSIE GÉNÉRALE

Névralgies et douleurs aggravées par l'effleurement, le toucher léger, le courant d'air, améliorées par la pression forte (*BRYONIA*).
Sensibilité extrême du cuir chevelu, de la racine des cheveux : **comme si on tirait les cheveux.**
Céphalée pulsatile : d'une tempe à l'autre, occipitale, aggravée par l'effort intellectuel et en fermant les yeux ; parfois avec bourdonnements d'oreille, avec troubles digestifs, après hémorragie ou forte transpiration.
Névralgies de la face, du trijumeau, dentaires... Algie en C7-D1 (*CHININUM SULFURICUM*).
Hyperesthésie douloureuse aux courants d'air (*NUX VOMICA*, *KALIUM CARBONICUM*, *HEPAR SULFUR*), **aux odeurs.** Hyperosmie. Hyperesthésie auditive puis hypoacousie : **les sons semblent venir de très loin ; avec acouphènes** (*CHININUM SALICYLICUM* et *SULFURICUM*) et intolérance simultanée à certains sons.

• TROUBLES HÉPATO-DIGESTIFS

Météorisme abdominal total, non amélioré par les éructations et l'émission de gaz. Aversion pour les aliments chauds. Désir d'épices, de boissons froides.
Grand appétit vite rassasié (*LYCOPODIUM*) **ou inappétence mais l'appétit vient en mangeant. Intolérance aux fruits. Goût amer :** tout paraît amer, même l'eau ; ou trop salé.
Distension stomacale après un repas léger, sensation de froid dans l'estomac ou l'abdomen.
Diarrhée indolore avec beaucoup de gaz, épuisante : postprandiale précoce, par les fruits ; par temps chaud.
Selles fétides contenant des débris alimentaires.
Constipation de selles molles.
Hypercholestérolémie.

• FIÈVRE PÉRIODIQUE

Accès fébriles périodiques, mais pas la nuit.
Stades successifs bien précis : frisson, chaleur, sueurs avec soif ; paludisme et accès pseudopaludéens (indication historique hahnemanienne).
Soif et faiblesse intenses, sueurs profuses, avec un état fébrile de périodicité diurne et régulière.

AUTRES INDICATIONS

Splénomégalie. Maladies spléniques (voir *CEANOTHUS*).
Toux et maladies respiratoires avec thorax douloureux.
Arthralgies améliorées par le mouvement, sauf la lombosacralgie. **Goutte avec hyperesthésie au toucher léger de l'articulation atteinte** (O.P.).

Hypersensibilité cutanée ; du cuir chevelu. Dermoraphisme, urticaire, eczéma sec : surtout de la face, avec intolérance au courant d'air.

Insomnie avant minuit ou après trois heures du matin ; avec hyperidéation (*COFFEA*) ou avec faim (*LYCOPODIUM*, *PHOSPHORUS*, *PSORINUM*).

COMMENTAIRES ET COMPARAISONS

CHINA fut la première auto-expérimentation de S. Hahnemann et donc à l'origine de l'homéopathie.

Remède d'action générale, il se prescrit plutôt sur les signes généraux (anémie, pâleur, épuisement) que sur les signes psychiques. Notons cependant l'association d'asthénie et d'hypersensibilité générale avec irritabilité. Il alterne la suractivité cérébrale et l'indifférence taciturne. On lui attribue des dépressions de la gravidité et des méditations suicidaires. Il antidote *LYCOPODIUM* qu'il complète aussi bien, mais pas simultanément.

Il complète aussi le grand hémorragique qu'est *PHOSPHORUS*.

Il convient particulièrement aux personnes âgées : faiblesse et diarrhée avec insuffisance digestive et métabolique.

FERRUM METALLICUM : son équivalent minéral, présente des bouffées vasomotrices.

KALIUM CARBONICUM : convient à de nombreuses anémies ; il a en commun avec *CHINA* le météorisme précoce – ici gastrique – la frilosité, l'asthénie, la pâleur, les sueurs, les œdèmes ; mais ni l'hyperesthésie au toucher léger, ni la diarrhée.

ARSENICUM ALBUM : autre anémique épuisé et périodique, est, de plus, agité malgré l'épuisement et anxieux.

NATRUM MURIATICUM : amaigrissement et soif intenses, sueurs profuses ; conséquences des pertes hydriques ; il combat plus la déshydratation que l'anémie ; complémentaire.

Enfin *CHINA* est très utilisé comme draineur et complémentaire, à dilution basse. Il entre dans la composition de nombreux complexes. Par exemple :

CHINA – SECALE CORNUTUM – SABINA 6 DH : métrorragies ;

CHINA – ARSENICUM ALBUM – VERATRUM ALBUM 4 CH : diarrhée estivale ;

CHINA – COLCHICUM – LEDUM PALUSTRE 6 DH : crise de goutte ;

CHINA – SOLIDAGO 6 DH : appoint hépato-rénal, évite la constipation parfois provoquée par *CHINA* seul.

Comparaisons fondées sur la composition

L'un d'entre nous (O.P.) a remarqué certains points communs dans les pathogénésies de *CHINA* et *COFFEA* : même hyperesthésie, algies et insomnies semblables. Les symptômes peuvent être dus à l'acide quinique (sous forme d'acide caféylquinique ou chlorogénique chez *COFFEA*).

Parmi d'autres remèdes à acide chlorogénique, *NUX VOMICA*, *ARNICA* et, à un degré moindre, *CRATAEGUS* sont doués de propriétés semblables.

(Rappelons que pour L. Vannier, *HELIANTHUS*, dans lequel on trouve de l'acide quinique, est comparable par son action locale à *ARNICA*).

Comparaisons dans la périodicité

Irrégulière : *SULFUR*, *PULSATILLA*.

Chaque jour à la même heure : *CEDRON*, *ARANEA DIADEMA*, *CACTUS*, *KALIUM BICHROMICUM*.

Un jour sur deux : *CHINA*, *ARSENICUM ALBUM.*

Sept jours : *SULFUR*, *SANGUINARIA*, *IRIS VERSICOLOR*, *CHINA*.

Quatorze jours : *ARSENICUM ALBUM*, *LACHESIS*.

Vingt et un jours : *LYCOPODIUM*, *AURUM*, *T.K.*

Vingt-huit jours : *LACHESIS*, *NUX VOMICA*, *SEPIA*.

Annuelle ou au-delà : *PSORINUM*, *ARSENICUM ALBUM*, *THUYA*.

Chininum salicylicum

Salicylate de quinine

$C_{20}\,H_{24}N_2\,O_2,\,C_6H_4 - (OH) - COOH$

DESCRIPTION : Cristaux blancs, amers et inodores, pratiquement insolubles dans l'eau, solubles dans l'alcool, la glycérine, le chloroforme, sensibles à l'action de la lumière.

PATHOGÉNÉSIE

Remède d'action limitée.
ACOUPHÈNES ET VERTIGES.

ACOUPHÈNES, VERTIGES DE MÉNIÈRE D'ORIGINE AUDITIVE.

On peut le préférer à *CHINA* et à *CHININUM SULFURICUM* si le syndrome général de *CHINA* est absent, et s'il manque aussi la périodicité de *CHININUM SULFURICUM*.

Chininum sulfuricum

Sulfate de quinine, sulfate basique de quinine

$(C_{20} H_{24} N_2 O_2)_2$, $H_2 SO_4$, $2H_2O$

DESCRIPTION : Aiguilles incolores ou poudre cristalline blanche de saveur très amère ; faible solubilité dans l'eau et l'alcool à la température ordinaire. Le sulfate de quinine brunit par exposition à la lumière.

PATHOGÉNÉSIE

Remède d'action limitée.
ACOUPHÈNES, VERTIGES, DOULEURS CERVICO-DORSALES.

CÉPHALÉE ET NÉVRALGIE PÉRIODIQUE, TRIGÉMINÉE ET PÉRIORBITAIRE.

ACOUPHÈNES, SYNDROME DE MÉNIÈRE, SURDITÉ.

SENSIBILITÉ SPONTANÉE, À LA PERCUSSION, À LA PRESSION, DE LA 7e VERTÈBRE CERVICALE ET DES PREMIÈRES DORSALES.

Tous ces symptômes figurent dans la pathogénésie de *CHINA*, mais on peut le préférer pour les acouphènes avec phénomènes congestifs (*SULFUR*) et pour la sensibilité cervico-dorsale ; comparer alors *ACTAEA RACEMOSA* qui comporte un contexte endocrinien ou névropathique.

Chionanthus virginiana

Chionanthus virginica L. (Oléacées)

DESCRIPTION : Arbuste ornemental originaire du sud des États-Unis et cultivé dans les parcs européens. Les fleurs sont blanches et forment des panicules à l'extrémité des rameaux.

PARTIE UTILISÉE : L'écorce de la racine séchée.

COMPOSITION
Présence de :
- 1 % environ de saponoside ;
- phillyroside, un hétéroside de lignane.

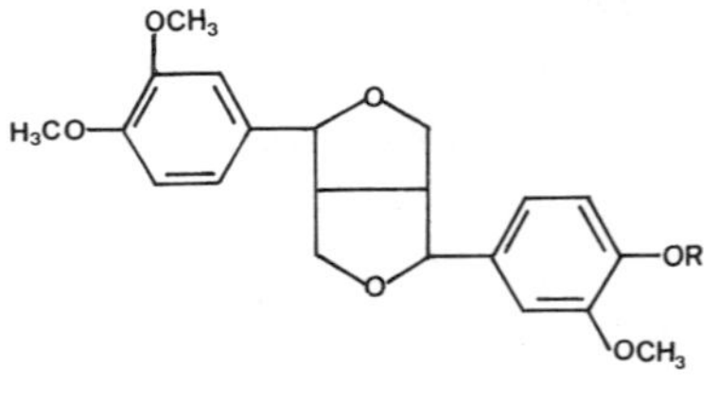

R=H **phillygénine**
R=glucosyl **phillyroside**

PATHOGÉNÉSIE

Remède d'action limitée.
ICTÈRE, LITHIASE BILIAIRE.

SUBICTÈRE ET ICTÈRE – DOULEURS VÉSICULAIRES.
LITHIASE BILIAIRE.

• ICTÈRE ET LITHIASE BILIAIRE

Subictère et ictère : hépatomégalie douloureuse, selles décolorées, **nausées avec la selle,** sécheresse de la bouche.
Coliques hépatiques améliorées couché sur le ventre ; coliques périombilicales soulagées par l'émission de gaz.
Céphalées et migraines avec accompagnement hépato-biliaire.

COMMENTAIRES ET COMPARAISONS

Remède hépatotrope parmi d'autres ; **il convient aux lithiases biliaires.**

Comparaison fondée sur la composition

CARDUUS MARIANUS : ictère, nausées, avec congestion portale et latéralité gauche.

Comparaison fondée sur la pathogénésie

PODOPHYLLUM : est amélioré comme lui couché sur le ventre. Ictère, diarrhée, douleurs du côlon droit.

Rappel de quelques remèdes hépato-biliaires

CHELIDONIUM : ictère – douleur sous l'omoplate droite.
CHENOPODIUM : ictère – douleur interscapulo-vertébrale droite.
CHINA : ictère, diarrhée abondante, épuisement.
TARAXACUM : ictère, langue dépapillée en carte géographique.
BRYONIA : douleur vésiculaire, bouche sèche, goût amer, constipation.
BERBERIS : douleur vésiculaire, irradiation en tous sens.
HYDRASTIS : douleur vésiculaire et ictère ; constipation, maigreur.

CHIONANTHUS présente un net tropisme hépatique et peut, pour cette raison, être comparé à *CARDUUS MARIANUS*. Un point commun dans leur composition : la présence de lignanes (flavonolignanes dans *CARDUUS*).

Chloramphénicol

Chloramphénicol

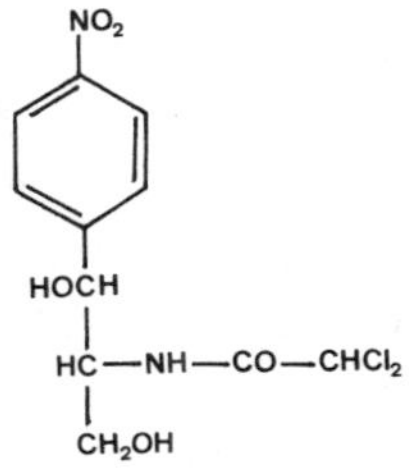

DESCRIPTION : Antibiotique dont seul l'isomère D (–) thréo est actif, ayant été primitivement obtenu par fermentation de ***Streptomyces venezuelae***, actuellement préparé par synthèse. De structure curieuse par la présence d'un groupement NO_2 et d'atomes de chlore, le chloramphénicol est soluble dans le méthanol, l'éthanol, les huiles végétales.

PATHOGÉNÉSIE

Remède d'action limitée.
DIARRHÉE, ASTHÉNIE, AGITATION.

SYNDROME DIARRHÉIQUE AVEC ASTHÉNIE, AGITATION, SELLES TRÈS FÉTIDES.

Bouche sèche, goût amer, **langue noire pileuse** (*PENICILLINUM*), soif de grandes quantités de liquide (*BRYONIA*), de bière. Aversion pour le sucre. Faim à 17 heures, avec malaise.
Selles molles, fines, diarrhéiques, nauséabondes. Ténesme rectal.
Le malade est triste, asthénique le matin, somnolent vers 17 heures, **agité au lit avec sensation de chaleur : il se lève et marche.**

• AUTRES INDICATIONS

Douleurs vertébrales et rotuliennes ; purpura, érythème, sueur axillaire.

COMMENTAIRES ET COMPARAISONS

Cette pathogénésie contemporaine est due à O.A. Julian (1). Notre sélection de symptômes est personnelle.

Tous les antibiotiques s'utilisent de deux façons : soit après leur usage classique contre les effets iatrogènes soit selon une pathogénésie quand elle existe.

ARSENICUM ALBUM : asthénie, agitation, diarrhée fétide, signes toxiques ; presque semblable, il lui sera sans doute préféré.
La notion de l'usage antérieur du chloramphénicol – ou d'autres antibiotiques à forte concentration intestinale, tétracyclines notamment – doit le faire prescrire.
PENICILLINUM : présente aussi l'asthénie et la langue noire pileuse, mais avec une fièvre peu élevée et beaucoup de symptômes cutanés et rhumatismaux (O.P.).

BIBLIOGRAPHIE

1. JULIAN O.A. - *Dictionnaire de Matière médicale homéopathique*. Masson, Paris, 1981.

Chloroformum

Chloroforme

$CHCl_3$

DESCRIPTION : Liquide limpide, incolore, mobile, volatil, d'odeur caractéristique, de saveur douce et brûlante.
Le chloroforme est peu soluble dans l'eau ; il est miscible à l'éther, l'alcool et la plupart des solvants organiques.
Le chloroforme pur est sensible à l'action de la lumière et, en général, on l'additionne d'alcool afin de le stabiliser : le produit officinal contient 0,5 % en poids d'éthanol.

PATHOGÉNÉSIE

Remède d'action limitée.
RHINITE ET HÉPATISME.

RHINITE : OBSTRUCTION ET ÉCOULEMENT ; EXTENSION LARYNGÉE, BRONCHIQUE.

SUBICTÈRE. TROUBLES HÉPATIQUES.

Rhinite avec obstruction, écoulement aqueux, douleurs frontales.
Extension pharyngée, laryngée et bronchique avec toux sèche dyspnéisante nocturne.
Subictère, oligurie, vomissements, hémorragies digestives, hépatite ou lithiase biliaire.

COMMENTAIRES ET COMPARAISONS

CHLOROFORMUM permet de mettre fin à des rhinorrhées très chroniques chez des malades hépatobilaires (O.P.), un peu comme ***NUX VOMICA*** ou *LYCOPODIUM*.
Clarke assure qu'il aurait aidé à dissoudre des calculs biliaires.
Son hépatite toxique évoque ***PHOSPHORUS***, *ETHYLICUM* ou ***MERCURIUS.***

Cholesterinum

Cholestérol

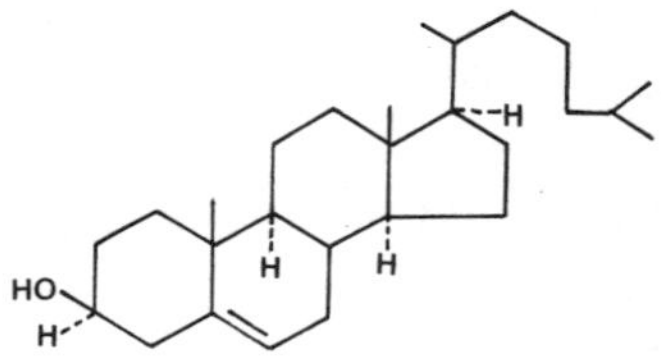

DESCRIPTION : Principal stérol des animaux supérieurs ; le produit officinal est constitué par la forme anhydre et se présente sous l'aspect de cristaux feuilletés blancs, nacrés, insolubles dans l'eau, solubles dans l'éther, le benzène, le chloroforme.

PATHOGÉNÉSIE

Remède d'action limitée.
HYPERCHOLESTÉROLÉMIE.

DIGESTION LENTE, SUBICTÈRE, CONSTIPATION.

HYPERTENSION, GÉRONTOXON, DYSLIPIDÉMIES.

Digestion lente, lourdeur, somnolence, hépatomégalie, constipation, insomnie.
Hypertension.
Taches brunes sur le corps, dépôts jaunâtres palpébraux, cercle bleuâtre irien (gérontoxon). Hypercholestérolémie. Lithiase biliaire.
Opacité du vitré (Voisin).

COMMENTAIRES ET COMPARAISONS

Inutile de compter sur *CHOLESTERINUM* pour abaisser le taux sanguin de cholestérol ; ou l'hypertension avec hypercholestérolémie.
Il est par contre actif dans la lithiase cholestérolique ou mixte (O.P.), alterné avec *LYCOPODIUM* en 7 CH, et drainé par *CHINA* 6 DH.
PHOSPHORUS associe les troubles du métabolisme hépatique et vasculaire.

Chrysarobinum

Chrysarobine

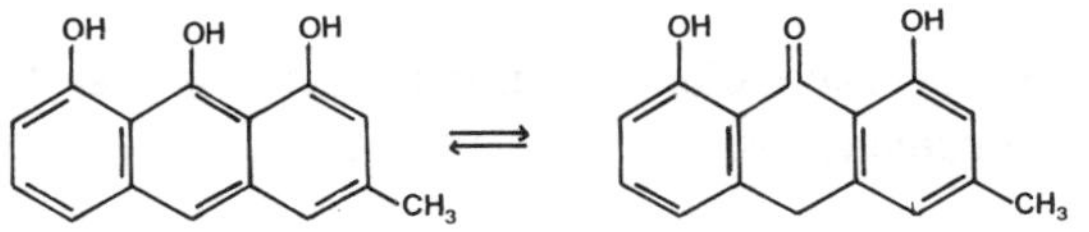

DESCRIPTION : Irritante pour les muqueuses, la chrysarobine pure est proche, par sa structure, des dérivés anthracéniques du séné, de la rhubarbe, etc. Elle constitue environ 30 % du produit commercial obtenu à partir du bois d'un arbre du Brésil, *Andira araroba* Aguiar (Légumineuses).
Très peu soluble dans l'eau, soluble dans les graisses, le chloroforme et le benzène, les hydroxydes alcalins, l'acide sulfurique.

PATHOGÉNÉSIE

Remède d'action limitée.
PSORIASIS, DERMATOSES CROÛTEUSES.

DERMATOSES SÈCHES OU CROÛTEUSES ET SUINTANTES. LOCALISATION ÉLECTIVE PÉRIOCULAIRE ET AUTOUR DES OREILLES.

Dermatoses sèches : eczéma, lichen, **psoriasis.**
Eczéma croûteux et suintant ; impétigo, pyodermites...
Localisation périoculaire, avec conjonctivite, ou périauriculaire. Parfois mauvaise odeur.

COMMENTAIRES ET COMPARAISONS

La chrysarobine, qui figurait au Codex 1908, est encore utilisée dans le traitement des dermatoses. Elle produit la "dermite chrysophénique" et de la conjonctivite.
CHRYSAROBINUM 6 DH ou 4 CH a produit des résultats répétés dans les psoriasis qui n'ont pas respecté la face (O.P.).
Comparer *GRAPHITES, MEZEREUM, HEPAR SULFUR*...

Cicuta virosa

Ciguë vireuse

Cicuta virosa L. (Ombellifères)

DESCRIPTION : Grande plante des régions marécageuses de l'Europe, rencontrée en France dans l'Ouest et le Jura, vivace par une racine volumineuse. La tige, qui peut atteindre 1,5 m, est creuse, striée, rougeâtre à la base et aux nœuds. Les feuilles sont découpées, les fleurs blanches réunies en ombelles. Le fruit est arrondi, plus large que long.

PARTIE UTILISÉE : La racine fraîche.

COMPOSITION

- des coumarines (ombelliférone, scopolétol) ont été détectées, vraisemblablement dans la racine (1) ;
- des dérivés polyacétyléniques (3 % environ) : cicutol, cicutoxine, falcarindiol (2).

PATHOGÉNÉSIE

Remède d'action limitée.
SPASMES, CONVULSIONS, PUSTULES.

SPASMES GÉNÉRALISÉS ET LOCALISÉS : SPASMES EN EXTENSION AGGRAVÉS PAR TOUTE STIMULATION SENSORIELLE.

SPASMES LIMITÉS : AUX YEUX – STRABISME – AUX MAXILLAIRES, AU PHARYNX, À L'ŒSOPHAGE... AUX MUSCLES DE LA NUQUE, DU RACHIS, DES MEMBRES.

ÉPILEPSIE GÉNÉRALISÉE ET PETIT MAL. GRANDES CRISES AVEC OPISTHOTONOS ; BRAVAIS-JACKSON ET LACUNES MNÉSIQUES.

TÉTANIE ET HYSTÉRIE : MANIFESTATIONS PSEUDO-ÉPILEPTIQUES DES NÉVROPATHES. MENTALITÉ HYSTÉRIQUE.

DERMATOSE VÉSICULO-PUSTULEUSE DE LA FACE : CROÛTES ÉPAISSES DE COULEUR JAUNE CITRON.

AGGRAVATION :
PAR LA STIMULATION SENSORIELLE : TOUCHER, LUMIÈRE, BRUIT, FROID.
PAR RÉTROCESSION D'ÉRUPTION, INTERRUPTION DES RÈGLES.

• SPASMES GÉNÉRALISÉS ET LOCALISÉS

Spasmes généralisés aggravés par la plus petite stimulation sensorielle, toucher léger (*BELLADONNA*), lumière (*STRAMONIUM*, *BELLADONNA*), bruit.
Spasmes après disparition d'une éruption, après une commotion cérébrale, un traumatisme, à l'interruption des règles.
Spasmes en hyperextension, du corps, des orteils (flexion : *CUPRUM*).
Maladie des spasmes du nourrisson, de l'enfant encéphalopathe (O.P.).
Spasmes localisés : spasmes oculogyres (*CUPRUM*), **strabisme, trismus maxillaire, hoquet.**
Spasmes œsophagiens, pharyngiens, gastriques...
Torticolis spasmodique. Maladie des tics. Spasmes du rachis et des membres, provoquant des contorsions et des **mouvements athétosiques** (O.P.).

• ÉPILEPSIE ET PETIT MAL

Épilepsie : grandes crises avec activité tonicoclonique importante aggravée au toucher, à la lumière, au bruit. **Opisthotonos.**
Cyanose de la face pendant la crise, morsure de la langue.
Aura épigastrique ; désorientation, obnubilation postcritiques.
Crises de la femme s'il y a interruption des règles (*LACHESIS*).
Épilepsie infantile (*OENANTHE CROCATA*). Crises post-commotionnelles (*NATRUM SULFURICUM*).
Après disparition d'une éruption (*ZINCUM*, *CUPRUM*, *SULFUR*).
Épilepsie limitée : "petit mal", Bravais-Jackson, épilepsie temporale, lacunes mnésiques, comportements automatiques.

• TÉTANIE, HYSTÉRIE, NÉVROPATHIE

Manifestations tétaniques des hystériques. Tétanie normo-calci-magnésienne. Pseudo-épilepsie. Théâtralisme.
Comportement hystérique ; orgueilleux (*PLATINA*), puéril ou larmoyant.
Désorientation dans le temps et l'espace. Malades intoxiqués (*OPIUM*, *CANNABIS INDICA*), alcoolisme.

• DERMATOSE VÉSICULO-PUSTULEUSE

Vésicules, pustules, croûtes jaune citron. Particulièrement **de la face,** du menton, du cuir chevelu. Sycosis de la barbe. Impétigo.
La rétrocession d'une éruption peut précéder les crises convulsives.

COMMENTAIRES ET COMPARAISONS

Un des tout premiers remèdes de spasmes et de convulsions : du hoquet, par exemple, à la grande épilepsie. On le choisira s'il y a hypersensibilité à la stimulation. L'alternance peau-système nerveux est un trait caractéristique de la pathogénésie comme pour *ZINCUM* où les troubles nerveux sont surtout déficitaires. Il s'inscrit dans la psore et complète *SULFUR*, *PSORINUM*, *ARSENICUM ALBUM*.

Comparaisons fondées sur la composition

D'une façon générale, les plantes à dérivés acétyléniques sont convulsivantes.
CICUTA VIROSA : épilepsie féminine ; aggravée à l'interruption des règles.
OENANTHE CROCATA : épilepsie infantile.

Parfois, les polyines sont accompagnés de dérivés carbonylés, dont on connaît les effets spasmogènes. C'est le cas de :
ABSINTHIUM : épilepsie des alcooliques, faciès vultueux ;
ARTEMISIA VULGARIS : petit mal ;
CHAMOMILLA : colères spectaculaires avec activité motrice ;
GRINDELIA : dyspnée aiguë à l'endormissement.

Comparaisons fondées sur la Matière médicale
Spasmes et convulsions sont dus fréquemment à la présence d'un carbonyle retrouvé dans les constituants les plus divers :
BELLADONNA (scopolétol, esters tropiques) : au moindre choc, à la lumière ;
STRAMONIUM (esters tropiques) : à la lumière ;
STRYCHNINUM (comporte un carbonyle) : véritable tétanisation au toucher ; (*CICUTA* est un remède historique du tétanos) ;
NUX VOMICA (strychnine, brucine) : hypersensibilité et réactions exagérées ;
IGNATIA (strychnine, brucine) : hyperesthésie émotionnelle ; "boules" et spasmes ;
BUFO RANA (hétérosides cardiotoniques agissant par leur noyau lactone) : dermatose vésiculo-bulleuse, épilepsie ;
MOSCHUS (muscone) : théâtralisme, perte de conscience, spasmes mais souvent analgésie-anesthésie ;
NUX MOSCHATA (suspicion de présence de composés carbonylés) : spasmes gastriques avec intense dilatation réflexe ; aérophagie des névropathes.

Autres comparaisons
CUPRUM METALLICUM : toutes les crampes et spasmes ; en flexion ou amélioré par une gorgée d'eau froide ; aggravé après rétrocession d'une éruption.
ACTAEA RACEMOSA : alternance féminine de signes psychiques ou physiques.
LACHESIS : tout ce qui survient par suppression des règles.
NATRUM SULFURICUM : séquelles de commotion cérébrale.
PLATINA : orgueil, mépris ; terrain hystérique, pseudo-épilepsie.

BIBLIOGRAPHIE
1. PROPENKO A.P., ZHUKOV G.A. ET LADYGINA E.YA. *Khim. Prir. Soedin*, 1973, *9*, 112-113.
2. WITTSTOCK U., WURZ G., HADACEK F., GREGER H. et TEUSCHER E. - *Planta Med.*, 1992, *58*, Suppl. Issue, A 722.

Cina

Semen Contra

Artemisia cina Berg. (Composées)

DESCRIPTION : Plante herbacée d'environ 50 cm de haut, localisée aux steppes salées du Turkestan. Ses tiges, ligneuses à la base, portent des feuilles découpées en segments linéaires et de petits capitules de fleurs jaunâtres, tubuleuses.

PARTIE UTILISÉE : Les capitules non épanouis séchés.

COMPOSITION
- petite quantité d'huile essentielle dont le constituant principal est le cinéole ou eucalyptol ;
- des dérivés carbonylés représentés par des lactones sesquiterpéniques : L-α–santonine, 8-hydroxy-α–santonine, L-β–santonine.

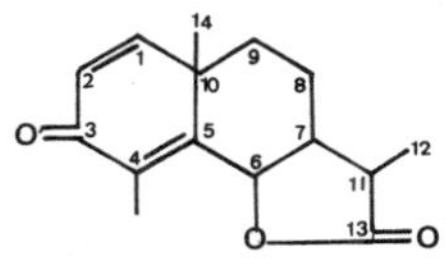

santonine

PATHOGÉNÉSIE

Remède d'action limitée.
VERMINOSE, COLIQUES, COLÈRES, SPASMES.

ÉTATS CONSÉCUTIFS À L'INFESTATION PAR LES VERS : MAUVAIS CARACTÈRE ; REPOUSSE LES CARESSES ; CAPRICES.

DOULEURS PÉRIOMBILICALES, SPASMES DIVERS, PRURIT NASAL ET ANAL.

AGGRAVATION :
À LA PLEINE LUNE.

AMÉLIORATION :
COUCHÉ SUR LE VENTRE.

• ÉTATS CONSÉCUTIFS À L'INFESTATION PAR LES VERS

Oxyures, ascaris, autres vers. Parfois parasites tropicaux, amibiase (O.P.).
Mauvais caractère : l'enfant repousse les caresses, ne veut pas être touché.
Caprices : exige et rejette (*CHAMOMILLA*). Hurle, se roule, frappe.
Terreurs nocturnes, réveils en sursaut, cauchemars.
Faciès spécial : teint pâle autour de la bouche et du nez, cerne bleuâtre autour des yeux, mydriase.
Coliques péri-ombilicales calmées sur le ventre.
Grincement des dents, déglutition à vide, vomissements avec langue propre (*IPECA*). **Faim insatiable.**
Toux spasmodique, suffocante.
Mouvements spasmodiques de la tête et des mains.
Convulsions de l'enfant parasité, aggravées si on le regarde, le touche, le réprimande.
Spasmes des paupières et des sourcils. Strabisme.
Prurit : l'enfant se frotte le nez, se met les doigts dans le nez ; prurit anal.

• AUTRES INDICATIONS

Vision en jaune et bleu.
Phosphaturie – énurésie.

COMMENTAIRES ET COMPARAISONS

***CINA* est surtout un remède d'oxyurose de l'enfant.** Il n'y a pas ici d'inversion d'action. La pathogénésie homéopathique met l'accent sur le faciès "vermineux", les troubles du caractère et le prurit.
SILICEA le complète : même état général, enfant faible et criard, verminose ; aggravation aussi à la nouvelle lune.
CALCAREA CARBONICA : complémentaire classique, a une humeur opposée.

L'association de douleurs intestinales et de troubles du caractère évoque :
CHAMOMILLA : colères, caprices, coliques ; amélioré bercé ou promené ;
COLOCYNTHIS : les coliques suivent la colère ;
STAPHYSAGRIA : après des colères réprimées ; parents sévères ;
LYCOPODIUM : caractère difficile mais plus de retenue.

Pour les parasitoses, ***TEUCRIUM MARUM*** ou ***SPIGELIA*** peuvent convenir, mais surtout ***SULFUR***, particulièrement chez l'adulte, met fin aux infestations répétées (O.P.).
On notera que la santonine est un dérivé carbonylé, ce qui contribue à expliquer une certaine ressemblance entre ***CINA*** et ***CHAMOMILLA*** et les nombreuses autres plantes à dérivés carbonylés comportant des phénomènes spasmodiques dans leur pathogénésie.

Cinnabaris

Sulfure mercurique rouge

Hg S

DESCRIPTION : Poudre rouge écarlate, noircissant par exposition à la lumière, surtout en présence d'eau ou d'hydroxydes alcalins. Pratiquement insoluble dans l'eau, elle n'est pas attaquée par l'acide nitrique ou l'acide chlorhydrique froid. Elle est décomposée par l'acide sulfurique concentré et chaud. L'eau régale la dissout avec séparation de soufre.

PATHOGÉNÉSIE

Remède d'action limitée.
ROUGEUR INFLAMMATOIRE DE LA FACE ET DES ORGANES GÉNITAUX.

ALGIES, ÉRYTHÈME, INFLAMMATION DE LA FACE ET O.R.L.
FACE ROUGE, SINUSITE, RHINITE POSTÉRIEURE, ATTEINTE OSSEUSE.

INFLAMMATION CUTANÉO-MUQUEUSE GÉNITALE, TEINTE ROUGE VIF, VERRUES, NÉOFORMATIONS, ULCÈRES.

• ROUGEUR ET INFLAMMATION DE LA FACE

Éruption rouge vif, érythème intense, de la tête, du crâne, après les repas.
Douleurs périorbitaires, des sinus frontaux et maxillaires.
Œil rouge.
Rhinite postérieure, mucosités filantes. Sialorrhée.
Muqueuses nasale et pharyngée rouge intense.

• INFLAMMATION GÉNITALE

Éruption rouge vif de la face interne des cuisses, des lèvres ou du scrotum.
Des muqueuses vaginales ou du gland.
Verrues, papillomes, crêtes de coq, saignant facilement.
Ulcérations très rouges.

COMMENTAIRES ET COMPARAISONS

Associant des caractéristiques de *MERCURIUS* et de *SULFUR*, *CINNABARIS* fut un remède de syphilis et de gonococcie. Son usage est devenu très limité et **guidé par la rougeur intense de la peau, des muqueuses, des lésions.**
Il complète *LUESINUM*, *AURUM*, *CAPSICUM*.
Dans les sinusites, comparer : *AURUM*, *KALIUM BICHROMICUM*, *KALIUM IODATUM*, *ASA FOETIDA*, *MERCURIUS*.
Dans les verrues qui saignent : *NITRICUM ACIDUM*, *THUYA*.

Cistus canadensis

Ciste du Canada

Helianthemum canadense L. (Cistacées)

DESCRIPTION : Originaire d'Amérique du Nord, le ciste du Canada est une plante herbacée vivace de 30 à 60 cm, à grande fleur solitaire jaune, aux sépales étoilés. Le fruit est une capsule.

PARTIE UTILISÉE : La plante entière séchée.

COMPOSITION

Peu étudiée. La plante est riche en tanin (10 %) et contient de l'hélianthémine.

PATHOGÉNÉSIE

Remède d'action limitée.
FRILOSITÉ ET ADÉNOPATHIES.

INTOLÉRANCE AU FROID ET SENSATIONS DE FROID LOCALISÉ.

ADÉNOPATHIES INDURÉES – PUIS SUPPURÉES. MALADIES RESPIRATOIRES CHRONIQUES.

AGGRAVATION :
AU FROID.

AMÉLIORATION :
APRÈS AVOIR MANGÉ.

• INTOLÉRANCE AU FROID

Frilosité considérable. Glacé au moindre froid.
Sensation de froid localisé : front, nez, trachée, extrémités...

• ADÉNOPATHIES

Adénopathies indurées, puis fistulisées, suppurées.
Tuberculose ganglionnaire.
Rhinite avec sensation de respirer de l'air froid ; rhino-pharyngite, bronchite.

• AUTRES INDICATIONS

Éruptions sèches, fissurées, aggravées par le froid et l'hiver.
Engelures (*PETROLEUM*, *AGARICUS*, *PSORINUM*, *CARBO VEGETABILIS*).
Diarrhée avec sensation de froid abdominal.
Indurations mammaires suppurées.

COMMENTAIRES ET COMPARAISONS

La pathogénésie décrit le tuberculinisme... et la tuberculose ganglionnaire.
CISTUS complète des remèdes d'action générale de frilosité mais avec des localisations précises.

SILICEA : frilosité, adénopathies ; transpiration et rachitisme.

BARYTA CARBONICA : frilosité, adénopathies ; amygdalite.
CALCAREA CARBONICA : frilosité, adénopathies à limites imprécises ; transpiration.
KALIUM CARBONICUM : frilosité, asthénie, transpiration.
HEPAR SULFUR : frilosité, suppurations.
PSORINUM : frilosité très chronique, très froid même couvert et au chaud.
T.K. : frilosité, asthénie, maigreur, transpiration.

Les sensations de froid local :
ARANEA DIADEMA : sensation de froid dans les os ; froid humide, névralgies ;
CAMPHORA : sensation de respirer de l'air froid ;
FLUORICUM ACIDUM : sensation de froid dans les yeux ;
AGARICUS : sensation d'aiguilles glacées aux extrémités ;
COLCHICUM : sensation de froid glacé dans l'abdomen ; diarrhée épuisante ;
ELAPS : froid à l'estomac, aux pieds ; hémorragie ;
CALCAREA CARBONICA : sensation de chaussettes froides ;
KALIUM CARBONICUM : sensation de chemise froide mouillée sur le dos.

Les adénopathies indurées :
CONIUM : n'évolue pas vers la suppuration ;
LAPIS ALBUS : dureté pierreuse.

Clematis recta (= Clematis erecta)

Clématite dressée

Clematis recta L. (Renonculacées)

DESCRIPTION : Plante herbacée à tige dressée de 1 m environ ; les feuilles sont pennées, à 2-3 paires de grandes folioles, vertes au-dessus, un peu bleuâtres en dessous ; les fleurs sont blanches, dépourvues de pétales, à 4 sépales.
On trouve la clématite dressée sur les coteaux et dans les bois de l'Europe méridionale.

PARTIE UTILISÉE : Les jeunes tiges feuillées fraîches en début de floraison.

COMPOSITION

Comme chez beaucoup de Renonculacées, présence de protoanémonine et d'anémonine (voir *PULSATILLA*, *RANUNCULUS*...).
On a signalé aussi la présence de saponoside et d'hétéroside du stigmastérol.

PATHOGÉNÉSIE

Remède d'action limitée.
URÉTRITE, ORCHITE ET ECZÉMA VÉSICULEUX.

URÉTRITE ET ORCHITE. MICTIONS GOUTTE À GOUTTE TRÈS DOULOUREUSES.

RHUMATISME APRÈS SUPPRESSION D'UNE INFECTION GÉNITALE.

ÉRUPTION VÉSICULO-PUSTULEUSE SURTOUT À L'OCCIPUT ET À LA LIMITE DU CUIR CHEVELU.

AGGRAVATION :
PAR LA SUPPRESSION DES ÉCOULEMENTS GÉNITAUX.

• URÉTRITE ET ORCHITE

Urétrite : **violentes douleurs mictionnelles et postmictionnelles. Urine** goutte à goutte, émission de pus, érections douloureuses.
Urètre dur et douloureux. Rétrécissement urétral.
Testicules indurés, très douloureux. Douleurs et indurations épididymaires.
Adénopathies inguinales indurées.
Urétrite et leucorrhée purulente chez la femme.
Rhumatisme après suppression d'une infection génitale.

• ÉRUPTION VÉSICULO-PUSTULEUSE

Prédominante à l'occiput et pourtour du cuir chevelu.
Pruriante, aggravée par l'eau froide. Écoulement purulent, irritant. Croûtes.

• AUTRES INDICATIONS

Odontalgie améliorée par l'eau froide, aggravée en s'étendant.
Mastose douloureuse, élancements, inflammation.

COMMENTAIRES ET COMPARAISONS

La gonococcie aiguë extensive est l'indication historique.

Toute infection génitale, quel que soit le germe, peut justifier la prescription.

C'est un remède de sycose qui complète l'action de *THUYA* et de *MEDORRHINUM*.

Comparaisons fondées sur la composition

On retrouve la protoanémonine et l'anémonine dans :

PULSATILLA : infection génitale et suppuration abondante peu irritante ; orchite et orchi-épididymite ;

RANUNCULUS BULBOSUS : vésicules, zona, herpès avec névralgies.

Le stigmastérol et ses dérivés expliquent certaines analogies :

ASTERIAS : tumeurs mammaires ;

CLEMATIS VITALBA, *CALENDULA* : plaies et ulcérations.

Les autres plantes à stigmastérol (*ALFALFA*, *EUPATORIUM*, *EUPHRASIA*, *SAMBUCUS*, *TABACUM*...) sont sans analogie pathogénétique. La pathogénésie de *CLEMATIS* est probablement tronquée et insuffisante.

Comparaisons fondées sur la Matière médicale

MERCURIUS et *MERCURIUS CORROSIVUS* : suppuration et transpiration.

CANTHARIS : brûlure intense permanente.

STAPHYSAGRIA : amélioré pendant la miction.

CANNABIS SATIVA ou *INDICA* : urine goutte à goutte ; ni rétrécissement ni orchite.

Dans l'orchite :

PULSATILLA : unilatérale ; non indurée ;

RHODODENDRON : induration, sujet rhumatisant (?);

AURUM : très chronique.

Les cas aigus lui échappant actuellement, *CLEMATIS ERECTA* est toujours un remède d'appoint, d'indication locale.

Clematis vitalba

Vigne blanche

Clematis vitalba L. (Renonculacées)

DESCRIPTION : Plante grimpante à longue tige pleine ; les feuilles pennées comportent 3-7 grandes folioles cordiformes à la base, crénelées ou dentées ; les fleurs, réunies en panicules fournies, sont blanches, sans pétales, à 4 sépales.

La vigne blanche est commune dans les haies et les buissons de presque toute la France.

PARTIE UTILISÉE : Les jeunes rameaux fleuris frais.

COMPOSITION

- beaucoup de composants déjà vus à propos de *CLEMATIS RECTA* : protoanémonine et anémonine, stigmastérolglycoside ;
- acide *trans*-aconitique (voir *ACONITUM*) ;
- saponosides, les vitalbosides A, B, D, F, G, H, J. (1, 2) dont l'aglycone est l'hédéragénine trouvée aussi dans le lierre grimpant.

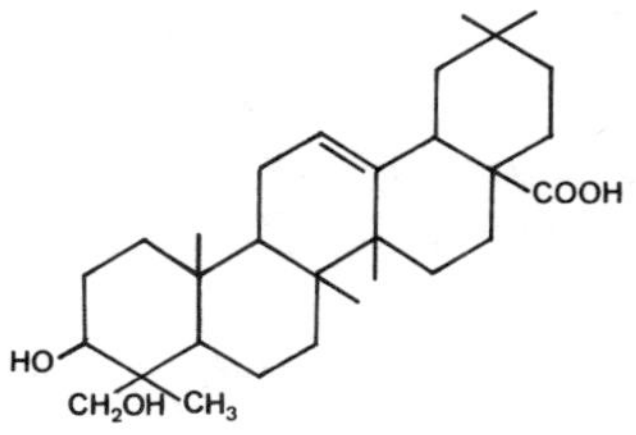

hédéragénine

PATHOGÉNÉSIE

Remède d'action limitée.
ULCÈRES VARIQUEUX.

ACTION LOCALE SUR LES ULCÈRES DE JAMBE.

Il réussit mieux s'il y a **plus d'inflammation que de suppuration** et dans les ulcères superficiels ; même étendus.

On utilise la T.M. et la 1 DH en compresses, pommades.

On peut compléter par la prise buccale.

En cas d'infection et suppuration, *CALENDULA*, *ECHINACEA*, *MYRISTICA* sont mieux indiqués.
Il contient des saponosides, hétérosides de l'hédéragénine trouvée aussi dans *HEDERA HELIX*. Celui-ci est actif dans la cellulite et les infiltrations du derme. Il pourrait compléter *CLEMATIS VITALBA* pour les hypodermites sclérohypertrophiques péri-ulcéreuses (O.P.)

BIBLIOGRAPHIE

1. KINTYA P.K., MEL'NIKOV V.N. et CHIRVA V.Ya. - *Khim. Prir. Soedin*, 1974, 802 et suivantes, *in Chem. Abst.*, 1975, *82*, 167467 n et 167468 p.
2. CHIRVA V.Ya., KINTYA P.K. et MEL'NIKOV V.N. - *Ref. Dokl. Soobshch.-Mendeleevsk. S'ezd Obshch. Prikl. Khim.*, 11th, 1975, *6*, 109, *in Chem. Abst.*, 1978, *88*, 148971 e.

Cobaltum metallicum

Cobalt

Co

DESCRIPTION : Très répandu dans la nature, le cobalt est un métal magnétique, gris, dur, ductile, existant sous deux états allotropiques : la forme hexagonale est plus stable que la forme cubique à la température ordinaire.
Facilement soluble dans l'acide nitrique dilué, le cobalt n'est que lentement attaqué par l'acide chlorhydrique ou l'acide sulfurique froid.
Les sels hydratés de cobalt et leurs solutions sont rouges, ces dernières virant au bleu par addition d'acide chlorhydrique concentré.

PATHOGÉNÉSIE

Remède d'action limitée.
LOMBALGIE ET IMPUISSANCE

RACHIALGIE SURTOUT LOMBAIRE AVEC TROUBLES NEUROLOGIQUES.

IMPUISSANCE : ÉJACULATION SANS ÉRECTION.

• RACHIALGIE SURTOUT LOMBAIRE AVEC TROUBLES NEUROLOGIQUES

Algies cervico-occipitales **aggravées en penchant la tête** en avant.
Lombalgies hautes D12-L1 ou basses L5-S1, aggravées assis et par le coït.
Douleurs irradiées aux deux membres inférieurs. Sensation de **faiblesse** dans les genoux et dérobement (*CAUSTICUM*).
Paresthésies : engourdissements et fourmillements des membres inférieurs.

• IMPUISSANCE

Éjaculation sans érection.
Rêves érotiques, pollution, lombalgie et céphalée.

• AUTRES SIGNES

Langue fissurée en son milieu.
Alternance de diarrhée et de constipation.
Saignement persistant de l'anus.

COMMENTAIRES ET COMPARAISONS

L'association d'impuissance et lombalgie caractérise *COBALTUM*.

Dans l'impuissance, il peut compléter :
LYCOPODIUM : désir conservé ;
SEPIA : pas d'appétit sexuel ;
PHOSPHORUS : exacerbation de la libido avec impuissance ;
GRAPHITES : hypothyroïdien, insuffisance hormonale ;
KALIUM CARBONICUM : asthénique général, fatigue après les rapports sexuels ;
CHINA : pertes séminales, affaiblissement.

Quelques remèdes d'impuissance :
SELENIUM : dépression sexuelle, désir conservé ;
PHOSPHORICUM ACIDUM : avec dépression profonde intellectuelle ;
AGNUS CASTUS : sénilité précoce ;
CONIUM : désir conservé, involution endocrinienne ;
CALADIUM : impuissance, perte de mémoire, tabagisme.

L'action sur la sexualité exige très souvent les hautes dilutions.

Coca

Cocaïer

Erythroxylon coca Lam. (Linacées)

DESCRIPTION : Petit arbre des régions tropicales et subtropicales d'Amérique du Sud, très anciennement cultivé dans la cordillère des Andes : c'est la plante sacrée des Incas.
Ses feuilles isolées, entières, ovales, sont accompagnées de deux petites stipules transformées en épines chez les sujets âgés et portent, à l'aisselle, des fleurs blanc jaunâtre. Le fruit est une petite drupe rouge.

PARTIE UTILISÉE : La feuille, inscrite sur la liste des stupéfiants en raison de la pharmacodépendance entraînée par son alcaloïde principal, la cocaïne.

COMPOSITION

- un peu de tanin et d'acide chlorogénique ;
- des pigments flavoniques ;
- 0,50 à 1,5 % d'alcaloïdes :

– dérivés de la N-méthylpyrrolidine (hygrine et cuscohygrine) ;
– dérivés du pseudotropanol, les plus importants, parmi lesquels figure la cocaïne (ester de l'ecgonine) ;
– un peu de nicotine a aussi été signalée.

PATHOGÉNÉSIE

Remède d'action limitée.
INSOMNIE EN ALTITUDE.

PATHOLOGIE DE L'ALTITUDE : INSOMNIE, CÉPHALÉE, ANXIÉTÉ, DYSPNÉE.

AGGRAVATION :
EN MONTAGNE.

• PATHOLOGIE DE L'ALTITUDE

Insomnie en altitude, en séjour de montagne.
Céphalée, dyspnée, palpitations, troubles cardiaques.
Vertige, anxiété, asthénie.
Lorsque tous ces troubles sont liés à l'altitude.

• AUTRES INDICATIONS

Épuisement nerveux et asthénie intense, à rester couché (*MANGANUM*).
Désir de stimulants : café, alcool, drogues.
Métrorragie survenant la nuit.

COMMENTAIRES ET COMPARAISONS

L'association de *COCA* et de l'altitude provient de son usage dans les Andes.
L'insomnie due à l'altitude constitue une indication efficace (O.P.).

ARSENICUM ALBUM : anxiété, insomnie, asthénie, aggravation en altitude.

La pathogénésie de *COCA* ne reproduit pas les phénomènes d'excitation cérébrale de la cocaïne (*COCAINUM*).

Cocainum

Cocaïne

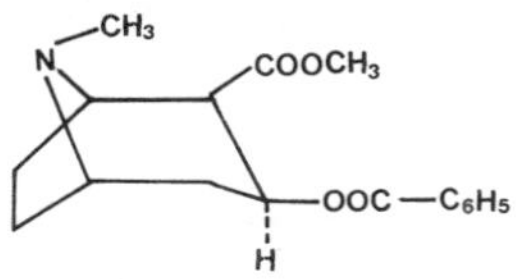

DESCRIPTION : Alcaloïde des feuilles de coca, *Erythroxylon coca* Lam. (Linacées), la cocaïne est un stupéfiant. La base est très peu soluble dans l'eau, soluble dans le chloroforme, l'éther, l'alcool, l'huile d'olive.

PATHOGÉNÉSIE

Remède d'action limitée.
EUPHORIE, JALOUSIE, PARESTHÉSIE.

EXCITATION CÉRÉBRALE, EUPHORIE, MANIE. DISPARITION DU SENS MORAL.

MYDRIASE ET PARESTHÉSIE : SENSATION D'INSECTES COURANT SUR LA PEAU.

• EXCITATION CÉRÉBRALE

Excitation mégalomaniaque : se croit surdoué et veut entreprendre des actions d'éclat ou gigantesques.
Jalousie et délire de persécution ; paranoïa ; loquacité (*LACHESIS*).
Perte du sens moral (***FLUORICUM ACIDUM)***, tenue négligée (***SULFUR***).

• MYDRIASE, PARESTHÉSIE

Mydriase avec fixité du regard. Anesthésie cornéenne.
Paresthésie : des insectes semblent lui parcourir le corps.

COMMENTAIRES ET COMPARAISONS

Il semble avoir toujours été peu usité en homéopathie malgré l'importance du syndrome neuropsychique, hallucinogène, toxique.

CANNABIS INDICA et *OPIUM* perdent le sens du réel. *CANNABIS* est excité, *OPIUM* obnubilé mais avec une imagination délirante.
HYOSCYAMUS et *LACHESIS* : jalousie pathologique.
COFFEA : hyperidéation euphorisante.

Cocculus indicus

Coque du Levant

Anamirta cocculus Wight et Arn.
(Ménispermacées)

DESCRIPTION : Arbrisseau grimpant de l'Indonésie et du sud-ouest de l'Inde, dont le fruit est une drupe rouge à maturité.

PARTIE UTILISÉE : Le fruit séché.

COMPOSITION

- présence d'alcaloïdes dans le péricarpe ;
- 1-1,5 % de picrotoxine, principe stupéfiant pour les poissons composé d'une molécule de picrotine et d'une molécule de picrotoxinine constituant la fraction toxique ; la **picrotoxinine** est un sesquiterpène très oxygéné :

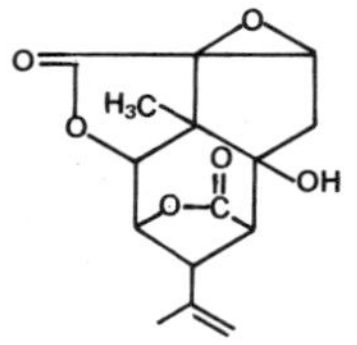

PATHOGÉNÉSIE

Remède d'action limitée.
MAL DES TRANSPORTS, CRAMPES ET SPASMES.

OBNUBILATION, VERTIGE, NAUSÉE. PARALYSIE ET PARÉSIE. FAIBLESSE DE LA NUQUE ET DÉROBEMENT DES JAMBES.

DOULEURS SPASMODIQUES ET CRAMPOÏDES ; ABDOMINALES, GYNÉCOLOGIQUES.

AGGRAVATION :
PAR LES TRANSPORTS, LE MOUVEMENT PASSIF.
PAR LES LONGUES VEILLES (GARDE-MALADES).
LE TRAVAIL NOCTURNE RÉPÉTÉ.

AMÉLIORATION :
EN MILIEU CLOS.

• OBNUBILATION, VERTIGE, NAUSÉE, MAL DES TRANSPORTS

Ralentissement intellectuel, répond lentement aux questions, semble ne pas comprendre, **après un surmenage intellectuel, travail nocturne prolongé, longues veilles :** garde-malades, étudiants, travailleurs postés, voyageurs soumis au décalage horaire (O.P.).
Asthénie, susceptibilité, hyperesthésie au bruit (*ASARUM*, *THERIDION*) et aux odeurs (*IGNATIA*).
Mal des transports : vertige, nausée, vomissement, pâleur, sensation de vide gastrique, malaise lipothymique ; **nullement amélioré au grand air.**
Nausée à la vue, à l'odeur des aliments, à l'idée de manger.
Nausée et vomissements de la grossesse (*IGNATIA*, *SEPIA*, *IPECA*). Goût métallique et salivation.
Nuque faible, tête ballante. Se tient la tête avec les mains.
Myopathie (O.P.).
Paralysie labio-glosso-pharyngée, velopalatine. Dérobement des membres inférieurs ; paresthésie des membres inférieurs. Sclérose en plaques (O.P.).

• DOULEURS SPASMODIQUES ET CRAMPOÏDES

Coliques avec météorisme, violentes, "comme des pierres qui s'entrechoquent". Ténesme. Aggravation à minuit.

Dysménorrhée : douleur spasmodique, hémorragie de sang foncé, météorisme abdominal, douloureux, état nauséeux, faiblesse douloureuse lombaire, épuisement, lipothymie (*VERATRUM ALBUM*).

• AUTRES INDICATIONS

Céphalée occipitale en bandeau serré.
Insomnie consécutive à des veilles prolongées (*ARNICA*).

COMMENTAIRES ET COMPARAISONS

L'efficacité de *COCCULUS* dans le mal des transports, les douleurs abdominales, la dysménorrhée est largement prouvée. L'association vertige, nausée, colique, faiblesse, lui est strictement caractéristique.
Ses douleurs spasmodiques sont dues au carbonyle de la picrotoxinine.

Il est bien complété par :
SEPIA : nausées, sensations de vide, syndrome digestif et gynécologique ;
CAUSTICUM : paralysies même limitées, durables ;
GELSEMIUM : obnubilation et déficit neurologique passager ; vagotonie.

Comparaisons dans le mal des transports

COCCULUS : n'est pas amélioré au grand air, ou fenêtres ouvertes.
TABACUM : amélioré à l'air.
PETROLEUM : aggravé par les odeurs d'essence ou d'échappement.

Coccus cacti

Cochenille

Dactylopius coccus Costa (= *Coccus cacti* L.) (Coccidés)

DESCRIPTION : Petit insecte originaire du Mexique et de l'Amérique centrale, vivant sur diverses Cactacées ; il a été acclimaté aux Indes, aux îles Canaries, en Algérie et en Espagne ; la femelle, d'un rouge brun, mesure 6 à 7 mm de long, avec un abdomen muni de segments bien visibles, une carène dorsale et des antennes à plusieurs articles.

PARTIE UTILISÉE : La femelle, récoltée après la fécondation et avant le développement des œufs puis desséchée.

COMPOSITION

- 10 % d'acide carminique accompagné d'une petite quantité d'acide néocarminique :

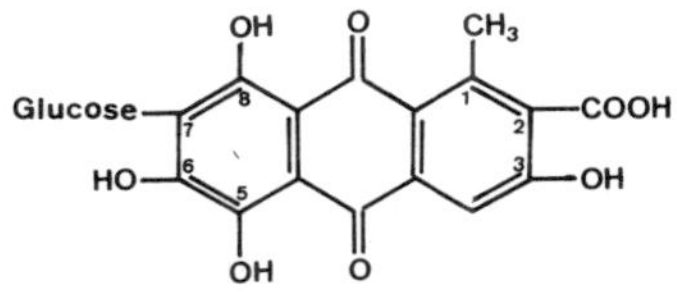

acide carminique

L'acide carminique est un colorant hétérosidique de structure anthraquinonique.

- 4 à 10 % d'acides gras et de graisses, dont 1,5 à 2 % de myristine (voir *NUX MOSCHATA*) ;
- 0,5 à 4 % d'une cire, la coccérine.

PATHOGÉNÉSIE

Remède d'action limitée.
COQUELUCHE, FILAMENTS VISQUEUX, SANG NOIR.

COQUELUCHE, TOUX EN QUINTES, ÉMISSION DE MUCOSITÉS VISQUEUSES.

HYPERESTHÉSIE DES MUQUEUSES ET FILAMENTS VISQUEUX.

HÉMORRAGIES DE SANG NOIR ET FILAMENTEUX.

AGGRAVATION :
LE MATIN.
EN SE BROSSANT LES DENTS.
À LA CHALEUR DE LA NUIT.

AMÉLIORATION :
EN BUVANT FROID.

• COQUELUCHE, QUINTES, MUCOSITÉS VISQUEUSES

Coqueluche et toux coqueluchoïde persistant tout l'hiver. Les mucosités émises avec les quintes pendent de la bouche en longs filaments. Elles étouffent le nourrisson.
Visage pourpre et état nauséeux pendant la quinte.
Toux coqueluchoïde le matin en se brossant les dents ; améliorée en buvant froid (*CUPRUM*).

• HYPERESTHÉSIE DES MUQUEUSES

Rhinite avec écoulement filant, visqueux, jaunâtre.
Hyperesthésie buccopharyngée : **réflexe en se brossant les dents,** au moindre toucher. Sensation de luette trop longue.
Hyperesthésie laryngée avec prurit et toux. Dyspnée, encombrement bronchique de mucosités visqueuses.
Hyperesthésie vulvo-vaginale (*PLATINA*), leucorrhée visqueuse.

• HÉMORRAGIES DE SANG NOIR FILAMENTEUX

Méno-métrorragies : sang noir, épais, coagulé en filaments (*CROCUS SATIVUS*).
Hémorragies urinaires de sang caillé noir.

• AUTRES INDICATIONS

Douleur cardiaque ou aortique en poids, constrictive, avec dyspnée et anxiété.
Coliques néphrétiques gauches, hyperuricémie, urates urinaires.

COMMENTAIRES ET COMPARAISONS

***COCCUS CACTI* figure parmi les meilleurs remèdes de coqueluche,** ce qui n'est pas pour nous étonner car l'insecte est remarquablement riche en acide carminique, une quinone contenant par conséquent deux carbonyles. Par ailleurs, il emprunte au cactus qu'il parasite les douleurs cardiaques et les hémorragies.

Comparaisons dans la coqueluche

DROSERA, principal remède de coqueluche est actif, lui aussi, par une quinone, la plumbagone.

DROSERA : quintes avec reprises ; après minuit.
CORALLIUM RUBRUM : cyanose avec la quinte.
IPECA : état nauséeux concomitant.
CUPRUM : spasme douloureux ; calmé par une gorgée d'eau froide.
PERTUSSINUM : toux coquelucheuse interminable ; toux coqueluchoïde après vaccination anticoquelucheuse (O.P.).

Les filaments visqueux :
KALIUM BICHROMICUM : très jaunes ; forment des bouchons muqueux ;
HYDRASTIS : filaments jaunes et visqueux ; muco-pus.

Le sang noir :
CROCUS SATIVUS : sang en "ficelles goudronnées" – identique ;
CACTUS, les *VENINS*, *ARSENICUM ALBUM*, *CHINA*, *HAMAMELIS*, *SECALE CORNUTUM*...

Coffea cruda

Café

Coffea arabica L. (Rubiacées)

DESCRIPTION : Originaire des hauts plateaux d'Abyssinie, ***C. arabica*** a été introduit dans de nombreuses régions tropicales d'Asie, d'Amérique, d'Océanie. C'est un arbuste de 8-10 m, à feuillage persistant, à fleurs blanches, étoilées, odorantes, groupées en verticilles à l'aisselle des feuilles. Leur épanouissement ne dure que quelques heures. Le fruit est une drupe rouge rappelant la cerise, d'où le nom de "cerise du caféier" ; il contient 2 graines plan-convexes, accolées par leur surface plane.

PARTIE UTILISÉE : Le café vert, c'est-à-dire la graine privée de tous ses téguments, telle qu'elle se présente dans les brûleries avant d'avoir subi la torréfaction qui fait apparaître l'arôme.

COMPOSITION

- matières minérales (3 à 4 %) : surtout phosphates et sulfates de calcium, magnésium, potassium, sodium ;

- glucides (plus de 50 % du poids sec) : sucres réducteurs et saccharose, raffinose et stachyose, un peu d'arabinogalactane soluble dans l'eau, surtout une galactomannane insoluble dans l'eau ;
- lipides (10 à 15 %)

– la fraction saponifiable est constituée de glycérides des acides palmitique, stéarique, oléique, linoléique, ainsi que par des monoesters d'acides gras et de furanoditerpènes tels que cafestol et kahwéol ;

– la fraction insaponifiable est importante (5 à 12 % des lipides selon les auteurs) et comporte stérols libres et diterpènes, phosphatide, tocophérols (1).

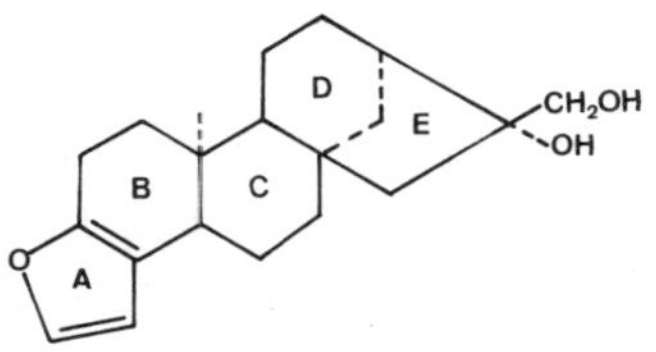

cafestol

(le kahwéol possède une double liaison supplémentaire dans le noyau B).

- composés azotés

– protéines (10 à 12 % du poids sec) ;

– choline ;

– **trigonelline**

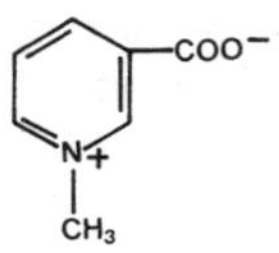

(bétaine de l'acide nicotinique)

– amide de la sérotonine qui prédomine dans la fraction cireuse des graines

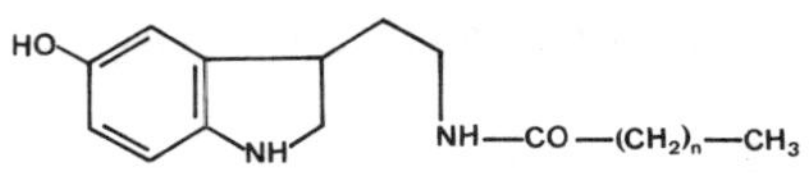

n = 18 : 48 %
n = 20 : 48 %
n = 22 : 4 %

– bases puriques, caféine surtout (0,6-3 %) :

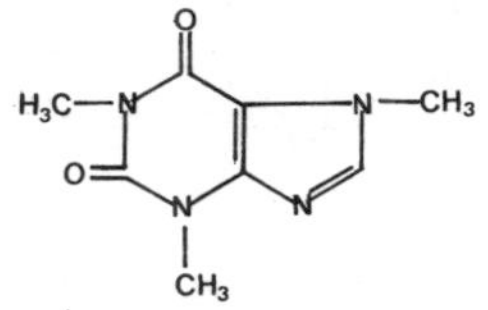

caféine

- acides-phénols abondants (5 à 10 % du café) : le plus important est l'acide chlorogénique ou 3-caféylquinique, accompagné des acides 4-caféylquinique et 5-caféylquinique ; présence aussi d'acide 3-férulylquinique ;

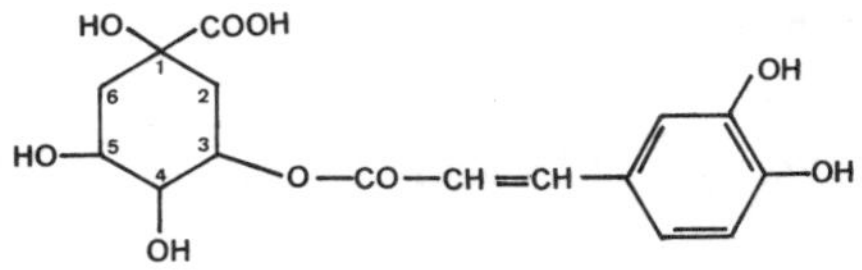

acide chlorogénique

- scopolétol (voir *BELLADONNA*) ;
- un hétéroside de l'atractyligénine : il s'agit d'un isovalérylglucoside (2).

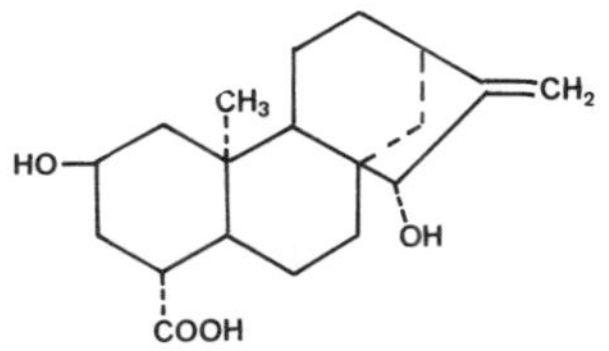

atractyligénine

PATHOGÉNÉSIE

Remède d'action limitée.
INSOMNIE, EUPHORIE, HYPERTHYROÏDIE.

EXCITATION INTELLECTUELLE AVEC INSOMNIE, EUPHORIE, HYPERSENSIBILITÉ AUX ÉMOTIONS JOYEUSES.

HYPERESTHÉSIE SENSORIELLE : À LA DOULEUR, DE L'AUDITION, DE LA VUE, AU CONTACT.

HYPERSYMPATHICOTONIE ET HYPERTHYROÏDIE.

AGGRAVATION :
PAR LE CAFÉ ET LES EXCITANTS.
PAR LES ÉMOTIONS JOYEUSES.
PAR LE BRUIT.

• EXCITATION INTELLECTUELLE AVEC INSOMNIE ET EUPHORIE

Insomnie avec afflux de pensées qu'on ne peut arrêter ; avec intolérance exaspérée au bruit, à la lumière, au contact, surtout dans la deuxième partie de la nuit.

Excitation intellectuelle ; il facilite le travail cérébral, il augmente apparemment la conceptualisation, l'imagination (Balzac), la mémoire.

Euphorie : tout se présente sous un aspect facile, agréable ou joyeux.

Grande sensibilité aux émotions joyeuses, aux événements heureux.

Excitation exagérée et troubles nerveux après une bonne nouvelle, une grande joie.

Humeur variable, passant de la gaieté exubérante aux lamentations (***MOSCHUS***).

• HYPERESTHÉSIE SENSORIELLE

Hyperesthésie douloureuse : céphalée ; en clou pariétal (*IGNATIA*).

Douleurs dentaires améliorées par l'eau froide (*CHAMOMILLA*).

Névralgies de la face et des membres, **jusqu'aux extrémités** (O.P.).

Hyperesthésie auditive : **entend les sons les plus ténus et lointains** (*OPIUM*), mais ils l'agacent désagréablement (*THERIDION*, *ASARUM*).

Hyperesthésie visuelle et olfactive (*OPIUM*).

Hyperesthésie de contact (*CHINA*, *LACHESIS*, *NUX VOMICA*) : des draps la nuit, des vêtements, de la vulve (*PLATINA*).

• HYPERSYMPATHICOTONIE ET HYPERTHYROÏDIE

Regard brillant, tremblement des extrémités, thermophobie malgré la frilosité.

Chaleur de la paume des mains (*SANGUINARIA*, *PHOSPHORUS*).

Troubles du rythme cardiaque : tachycardie, tachyarythmie, aggravées par le café, les émotions, la chaleur.

Diarrhée d'hypertransit.

Polyurie après le café et les émotions.

Hyperthyroïdie des buveurs de café (O.P.).

COMMENTAIRES ET COMPARAISONS

La parenté des acides chlorogénique et quinique incite à le rapprocher de ***CHINA*** pour l'hyperesthésie au contact léger.

La sérotonine est impliquée dans la migraine, dont *COFFEA* est un remède à dose normale et homéopathique – pas d'inversion d'action.

COFFEA est utilisé de façon un peu systématique dans les insomnies où il ne peut exercer son action qu'en fonction de la pathogénésie, et par contre négligé dans ses autres indications : hyperesthésie, hyperthyroïdie, hypersympathicotonie.

CHAMOMILLA : est souvent préféré dans l'hyperesthésie douloureuse.

IGNATIA : dans les troubles émotionnels.

Dans l'hyperthyroïdie, on comparera :

THYROIDEA 9 CH à 30 CH : hyperthyroïdie vraie ;

LACHESIS : troubles vasomoteurs, thyroïde sensible ;

IODUM : amaigrissement et thermophobie ; goitre dur ;

LYCOPUS : palpitations et exophtalmie ;

SUMBUL : palpitations ; aggravation par l'émotion ;

ARSENICUM IODATUM, PHOSPHORUS TRIIODATUS sont anxieux et peu comparables.

BIBLIOGRAPHIE

1. FOLSTAR P. - *Versl. Landbowvkd. Onderz.*, 1976, 854, 66 p., *in Chem. Abst.*, 1977, *86*, 28574 q.
2. RICHTER H. et SPITELLER G. - *Chem. Ber.*, 1978, *111*, 3506-3509.

Colchicum autumnale

Colchique

Colchicum autumnale L. (Liliacées)

DESCRIPTION : Plante herbacée de 10 à 30 cm de haut, vivace par un bulbe. À l'automne apparaît une hampe florale portant 1 à 3 fleurs rose violacé. Les feuilles, grandes et oblongues, apparaissent au printemps suivant. Le fruit est une capsule.

On trouve le colchique dans les prés humides de toute l'Europe.

PARTIE UTILISÉE : Le bulbe frais récolté au début du printemps.

COMPOSITION

- 20 % d'amidon ;
- des acides organiques : benzoïque, salicylique, méthoxy-6-salicylique ;
- une flavone, l'apigénol ;
- 0,20-0,60 % d'alcaloïdes à noyau tropolone dont le principal est la colchicine accompagnée de substances voisines ; la structure générale de ces composés est la suivante :

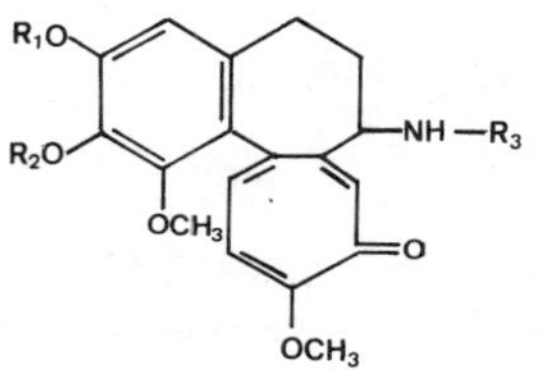

	R_1	R_2	R_3
Colchicine	CH_3	CH_3	$CO-CH_3$
Substance B	CH_3	CH_3	$CO-H$
Substance C	H	CH_3	$CO-CH_3$
Substance E	CH_3	H	$CO-CH_3$
Substance F	CH_3	CH_3	CH_3
Colchicoside	$C_6H_{11}O_5$	CH_3	$CO-CH_3$

PATHOGÉNÉSIE

Remède d'action limitée.
GOUTTE, DÉGOÛT, DIARRHÉE.

GOUTTE ARTICULAIRE : TYPIQUE DU GROS ORTEIL, ALGIES ERRATIQUES, OU ARTHROSE CHEZ LES GOUTTEUX : HYPERESTHÉSIE DE CONTACT, AGGRAVATION NOCTURNE.
LITHIASE RÉNALE URIQUE.

SYNDROME DIARRHÉIQUE AIGU : NAUSÉES, COLIQUES, MÉTÉORISME, TÉNESME.
ALGIDITÉ, DÉGOÛT ET NAUSÉE PAR LES ODEURS ALIMENTAIRES.

AGGRAVATION :
PAR LE CONTACT LÉGER, LE MOUVEMENT.
PAR L'ODEUR DE NOURRITURE.
L'AUTOMNE, PAR LE FROID HUMIDE.
LA NUIT.

AMÉLIORATION :
PAR LA CHALEUR.

• GOUTTE ARTICULAIRE – LITHIASE URIQUE

Crise aiguë de goutte – souvent le gros orteil : œdème violacé, sensibilité extrême au moindre contact (*CHINA*) et mouvement (*BRYONIA*), la nuit, en automne, par temps humide, froid ou chaud. Amélioration par la chaleur locale.
Douleurs erratiques ; arthrose banale mais chez un hyperuricémique ou un goutteux.
Lithiase rénale urique. Hyperuricémie.

• SYNDROME DIARRHÉIQUE AIGU – DÉGOÛT DES ODEURS ALIMENTAIRES

Dégoût et nausée par l'odeur des aliments – à leur vue, à leur pensée, surtout du poisson et des œufs.
Selles dysentériques, membraneuses, riziformes, sanglantes : tympanisme abdominal, **sensation de froid dans l'estomac ou l'intestin avec algidité objective ;** ou sensation de brûlure. Douleurs coliques améliorées plié en deux (*COLOCYNTHIS*). Ténesme et brûlure rectale.
Diarrhée automnale, dysentérie, intolérances et intoxications alimentaires.

• AUTRE INDICATION

Néphropathies : douleur rénale, urine trouble et peu abondante, protéinurie, œdème.

COMMENTAIRES ET COMPARAISONS

La pathogénésie de *COLCHICUM* comporte deux aspects distincts : l'un décrit la goutte, l'usage homéopathique étant donc identique à l'indication classique ; l'autre se réfère à l'intoxication digestive au colchique.
On décrit un caractère spécial, qui correspond au profil psychologique du goutteux en crise : très irritable et colérique, et en même temps hypersensible – au moindre contact, toucher, mouvement – ou bien de l'odorat – odeur alimentaire et toutes les odeurs désagréables.

ARSENICUM ALBUM le complète classiquement sous l'angle digestif, voire rénal : il présente les mêmes dégoûts, algidité, brûlures, épuisement avec diarrhée. Mais il est aussi agité et anxieux.

Comparaisons fondées sur la composition
C'est évidemment à la colchicine que *COLCHICUM* doit son action sur la crise de goutte. Mais on notera aussi la présence de l'apigénol retrouvé dans *CHAMOMILLA* et *MILLEFOLIUM*.

CHAMOMILLA : intolérance extrême à la douleur ; congestion localisée avec douleur intense ; diarrhée aiguë avec douleur abdominale.
MILLEFOLIUM : congestion localisée – pathogénésie succincte.

Comparaisons fondées sur la Matière médicale
ARSENICUM ALBUM et *SEPIA* : dégoût à l'odeur de la nourriture.
CISTUS : voir les comparaisons du "froid localisé".

Dans la crise de goutte aiguë :
COLCHICUM : aggravation au moindre contact, amélioré à la chaleur ;
APIS : début subit, amélioré par le froid local, œdème, piqûre ;
LEDUM PALUSTRE : aspect violacé, amélioré au contact du froid ;
BRYONIA : début progressif, amélioré par la pression forte ;
BELLADONNA : chaleur, rougeur, battements ;
CHINA : hyperesthésie à l'effleurement.

Tous ces remèdes satellisent autour de grands remèdes d'action générale :
SULFUR ou *NUX VOMICA* : goutte des "bons vivants" ;
LYCOPODIUM ou *ARSENICUM ALBUM* : goutte des "innocents" ;
sans oublier *LITHIUM CARBONICUM* qui complète *LYCOPODIUM*.

Comme il est fréquent, la dose pondérable peut sembler préférable dans la crise de goutte : colchicine ou anti-inflammatoire. Mais ceux-ci n'ont pas d'influence sur la répétition des crises, au contraire de *COLCHICUM* à moyenne ou haute dilution. Celui-ci peut d'ailleurs venir à bout d'une crise, mais en tenant compte des caractéristiques pathogénétiques.

Colibacillinum

DESCRIPTION : Biothérapique : lysat obtenu à partir de cultures d'***Escherichia coli*** sans addition d'antiseptique.

PATHOGÉNÉSIE

Remède d'action limitée.
COLIBACILLOSE.

COLIBACILLOSE URINAIRE : CYSTITE, ATTEINTE RÉNALE, ŒDÈME LOCALISÉ À LA PAUPIÈRE SUPÉRIEURE.

SIGNES DIGESTIFS ET GÉNÉRAUX ASSOCIÉS : CONSTIPATION, ASTHÉNIE, FRILOSITÉ.

AGGRAVATION :
PAR LE LAIT.
PAR LE FROID.
AU BORD DE LA MER.

• COLIBACILLOSE URINAIRE
Cystite à répétition. Urine trouble, de mauvaise odeur.
Douleur rénale.
Œdème localisé à l'angle interne de la paupière supérieure (*KALIUM CARBONICUM)* – unilatéral.
Digestion lente, météorisme, lourdeur, constipation.
Asthénie avec indécision et perte de mémoire, hyperémotivité.
Frilosité.

COMMENTAIRES ET COMPARAISONS
Les colibacillaires chroniques sont tuberculiniques.
COLIBACILLINUM complète l'un des remèdes d'action générale, souvent *SEPIA, KALIUM CARBONICUM, NATRUM MURIATICUM, SILICEA, THUYA*.

Les toubles urinaires correspondent à :
FORMICA RUFA : colibacillose urinaire ;
BENZOICUM ACIDUM : urine de mauvaise odeur.

Une tuberculine complète ces traitements.

Collinsonia canadensis

Collinsonia canadensis L. (Labiées)

DESCRIPTION : Plante herbacée vivace de l'Amérique du Nord, pouvant atteindre 1,50 m de haut, à feuilles opposées, pétiolées, de 10 à 20 cm, en cœur à la base, acuminées au sommet, dentées. Les fleurs, de couleur vert jaune, sont réunies en glomérules terminaux ; elles dégagent une odeur citronnée. Le fruit est un tétrakène.

PARTIE UTILISÉE : Le rhizome séché parfois accompagné de racines.

COMPOSITION

Elle a été peu étudiée. On a mis en évidence : huile essentielle, résine, cire, mucilage, des terpénoïdes (germacrène, caryophyllène, β-élémène), de l'élémicine (voir *NUX MOSCHATA*) (1) ; plus récemment ont été isolés de la racine un acide phénol abondant, l'acide rosmarinique (1,3 %) et des saponosides triterpéniques (2, 3).

PATHOGÉNÉSIE

Remède d'action limitée.
HÉMORROÏDES DE LA GROSSESSE.

HÉMORROÏDES TRÈS DOULOUREUSES DE LA GROSSESSE OU PAR INTERRUPTION DES RÈGLES, PROCIDENCE ET CONSTIPATION.

VARICES VULVAIRES.

CÉPHALÉES, PALPITATIONS, BOUFFÉES DE CHALEUR, LARYNGITE ALTERNENT AVEC LES CRISES HÉMORROÏDAIRES.

• HÉMORROÏDES

Hémorroïdes de la grossesse ou à l'arrêt des règles : douleurs piquantes, constrictives, brûlantes. Ténesme rectal. Prurit. Hémorragies, procidence. **Varices vulvaires de la femme enceinte.**
Constipation de selles grosses et dures (*BRYONIA*) d'expulsion douloureuse.

• CÉPHALÉES ALTERNANT AVEC LA CRISE HÉMORROÏDAIRE

Au décours d'une crise hémorroïdaire : céphalée (*ALOE*) ou bouffées de chaleur et palpitations (*LACHESIS*) ; laryngite (*AESCULUS*) ou encore prolapsus utérin, soulagé par une hémorragie hémorroïdaire.

COMMENTAIRES ET COMPARAISONS

La pathogénésie limite pratiquement *COLLINSONIA* aux hémorroïdes et varices vulvaires liées à la gravidité. On remarquera cependant le grand nombre d'alternances.
La présence d'élémicine – amine proche de l'amphétamine – n'explique rien dans cette pathogénésie en l'état actuel, dépourvue de signes d'excitation ou d'inhibition cérébrale ; et de spasmes, sauf peut-être le ténesme rectal.

Comparaisons fondées sur la Matière médicale
SULFUR : domine toute pathologie alternante.
LACHESIS : à envisager dans toute symptomatologie consécutive à l'arrêt des règles surtout avec des signes congestifs ou vasomoteurs.

Quelques remèdes d'hémorroïdes douloureuses :
AESCULUS : douleur de pelote d'épingle ; peu de saignement ;
PAEONIA : rectite hémorroïdaire ;
ALOE : prolapsus ;
NUX VOMICA : ténesme et constipation.

BIBLIOGRAPHIE

1. LAWRENCA B.M., HOGG J.W. et TERHUN S.J. - *Phytochemistry*, 1972, *11*, 2636-2638.
2. GRACZA L. et RUFF P. - *Arch. Pharm.*, 1984, *317*, 339-345.
3. JOSHI B.S., MOORE K.M., PELLETIER S.W., PUAR M.S. et PRAMANIK B.N. - *J. Nat. Prod.*, 1992, *55*, 1468-1476.

Colocynthis

Coloquinte

Citrullus colocynthis Schrad. (= *Cucumis colocynthis* L.) (Cucurbitacées)

DESCRIPTION : Originaire du bassin méditerranéen, la coloquinte est une plante herbacée rampante se fixant par des vrilles opposées aux feuilles ; celles-ci sont velues, à nombreux lobes. Les fleurs sont jaunes ; elles donnent naissance à des baies cortiquées et spongieuses, de la taille d'une petite orange, de couleur vert jaune.

PARTIE UTILISÉE : La pulpe du fruit desséchée.

COMPOSITION

Elle est voisine de celle de *BRYONIA* :

- hétérosides des cucurbitacines E, I, L, etc... (1), expliquant les analogies que présente la drogue avec *BRYONIA* ;
- des alcaloïdes (2).

PATHOGÉNÉSIE

Remède d'action limitée.
LES DOULEURS QUI COURBENT EN DEUX.

COLIQUES SPASMODIQUES SOULAGÉES PAR LA FLEXION FORCÉE.

NÉVRALGIES CRAMPOÏDES AMÉLIORÉES PAR LA FLEXION DU MEMBRE OU PAR LA PRESSION FORTE.

AGGRAVATION :
PAR LA COLÈRE OU L'INDIGNATION.

AMÉLIORATION :
PAR LA FLEXION FORCÉE OU LA PRESSION FORTE.

• COLIQUES SPASMODIQUES SOULAGÉES PAR LA FLEXION FORCÉE

Douleurs gastriques, abdominales, soulagées plié en deux, crampoïdes, spasmodiques, paroxystiques, avec météorisme ; avec ou sans diarrhée ; aggravées par les fruits (*CHINA*), l'eau froide (*ARSENICUM ALBUM*), les pommes de terre (*ALUMINA*).
Diarrhée urgente postprandiale (*CHINA*).
Après une colère (*CHAMOMILLA*), une indignation ou une colère réprimée (*STAPHYSAGRIA*).

• NÉVRALGIES CRAMPOÏDES AMÉLIORÉES PAR LA FLEXION DU MEMBRE OU LA PRESSION FORTE

Névralgie orbitaire, trigéminée, de la face, discontinue, paroxystique, améliorée par la pression forte ou la crispation des muscles de la face ; par la suite, la pression forte aggrave.
Sciatique paroxystique, crampoïde. Soulagée par l'hyperflexion du membre.
Ovaralgie et dysménorrhée soulagées en hyperflexion forcée.

COMMENTAIRES ET COMPARAISONS

MAGNESIA PHOSPHORICA est l'équivalent minéral de *COLOCYNTHIS* et son complémentaire chronique.
MAGNESIA CARBONICA peut être préféré si la diarrhée et la sueur acidulées existent.

Comparaisons fondées sur la composition (présence de cucurbitacines)
BRYONIA : douleurs vives, abdominales, névralgiques, rhumatismales, améliorées par la pression forte.
La modalité-clef ne diffère que d'une nuance de celle de *COLOCYNTHIS* mais *BRYONIA* est névralgique et inflammatoire (voir *BRYONIA*).

Comparaisons fondées sur la Matière médicale (douleurs crampoïdes paroxystiques)
CUPRUM : toute algie crampoïde.
COCCULUS : avec faiblesse et nausée.
CHAMOMILLA : après colère ; diarrhée, agitation.
BRYONIA : soulagement par la pression forte et l'immobilité.
PLUMBUM : rétraction de l'abdomen ; sciatique chronique avec amyotrophie.
GNAPHALIUM : alternance de paroxysmes douloureux et de paresthésies (sciatique).
DIOSCOREA : modalité inverse : soulagé en hyperextension.

BIBLIOGRAPHIE
1. HATAM N.A.R., WHITING D.A. et YOUSIF N.J. - *Phytochemistry*, 1989, *28*, 1268-1271.
2. SAYED M.D., BALBAA S.I. et AFIFI M.S.A. - *Planta Med.*, 1973, *24*, 260-265.

Comocladia

Guao

Comocladia dentata Jacq. (Anacardiacées)

DESCRIPTION : Plante de l'ouest de l'Inde, de l'Amérique du Sud et de Cuba, d'aspect polymorphe : petit arbre d'une dizaine de mètres ou buisson de 1 à 2 mètres.
Les feuilles sont composées de folioles allongées, dentées, glabres à la face supérieure, duveteuses à la face inférieure. Les fleurs, petites et brunâtres, comportent 3 à 4 pétales insérés l'un dans l'autre à la façon de squames.
Le bois des arbres de l'Inde et de l'Amérique du Sud est rouge.

PARTIE UTILISÉE : L'écorce de tige et les feuilles desséchées en parties égales.

COMPOSITION

Présence d'un suc visqueux, noircissant à l'air, aux propriétés irritantes.
Dans les documents que nous avons pu consulter, nous n'avons trouvé aucune donnée quant à la chimie de ce remède.

PATHOGÉNÉSIE

Remède d'action limitée.
GLAUCOME.

DOULEUR OCULAIRE TENSIVE ; GLAUCOME.

•DOULEUR OCULAIRE

Douleur oculaire tensive, pulsatile. Sensation d'œil trop gros.

Glaucome.
Brûlure, prurit, inflammation oculaire. Névralgie ciliaire.

• AUTRES INDICATIONS

Éruption érythémato-vésiculaire brûlante et pruriante.
Impétigo du cuir chevelu (***HEPAR SULFUR***, ***ANTIMONIUM CRUDUM***, *VINCA MINOR*).
Douleur du sein gauche.

COMMENTAIRES ET COMPARAISONS

L'usage ophtalmologique dans le glaucome est pratiquement le seul, s'il y a tension, battements. On serait tenté de prescrire ***BELLADONNA***, mais ce dernier peut aggraver le glaucome à toutes les dilutions (O.P.).

Quelques remèdes de douleur oculaire :
PRUNUS : douleur oculaire éclatante ;
EUPHRASIA : douleur oculaire contusive, aggravée par les mouvements des globes ;
PARIS QUADRIFOLIA : douleur oculaire de tension en arrière ;
LYCOPUS : douleur oculaire avec exophtalmie.

Voir aussi ***ONOSMODIUM*** et ses comparaisons.

Conchiolinum

Nacre

DESCRIPTION : Mélange de carbonate de calcium et d'une protéine, la conchioline, formant la coquille d'un grand nombre d'animaux marins.
La coquille de l'huître perlière est spécialement riche en nacre.

PATHOGÉNÉSIE

Remède d'action limitée.
TUMÉFACTION OSSEUSE DOULOUREUSE.

TUMÉFACTION OSSEUSE DOULOUREUSE, FÉBRILE, RÉSORBABLE.
MALADIES DE LA CROISSANCE DU SQUELETTE.

• **TUMÉFACTION OSSEUSE DOULOUREUSE**

Douleur osseuse, souvent d'un os long, avec fièvre modérée. Puis **tuméfaction à l'extrémité de l'os, jamais au milieu d'une diaphyse**, à limites nettes et douloureuses au toucher.
Lésion ostéopériostée résorbable.
Exceptionnellement fistulisation ou suppuration.
Épiphysite. Ostéite, ostéoarthrite, ostéomyélite...

• **MALADIES DE LA CROISSANCE DU SQUELETTE**

Douleur ostéo-articulaire nocturne, postinfectieuse, du sujet jeune.
Anomalies de la croissance : retardée ou au contraire excessive (*CALCAREA PHOSPHORICA*).

COMMENTAIRES ET COMPARAISONS

P. Barbier (1) confirme l'action de *CONCHIOLINUM* sur les cartilages de conjugaison : il accélèrerait la croissance en basse dilution et la freinerait en haute.

Cette pathogénésie reproduit des observations anciennes d'ouvriers tourneurs en nacre dans les fabriques de boutons (T.F. Allen, 1880). C'étaient des sujets jeunes - 12 à 18 ans. La poussière de nacre inhalée provoquait des crises d'ostéite aiguë fébrile, curable mais récidivante en un autre endroit à toute nouvelle exposition au risque. Quoi qu'il en soit de cette maladie professionnelle disparue, **l'analogie est frappante avec les maladies osseuses bénignes du sujet jeune** : épiphysite, douleurs ostéocartilagineuses postinfectieuses. Logiquement, ce sont les meilleures indications ; on notera que le rachis n'est pas mentionné. Par contre, l'action est favorable dans la maladie d'Osgood (O.P.).

CONCHIOLINUM doit aussi être essayé dans un hallux valgus ou des nodosités d'Heberden en phase inflammatoire. On négligera évidemment l'indication dans l'ostéomyélite, l'ostéosarcome, l'achondroplasie, le nanisme ou le gigantisme (Voisin) !

Comparaisons fondées sur la composition

CALCAREA CARBONICA et *CONCHIOLINUM* ont une composition voisine. Les indications précises et localisées de *CONCHIOLINUM* ne figurent pas dans la pathogénésie de *CALCAREA CARBONICA*, mais on devrait trouver ensemble les signes généraux et osseux de *CALCAREA CARBONICA* et les signes locaux de *CONCHIOLINUM* qui entretiennent donc des relations du même ordre que *HEKLA LAVA* et *SILICEA*.

Comparaisons fondées sur la Matière médicale

Voir à *HEKLA LAVA*.

BIBLIOGRAPHIE

1. BARBIER P. - *Homéopathie, petits remèdes retrouvés*. Maloine, Paris, 1994, pp. 85-86.

Condurango

Condurango

Marsdenia condurango Nichols. (= *Gonolobus condurango* Triana) (Asclépiadacées)

DESCRIPTION : Liane originaire de la cordillère des Andes, à feuilles opposées, cordiformes et à nombreuses petites fleurs axillaires. Le fruit est un ensemble de 2 follicules.

PARTIE UTILISÉE : L'écorce de tige séchée.

COMPOSITION

- 10 à 12 % de matières minérales ;
- tanin, oses, amidon, matière grasse, résine, trace d'huile essentielle ;
- stérols et triterpènes (sitostérol, cinnamate de β-amyrine) ;
- 0,3-0,5 % de conduritol, polyol cyclique très rare ;
- condurangine : principe amer composé d'un ensemble d'hétérosides dont les génines sont des esters cinnamiques ; l'un des aglycones est la condurangogénine A, rattachée au groupe des digitanols-hétérosides (voir *DIGITALIS*) ; dans laquelle le noyau stéroïdique porte 4 hydroxyles dont 2 estérifiés par les acides acétique et cinnamique et qui contient une fonction cétone ; peut-être est-ce en raison de la présence de cette der-

nière que la pathogénésie comporte des phénomènes spasmodiques tels que sensation de constriction de l'œsophage et vomissements.

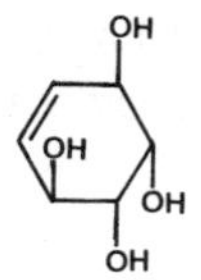

conduritol

PATHOGÉNÉSIE

Remède d'action limitée.
PERLÈCHE ; CANCER.

FISSURES ULCÉRÉES DES COMMISSURES LABIALES.

CANCER GASTRIQUE.

• FISSURES ULCÉRÉES DES COMMISSURES LABIALES, PERLÈCHE

Douleur œsophagienne brûlante et constrictive. Dysphagie, sténose (*CAUSTICUM*).
Douleur gastrique brûlante, intermittente. Ulcères gastriques anciens et modifiés.
Cancer.
Fissure anale.
Ulcère des membres inférieurs, ou autres, avec présence de croûtes et peu de sécrétions.

COMMENTAIRES ET COMPARAISONS

La pathogénésie est bizarrement partagée entre une manifestation bénigne, la perlèche, et une maladie grave sur laquelle *CONDURANGO* est sans doute inefficace : le cancer œsophagien ou gastrique évolué. Mais la perlèche ne traduit-elle pas la vulnérabilité générale, avec fissure et ulcération, de toute la muqueuse digestive, dans certains cas ?

Comparaisons fondées sur la Matière médicale

1) Fissures des jonctions cutanéo-muqueuses :
NITRICUM ACIDUM : fissures ulcérées et saignantes ;
NATRUM MURIATICUM : fissures sur peau et muqueuses déshydratées ;
ANTIMONIUM CRUDUM : fissures et croûtes ; langue blanche ; gros mangeur.

2) Cancer gastrique :
ARSENICUM ALBUM : cancer ; cachexie, ulcération ;
BISMUTHUM : stase pylorique ;
KREOSOTUM : sténose, hémorragies, douleurs brûlantes prolongées ;
CONIUM : induration et cancer ;
HYDRASTIS : état général défaillant, subictère.

Tous ces remèdes ont peut-être une action préventive, dans les cas d'ulcère gastrique d'évolution suspecte.

Conium maculatum

Grande ciguë

Conium maculatum L. (Ombellifères)

DESCRIPTION : Grande plante herbacée bisannuelle pouvant atteindre plus d'un mètre de haut, que l'on rencontre çà et là dans les décombres, au bord des chemins. La tige, luisante, cannelée, creuse, est couverte à la base de taches violacées. Les feuilles, de forme générale triangulaire, sont très découpées. Les fleurs, petites, blanches, sont réunies en ombelles. Les fruits sont de petits akènes grisâtres.
Froissée, la ciguë a une odeur désagréable de "souris".

PARTIE UTILISÉE : La sommité fleurie fraîche récoltée en fin de floraison.

COMPOSITION

- des dérivés polyphénoliques : acides phénols, flavonoïdes dont 3 à 4 % de diosmoside souvent trouvé chez les Rutacées et constituant important des feuilles de buchu ;
- des combinaisons acétyléniques (polyines) ;
- surtout des alcaloïdes (0,2 %) rendant la plante très toxique ; il s'agit de dérivés de la pipéridine dont le principal, dans les parties végétatives, serait la γ-conicéine précurseur du composé le

plus connu dans les fruits : cicutine ou conine ou coniine ; on trouve aussi N-méthylconiine, conhydrine etc. (1) :

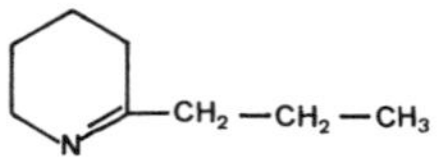

γ-conicéine

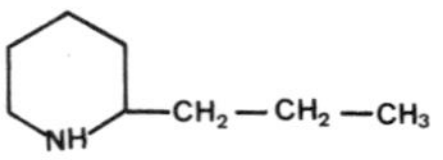

cicutine

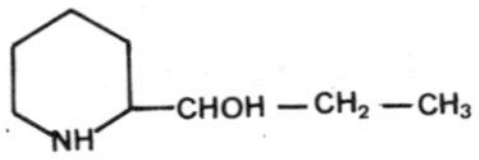

conhydrine

PATHOGÉNÉSIE

Remède d'action limitée.
VERTIGE, PARALYSIE, INDURATIONS, RALENTISSEMENT.

VERTIGES ROTATOIRES, PAR MOUVEMENT DE LA TÊTE, COUCHÉ.

PARALYSIE ÉVOLUANT DE BAS EN HAUT.

INDURATIONS ET INVOLUTION ENDOCRINO-GÉNITALES.

PSYCHOBIOTYPE RALENTI-PRÉSÉNILE.

AGGRAVATION :
PAR LA CONTINENCE SEXUELLE.
PAR L'ALCOOL.
COUCHÉ (LES VERTIGES).
PAR LES TRAUMATISMES (LE SEIN).
PAR LA LUMIÈRE ARTIFICIELLE (LES YEUX).

• VERTIGES ROTATOIRES, PAR MOUVEMENT DE LA TÊTE, COUCHÉ

Impression de **rotation** des objets.
Vertige couché, recrudescence par toute rotation de la tête.
Syndrome de Ménière (*COCCULUS*, *PHOSPHORUS*, *CHINA*).

• PARALYSIE ÉVOLUANT DE BAS EN HAUT

Au début, sensation d'engourdissement des pieds.
Paralysie ascendante avec sensation de froid (mort de Socrate).
Secousses musculaires et myoclonies au début des paralysies. **Paraplégie** (O.P.).
Paralysies fonctionnelles : pharynx, œsophage, vessie (*CAUSTICUM*, *GELSEMIUM*, *ALUMINA*).

• INDURATIONS ET INVOLUTION ENDOCRINO-GÉNITALES

Syndrome mammaire prémenstruel avec nodules denses.
Seins flétris ; douleurs piquantes dans les seins.
Suites de traumatisme mammaire (préventif).
Fibrome utérin et **kystes ovariens** avec hypoménorrhée.
Suppression des règles en ayant mis les mains dans l'eau froide ; par le froid.
Hypertrophie prostatique ; jet urinaire intermittent.
Éjaculation par la seule présence d'une femme ; mais impuissance.

• PSYCHOBIOTYPE RALENTI – PRÉSÉNILE

Faiblesse intellectuelle et physique, mais très excitable (*PHOSPHORUS*).
Continence sexuelle prolongée ; religieux, célibat, isolement, refoulement.
Déficit intellectuel évoluant vers la confusion.
Dépression, indifférence au travail et à l'activité (*PHOSPHORICUM ACIDUM*).
Ralentissement de la motricité, des réflexes et du comportement.
Sujets superstitieux, stratégies de conjuration.

• AUTRES INDICATIONS

Les selles et gaz paraissent froids à l'émission.
Tendance syncopale après la selle.
Constipation parétique (*ALUMINA*) ; mauvaise continence (*ALOE*, *CAUSTICUM*).
Ptose palpébrale (*SEPIA*, *CAUSTICUM*, *GELSEMIUM*, *LUESINUM*, *CURARE*).
Photophobie intense, surtout pour la lumière artificielle : douleur et larmoiement importants, signes oculaires objectifs insignifiants.
Douleurs dans les membres, améliorées en les laissant pendre.
Sueurs dès qu'on ferme les yeux ou qu'on s'endort.
Cancers cutanés.

COMMENTAIRES ET COMPARAISONS

CONIUM représente une des grandes évolutions de la sycose : l'induration – avec déficit fonctionnel ; les autres étant l'infiltration (*NATRUM SULFURICUM*), la néoformation (*THUYA*), la sclérose (*CAUSTICUM*) en proportions variables.

Comparaisons fondées sur la composition

CONIUM figure parmi les Ombellifères à polyines. C'est à ces dernières que la plupart doivent leur action spasmogène et convulsivante (*AETHUSA, CICUTA VIROSA, OENANTHE CROCATA*) (voir *AETHUSA*). Sa Matière médicale n'évoque que myoclonies et spasmes palpébraux. Mais le tropisme pour le tissu nerveux est primordial, ici inhibant ou paralysant.

Comparaisons fondées sur la Matière médicale

Le vieillissement général et la sclérose incitent à compléter par :
BARYTA CARBONICA : plus artérioscléreux.

Vertiges :
BRYONIA : aggravé par le mouvement ;
PHOSPHORUS : vertige chronique du vieillard ;
COCCULUS : vertige nauséeux rotatoire.

Paralysies :
CAUSTICUM : paralysies, rétraction, induration, ralentissement ;
ALUMINA : paralysies et parésies fonctionnelles ;
GELSEMIUM : moins chronique ;
PHOSPHORUS : avec artériosclérose, hémorragies, phases d'excitation ;
ZINCUM : paralysies et parésies avec agitation ;
COBALT : avec lombalgie.

La menace de cancer, l'état général du cancéreux avancé, sont implicités dans cette pathogénésie :
THUYA : terrain cancéreux, troubles endocrino-génitaux, est complémentaire.

BIBLIOGRAPHIE

1. ROBERTS M.F. - *Planta Med.*, 1980, *39*, 216.

Convallaria majalis

Muguet

Convallaria majalis L. (Liliacées)

DESCRIPTION : Petite plante herbacée de 10 à 30 cm pourvue de 2 feuilles seulement, allongées, aiguës au sommet. Les fleurs blanches et odorantes, en forme de clochettes, sont réunies en grappes. Le fruit est une baie rouge.
Le muguet est commun dans les sous-bois de toute l'Europe à l'exception de la région méditerranéenne.

PARTIE UTILISÉE : La plante entière fleurie fraîche.

COMPOSITION

Comme dans presque toutes les plantes à hétérosides cardiotoniques, on trouve :

- des saponosides stéroïdiques dérivés du spirostanol : convallarine, convallamarine ;
- les hétérosides cardiotoniques proprement dits (0,2 à 0,3 %), dérivés de la cardénolide, dont le principal dans la plupart des organes est le convallatoxoside, rhamnoside de la strophanthidine (voir *APOCYNUM CANNABINUM*) ; plus récemment, d'autres hétérosides ont été isolés : gulométhyloside et rhamnoside de nigrescigénine dans les feuilles (1), allométhyloside et rhamnoside de cannogénine dans les parties aériennes (2) ;

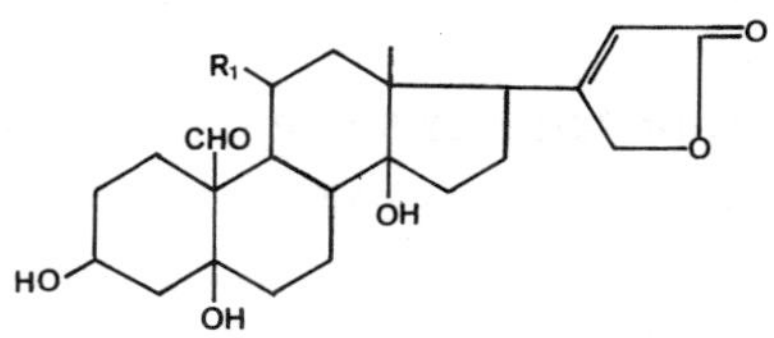

R_1=H **strophanthidine**
R_1=OH **nigrescigénine**

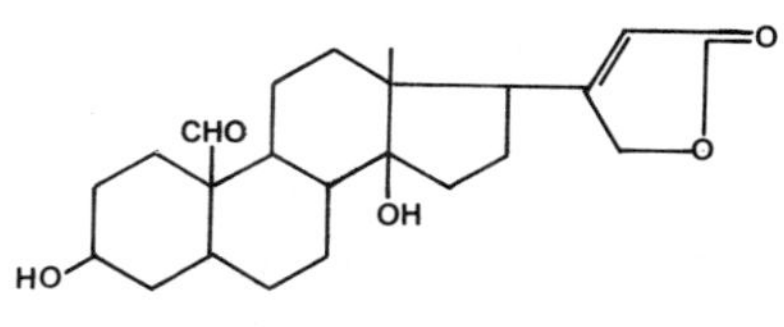

cannogénine

- de nombreux flavonoïdes : l'un des plus intéressants par son pouvoir diurétique est un galacto-rhamnoside de l'isorhamnétol (3).

PATHOGÉNÉSIE

Remède d'action limitée.
CARDIOTONIQUE.

CARDIOTONIQUE : TROUBLES DU RYTHME, DOULEURS CARDIAQUES, DYSPNÉE, OLIGURIE, ŒDÈME.

• CARDIOTONIQUE

Cœur lent au repos, rapide et arythmique à l'effort.
Dyspnée.
Arythmie avec arrêt et rebond.
Douleur précordiale de pointe.
Oligurie. Œdème.

• AUTRE INDICATION

Douleur utérine accompagnée de palpitations.

COMMENTAIRES ET COMPARAISONS

Cardiotonique mineur, il peut être choisi **plutôt chez la femme** en raison de ses signes utérins et en cas d'arythmie.

Comparaisons fondées sur la composition (hétérosides cardiotoniques)
Voir *DIGITALIS* et comparer *ADONIS VERNALIS*, *APOCYNUM*, *SCILLA MARITIMA*, *STROPHANTHUS* ou même *GRINDELIA*.

Comparaisons fondées sur la Matière médicale
Outre les cardiotoniques ci-dessus on peut comparer à :
AURUM : arythmie à rebonds – hypertension ;
LILIUM TIGRINUM, *KALIUM CARBONICUM*, *ACTAEA RACEMOSA*, *LACHESIS* : relation cœur-utérus et cœur-ovaires ;
GELSEMIUM et *DIGITALIS* : bradycardie modifiée par le mouvement.

BIBLIOGRAPHIE

1. BUCHVAROV Ya. - *Farmatsija*, 1979, *20*, 36-40.
2. SCHENK B., WICHTL P. et WICHTL M. - *Planta Med.*, 1980, *40*, 1-11.
3. SZPUNAR K., ELBANOWSKA A., SKRZYPCZAKOWA L. et ELLNAIN-WOJTASZEK M. - *Herba Pol.*, 1976, *22*, 163-166.

Copaiva

Baume de Copahu

Oléo-résine fournie par des Légumineuses-Césalpiniées d'Amérique tropicale appartenant au genre ***Copaifera*** (***C. officinalis*** L., ***C. langsdorffii*** Desf., ***C. guyanensis*** Desf., etc.)

DESCRIPTION : Le baume de Copahu est en général un liquide visqueux, de couleur ambrée ou brun clair, d'odeur caractéristique, de saveur âcre et amère.

COMPOSITION

Improprement appelé "baume" car il ne renferme pas d'acides benzoïque et cinnamique, *COPAIVA* est constitué de 40 % d'essence avec sesquiterpènes (caryophyllène, cadinène, cadinol) et de 60 % de résine (acides diterpéniques).

PATHOGÉNÉSIE

Remède d'action limitée.
URÉTRITE, CYSTITE, RECTITE.

INFECTION GÉNITO-URINAIRE : URÉTRITE À ÉCOULEMENT MUCOPURULENT ET DOULEURS MICTIONNELLES. CYSTITE AVEC POLLAKIURIE, TÉNESME, BRÛLURES.

• INFECTION GÉNITO-URINAIRE

Urétrite : **écoulement mucopurulent :** pollakiurie, brûlures, piqûre, prurit.
Blennorragie.
Cystite : **pollakiurie, ténesme, brûlure avant, pendant, après la miction.**

• AUTRE INDICATION

Rectite et recto-colite.

COMMENTAIRES ET COMPARAISONS

Il ne viendrait pas à l'idée de traiter une blennorragie aiguë avec ***COPAIVA***. L'intérêt de ces remèdes plus ou moins bien caractérisés d'urétro-cystite réside plutôt dans la chronicité et les rechutes, avec germes souvent différents, résistants, et les cas modifiés par l'antibiothérapie.

Il complète :
CANTHARIS : brûlures avant, pendant, après la miction ;
MERCURIUS CORROSIVUS : écoulement purulent très irritant ;
NITRICUM ACIDUM : mucopus ou sérosité corrosive, douleur d'écharde ;
CAPSICUM : associe rectite et urétrite ou cystite, comme ***COPAIVA***.

Comparer :
CANNABIS SATIVA : urine goutte à goutte ;
CHIMAPHILA : filaments urinaires ;
CLEMATIS ERECTA : urétrite, cystite, orchite ;
FORMICA RUFA : colibacillose ;
TEREBINTHINA : hématurie.

La répétition et la chronicité imposent souvent ***THUYA***, ***MEDORRHINUM*** ; ou ***COLIBACILLINUM*** – *T.K.* ; ou ***SULFUR***.

Corallium rubrum

Corail

Corallium rubrum L. (Coralliidés)

DESCRIPTION : Masse calcaire de couleur rouge, caractérisée par un squelette arborescent recouvert de tissu mou dans lequel sont plantés de nombreux polypes à huit bras rameux.
On trouve le corail en Méditerranée, près des îles Canaries, en mer Rouge, dans l'océan Indien, dans les eaux côtières du Japon.

PARTIE UTILISÉE : L'animal entier desséché.

COMPOSITION

Elle est caractérisée par la richesse en éléments minéraux :

- plus de 80 % de carbonate de calcium ;
- environ 3,5 % de carbonate de magnésium ;
- sulfate de calcium, chlorure de sodium ;
- des traces d'iode, de brome, de fer, sous forme de combinaisons ;
- des quantités relativement importantes de strontium (1, 2), des traces d'uranium (3).

Des travaux consacrés à diverses espèces de corail rose ont abouti à l'isolement de diterpènes, les coraxéniolides, de structure générale (4)

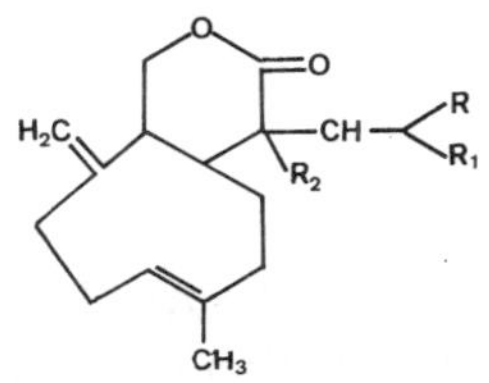

PATHOGÉNÉSIE

Remède d'action limitée aiguë.
COQUELUCHE, RHINITE ET SINUSITE ; FACE ROUGE.

COQUELUCHE AVEC CONGESTION DE LA FACE.

INFECTION RHINO-PHARYNGO-LARYNGÉE ET SINUSIENNE AVEC SPASMES.

AGGRAVATION :
AU CONTACT DE L'AIR FROID.

• COQUELUCHE AVEC CONGESTION DE LA FACE

Coqueluche et toux coqueluchoïdes : **la face s'empourpre et se cyanose pendant la quinte.** Épuisement ensuite.
Toux spasmodique à **coups isolés.**

• INFECTION RHINO-PHARYNGO-LARYNGÉE ET SINUSIENNE AVEC SPASMES

Rhinite à mucus filant surtout rétronasal (*COCCUS CACTI*).

Impression de respirer de l'air froid (*CAMPHORA*).
Grande sensibilité à l'air froid (*RUMEX, HEPAR SULFUR, NUX VOMICA, CISTUS*).
Rhinite postérieure et sinusite. Violente céphalée fronto-sinusienne expansive aggravée penché en avant : **la face s'empourpre.**
Pharynx et larynx sensibles au froid (*RUMEX*). **Laryngite dyspnéisante** (*SAMBUCUS*).

• AUTRES INDICATIONS

Désir d'aliments salés et acides.
Adénite sous-maxillaire avec amygdalite et décalcification.
Éruptions "rouge corail" (doctrine des signatures ?) palmo-plantaires (*SANGUINARIA*).
Psoriasis. Balanite et ulcérations vénériennes (*CINNABARIS*).

COMMENTAIRES ET COMPARAISONS

En raison de sa composition (nombreux sels minéraux), et de son appétence pour le sel, *CORALLIUM RUBRUM* appartient à la série tuberculinique et complète bien *NATRUM MURIATICUM* dans la coqueluche et les toux persistantes avec sensibilité au froid des tuberculiniques.
Mais la rougeur intense de la face évoque *PHOSPHORUS*, congestif tuberculinique fragile et tousseur et son satellite *SANGUINARIA* ; ou encore *SULFUR* et plutôt *SULFUR IODATUM* : rougeur, adénopathies, alternances.

Comparaisons fondées sur la composition

La présence dans le corail rouge des diterpènes carbonylés que sont les coraxéniolides explique la toux spasmodique.
Il faut aussi tenir compte des 80 % de carbonate de calcium, des 3,5 % de carbonate de magnésium, ainsi que des chlorures, du soufre, de l'iode, et du brome, pour rendre compte de sa pathogénésie de spasme, sur terrain tuberculinique spasmophile et des manifestations congestives.

Comparaisons fondées sur la Matière médicale

Coqueluche (voir *COCCUS CACTI*) :
DROSERA : quintes après minuit ;
CUPRUM : cyanose, spasme violent, etc.

Hyperémie paroxystique de la face :
BELLADONNA : rougeur ; mydriase, battements ;
SANGUINARIA : rougeur circonscrite, toux ; paumes brûlantes ;
PHOSPHORUS : très proche de *SANGUINARIA* ; plus grave ; affection pulmonaire.

Sinusites à jetage visqueux :
KALIUM BICHROMICUM : jaune, bouchons muqueux ; douleurs osseuses ;
HYDRASTIS : jaune, rhinite postérieure ;
MERCURIUS : rhino-pharyngite ; langue blanche ; sueur ; mucopus ;
HEPAR SULFUR : mucopus, sensibilité à l'air frais, ganglion, menace d'abcès.

BIBLIOGRAPHIE

1. BOWEN H.J.M. - *J. Marine Biol. Assoc. United Kingdom*, 1956, *35*, 451-460.
2. ODUM H.T. - *Publs. Inst. Marine Sci.*, 1957, *4*, 38-114.
3. TATSUMOTO M. et GOLDBERG E.D. - *Geochim. et Cosmochim. Acta*, 1959, *17*, 201-208.
4. SCHWARTZ R.E., SCHEUER P.J., ZABEL V. et WATSON W.H. - *Tetrahedron*, 1981, *37*, 2725-2733.

Cortisone

Cortisone

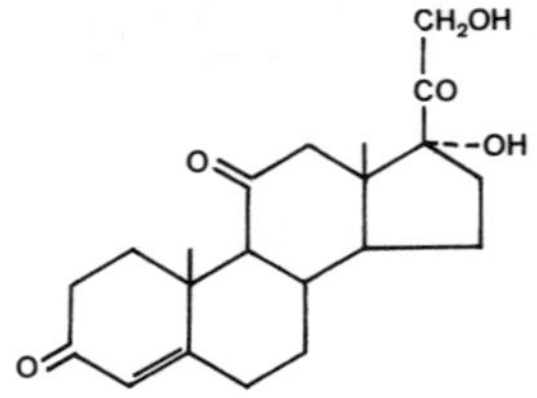

DESCRIPTION : Hormone de la cortico-surrénale se présentant sous l'aspect de cristaux solubles dans l'eau, beaucoup plus solubles dans l'alcool et l'acétone, surtout à chaud. En présence d'acide sulfurique concentré, on obtient une solution rouge orangé avec une intense fluorescence verte.

PATHOGÉNÉSIE

Remède d'action limitée.
IMPRÉGNATION CORTISONIQUE.

SYNDROME ANALOGUE OU INDUIT PAR L'IMPRÉGNATION CORTISONIQUE.

AGGRAVATION :
PAR LE SEL.
PAR LES INFECTIONS.
PAR LES CORTICOÏDES.

• **SYNDROME ANALOGUE OU INDUIT PAR L'IMPRÉGNATION CORTISONIQUE**

Rétention hydrosodée, infiltration tissulaire, augmentation pondérale, faciès lunaire (*THUYA*).
Hypertension – maladies auto-immunes (*PHOSPHORUS*).
Virilisation, virilisme pilaire, œdème de la peau et des muqueuses. Crevasses, gerçures et fissures cutanées.
Vulnérabilité aux infections.
Douleur sacro-iliaque comme si on allait se briser (*THUYA, MEDORRHINUM*).
Disparition des phases critiques de maladies allergiques et inflammatoires (*PENICILLINUM, PSORINUM*).
Asthme à dyspnée continue (*ARSENICUM ALBUM*) (O.P.).
Euphorie : **il ne se rend pas compte de la gravité ou de l'aggravation de son état** (*PSORINUM, NUX VOMICA, HYOSCYAMUS*) (O.P.).
Lourd, confus, ralenti, irritable, mais impatient avec besoin d'action.

COMMENTAIRES ET COMPARAISONS

La pathogénésie de la *CORTISONE* a été réalisée en 1956 par W.L. Templeton sur huit expérimentateurs et cinq témoins.
Le grand nombre de patients sous corticothérapie au long cours permet de dégager une pathogénésie documentée.
L'infiltration tissulaire et même les "illusions" du psychisme rangent indiscutablement *CORTISONE* dans la "sycose" au côté de *THUYA* et *NATRUM SULFURICUM*.
La Matière médicale comporte un remède végétal d'action générale cortisone-like : *BRYONIA*.

Crataegus oxyacantha

Aubépine

Crataegus laevigata [Poiret] DC (= *Crataegus oxyacantha* L.),
C. monogyna Jacq. emend. Lindman. (Rosacées)

DESCRIPTION : Arbrisseaux buissonnants et épineux, de 3-4 m de haut, aux feuilles lobées et vert brillant, aux fleurs blanches ou un peu rosées, groupées en corymbes, odorantes. Le fruit est une petite drupe rouge.
Les deux espèces sont légèrement différentes :
– *C. monogyna* a des pédoncules floraux et des sépales velus, des anthères noires, un style unique,
– *C. laevigata* a des pédoncules floraux et des sépales glabres, des anthères rouges, 2-3 styles.
L'aubépine est fréquente dans les haies et les bois de toute l'Europe.

PARTIE UTILISÉE : Sommités fleuries et fruits frais. Chaque partie sert à préparer une teinture mère ; la souche est constituée par un mélange à parties égales des deux teintures mères.

COMPOSITION

Elle est complexe :

1) Sommités fleuries

- 7-8 % de matières minérales ;
- un peu d'huile essentielle dont le constituant principal est l'aldéhyde anisique ;
- nombreux dérivés aminés : éthylamine, triméthylamine, isobutylamine, éthanolamine, un dérivé de la spermidine (1), choline, acétylcholine...;
- des dérivés triterpéniques (acides oléanolique, ursolique, crataegolique) et des stérols (β-sitostérol) ;
- des polyphénols :

– acides caféique et chlorogénique ;
– flavonoïdes : rutoside, hypéroside ou quercétol-3-O-galactoside, hétérosides de divers C-hétérosides telle la vitexine-2″-O-rhamnoside ;
– (–) épicatéchol, (+) catéchol ;
– oligomères du procyanidol (ou procyanidine) et polymères plus condensés.

2) Fruits

On y trouve la plupart des constituants des sommités fleuries :

- les acides triterpéniques accompagnés de β-sitostérol et d'une matière colorante jaune qui n'est ni une flavone ni un caroténoïde et qui intervient dans l'activité ;
- des flavonoïdes : leur teneur est plus faible que dans les sommités et il y a peu d'hypéroside et des traces seulement de rhamnoside de la vitexine (2) ;
- un certain nombre de dérivés aminés ;
- un hétéroside cardiotonique (Hoppe) ;
- des procyanidines : le dérivé B_2 (-) épicatéchine - (4 β → 8) - (-) épicatéchine est le plus important (2).

PATHOGÉNÉSIE

Remède d'action limitée.
TONIQUE CARDIO-VASCULAIRE ;
HYPOTENSION.

ACTION CARDIOTONIQUE ET ACTION SUR LA T.A.
VARIANT AVEC LA DILUTION.

AGGRAVATION :
DE L'HYPERTENSION À PARTIR DE 3 DH MAIS AVEC EFFET FAVORABLE AU-DESSUS DE 15 CH (O.P.).
À LA CHALEUR ET AU CONFINEMENT.

• ACTION CARDIOTONIQUE ET SUR LA T.A.

Insuffisance cardiaque légère et réversible, avec hypotension : dyspnée d'effort, **dyspnée à la chaleur** et au confinement. Désir d'air frais (*PULSATILLA*).

Œdème – oligurie.

Impression que le cœur emplit la poitrine ; douleur réflexe cardiaque au milieu de la clavicule gauche.

Arythmie, variable, avec hypotension à majoration émotionnelle.

Insuffisance et stase de la circulation de retour (*PULSATILLA*).

Insomnie des cardiaques.

T.M., 1 DH : hypertension (action non homéopathique).
3 DH à 5 CH : hypotension.
15 CH à 30 CH : **hypertension labile des tuberculiniques émotifs** (O.P.) ;
artériosclérose, arythmie par lésion myocardique (O.P.).

COMMENTAIRES ET COMPARAISONS

CRATAEGUS est le cardiotonique de choix des tuberculiniques émotifs, asthéniques, avides de grand air. Ses inversions d'action sur la T.A. en fonction de la dilution imposent du doigté dans sa prescription.

Comparaisons fondées sur la composition

CRATAEGUS, comme ***ARNICA***, contient des procyanidines. On retrouve chez ***ARNICA*** des actions cardio-vasculaires et diphasiques sur la T.A., abaissée en cas de choc, élevée chroniquement ; il convient aussi à l'insomnie des cardiaques.

Les flavonoïdes renforcent l'action vasculaire et veineuse (voir ***AESCULUS***).

Comparaisons fondées sur la Matière médicale

PULSATILLA : son complémentaire très fréquent, même tuberculinisme, même variabilité, désir d'air frais, hypotension ; veinotropisme.

ARSENICUM IODATUM : insuffisance cardiaque légère avec troubles du rythme, mais chez des sujets vieillissants et anxieux ; complémentaire fréquent.

Quelques autres cardiotoniques :
APOCYNUM : oligurie, peu d'œdème ;
ADONIS VERNALIS : obèses, rhumatisants, à cœur décompensé ;
CONVALLARIA : tachyarythmie d'effort ;
DIGITALIS : bradyarythmie, œdèmes ;
STROPHANTHUS : hypertension ; fumeurs et malades âgés.

BIBLIOGRAPHIE

1. JAGGY H. - *Planta Med.*, 1978, *33*, 285.
2. AMMON H.P.T. et KAUL R. - *Dtsche Apoth. Ztg*, 1994, *134*, 2433-2436.

Crésol

O-Crésol

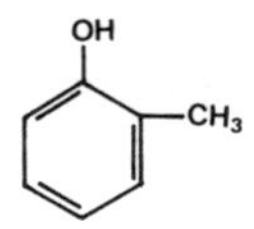

DESCRIPTION : Cristaux fondant à + 30 °C ou liquide brunissant par vieillissement et exposition à l'air et à la lumière. L'odeur rappelle celle du phénol. Soluble dans l'eau et les solutions d'hydroxydes alcalins ; miscible à l'alcool, l'éther, le chloroforme.

PATHOGÉNÉSIE (1)
Remède d'action limitée.
ÉPILEPSIE.

EUPHORIE, LOQUACITÉ, GESTICULATION. PUIS COMPORTEMENT SCHIZOÏDE.

HYPERRÉFLEXIE, PUIS PARALYSIE.

SYNDROME PARKINSONIEN.

ÉPILEPSIE.

• SYNDROMES PSYCHIQUES ET NEUROLOGIQUES

Euphorie "pouvant aller jusqu'à l'extase", loquacité, gesticulation.
Vision de cafards, entend des cloches.
Indifférence, détachement, étrangeté : syndrome schizoïde.
Tremblement, raideur : syndrome parkinsonien.
Hyperréflexie tendineuse.
Épilepsie : grand mal ou Bravais-Jackson.

• AUTRES INDICATIONS

Vertiges, bourdonnements : syndrome de Ménière.
Acroparesthésies : syndrome de Raynaud.
Atrophie musculaire par atteinte neurogène ou myopathie.
H.T.A., néphropathie urémigène ; mélanose, érythème papuleux.

COMMENTAIRES ET COMPARAISONS

De la très riche pathogénésie rapportée par Julian, on retient la prédominance de l'action neurologique. **Julian tient *CRESOL* pour un grand remède d'épilepsie** (7 CH, 20 à 60 gouttes quotidiennes, ou 7 CH + 9 CH) mais les modalités significatives manquent. On peut le préférer quand les phases intercritiques comportent la loquacité et l'agitation plutôt que la viscosité mentale habituelle de l'épileptique (O.P.).
Les syndromes parkinsoniens, des myopathies, pourraient être influencés favorablement.

BIBLIOGRAPHIE
1. JULIAN O.A. - Pathogénésie de 1958 sur 5 sujets.

Crocus sativus

Safran

Crocus sativus L. (Iridacées)

DESCRIPTION : Originaire de la partie orientale du bassin méditerranéen, le safran est sub-spontané çà et là en France et surtout cultivé en Espagne ainsi que dans les régions aux étés suffisamment chauds. C'est une petite plante de 10 à 30 cm de hauteur, pourvue d'un bulbe et ressemblant au colchique avec ses fleurs en cloche, d'un beau violet ; le style, très long, se divise en 3 stigmates odorants, élargis en cornet. Le fruit est une capsule à nombreuses graines.

PARTIE UTILISÉE : Les stigmates séchés.

COMPOSITION

Le safran contient :

- des pigments caroténoïdes dont une partie est libre (carotène, lycopène, α-crocétine, β-crocétine, γ-crocétine) ; l'un des colorants est un hétéroside, le crocoside ou digentiobiose-ester de l'α-crocétine ;
- un hétéroside amer, le picrocrocoside, dérivé du safranal :

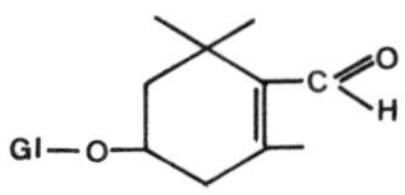

picrocrocoside

- 0,4-1,3 % d'huile essentielle donnant au safran son odeur particulière et comportant, en plus du safranal, de nombreux composés à fonction carbonyle ; leur structure dérive de celles du safranal et de l'isophorone (1) :

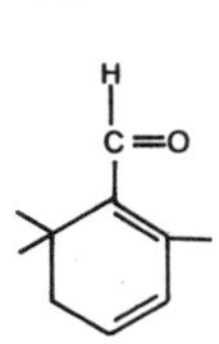

safranal

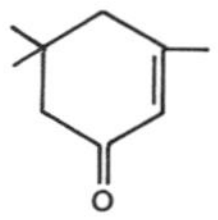

isophorone

Troubles du rythme et douleurs cardiaques anorganiques.
Douleurs oculaires dans une pièce chaude, asthénopie à la lumière, larmoiement, sécheresse, paresthésie (*CONIUM, MERCURIUS*).

PATHOGÉNÉSIE

Remède d'action limitée.
EXAGÉRATIONS, FANTASMES, HÉMORRAGIES.

INSTABILITÉ ET EXCÈS DE L'HUMEUR, FANTASMES OBSESSIONNELS. SPASMES ET MOUVEMENTS INCONTRÔLÉS.

HÉMORRAGIES, MÉTRORRAGIES DE SANG NOIR FILAMENTEUX.

AGGRAVATION :
PENDANT LES RÈGLES.
DANS UNE PIÈCE CHAUDE.

• INSTABILITÉ DE L'HUMEUR. FANTASMES. SPASMES

Humeur instable et excessive, imprévisible, de la gaieté exubérante au chagrin théâtral : **veut embrasser tout le monde** (*VERATRUM ALBUM*), puis manifeste une colère incontrôlée ; hypersensibilité à la musique et **obsession par une mélodie.** Névrose. Hystérie.
Contractions musculaires et spasmes viscéraux : battements de paupières avec sensation de fumée ou de froid dans les yeux ; mouvements choréiformes, ou myoclonies ; **sensation d'un être vivant remuant dans l'estomac ou l'abdomen,** grossesse nerveuse ; toutes les cénesthésies.
Paresthésies, fourmillements des membres et du dos : spasmophilie (O.P.).
Sensation de luxation des genoux ; de dislocation articulaire (O.P.).

• HÉMORRAGIES DE SANG NOIR

Méno-métrorragies, hémorragies de la grossesse, épistaxis, de sang noir, coagulé en filaments ("ficelle goudronnée") (*CACTUS*).
Règles abondantes avec grande excitation (*ACTAEA RACEMOSA*).

• AUTRES INDICATIONS

Céphalée congestive, ménopausique, ou à l'approche des règles (*LACHESIS, MELILOTUS, SANGUINARIA*).

COMMENTAIRES ET COMPARAISONS

Remède de l'inauthentique, de l'illusion, de l'exagération et de l'exaspération, *CROCUS* fut employé dans la grande hystérie et la grossesse nerveuse où il reste **précieux en prescription vétérinaire.**
Aujourd'hui, il correspond très bien à **certaines spasmophilies** dont les crises tétaniques surviennent sur un terrain psychologique névrotique ou hystérique.

Comparaisons fondées sur la composition

La fraction carbonyle de nombreux constituants rend compte des spasmes, de l'hyperesthésie et souvent du psychisme à réactions exagérées.

ASA FOETIDA (ombelliférone et dérivés) : météorisme, spasmes gastro-abdominaux, hyperesthésie extrême ; presqu'identique mais terrain luétique (?).
CHAMOMILLA (ombelliférone et dérivés) : exaspération colérique, hyperesthésie douloureuse.
CICUTA VIROSA (ombelliférone, scopolétol dont l'action est renforcée par la présence de polyines) : épilepsie.
IGNATIA (strychnine et brucine) : paradoxes, contradictions, hyperémotivité.
MEZEREUM (coumarines diverses, daphnétoxine) : hyperesthésie de contact.
MOSCHUS (muscone) : illusions, défaillances.
NUX MOSCHATA (dérivés carbonylés non identifiés) : météorisme mais somnolence.
OENANTHE CROCATA (crocatone) : épilepsie.
TABACUM (coumarines diverses) : hyperesthésie des transports, etc.

Par ses multiples cénesthésies, obsessions, son fantasme de grossesse, éventuellement de fibrome, *CROCUS* appartient à la sycose et complète *THUYA* où l'on trouve des carbonyles dans la thuyone et l'α-thuyaplicine.

Comparaisons fondées sur la Matière médicale

1) Instabilité, exagération de l'humeur

On retrouve ***ASA FOETIDA***, ***IGNATIA***, ***NUX MOSCHATA***, ***MOSCHUS*** mais aussi ***ACTAEA RACEMOSA*** (agissant peut-être par le carbonyle de la fonction ester de l'actéine) avec son humeur instable, excitable, exagérée, aggravée aux règles, mais avec une certaine obnubilation.

NATRUM MURIATICUM complète bien, et souvent, tous ces remèdes chez le sujet jeune.

2) Hémorragies de sang coagulé

CACTUS : sang noir filamenteux, douleurs crampoïdes.

USTILAGO : sang noir filamenteux, douleurs crampoïdes.

KREOSOTUM : sang noir coagulé, mauvaise odeur, suspicion de tumeur.

SECALE CORNUTUM : sang noir, coagulé ou non coagulable (comme les venins) ; extrémités froides.

SABINA : métrorragies abondantes ; fibrome (dans ce remède, proche de ***THUYA*** par la chimie, on a récemment montré la présence de coumarines. Voir la monographie).

CHINA : sang rouge ou noir, caillots ; hyperesthésie et météorisme ; anémie.

BIBLIOGRAPHIE

1. ZHARGAMI N.S. et HEINZ D.E. - *Phytochemistry*, 1971, *10*, 2755-2761.

Crotalus

Crotale, serpent à sonnette

Crotalus horridus L. (Vipéridés)

DESCRIPTION : Reptile de l'Amérique du Nord (Floride, Texas, Mexique), pouvant atteindre 2 m de long. L'élément caractéristique est la présence, à l'extrémité de la queue, d'un organe formé d'éléments cornés qui, en s'agitant, émettent un bruit particulier, d'où l'appellation de serpent à sonnette. La tête est grosse, plate et élargie, terminée par un museau court et tronqué.

PARTIE UTILISÉE : Le venin.

COMPOSITION

- toxine : la plus importante, à forte activité neurotoxique, est la crotoxine, composée de crotamine et de crotactine ; cette dernière augmente la perméabilité des petits vaisseaux, contracte les muscles lisses et abaisse la pression sanguine (1) ;
- enzymes inhibiteurs de la coagulation et phospholipase A ; présence aussi d'un enzyme thrombin-like (2) et d'une sérine-protéase, puissant activateur plaquettaire (3) ;
- éléments minéraux : importante teneur en zinc.

Sur le cœur isolé de rat, le venin de *C.* ***horridus*** provoque une diminution de la contractilité ventriculaire (4).

Voir aussi la monographie ***VENINS DE SERPENTS***.

PATHOGÉNÉSIE

Remède d'action limitée.
SANG NOIR INCOAGULABLE ; ATTEINTE HÉPATIQUE GRAVE.

HÉMORRAGIES DE SANG NOIR INCOAGULABLE.

Toutes les hémorragies de sang noir, fluide, modifié, décomposé.

Hémorragies des états septiques graves ; **des hépatites malignes.**

Purpura, pétéchies, ecchymoses spontanées. **Formes hémorragiques des maladies infectieuses :** prostration, délire, défaillance cardiaque, ulcération, gangrène...

COMMENTAIRES ET COMPARAISONS

L'action hémorragipare et anticoagulante est commune aux venins et rappelle celle de ***LACHESIS*** aux indications semblables en ce domaine, de ***BOTHROPS***, utilisé dans l'hypocoagulabilité sans signes généraux importants (O.P.). Ce venin contient une sérine-protéase, puissant activateur plaquettaire, et il faudrait penser à ***CROTALUS*** dans les **déficits plaquettaires.**

Dans les états infectieux graves, il a perdu une grande partie de son intérêt.

L'association d'atteinte hépatique et d'hémorragie le rapproche de ***PHOSPHORUS*** et ***LACHESIS***, qu'il peut compléter, ou qu'il suit en cas d'échec. *HAMAMELIS* a des hémorragies veineuses de sang fluide, noir, des ecchymoses ou du purpura.

BIBLIOGRAPHIE

1. BOQUET P. - *Toxicon*, 1966, *3*, 243-279.
2. BONILLA C.A. - *Thromb. Res.*, 1975, *6*, 151-159, *in Chem. Abst.*, 1975, *82*, 151184 g.
3. SCHMAIER A.H. et COLMAN R.W. - *Blood*, 1980, *56*, 1020-1028.
4. KEMPSFORD R. et HAWGOOD B.J. - *Toxicon*, 1987, *25*, 1311-1319.

Croton tiglium

Croton

Croton tiglium L. (Euphorbiacées)

DESCRIPTION : Arbuste originaire d'Extrême-Orient, dont les fruits ressemblent à ceux du ricin mais sont dépourvus de pointes. La graine se différencie de celle du ricin par son tégument terne.

PARTIE UTILISÉE : La graine séchée.

COMPOSITION

- 30 à 50 % d'huile ;
- jusqu'à 18 % de substances albuminoïdes ;
- des enzymes : trypsine, lipase ;
- des amino-acides ;
- 1 à 3,8 % d'un riboside d'isoguanine ou crotonoside ;
- une toxalbumine hémolytique, la crotine (1) ;
- une résine renfermant des esters d'un alcool diterpénique vésicant à squelette du tigliane ou phorbane, le phorbol ; ces dérivés sont des cocarcinogènes, comutagènes, immunosuppresseurs ; on a signalé aussi une activité antileucémique (2, 3).

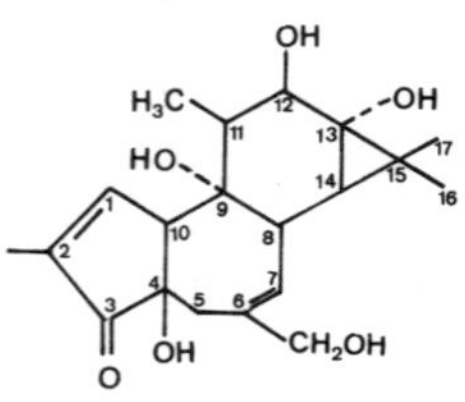

phorbol

PATHOGÉNÉSIE

Remède d'action limitée.
VÉSICULES SCROTALES BRÛLANTES ET DIARRHÉE EXPLOSIVE.

ÉRUPTION SCROTALE BRÛLANTE : ECZÉMA, INFLAMMATION VÉSICULAIRE.

ENTÉRO-COLITE : DIARRHÉE EXPLOSIVE ET HYPERTRANSIT.

AGGRAVATION :
L'ÉTÉ.

ALTERNANCE :
DERMATOSE-DIARRHÉE.

• ÉRUPTION VÉSICULAIRE SCROTALE BRÛLANTE

Eczéma, vésicules, pustules, puis croûtes jaunâtres.
Prurit intense et brûlure : l'inflammation empêche le grattage.
Localisation au scrotum – aux régions génitales – à la face et au cuir chevelu, aux paupières.

• ENTÉRO-COLITE : DIARRHÉE EXPLOSIVE ET HYPERTRANSIT

Diarrhée explosive très urgente : dès l'absorption du moindre aliment et même de boisson.
Bruits hydro-aériques, borborygmes, clapot, abdomen douloureux, colique avant chaque selle.
Douleur rectale de pression en dehors si on comprime l'abdomen.
Brûlures œsophagiennes et anales.

• AUTRES INDICATIONS

Douleurs des membres irradiées jusqu'aux extrémités ; douleur coxo-fémorale.
Inflammation oculaire : vésicules, pustules, ulcères et intenses brûlures : blépharites, conjonctivites, kératites, iritis, etc.
Toux dyspnéisante, douloureuse, en quintes, à l'air, alternant avec l'éruption.
Fissures mamelonnaires ; la succion du sein est douloureuse.

COMMENTAIRES ET COMPARAISONS

Comparaisons fondées sur la composition

On trouve le phorbol et des composés voisins, dérivés du tigliane ou du daphnane, outre *CROTON*, dans *EUPHORBIA RESINIFERA*, *HURA BRASILIENSIS*, *MEZEREUM* et *STILLINGIA*.

L'association vésicules, irritation recto-colique, névralgie ou névrite, semble significative de la présence de tels composés.

CROTON : vésicules brûlantes et enflammées, colorectite, douleurs des membres.
EUPHORBIA : vésicules avec œdème, névralgies et zona, avec œdème et inflammation ; ostéite, entérite, colite, rectite.
HURA BRASILIENSIS : anorectite violente et vésicules à base indurée et enflammée.
MEZEREUM : vésicules à contenu blanchâtre, zona, herpès, diarrhée jaunâtre, prolapsus rectal.
STILLINGIA : névralgies surtout sciatiques ; vésico-pustules ; recto-colite.

Éruptions, inflammation, diarrhée situent *CROTON* dans le sillage des remèdes de psore et d'abord de *SULFUR*. Son usage est cependant surtout aigu. L'eczéma vésiculeux, éventuellement associé à la diarrhée, évoque ***RHUX TOXICODENDRON***, moins inflammatoire ; diarrhée moins urgente.

Comparaisons dans les diarrhées impérieuses en jet
ARGENTUM NITRICUM : diarrhée d'hypertransit, gaz.
PODOPHYLLUM : diarrhée en "chasse d'eau" ; colon droit ; prolapsus rectal.
ALOE : diarrhée urgente par insécurité sphinctérienne.
CHINA : diarrhée dès l'absorption d'aliments ; indolore.
COLOCYNTHIS : diarrhée dès l'absorption d'aliments ; douleurs crampoïdes.
GAMBOGIA : diarrhée douloureuse calmée dès l'évacuation.
GRATIOLA : diarrhée irritante ; anite ; l'été.
VERATRUM ALBUM : diarrhée impérieuse et répétée ; lipothymie, refroidissement.

BIBLIOGRAPHIE
1. LIN J.Y. et HUANG M.Y. - *In Chem. Abst.*, 1978, *88*, 33458 a.
2. SCHNEIDER E. - *Dtsche Ap. Ztg*, 1979, *119*, 1436-1439.
3. KUPCHAN S.M., UCHIDA I., BRANFMAN V. et CHARLOTTESVILLE Va. - *Science*, 1976, *191*, 571-572.

Cuprum arsenicosum

Arsénite de cuivre

Produit de composition variable, en général considéré comme répondant à la formule $CuHAsO_3$
On l'obtient par action d'un sel cuivrique sur un arsénite alcalin ou ammoniacal.

DESCRIPTION : Poudre jaune vert, pratiquement insoluble dans l'eau et dans l'alcool, soluble dans les acides et l'ammoniaque.
Toxique.

PATHOGÉNÉSIE

Remède d'action limitée.
UN CUPRUM DRAMATIQUE OU CHRONIQUE.

DIARRHÉE ÉPUISANTE. DOULEUR CRAMPOÏDE. ALGIDITÉ.

NÉPHROPATHIE AVEC CÉPHALÉE, CRAMPES, CONVULSIONS.

ÉCLAMPSIE.

Diarrhée épuisante accompagnée de crampes abdominales, puis d'algidité ; de hoquet (***VERATUM ALBUM***).
Néphropathie avec céphalée occipitale chronique, crampes et convulsions, néphropathie urémigène. Éclampsie.

COMMENTAIRES ET COMPARAISONS
Outre ces usages exceptionnels, héroïques et surannés, on se trouvera bien d'utiliser *CUPRUM ARSENICOSUM* **quand une situation de type *CUPRUM* persiste chroniquement, avec atteinte de l'état général, agitation, anxiété** (*ARSENICUM ALBUM*) (O.P.).

Cuprum metallicum

Cuivre

Cu

DESCRIPTION : Métal rougeâtre et brillant, ductile, malléable. Disponible dans le commerce sous diverses formes, dont la poudre utilisée par l'homéopathie. Attaqué par l'air humide, il se recouvre de carbonate basique, vert. Il se dissout facilement dans l'acide nitrique dilué, l'acide sulfurique concentré et chaud, les acides organiques.
Il contient au moins 98,5 % de Cu.

PATHOGÉNÉSIE

Remède d'action limitée.
CRAMPES, SPASMES, CONVULSIONS.

CRAMPES MUSCULAIRES.

SPASMES DIGESTIFS, RESPIRATOIRES ET AUTRES.

ÉPILEPSIE, CRISES CONVULSIVES ET TÉTANIE.

AGGRAVATION :
À LA RÉTROCESSION OU PAR LA RÉPRESSION D'UNE ÉRUPTION OU DE LA TRANSPIRATION.
APRÈS L'INSOMNIE.
AU FROID.

AMÉLIORATION :
PAR UNE GORGÉE D'EAU FROIDE.

• CRAMPES MUSCULAIRES

Crampes des membres : **mollets, orteils. Subites, d'apparition et disparition brusques, prédominant aux fléchisseurs, aggravées par le froid.**
Crampe de l'écrivain (*CYCLAMEN, BRACHYGLOTTIS, MAGNESIA PHOSPHORICA*).
Mains d'accoucheur.
Blépharospasme.
Torticolis spasmodique (*CICUTA VIROSA*).
Blocage thoraco-diaphragmatique.
Contractions visibles et douloureuses des muscles abdominaux.
Névralgies, sciatique surtout, sur douleurs crampoïdes (*COLOCYNTHIS*) (O.P.).
Fatigue après les crampes.

• SPASMES DIGESTIFS, RESPIRATOIRES ET AUTRES

Coliques spasmodiques très violentes ; avec cris aigus (*CHAMOMILLA, COLOCYNTHIS*).
Sensation de coup de poignard dans l'abdomen.
Hoquet ; persistant, calmé temporairement par des gorgées d'eau froide.
Spasmes œsophagien, du cardia, gastrique, calmés par une gorgée d'eau froide ; mais aussi par les aliments chauds.
Ne peut boire sans déglutir de l'air.
Bruits intestinaux pendant le sommeil.
Diarrhée aqueuse, abondante avec crampes, sanguinolente avec cyanose et algidité, choléra (indications historiques) (*CARBO VEGETABILIS, VERATRUM ALBUM*).
Coqueluche, toux spasmodique ou asthme, avec cyanose, constriction thoracique, arrêt respiratoire, perte de conscience...
Quintes groupées par trois, râles abondants, expectoration rare (*ANTIMONIUM TARTARICUM*).
Soulagement des quintes et de la crise d'asthme par une gorgée d'eau froide.
Douleur d'angor, constrictive, avec cyanose, siège médiothoracique (*CACTUS, LATRODECTUS*) ou épigastrique.
Épuisement et algidité après des règles douloureuses crampoïdes (*CARBO VEGETABILIS*).
Spasmes oculogyres. Strabisme (*CICUTA VIROSA*).

• ÉPILEPSIE, CRISES CONVULSIVES ET TÉTANIQUES

Épilepsie : **phase tonique prédominante, le pouce est fléchi dans le poing.**
Amaurose précritique, cri initial, ou crampes. Céphalée, algidité, cyanose postcritiques.
Toute crise convulsive et tétanique à prédominance tonique douloureuse.
Convulsions des maladies éruptives et fébriles (*BELLADONNA*). Quand l'éruption a été peu importante ou a fait défaut (*ZINCUM, SULFUR, OPIUM*).

• AUTRES INDICATIONS

Hypersensibilité à tout médicament, même homéopathique, avec réactions iatrogènes importantes (*NUX VOMICA*).
Suite de surmenage cérébral et de longues veilles (*COCCULUS*).
Céphalée contusive du vertex. Sensation d'eau froide versée sur la tête.
Gingivo-stomatite avec goût métallique.

COMMENTAIRES ET COMPARAISONS

Remède principal de la crampe et du spasme violent, *CUPRUM* concerne toutes les diathèses. Mais la survenue de crises après rétrocession d'éruption évoque la psore ; son importance dans la tétanie-spasmophilie en fait un remède de tuberculinisme. On trouve du cuivre dans *SEPIA* avec le magnésium et la **complémentarité** des deux remèdes est plus fréquente que la classique relation *CUPRUM – CALCAREA CARBONICA* (O.P.).

LYCOPODIUM en contient aussi : les crampes nocturnes des hépatiques et lors des incidents digestifs sont soulagées par **l'association** des deux remèdes (O.P.). Dans les venins, ainsi que dans *ALLIUM CEPA* et *ASTERIAS RUBENS*, le rôle du cuivre présent apparaît mal dans les pathogénésies.

Comparaisons fondées sur la Matière médicale

Crampes musculaires :
CUPRUM : subites, débutant aux extrémités, aggravées par le froid ;
NUX VOMICA : subites, des mollets, raideur, aggravées par le froid et le toucher ;
KALIUM CARBONICUM : chroniques, répétées, progressives, par hypokaliémie ;
SULFUR : à la chaleur ;
SECALE CORNUTUM : déficit artériel et capillaire ; ischémie ;
MAGNESIA PHOSPHORICA, COLOCYNTHIS : soulagées par hyperflexion forcée et par la friction et la chaleur.

Curares

DESCRIPTION : Extraits complexes, en majeure partie d'origine végétale, utilisés comme poisons de flèches par les Indiens d'Amérique du Sud, préparés avec les écorces de tige ou de racine de diverses espèces.

CLASSIFICATION

Classiquement, on classe les curares d'après la nature des récipients qui les contiennent :

– curares en tube dont le principal constituant est *Chondodendron tomentosum* Ruiz. et Pav., accompagné d'autres Ménispermacées ;
– curares en pot renfermant aussi des Ménispermacées ;
– curares en calebasse, préparés surtout à partir de *Strychnos* dont le plus important est ***S. toxifera*** Benth. ; la première pathogénésie semble avoir été réalisée avec des curares de ce type.

COMPOSITION

Les constituants les plus intéressants et les plus caractéristiques sont des alcaloïdes différant avec l'origine du curare considéré.
Les alcaloïdes des curares de Ménispermacées sont des dimères dérivés de la benzylisoquinoléine. Ils contiennent 2 atomes d'azote, telle la (+) tubocurarine.
Les alcaloïdes des curares de Loganiacées sont de nature indolique, du type strychnine. Les dérivés les plus toxiques sont des dimères à 4 atomes d'azote ; seuls les composés à 2 groupements ammonium quaternaire ont une action curarisante. Parmi ces derniers, citons les toxiférines I, II, III et leurs dérivés dihydrogénés.

PATHOGÉNÉSIE

Remède d'action limitée chronique.
PARALYSIE MOTRICE.

PARALYSIE MOTRICE, SENSIBILITÉ CONSERVÉE.

AGGRAVATION :
PAR LE FROID HUMIDE.

• PARALYSIE MOTRICE, SENSIBILITÉ CONSERVÉE

Disparition des réflexes moteurs, conservation de la sensibilité.
Paresthésies : fourmillements et engourdissements accompagnant la paralysie (*ACONITUM*).
Vertige avec dérobement des jambes (*GELSEMIUM, CAUSTICUM*).
Faiblesse et lourdeur des bras et des mains : pianistes, mécanographes.
Ptosis palpébral (*CONIUM, GELSEMIUM, CAUSTICUM, SEPIA, LUESINUM*).
La respiration s'arrête en s'endormant (*GRINDELIA*).

COMMENTAIRES ET COMPARAISONS

Petit remède à réserver à des paralysies avec paresthésies, et plutôt d'involution due à la sénescence.
Il antidote peut-être les Strychnées administrées à doses homéopathiques : ***NUX VOMICA*** et ***IGNATIA*** en raison probablement de sa similitude de composition (alcaloïdes du type strychnine). On ne retrouve pas dans le curare à dose homéopathique l'hyperexcitabilité neuro-musculaire des Strychnées.
Les remèdes de paralysie motrice à comparer ont tous des troubles de la sensibilité : ***GELSEMIUM***, ***CONIUM***, ***CAUSTICUM***, ***PHOSPHORUS***, ***PLUMBUM***.
Le plus semblable, chez le malade âgé, est ***CONIUM*** : paraplégie.

Cyclamen europaeum

Cyclamen

Cyclamen europaeum L. (Primulacées)

DESCRIPTION : Petite plante des bois et rocailles de l'Europe tempérée. Les feuilles sont arrondies, cordiformes, marbrées en dessus, rougeâtres ou violacées en dessous. Les fleurs sont solitaires, longuement pédonculées, roses ; leur tube très court est prolongé en 5 lobes complètement réfléchis vers le pédoncule. Le fruit est une capsule.
Présence d'un gros tubercule.

PARTIE UTILISÉE : Le tubercule frais dépourvu de racines et radicelles.

COMPOSITION

- un oligosaccharide ;
- un saponoside, la cyclamine, déjà vu à propos *d'ANAGALLIS* ;
- des sels de calcium, potassium, magnésium, de la silice, de l'oxyde de fer.

CYCLAMEN, selon L. Vannier, est très proche de *PULSATILLA* : le seul point commun est la présence de saponosides mal connus dans ce dernier remède.

PATHOGÉNÉSIE

Remède d'action limitée.
MIGRAINE OPHTALMIQUE,
DYSMÉNORRHÉE, SCRUPULES.

MIGRAINE OPHTALMIQUE ET INTOLÉRANCE AUX MATIÈRES GRASSES. LA MIGRAINE A UN DÉTERMINISME DIGESTIF OU PRÉMENSTRUEL, AVEC NAUSÉES.

DYSMÉNORRHÉE AVEC HYPERMÉNORRHÉE ; AMÉNORRHÉE ; GALACTORRHÉE.

SCRUPULOSITÉ PATHOLOGIQUE.

AGGRAVATION :
PAR LA SUPPRESSION DES RÈGLES ; DE LA LACTATION.
PAR LES GRAISSES.

AMÉLIORATION :
PAR LES RÈGLES.
PAR LES LARMES.
PAR LE MOUVEMENT.

• MIGRAINE, INTOLÉRANCE AUX GRAISSES

Migraine précédée ou accompagnée de troubles visuels ; scintillements, scotomes, créneaux... accompagnée ou déclenchée par des troubles digestifs, des nausées.
Céphalée au réveil avec troubles de l'équilibre. Céphalée temporale gauche.
Goût salé des aliments. Satiété rapide (*LYCOPODIUM*).
Absence de soif.
Intolérance des aliments gras : nausée, diarrhée, hoquet, par les graisses, le café ; aversion pour les graisses.

• DYSMÉNORRHÉE, HYPERMÉNORRHÉE, HYPOMÉNORRHÉE, GALACTORRHÉE

Règles douloureuses – algie du dos au pubis – abondantes, de sang noir, caillots. Avec frilosité, anémie (*FERRUM METALLICUM*, *CHINA*, *KALIUM CARBONICUM*).
L'écoulement menstruel cesse pendant les douleurs.
Hypo et aménorrhée avec céphalée ou migraine.
Ménopause.
Galactorrhée de la jeune fille. **Syndrome aménorrhée-galactorrhée** (O.P.).
Mastodynie et mastose lors du sevrage.

• SCRUPULOSITÉ PATHOLOGIQUE

Scrupules : conscience de fautes et d'imperfections imaginaires.

Perfectionnisme. Tristesse larmoyante, fuite du contact, de la conversation, **avant les règles et en cas d'aménorrhée.**
Appréhension des règles.
Idées de persécution, d'abandon, d'indignité.

• **AUTRES INDICATIONS**

Vertiges rotatoires avec troubles visuels.
Strabisme convergent.
Rhinorrhée non irritante améliorée au grand air.
Crampe des écrivains – talalgie (*PLATINA*, *MEDORRHINUM*).

COMMENTAIRES ET COMPARAISONS

La pathogénésie de *CYCLAMEN* reproduit celle de *PULSATILLA* avec plus d'intensité des troubles, malgré de rares modalités opposées. C'est sans doute une *PULSATILLA* anémique : présence de fer.
Les saponosides rendent compte de la parenté des pathogénésies.

On les retrouve dans :
CAULOPHYLLUM : troubles des règles et rhumatisme des petites articulations ;
HELONIAS : ptose et mélancolie génitale ;
AESCULUS : hémorroïdes et congestion pelvienne.

L'abondance des éléments minéraux (calcium, potassium, magnésium, silicium, fer), oriente vers le tuberculinisme et ses remèdes minéraux.

En effet, **les situations de type *CYCLAMEN* se produisent souvent sur *NATRUM MURIATICUM* :** migraines ophtalmiques et fuite des contacts.
CALCAREA PHOSPHORICA ou *PHOSPHORUS* : tuberculiniques hypersensibles, souvent asthéniques ou anémiques.

Comparaisons fondées sur la Matière médicale

1) Migraine ophtalmique
IRIS VERSICOLOR : hebdomadaire ; gastrite et anite ; avec *SULFUR*.
SANGUINARIA : hebdomadaire ; avec *SULFUR* ou *PHOSPHORUS*.
PODOPHYLLUM : alterne avec la diarrhée ; avec *LYCOPODIUM*.
KALIUM BICHROMICUM : douleur en zone limitée ; gastrite.
GELSEMIUM : les troubles visuels accompagnent la migraine ; ptosis.

2) Scrupulosité pathologique (l'authenticité de ce signe mental est contestée par Demarque et coll.)
LILIUM TIGRINUM : tourmenté par le remords ; idée de damnation.
LYCOPODIUM : sentiment d'imperfection ; perfectionnisme.
ARSENICUM ALBUM : anxiété d'imperfection ; méticulosité.

Denys

Bouillon filtré de Denys

DESCRIPTION : Biothérapique non commercialisé en France actuellement. Selon Julian (1), ce produit qui n'existe plus, la souche n'ayant pas été entretenue, était une tuberculine préparée après séparation des bacilles par filtration sur bougie et non concentrée.

PATHOGÉNÉSIE

Remède d'action limitée.
TUBERCULINISME FLORIDE.

TUBERCULINISME D'ASPECT FLORIDE MAIS AVEC ASTHÉNIE ET CRISES CONGESTIVES : MIGRAINE, ASTHME, ECZÉMA, DIARRHÉE, FIÈVRE...

AGGRAVATION :
PAR LA FATIGUE.

• TUBERCULINISME D'ASPECT FLORIDE

Aspect floride, coloré, visage rouge, embonpoint, mais asthénie, intolérance à l'effort et sensibilité aux maladies passagères.

Migraine avec fièvre ; rhinite, bronchite, asthme ; vomissements, diarrhée, eczéma.

Évolution toujours par crises ; intervalles libres de bonne santé apparente.

COMMENTAIRES ET COMPARAISONS

C'est la **tuberculine de la bonne santé apparente,** avec crises dites d'élimination autrement dit du psoro-tuberculinisme. Elle complète donc ***SULFUR*** et ***SULFUR IODATUM***.

AVIAIRE est peu atteint, mais convient à l'enfant, au sujet jeune, aux troubles respiratoires.

En fait cette tuberculine est irremplaçable.

BIBLIOGRAPHIE

1. JULIAN O.A. - *Biothérapiques et Nosodes*. Maloine, Paris, 1962.

Digitalis purpurea

Digitale pourpre

Digitalis purpurea L. (Scrofulariacées)

DESCRIPTION : Plante herbacée bisannuelle ou pluriannuelle, commune dans les régions siliceuses de l'Europe occidentale, notamment dans les Vosges, émettant la première année de végétation une simple rosette de feuilles ; la deuxième année une nouvelle rosette apparaît, du centre de laquelle s'élève une tige de 50 cm à 1,5 m terminée par une grappe de fleurs pendantes, de 4 à 5 cm de long, pourpres à l'extérieur, plus pâles et tachées à l'intérieur, en forme de "doigt de gant". Les feuilles, grisâtres à la face inférieure, ont un aspect gaufré dû à la présence d'un réseau de nervures très saillantes ; le limbe, longuement décurrent à la base, forme un pétiole ailé.

Le fruit est une capsule contenant de nombreuses graines.

PARTIE UTILISÉE : La feuille fraîche de deuxième année récoltée juste avant la floraison.

COMPOSITION

Elle est complexe et a fait l'objet de nombreux travaux. Seuls les éléments les plus caractéristiques seront cités. Pour plus de détails, on pourra consulter les ouvrages classiques de Pharmacognosie (voir "Ouvrages généraux consultés").

On trouve dans la feuille :

- 7-8 % de matières minérales riches en potassium et en manganèse ;
- des acides organiques ;
- des pigments flavoniques ainsi qu'un pigment quinonique ;
- des hétérosides stéroïdiques :

a) saponosides dérivés du spirostanol (voir *CONVALLARIA*)
le plus connu est la digitonine ou digitonoside accompagné de tigonoside (dont la génine ou tigogénine se retrouve chez ***DULCAMARA***) et de gitonoside (dont la génine ou gitogénine est connue chez ***CAPSICUM***) ;

b) hétérosides cardiotoniques
ils dérivent de la cardénolide comme ceux de *CONVALLARIA*, *STROPHANTHUS*, *APOCYNUM CANNABINUM*, *NERIUM*, etc.) ; on en a caractérisé une trentaine dont l'ensemble constitue 0,15 à 0,30 % du poids sec de la drogue ; le plus important est le purpurea-glucoside A qui, dans la feuille sèche, se dédouble avec formation de digitoxoside ; l'aglycone est la digitoxigénine :

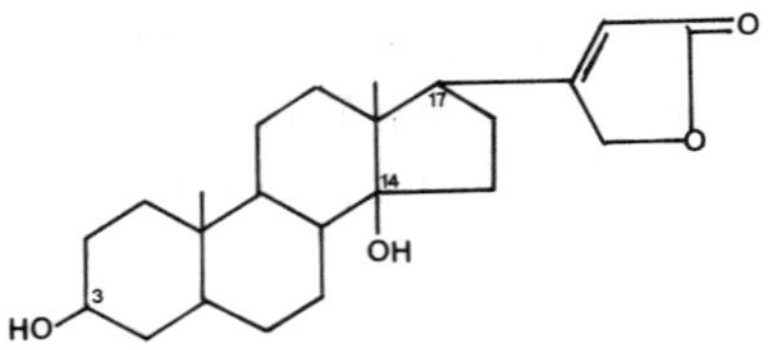

c) digitanol-hétérosides
dans ces dérivés du prégnane, l'anneau lactonique a disparu, remplacé par un O en pont entre C_{12} et C_{20} ; leur structure est du type :

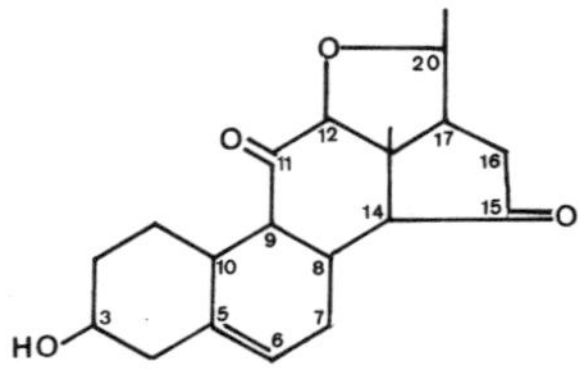

PATHOGÉNÉSIE

Remède d'action limitée.
BRADYARYTHMIE, ASYSTOLIE, NAUSÉES.

BRADYARYTHMIE, RYTHME BI- OU TRIGÉMINÉ. ANXIÉTÉ LIÉE AUX TROUBLES DU RYTHME, INSUFFISANCE CARDIAQUE.

NAUSÉE, HÉPATOMÉGALIE, ICTÈRE.

AGGRAVATION :
PAR SURDOSAGE OU INTOLÉRANCE DIGITALIQUE.
AU MOINDRE MOUVEMENT.

AMÉLIORATION :
PAR STIMULATION DE LA DIURÈSE.

• BRADYARYTHMIE, INSUFFISANCE CARDIAQUE, ANXIÉTÉ

Rythme cardiaque bi, tri, quadrigéminé, et ralenti. Instable, anarchique.
Aggravation des troubles du rythme au moindre mouvement.
Anxiété liée aux troubles du rythme : **sensation que le cœur va s'arrêter si l'on fait un mouvement (l'inverse : *GELSEMIUM*).**
E.C.G. de surdigitalisation.
Pâleur, cyanose, oligurie, œdèmes. Menace de syncope en tentant de s'asseoir (***ACONITUM***). Vertige avec nausée.
Lourdeur parétique du bras gauche ; engourdissement des doigts ; froid des extrémités.
Respiration irrégulière, soupirs (*IGNATIA*, *LACHESIS*). Sensation d'arrêt respiratoire en s'endormant (***GRINDELIA***) ; suffocation au réveil (***LACHESIS***).
Anxiété à prédominance nocturne des malades cardiaques (*ARSENICUM ALBUM*, *KALIUM CARBONICUM*).

• NAUSÉE, HÉPATOMÉGALIE, ICTÈRE

Nausées et troubles hépatiques des digitalisations massives ou prolongées.

Nausées intenses, durables, même à vide, après avoir vomi (*IPECA*), angoissantes avec menace lipothymique (*TABACUM*) et refroidissement (*VERATRUM ALBUM*, *CAMPHORA*).
Dégoût des odeurs de cuisine (*COLCHICUM*, *ARSENICUM ALBUM*, *SEPIA*). Inappétence mais soif.
Hypersalivation, salive douceâtre.
Ictère, hépatomégalie. Selles grises.

COMMENTAIRES ET COMPARAISONS

La pathogénésie de *DIGITALIS* intègre les indications cardiologiques de la digitale et les signes de surdigitalisation. Le choix de la dilution est donc prédominant **mais l'inversion d'action est partielle et individuelle, à hauteur de dilution variable.** Cependant, au long cours la 5 CH est cardiotonique sans effet secondaire (O.P.). Elle peut relayer ou accompagner une digitalisation classique. Les signes hépatiques appellent évidemment les dilutions élevées.

Comparaisons fondées sur la composition

Les remèdes qui suivent renferment aussi des hétérosides cardiotoniques et peuvent, par conséquent, être comparés à *DIGITALIS* :
DIGITALIS : insuffisance cardiaque, œdème, troubles du rythme ;
STROPHANTHUS : cardiotonique du malade âgé ; H.T.A. ;
CONVALLARIA : cardiotonique mineur, féminin (?);
ADONIS VERNALIS : cardiotonique mineur ;
APOCYNUM CANNABINUM : cardiotonique et diurétique ; oligurie sans œdème ;
SCILLA MARITIMA : cardiotonique et diurétique ;
ASCLEPIAS TUBEROSA : activité cardiotonique non exploitée.

Comparaisons fondées sur la Matière médicale

L'association d'un syndrome hépatique à une insuffisance cardiaque fait de *DIGITALIS* le complémentaire éventuel de :
PHOSPHORUS : décompensation cardiaque ; ictère, tendance hémorragique ;
LACHESIS : cœur et foie ; syndrome vasomoteur ; ménopause ; alcoolisme ;
KALIUM CARBONICUM : cœur droit, œdèmes ; syndrome digestif d'expression gastrique ;
ARSENICUM ALBUM : cœur, foie, anxiété ;
SEPIA (nausée), *LYCOPODIUM* (insuffisance hépatique), *SULFUR*, *NUX VOMICA* (syndrome médicamenteux) ont moins ou pas de signes cardiologiques.

Dioscorea villosa

Dioscorea villosa L. (Dioscoréacées)

DESCRIPTION : Liane des États-Unis pouvant atteindre 3 m de long, aux feuilles cordiformes, entières, pétiolées. Les fleurs, jaune verdâtre, sont réunies en grappes. Le fruit est une capsule.

PARTIE UTILISÉE : Le rhizome séché récolté en automne.

COMPOSITION

Des saponosides stéroïdiques dont l'aglycone est la diosgénine (voir *ALETRIS*).

PATHOGÉNÉSIE

Remède d'action limitée.
COLIQUES ET NÉVRALGIES AMÉLIORÉES EN HYPEREXTENSION.

DOULEURS SPASMODIQUES GASTRIQUES, INTESTINALES, UTÉRINES, AMÉLIORÉES EN HYPEREXTENSION.

NÉVRALGIES, SCIATIQUE, AMÉLIORÉES EN HYPEREXTENSION.

AGGRAVATION :
PAR LA FLEXION.

AMÉLIORATION :
PAR L'EXTENSION.

• DOULEURS SPASMODIQUES GASTRIQUES, INTESTINALES, UTÉRINES

Douleurs crampoïdes subites, revenant à brefs intervalles réguliers, soulagées en hyperextension, aggravées en flexion :

- gastriques avec météorisme, éructations, hoquet ;
- intestinales, avec bruits, incarcération de gaz intestinaux, ténesme rectal, diarrhée le matin ;
- utérines, avec dysménorrhée ou douleurs d'accouchement **soulagées à plat, le bassin surélevé par un coussin** (O.P.).

• NÉVRALGIES

Douleurs nerveuses tiraillantes – sensation de tendons trop courts (*CAUSTICUM*) – soulagées par hyperextension du membre.
Sciatique améliorée à plat, bassin surélevé (O.P.), aggravée assis et par la flexion.
Douleur présternale irradiée aux deux bras.
Douleur pénienne aggravée par l'érection.
Douleurs dorsales et lombaires améliorées en se courbant en arrière ; debout.
Douleurs paresthésiantes et crampoïdes des extrémités.

COMMENTAIRES ET COMPARAISONS

La prescription de *DIOSCOREA* repose en fait sur sa modalité d'amélioration en hyperextension. Estomac, intestin, utérus, nerf sciatique sont les localisations usuelles.
COLOCYNTHIS, *MAGNESIA CARBONICA* et *MAGNESIA PHOSPHORICA*, d'usage plus fréquent, présentent la modalité inverse.

Comparaisons fondées sur la composition

Plusieurs plantes à diosgénine ont un tropisme génital prédominant.
Il ne faut donc pas méconnaître les indications gynécologiques de *DIOSCOREA*.

DIOSCOREA : dysménorrhée, douleur d'accouchement améliorée en hyperextension.
HELONIAS : pesanteur douloureuse et obsession génitale.
ALETRIS : asthénie génitale et leucorrhée.
TRILLIUM PENDULUM : dysménorrhée dislocante et métrorragie.
CAPSICUM : congestion pelvienne, ténesme et irritation rectale.

Comparaisons fondées sur la Matière médicale

BRYONIA : algies améliorées par la pression forte.
BELLADONNA : algies aggravées par choc.
CHAMOMILLA : algies mal supportées, soulagées par le mouvement passif.
CHINA : algies sur météorisme aggravées par le toucher léger.
NUX VOMICA : algies gastriques (ou nerveuses) crampoïdes ; aggravation postprandiale ; par le vomissement ; aggravées par le froid.

Diphtericum et Diphterotoxinum

DESCRIPTION : Biothérapiques.
DIPHTERICUM : sérum antidiphtérique provenant d'animaux immunisés soit avec la toxine diphtérique soit avec l'anatoxine diphtérique.
DIPHTEROTOXINUM **:** toxine diphtérique diluée à l'aide de soluté isotonique de chlorure de sodium.

PATHOGÉNÉSIE

Remèdes d'action limitée.
ANGINE. ÉTATS SIMULANT LA DIPHTÉRIE.

ACTION ISOTHÉRAPIQUE : SÉQUELLES MÊME LOINTAINES DE DIPHTÉRIE.

ACTION DE SIMILITUDE : ANGINES À RÉPÉTITION, LARYNGITES AVEC SUFFOCATION ; PARALYSIES.

• ACTION ISOTHÉRAPIQUE

L'utilisation de *DIPHTERICUM* dans la diphtérie est historique. La prévention homéopathique pourrait se justifier en cas de contre-indication vaccinale. Séquelles de diphtérie : paralysie velo-palatine, des membres, respiratoire...

• ACTION DE SIMILITUDE

Angines à répétition, surtout avec atteinte de l'état général, adénopathies, fièvre peu élevée ; fausses membranes.
Laryngite striduleuse. Paralysies diverses, après échec des remèdes indiqués.

COMMENTAIRES ET COMPARAISONS

Il ne s'agit pas d'une pathogénésie expérimentale authentique.

DIPHTERICUM est préférable dans les angines à répétition.
DIPHTEROTOXINUM dans l'usage neurologique.
STREPTOCOCCINUM peut être complémentaire dans les angines à répétition.
MERCURIUS CYANATUS : remède de l'angine diphtérique et à fausses membranes.

La connaissance de ces deux remèdes doit beaucoup aux travaux de Chavanon.

Dolichos pruriens

Mucuna pruriens DC (= *Dolichos pruriens* L.) (Légumineuses)

DESCRIPTION : Espèce volubile originaire de l'Inde ; la tige, qui peut atteindre 3 m de haut, porte des feuilles alternes, trifoliées, longuement pétiolées. Les fleurs sont violacées, du type Papilionacées. Le fruit est une gousse couverte de poils roux.

PARTIE UTILISÉE : Les poils séchés de la gousse.

COMPOSITION

La partie utilisée contient choline, β-carboline, sérotonine (1).
Beaucoup de L-Dopa dans les graines (2).

PATHOGÉNÉSIE

Remède d'action limitée.
PRURIT SÉNILE. URTICAIRE.

PRURIT AVEC OU SANS ÉRUPTION : SÉNILE, DE L'URTICAIRE, DES ICTÈRES...

AGGRAVATION :
LA NUIT.
À LA CHALEUR DU LIT.

• PRURIT

Prurit essentiel, prurit sénile, prurit sans éruption.
Prurit des névrodermites, du lichen, après le zona.
Prurit des ictères, de la constipation, des intolérances alimentaires.
Prurit de l'urticaire, de l'œdème de Quincke, du dermographisme.

• AUTRES INDICATIONS

Pharyngite : douleur d'écharde angulo-maxillaire droite (*HEPAR SULFUR, NITRICUM ACIDUM*). Douleur des gencives à la dentition (*CHAMOMILLA, COFFEA*).

COMMENTAIRES ET COMPARAISONS

La prescription de *DOLICHOS* dans le prurit n'est pas toujours très sélective, la pathogénésie étant limitée.

Il est toujours un remède d'appoint complétant :
PSORINUM : tous les prurits, notamment sénile et sans éruption ;
RHUS TOXICODENDRON : prurit de l'eczéma ;
SULFUR : prurit avec brûlure ;
ARSENICUM ALBUM : prurit soulagé après le saignement dû au grattage et par l'eau très chaude ; vieillards anxieux.

Comparaisons fondées sur la composition

Irritation cutanée, œdème, urticaire, prurit, sont habituellement associés à la sérotonine (ou à ses dérivés).

DOLICHOS PRURIENS : souvent sans lésion cutanée.
APIS : prurit, œdème, piqûre, toujours avec œdème.
BUFO RANA : prurit, eczéma, vésico-pustules.
AGARICUS : prurit, paresthésie, piqûre, brûlure, cryosensibilité.
URTICA URENS : prurit et urticaire, dermographisme ; aggravé par l'eau.

Le prurit, avec la sérotonine, peut se retrouver également dans *SÉRUM D'ANGUILLE*, *LATRODECTUS*, *MUREX* et les *VENINS DE SERPENTS*.

Comparaisons fondées sur la Matière médicale
Prurit sénile, outre *PSORINUM*, *SULFUR* ou *ARSENICUM ALBUM* :
AMBRA GRISEA : asthénie et déficit psychosomatique ; hyperémotivité ;
ALUMINA : peau sèche, fine, atone.

1) Prurit sans éruption
STAPHYSAGRIA : prurit erratique, se déplace après grattage ;
FAGOPYRUM en zone pileuse, sénile.

2) Prurit avec urticaire, œdème, éruption
APIS : prurit et œdème ;
CROTON : prurit et inflammation, brûlures ; zone génitale ;
FAGOPYRUM : prurit et éruption en zone pileuse ;
URTICA URENS : prurit et urticaire ; dermographisme ; aggravé par l'eau ;
DULCAMARA : prurit et urticaire, aggravé par l'eau, l'atmosphère humide ;
PULSATILLA : prurit et urticaire, erratiques.

BIBLIOGRAPHIE

1. GHOSAL S., SINGH S. et BHATTACHARYA S.K. - *Planta Med.*, 1971, *19*, 279-284.
2. BELL E.A. et JANZEN D.H. - *Nature*, 1971, *229*, 136-137.

Drosera

Droséra

Drosera rotundifolia L., mais aussi ***D. longifolia*** L. et ***D. intermedia*** Hayne (Droséracées)

DESCRIPTION : Petites plantes vivaces des lieux marécageux, les droséras sont rares en France, plus abondants en Europe centrale. Ils émettent une rosette de feuilles petites, à limbe de 15 mm de diamètre, presque circulaire chez ***D. rotundifolia***, oblong chez ***D. longifolia***, obovale chez ***D. intermedia***, couvertes de poils glanduleux rougeâtres. Du centre de la rosette partent une ou deux tiges de 6 à 10 cm de haut, portant de petites fleurs blanches ou rosées. Le fruit est une capsule.

PARTIE UTILISÉE : La plante entière séchée.

COMPOSITION

- des acides organiques : malique, citrique, gallique ;
- un peu de tanin ;
- des flavonoïdes et des anthocyanes ;
- des naphtoquinones ; la principale dans les trois espèces est la plumbagone, proche de la juglone du noyer.

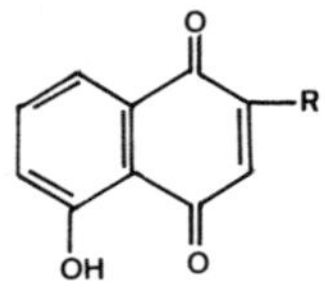

R=H **juglone**
R=CH_3 **plumbagone**

On a montré que la plumbagone possède à faible concentration une activité antimitotique semblable à celle de la colchicine ; à forte dose c'est un radiomimétique, nucléotoxique et cytotoxique (1).

PATHOGÉNÉSIE

Remède d'action limitée.
COQUELUCHE, LARYNGITE, ADÉNITE.

COQUELUCHE, TOUX QUINTEUSE, LARYNGITE.

ÉTAT GÉNÉRAL MÉDIOCRE, ADÉNOPATHIES, OSTÉITE ET OSTÉO-ARTHRITE.

AGGRAVATION :
APRÈS MINUIT (TOUX).
EN SE COUCHANT (TOUX).
PAR LA CHALEUR.

• COQUELUCHE, TOUX QUINTEUSE, LARYNGITE

Quintes de toux le soir et après minuit. De l'enfant **dès qu'on le couche** (*HYOSCYAMUS*).
Toux avec vomissement, mucosités filantes, cyanose, douleurs du thorax qui est tenu entre les mains.
Toux aggravée à la chaleur, déclenchée en buvant, mangeant, parlant (*PHOSPHORUS*).
Toux avec crachats hémoptoïques, épistaxis.

Dyspnée, spasme laryngé ; laryngite : toux sèche par chatouillement laryngé, sensation d'excoriation. Laryngite du surmenage vocal. Voix bitonale. Timbre grave. Toux "aboyante".
Crises d'asthme en parlant.

• ÉTAT GÉNÉRAL MÉDIOCRE, ADÉNOPATHIES, OSTÉITE

Asthénie, visage creusé, teint pâle. Fissure au milieu de la lèvre inférieure (*NATRUM MURIATICUM*).
Adénopathies cervicales, amygdalite chronique, adénopathies médiastinales, trachéo-bronchiques... Lésions tuberculeuses minimes, calcifiées.
Douleurs osseuses, ostéoporose, épiphysite, ostéite et ostéoarthrite.
Coxopathies des tuberculiniques : arthrose, ostéoporose, nécrose.
Sciatique.

• AUTRES INDICATIONS

Anxiété dans la solitude.
Otalgie avec élancements.

COMMENTAIRES ET COMPARAISONS

L'ambition de *DROSERA* se haussait autrefois jusqu'au traitement de la tuberculose laryngée et ostéo-articulaire. Mais Hahnemann prôna à juste titre son usage dans la coqueluche (30 CH – dose unique) où il garde ses indications avec toutes les toux coqueluchoïdes, même allergiques.

Il correspond au tuberculinisme accentué complétant donc :
PHOSPHORUS : tropisme laryngé et osseux ;
SILICEA : os et mauvais état général ; adénopathies ;
T.K., NATRUM MURIATICUM, CALCAREA PHOSPHORICA, SULFUR IODATUM.

Comparaisons fondées sur la composition

Les substances à dérivés carbonylés comportent du spasme : ici les toux quinteuses spasmodiques sont dues à la plumbagone.

COCCUS CACTI : longs filaments visqueux avec la quinte.
CORALLIUM RUBRUM : cyanose avec la quinte.
CHAMOMILLA : toux spasmodique – il faut bercer l'enfant.

Voir aussi *ASA FOETIDA*.

Comparaisons fondées sur la Matière médicale

1) Coqueluche
PERTUSSINUM : biothérapique.
IPECA : nausées avec la quinte ; expectoration striée de sang.

2) Laryngite du surmenage vocal
ARNICA : tous les surmenages ; douleur contusive.
ARUM TRIPHYLLUM : muqueuse pourpre ; timbre varié.
PHOSPHORUS : douleur vive, aggravation le soir.
CAUSTICUM : doit s'éclaircir la voix, aggravation le matin.
MANGANUM : chronique avec épuisement.

BIBLIOGRAPHIE

1. SANTHAKUMARI G., SARALAMNA P.G. et RADHAKRISHNAN N. - *Ind. J. Exp. Biol.*, 1980, *18*, 215-218.

Duboisia

Duboisia

Duboisia myoporoides R. Br. (Solanacées)

DESCRIPTION : Arbuste de la Nouvelle-Calédonie et surtout de l'Australie où il se rencontre sur la côte est entre le 15e degré de latitude Nord et le 35e degré de latitude Sud. Les feuilles sont alternes, glabres, ovales-lancéolées, de 5 à 10 cm de long sur 2 à 3 de large, courtement pétiolées. Les fleurs sont petites, blanches, parfois lilas pâle à la gorge. Le fruit est une petite baie globuleuse, noire à maturité.

PARTIE UTILISÉE : La feuille séchée.

COMPOSITION

Elle est caractérisée par la richesse en alcaloïdes dérivés du tropane, surtout hyoscyamine, scopolamine et valtropine (ester méthylbutyrique du tropanol). Cependant la teneur est variable (0,6-3 %), de même que la composition. On a observé chez cette espèce l'existence de races chimiques. Selon l'âge de la feuille, son origine géographique, l'époque de la récolte, la nature de la base dominante est variable.

PATHOGÉNÉSIE

Remède d'action limitée.
HYPERÉMIE ET CONGESTION OCULAIRE.

HYPERÉMIE OCULAIRE : CONJONCTIVALE, RÉTINIENNE.
TACHES ROUGES FLOTTANTES – MYDRIASE.
(GLAUCOME).

• HYPERÉMIE OCULAIRE

L'hyperémie, la mydriase et le glaucome de la Solanacée qu'est ***DUBOISIA*** sont identiques aux symptômes oculaires de ***BELLADONNA***.
Il est préférable de ne pas utiliser ***BELLADONNA*** dans le glaucome, à toute dilution.
Sans doute en est-il de même pour ***DUBOISIA***.
Sa composition voisine de celle de ***STRAMONIUM*** et ***HYOSCYAMUS*** doit la classer parmi les remèdes d'état aigu et violent (O.P.).
La grande variabilité de sa teneur en alcaloïdes explique peut-être l'inconstance de son action ; à moins que la pathogénésie soit insuffisante.

Dulcamara

Douce-amère

Solanum dulcamara L. (Solanacées)

DESCRIPTION : Plante grimpante de 1 à 2 m, à tiges ligneuses à la base. Les feuilles sont entières dans le bas de la tige ; au sommet, elles sont divisées en 3 lobes, le médian étant beaucoup plus grand que les autres. Les fleurs, qui forment une grappe irrégulière, sont violettes avec des étamines saillantes jaunes. Le fruit est une petite baie rouge. La douce-amère est commune en France dans les haies, les bois frais, sur les talus.

PARTIE UTILISÉE : La jeune tige feuillée et fleurie fraîche.

COMPOSITION

D'une façon générale, on trouve chez ***DULCAMARA*** :
- des gluco-alcaloïdes ;
- des saponosides stéroïdiques.

Les composés identifiés varient avec l'origine géographique des pieds analysés (races chimiques) :
1. Une race croît depuis l'Ouest européen jusqu'au centre de l'Allemagne ; on y trouve :
– tomatidine ou dihydrosolasodine comme principale alkamine ;
– yamogénine, isomère de la diosgénine, comme principale sapogénine ;

2. Plus à l'Est, une deuxième race contient :
– soladulcidine ;
– tigogénine ;

3. Enfin, une troisième race beaucoup plus rare, trouvée parfois en Bulgarie et dans quelques stations françaises, est caractérisée par la présence de :
– solasodine ;
– diosgénine (voir ***HELIONAS***, ***ALETRIS***, ***DIOSCOREA***, etc.).

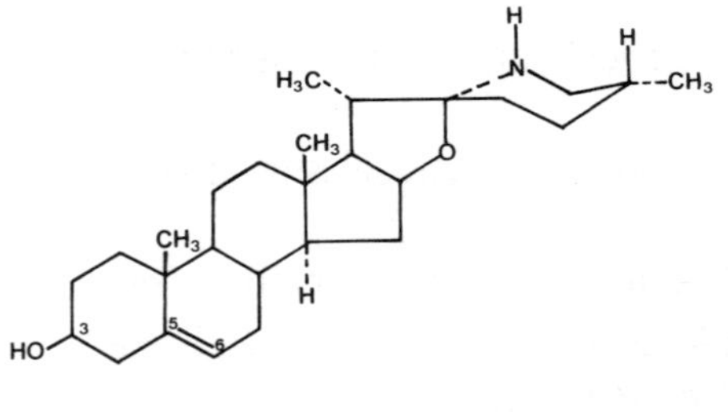

solasodine

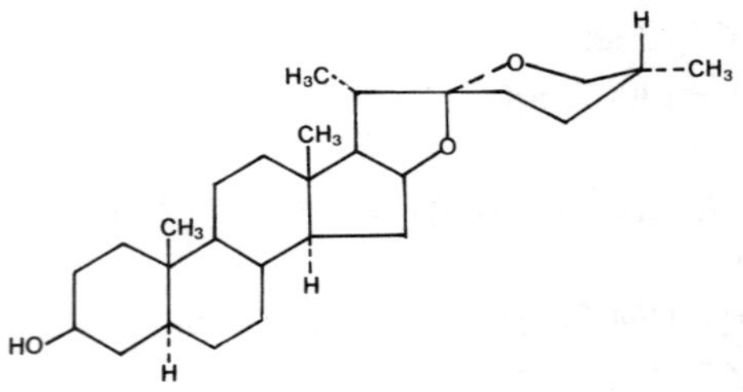

tigogénine

PATHOGÉNÉSIE

Remède d'action limitée.
CONSÉQUENCES DU FROID HUMIDE.

ADÉNOPATHIES ; TOUTES LES ALGIES APRÈS EXPOSITION AU FROID HUMIDE.

DIARRHÉES ESTIVALES ET AUTOMNALES PAR REFROIDISSEMENT.

DERMATOSES AGGRAVÉES PAR L'EAU FROIDE, LE TEMPS HUMIDE.

AGGRAVATION :
PAR LE SÉJOUR DANS DES LIEUX HUMIDES.
PAR LES SAISONS, CLIMATS FROIDS ET HUMIDES. AU BORD DE L'EAU.
PAR LE REFROIDISSEMENT SUBIT EN ÉTÉ.
APRÈS AVOIR EU LES PIEDS DANS L'EAU (ENFANTS).

ALTERNANCE : DIARRHÉE, DERMATOSES, ALGIES.

• ADÉNOPATHIES ; TOUTES LES ALGIES APRÈS EXPOSITION AU FROID HUMIDE

Adénopathies surtout cervicales, **d'apparition brutale au froid humide** (*MERCURIUS SOLUBILIS*).
Céphalée rhumatismale, occipitalgie, cervicalgie, torticolis, par temps humide.
Névralgies de la face ; précédées de sensation de froid local et de faim (?).
Sciatique ; toutes les névralgies.
Douleurs articulaires, lombalgies : **déclenchement brusque** par le passage du temps chaud au froid humide.
Amélioration des douleurs par le changement de position (*RHUS TOXICODENDRON*).
Rhumatisme alternant avec des diarrhées (*ABROTANUM*).

• DIARRHÉES ESTIVALES ET AUTOMNALES PAR REFROIDISSEMENT

Diarrhées brutales en été et automne, **quand le temps ou le sujet se refroidit.**
Douleurs péri-ombilicales ; selles jaunes, aqueuses, changeantes.

• DERMATOSES AGGRAVÉES PAR L'EAU FROIDE, LE TEMPS HUMIDE

Urticaire et prurit aggravés au contact de l'eau (O.P.) (voir *DOLICHOS PRURIENS*).
Dermatoses microbiennes, eczéma infecté, impétigo.
Localisation ombilicale ; cuir chevelu.
Verrues plates, larges, molles, spongieuses : face (*CALCAREA CARBONICA*), dos des mains.

• AUTRES INDICATIONS

Toutes les maladies survenues après l'arrêt brutal de la transpiration par le froid.
Coryza, bronchite, asthme, à la fin de l'été et à l'automne, par temps pluvieux.
Conjonctivite, bourdonnements d'oreille, sialorrhée.
Cystite, incontinence d'urine des enfants après avoir eu les pieds mouillés.

COMMENTAIRES ET COMPARAISONS

DULCAMARA tire toujours son indication de l'aggravation par l'humidité. Mais il diffère des autres remèdes hydrogénoïdes par la **soudaineté des crises.** On remarquera ses **alternances** et sa localisation occipito-cervicale, enfin les rhinites ou incontinences urinaires des enfants qui ont eu les pieds mouillés.

On l'oppose aux autres remèdes sycotiques aggravés par l'humidité, mais d'action lente.

NATRUM SULFURICUM : sensibilité à l'humidité, diarrhée et rhumatisme.
THUYA : hygrosensibilité, infiltré ; verrues ; sécrétions des muqueuses.
BARYTA CARBONICA : adénopathies chroniques ; hygrosensibilité.

Tous trois sont complémentaires de l'action de *DULCAMARA* qui en traite des phases aiguës comme :
RHUS TOXICODENDRON : hygrosensibilité, arthralgie, modalités de dérouillage.

La diosgénine de *DULCAMARA* devrait le rapprocher de plantes à indication gynécologique et intestinale avec spasmes et congestion : *ALETRIS, DIOSCOREA, HELIONAS, TRILLIUM PENDULUM, CAPSICUM*, mais la Matière médicale ne le confirme guère.
En raison de la grande variabilité des souches on s'explique l'irrégularité d'action de *DULCAMARA* (O.P.).

Eberthinum et Paratyphoidinum B

DESCRIPTION : Biothérapiques ; lysats de cultures préparés sans addition d'antiseptique :
Salmonella typhi pour *EBERTHINUM,*
Salmonella paratyphi B pour *PARATYPHOIDINUM*.

PATHOGÉNÉSIE

Remèdes d'action limitée.

SUITES MÊME TRÈS LOINTAINES DE FIÈVRE TYPHOÏDE.
CONSÉQUENCES DE LA VACCINATION ANTI-TYPHOPARATYPHOÏDIQUE.

En l'absence de pathogénésie, l'usage est strictement étiologique.
Après l'échec des remèdes "bien indiqués", certaines affections digestives chroniques diarrhéiques auraient été améliorées par leur emploi.

Echinacea angustifolia

Echinacée

Echinacea angustifolia DC (= *Rudbeckia angustifolia* L.) (Composées)

DESCRIPTION : Plante calcicole des prairies et des collines sèches de l'Amérique du Nord pouvant atteindre 1 m de haut. La racine est fusiforme, les feuilles entières, étroites, lancéolées. Les capitules terminaux sont constitués de fleurs tubuleuses jaune pâle et de ligules roses, pendantes, d'aspect rubané.

PARTIE UTILISÉE : La plante entière fraîche.

COMPOSITION

- échinacoside : présent dans la racine, c'est un dérivé de l'acide caféique libérant par hydrolyse 2 glucose + 1 rhamnose + 1 acide caféique + 1 alcool 3,4-dioxyphényl-éthylique ;
- nombreuses combinaisons polyacétyléniques (1) dont des alkamides du type

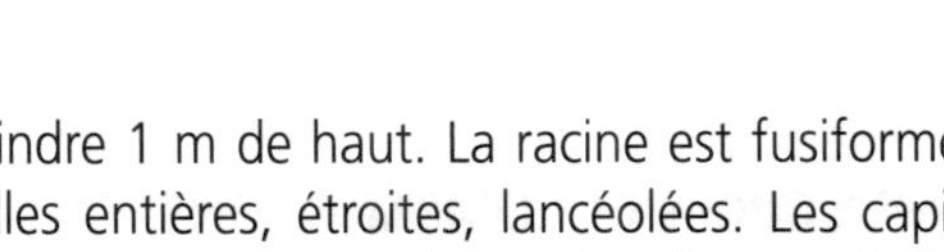

  à propriétés anti-inflammatoires par inhibition de la cyclo-oxygénase et, parfois, de la lipoxygénase (2) ;
- alcaloïdes dérivés de la pyrrolizidine (3) (voir *SYMPHYTUM*) ;
- polysaccharides immunostimulants (4).

PATHOGÉNÉSIE

Remède d'action limitée.
SUPPURATION.

SUPPURATION ET ABCÈS, PHLEGMONS ; GANGRÈNE ; LYMPHANGITE.
SYNDROMES INFECTIEUX ET SEPTICÉMIQUES.

• SUPPURATION D'ABCÈS, PHLEGMONS ; GANGRÈNE ; LYMPHANGITE

Chaque fois que du pus apparaît ; surtout avec lymphangite et mauvais état général.

• SYNDROMES INFECTIEUX ET SEPTICÉMIQUES

Malade somnolent, confus, courbatu, épuisé (*ARNICA*, *BAPTISIA*, *ARSENICUM ALBUM*).
Fièvre anarchique, frissons avec nausées, sueurs froides, pouls accéléré (*PYROGENIUM*).
Angine ulcéro-nécrotique (*AILANTHUS*, *LACHESIS*).
Syndromes infectieux abdominaux graves.

COMMENTAIRES ET COMPARAISONS

ECHINACEA a perdu beaucoup de son intérêt dans les infections graves. Utilisé en basse dilution, il reste précieux dans les furonculoses et les suppurations cutanées ; son effet peut vraisemblablement s'expliquer par la présence des polysaccharides immunostimulants (voir *BAPTISIA*).
La T.M. s'utilise localement, comme *CALENDULA*.
Les basses dilutions ont tendance à accroître la suppuration dans un premier temps.

Comparaisons fondées sur la composition

1) Dérivés polyacétyléniques et traumatisme
ECHINACEA : suppuration.
ARNICA : contusion.
BELLIS PERENNIS : traumatisme pelvien, veineux.
CONIUM : traumatisme mammaire ; cancer.

2) Dérivés polyacétyléniques et tropisme cutané
CICUTA VIROSA : éruption vésiculo-pustuleuse de la face – épilepsie.

Comparaisons fondées sur la Matière médicale

Suppuration :
HEPAR SULFUR : toute collection suppurée ; douleur ; action variant suivant la dilution et le stade évolutif, comme *ECHINACEA ;*
SILICEA : prolongée, chronique ;
SULFUR, *ARSENICUM ALBUM* : récidives ; furonculose chronique ;
LACHESIS : aspect violacé, sang noir avec le pus ;
ANTHRACINUM : évolution rapide et maligne ; peau noirâtre ; lymphangite ;
PYROGENIUM : pouls rapide ; abattement ;
SIEGESBECKIA : suppuration aiguë ou chronique ; adénite suppurée.

BIBLIOGRAPHIE

1. SCHULTE K.E., RÜCKER G. et PERLICK J. - *Arzneim. Forsch.*, 1967, *17*, 825-829.
2. MÜLLER-JACIC B., BREU W., PRÖBSTLE A., REDL K., GREGER H. et BAUER R. - *Planta Med.*, 1994, *60*, 37-40.
3. RÖDER E., WIEDENFELD H., HILLE T. et BRITZ-KIRSTGEN R. - *Dtsche Apoth. Ztg*, 1984, *124*, 2316-2318.
4. WAGNER H., PROKSCH A., RIESS-MAURER I., VOLLMAR A., ODENTHAL S., STUPPNER H., JURCIC K., LE TURDU M. et HEUR H. - *Arzneim. Forsch.*, 1984, *34*, 659-661.

Elaps corallinus

Serpent corail

Micrurus corallinus Wied. (Élapidés)

DESCRIPTION : Espèce des régions tropicales de l'Amérique centrale et de l'Amérique du Sud, de petite taille, 70 cm environ, de couleur vermillon. La tête, au dessus noir bleuté, est petite, arrondie, convexe. La queue est cerclée d'anneaux blancs.
La morsure est mortelle.

PARTIE UTILISÉE : Le venin.

COMPOSITION

Le venin de cette espèce est myotoxique (1). Sa composition a été peu étudiée.

Voir aussi la monographie *VENINS DE SERPENTS*.

PATHOGÉNÉSIE

Remède d'action limitée.
RHINITE DE MAUVAISE ODEUR.

RHINITE ET OTITE CHRONIQUES : SÉCRÉTIONS DE

MAUVAISE ODEUR, OZÈNE ; OTITE MOYENNE ET INTERNE.

HÉMORRAGIES DE SANG NOIR : ÉPISTAXIS, HÉMOPTYSIES, MÉTRORRAGIES.

HÉMIPLÉGIE PAR CONGESTION ET HÉMORRAGIE CÉRÉBRALE.

AGGRAVATION :
PAR LA PLUIE, LE FROID HUMIDE.

• RHINITE ET OTITE CHRONIQUES

Rhinite chronique : sécrétion purulente de mauvaise odeur. Croûtes verdâtres fétides.
Ozène. Destruction cartilagineuse.
Otite chronique suppurée de mauvaise odeur, de l'oreille moyenne et interne : surdité, bourdonnements, vertiges, douleurs. Cholestéatome (O.P.).

• HÉMORRAGIES

Hémorragies de sang noir, incoagulable ou coagulé en filaments (*CACTUS*, *COCCUS CACTI*, *AUTRES VENINS*).
Epistaxis : sang noir, avec prostration rapide.
Hémoptysies : de sang noir (rouge : *ACALYPHA*, *PHOSPHORUS*) des tuberculeux affaiblis. Ils ont froid à l'estomac, à la poitrine, aux pieds, et sont aggravés par la pluie, le froid humide.
Métrorragies : de sang noir coagulé chez une femme affaiblie et se sentant intérieurement glacée (*CROTALUS*).

• HÉMIPLÉGIE, HÉMORRAGIE CÉRÉBRALE

Congestion cérébrale : céphalée durable, abattement, prostration.
Tête chaude, pieds glacés. Sensation de froid à l'estomac, vertiges puis hémiplégie (droite).

• AUTRES INDICATIONS

Sensation de froid intense à l'estomac ; au thorax, aux pieds.
Horreur pathologique de la pluie, qui aggrave.
Spasme de l'œsophage, déglutition bruyante.

COMMENTAIRES ET COMPARAISONS

Les conséquences graves de l'envenimation (modification de la crase sanguine et paralysie) ne sont que des indications improbables.
Mais la sensation de froid gastrique accompagnant épistaxis, hémoptysie, métrorragie ou encore les rhinites et otites à sécrétion fétide et évolution destructrice, restent d'actualité.
On compare d'abord d'autres venins (voir les *VENINS* à *LACHESIS*).
ELAPS : sang noir filamenteux ou incoagulé.
CROTALUS : sang noir incoagulable.
LACHESIS : sang noir ; petits caillots.
VIPERA : inflammation et thrombose veineuse.

Comparaisons fondées sur la Matière médicale
Rhinites chroniques de mauvaise odeur :
LEMNA MINOR : écoulement nasal mucopurulent ;
ASA FOETIDA : identique – n'aurait pas de croûtes ;
KALIUM BICHROMICUM : bouchons muqueux jaunes ;
AURUM : sensibilité et nécrose osseuses ; congestion locale ;
FLUORICUM ACIDUM : sensibilité et nécrose osseuses ; ulcérations.

Pour l'otite, comparer *TELLURIUM*, aussi chronique, mais avec prurit et inflammation. La mastoïdite est justiciable de *CAPSICUM*.

BIBLIOGRAPHIE

1. GUTIERREZ J.M., ROJAS G., JORGE da SILVA N. Jr et NUNEZ J. - *Toxicon*, 1992, *30*, 1299-1302.

Enterococcinum

DESCRIPTION : Biothérapique : lysat de cultures de *Streptococcus fecalis* préparé sans addition d'antiseptique.

PATHOGÉNÉSIE

Remède d'action limitée.

En l'absence de pathogénésie, on l'a employé après constatation d'entérocoques en grande quantité dans les selles, dans des états pathologiques intestinaux et autres, dans l'hypothèse d'un point de départ intestinal.

Equisetum hiemale

Prêle d'hiver

Equisetum hiemale L. (Équisétacées)

DESCRIPTION : Plante herbacée vivace, sans fleurs, des endroits marécageux, au port caractéristique. Les tiges sont creuses, de 40 cm à plus d'un mètre de hauteur, d'un vert gris, striées longitudinalement. Les feuilles sont courtes, embrassant la tige, disposées en verticilles ; elles sont souvent noires ou cerclées de noir à la base et au bord supérieur. Les sporanges sont portés par de petites écailles en écusson, réunies en un épi ovoïde de 10 à 15 mm.

PARTIE UTILISÉE : La partie aérienne fraîche récoltée à la fin du printemps.

COMPOSITION

Elle est caractérisée par une importante teneur en cendres, très riches en silice. Selon Saint-Paul (1), la composition centésimale des parties aériennes sèches est la suivante :

	Cendres	Silice	Potassium	Sodium	Calcium	Magnésium
%	14,84	9,20	1,17	0,01	1,30	0,13

La silice se trouve en partie à l'état de liaison organique.

On a aussi mis en évidence des polyphénols (acides phénols, flavonoïdes) et des alcaloïdes (palustrine).

PATHOGÉNÉSIE

Remède d'action limitée.
ÉNURÉSIE ET CYSTITE.

ÉNURÉSIE INFANTILE.

CYSTITE AIGUË OU CHRONIQUE.

• ÉNURÉSIE INFANTILE

Nocturne – parfois diurne. Urines très abondantes.
Enfant maigre, faible, frileux (*SILICEA*).
Sensibilité vésicale. **Énurésie avec malformation du bas-appareil urinaire** (O.P.).
Incontinence diurne et nocturne des femmes âgées (*KALIUM CARBONICUM – CAUSTICUM*), des enfants "distraits" (*CALCAREA PHOSPHORICA*).

• CYSTITE AIGUË OU CHRONIQUE

Douleur vésicale non soulagée par la miction. Ténesme.
Douleur urétrale mictionnelle ; en fin de miction.
Urines aqueuses et profuses. Urines foncées. Sécrétions mucopurulentes (*CHIMAPHILA*).
Hématurie.
Douleur rénale surtout droite. Lithiase rénale (droite).

• AUTRES INDICATIONS

Langue fissurée.
Rêves de foule.

COMMENTAIRES ET COMPARAISONS

Aucune modalité ne permet de choisir *EQUISETUM* dans l'énurésie banal... sauf précisément l'absence de modalité !
Sa haute teneur en silice incite à compléter son action par *SILICEA* dont on lui reconnaît quelques signes généraux communs.
On l'emploie donc surtout dans les cystites sur un syndrome général *SILICEA* mais aussi *SEPIA* ; ou encore après un échec de *CANTHARIS.*
Par extension, on en fait un remède tuberculinique complémentaire de *NATRUM MURIATICUM* et *CALCAREA PHOSPHORICA*.

BIBLIOGRAPHIE

1. SAINT-PAUL A. - *Plantes méd. Phytothér.*, 1980, *14*, 73-82.

Erigeron canadensis

Vergerette du Canada

Erigeron canadensis L. (= *Conyza canadensis* [L.] Cronq.) (Composées)

DESCRIPTION : Plante herbacée pouvant atteindre 1 m de haut, originaire d'Amérique du Nord mais devenue cosmopolite. Les feuilles linéaires sont velues, de même que la tige. Les fleurs, blanc jaunâtre, sont réunies en petits capitules hémisphériques. Les fruits sont des akènes à aigrette.

PARTIE UTILISÉE : La plante entière fleurie fraîche.

COMPOSITION

- tanin, acide gallique ;
- 0,3 à 0,6 % d'huile essentielle avec d-limonène, α-terpinéol, *p*-cymol, linalol ;
- choline ;
- dérivés polyacétyléniques : matricaria ester, déhydromatricaria ester (formes *cis* et *trans*) :

$$CH_3{-}CH{=}CH{-}(C \equiv C)_2{-}CH{=}CH{-}COOCH_3$$

matricaria ester

$$CH_3{-}(C \equiv C)_3{-}CH{=}CH{-}COOCH_3$$

déhydromatricaria ester

PATHOGÉNÉSIE

Remède d'action limitée.

HÉMORRAGIES DE SANG ROUGE VIF.

HÉMORRAGIES DE SANG ROUGE VIF : ÉPISTAXIS, HÉMOPTYSIE, HÉMATURIE, MÉTRORRAGIE...

AGGRAVATION :

PAR LE MOINDRE MOUVEMENT.

• HÉMORRAGIES

Hémorragies de sang rouge vif émis en jet, aggravées par le moindre mouvement.

Par afflux de sang artériel et congestion localisée.

Épistaxis pouvant remplacer les règles (*MELILOTUS, BRYONIA, HAMAMELIS, LACHESIS*).

Hémoptysie, hémorragie des extractions dentaires (*CHINA, PHOSPHORUS*).

Hématurie, accompagnant une cystite avec ténesme urinaire (*TEREBINTHINA*).

Hémorragie hémorroïdaire ; hématémèse (*IPECA*).

Métrorragie, avec tympanite et irritation recto-vésicale (*TRILLIUM PENDULUM* avec douleur pelvienne de dislocation ; *SABINA*, avec douleur sacro-pubienne).

• AUTRES INDICATIONS

Douleurs spasmodiques péri-ombilicales et ano-rectales.

Dysurie avec ténesme urinaire. Métrorragies avec douleurs crampoïdes.

Rhumatisme musculaire par temps pluvieux.

COMMENTAIRES ET COMPARAISONS

ERIGERON est peu employé, pourtant ses hémorragies sont bien caractérisées par la pathogénésie qui leur associe spasmes et douleurs.

Les congestions localisées, avec hémorragies, associées à des manifestations spasmodiques évoquent très fortement *CHAMOMILLA* ; l'un et l'autre remède contiennent d'ailleurs des triples liaisons acétyléniques souvent en relation avec une activité spasmogène ou convulsivante. Il est légitime d'envisager leur complémentarité (O.P.).

Comparaisons fondées sur la Matière médicale

Hémorragies de sang rouge vif :

CHAMOMILLA : afflux de sang, congestion locale, douleurs, agitation ;

ACONITUM : après froid ; H.T.A., agitation nerveuse ;

BELLADONNA : sang chaud, battements ;

MILLEFOLIUM : céphalée congestive, ménopause ;

MELILOTUS : soulage une céphalée ;

IPECA : avec nausées et syncope ;

PHOSPHORUS : complète tous ces remèdes en cas de tendance à la répétition ;

CHINA, FERRUM METALLICUM, KALIUM CARBONICUM : si les hémorragies ont affaibli et anémié.

Ethylicum

Alcool éthylique absolu

C_2H_5OH

DESCRIPTION : Liquide transparent, incolore, très mobile, inflammable, à odeur agréable et saveur brûlante. Absorbe rapidement l'humidité atmosphérique.

Miscible à l'eau et à de nombreux solvants organiques.

PATHOGÉNÉSIE

Remède d'action limitée.
ALCOOLISME NEURO-PSYCHIQUE, DIGESTIF ET GÉNÉRAL.

ALCOOLISME PSYCHIQUE : ANESTHÉSIE MORALE, DÉPENDANCE ÉTHYLIQUE. INSOMNIE.

ALCOOLISME NEUROLOGIQUE : INCOORDINATION, HYPOESTHÉSIE DOULOUREUSE, POLYNÉVRITE...

ALCOOLISME DIGESTIF : GASTRITE, HÉPATITE, PANCRÉATITE.

AGGRAVATION :
PAR L'ALCOOL ET LE SEVRAGE D'ALCOOL.
LA NUIT ET LA MATIN AU RÉVEIL.
PAR LA CHALEUR.

• ALCOOLISME PSYCHIQUE : ANESTHÉSIE MORALE, DÉPENDANCE ÉTHYLIQUE, INSOMNIE

Euphorie, jovialité, hypomanie, **logorrhée.**
Instabilité, agitation, grimaces, **singeries (enfant).**
Temps "raccourci" (*ARGENTUM NITRICUM, MEDORRHINUM*).
Tristesse, isolement, mélancolie.
Jalousie pathologique (*HYOSCYAMUS, LACHESIS, NUX VOMICA*).
Défaillance du sens moral, conduites indignes, instabilité professionnelle, accidents, délits, et auto-satisfaction.
Fabulation, déficit mnésique, **dysarthrie pâteuse,** confusion.
Dépendance vis-à-vis de l'alcool.
Zoopsies de petits animaux.
Insomnie : peur de la nuit (*LUESINUM*), et du réveil (*LACHESIS, NUX VOMICA*).
Sommeil agité ; trop profond ; activité onirique intense, cauchemars, sueurs nocturnes.

• ALCOOLISME NEUROLOGIQUE : INCOORDINATION, HYPOESTHÉSIE DOULOUREUSE, POLYNÉVRITE

Tremblements. À jeun. De la langue et des extrémités.
Incoordination, maladresse, démarche ébrieuse.
Hypoesthésie à la douleur. **Somnolence et torpeur.**
Polynévrites sensitivo-motrices ; douleur à la pression des masses musculaires.

• ALCOOLISME DIGESTIF : GASTRITE, HÉPATITE, PANCRÉATITE

Etat nauséeux, langue saburrale, céphalée occipitale, obnubilation au réveil.
Désir d'alcool, abus d'alcool, aggravation transitoire par le sevrage.
Anorexie surtout pour la viande.
Haleine aromatique.
Reflux acide, brûlant, à jeun.
Gastrite hyper-sécrétante. Syndrome ulcéreux. Atonie et stase gastrique.
Météorisme global.
Hépatite. Gros foie, ou atrophie. Ictère. Prurit.
Varices œsophagiennes. Réseau capillaire pré-hépatique ; cirrhose. Ascite.
Hémorragies.
Pancréatite, insuffisance pancréatique.

•AUTRES INDICATIONS

Obésité. Grossit mais ne mange pas (O.P.).
Maigreur du thorax, avec météorisme et embonpoint abdominal (*LYCOPODIUM*).
Rhinophyma. Varicosités sur les joues et les ailes du nez.
Exophtalmie, regard brillant ou au contraire terne et voilé.
Diplopie de l'ivresse.
Névrite retrobulbaire alcoolo-tabagique.
Subictère conjonctival.
Artériopathies, cardiomégalie, arythmie, mycocardie, hypertension.
Impuissance après l'excitation sexuelle de l'ivresse.
Pyorrhée alvéolo-dentaire.
Constitution dystrophique et troubles caractériels de la descendance (O.P.).

COMMENTAIRES ET COMPARAISONS

ETHYLICUM a évidemment des indications isothérapiques très fréquentes chez les intoxiqués ; on pensera à de nombreux usages selon la similitude en dehors de l'alcoolisme, et chez l'enfant caractériel et luétique.

Il complète de nombreux remèdes d'action générale de l'alcoolisme.

LACHESIS : alcoolisme bavard, jaloux, et hépatique.
NUX VOMICA : alcoolisme agressif, asocial, et gastro-pancréatique.
SULFUR : alcoolisme par crises, variabilité de l'humeur.
LYCOPODIUM : alcoolisme pessimiste et hépatique.
PHOSPHORUS : alcoolisme avec précirrhose, cirrhose et détérioration mentale.
AURUM : alcoolisme – suicide ; hépatite, hypertension ;
LUESINUM : alcoolisme avec conduite asociale et insomnie grave.

Comparaisons dans l'alcoolisme psychique
1) Euphorie, hypomanie, logorrhée
SULFUR : par crises.
COFFEA : humeur joyeuse et expansive ; effet néfaste des bonnes nouvelles !
LACHESIS : hypomanie agressive.
ACTAEA RACEMOSA : logorrhée peu cohérente.

2) Perte du sens moral
NUX VOMICA : "bourreau domestique", agressivité.
HYOSCYAMUS : persécution, bouffées paranoïaques.
FLUORICUM ACIDUM : recherche du plaisir ; insouciance.
SULFURICUM ACIDUM : dépravation.
LUESINUM : conduite asociale et paradoxale.

SEPIA, *PHOSPHORICUM ACIDUM*, *PHOSPHORUS* ont des phases d'anesthésie émotionnelle mais dans un cadre dépressif.

Ethylsulfur dichloratum

Ypérite, gaz moutarde

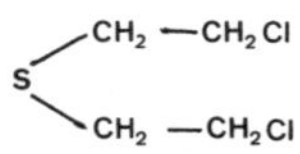

DESCRIPTION : Gaz toxique, vésicant, très peu soluble dans l'eau, soluble dans les solvants des graisses.
La souche homéopathique est une solution à 1 % dans l'alcool à 96^{c}.

PATHOGÉNÉSIE

Remède d'action limitée.
DÉTRESSE RESPIRATOIRE.

INSUFFISANCE RESPIRATOIRE CRITIQUE.

• ŒDÈME AIGU PULMONAIRE, CRISES D'ASTHME GRAVE, ÉTAT DE MAL ASTHMATIQUE.
Dyspnée intense avec cyanose et battement des ailes du nez.
Expectoration de lambeaux et moules bronchiques (*KALIUM BICHROMICUM*).
Douleurs brûlantes thoraciques pendant la crise de dyspnée.

• AUTRES INDICATIONS
Salivation intense.
Spasme œsophagien avec hypersialorrhée et douleurs brûlantes.

COMMENTAIRES ET COMPARAISONS
Remède d'urgence respiratoire, évidemment toujours associé aux interventions classiques d'assistance. Mais au long cours, il peut espacer les rechutes (5 CH), toujours en complément d'un remède d'action générale, souvent *PHOSPHORUS*.

Comparaison : dyspnée avec cyanose
CUPRUM : douleur constrictive.
LACHESIS : douleur constrictive ; aggravé après le sommeil.
PHOSPHORUS : crachats hémoptoïques ; battements des ailes du nez.
ANTIMONIUM TARTARICUM : gros râle, n'expectore pas.
AMMONIUM CARBONICUM : plus durable ; défaillance cardiaque ; épistaxis.
CORALLIUM RUBRUM : accompagné de toux quinteuse.

Eugenia jambosa

Jambosier

Eugenia jambos L. (= *Jambosa vulgaris* DC)
(Myrtacées)

DESCRIPTION : Arbuste originaire de l'Inde, de 3 à 5 m de hauteur. Les feuilles, de 15 cm de long environ, sont lancéolées, acuminées, d'un vert luisant à la face supérieure, plus pâle à la face inférieure. Les fleurs, réunies en grappes terminales, sont blanches et donnent des fruits jaunâtres ressemblant à une petit pomme dégageant une odeur de rose (Apple-rose des Anglo-Saxons).

PARTIE UTILISÉE : La semence desséchée.

COMPOSITION

À notre connaissance, un seul travail a été consacré à la chimie de la semence ; il a mis en évidence une lectine à forte activité agglutinante vis-à-vis des érythrocytes humains de divers types (O, A, B) de rhésus positif ou négatif, thermostable à 82 °C contrairement à celle des graines de haricot (1).

PATHOGÉNÉSIE

Remède d'action limitée.
ACNÉ.

ACNÉ : JUVÉNILE, ROSACÉE, TOXIQUE.

AGGRAVATION :
AVANT LES RÈGLES.

• ACNÉ

Acné juvénile ; rosacée ; des éthyliques (O.P.) ; des dérivés bromés et iodés (O.P.) ; recrudescence prémenstruelle.

COMMENTAIRES ET COMPARAISONS

EUGENIA JAMBOSA doit peut-être son utilisation dans l'acné à l'antique "doctrine des signatures". Si l'on en croit Clarke, cet arbuste porte en toute saison des fleurs et des fruits...

Il s'agit d'un remède d'appoint souvent prescrit en basse dilution (3 DH). Mais il est sans doute efficace en 5 CH dans l'acné rosacée ou toxique (O.P.).

Comparaisons fondées sur la Matière médicale

PULSATILLA : acné juvénile féminine.
SANGUINARIA : acné rosacée ; extrémités chaudes.
LACHESIS : acné rosacée ou éthylique ; fond de couperose.
ETHYLICUM : acné des éthyliques, couperose, atteinte nasale.
SULFUR – SULFUR IODATUM : toutes les acnés, évolution cyclique.

BIBLIOGRAPHIE

1. TABORA E. et DE BERTRAND L. - *Rev. Latinoam. Quim.*, 1980, *11*, 134-136.

Eupatorium perfoliatum

Herbe à la fièvre

Eupatorium perfoliatum L. (Composées)

DESCRIPTION : Plante vivace pouvant dépasser 1 m, originaire des régions humides des États-Unis, cultivée en France. Les tiges sont striées, pubescentes et rameuses dans leur partie supérieure ; elles semblent traverser les feuilles, sessiles, lancéolées. Les fleurs, toutes tubuleuses, blanches, à odeur de vanille, sont réunies en capitules eux-mêmes groupés en corymbes. Le fruit est un akène glabre.

PARTIE UTILISÉE : La partie aérienne fleurie fraîche.

COMPOSITION

- du tanin ;
- des triterpènes et des stérols : α-amyrine, sitostérol, stigmastérol (1) ;
- des lactones sesquiterpéniques (2) ;
- de l'eupatorine, flavone triméthoxylée aux propriétés cytotoxiques ;
- des 4-O-méthylglycuronoxylanes, polysaccharides stimulant la phagocytose (3).

PATHOGÉNÉSIE

Remède d'action limitée aiguë.
COURBATURE GRIPPALE, GLOBES OCULAIRES DOULOUREUX.

COURBATURE FÉBRILE DE TYPE GRIPPAL ; GLOBES OCULAIRES DOULOUREUX.

AGGRAVATION DE LA FIÈVRE DE 7 H À 9 H DU MATIN.

• GRIPPE, FIÈVRE AVEC FRISSONS, COURBATURE, SOIF

Acmé de la fièvre de 7 h à 9 h du matin.
Endolorissement des globes oculaires : sensibles à la pression, aux mouvements.
Douleurs périorbitaires. Hyperémie conjonctivale, œil rouge douloureux.
Céphalée occipitale pulsative.
Douleurs osseuses des os de la face, du rachis, des membres.
Courbatures musculaires et arthralgies.
Toux accompagnée de douleur trachéo-bronchique, rétrosternale, thoracique.
Se tient le thorax pour tousser (*BRYONIA*, *DROSERA*). Toux nocturne.

• AUTRES INDICATIONS

Vomissements bilieux précédés de soif d'eau froide.
Nausées par les odeurs de cuisine (*ARSENICUM ALBUM*, *COLCHICUM*).
Gros foie, subictère. Paludisme (?).

COMMENTAIRES ET COMPARAISONS

EUPATORIUM se distingue par la **douleur des globes oculaires.** Remède de grippe, son effet peut s'expliquer en partie par la présence des polysaccharides immunostimulants (voir *BAPTISIA*).
Les signes digestifs sont peu exploités, sauf en cas de grippe.
Complémentaire classique de *NATRUM MURIATICUM* : indication ancienne dans le paludisme.

Comparaisons fondées sur la composition

1) Phytostérols (stigmastérol, sitostérol) et plantes à tropisme oculaire
EUPATORIUM PERFOLIATUM : "courbature" oculaire, douleur au mouvement des yeux.
EUPHRASIA : dacryocystite, conjonctivite, larmoiement.
PHYSOSTIGMA : douleur spasmodique oculo-palpébrale.
2) Phytostérol (sigmastérol, sitostérol) et traumatologie ou myalgie "contusive"
EUPATORIUM PERFOLIATUM : courbature grippale et des muscles moteurs oculaires.
CALENDULA, *CLEMATIS VITALBA*, *LEDUM PALUSTRE*, *SYMPHYTUM*, présentent avec *EUPATORIUM* une communauté d'action.

Comparaisons fondées sur la Matière médicale

Gripppe avec courbatures :
EUPATORIUM PERFOLIATUM : douleur des globes oculaires, toux douloureuse ;
ARNICA : courbature générale ; tête chaude, corps froid ;
GELSEMIUM : occipitalgie et rachialgie ; paupières lourdes ; abrutissement ;
PHYTOLACCA : courbature nocturne et erratique ; angine.

BIBLIOGRAPHIE

1. DOMINGUEZ X.A., QUINTANILLA J.A.G. et ROJAS M.P. - *Phytochemistry*, 1974, *13*, 673-674.
2. HERZ W., KALYANARAMAN P.S., RAMAKRISHNAN G. et BLOUNT J.F. - *J. Org. Chem.*, 1977, *42*, 2264-2271.
3. VOLLMAR A., SCHÄFER W. et WAGNER H. - *Phytochemistry*, 1986, *25*, 377-381.

Euphorbia resinifera

Euphorbe à résine

Euphorbia resinifera Berg. (Euphorbiacées)

DESCRIPTION : Plante cactiforme épineuse pouvant atteindre 2 m de haut, à rameaux tétragones, laissant exsuder par incision un latex blanc à propriétés vésicantes.
L'euphorbe à résine est originaire de l'Atlas marocain.

PARTIE UTILISÉE : Le latex desséché.

COMPOSITION

- des acides organiques : acide malique surtout, acide succinique, acide phorbique qui se lactonise facilement en donnant de l'acide dilactophorbique ;
- des triterpènes tétracycliques : euphol, euphorbol ;
- un triterpène pentacyclique : taraxérol ;

- des composés voisins du phorbol (voir ***CROTON***) (1, 2) à squelette du tigliane, du daphnane ou de l'ingénane ; certains ne sont pas irritants (I, II) d'autres au contraire le sont (III, IV, V).

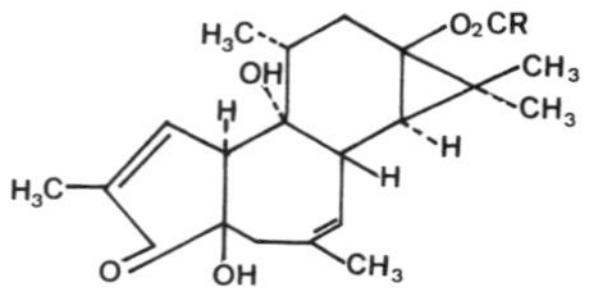

I, R = CH—$(CH_3)_2$

II, R = C(—CH_3)=CH—CH_3

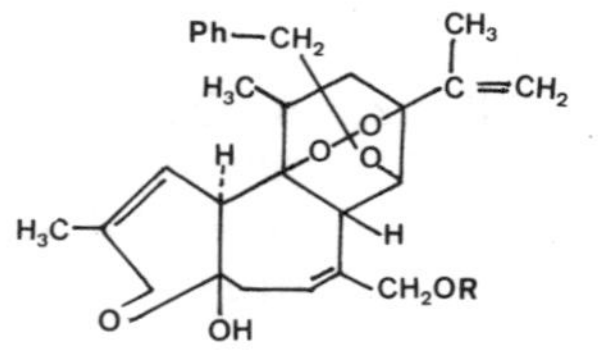

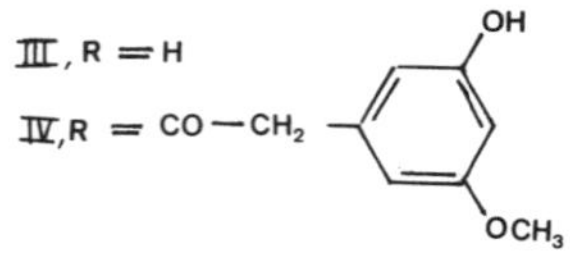

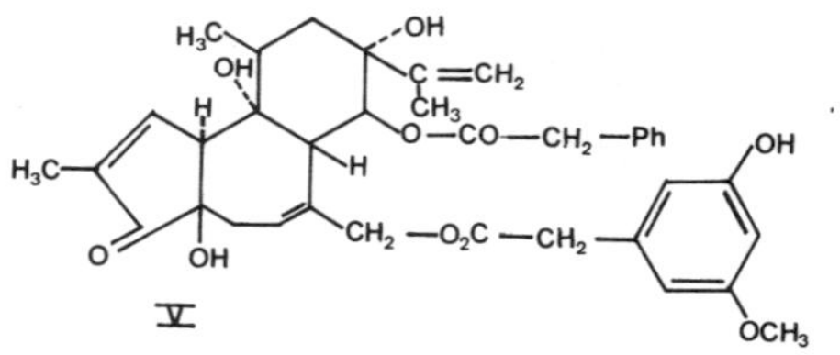

V

PATHOGÉNÉSIE

Remède d'action limitée.
VÉSICULE, INFLAMMATION, ŒDÈME, BRÛLURE.

VÉSICULES SUR BASE INFLAMMATOIRE ET ŒDÉMATEUSE.

DOULEUR BRÛLANTE.

• VÉSICULES, INFLAMMATION

Vésicules, bulles, phlyctènes, sur fond d'œdème inflammatoire.

Sérosité irritante ; douleur brûlante.

Eczéma, zona, pemphigus ; toutes les dermatoses vésiculo-bulleuses.

Érysipèle : toutes les dermites inflammatoires avec œdème douloureux.

Zones de prédilection : la face, la marge du cuir chevelu.

• AUTRES INDICATIONS

Cancers cutanés ulcérés et infectés : il calmerait leurs douleurs.

Œdèmes lymphatiques douloureux des cancéreux.

Dermites atrophiques et inflammatoires après irradiation.

Pharyngites, gastrites, entérites, adénites, ostéites, arthrites avec œdème, inflammation, brûlures.

COMMENTAIRES ET COMPARAISONS

EUPHORBIA a joui d'une certaine réputation quand la médecine était désarmée devant les cancers très évolués, cutanés ou métastasés à la peau. Son complémentaire est alors toujours ***ARSENICUM ALBUM***. *CANTHARIS* possède tous les signes et sera essayé d'abord dans les dermatoses bulleuses inflammatoires. Voir aussi ***RANUNCULUS*** et ***RHUS TOXICODENDRON***.

Comparaisons fondées sur la composition

Diterpènes à squelette du tigliane ou du daphnane :

CROTON TIGLIUM : vésicule brûlante, peau très irritée, prurit féroce, à préférer dans l'eczéma du scrotum, de la vulve, du périnée.

MEZEREUM : vésicule brûlante a contenu blanchâtre ; association de vésicule et névralgie ; à préférer dans le zona douloureux ; présente des exostoses, ostéites, ulcères, comme ***EUPHORBIA***.

STILLINGIA : névralgie et névrite, surtout sciatique ; vésicules, ulcères, ostéite et œdème ; presque semblable, à préférer s'il y a prédominance de douleur nerveuse et aggravation nocturne.

BIBLIOGRAPHIE

1. HERGENHAHN M., ADOLF W. et HECKER E. - *Tetrahedon Lett.*, 1975, 1595-1598.

2. HERGENHAHN M., KUSUMOTO S. et HECKER E. - *Experientia*, 1974, *30*, 1438-1440.

Euphrasia officinalis

Casse-lunettes, euphraise

Euphrasia officinalis L. (Scrofulariacées)

DESCRIPTION : Petite plante ne dépassant pas 30 cm, à feuilles ovales, sessiles, dentées ; les fleurs sont petites, blanches striées de violet, avec une lèvre supérieure en forme de casque. Le fruit est une capsule aplatie.

PARTIE UTILISÉE : La plante entière fleurie fraîche.

COMPOSITION

- 0,15 à 0,17 % d'une huile essentielle ;
- 3-8 % de tanin gallique ;
- de l'aucuboside ;
- des bases volatiles et des alcaloïdes tertiaires (1) ;
- des acides phénols : férulique, caféique (1) ;
- des stérols : stigmastérol, β-sitostérol (1).

PATHOGÉNÉSIE

Remède d'action limitée.
LARMOIEMENT IRRITANT.

LARMOIEMENT LIMPIDE MAIS IRRITANT LA CONJONCTIVE ET LES PAUPIÈRES.

LARMOIEMENT ACCOMPAGNANT UNE RHINITE ALLERGIQUE OU INFLAMMATOIRE.

LA SÉCRÉTION LACRYMALE EST IRRITANTE, LA SÉCRÉTION NASALE NE L'EST PAS.

AGGRAVATION :
PAR LA LUMIÈRE SOLAIRE.
À L'AIR, AU VENT.

• LARMOIEMENT

Larmoiement irritant la conjonctive, les paupières, la cornée. Limpide et abondant, brouillant la vision. Dacryocystite.

Douleur brûlante oculaire, surtout au soleil, au froid, au vent.

Hypersécrétion lacrymale de larmes normales (O.P.).

Rhinite allergique saisonnière, infectieuse, ou chronique : l'écoulement nasal n'est pas irritant, les larmes le sont (l'inverse : *ALLIUM CEPA*).

• AUTRES INDICATIONS

Laryngites et pharyngites avec toux diurne : extension de l'atteinte ophtalmologique et O.R.L.

Hypoménorrhée : règles insignifiantes mais larmoiement vicariant.

Polyurie nocturne.

Condylomes périanaux.

COMMENTAIRES ET COMPARAISONS

EUPHRASIA, en pratique, est exclusivement un remède de la sécrétion lacrymale. Il ne faut pas hésiter à l'utiliser dans toute lacrymorrhée, même non irritante (O.P.). L'usage va du rhume banal à l'inflammation et à l'allergie. Dans les cas chroniques, il complète toujours des remèdes d'action générale, et d'abord *NATRUM MURIATICUM* : lacrymorrhée irritante et intolérance au soleil. Ou encore *SULFUR IODATUM*.

Comparaisons fondées sur la composition

Stigmastérol et plantes à tropisme oculaire :
EUPATORIUM, *PHYSOSTIGMA* – voir *EUPATORIUM*.

Comparaisons fondées sur la Matière médicale

Larmoiement irritant et abondant :
MERCURIUS SOLUBILIS et surtout *CORROSIVUS* : larmoiement irritant évoluant vers la suppuration ; intolérance à la lumière artificielle ;
NITRICUM ACIDUM : toutes les sécrétions limpides et irritantes, brûlantes ;
KALIUM IODATUM : aggravation par temps chaud et chaleur ambiante ;
ARSENICUM IODATUM : amélioration par les applications chaudes ; chronicité, rechutes.

Écoulements remplaçant les règles – vicariants :
LACHESIS : tout écoulement, sanguin ou autre ;
SULFUR : toutes les substitutions et équivalences ;
SENECIO, *FERRUM METALLICUM* : épistaxis.

BIBLIOGRAPHIE

1. HARKISS K.J. et TIMMINS P. - *Planta Med.*, W 1973, *23*, 342-347.

Fagopyrum

Sarrasin, blé noir

Fagopyrum esculentum Moench. (Polygonacées)

DESCRIPTION : Plante annuelle atteignant environ 80 cm de haut. Les feuilles sont sagittées, en cœur à la base ; les inflorescences, blanches ou roses, sont des grappes réunies en corymbes. Le fruit est un petit akène trigone.
Le sarrasin est une plante de climat tempéré, s'adaptant à des sols pauvres, siliceux.

PARTIE UTILISÉE : La plante entière fraîche.

COMPOSITION

La feuille a été une source d'extraction du rutoside ou quercétol-3-rhamnoglucoside dont elle contient 2 à 3 %.

Présence dans la plante de :

- silice, soluble et insoluble ;
- fagopyrine, dianthrone aux propriétés photosensibilisantes, très proche de l'hypéricine (voir ***HYPERICUM***) dont elle possède la structure générale.

PATHOGÉNÉSIE

Remède d'action limitée.
PRURIT HÉPATIQUE, SÉNILE, DES ZONES PILEUSES.

PRURIT AVEC OU SANS ÉRUPTION. SURTOUT DES ZONES PILEUSES.

AGGRAVATION :
EN FIN D'APRÈS-MIDI.
PAR LA CHALEUR.

PRURIT

• PRURIT AVEC OU SANS ÉRUPTION, AGGRAVÉ DE 16 H À 20 H ET PAR LA CHALEUR.

Prurit des hépatiques et prurit sénile. Prurit allergique, urticarien, alimentaire, toxique ; des transpirations, idiopathique.
Localisation préférentielle aux zones pileuses : pubis, barbe. Mais aussi des yeux, de l'anus, de la paume des mains.

• AUTRES INDICATIONS

Céphalée congestive, hyperémie de la face, battement des carotides (***GLONOINUM***).
Douleurs hépatiques ; reflux acide gastro-œsophagien (***LYCOPODIUM***, ***IRIS VERSICOLOR***, ***ROBINIA***...).
Douleur rhumatismale améliorée par le mouvement (***RHUS TOXICODENDRON***).

COMMENTAIRES ET COMPARAISONS

Parmi les remèdes de prurit, l'horaire et quelques signes digestifs incitent à le choisir comme **complémentaire de *LYCOPODIUM* ;** surtout s'il y a ictère (***CHELIDONIUM***) (O.P.).
Le tropisme cutané est sans doute en rapport avec la fagopyrine, substance photosensibilisante et la modalité d'aggravation par les radiations solaires et

lumineuses (urticaire, sensibilisation solaire, lucite) devrait être recherchée (O.P.).
Comparaisons des prurits sans éruption : voir ***DOLICHOS***.

Ferrum metallicum

Fer réduit

Fe

DESCRIPTION : Métal gris ou d'un blanc argent, ductile et malléable. Stable à l'air sec mais facilement oxydé par l'air humide avec formation de rouille. Aisément attaqué par les acides minéraux dilués, à froid ; les acides concentrés, tels que H_2SO_4 ou HNO_3, n'agissent qu'à chaud.
Le produit du commerce contient C, P, Si, S, Mn ; celui qui est utilisé par l'homéopathie doit contenir au moins 95 % de fer.

PATHOGÉNÉSIE

Remède d'action générale.
INSTABILITÉ CIRCULATOIRE, CONGESTION, HÉMORRAGIES, ANÉMIE, DIARRHÉE INDOLORE.

DANS TOUT L'ORGANISME : RÉACTIONS VASOMOTRICES ET CONGESTIVES TEMPORAIRES, LOCALISÉES OU GÉNÉRALISÉES, ACCOMPAGNÉES OU NON D'HÉMORRAGIES.

ANÉMIE ET SES EFFETS AVEC FAUX ASPECT DE PLÉTHORE.

PSYCHISME ANXIEUX ET IRRITABLE.

DIARRHÉE INDOLORE MAIS ÉPUISANTE, TROUBLES DIGESTIFS.

AGGRAVATION :
PAR LE FROID.
LA NUIT (DIARRHÉE).

AMÉLIORATION :
PAR LE MOUVEMENT LENT (CÉPHALÉE).

• INSTABILITÉ CIRCULATOIRE, CONGESTION, HÉMORRAGIES, ANÉMIE

Face pâle, muqueuses pâles, mais bouffées de chaleur. Parfois, teint gris, mais aussi sujet coloré avec pâleur autour du nez et de la bouche. Le sujet pâle rougit à tout propos.
Vertiges en s'asseyant, en descendant (***BORAX***), sur l'eau ; avec acouphènes (***CHINA***, ***CHININUM SALICYLICUM***).
Céphalée congestive, battements répétés (***NATRUM MURIATICUM***) ; éclatement ; avec face pourpre et pieds froids. Se serre la tête entre les mains. Amélioré en marchant lentement en plein air (***PULSATILLA***).
Épistaxis améliorant la céphalée (***MELILOTUS***), en se baissant.
Sang clair, fluide.
Toutes les anémies, quand apparaît l'instabilité vasomotrice.
Oppression thoracique, avec difficulté à respirer, pression comme par une main serrant la poitrine (***SULFUR***).
Toux sèche, nocturne, dyspnéisante. Petit train fébrile. Hémoptysie discrète.
Tuberculose pulmonaire minimale.
Pouls plein, mou, dépressible. Cœur lent, accéléré au moindre effort.
Hypotension : hypotension habituelle ou posthémorragique, ou encore normotension, ou même hypertension s'accompagnant d'instabilité circulatoire et d'hémorragies.
Règles avancées ; abondantes, trop longues avec caillots. Ménométrorragies et métrorragies. Fibromes hémorragiques.
Chez les anémiques, règles pâles et abondantes. Aménorrhée et hémorragie vicariante (***SENECIO***).
Œdèmes carentiels avec anémie (***KALIUM CARBONICUM***) (O.P.).
Varices des membres inférieurs (***ZINCUM***). Froid, cyanose et pâleur des extrémités. Syndrome de Raynaud. **Œdèmes carentiels des anémiques** (***KALIUM CARBONICUM***) (O.P.).

• PSYCHISME ANXIEUX ET IRRITABLE

Anxiété et irritabilité avec tendance dépressive.
Intolérance à la contradiction et au moindre bruit (***ASARUM***, ***THERIDION***).
Insomnie.
Explosions de violence agressive. L'anxiété provoque des accès de panique.

• DIARRHÉE INDOLORE ET TROUBLES DIGESTIFS

Diarrhée indolore nocturne, ou sitôt après le repas (***CHINA***), contenant des aliments indigérés (***CHINA***).
Constipation sans besoin avec accumulation de matière. Mégacolon (pour Voisin) (***BRYONIA***).

Désir de pain beurré. Enfants qui préfèrent le goûter aux autres repas (O.P.).
Intolérance aux œufs (*SULFUR*).
Alternance de faim et d'anorexie (*LYCOPODIUM, IGNATIA, PULSATILLA*).
Vomissement sitôt le repas (*IPECA*) ou après minuit.

• AUTRES INDICATIONS

Syndromes douloureux des membres supérieurs concernant les articulations des épaules et des coudes, les masses musculaires, associés à une sensibilité douloureuse des premières vertèbres dorsales (*PHOSPHORUS*). Douleur deltoïdienne surtout gauche (*FERRUM PHOSPHORICUM*) (O.P.) (à droite : *SANGUINARIA*), **aggravée couché la nuit.**
Lombalgie obligeant à se lever et à marcher lentement (*RHUS TOXICODENDRON, MAGNESIA CARBONICA, PULSATILLA*).
Grande sensibilité du cuir chevelu, à ne pas se coiffer (*CHINA*) ; mal aux dents soulagé par l'eau glacée (*COFFEA, CHAMOMILLA*).
Incontinence d'urine la nuit et le jour (*CAUSTICUM, ARSENICUM, ARGENTUM NITRICUM, GELSEMIUM, HYOSCYAMUS*).
Affections cutanées suppuratives : couleur rouge foncée des éléments éruptifs (*LACHESIS*).
Acné rosacée.

COMMENTAIRES ET COMPARAISONS

Il existe un biotype frileux, au teint pâle, cireux, parfois grisâtre, asthénique, émotif, hyperesthésique proche de *PHOSPHORUS*. Dans son aspect positif, il est sthénique, entreprenant, voire téméraire, toujours très anxieux.
C'est ce biotype qui développe les anémies les plus typiques avec carence martiale franche, parfois inexpliquée.
Trop longtemps cantonné à l'anémie, *FERRUM METALLICUM* se révèle un grand remède du sang : anémie ou pléthore, et de la circulation affectant les artères, les veines, les capillaires, les organes richement vascularisés.
Cela en fait un remède féminin capital à toutes les étapes de la vie génitale féminine ; puberté, gestation, ménopause.
CHINA doit toujours lui être comparé et complète son action. Les anémiques pâles, transpirant, dyspnéiques, avec de petits œdèmes, justifient *KALIUM CARBONICUM*. L'hypersensibilité et les bouffées de chaleur associées à la fragilité générale, voire aux troubles respiratoires, appellent *PHOSPHORUS*. Tous ces remèdes d'anémie complètent l'action de *FERRUM METALLICUM*. On peut leur ajouter *NATRUM MURIATICUM* (anémie du sujet jeune, malgré un fort appétit) et *CALCAREA PHOSPHORICA* (anémie, croissance osseuse, diarrhée).
Chez les malades pléthoriques, comparer *SULFUR, GELSEMIUM, AURUM*.

Comparaisons fondées sur la composition

On trouve le fer en abondance dans *RUMEX* dont la frilosité et la sensibilité à l'air froid évoquent l'anémie. On trouve également ce métal en quantité plus ou moins grande dans de nombreux remèdes rappelant partiellement *FERRUM METALLICUM*.

ALFALFA : tonique cérébral et général.
HEKLA LAVA : avec de nombreux éléments minéraux et métalliques : os, infection, anémie.
RUMEX : sensibilité au froid – pharyngo-laryngite.
SPONGIA : sensibilité au froid – laryngite dyspnéisante.
ALLIUM CEPA : sensibilité au froid – rhinite.
CORALLIUM RUBRUM : sensibilité au froid – toux coqueluchoïde, bouffées de chaleur, cyanose.
CYCLAMEN : est sans doute une *PULSATILLA* anémique.
LYCOPODIUM : même type d'appétit et de constipation.

Cette pathogénésie a été totalement remaniée avec la collaboration de C. Massalsky.

Ferrum phosphoricum

Phosphate ferreux, phosphate ferrosoferrique

$Fe_3(PO_4)_2, 8\ H_2O$

DESCRIPTION : Poudre gris bleu ou cristaux pratiquement insolubles dans l'eau, solubles dans les acides minéraux.

Le produit du commerce contient du phosphate ferrique par suite d'une oxydation inévitable.

PATHOGÉNÉSIE

Remède d'action limitée.
INFLAMMATION MODÉRÉE, HÉMORRAGIES DISCRÈTES.

SYNDROME INFLAMMATOIRE ET FÉBRILE MODÉRÉ ;
PETITE TENDANCE HÉMORRAGIQUE.

AGGRAVATION :
CONFINÉ AU LIT.
DE 4 H À 5 H DU MATIN.

• **SYNDROME INFLAMMATOIRE ET HÉMORRAGIQUE**

Fièvre modérée, au-dessous de 39 °C chez l'enfant, de 38 °C chez l'adulte, et de début récent.
Pouls plein, mou, rapide. État général non modifié, sauf un peu de fatigue.
L'enfant préfère rester hors du lit et aller et venir, ce qui l'améliore (*PULSATILLA*) (O.P.).
Mieux en atmosphère non surchauffée. Fatigue accrue en transpirant (*MERCURIUS, CHINA*).
Bouffées de chaleur, battements, congestion de la tête ; pâleur entre temps (*FERRUM METALLICUM*).
Anxiété limitée aux épisodes congestifs.
Otite moyenne congestive, séreuse, catarrhale : vives douleurs, peu de fièvre.
Ou otites sans aucun symptôme subjectif : nourrisson, enfant très jeune, récidivistes (O.P.).
Rhino-pharyngite avec épistaxis de sang clair. Laryngite douloureuse (*ARUM TRIPHYLLUM*).
Toux sèche, douloureuse, **expectoration striée de sang,** à l'air froid, dyspnéisante, avec émission involontaire d'urine (*CAUSTICUM, KALIUM CARBONICUM*).
Diarrhée infantile légèrement fébrile, indolore, de selles aqueuses avec **débris indigérés et filets de sang ;** parfois intenses douleurs abdominales.
Incontinence d'urine diurne et nocturne au cours des maladies fébriles ; ou **récidive passagère d'une énurésie avec la fièvre** (O.P.).
Arthralgies inflammatoires, erratiques (*PHYTOLACCA*), aggravées par le mouvement.
Rhumatisme inflammatoire modéré (O.P.).
Abcès et furoncles au début, avant la suppuration, peu douloureux.

COMMENTAIRES ET COMPARAISONS

FERRUM PHOSPHORICUM tient de *FERRUM METALLICUM* l'asthénie, la pâleur avec phases congestives, et de *PHOSPHORUS* la tendance hémorragique, ici discrète. Il convient au début des maladies fébriles banales, surtout de **l'enfant habituellement fragile et vulnérable :** enfants tuberculiniques phosphoriques. Son efficacité est reconnue dans les otites sans collection suppurée et peu ou pas fébriles.
Il se prescrit chaque fois que le syndrome fébrile est modéré et, à vrai dire, peu caractéristique d'un autre remède.
À la rigueur, il est recommandé en chronique sur les signes de *FERRUM METALLICUM* mais avec des épisodes fébriles discrets, mais répétés.

Comparaisons dans le début des maladies fébriles :
FERRUM PHOSPHORICUM : début insidieux, fièvre modérée, sujet en mouvement ;
PULSATILLA : début progressif, absence de soif, sujet en mouvement ;
BRYONIA : début progressif, soif intense, sujet immobile ;
ACONITUM : début brutal, syndrome intense, agitation ;
APIS : début brutal, absence de soif, œdème ;
BELLADONNA : début brutal, moiteur, chaleur, battements, fièvre élevée ;
GELSEMIUM : début brutal ou progressif ; absence de soif, syndrome grippal.

Fluoricum acidum

Acide fluorhydrique

HF

DESCRIPTION : Le produit utilisé est une solution de gaz fluorhydrique dans l'eau ; il contient au minimum 40 % et, en général, 47 à 53 % de HF.
Liquide toxique, limpide et incolore, fumant à l'air, d'odeur piquante, miscible à l'eau et à l'alcool, attaquant la silice et les silicates.

PATHOGÉNÉSIE

Remède d'action limitée.
VARICES, CARIES, ULCÈRES, LAXITÉ ET LAXISME.

VARICES, ECTASIES ET MALFORMATIONS VEINEUSES, PTOSES ORGANIQUES ET HYPERLAXITÉ.

CARIES DENTAIRES DES RACINES, ULCÉRATIONS, NÉCROSES ET FISSURES : DE LA PEAU, DES OS, DES MUQUEUSES.

HYPOMANIE, INSTABILITÉ CARACTÉRIELLE, CONDUITES SCANDALEUSES, D'ABORD PASSIONNÉ PUIS DÉSINTÉRÊT ET DÉPRESSION.

AGGRAVATION :
PAR LA CHALEUR.
DEBOUT.

AMÉLIORATION :
PAR UNE ACTIVITÉ PHYSIQUE INTENSE.
PAR LE FROID, LES DOUCHES FROIDES.

• VARICES ET PTOSES

Veines tortueuses, dilatées, saillantes. "Paquets" variqueux. **Prurit variqueux.** Varicosités, varicocèles, hémorroïdes procidentes, anévrismes, angiomes (*CALCAREA FLUORICA*).

Ptose gastrique : sensation de vide améliorée par un vêtement serré. Faim constante (*SEPIA*).

Ptose utérine : col ptosé, **ulcéré,** leucorrhée brûlante, prurit (O.P.).

• CARIES, ULCÈRES, NÉCROSES, FISTULES

Carie dentaire des racines. Émail terne, fissuré. Dents friables (*STAPHYSAGRIA*).

Nécrose maxillaire, fistules dentaires (*SILICEA, PHOSPHORUS*). Langue fissurée.

Ulcères cutanés, variqueux, chroniques, **indolents mais pruriants.** Écoulement clair et irritant (*NITRICUM ACIDUM*).

Réaction périulcéreuse : bourrelet saillant, induré, néovaisseaux, hypodermite sclérohypertrophique (atrophique : *CAUSTICUM*). Lésions analogues des orifices fistuleux.

Fistules et prurit de tout orifice cutanéo-muqueux. Fistule lacrymale.

Fissure et inflammation des mamelons (*CASTOR EQUI*).

Prurit et fistule anale, périanale, périnéale.

Ostéite, nécrose, fistule osseuse sécrétant une sérosité claire, citrine, irritante (*NITRICUM ACIDUM*). Nécrose des os du nez (*ASA FOETIDA, ELAPS*), de la face (*AURUM*).

Otite et otomastoïdite chronique (*AURUM, CAUSTICUM*).

Coccygodynie et fistule coccygienne.

• HYPOMANIE ET INSTABILITÉ CARACTÉRIELLE

Hypomanie. Activité enthousiaste, passionnée et exagérée. Besoin d'exercices violents, de performances sportives ; paraît infatigable.

Tendance à être toujours content de lui et de tout (*SULFUR*).

Utopiste à projets démesurés et originaux mais qui seront vite abandonnés (*SULFUR*).

Instabilité des intérêts, de l'activité, des pulsions affectives. Abandon du travail pour lequel il se passionnait. Liaisons illégitimes et **conduite asociale ou scandaleuse** (amour secret : *NATRUM MURIATICUM*), excès alcooliques et sexuels ; anomalies de la sexualité (O.P.). Indifférence au milieu familial, puis aversion pour les siens (*SEPIA*).

Syndrome de désintérêt, mélancolie (*AURUM*). Ne répond plus quand on lui parle.

• AUTRES INDICATIONS

Sensation de vent froid dans les yeux (voir *CISTUS*).

Sensation de chaleur sans réalité objective.

Peau rugueuse, fissurée, tendant à s'ulcérer. Transpiration excoriante entre les orteils.

Inflammation, prurit, capillarose de cicatrices anciennes (*CALCAREA FLUORICA*).

Cheveux très secs et cassants, puis alopécie (*SELENIUM, THALLIUM, BARYTA CARBONICA*).

Ongles mous, striés, déformés ; ou trop épais et cassants.

Douleurs des doigts obligeant à les secouer.

COMMENTAIRES ET COMPARAISONS

La pathogénésie combine des effets du fluor et des signes de descriptions anciennes de syphilis cutanéo-muqueuse et cérébrale (paralysie générale). Certains éthyliques ont des troubles caractériels identiques, mais aussi des cyclothymiques, des maniaques, des paranoïaques. On utilise donc *FLUORICUM ACIDUM* aux **limites inférieures de certains états psychotiques** – avec des résultats à

démontrer. Mais il rend service à des sujets jeunes, à l'enthousiasme prompt et bref, à des instables professionnels et affectifs, surtout s'ils sont "luétiques et fluoriques". Dans tous ces cas de psychopathie, **la 30 CH et les dilutions supérieures, si elles sont disponibles, sont indiquées.**
De façon plus quotidienne, c'est un *CALCAREA FLUORICA* qui s'enflamme et s'ulcère.
Tous les acides correspondent à la décompensation d'autres remèdes.
Dans tous les cas, *LUESINUM* le complète. Parfois *ETHYLICUM* : éthylisme et hérédité éthylique, euphorie, irresponsabilité.

Comparaisons fondées sur la Matière médicale
Ostéite avec nécrose ou fistule :
SILICEA : suppuration, séquestres ;
AURUM : douleur profonde - nocturne ;
PHOSPHORUS : ostéite et ostéo-arthrite ; nécrose maxillaire ;
MERCURIUS : douleurs nocturnes, suppuration, inflammation traînante ;
ASA FOETIDA : périostite ; os du nez, douleur nocturne ;
ELAPS CORALLINUS : os du nez, suppuration.

HEKLA LAVA et *LUESINUM* les complètent tous, sauf *PHOSPHORUS* (T.K.).

Quelques instables :
T.K. : change constamment de métier et de résidence ; émigrant ;
PULSATILLA : change de partenaire affectif... mais toujours dépendant ;
PHOSPHORUS : s'enthousiasme pour une activité nouvelle... mais s'en fatigue ;
IGNATIA : change d'occupation à un moment inattendu et inadéquat ;
SULFUR : entreprend maints projets audacieux ; prévisions optimistes et illusoires ;
LUESINUM : instable mais il affectionne les occupations nocturnes... pas toujours honnêtes.

Folliculinum

Folliculine ; œstrone

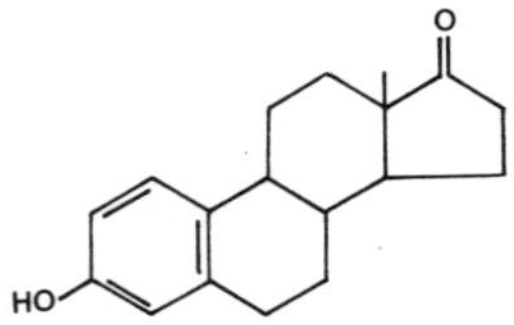

DESCRIPTION : Cristaux pouvant exister sous trois formes, très peu solubles dans l'eau, plus solubles dans l'alcool, les huiles végétales, l'acétone.

PATHOGÉNÉSIE

Remède d'action limitée (1)
SYNDROME PRÉMENSTRUEL

SYNDROME PRÉMENSTRUEL - DÉSÉQUILIBRE ŒSTROPROGESTATIF

AGGRAVATION :
À LA MÉNOPAUSE.
AVANT LES RÈGLES.

• SYNDROME PRÉMENSTRUEL
Tension nerveuse et dépression prémenstruelles.
Tension, douleur, turgescence mammaire dans la seconde partie du cycle.
Mammite congestive ; kyste ou adénofibrome mammaire.
Hydrolipopexie : œdème cyclique, mammaire, pelvi-abdominal et des membres inférieurs.
Troubles des règles non spécifiques.
Algies prémenstruelles : céphalées, névralgie faciale, migraine...
Syndrome hépato-ovarien : crise vésiculaire prémenstruelle, gastralgie, constipation ou diarrhée.
Cystalgie prémenstruelle, pollakyurie, dysurie.
Toutes les dermatoses à apparition ou recrudescence prémenstruelle, allergiques ou non : acné, psoriasis, eczéma, chloasma.
Troubles du rythme cardiaque ; aphonie ; angine ; rhinite spasmodique, etc., toujours avec la recrudescence prémenstruelle.
Stérilité féminine.

COMMENTAIRES ET COMPARAISONS

Il n'existe pas de pathogénésie. On utilise surtout *FOLLICULINUM* dans le syndrome prémenstruel et les troubles fonctionnels ovarodépendants. Léa De Mattos insiste sur l'importance des troubles mammaires et, dans ce cas, sur l'usage de 9 CH à 15 CH, trois ou quatre jours avant l'apparition des symptômes, à répéter plusieurs cycles consécutifs.

Comparaisons fondées sur la composition

Plantes à œstrogènes :
ACTAEA RACEMOSA : aggravation péri et permenstruelle ;
ASCLEPIAS : tropisme mammaire ;
SABAL SERRULATA : tropisme prostatique ;
ALFALFA : tonique nerveux et général.

Comparaisons fondées sur la Matière médicale

Syndrome prémenstruel :
LACHESIS : aggravation prémenstruelle, amélioration dès l'apparition des règles, si elles sont suffisantes ;
NATRUM SULFURICUM : infiltration, rétention hydrique variable ;
THUYA : infiltration, cellulite, tumeurs ;
LYCOPODIUM : syndrome prémenstruel avec météorisme et syndrome digestif ;
SULFUR : toutes les maladies avec périodicité soulagées par une élimination ;
CONIUM : tumeurs mammaires et mastose non périodiques ;
PROGESTÉRONE : son usage est délicat ; inversion d'action aléatoire aux dilutions basses et moyennes ; complémentarité discutable aux doses homéopathiques.

BIBLIOGRAPHIE

1. De MATTOS L. - *Pathogénésie des œstrogènes (Folliculinum).* Ed. L.H.F., 1977, Asnières.

Formica rufa

Fourmi rouge

Formica rufa L. (Formicidés)

DESCRIPTION : Insecte de petite taille, 4-9 mm, de couleur rousse, à tête relativement volumineuse, dont l'abdomen renflé est relié au thorax par un pétiole mince.
La plupart des individus sont des femelles stériles, aptères, appelées ouvrières ; les autres sont les mâles – vivant juste le temps nécessaire à la reproduction – et les femelles ailées.
On trouve la fourmi rouge un peu partout dans le monde, surtout dans les bois de conifères ; elle est particulièrement répandue en Finlande et en Russie.
Sa piqûre est parfois douloureuse ; de plus, elle peut projeter à distance une quantité notable de venin.

PARTIE UTILISÉE : L'insecte entier.

COMPOSITION

On a mis en évidence :

- de l'acide formique qui constitue 61 à 65 % du venin ;
- une huile essentielle ;
- une substance bactéricide et insecticide, l'iridomyrmécine ; celle-ci appartient au groupe des iridoïdes, fréquents dans le règne végétal où ils jouent parfois un rôle important dans l'activité physiologique (valépotriates de la valériane, harpagoside de l'harpagophytum) ;

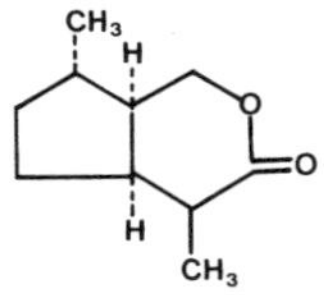

iridomyrmécine

- un hydrocarbure, l'**undécane :** $CH_3(CH_2)_9{-}CH_3$;
- des amino-acides et de l'ammoniac libres ; la teneur de l'ensemble de ces dérivés est quatre fois plus élevée en hiver (19,8 % du poids sec en hiver, 4,8 % en été) (1) ;
- différents terpènes dont plusieurs sont fréquents chez les végétaux : camphre, camphène, bornéol, isobornéol, isopulégol mais aussi pentanoate de méthyl-3-isopropyle, n-nonanal (2).

PATHOGÉNÉSIE

Remède d'action limitée.
COLIBACILLOSE ET GOUTTE.

CYSTITE COLIBACILLAIRE : DOULEUR MICTIONNELLE, COLIBACILLURIE.

GOUTTE : DOULEURS ERRATIQUES.

AGGRAVATION :
PAR LE FROID, AVANT LA NEIGE.
PAR LE LAIT, LES LAITAGES.

• CYSTITE COLIBACILLAIRE

Urine abondante, trouble, de mauvaise odeur. Colibacillurie. Albuminerie. Hématurie. Douleurs mictionnelles.

• GOUTTE, DOULEURS ERRATIQUES

Urines riches en urates. Hyperuricémie. Goutte.
Douleurs rhumatismales d'apparition brusque et à erratisme rapide.
Douleurs des globes oculaires (*EUPATORIUM*, *PHYSOSTIGMA*, *ONOSMODIUM*) chez les goutteux.
Nodosités articulaires.
Rétraction d'aponévrose palmaire (*T.R.*, *GRAPHITES*, *CAUSTICUM*).

• AUTRES INDICATIONS

Céphalée avec vertiges (*CONIUM*, *BRYONIA*).
Diarrhée indolore matinale, ou prandiale (*CHINA*). Après le petit déjeuner (*NATRUM SULFURICUM*).
Polypes du nez (*THUYA*, *SANGUINARIA*, *TEUCRIUM*), de la vessie (O.P.), des organes génitaux.

COMMENTAIRES ET COMPARAISONS

L'assocation goutte-colibacillose est très évocatrice. Mais l'utilisation peu spécifique dans la colibacillose urinaire est l'usage habituel.

Comparaisons fondées sur la composition

1) Acide formique
FORMICUM ACIDUM et *FORMICA RUFA* ont des indications presque identiques.
L'acide formique existe dans *URTICA URENS* dont la piqûre est urticante ; *URTICA* "draine" les rhumatismes des petites articulations.

2) Iridoïdes
HARPAGOPHYTUM (harpagoside) : rhumatisme inflammatoire des petites articulations (O.P.).
VALERIANA (valépotriates) : rhumatisme avec névralgie et intolérance douloureuse.

Comparaisons fondées sur la Matière médicale

FORMICA RUFA complète les remèdes de colibacillose :
COLIBACILLINUM : biothérapique ;
T.K. - *T.R.* : biothérapiques complémentaires ;
KALIUM CARBONICUM, SEPIA, THUYA, NATRUM SULFURICUM : syndrome général fréquent des colibacillaires ;
CANTHARIS, MERCURIUS CORROSIVUS : cystite aiguë très inflammatoire ;
CHIMAPHILA, HYDRANGEA, UVA URSI : urine purulente ;
SERUM D'ANGUILLE : albuminurie ;
TEREBINTHINA : hématurie ;
BERBERIS, BENZOICUM ACIDUM : goutte ou rhumatisme associés.

Rhumatismes et nodosités des petites articulations :
SULFUR - THUYA - LYCOPODIUM ;
FORMICA RUFA, LITHIUM CARBONICUM, COLCHICUM, LEDUM, CHINA : goutte ;
ACTAEA SPICATA, CAULOPHYLLUM, PULSATILLA, LACHESIS : facteur endocrinien ;
PHYTOLACCA, KALMIA : névralgies et rhumatisme.

BIBLIOGRAPHIE

1. OSMAN M.F.H. et BRANDER J. - *Z. Naturforsch.*, 1961, *16 b*, 749-753.
2. BUEHRING M., FRANCKE W. et HEEMAN V. - *Z. Naturforsch.*, C, *Biosci.*, 1976, *31 C*, 748-749.

Fraxinus americana

Frêne blanc

Fraxinus americana L. (Oléacées)

DESCRIPTION : Grand arbre dioïque de l'est du Canada et des États-Unis ; ses feuilles sont très grandes, à 3-4 paires de folioles entières, lancéolées, glauques à la face inférieure. Le fruit est une petite samare.

PARTIE UTILISÉE : L'écorce des jeunes rameaux fraîche ou desséchée.

COMPOSITION

Peu de publications ont été consacrées à cette plante dont l'écorce contient :

- une huile essentielle ;
- du tanin ;
- des coumarines : fraxétine et son glucoside le fraxoside, fraxinol :

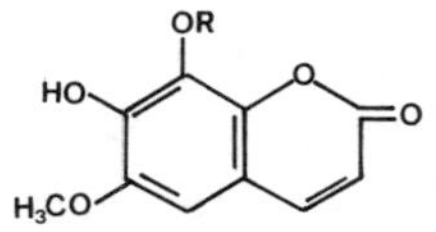

R=H **fraxétine**
R=glucose **fraxoside**

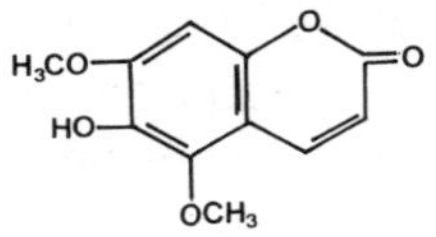

fraxinol

PATHOGÉNÉSIE

Remède d'action limitée.
CONGESTION, PTOSE, HÉMORRAGIE UTÉRINE.

UTÉRUS VOLUMINEUX ; FIBROME. SENSATION DE PESANTEUR PELVIENNE, PTOSE, HÉMORRAGIE.

• UTÉRUS VOLUMINEUX, FIBROME, PESANTEUR PELVIENNE

UTÉRUS VOLUMINEUX ; FIBROME. SENSATION DE CONGESTION PELVIENNE ET DE PTOSE ***(LILIUM TIGRINUM, LACHESIS, SULFUR, AURUM, AURUM MURIATICUM NATRONATUM).***
Leucorrhée à type d'hydrorrhée abondante.
Hémorragie.

• AUTRES INDICATIONS

Brûlure du sommet de la tête et bouffées de chaleur.

COMMENTAIRES ET COMPARAISONS

Remède introduit par Burnett sur des données empiriques – il l'appelle le "pessaire médicamenteux" ; son action est confirmée sur les fibromes et hypertrophies utérines préménopausiques, dans un contexte congestif.
Il s'utilise à dose pondérable ou à très basses dilutions : T.M. à 4 DH (10 à 50 gouttes par jour).

Fumaria officinalis

Fumeterre officinale

Fumaria officinalis L. (Fumariacées)

DESCRIPTION : Plante herbacée, verte ou glauque, très commune dans les champs, les endroits incultes, au bord des chemins, dans toute l'Europe sauf l'extrême nord, dans les régions tempérées de l'Asie, en Afrique du Nord. La tige, souvent couchée, peut atteindre 70 cm de long ; elle porte des feuilles profondément divisées. Les fleurs, rose violacé, très irrégulières, assez petites, sont réunies en grappes. Le fruit est une silicule globuleuse ne dépassant pas 2 mm.

PARTIE UTILISÉE : La plante entière fleurie fraîche.

COMPOSITION

La fumeterre contient :

- des sels de potassium dont on connaît l'effet diurétique ; leur présence justifie l'utilisation de *Fumaria officinalis*, associée à deux autres plantes diurétiques, le maïs et la saponaire, dans le drainage cutané.
- de nombreux alcaloïdes ; l'un des plus importants, la protopine ou fumarine a été isolé aussi d'autres Fumariacées ou Papavéracées telle la chélidoine ; chez l'animal, la protopine serait un anti-anaphylactique, antiasthmatique (1) ; c'est un anticholinergique sur l'iléon isolé de cobaye (2).
- des flavonoïdes (3) qui interviendraient peut-être dans l'effet régulateur du flux biliaire utilisé en gemmothérapie et en médecine classique

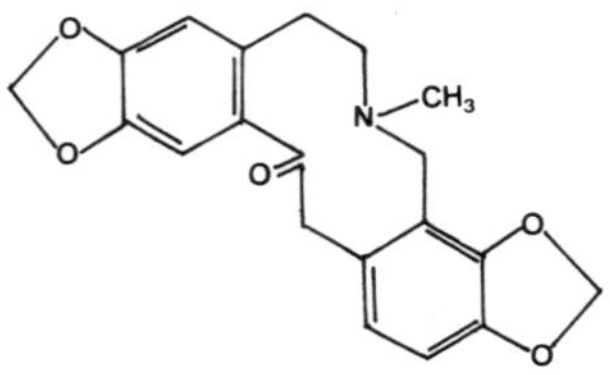

protopine

PATHOGÉNÉSIE

Remède d'action limitée.
ÉRUPTIONS SÈCHES.

ECZÉMA SEC DESQUAMANT.

•ERUPTIONS CUTANÉES

Eczéma sec et desquamant. Psoriasis, lichen...

COMMENTAIRES ET COMPARAISONS

La richesse de *FUMARIA OFFICINALIS* en sels de potassium lui confère une activité diurétique et justifie sa fonction de draineur.

Associé en 3 DH à *ZEA ITALICA* et à *SAPONARIA*, il réalise un drainage cutané des eczémas. On pourrait le préférer chez des eczémateux avec troubles hépato-digestifs.

La protopine, dont l'effet anti-anaphylactique a été démontré, n'orienterait-elle pas son emploi dans les **dermatoses de contact ?**

Comparaisons fondées sur la Matière médicale

FUMARIA : éruptions sèches et squameuses.

ZEA ITALICA : éruptions sèches et squameuses (*NATRUM MURIATICUM*, *SEPIA*).

HYDROCOTYLE : éruptions sèches, desquamantes, hypertrophiques (*GRAPHITES*).

SAPONARIA : éruptions suintantes et croûteuses.

LAPPA MAJOR : éruptions suintantes, adénopathies, impétigo, troubles gastriques (*ANTIMONIUM CRUDUM*) ou utérins (*SEPIA*).

VIOLA TRICOLOR : éruptions suintantes de la face et du cuir chevelu (*ANTIMONIUM CRUDUM*).

PIX LIQUIDA : éruptions suintantes et croûteuses (*GRAPHITES*, *ANTIMONIUM CRUDUM*).

Les "draineurs cutanés" dont la pathogénésie est réduite complètent l'action des remèdes d'action générale dont certains, ici signalés, sont associés de préférence ; leur composition chimique, à défaut de pathogénésie, devrait orienter le choix.

BIBLIOGRAPHIE

1. DIL A.H. - *Thérapie*, 1973, *28*, 767-774.
2. ÜSTÜNES L., LAEKMAN G.M., GÖZLER B., VLIETINCK A.J., ÖZER A. et HERMAN A.G. - *J. Nat. Prod.*, 1988, *51*, 1021-1022.
3. TORCK M., PINKAS M. et BÉZANGER-BEAUQUESNE L. - *Ann. Pharm. Fr.*, 1971, *29*, 591-595.

Gambogia

Gomme-gutte

Garcinia hanburyi Hook. f. (Clusiacées)

DESCRIPTION : Le guttier est un arbre du sud-est asiatique. Par incision superficielle des écorces, il laisse exsuder un suc jaune que l'on recueille dans des entre-nœuds de bambou où il se solidifie, constituant la gomme-gutte.

PARTIE UTILISÉE : La gomme-gutte.

COMPOSITION

Elle est mal connue :

- 20-25 % de gomme : polysaccharide de nature uronique ;
- 75-80 % de résine ; on y trouve :
- acides α, β,-γ-garcinolique ;
- acide gambogique, chromone complexe ;
- β-guttilactone qui serait une xanthone complexe ;
- des dérivés isoprénylés de la benzophénone (1).

La pathogénésie comporte des signes spasmodiques et des phénomènes abdominaux douloureux : comme c'est souvent le cas, il faut remarquer le nombre de composés à fonction carbonyle (xanthone, chromone, fonction cétone de la benzophénone).

PATHOGÉNÉSIE

Remède d'action limitée.
DIARRHÉE EXPLOSIVE ET IRRITANTE.

DIARRHÉE EXPLOSIVE ET IRRITANTE.

AGGRAVATION :
LE SOIR ET LA NUIT.

Diarrhée en jet expulsée avec force et d'un seul coup : urgente et soudaine, suivie de soulagement immédiat. Prurit anal brûlant.
Bruits hydroaériques intestinaux, douleurs périombilicales, ténesme, gaz.
Vomissements et évanouissement avec la diarrhée (***VERATRUM ALBUM***).

• AUTRES SYMPTÔMES

Prurit oculaire. Blépharo-conjonctivite (***EUPHRASIA***).
Prurit cutané suivi de brûlure (***CROTON***).
Éternuements (***SABADILLA***).

COMMENTAIRES ET COMPARAISONS

Ces diarrhées avec brûlure et prurit évoquent *SULFUR*. Elles sont très semblables à celles de *CROTON*, dont le prurit est scrotal.
Pour L. Vannier, il conviendrait aux vieillards.

Comparaisons fondées sur la composition

Les remèdes suivants comportent, comme *GAMBOGIA*, des constituants carbonylés. Leurs diarrhées sont toutes accompagnées d'hyperpéristaltisme et spasme.

CHAMOMILLA : diarrhée avec vives douleurs intolérables.
CROCUS SATIVUS : météorisme et hyperpéristaltisme "comme quelque chose de vivant dans le ventre".
ASA FOETIDA : spasmes et météorisme gastro-intestinaux ; diarrhée sous pression, fétide et irritante.
ABROTANUM : distension, diarrhée, dénutrition infantile.

Comparaisons des diarrhées en jet, sous pression, voir *CROTON* et *GRATIOLA*.

BIBLIOGRAPHIE

1. RAMA RAO A.V., VENKATSWAMY G. et PENDSE A.D. - *Tetrahedron Lett.*, 1980, *21*, 1975-1978.

Gelsemium

Jasmin de la Caroline

Gelsemium sempervirens [L.] Ait. f. (Loganiacées)

DESCRIPTION : Arbrisseau volubile à feuilles persistantes, à fleurs jaunes odorantes. Le fruit est une capsule.
La plante est spontanée dans les bois humides du sud-est des États-Unis.

PARTIE UTILISÉE : La partie souterraine séchée.

COMPOSITION

- une résine ;
- des lipides et des stérols ;
- une anthraquinone, des iridoïdes libres et sous forme de glucosides : gelsémide et composés voisins ;
- une coumarine, le scopolétol (voir *BELLADONNA*) ;
- 0,50 % d'alcaloïdes indoliques :
  - le principal est la gelsémine ; le plus toxique la gelsémicine ;
  - une base quaternaire, la sempervirine dont la formule dérive de celle de l'yohimbane (voir yohimbine, réserpine, rescinnamine).

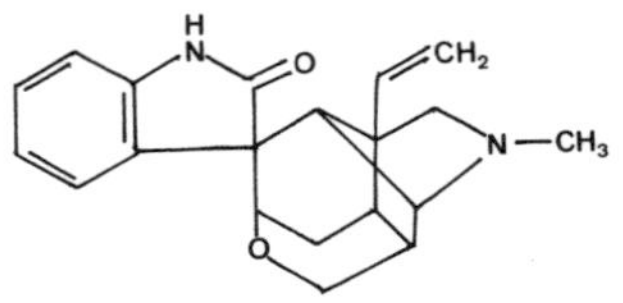

gelsémine
(dérivé du dihydro-oxindole)

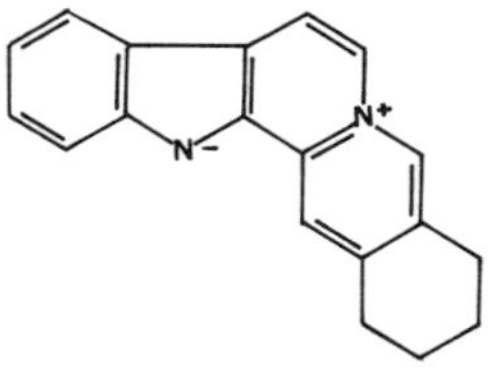

sempervirine

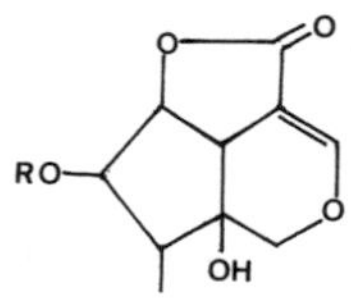

R=H **gelsémide**
R=Gl **glucoside de gelsémide**

PATHOGÉNÉSIE

Remède d'action générale.
GRIPPE, TRAC, PARALYSIES.

FIÈVRE AVEC COURBATURES, OBNUBILATION, ABSENCE DE SOIF.

ANXIÉTÉ D'ANTICIPATION, TRAC, TREMBLEMENTS, PHOBIES.

SYNDROME VASOMOTEUR ET SYMPATHIQUE : CÉPHALÉES OCCIPITALES AVEC OBNUBILATION, SENSATION D'ARRÊT DU CŒUR SI ON NE FAIT PAS UN MOUVEMENT.

PARALYSIE, PARÉSIE, INHIBITION FONCTIONNELLE.

AGGRAVATION :
PAR LE TRAC, LES MAUVAISES NOUVELLES BRUTALES.
PAR LE TEMPS CHAUD, HUMIDE, AVANT L'ORAGE.

PAR LA CHALEUR, LES PIÈCES CHAUDES ET CLOSES.
PAR LE TABAC.

AMÉLIORATION :
PAR L'AIR FRAIS, LE MOUVEMENT LENT.
PAR LES MICTIONS ABONDANTES.

• FIÈVRE AVEC COURBATURES, OBNUBILATION, ABSENCE DE SOIF

Fièvre et syndrome grippal ; par temps humide ou **par temps chaud.**
Malade congestionné, obnubilé, céphalée nucale, raideur de la nuque.
Courbatures, abattement, somnolence (*ARNICA, PHYTOLACCA, EUPATORIUM*). Parfois agitation (*ARSENICUM ALBUM*).
Absence de soif (*APIS, PULSATILLA*).

• ANXIÉTÉ D'ANTICIPATION : TRAC, TREMBLEMENTS, PHOBIES

Suites de mauvaises nouvelles apprises brusquement ou sans ménagement.
Tremblement, inhibition, lipothymie, tachycardie ; diarrhée, pollakiurie.
Trac des examens, appréhension de situations difficiles ; de l'avenir.
Inhibition intellectuelle et motrice ; amnésie soudaine et temporaire.
Somnolence des étudiants qui veulent forcer leur attention (O.P.).
Tremblements ressentis à l'intérieur du corps : émotionnels.
Tremblement général si violent que le patient demande à être tenu.
Tremblements partiels : d'une main, d'un membre, du menton, d'une paupière, de la langue.
Demande qu'on le tienne, tellement il tremble.
Émotivité, hypersensibilité émotionnelle avec malaises cardiaques variés : palpitations ou **sensation d'arrêt du cœur obligeant à bouger ;** tremblements, inhibition ; diarrhée émotive.
Pollakiurie, polyurie émotive d'urine abondante et limpide.
Désir de tranquillité, **conduite d'évitement,** mais craint la solitude.
Phobies, peurs systématisées : claustro, thermo, agora, anthropophobie.
Peur de tomber des petits enfants.
Insomnie : par nervosité, appréhension, mauvaises nouvelles, excès de tabac.

• SYNDROME VASOMOTEUR ET SYMPATHIQUE : CÉPHALÉES, RYTHME CARDIAQUE

Face rouge, hyperémiée, chaude ; **expression obnubilée ou abrutie ;** paupières tombantes.
Céphalée congestive par la chaleur, **insolation ;** pendant la grippe ; à la suite d'émotions : occipitale, occipito-frontale, occipito-nucale et scapulaire.
Sensation de lien serré au-dessus des yeux.
Obnubilation, lourdeur et somnolence, désir de fraîcheur ; mieux la tête haute.
Miction profuse d'urine limpide marquant la fin de la crise (*IGNATIA*).
Migraine ophtalmique ; les troubles visuels précèdent et souvent persistent pendant la migraine (O.P.).
Migraine ophtalmoplégique : baisse importante d'acuité visuelle ; phase aveugle prémigraineuse.
Migraine accompagnée : parésies, paralysies motrices ; éclipses cérébrales ; paresthésies (*PHOSPHORUS*).
Rythme cardiaque ralenti par les émotions. **Sensation d'arrêt du cœur s'il ne fait pas un mouvement** (*DIGITALIS* : le cœur va s'arrêter s'il bouge).
Arythmie des émotifs. Tachycardie émotive alternant avec ralentissement du rythme.
Vertiges avec troubles de la vue : tabagisme, nervosisme.

• PARALYSIE ET PARÉSIE - INHIBITION FONCTIONNELLE

Suites d'épreuves psychologiques ; d'insolation ; de viroses...
Paralysie faciale, plutôt par temps chaud (*a frigore : ACONITUM*).
Paralysies oculaires et oculomotrices ; inocclusion, ptosis palpébral ; diplopie ; strabisme, baisse de la vision.
Aphonie parétique ; ralentissement respiratoire.
Déglutition difficile ; selles impérieuses et insécurité après une mauvaise nouvelle.
Parésie vésicale : pollakiurie, incontinence, insécurité.
Règles retardées, peu abondantes, avec douleurs lombo-sacrées et pelviennes.
Éjaculation sans érection.
Travail douloureux, prolongé, inefficace.
Paralysies motrices : accident vasculaire cérébral récent ; myélopathies virales.
Faiblesse extrême des membres, dérobement des genoux.
Incoordination, paresthésies.

• AUTRES INDICATIONS

Désir d'alcool, de stimulants, de tranquillisants.
Coryza l'été. Rhume des foins ; congestion de la face, extension laryngée, obnubilation. Céphalée avec le rhume.
Névralgie crurale, crampe des écrivains.
Tabagisme.

COMMENTAIRES ET COMPARAISONS

Deux Loganiacées, *GELSEMIUM* et *IGNATIA* représentent les deux tableaux les plus fréquents d'hyperémotivité. L'un avec tremblements, inhibition, l'autre avec spasmes, excitation. Mais les deux remèdes ne s'opposent pas. L'inhibition et les défaillances de *GELSEMIUM* l'apparentent à *SEPIA*, son principal complémentaire.
La tendance congestive, les troubles cardiaques, et souvent l'hypertension en font le complémentaire d'*AURUM*.
On décrit le sujet obnubilé, presque confus, à face rouge sombre, surtout par temps chaud. Il veut rester isolé et inactif et répond aux questions avec retard et imprécision. Il se sent lourd, courbatu, et le moindre effort accélère son cœur pourtant lent au repos.
GELSEMIUM est le plus "tremblant" de tous les remèdes, suivi par *MERCURIUS*.
L'aggravation de son obnubilation conduit à *OPIUM*, à *NUX MOSCHATA*, somnolent.

Comparaisons fondées sur la composition

Parmi les plantes contenant des composés à fonction carbonyle, plusieurs, outre leur effet spasmodique et convulsivant, ont des symptômes d'inhibition.
GELSEMIUM (scopolétol) : obnubilation, ralentissement cardiaque.
IPECA (ipécoside), *TABACUM* (coumarines diverses) : malaises nauséeux.
MOSCHUS (muscone), *NUX MOSCHATA* (dérivés carbonylés non identifiés) : crises spasmodiques avec affaiblissement de la conscience.
CICUTA VIROSA (coumarines diverses) : cyanose précritique, somnolence postcritique dans l'épilepsie.
Quant aux paralysies de *GELSEMIUM*, semblables à celles de *CURARE*, peut-être sont-elles dues à la fonction ammonium quaternaire de la sempervirine ; on sait en effet que pratiquement tous les curarisants contiennent au moins une fonction ammonium quaternaire.

Comparaisons fondées sur la Matière médicale

Le trac :
GELSEMIUM : inhibition intellectuelle et motrice ;
OPIUM : sidération totale ;
ARGENTUM NITRICUM : inhibition intellectuelle mais précipitation et fuite ;
ACONITUM : frayeur avant et pendant une épreuve ;
STRAMONIUM : frayeur intense, violente ; irraisonnée ;
ARSENICUM ALBUM : anxiété, agitation, épuisement, sur un mode chronique ou répétitif.

Ginkgo biloba

Ginkgo, arbre aux quarante écus

Ginkgo biloba L. (Ginkgoacées)

DESCRIPTION : Originaire de Chine et du Japon où il est planté au voisinage des temples, le ginkgo est un très bel arbre dioïque pouvant atteindre 40 m de haut ; les feuilles caduques, en forme d'éventail bilobé, vert clair, virent au jaune d'or en automne. Les graines sont entourées d'un arille jaune, charnu. Introduit en France au XVIIIe siècle, le ginkgo est fréquemment cultivé dans les parcs, en Europe et aux États-Unis. Représentant d'une flore depuis longtemps disparue et considéré, pour cette raison, comme un fossile vivant, il ne se reproduit plus à l'état sauvage.

PARTIE UTILISÉE : Les feuilles fraîches récoltées au printemps.

COMPOSITION

Elle a été très étudiée. Les constituants mis en évidence sont nombreux. Les uns sont banals (hydrocarbures et alcools aliphatiques – dont le nonacosanol – oses, stéroïdes, amino-acides, flavones et flavonols, catéchines, proanthocyanidines), les autres plus caractéristiques. Parmi ces derniers il faut citer :

- les acides ginkgolique et hydroginkgolique ;
- des alcools : ginkgol et bilobol ;
- des diterpènes, les ginkgolides contenant 3 anneaux γ-lactone et un groupement butylique tertiaire ; ils diffèrent les uns des autres par le nombre et la position des hydroxyles ; 5 ginkgolides ont été isolés, les dérivés A, B, C, J et M ; le

ginkgolide B est un inhibiteur puissant et spécifique du PAF (Platelet Activating Factor) ; nombreuses sont les activités des ginkgolides résultant de cet effet (1) ;

- un sesquiterpène, le bilobalide dont la structure est assez proche de celle des ginkgolides ;
- des biflavones dérivées de l'apigénol ; les deux plus importantes sont la ginkgétine et l'isoginkgétine (encore appelées ginkgétol et isoginkgétol).

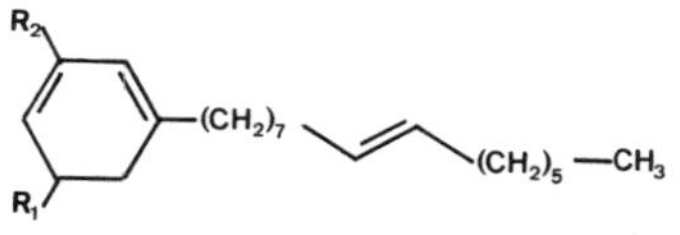

	R_1	R_2
ginkgol	OH	H
bilobol	OH	OH

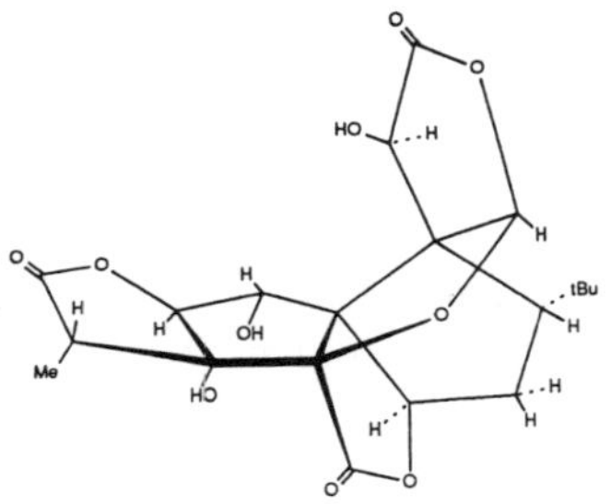

gingkolide B

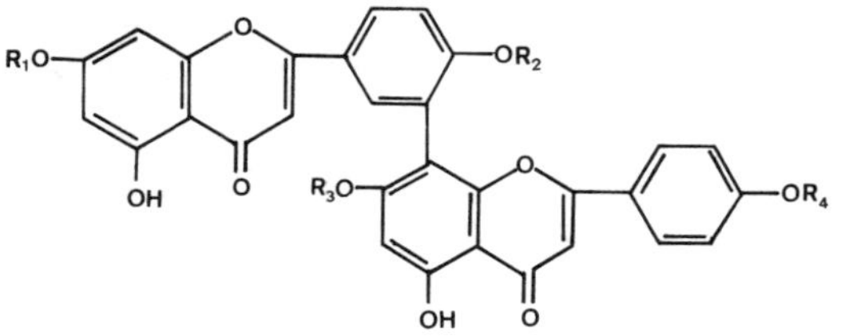

R_1	R_2	R_3	R_4	
CH_3	CH_3	H	H	**ginkgétol**
H	CH_3	H	CH_3	**isoginkgétol**

PATHOGÉNÉSIE

Remède d'action limitée.
MIGRAINE GAUCHE.

MIGRAINE ET CÉPHALÉE SUS-ORBITAIRE OU TEMPORALE GAUCHE.

AGGRAVATION :
PAR LE FROID.

•MIGRAINE ET CÉPHALÉE SUS-ORBITAIRE

Céphalée sus-orbitaire gauche, temporale gauche, migraine gauche aggravée par le froid.
Lourdeur, crispation.
Céphalée névralgique *a frigore* ; digestive avec gastralgie, arthrosique avec pharyngopathie sur arthrose (O.P.).

COMMENTAIRES ET COMPARAISONS

SPIGELIA : névralgie sus-orbitaire gauche suivant le cours du soleil ; névralgie ; tachycardie.
BRYONIA : céphalée frontale améliorée par la pression forte.
LACHESIS : migraine gauche, évoluant de gauche à droite.

Comparaisons fondées sur la composition

Les flavonoïdes de *GINKGO* le rapprochent d'*AESCULUS HIPPOCASTANUM* et confirment sans doute son utilité dans la migraine vraie et les céphalées vasculaires (O.P.).
AESCULUS : céphalée vasculaire, ou pharyngite, alternant avec des hémorroïdes.

Par ses biflavones dérivées de l'apigénol, le remède peut être comparé à d'autres plantes contenant, elles, des hétérosides de l'apigénol :
GINKGO : céphalée sus-orbitaire gauche ;
CHAMOMILLA : céphalée vasculaire ou névralgique intolérable avec agitation, souvent unilatérale ;
MILLEFOLIUM : état congestif violent de la face ; algie intense ; épistaxis ; tendance générale hémorragique.

La phytothérapie reconnaît à *Ginkgo biloba* une activité vasculaire, artérielle, veineuse et capillaire.
La pathogénésie homéopathique semble trop limitée.

BIBLIOGRAPHIE

1. HUXTABLE R.J. - *J. Ethnopharmacol.*, 1992, *37*, 1-11.

Ginseng

Ginseng d'Asie

Panax ginseng C.A. Meyer (Araliacées)

et

Ginseng d'Amérique

Panax quinquefolius L. (Araliacées)

DESCRIPTION : Plantes herbacées de 30 à 50 cm, vivaces par une racine tubérisée de grande taille. Feuilles palmées composées de 5 folioles, fleurs blanchâtres en ombelles. Le fruit est une petite baie rouge clair.
Le ginseng d'Asie est originaire des forêts montagneuses de l'Est asiatique ; on le cultive en Chine, en Corée, au Japon, en Bulgarie, dans certaines régions de l'ex-URSS
Le ginseng d'Amérique pousse à l'état sauvage dans les bois de l'Est du continent nord-américain, depuis le Canada jusqu'à la Floride.

PARTIE UTILISÉE : La racine.

COMPOSITION
Très étudiée ; elle est d'une grande complexité. Parmi les substances susceptibles de jouer un rôle dans l'activité physiologique :
- vitamines du groupe B (B_1, B_2, B_{12}, nicotinamide, acide pantothénique) et vitamine C ;
- oses divers ;
- peptides et amino-acides dont les amino-acides essentiels et l'histidine ;
- œstrogènes (œstriol et œstrone) dans la drogue sauvage ;
- nombreux saponosides ; ceux de ***Panax ginseng*** portent le nom de ginsénosides ou encore panaxosides ; ceux de ***Panax quinquefolius*** sont parfois appelés panaquilines : la majorité est identique aux ginsénosides ; parmi ces derniers, le ginsénoside R_0 est un hétéroside de l'acide oléanolique (voir ***ARALIA***), les ginsénosides Rb_1, Rb_2, Rc et Rd dérivent du protopanaxadiol, les ginsénosides Re, Rf, Rg_1, Rg_2, Rh_1 ont pour aglycone le protopanaxatriol

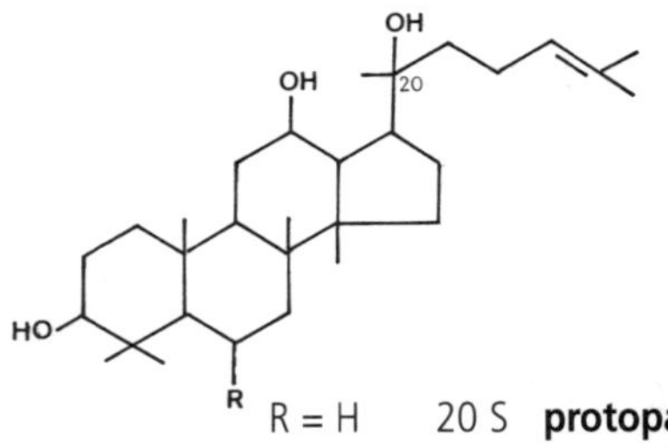

R = H 20 S **protopanaxadiol**
R = H 20 S **protopanaxatriol**

- glycanes hypoglycémiants (1,2) ;
- dérivés polyacétyléniques (3,4).

PATHOGÉNÉSIE

Remède d'action limitée.
ENRAIDISSEMENT RHUMATISMAL.

DOULEURS ARTICULAIRES AVEC RAIDEUR ET FAIBLESSE.

Douleurs articulaires et névralgies sur arthrose : raideur et faiblesse. Amélioration de la raideur au mouvement (***RHUS TOXICODENDRON***) mais faiblesse accrue (d'après Voisin).
Arthrose évoluant autour de la ménopause (O.P.).

COMMENTAIRES ET COMPARAISONS
En Orient, le ginseng est réputé tonique et aphrodisiaque. Il contient des vitamines et des substances œstrogènes : leurs actions ne se retrouvent pas en homéopathie.
Il potentialise l'action articulaire de ***BRYONIA*** : ***BRYONIA*** 6 DH + ***GINSENG*** 6 DH, 10 gouttes par jour.

Des hétérosides de l'acide oléanolique existent dans :
HEDERA HELIX : cellulite, hypodermite sclérohypertrophique, lipoarthrose du genou ;
ARALIA RACEMOSA : ne semble indiqué que dans l'allergie respiratoire.

Comparaisons fondées sur la Matière médicale
Raideur articulaire :
RHUS TOXICODENDRON : modalité de dérouillage ;
ANGUSTURA : soulagé par l'étirement ;

GUAIACUM : raideur très douloureuse des petites articulations ;
GNAPHALIUM : raideur, paresthésies, névralgies ;
CAUSTICUM : raideur, déficit fonctionnel ;
T.R. : raideur permanente ; sclérose périarticulaire.

Une réévaluation pathogénétique semble souhaitable en raison de la grande différence des effets phytothérapiques et homéopathiques.

BIBLIOGRAPHIE

1. KONNO C., SUGIYAMA K., KANO M., TAKAHASHI M. et HIKINO H. - *Planta Med.*, 1984, *50*, 434-436.
2. TOMODA M., SHIMADA K., KONNO C., SUGIYAMA K. et HIKINO H. - *Planta Med.*, 1984, *50*, 436-438.
3. AHN B.Z. et KIM S.I. - *Planta Med.*, 1988, *54*, 183.
4. HIRAKURA K., MORITA M., NAKAJIMA K., IKEYA Y. et MITSUHASHI H. - *Phytochemistry*, 1992, *31*, 899-903.

Glonoinum ou Trinitrinum

Trinitrine

CH_2-ONO_2
|
CH -ONO_2
|
CH_2-ONO_2

DESCRIPTION : Liquide huileux de saveur douce et brûlante, solidifiable vers + 13 °C ; il détone violemment par le choc ou sous l'influence brusque de la chaleur. Insoluble dans l'eau.

PATHOGÉNÉSIE

Remède d'action limitée.
CONGESTION CÉRÉBRALE EXPLOSIVE.

CONGESTION CÉRÉBRALE VIOLENTE.

HYPERTENSION ET MIGRAINES CONGESTIVES.

AGGRAVATION :
PAR LA CHALEUR.
PAR LES SECOUSSES.
PAR L'ALCOOL, LES STIMULANTS.
PAR LE RETARD DES RÈGLES.

AMÉLIORATION :
PAR LE FROID.
PAR UN LIEN FROID SERRANT LA TÊTE.

• CONGESTION CÉRÉBRALE VIOLENTE

Brutal afflux de sang à la tête : coup de chaleur, de soleil.
Faciès rouge, livide, bouffées de chaleur.
Battements intenses et visibles des carotides.
Se tient la tête serrée dans les mains, absolument immobile.
Dégrafe son col ; réclame un lien froid serré autour de la tête.
Désorientation subite : ne reconnaît plus les lieux, l'entourage. Perte de conscience.
Regard fixe, yeux injectés, mydriase, exophtalmie, photophobie.
Vision de scotomes noirs ou colorés, surtout en baissant la tête.

• HYPERTENSION ET MIGRAINES CONGESTIVES

Hypertension congestive ; poussées hypertensives brutales.
Battements synchrones du pouls, violents, des oreilles, des dents, des extrémités...
Tachycardie, tachyarythmie. Battements dans la tête au moindre effort.
Céphalée très congestive avec battements synchrones du pouls, intolérance extrême à la chaleur radiante et aux secousses ; phosphènes.

• AUTRES INDICATIONS

Goitre exophtalmique, cardio-thyréose (*SUMBUL*, *LYCOPUS*, *IODUM*, *LACHESIS*).
Ménopause congestive.
Brûlure entre les épaules.

COMMENTAIRES ET COMPARAISONS

Parmi les remèdes congestifs d'action rapide, *GLONOINUM* est choisi pour son extrême et soudaine violence, et en présence de battements carotidiens. Il complète l'action plus prolongée de *SULFUR*, *LACHESIS*, *AURUM*, *PHOSPHORUS*. On peut l'associer à *BELLADONNA*.

Un des meilleurs remèdes quotidiens des bouffées de chaleur (4 CH).

Comparaisons fondées sur la Matière médicale
Crise hypertensive congestive :
ACONITUM : mais la face reste pâle ; coup de froid ;
BELLADONNA : battements artériels, chaleur radiante ;
VERATRUM VIRIDE : agitation ;
GELSEMIUM : obnubilation ;
ARNICA : malade choqué ;
OPIUM : sueurs chaudes, perte de conscience.

Gnaphalium polycephalum

Immortelle jaune de l'Amérique du Nord

Gnaphalium obtusifolium L. (= *G. polycephalum* Michx) (Composées)

DESCRIPTION : Plante herbacée des lieux secs de l'Amérique du Nord, à tige dressée pouvant atteindre 80 cm de haut, d'aspect cotonneux, à feuilles alternes et sessiles très laineuses à la face inférieure.
Les capitules, réunis en corymbes, ont un involucre jaunâtre et sont constitués de fleurs tubuleuses jaunes.
Le fruit est un akène surmonté d'une aigrette.

PARTIE UTILISÉE : La plante entière fleurie séchée.

COMPOSITION
Elle est encore mal connue. Seuls les dérivés flavoniques semblent avoir été étudiés : à côté d'une flavanone, l'obtusifoline, les parties aériennes contiennent des composés polyméthoxylés telle la 3,5,7-trihydroxy-6,8-diméthoxyflavone, la gnaphaliine, la mono-méthylgnaphaliine (1) :

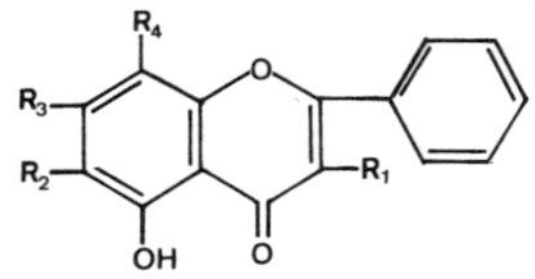

R_1	R_2	R_3	R_4	
OCH_3	H	OH	OCH_3	gnaphaliine
OCH_3	H	OCH_3	OCH_3	monométhylgnaphaliine

PATHOGÉNÉSIE

Remède d'action limitée.
SCIATIQUE, PARESTHÉSIES, DIARRHÉE.

SCIATIQUE ET AUTRES NÉVRALGIES ALTERNANT AVEC DES PARESTHÉSIES.

DIARRHÉE AVEC DOULEURS CRAMPOÏDES.

AMÉLIORATION DE LA SCIATIQUE : EN POSITION ASSISE.

• SCIATIQUE OU AUTRES NÉVRALGIES ALTERNANT AVEC DES PARESTHÉSIES
Sciatique, surtout droite ; **engourdissement quand la douleur se calme.**
Douleur crampoïde, aggravée en marchant, **améliorée assis sur une chaise.**
Névralgie trigéminée : maxillaire supérieur – ciliaire.
Cruralgie associant douleurs et paresthésies (*ACONITUM, PLATINA*).
Douleurs goutteuses – du gros orteil : alternance engourdissement-douleurs.

• DIARRHÉE AVEC DOULEURS CRAMPOÏDES
Diarrhée abondante, aqueuse, irritante, fatigante, diurne.
Douleurs intestinales crampoïdes (*COLOCYNTHIS, CHAMOMILLA, CUPRUM*).

COMMENTAIRES ET COMPARAISONS
L'association de névralgies, douleur crampoïde et diarrhée évoque d'abord *COLOCYNTHIS*, très proche. Mais l'alternance douleur-paresthésie détermine *GNAPHALIUM*. *AMMONIUM MURIATICUM* comporte la modalité inverse : aggravé assis, dans la sciatique. L'alternance, diarrhée irritant

l'anus-goutte, indique que le remède d'action générale complémentaire est ***SULFUR***.

BIBLIOGRAPHIE

1. OHLENDORF D., SCHWARZ R. et HÄNSEL R. - *Archiv. Pharm.*, 1971, *304*, 213-215.

Gonotoxinum

DESCRIPTION : Biothérapique : vaccin antigonococcique constitué d'une suspension, dans du soluté isotonique de chlorure de sodium, de corps microbiens provenant de cultures de gonocoques tués par chauffage.

PATHOGÉNÉSIE

Remède d'action limitée.

MEDORRHINUM DOIT LUI ÊTRE PRÉFÉRÉ ; INDICATIONS IDENTIQUES.

Inusité. Cité pour mémoire.

Gossypium

Cotonnier

Gossypium arboreum L. et ***G. herbaceum*** L. (Malvacées)

DESCRIPTION : Espèces herbacées ou ligneuses, d'origine asiatique. Les feuilles sont grandes et lobées ; les fleurs, blanches, jaunes, roses ou pourpres, sont pourvues d'un calicule comme bien des Malvacées. Le fruit est une capsule renfermant des graines entourées des poils plus ou moins longs, blanchâtres ou roussâtres : le coton.

PARTIE UTILISÉE : L'écorce de racine desséchée.

COMPOSITION

- présence d'un principe toxique, le gossypol, comme dans la plupart des organes du cotonnier ; ce composé a été très étudié en raison de ses propriétés contraceptives chez le sujet masculin ; c'est un puissant inhibiteur du PAF-acether (1) ;
- environ 10 % d'une résine ;
- divers acides organiques (salicylique, 2,3-dihydroxybenzoïque) ;
- des phénols ;
- de l'acétovanillone, cétone également trouvée dans ***APOCYNUM CANNABINUM***.

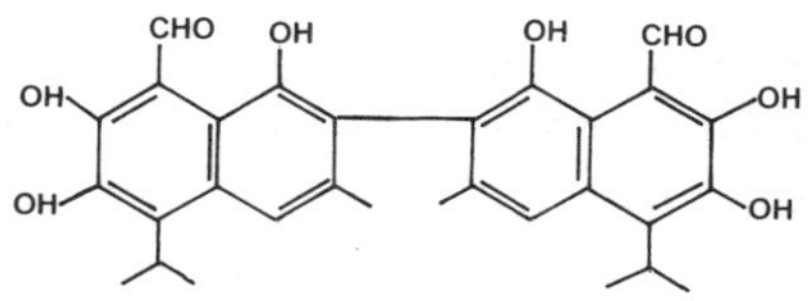

gossypol

PATHOGÉNÉSIE

Remède d'action limitée.
RÈGLES ESPACÉES, INSUFFISANTES, AVEC NAUSÉES ET DOULEURS.

OLIGO-SPANIOMÉNORRHÉE : AVEC ALGIES PELVIENNES, RÉFLEXE DIGESTIF SPASMODIQUE ET NAUSÉES.

AMÉLIORATION :
PAR LES RÈGLES.
SI LEUR VOLUME S'ACCROÎT.

• OLIGO-SPANIOMÉNORRHÉE

Règles peu abondantes et retardées, de sang aqueux. Dans leur attente, algie et pesanteur pelvienne "comme si elles allaient survenir".
Douleur ovarienne irradiée vers le bas.
La période prémenstruelle comporte des troubles digestifs spasmodiques, antipéristaltiques et douloureux : nausées, spasme gastro-intestinal, ténesme rectal.
Nausées de la grossesse ; le matin au lever ; avec déséquilibre (*COCCULUS*).

COMMENTAIRES ET COMPARAISONS

Parmi les nombreux remèdes de règles insuffisantes et tardives, on choisit *GOSSYPIUM* si l'attente des règles comporte une pesanteur pelvienne avec sensation d'imminence ; ou encore si cette période s'accompagne de spasmes digestifs variés, en relation probable avec les nombreux dérivés carbonylés que contient cette plante.
GOSSYPIUM complète électivement *PULSATILLA* ou *SEPIA*.

Comparaisons fondées sur la Matière médicale

Oligo-spanioménorrhée :
GOSSYPIUM : malaise comme si les règles allaient venir ; nausées et spasmes ;
PULSATILLA : stase veineuse ; intolérance digestive des graisses ; pleurs ;
SEPIA : stase pelvienne, état nauséeux ; tristesse intense ;
GRAPHITES : sang pâle, constipation, frilosité, surcharge pondérale ; apathie ;
KALIUM CARBONICUM : lombalgie, météorisme gastrique, asthénie prémenstruels ;
CYCLAMEN : migraine et inappétence avant les règles ; mélancolie, remords ;
SENECIO : toux ou cystopathie dans l'attente des règles.

BIBLIOGRAPHIE

1. TOUVAY C., VILAIN B., SIROIS P., SOUFIR M. et BRAQUET P. - *J. Pharm. Pharmacol.*, 1987, *39*, 454-458.

Graphites

Graphite

DESCRIPTION : Poudre noire très fine, onctueuse au toucher, inodore et insipide, insoluble dans l'eau et dans l'alcool, contenant du carbone (au moins 96 %) et de la silice.

PATHOGÉNÉSIE

Remède d'action générale.
CONSTIPATION, FRILOSITÉ, ECZÉMA.

DIMINUTION D'ACTIVITÉ PSYCHIQUE, MÉTABOLIQUE, ENDOCRINIENNE.

PEAU SÈCHE, ÉRUPTIONS SQUAMEUSES OU MELLICÉRIQUES.

RHUMATISME CHRONIQUE À TENDANCE SCLÉREUSE ET FIBREUSE.

AGGRAVATION :
PAR LE FROID, L'INACTION.
LA CHALEUR DU LIT.
LES RÈGLES.

AMÉLIORATION :
EN MANGEANT (ESTOMAC).

• DIMINUTION D'ACTIVITÉ PSYCHIQUE, MÉTABOLIQUE, ENDOCRINIENNE

Inactivité, apathie, lenteur d'exécution, paresse.
Indécision, manque d'initiative, désintérêt, dépression, idées de mort, déficit mnésique.
Hyperémotivité, sensiblerie des inactifs : pleure en écoutant la musique.
Obésité, souvent sans hyperphagie (O.P.), avec bouffissure du visage.
Frilosité mais intolérance à la chaleur confinée (*PULSATILLA*) : **hypothermie vraie** (O.P.).
Anémie : sang clair fluide ; exceptionnelles métrorragies de sang clair.
Œdèmes durs, palpébraux, prétibiaux, de la face ; ne prenant pas le godet.
Hypométabolisme, hypothyroïdie.
Transit digestif ralenti ; inflammation des muqueuses.
Aversion pour le **sel,** les sucreries, la viande ; intolérance des graisses.
Stase et inflammation gastriques : nausées putrides tardives, et au lever.
Brûlures et crampes à vide calmées en mangeant, surtout chaud.
Constipation chronique atonique de grosses selles réunies par du mucus.
Émission de mucus après la selle.

Diarrhée très fétide avec aliments indigérés.
Ballonnement et intolérance aux vêtements serrés.
Anus sec, fissuré, brûlant, pruriant. Hémorroïdes suintantes.
Déficit hormonal sexuel : règles peu abondantes, espacées, de sang clair.
Cycles anovulatoires en préménopause (O.P.).
Prurit et enrouement pendant les règles : bouffées de chaleur.
Leucorrhée abondante, irritante, parfois substituée aux règles.
Atténuation et disparition de la libido féminine et masculine. Coït sans orgasme, sans éjaculation. Impuissance.

• PEAU SÈCHE, ÉRUPTIONS SQUAMEUSES OU MELLICÉRIQUES

Peau **sèche,** rèche, atone, **sans transpiration.**
Eczéma et éruptions sèches, hyperkératosiques, grosses squames épaisses.
Fissures, gerçures, du bout des doigts, des mamelons.
Eczéma et éruptions **suintantes, suppurées, mellicériques.**
Prurit à la chaleur du lit.
Atteinte élective des orifices cutanéo-muqueux et des plis : blépharite marginale, suppurée, croûteuse ; orgelets, chalazions. Intense photophobie.
Éruption sèche ou suintante du pourtour de la bouche, des commissures labiales (*CONDURANGO*), scrotum et grandes lèvres, anus, **à la paume des mains** (*ANAGALLIS*).
Peau épaissie, fissurée, douloureuse.
Cheveux secs, gris, cassants. Chute des poils de la queue de sourcil.
Ongles épais, cassants, jaunis et noircis : onychis et perionychis.
Sueur fétide des pieds.
Cicatrices sclérohypertrophiques, chéloïdiennes.
Lipomes durs, peu mobiles – **cellulite** sur obésité.

• RHUMATISME CHRONIQUE À TENDANCE SCLÉREUSE ET FIBREUSE

Enraidissement articulaire douloureux. Mobilité générale très diminuée.
Rétractions fibro-aponévrotiques : Dupuytren, La Peyronie, cicatrices.
Genoux enraidis, déformés, adipocellulitiques et arthrosiques.
Syndrome trophostatique (O.P.).

• AUTRES INDICATIONS

Sensation de toile d'araignée sur la figure ; engourdissement de la tête.
Hypoacousie : **entend mieux au milieu du bruit** (*NITRICUM ACIDUM*).
Cacosmie : sent des odeurs de cheveux, de corne brûlée. **Ne peut supporter l'odeur des fleurs.**
Coryza chronique douloureux : fissures et mucopus.

COMMENTAIRES ET COMPARAISONS

La pathogénésie de ***GRAPHITES*** reproduit le tableau de l'insuffisance thyroïdienne et ovarienne ou androgénique, avec, en plus, des signes propres. C'est à la ménopause l'équivalent de ***PULSATILLA*** à la puberté. La peau de ***GRAPHITES*** évoque ***SULFUR***, son infiltration et son myxœdème ***THUYA***, son obésité ***CALCAREA CARBONICA*** ; tous ces remèdes sont complémentaires.

Comparaisons fondées sur la Matière médicale

Inactivité, apathie :
CALCAREA CARBONICA : paresseux et indolent ;
BARYTA CARBONICA : lent, massif, obtus ;
KALIUM CARBONICUM : fatigué pour le moindre effort ;
AMMONIUM CARBONICUM : assoupi, obèse, urémique ;
CARBO VEGETABILIS : dyspnée au moindre effort.

Constipation atonique :
ALUMINA : inertie colo-rectale ; grands efforts ; selles "huileuses" ;
SEPIA : inertie rectale et pesanteur ;
OPIUM : rétention de plusieurs jours, indolore, fort tympanisme ;
LYCOPODIUM : constipation atonispasmodique ;
BRYONIA : selles volumineuses mais abdomen douloureux.

Éruptions à suintement épais :
SULFUR : toutes les éruptions ;
HEPAR SULFUR : pyodermites ;
MEZEREUM : sécrétions blanchâtres ;
CALCAREA CARBONICA, ANTIMONIUM CRUDUM, ANTIMONIUM TARTARICUM : de la face et du cuir chevelu.

Gratiola

Gratiole

Gratiola officinalis L. (Scrofulariacées)

DESCRIPTION : Plante herbacée des lieux humides, d'une hauteur de 50 cm environ ; ses tiges creuses, tétragones au sommet, portent des feuilles sessiles, lancéolées, dentées et des fleurs isolées, blanc jaunâtre ou rosées. Le fruit est une capsule ovoïde pointue, munie du calice persistant.
On trouve la gratiole dans presque toute l'Europe.

PARTIE UTILISÉE : La plante entière fraîche.

COMPOSITION

- présence de triterpènes tétracycliques et, surtout, des cucurbitacines E et I (voir *BRYONIA*) ;
- d'extraits hydrolysés, on a isolé de la cucurbitacine L (voir *BRYONIA*) et de la 16-hydroxygratiogénine ;
- des hétérosides dont les principaux, dans la plante fraîche, sont l'élatérinide, monoglucoside de la cucurbitacine E et la désacétylélatérinide ;
- beaucoup de dérivés flavoniques ;
- des alcaloïdes : hélidonine et O-acétylhélidonine (1).

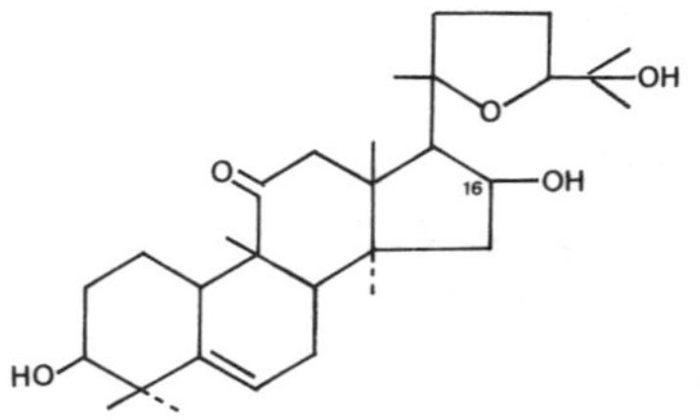

16-hydroxygratiogénine

PATHOGÉNÉSIE

Remède d'action limitée.
DIARRHÉE INFANTILE ESTIVALE.

DIARRHÉE EN JET, L'ÉTÉ, APRÈS UN EXCÈS DE BOISSONS FROIDES, SUIVIE D'ÉPUISEMENT ET D'IRRITATION ANALE.

AGGRAVATION :
PAR LE TEMPS CHAUD.
PAR LES BOISSONS FROIDES.

• DIARRHÉE EN JET, L'ÉTÉ

Diarrhée émise sous forte pression, impérieuse, explosive. L'été après avoir bu trop d'eau froide. Surtout chez l'enfant.
Suivie d'épuisement et de sensation de brûlure anale (*IRIS VERSICOLOR*, *CROTON*, *SULFUR*, *GAMBOGIA*).

• AUTRES INDICATIONS

Distension gastrique avec sensation de froid local, crampes, défaillances.
Migraines, bouffées de chaleur, malaises, vertiges ; excitation sexuelle.

COMMENTAIRES ET COMPARAISONS

Le déclenchement par les boissons froides semble le seul moyen de sélectionner *GRATIOLA* mais cette modalité existe aussi dans *BRYONIA*, *ARSENICUM ALBUM*, *CAPSICUM*, *PULSATILLA*, *RHUS TOXICODENDRON*. Si c'est en été, le choix se réduit à *NUX MOSCHATA* – suivi d'hébétude somnolente – et *NATRUM SULFURICUM* – moins souvent aigu.
BRYONIA, habituellement constipé, a aussi une diarrhée matinale estivale, et boit aussi de grandes quantités d'eau à la fois ; ses cucurbitacines sont très voisines de celles de *GRATIOLA*.

Comparaisons fondées sur la Matière médicale
Diarrhée en jet :
GRATIOLA : l'été, après l'eau froide ; brûlure anale ;
BRYONIA : l'été, le matin – sujet habituellement constipé ;
GAMBOGIA : vive colique ; sédation immédiate ;
CROTON TIGLIUM : récidive à la moindre ingestion solide ou liquide ; forte irritation anale ;
PODOPHYLLUM : matinale, jaunâtre ; douleur de fosse iliaque droite, ou prolapsus anal ;
CHINA : après chaque repas ; épuisé par la diarrhée ;
ALOE : diarrhée impérieuse, mauvaise continence rectale.

BIBLIOGRAPHIE
1. VENKOV A.T. et GULUBOV A.S. - *Natura*, 1972, *5*, 59-62.

Grindelia

Grindélia

Grindelia robusta Nutt., *G. squarrosa* Dun. (Composées)

DESCRIPTION : Plantes raides, imprégnées de résine, atteignant 80 cm de haut, que l'on trouve à l'état sauvage en Amérique du Nord. Les feuilles sont coriaces, oblongues ou lancéolées, plus ou moins dentées.
Les capitules sont jaune orangé, radiés, un peu plus larges chez *G. robusta* (1,5 cm environ), entourés de bractées recourbées, très caractéristiques du genre. Les fruits sont des akènes.

PARTIE UTILISÉE : La partie aérienne fleurie desséchée.

COMPOSITION

- une fraction résineuse, qui peut constituer jusqu'à 20 % du poids de la drogue, renferme des acides diterpéniques parmi lesquels l'acide grindélique est dominant et des dérivés acétyléniques du type matricarianol :

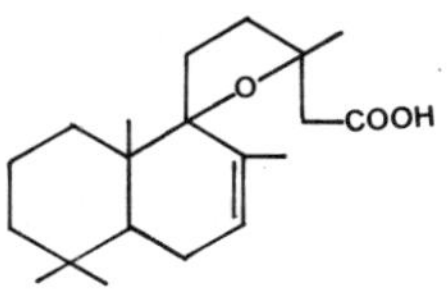

acide grindélique

CH_3–CH=CH–C ≡ C–C ≡ C –CH=CH–CH_2OH
matricarianol

- une huile essentielle à bornéol, α–terpinéol, α et β-pinène (1, 2) ;
- des polyphénols abondants (1, 2) :

– acides-phénols : ρ-hydroxybenzoïque, vanillique, ρ-coumarique ;
– flavonoïdes parmi lesquels dominent les composés méthylés (3-méthylkaempférol, 3,7-diméthylkaempférol, 3-méthylquercétol, 3,7-diméthylquercétol) ;

- petite quantité d'hétérosides cardiotoniques ;
- un ou des alcaloïdes ;
- des saponosides.

La structure des hétérosides cardiotoniques du grindélia n'a pas été, à notre connaissance, étudiée : c'est à eux pourtant que l'on peut attribuer l'activité du remède sur certains troubles d'origine **cardio**-rénale.

PATHOGÉNÉSIE

Remède d'action limitée.
SUFFOCATION EN S'ENDORMANT.

INSUFFISANCE CARDIO-RESPIRATOIRE PAROXYSTIQUE.

• INSUFFISANCE CARDIO-RESPIRATOIRE PAROXYSTIQUE

Suffoque en s'endormant, ou au réveil ; s'assoit pour respirer. Peur de se rendormir.
Dyspnée : gros râles sans expectoration ; dyspnée réflexe, asthme, œdème aigu pulmonaire. Détresse respiratoire, cyanose, syncope (indication historique).

• AUTRES INDICATIONS

Splénomégalie douloureuse.
Iritis.
Éruptions vésiculaires : herpès, zona, eczéma aigu.

COMMENTAIRES ET COMPARAISONS

La suffocation aiguë de *GRINDELIA* survient dans un contexte respiratoire allergique, ou cardiaque, voire psychosomatique. Mais le remède a perdu son intérêt dans les indications organiques sévères, sauf à titre d'appoint du traitement classique.

Comparaisons fondées sur la composition

GRINDELIA contient de l'acide grindélique que l'on trouve aussi dans *SPONGIA* : dyspnée laryngée aiguë.
Il contient des hétérosides cardiotoniques – voir *DIGITALIS* – et ses effets sur le cœur ne sont pas assez valorisés dans la pathogénésie, excepté sa dyspnée très particulière.
Enfin son hyperesthésie paroxystique, que l'on peut comparer à celle de *CHAMOMILLA*, est peut-être due à la présence de dérivés polyacétyléniques.

Comparaisons fondées sur la Matière médicale
Dyspnée avec encombrement bronchique :
LACHESIS : suffoque en se réveillant ;
KALIUM CARBONICUM : insuffisance cardiaque d'expression pulmonaire ; *AMMONIUM CARBONICUM* : insuffisance cardiaque, urémie, dyspnée quand il se couche ;
ANTIMONIUM TARTARICUM : asthme cardiaque ; on ne peut pas expectorer ;
SENEGA : bronchite chronique sur sclérose et emphysème ; vieillards ;
BLATTA : asthme sur bronchite chronique ;
PENICILLINUM : asthme et poussées fébriles sur bronchite chronique ;
ETHYL SULFUR DICHLORATUM : cyanose, détresse respiratoire.

BIBLIOGRAPHIE
1. DIDRY N. - Recherches sur quelques espèces du genre *Grindelia* (Composées) Thèse Doct. État Pharm., Lille, 1977.
2. PINKAS M., DIDRY N., TORCK M., BÉZANGER L. et CAZIN J.C. - *Ann. Pharm. Franç.*, 1978, *36*, 97-104.

Guaiacum

Gaïac

Guaiacum officinale L., *G. sanctum* L.
(Zygophyllacées)

DESCRIPTION : Petits arbres toujours verts originaires de l'Amérique tropicale (Antilles, Floride, Vénézuela, Colombie).

PARTIE UTILISÉE : La résine, obtenue par exsudation après exposition à la chaleur de bûches perforées.

COMPOSITION
Par distillation, la résine fournit du gaïacol.
Les constituants principaux sont :
- des résinols – dont 70 % d'acide guaïaconique, produit mal défini ;
- des lignanes : le plus important est l'acide guaïarétique.

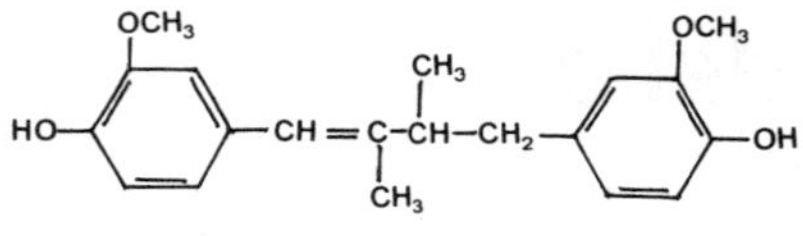

acide guaïarétique

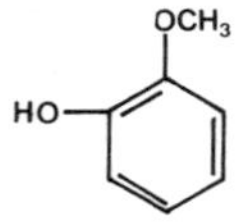

gaïacol

PATHOGÉNÉSIE

Remède d'action limitée.
GOUTTE CHRONIQUE À TOPHI.

GOUTTE CHRONIQUE ; TOPHI, RÉTRACTIONS, DÉFORMATIONS.

AGGRAVATION :
PAR LA CHALEUR ET LA MOBILISATION.

AMÉLIORATION :
EN MANGEANT DES POMMES.
PAR LE FROID LOCAL.

• GOUTTE CHRONIQUE : TOPHI, RÉTRACTIONS, DÉFORMATIONS

Articulations, mains et pieds surtout, déformés par la goutte : tophi, rétraction et déformations en "sac de noix".
Atteinte élective de la radiocarpienne et de la tibiotarsienne.
Goutte avec crises par le froid : en ayant froid par temps chaud.
Douleurs brûlantes aggravées par la chaleur et au moindre toucher, et par la mobilisation.
Désir de pommes qui semblent améliorer les algies.

• AUTRES INDICATIONS

Douleurs brûlantes pharyngiennes : rougeur, œdème, amygdalite.
Céphalée congestive : artères temporales distendues (céphalée de Horton ?).
Exophtalmie.
Douleur pleurale (?) du sommet pulmonaire gauche.
Le corps dégage une mauvaise odeur (***SULFUR***).

COMMENTAIRES ET COMPARAISONS

Déformations et chronicité évoquent certes la goutte, mais aussi le terrain luétique et ***PHYTOLACCA*** épaulé par ***LUESINUM*** ; l'aggravation par la chaleur ***SULFUR,*** et plutôt ***SULFUR IODATUM*** en raison de l'exophtalmie.

Comparaisons fondées sur la Matière médicale

Goutte avec déformations :

SULFUR et ***SULFUR IODATUM*** : petites articulations ;

PHYTOLACCA : amélioration au froid, douleurs lancinantes et nocturnes ;

LITHIUM CARBONICUM : nodosités goutteuses ;

ACTAEA SPICATA : douleurs phalangiennes distales ;

APIS, ***COLCHICUM***, ***CHINA***, ***LEDUM*** : goutte aiguë.

H.

Halopéridol

Halopéridol

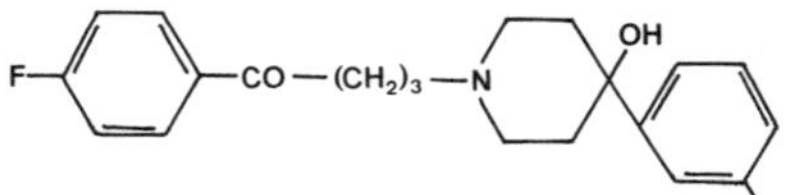

DESCRIPTION : Butyrophénone d'emploi courant en psychiatrie pour ses propriétés neuroleptiques majeures, se présentant sous l'aspect de cristaux solubles dans le chloroforme, le méthanol, l'acétone, le benzène, les acides dilués.

PATHOGÉNÉSIE*

Remède d'action limitée.
DÉPERSONNALISATION, PARKINSONISME.

DÉPRESSION AVEC DÉPERSONNALISATION, SENTIMENT D'IRRÉALITÉ.

PERTE DE LA MIMIQUE, RIGIDITÉ, CONTRACTURE, PARKINSONISME.

TRANSPIRATION PROFUSE, CHAUDE, MAIS EXTRÉMITÉS GLACÉES.

AGGRAVATION :
LE MATIN.
PAR L'USAGE DES NEUROLEPTIQUES.

AMÉLIORATION :
LE SOIR.

* Pathogénésie due à O.A. Julian (1974-1975).

• DÉPRESSION AVEC DÉPERSONNALISATION

Dépression grave, durable, améliorée le soir à partir de 19 h. Mutisme le jour, logorrhée et reprise d'activité le soir (O.P.).
Sensation de "hors du moi", de "stress continu", d'irréalité, d'être dans un nuage.
Difficulté de concentration, de réflexion intellectuelle. Détérioration intellectuelle dont on n'a pas conscience (O.P.). Oubli des obligations quotidiennes. Perte de la notion de temps. Désorientation.

• PERTE DE LA MIMIQUE, PARKINSONISME

Fixité de la mimique, rigidité musculaire, ralentissement moteur, parkinsonisme.
Nuque contracturée. Crampe des mollets. Gestes automatiques.
Vertige : tient mal la tête (***COCCULUS***), démarche ébrieuse, agitation des membres inférieurs (***ZINCUM***).

• TRANSPIRATION, EXTRÉMITÉS GLACÉES

Transpiration profuse. Mains chaudes. Mais les doigts sont glacés.
Syndrome de Raynaud. Peau jaunâtre.

• AUTRES INDICATIONS

Céphalée frontale le matin.
Désir d'aliments salés. Hypersalivation, nausée le matin, constipation avec faux besoins, mauvaise haleine.
Tendance à dormir à plat ventre.
Impuissance.

COMMENTAIRES ET COMPARAISONS

Cette pathogénésie récente intègre l'expérimentation hahnemanienne et l'observation clinique d'effets iatrogènes. Il semble que les indications principales concernent des dépressions endogènes, psychotiques, ou éléments d'un syndrome maniaco-dépressif d'une part, les syndromes parkinsoniens et apparentés d'autre part, enfin le syndrome de Raynaud où des résultats positifs ont été rapportés (M. Tétau).

Comparaisons fondées sur la Matière médicale

1) Dépression graves

AURUM : mélancolie, mutisme, tendance suicidaire ;

HELLEBORUS : dépression, mutisme, ralentissement général, arrêt des règles ;

PHOSPHORUS : dépression avec détérioration intellectuelle.

2) Fixité de la mimique et rigidité

BARYTA CARBONICA : lent, inexpressif, arriéré, ou artérioscléreux ;

AGARICUS : arriéré, tremblant, obnubilé, avec froid des extrémités ;

MERCURIUS SOLUBILIS : lent, tremblant, transpirant ;

CONIUM MACULATUM : déséquilibre, impuissance, tristesse, sénilité ;

OPIUM, HYOSCYAMUS : abrutissement, inconscience.

Hamamelis virginiana

Hamamélis

Hamamelis virginiana L. (Hamamélidacées)

DESCRIPTION : Petit arbre de 2 à 7 m ressemblant au noisetier, très commun dans les forêts humides de l'Amérique du Nord. Les feuilles sont entières et ovales, à base asymétrique. Les fleurs comportent 4 pétales jaunes à languette très allongée. Le fruit est une capsule.

PARTIE UTILISÉE : La feuille et l'écorce de tige fraîches ou séchées : la teinture mère est préparée à partir des feuilles et de l'écorce de tige employées à parties égales.

COMPOSITION

1. La feuille renferme :

- acide quinique : près de 1 % au printemps, la teneur devenant presque nulle en automne ;
- choline ;
- acides gallique et caféique ;
- hétérosides de flavonols : kaempférol, quercétol, myricétol ;
- tanins galliques (8-10 %) ; cependant l'hamamélitanin semble inexistant (1) ou en faible quantité ;
- proanthocyanidines et tanins catéchiques condensés (dérivés flavanniques) ;
- une huile essentielle.

2. L'écorce de tige contient :

- de l'hamamélitanin abondant, des flavannes et leurs formes condensées signalées à propos des feuilles.

PATHOGÉNÉSIE

Remède d'action limitée.
DISTENSION, TRAUMATISME, HÉMORRAGIES VEINEUSES.

VARICES, HÉMORROÏDES ; HÉMORRAGIES DE SANG VEINEUX.

CONTUSIONS, ECCHYMOSES, TRAUMATISMES VEINEUX.

AGGRAVATION :
PAR LA CHALEUR HUMIDE.
PAR LES TRAUMATISMES.

• **VARICES, HÉMORROÏDES ; HÉMORRAGIES DE SANG VEINEUX**

Céphalée pesante améliorée par une épistaxis (***MELILOTUS***, ***LACHESIS***), de sang noir.

Courbature douloureuse des membres avec distension veineuse.

Varices et varicosités douloureuses, sensibles au toucher et fragiles.

"Paquets variqueux" dilatés et tortueux (*CALCAREA FLUORICA, FLUORICUM ACIDUM*).
Phlébites superficielles avec douleur contusive (*VIPERA*), épanchement de sang noirâtre.
Ulcères variqueux cyanosés, sensibles, saignant facilement.
Hémorroïdes violacées, saillantes, douloureuses, saignant facilement : **sang noir et avec douleur lombo-sacrée contusive.**
Varices pharyngiennes.
Varicocèle.
Veines du fond d'œil dilatées ; **troubles oculaires vasculaires à prédominance veineuse** (O.P.).
Hémorragies de sang veineux, noirâtre, coagulant mal, traumatiques ou spontanées.
Prostration disproportionnée à la spoliation sanguine.
Fragilité veino-capillaire ; purpura, pétéchies, taches ecchymotiques quasi spontanées avec douleur de brisure.
Épistaxis vicariante des règles (*SENECIO*) avec douleur pressive et constrictive de la racine du nez.
Hémorragies pharyngiennes, hémoptysies, hématémèses... toujours de sang noir.
Métrorragies de sang noir ; ovulation métrorragique.
Hémorragies oculaires.

• CONTUSIONS, ECCHYMOSES, TRAUMATISMES VEINEUX

Hémorragies veineuses, traumatiques, ecchymoses, hématomes, purpura.
Le sang est noir, abondant, hypocoagulable (*LACHESIS, CROTALUS, VENINS DE SERPENTS*).
Douleurs de brisure, courbature (*ARNICA*).
Ecchymoses au moindre choc (*LACHESIS*).

• AUTRES INDICATIONS

Acouphènes : suspicion d'origine vasculaire ; associées à une pathologie veineuse (O.P.).
Scapulalgies, plutôt bilatérales, aggravées couché et la nuit : stase (*FERRUM METALLICUM*).
Douleurs des cordons spermatiques irradiées aux testicules (*RHODODENDRON, CLEMATIS ERECTA, PULSATILLA, AURUM*).

COMMENTAIRES ET COMPARAISONS

Le complémentaire classique est *FERRUM METALLICUM* : hémorragies et scapulalgie ; mais le sang de *FERRUM* est pâle et fluide, l'anémie habituelle.
En fait, l'action d'*HAMAMELIS* est presque toujours complétée par *LACHESIS* : sang noir, douleurs constrictives, hyperesthésie veineuse.
ARNICA exerce le même rôle en traumatologie, comme vulnéraire polyvalent.
HAMAMELIS, comme *AESCULUS*, contient des flavonoïdes qui rendent compte de son action vasculaire. On trouve également des flavonoïdes dans *ARNICA* et *RUTA* : traumatisme et douleurs contusives.

BIBLIOGRAPHIE

1. FRIEDRICH H. et KRÜGER N. - *Planta Med.*, 1974, *26*, 327-333.

Harpagophytum procumbens

Harpagophytum, griffe du diable

Harpagophytum procumbens DC. (Pédaliacées)

DESCRIPTION : Plante herbacée originaire des savanes du désert de Kalahari, dont les racines secondaires sont tubérisées. Les feuilles sont assez profondément découpées ; les fleurs, rouges et solitaires, donnent naissance à un fruit ailé ovoïde, anguleux, pourvu d'aiguillons crochus.

PARTIE UTILISÉE : Les racines secondaires séchées.

COMPOSITION

On a identifié :

- d'assez nombreux oses, le stachyose étant prédominant ;
- des iridoïdes du type aucuboside considérés en phytothérapie comme étant responsables de l'activité ; le constituant majoritaire est l'harpagoside, ester cinnamique de l'harpagide.

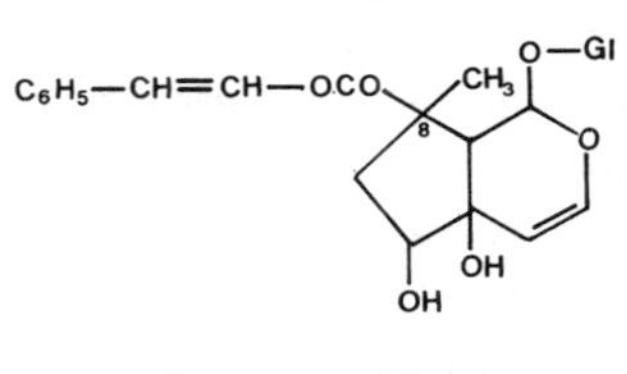

harpagoside

PATHOGÉNÉSIE (1,2)

Remède d'action limitée.
RHUMATISME INFLAMMATOIRE : MAINS ET PIEDS.

RHUMATISME INFLAMMATOIRE : DES PETITES ARTICULATIONS, MAINS, PIEDS, PHALANGES.

POLYARTHRITE RHUMATOÏDE, SPONDYLARTHRITE ANKYLOSANTE, RHUMATISME PSORIASIQUE.

PHASES INFLAMMATOIRES DE L'ARTHROSE, DE LA GOUTTE.

CONSTIPATION.

HYPERACTIVITÉ INTELLECTUELLE AVEC OPTIMISME.

• RHUMATISME INFLAMMATOIRE AVEC ATTEINTE DU CARPE, MÉTACARPE, PHALANGES *(CAULOPHYLLUM).*

Du tarse aux orteils.

Douleur musculaire, tendineuse, articulaire. Raideur, y compris des petites articulations.

Crises évolutives sur arthrose (O.P.), goutte, chondrocalcinose...

Cervicalgie aggravée assis.

Dorsalgie : raideur aggravée le matin, au mouvement.

Absence de courbature après l'effort physique.

Douleurs thoraciques brèves, en point, latéralité gauche, à partir de 16 h.

Alternance d'eczéma et d'évolution rhumatismale (*SULFUR*, *RHUS TOXICODENDRON*).

Aux signes rhumatismaux, les études pathogénétiques rapportées par Duvinage et Auger (3) comportent, outre des précisions, la plupart des signes digestifs et surtout mentaux.

• AUTRES INDICATIONS

Constipation avec météorisme. Diarrhée le matin, constipation le soir.

Soif. Bouche sèche le matin. Inappétence, nausée. Désir de chocolat.

Sensibilité vésiculaire avec lassitude et inappétence (*SEPIA*).

Algies spasmodiques précordiales.

Jambes lourdes douloureuses.

Excitation psychique avec activité intellectuelle importante et bonne humeur.

Fatigue avec céphalée le matin.

Sommeil agité. Insomnie vers 3-4h. Rêves angoissants (voleurs, disputes, examens...).

COMMENTAIRES ET COMPARAISONS

L'usage phytothérapique et à basses dilutions est habituel. Les auteurs allemands utilisent les ampoules IM, IV, ou *loco dolenti* en 3 DH ou 4 DH : 1 ml, 1 jour sur 3, et la pommade 3 DH. Haffen recommande *HARPAGOPHYTUM* pour l'arthrose des épaules, hanches, genoux, chevilles.

Nous l'avons surtout apprécié quand il y a atteinte inflammatoire, déformation et douleurs des extrémités, métacarpe, métatarse et phalanges. Il est alors prescrit de 3 DH à 7 CH et plus ; les dilutions agissent sur la douleur et la V.S.. *CAULOPHYLLUM* nous a semblé très voisin, surtout avec un contexte gynécologique.

Comparaisons fondées sur la composition

L'harpagoside existe dans *SCROFULARIA* et *VERBASCUM*.

SCROFULARIA NODOSA : hémorroïdes et nodosités mammaires mais aussi douleurs crampoïdes des doigts et des mains, rhumatisme tiraillant du cou et du dos.

VERBASCUM : névralgies de la face ; douleurs d'oreilles ; hémorroïdes mais aussi douleur déchirante et paralysante des mains et des doigts, surtout le pouce – rhizarthrose – crampes et spasmes des pieds et orteils aggravés au repos ; autres douleurs du rachis et des membres, rhumatismales et névralgiques associées.

Il faut retenir d'*HARPAGOPHYTUM* un moyen supplémentaire de soulager les rhumatismes les plus graves et ne pas se limiter aux très basses dilutions.

BIBLIOGRAPHIE

1. Pathogénésie 1979 –HEINZ KANT – Proceedings Congres L.M.H.I., mai 1979.
2. LEROY D., DELPORTE G., GORLIER J.P. et MACKOWIAK I.R. - *Hahnemann aurait-il cru à la griffe du diable ?* Mémoire d'Homéopathie, CEC, Lille, 1983.
3. DUVINAGE F. et AUGER P. - Mémoire du D.U. d'Homéopathie. Lille, 1989.

Hedera helix

Lierre grimpant

Hedera helix L. (Araliacées)

DESCRIPTION : Arbrisseau toujours vert, rampant ou grimpant à l'aide de crampons. Les tiges peuvent atteindre plus de 50 m. Les feuilles sont coriaces, luisantes, palmatilobées sur les rameaux stériles, ovales sur les rameaux fertiles. Les fleurs sont jaune verdâtre, réunies en grappes d'ombelles.
Le fruit est une baie globuleuse noire et charnue.
On trouve le lierre dans presque toutes les régions tempérées.

PARTIE UTILISÉE : Les jeunes rameaux frais feuillés et fleuris.

COMPOSITION

- les principes les plus caractéristiques sont des saponosides triterpéniques ayant pour génine l'acide oléanolique, l'hédéragénine ou la bayogénine qui est une 2-hydroxyhédéragénine ; le principe majoritaire est l'hédéracoside C, dérivé de l'hédéragénine ;
- présence aussi de divers composés polyphénoliques : rutoside, rhamnoglucosyl-3-kaempférol, acides caféique et chlorogénique.

PATHOGÉNÉSIE*

Remède d'action limitée.
PATRAQUERIE, CELLULITE.

PATRAQUERIE AVEC HYPERÉMOTIVITÉ, FRILOSITÉ, FRAGILITÉ RESPIRATOIRE, HYPERTHYROÏDIE, IRRÉGULARITÉS MENSTRUELLES, INSOMNIE.

AGGRAVATION :
À 3 H DU MATIN.

* Pathogénésie de Mezger (1932) rapportée par O.A. Julian.

AMÉLIORATION :
À L'AIR FRAIS.
PAR LE MOUVEMENT.
PENDANT LES RÈGLES.

PATRAQUERIE

Hyperémotivité anxieuse ; inquiétude, améliorée à l'air frais.
Hypertrophie thyroïdienne, palpitations, crises sudorales, gorge serrée.
Frissons, frilosité, rhinite, enrouement, toux.
Inappétence ou fringale ; diarrhée ou constipation ; douleur biliaire.
Règles retardées, leucorrhée prémenstruelle. Amélioration générale pendant les règles.
Douleurs articulaires améliorées en sortant du lit et en remuant les bras.
Insomnie à partir de 3 h du matin.

COMMENTAIRES ET COMPARAISONS

Pour Julian, *HEDERA HELIX* convient au syndrome d'angoisse avec hyperthyroïdie. Il l'a aussi utilisé dans des mastopathies, des fibromes, des adénomes prostatiques.
La pathogénésie semble plutôt décrire un syndrome de patraquerie très proche de *PULSATILLA* et en fait un remède de la série "tuberculinique".
Une autre indication, non pathogénétique, est confirmée par l'usage : **cellulite, hypodermite chronique sclérohypertrophique, lipodystrophie et lipoarthrose du genou** (O.P.).

La présence de saponosides triterpéniques le rapproche de :
ALFALFA : tonique général et nerveux des tuberculiniques ;
AESCULUS : syndrome veineux.

Les hétérosides de l'acide oléanolique existent dans :
GINSENG : action phytothérapique tonifiante et aphrodisiaque ; homéopathique dans la raideur articulaire ;
ARALIA RACEMOSA : allergie respiratoire (?).

Rappelons les saponosides de ***PULSATILLA, ALETRIS FARINOSA, CAULOPHYLLUM, CYCLAMEN, HELONIAS, PAEONIA, THLASPI***, parmi d'autres.

Hekla lava

Lave du Mont Hekla

L'homéopathie utilise les cendres les plus fines, celles que l'on trouve dans les localités relativement éloignées du volcan.

COMPOSITION

Silice, alumine, chaux, magnésie, oxyde de fer (1).

PATHOGÉNÉSIE

Remède d'action limitée.
EXOSTOSES.

EXOSTOSES ; PÉRIOSTITE ; TUMEURS OSSEUSES.
SUPPURATION OSTÉO-PÉRIOSTÉE.

• EXOSTOSES ; PÉRIOSTITE ; TUMEURS OSSEUSES

Saillies osseuses néoformées quelle que soit l'étiologie.
Nodosités crâniennes, faciales ; prétibiales ; épiphysites (Osgood) ; **arthrose (hallux valgus)** (O.P.) ; kystes osseux.
Réactions périostées post-traumatiques (*SYMPHYTUM*).

• SUPPURATION OSTÉO-PÉRIOSTÉE

Caries dentaires ; infection et suppuration des maxillaires.
Sinusite chronique.
Tuberculose et syphilis osseuses (indications historiques).

COMMENTAIRES ET COMPARAISONS

SILICEA contient, dans sa pathogénésie, tous les signes d'*HEKLA LAVA*. Ce dernier, de structure complexe, semble agir plus électivement sur les tuméfactions osseuses sensibles et enflammées, tel l'*HALLUX VALGUS* en phase d'intolérance.

Comparaisons fondées sur la Matière médicale

Tuméfactions osseuses :
CALCAREA FLUORICA : néoformations osseuses et périostées indolores ;
PHYTOLACCA : tumeurs inflammatoires ; élancements ;
MERCURIUS, AURUM : os, articulations, inflammation, "luétisme" ;
PHOSPHORUS : ostéite, ostéo-arthrite ;
CONCHIOLINUM : tuméfactions osseuses douloureuses de la croissance.

BIBLIOGRAPHIE

1. CLARKE J.H. - *A Dictionary of practical Materia medica.* The Homeopathic Publishing Company Ltd. Ed, Londres, 1955.

Helianthus annuus

Tournesol

Helianthus annuus L. (Composées)

DESCRIPTION : Plante très robuste atteignant plus de 2 m, aux feuilles isolées, cordiformes, hérissées de poils. Les capitules volumineux et penchés mesurent de 15 à 25 cm de diamètre : les fleurs ligulées de la périphérie sont jaunes, les fleurs tubuleuses du centre sont jaunes également mais séparées par des paillettes noires. Les fruits sont des akènes assez gros, un peu anguleux, tronqués aux deux extrémités, de couleur variable : souvent noirâtres, parfois rayés de blanc et de gris.
Le tournesol, originaire d'Amérique, est cultivé dans toutes les régions tempérées.

PARTIE UTILISÉE : Les akènes.

COMPOSITION

1. La coque est cellulosique ; on y trouve :
- acides chlorogénique et quinique (1) ;
- phytomélanes : substances noires à haute teneur en oxygène, renfermant doubles et triples liaisons ; elles sont comparables aux dérivés acétyléniques que l'on trouve fréquemment chez les Composées ; elles n'existent pas dans les variétés à fruit blanc.

2. *L'amande* contient :
- 25 % de protides ;
- env. 50 % de lipides constitués par 60 à 75 % de glycérides de l'acide linoléique (2 doubles liaisons).

PATHOGÉNÉSIE

Remède d'action limitée.
MALADIES DE LA RATE.

SPLÉNOMÉGALIE ; ACCÈS FÉBRILES PÉRIODIQUES.

Splénomégalie, douloureuse ou non.
Accès fébriles paludéens (indication historique) ou pseudo-palustres.
Paludéens anciens avec état général médiocre, troubles digestifs, vomissements, diarrhée, tympanisme.
Alcoolisme chronique.
Céphalée, vomissements, selles noires (?) (***LEPTANDRA***). Les vomissements améliorent (***NUX VOMICA***).
Dermatose des cimentiers : évolution périodique, amélioration par l'eau très chaude (***ARSENICUM ALBUM***) (O.P.).

COMMENTAIRES ET COMPARAISONS

Remède d'intérêt très limité, il figure ici car l'homéopathie ne dispose que de très peu de remèdes à tropisme splénique. Son usage reste largement empirique en présence, soit d'une splénomégalie, soit d'accès fébriles répétés d'étiologie imprécise.
Il complète ***ARSENICUM ALBUM*** ou ***CHINA***, en raison de sa périodicité. L'état général des anciens paludéens correspond souvent à ***NATRUM MURIATICUM***.

Autres remèdes de rate :
CEANOTHUS : avec troubles digestifs ; paludisme ancien ;
SPIRITUS GLANDIUM QUERCUS : alcoolisme ;
URTICA URENS : rate et urticaire.

BIBLIOGRAPHIE
1. MOURGUE M. et STEINMETZ M.D. - *Plantes méd. Phytoth.*, 1978, *12*, 96-100.

Helleborus niger

Hellébore noir, rose de Noël

Helleborus niger L. (Renonculacées)

DESCRIPTION : Plante herbacée de 30 à 70 cm, à tige brune souvent marbrée. Les feuilles, qui partent toutes de la base et sont longuement pétiolées, ont un limbe divisé en 7 à 11 folioles disposées en éventail. Les fleurs, blanches ou roses, sont grandes et peuvent mesurer jusqu'à 7 cm. Le fruit est un follicule. Souvent cultivé dans les jardins pour sa fleur qui apparaît en hiver, l'hellébore est spontané dans la région subalpine et dans les zones montagneuses de l'Europe centrale.

PARTIE UTILISÉE : Les organes souterrains frais.

COMPOSITION
- des saponosides, dont l'helléborine qui est un mélange ;
- des bufadiénolides dont le plus important est l'hellébrine ou hellébroside ; l'aglycone est l'hellébrigénine (= bufotalidine de ***BUFO***) :

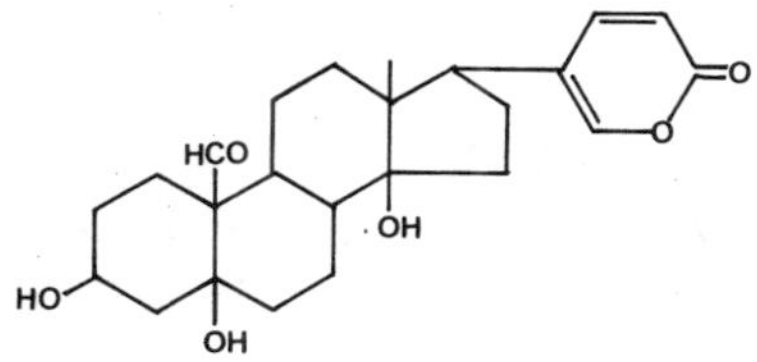

hellébrigénine

- de l'acide aconitique.

PATHOGÉNÉSIE

Remède d'action limitée.
MÉLANCOLIE, COMA, NÉPHRITE.

DÉPRESSION PROFONDE AVEC LENTEUR, OBNUBILATION.

ÉTATS CÉRÉBRO-MÉNINGÉS AVEC INCONSCIENCE.

NÉPHRITE AIGUË MASSIVE.

AGGRAVATION :
APRÈS INTERRUPTION DES RÈGLES.

• DÉPRESSION PROFONDE AVEC LENTEUR, OBNUBILATION

Déprimé, taciturne, isolé, il ne répond pas aux questions ; ou avec un grand retard et par monosyllabes. Mélancolie (*AURUM*). Aspect endormi et stupide (*HALOPERIDOL*).

Pauvreté de la pensée, de la mimique. Aboulie et apraxie. Incapacité musculaire et même motrice.

Dépression après un arrêt des règles (*NATRUM MURIATICUM*).

Idées de culpabilité.

Confusion, erreurs, oublis.

Irritation par la consolation (*NATRUM MURIATICUM*).

Dépression cyclique - **maniaco-mélancolie ; épisodes maniaques avec aménorrhée** (O.P.).

Démence.

• ÉTATS CÉRÉBRO-MÉNINGÉS GRAVES AVEC INCONSCIENCE

Coma ou torpeur profonde. Ne répond pas aux questions, ou avec retard et mal.

Mouvement automatique de la tête et des membres ; unilatéral. Porte la main à la tête.

Cri encéphalique à délire doux et marmottement.

• NÉPHRITE AIGUË MASSIVE

Oligurie **soudaine :** albuminurie, hématurie ; quelques gouttes d'urine "marc de café" (*TEREBINTHINA*). Anurie (*APOCYNUM*).

Œdèmes, ascite, anasarque **d'installation rapide** (*APIS*).

État général très grave d'emblée avec signes cérébraux (*PHOSPHORUS*, *APIS*).

• AUTRES INDICATIONS

Syndrome typhique avec complications cérébro-méningées.

Troubles complexes après anesthésie profonde : conscience, diurèse (*APIS*).

COMMENTAIRES ET COMPARAISONS

HELLEBORUS a perdu son actualité avec les moyens modernes. Il reste un appoint dans les syndromes cérébro-méningés mais surtout ne doit pas être oublié en cas de dépression grave ou cyclique.

Son tableau correspond à celui *d'AURUM*, mais s'en différencie souvent par l'aménorrhée d'accompagnement.

Comparaisons fondées sur la composition

On trouve également des bufadiénolides chez *BUFO RANA*.

BUFO RANA : hébétude, déficit intellectuel profond.

Heloderma

Héloderme horrible, monstre Gila

Heloderma horridum Wiegm. (Hélodermidés)

DESCRIPTION : Grand lézard fissilingue d'Amérique, aux dents sillonnées, comme chez certains serpents. Atteignant et dépassant 1 m de long, ce reptile de couleur brune avec des piquetures jaunes, est lourd, d'aspect rugueux, hérissé de tubercules osseux semblables à des perles. Nocturne, il ne quitte les trous profonds où il vit que pour chasser les petits animaux. Sa morsure est venimeuse. Il habite le versant occidental de la cordillère du Mexique.

On trouve dans le sud-ouest des États-Unis une espèce voisine, *H. suspectum*.

PARTIE UTILISÉE : Le venin.

COMPOSITION

Elle est fort peu connue. On a isolé :

- une monoamine oxydase, de la sérotonine, des catécholamines (1) ;
- la gilatoxine (identique à celle du venin de ***H. suspectum***), protéine acide de poids moléculaire compris entre 35 000 et 37 000, constituée d'une simple chaîne polypeptidique ; ce composé est dépourvu d'activités phospholipasique A_2, protéolytique, hémorragique, hémolytique ; il s'agit d'une toxine originale, distincte des autres venins animaux (2) ;
- de la phospholipase A_2 (3) ;
- une toxine, l'hélotermine, qui, par injection à la

souris provoque léthargie, paralysie partielle de l'arrière-train et abaissement de la température corporelle (4).

Le venin du monstre Gila présente une activité phospholipasique B (5) et contient un facteur de croissance, le NGF ou ***nerve growth factor*** (6).

PATHOGÉNÉSIE

Remède d'action limitée.
ALGIDITÉ, DOULEUR, PARALYSIE.

ALGIDITÉ ACCOMPAGNANT DES TROUBLES NEUROLOGIQUES : DOULEURS INTENSES GÉNÉRALISÉES, TREMBLEMENTS, PARALYSIE FLASQUE.

AGGRAVATION :
PAR L'ALCOOL.
LA NUIT, APRÈS LE SOMMEIL.

• ALGIDITÉ ET TROUBLES NEUROLOGIQUES

Sensation de froid intense intérieur (*ELAPS*).
Algidité, cyanose des extrémités. Sueurs froides (*VERATRUM ALBUM*).
Douleurs généralisées (membre, rachis, nuque), intenses, **sans contractures, accompagnant un déficit moteur.**
Tremblements. Ataxie.
La langue paraît grosse ; élocution perturbée.

COMMENTAIRES ET COMPARAISONS

La réputation du venin est certainement majorée par une légende due à l'aspect monstrueux de l'animal. **Une baisse de vigilance** doit sant doute être intégrée à la pathogénésie en raison de la léthargie provoquée chez la souris par l'hélotermine ; cette dernière explique aussi la paralysie.
On tentera de l'utiliser dans les troubles neurologiques hyperalgiques.
Peut être dans certaines algies d'origine centrale et algodystrophies (O.P.).
L'association de tremblements et d'incoordination évoque ***GELSEMIUM*** ou ***MERCURIUS***.

BIBLIOGRAPHIE

1. BÜCHERL W., BUCKLEY E. et DEULOFEU V. - *Venomous Animals and their Venoms. Venomous Vertebrates.* Academic Press, New York, London, 1968.
2. HENDON R.A. et TU A.T. - *Biochemistry*, 1981, *20*, 3517-3522.
3. SOSA B.P., ALAGON A.C., MARTIN B.M. et POSSANI L.D. *Biochemistry*, 1986, *25*, 2927-2933.
4. MOCHCA-MORALES J., MARTIN B.M. et POSSANI L.D. - *Toxicon*, 1990, *28*, 299-309.
5. FLETCHER J.E., ELLIOTT W.B., ISHAY J. et ROSENBERG P. - *Toxicon*, 1979, *17*, 591-599.
6. BANKS B.E.C., PEARCE F.L., SPRINGER C.J. et VERNON C.A. - *Neurosci. Letters*, 1985, *61*, 127-130.

Helonias dioica

Helonias dioica Pursh. (Liliacées)

DESCRIPTION : Plante herbacée vivace, fréquente dans les lieux humides de l'Amérique du Nord, atteignant 1 m de haut ; les fleurs sont jaunes, réunies en une longue panicule terminale. Le fruit est une capsule contenant de nombreuses graines ailées.

PARTIE UTILISÉE : La partie souterraine séchée.

COMPOSITION

- environ 10 % d'un saponoside, la chamaelinine dont l'aglycone est la diosgénine (voir ***ALETRIS***, ***DIOSCOREA***).

PATHOGÉNÉSIE

Remède d'action limitée.
PTOSE ET MÉLANCOLIE GÉNITALE.

UTÉRUS SENSIBLE, PESANT, DOULOUREUX.
DÉPRESSION EN RELATION AVEC L'UTÉRUS.

AGGRAVATION :
EN PENSANT OBSESSIONNELLEMENT À SON UTÉRUS.

AMÉLIORATION :
PAR LA SUROCCUPATION, LA DISTRACTION.

• UTÉRUS SENSIBLE, PESANT, DOULOUREUX

Conscience pénible d'avoir un utérus.

Douleur, **pesanteur utérine.** Prolapsus.

Leucorrhée laiteuse "comme du lait caillé" ; **mycose vaginale.**

Vulvo-vaginite ; prurit vulvaire.

Métrorragies avec pesanteur et lombalgies.

Lombo-sacralgie réflexe utérine : lourdeur, irradiation aux membres inférieurs.

Syndrome prémenstruel : sensibilité douloureuse et tension mammaire (*FOLLICULINUM*)

• DÉPRESSION EN RELATION AVEC L'UTÉRUS

Dépression avec préoccupations génitales. L'utérus est l'idée fixe.

Irritabilité et intolérance à la contradiction et à la consolation.

Amélioration par les distractions très animées et les occupations fébriles (par les mouvements violents, la danse : *SEPIA*).

• AUTRES INDICATIONS

Syndrome hépatique et rénal chez une "utérine".

Sialorrhée de la grossesse ; de l'enfant.

Cystites.

Anémies.

Algies thoraciques antérieures, pressives.

COMMENTAIRES ET COMPARAISONS

HELONIAS est une *SEPIA* obsédée et fait donc la liaison avec *THUYA*. Son emploi est exclusivement gynécologique.

L'association *SEPIA-HELONIAS* se prescrit fréquemment.

HELONIAS est une plante à diosgénine. Le tropisme génital féminin est commun à plusieurs d'entre elles. La congestion pelvienne également.

Comparaisons avec *ALETRIS*, *TRILLIUM*, *CAPSICUM* : voir *ALETRIS*.

ALETRIS et *HELONIAS* sont complémentaires.

Les leucorrhées semblent correspondre à la mycose vaginale (Jouanny).

Hepar sulfur

Foie de soufre calcaire

Produit défini par son mode de préparation qui est le suivant : on chauffe au rouge dans un creuset neuf, durant 10 à 15 minutes, un mélange à parties égales de soufre sublimé lavé (voir *SULFUR*) et de calcaire d'huître (voir *CALCAREA CARBONICA*). On coule sur une plaque de marbre et recouvre aussitôt d'une capsule afin d'arrêter la combustion du soufre. Après refroidissement, on pulvérise le produit.

DESCRIPTION : Poudre grisâtre à odeur d'hydrogène sulfuré, pratiquement insoluble dans l'eau et l'alcool, donnant les réactions des sulfures et du calcium.

PATHOGÉNÉSIE

Remède d'action générale.
SUPPURATIONS, DOULEURS AIGUËS ET MÉCHANCETÉ.

INFLAMMATION AVEC ŒDÈME ; SUPPURATION.

HYPERESTHÉSIE GÉNÉRALE AU FROID : DOULEURS EN ÉCHARDE, NÉVRALGIE.

TENDANCE PERVERSE ET DESTRUCTRICE ; PYROMANIE.

AGGRAVATION :
AU CONTACT DU FROID ; AU MOINDRE EFFORT.
À TOUT CONTACT MÊME LÉGER.

AMÉLIORATION :
PAR TEMPS HUMIDE ET DOUX.
PAR LES ENVELOPPEMENTS CHAUDS.

• INFLAMMATION AVEC ŒDÈME ; SUPPURATION

Menace d'abcès, de suppuration avec œdème et douleur aiguë.

Douleurs d'écharde des zones enflammées, aggravées **au moindre contact** ou **effleurement ; au contact du froid.**

Œdème péri-inflammatoire douloureux. Oedème de la lèvre supérieure.
Suppuration : pus de mauvaise odeur, mal lié ; odeur "de vieux fromage".
Toute petite plaie suppure. Adénopathies pouvant évoluer vers la suppuration.
Rhinite au moindre air froid : écoulement purulent, mauvaise odeur, extension sinusienne ; œdème facial.
Amygdalite, pharyngite, abcès pharyngé. Douleurs d'écharde (***ARGENTUM NITRICUM***, ***NITRICUM ACIDUM***).
Toux sèche, rauque, douloureuse, aboyante, croupale, après minuit. Aggravée en respirant et au contact de l'air froid : **laryngite aiguë *a frigore* très douloureuse** (***RUMEX***, ***SPONGIA***).
Suppuration pulmonaire ; dilatation bronchique. Mucopus visqueux de mauvaise odeur.
Haleine fétide.
Asthme amélioré à l'air doux humide, aggravé au froid ; se surinfectant souvent.
Leucorrhée purulente et nauséabonde. Douleurs utéro-annexielles en écharde.
Urétrite et urétro-prostatite avec suppuration de mauvaise odeur et œdème.
Cystites suppurées.
Otites suppurées ; mauvaise odeur.
Conjonctivites, kératites... suppuration, ulcération, hyperesthésie au froid et au contact. Ulcérations cutanées suppurantes : mauvaise odeur, douleurs d'écharde, œdème. Suppuration des plaies, furoncles, abcès, pyodermite, érysipèle. Lésions cutanées surinfectées, impétigo. Le pus est souvent mélangé de sang.

• HYPERESTHÉSIE, NÉVRALGIES, DOULEURS EN ÉCHARDE

Hyperesthésie à la douleur, surtout à l'effleurement.
Douleurs en écharde.
Hyperesthésie au froid, au contact du froid, en se découvrant. Névralgies au moindre courant d'air.
Douleurs hors de proportion avec leur cause (***CHAMOMILLA***).
Hyperesthésie psycho-émotionnelle : tout l'agace, l'irrite, le mécontente. Bouderie.

• TENDANCE PERVERSE ET DESTRUCTRICE ; PYROMANIE

Sujet hargneux : épisodes inopinés d'agressivité incontrôlée, violente, injustifiée.
Impulsions perverses : **à mettre le feu,** de meurtre, de destruction d'objets.
Caractère pervers : l'enfant cherche constamment, et souvent avec dissimulation, à faire le mal, à nuire, à détruire, à blesser et mutiler (***MERCURIUS***, ***LUESINUM***).

• AUTRES INDICATIONS

Oedème de la lèvre supérieure en "museau de tapir".
Désir d'acidité, vinaigre, cornichons, pickles, etc.
Diarrhée de selles sûres, blanches, fétides ; aliments indigérés.
Peau très sensible au froid : engelures, gerçures. Éruptions sèches sensibles au contact et prurit avec saignement au grattage.
Transpiration aigre, acidulée, abondante, irritante (***MAGNESIA CARBONICA***).

COMMENTAIRES ET COMPARAISONS

HEPAR SULFUR, synthèse de ***CALCAREA CARBONICA*** et de ***SULFUR*** par sa composition et par sa pathogénésie, domine la suppuration aiguë, subaiguë, et même chronique, mais douloureuse et souvent accompagnée d'œdèmes ; évoluant vers ***SILICEA*** qui lui succède en cas d'échec ou de chronicité confirmée.
On décrit un biotype blanc, mou, frileux, hypersensible et irritable. Il ne peut sortir en hiver sans se protéger le cou, la face, la bouche. L'enfant a la lèvre supérieure avancée "en museau de tapir". Ce biotype le rapproche de ***SILICEA***, tout aussi frileux, hargneux et exposé aux infections et suppurations. Les deux remèdes sont incompatibles.

Comparaisons dans l'inflammation :
APIS : œdème rosé, parfois inflammatoire ; pas de tendance à suppurer ;
BELLADONNA : rougeur, chaleur, battements ; hyperesthésie ;
ARSENICUM ALBUM : brûlures améliorées par la chaleur ; rechutes, passage à la chronicité ;
PYROGENIUM : suppuration menaçante ou établie ; discordance pouls-température ; le préférer à ***HEPAR SULFUR*** en milieu clos (sinus, oreille) et en cas de risque ;
PULSATILLA : évolution lente, peu douloureuse ; pus abondant ; fièvre inversée ;
MERCURIUS SOLUBILIS : suppuration, adénopathies, transpiration ; curieusement, il est aussi "pervers" qu'***HEPAR SULFUR*** et, paraît-il, plus homicide et plus dissimulé.

L'usage d'*HEPAR SULFUR* demande des précautions : 4 CH fait suppurer davantage, 5 CH et 7 CH ont des actions opposées selon le stade évolutif, 9 CH et plus entravent l'évolution d'un processus suppuratif et peuvent l'amener à régresser... s'il est encore temps. Sinon, il y a aggravation.

Hirudo officinalis

Sangsue

Hirudo medicinalis L. (Hirudinés)

DESCRIPTION : Ver des eaux douces stagnantes aux anneaux invisibles extérieurement, porteur d'une ventouse à chaque extrémité. La ventouse antérieure est percée d'une bouche à 3 mâchoires cornées et dentelées. C'est la salive qui contient le principe anticoagulant ou hirudine.

PARTIE UTILISÉE : L'animal entier.

COMPOSITION

Présence d'amino-acides et d'un polypeptide de haut poids moléculaire, l'hirudine ; cette dernière est accompagnée d'autres substances anticoagulantes.

PATHOGÉNÉSIE (1)

Remède d'action limitée.
HÉMORRAGIES.

HÉMORRAGIES. HYPOCOAGULABILITÉ DU SANG : TOUS LES SAIGNEMENTS.

• HÉMORRAGIES

Hypocoagulabilité sanguine. Thrombopénie.

Hémorragie gingivale ; ulcération saignante de la luette et du voile du palais.

Crachats hémoptoïques ; épistaxis ; saignement hémorroïdaire.

Purpura, pétéchies, ecchymoses spontanées (*HAMAMELIS, ARNICA, LACHESIS*).

• AUTRES INDICATIONS

Précordialgies améliorées en se redressant. Arythmie.

Nausée, intolérance aux matières grasses, faiblesse le matin, soif, diarrhée, hémorroïdes.

Mains et pieds froids.

COMMENTAIRES ET COMPARAISONS

Les effets de l'hirudine se poursuivent dans la zone homéopathique. L'inversion d'action se produit seulement à des dilutions élevées : à partir de 7 CH. En deçà, le risque d'aggravation dans les syndromes hémorragiques est réel (O.P.).

On compare *PHOSPHORUS* et les *VENINS DE SERPENTS*.

BIBLIOGRAPHIE

1. Pathogénésie de la Ligue internationale homéopathique, 1961-1962.

Histaminum muriaticum

Dichlorhydrate d'histamine

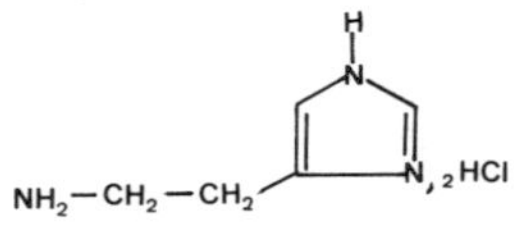

DESCRIPTION : Cristaux incolores, inodores, hygroscopiques, très solubles dans l'eau, solubles dans l'alcool bouillant.

Le dichlorhydrate d'histamine contient au minimum 39 % et au maximum 40 % d'acide chlorhydrique total.

PATHOGÉNÉSIE

Remède d'action limitée.
ALLERGIE.

ALLERGIE CUTANÉE.

ASTHME ET CHOC ANAPHYLACTIQUE.

• ALLERGIE CUTANÉE

Œdèmes, urticaire, dermographisme (*APIS, URTICA URENS*).
Œdème de Quincke, érythèmes.
Eczémas allergiques.

• ASTHME ET CHOC ANAPHYLACTIQUE

Asthme allergique pur : évolution grave avec hypotension, malade choqué.
Rhinallergie. Toutes les manifestations allergiques avec hyperémie et œdème.
Hypotension subite. Migraine. Ulcère gastrique.
Choc anaphylactique.

COMMENTAIRES ET COMPARAISONS

HISTAMINUM n'est généralement pas utilisé en fonction d'une pathogénésie. Celle-ci a cependant été établie par J. Gringuaz, de Buenos Aires (1950). Elle a mis en évidence des sensations de chaleur, de brûlure, de prurit ; des éruptions urticariennes brûlantes.
POUMON-HISTAMINE (de Dano), préparé à partir de poumon ayant subi un choc anaphylactique histaminique est souvent préféré dans les mêmes indications, surtout l'asthme.

Hura brasiliensis

Sablier élastique

Hura brasiliensis Willd. (= *Hura crepitans* L.) (Euphorbiacées)

DESCRIPTION : Arbre de l'Amérique tropicale, au fruit globuleux et aplati, formé de 8 à 20 coques rayonnantes qui, à maturité, se séparent avec force, se trouvant projetées à plusieurs mètres de distance.

PARTIE UTILISÉE : Le latex, à propriétés irritantes.

COMPOSITION

- une protéinase, l'huraïne ;
- des stérols : cycloarténol, 24-méthylènecycloarténol et butyrospermol à l'état libre ;
- des esters diterpéniques de type tigliane et daphnane (1), comme chez *EUPHORBIA RESINIFERA*.

PATHOGÉNÉSIE

Remède d'action limitée.
RECTITE ET VÉSICULES.

COLOPATHIE DROITE ET SURTOUT ANO-RECTITE.

VÉSICULES AU CONTACT DES SAILLIES OSSEUSES.

• COLOPATHIE DROITE ET SURTOUT ANO-RECTITE

Douleurs iléo-cæcales ; irradiation lombaire.
Constipation spasmodique, besoins inefficaces.
Ano-rectite violente. Anus et rectum brûlants et irrités, surtout par la selle qui est suivie d'épuisement. Besoins inefficaces, **ténesme très douloureux.**

• VÉSICULES AU CONTACT DES SAILLIES OSSEUSES

Vésicules au contact des saillies osseuses, à l'**os malaire surtout.**
Transformation en phlyctènes, pustules. Base indurée.
Zones cutanées anesthésiées. Anesthésie des extrémités avec indurations dermiques.

COMMENTAIRES ET COMPARAISONS

En raison de l'ano-rectite, *HURA* a été proposé dans le cancer du rectum, et pour son syndrome dermique avec anesthésie, dans la lèpre...
Il reste bien indiqué dans les rectites et recto-colites très irritées et très douloureuses. Sa double affinité, rectum et peau, l'apparente à *SULFUR*.
HURA BRASILIENSIS et *EUPHORBIA RESINIFERA* contiennent des esters diterpéniques de type tigliane et daphnane et l'un et l'autre sont indiqués par des vésicules accompagnées de phénomènes inflammatoires et par des symptômes intestinaux. Il semble qu'en l'état actuel des pathogénésies, les vésicules prédominent pour *EUPHORBIA RESINIFERA* et la colite avec anorectite pour *HURA BRASILIENSIS*. Les deux plantes ont été recommandées dans le cancer.

Comparaisons fondées sur la Matière médicale
Recto-colite, rectite et ano-rectite :
HURA : brûlure, ténesme, ulcération ;
PAEONIA : anite avec fissure, brûlures ; soulagement par la chaleur locale (*ARSENICUM ALBUM*) ;
ALOE : glaires, gaz, incontinence ; hémorroïdes prolabées ;
IPECA : hémorragie et glaires ; nausée ;
CAPSICUM : brûlure ; mucosités sanglantes ; sujet pléthorique et frissonnant ;
CANTHARIS : brûlure, ténesme ; extension uro-génitale ;
MERCURIUS CORROSIVUS : glaires, pus, douleurs, ténesme ; transpiration ;
PHOSPHORUS : hémorragie, diarrhée "riziforme" ; aggravation rapide ;
ARSENICUM ALBUM : brûlures ; chronicité, récidives, amaigrissement rapide ;
NITRICUM ACIDUM : fissure anale très douloureuse ; douleur d'écharde ; ulcérations, glaires fluides.

On peut associer utilement en "drainage", *HURA*, *EUPHORBIA*, *PAEONIA*, *RATANHIA* et même *ALOE*, *IPECA*, *AESCULUS*, *HAMAMELIS*... dans les recto-colites ou les ano-rectites et les hémorroïdes enflammées ou compliquées.

BIBLIOGRAPHIE

1. ZAHN P. et HECKER E. - *Planta Med.*, 1992, *58*, suppl. I, A 638-A 639.

Hydrangea arborescens

Hydrangea

Hydrangea arborescens L. (Saxifragacées)

DESCRIPTION : Arbuste originaire de l'est des États-Unis, d'une hauteur de 1 m à 1,5 m, à grandes feuilles grossièrement dentées, cordiformes à la base, presque glabres sur le dessus, plus ou moins tomenteuses en dessous. Les fleurs blanches, petites, odorantes, sont réunies en un corymbe plat.

PARTIE UTILISÉE : Les parties souterraines séchées.

COMPOSITION
Celle du rhizome et des racines a été fort peu étudiée. Hoppe signale la présence d'ombelliférone (= hydrangine), d'une saponine, de rutoside, d'une résine.

PATHOGÉNÉSIE

Remède d'action limitée.
LITHIASE RÉNALE.

LITHIASE RÉNALE URATIQUE : URINES À DÉPÔT BLANC ÉPAIS. COLIQUE NÉPHRÉTIQUE : DOULEURS SPASMODIQUES, TÉNESME, LOCALISÉES AU TRIGONE ET AU SPHINCTER.

LE MALADE PRÉSENTE SPASMES, INTOLÉRANCES ALIMENTAIRES ET COMMET DES ABUS.

• LITHIASE RÉNALE, COLIQUE NÉPHRÉTIQUE
Lithiase uratique : urines à dépôt blanc épais. Émission répétée de calculs.
Infection urinaire et hypertrophie prostatique.
Colique néphrétique : ténesme urinaire, douleurs spasmodiques, crampoïdes, du col vésical.
Malade présentant des spasmes digestifs, des intolérances alimentaires, et abusant d'aliments contre-indiqués et de médicaments (O.P.).

• AUTRE INDICATION
Diabète avec soif intense et complications urinaires.

COMMENTAIRES ET COMPARAISONS
HYDRANGEA associe le tropisme urinaire, les spasmes, la tendance aux excès.
La présence d'une coumarine (ombelliférone), explique peut-être l'élément spasmodique comme dans :
CHAMOMILLA : douleur intolérable spasmodique, névralgique et congestive ;
BELLADONNA : spasme, congestion.

La colique néphrétique est difficile à caractériser :
HYDRANGEA : douleur spasmodique du col vésical ; ténesme urinaire ;
BERBERIS : douleur irradiée dans toutes les directions ;
SARSAPARILLA : douleur en fin de miction ; lithiase phosphatique ou oxalique ;
PAREIRA BRAVA : s'accroupit pour se soulager ;
COCCUS CACTI : hémorragie urinaire de sang noir coagulé.

HYDRANGEA correspond aux remèdes d'action générale *NUX VOMICA* et *SULFUR*.

Hydrastis canadensis

Hydrastis

Hydrastis canadensis L. (Renonculacées)

DESCRIPTION : Petite plante herbacée de 40 à 50 cm, vivace par son rhizome. La tige porte généralement au sommet 2 feuilles palmatilobées. La fleur est petite, solitaire, terminale, blanchâtre. Le fruit composé, rouge vif, rappelle une grosse framboise. L'hydrastis est originaire de la partie orientale du Canada et des États-Unis où on le trouve dans les bois d'arbres à feuilles caduques. Des cultures sont effectuées en Amérique du Nord et en Europe.

PARTIE UTILISÉE : Le rhizome sec, accompagné des racines.

COMPOSITION

À côté de principes banals tels qu'amidon, stérols, substances résineuses, acide chlorogénique, le rhizome contient :

- 3 à 4 % d'alcaloïdes isoquinoléiques dont le principal et le plus spécifique est l'hydrastine ; celle-ci est accompagnée de berbérine, ammonium quaternaire assez répandu chez les végétaux ; parmi les alcaloïdes mineurs, la canadaline est l'un des plus abondants (1) ; sont connus aussi depuis longtemps, mais n'existent qu'à l'état de traces, la canadine ou tétrahydroberbérine et la berbérastine ou 5-hydroxyberbérine.

D'autres alcaloïdes ont été plus récemment mis en évidence (2).

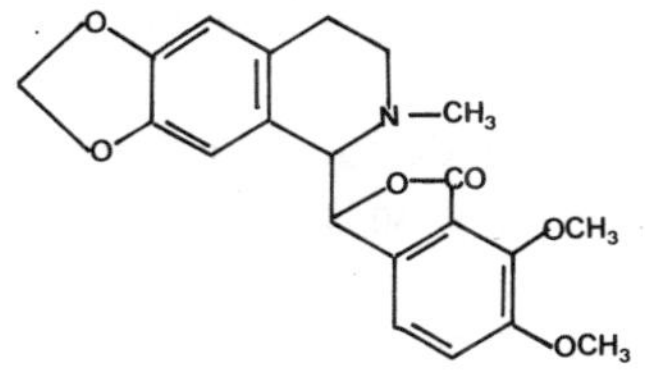

hydrastine

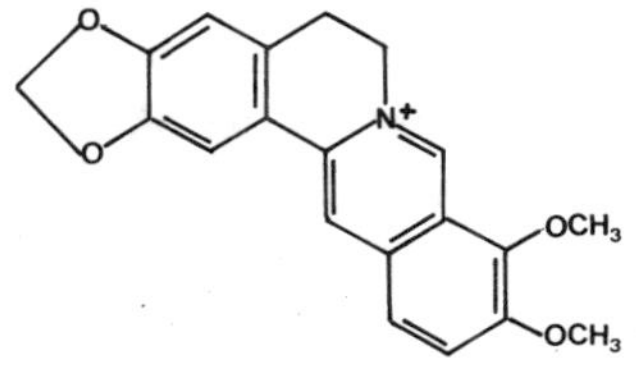

berbérine

PATHOGÉNÉSIE

Remède d'action limitée.
SÉCRÉTIONS JAUNES, HÉPATISME, MAIGREUR.

SÉCRÉTIONS JAUNES, ÉPAISSES, VISQUEUSES.

SYNDROME HÉPATO-DIGESTIF AVEC ANOREXIE, NAUSÉES, CONSTIPATION.

AMAIGRISSEMENT, TEINT JAUNÂTRE, CANCER.

AGGRAVATION :
PAR LE FROID.
PAR LE PAIN, LES LÉGUMES, LES LAXATIFS.

SÉCRÉTIONS JAUNES, ÉPAISSES, VISQUEUSES

Sécrétions jaunâtres, épaisses, visqueuses et filantes.
Rhinite à mucopus filant jaunâtre ; écoulement postérieur.
Obstruction dans une pièce chaude ; douleurs brûlantes ; catarrhe tubaire.
Sinusite frontale aiguë ou chronique, aggravation au courant d'air frais.

Pharyngite ; crises répétées au moindre refroidissement. **Granulations pharyngées.**
Ulcérations, brûlures, mucosités jaunâtres, visqueuses, adhérentes.
Laryngite et bronchite. Enrouement douloureux, sécrétions jaunes.
Bronchite chronique du fumeur, du vieillard, expectoration adhérente, visqueuse, jaunâtre.
Urétrite chronique suppurante indolore (*CHIMAPHILA* : filaments purulents dans l'urine).
Cystite, urines chargées de mucopus jaunâtre. Vieux urinaires.
Métrite chronique. Leucorrhée jaune, visqueuse, avec prurit (*ALETRIS*, *HELONIAS*, complémentaires).
Blépharite, otite, chroniques. Obstruction tubaire (*KALIUM MURIATICUM*) et bruits d'oreille (*HAMAMELIS*).
Sécrétions jaunes et suppuration cutanée : folliculite, notamment narinaire, acné, eczéma, ulcères anciens atones, pyodermites...

• SYNDROME HÉPATO-DIGESTIF AVEC ANOREXIE, NAUSÉES, CONSTIPATION

Herpès péribuccal et aphtes à sécrétion jaune adhérente. Stomatite.
Langue jaunâtre, étalée, gardant l'empreinte des dents.
Anorexie surtout pour le pain et les légumes qui sont mal tolérés.
Sécheresse de la bouche (*BRYONIA*).
Anorexie combinée à la sensation de **vide gastrique, non améliorée en mangeant** (*SEPIA*).
Nausées sans horaire (*IPECA*). Aggravation digestive et générale en mangeant. **Il s'alimente peu et mal, toujours à contrecœur, aggravant sa maigreur.**
Douleur hépato-vésiculaire irradiée aux épaules ; à l'épaule droite.
Foie gros, dur, nodulaire. Hépatite, lithiase, cholécystite.
Douleurs abdominales crampoïdes (*COLOCYNTHIS*).
Constipation chronique sans envie : selles dures, morcelées, recouvertes de mucosités jaunâtres, épaisses. Abus de laxatifs (*NUX VOMICA*, *KALIUM CARBONICUM*). Constipation de la grossesse.

• AMAIGRISSEMENT, TEINT JAUNÂTRE, CANCER

Malade anorexique, amaigri, affaibli. Teint subictérique ou cendré.
Mauvais état général des cancéreux.
Dépression irritable et asthénie intense avec désintérêt.
Insuffisance hépatique ancienne avec dénutrition.
Cancers, surtout hépatique, cutané, du sein : ulcération et rétraction.

COMMENTAIRES ET COMPARAISONS

L'équivalent minéral *d'HYDRASTIS* est *KALIUM BICHROMICUM* dont le mucus s'agglomère en bouchons et qui n'a pas le même état général hépatique et dénutri.

HYDRASTIS à basse dilution draine les muqueuses et les voies biliaires. Mais à dilution plus élevée, il est un grand remède hépatotrope, complétant l'action de *PHOSPHORUS*, *LYCOPODIUM*, *CHINA*, *SEPIA* ; et pour l'état général, *ARSENICUM ALBUM* et *THUYA*.

La berbérine d'*HYDRASTIS* se retrouve dans des plantes à effet comparable :
BERBERIS : drainage hépato-rénal ; tumeurs cutanées ;
CHELIDONIUM : drainage hépato-rénal ; ictère ; verrues ;
SANGUINARIA : drainage hépato-rénal et pulmonaire ; polypes du nez et autres.

HYDRASTIS, *CHELIDONIUM*, *BERBERIS* associés en 6 DH drainent les vésicules de stase et complètent *SEPIA*, *LYCOPODIUM*, *KALIUM CARBONICUM*.

BIBLIOGRAPHIE

1. GLEYE J. AHOND A. et STANISLAS E. - *Phytochemistry*, 1974, *13*, 675-676.
2. MESSANA I., LABUA R. et GALEFFI C. - *Gazz. Chim. Ital.*, 1980, *110*, 539-543.

Hydrocotyle asiatica

Hydrocotyle

Centella asiatica [L.] Urban (= *Hydrocotyle asiatica* L.) (Ombellifères)

DESCRIPTION : Petite plante herbacée vivace répandue dans diverses régions tropicales, en particulier à Madagascar, en Inde et en Indonésie, aux feuilles entières arrondies, aux petites fleurs blanches réunies en ombelles simples ; le fruit est un diakène.

PARTIE UTILISÉE : La plante entière séchée.

COMPOSITION

La drogue, connue depuis longtemps pour ses propriétés cicatrisantes, a pour constituants principaux des saponosides ; ceux-ci ne sont pas des hétérosides mais des esters d'un trisaccharide et d'acides dérivés de l'ursane, l'acide asiatique et l'acide madécassique. Le plus connu de ces dérivés est l'asiaticoside.

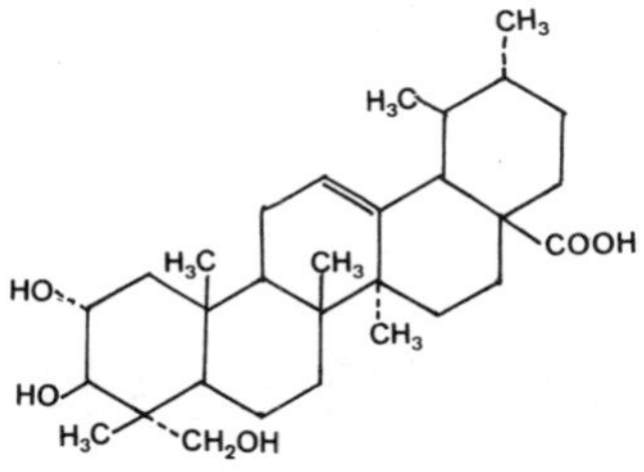

acide asiatique
(l'acide madécassique est un acide asiatique hydroxylé)

On a montré tout récemment que ces 3 dérivés stimulent la synthèse du collagène I impliqué dans les phénomènes de cicatrisation (1).

PATHOGÉNÉSIE

Remède d'action limitée.

DERMATOSES ÉPAISSES ET DESQUAMANTES

• ÉRUPTIONS CUTANÉES CROÛTEUSES, ÉPAISSES, DESQUAMANTES

Éruptions épaisses : le tissu sous-cutané est hypertrophié et induré (*GRAPHITES*).
Psoriasis et autres lésions cutanées à grandes squames et base surélevée.
Hypodermite chronique indurée.
Sclérodermie avec hypertrophie.
Exfoliation en grandes squames des lésions épidermiques (*ARSENICUM IODATUM*).
Prurit variable, de nul à intense.
Prurit avec sueur profuse de la plante des pieds (Voisin).

• INFLAMMATION ET INFECTION GYNÉCOLOGIQUE

Prurit et sensation de chaleur vaginale. Leucorrhée irritante.
Ulcérations du col utérin.

COMMENTAIRES ET COMPARAISONS

L'aspect des lésions cutanées, sur une base hypertrophiée indurée, en fait un complémentaire de *GRAPHITES* et plus rarement de *PETROLEUM*.
Les larges squames évoquent *ARSENICUM IODATUM* et dans l'ichtyose il complète *BRYONIA* (O.P.).
Il est indiqué comme draineur dans les modifications anciennes des péri-veinites des jambes, et même en cas de cicatrice chéloïdienne.
La véritable sclérodermie avec atrophie du derme correspond plutôt à *ALUMINA*.
Lèpre et lupus sont des indications théoriques trouvées dans les ouvrages anciens.
On l'utilise aussi localement en TM et 1 DH.

L'usage gynécologique est mentionné pour mémoire.

BIBLIOGRAPHIE

1. BONTE F., DUMAS M., CHAUDAGNE C. et MEYBECK A. - *Planta Med.*, 1994, *60*, 133-135.

Hydrocyanicum acidum

Acide cyanhydrique

HCN

DESCRIPTION : Gaz ou liquide incolore, à l'odeur caractéristique dite d'amande amère ; miscible à l'eau et à l'alcool.
Hautement toxique.
La souche homéopathique est obtenue par dissolution dans l'eau d'acide sulfurique et de cyanure de sodium.

PATHOGÉNÉSIE

Remède d'action limitée.
SPASME, CYANOSE, CONVULSIONS.

SPASME ŒSOPHAGIEN.

CONVULSIONS ET ÉPILEPSIE.

DÉTRESSE CARDIO-RESPIRATOIRE ET COLLAPSUS.

• SPASME ŒSOPHAGIEN

Spasme œsophagien empêchant la déglutition : les liquides s'écoulent avec un bruit hydroaérique.

Cyanose, étouffement, douleur angineuse accompagnant le spasme.

Sensation de défaillance gastrique.

• CONVULSIONS ET ÉPILEPSIE

Tétanisation de la nuque - trismus.

Cyanose et algidité pendant la crise.

Somnolence ou agitation désordonnée postcritique.

• DÉTRESSE CARDIO-RESPIRATOIRE ET COLLAPSUS

Dyspnée spasmodique avec **cyanose,** étouffement, angoisse.

Respiration très ralentie, spasmodique, inefficace.

Arythmie, cœur inaudible, douleur angineuse, algidité, cyanose, angoisse.

Cyanose des lèvres, des extrémités, du visage, du corps, avec algidité (*VERATRUM ALBUM*, *CARBO VEGETABILIS*).

Hypoesthésie générale, incontinence fécale (*MURIATICUM ACIDUM*, *PHOSPHORUS*).

Somnolence, inconscience, collapsus.

Asthme grave, infarctus, urémie...

COMMENTAIRES ET COMPARAISONS

La fonction nitrile d'*HYDROCYANICUM ACIDUM* se retrouve dans *LATHYRUS* : paralysies avec spasmodicité très forte, avec hyperflexion des membres inférieurs.

HYDROCYANICUM ACIDUM joue un modeste rôle d'appoint dans les grands syndromes convulsifs et les insuffisances cardio-respiratoires aiguës.

Il reste un remède de premier plan du spasme de l'œsophage, avec *IGNATIA* et *CUPRUM* qu'il complète. *CICUTA* est très semblable, tant dans les spasmes que l'épilepsie.

Comparaisons fondées sur la Matière médicale

Spasme œsophagien :

HYDROCYANICUM ACIDUM : bruit hydroaérique de la déglutition ; cyanose ; douleurs thoraciques ;

CUPRUM : tous les spasmes d'apparition et disparition brutale ; une gorgée d'eau froide lève le spasme œsophagien ;

IGNATIA : sensation de "boule" ; les solides passent mieux : paradoxe, émotivité ;

LAUROCERASUS : déglutition bruyante, cyanose, réactions cardiaques ;

ABIES NIGRA : au tiers inférieur de l'œsophage ; dilatation ;

ASA FOETIDA : avec distension gastrique ; névropathie ;

STRAMONIUM : aggravé en buvant ; à la seule vue de l'eau.

Les hautes dilutions sont souvent nécessaires.

Hyoscyamus niger

Jusquiame

Hyoscyamus niger L. (Solanacées)

DESCRIPTION : Plante herbacée velue et visqueuse, de 30 à 80 cm, aux feuilles molles découpées en lobes triangulaires aigus. Les fleurs sont constituées d'un calice cotonneux et d'une corolle en entonnoir à lobes arrondis, jaunâtre veinée de violet. Le fruit est une pyxide.

On rencontre la jusquiame dans presque toute l'Europe, en terrain sablonneux.

PARTIE UTILISÉE : La plante entière fleurie fraîche.

COMPOSITION

Grande richesse en matières minérales avec forte proportion de calcium ;

- flavonoïdes ;
- une base volatile, la tétraméthylputrescine ;
- alcaloïdes-esters, identiques à ceux de *BELLADONNA* et *STRAMONIUM* : hyoscyamine, atropine et scopolamine ou hyoscine qui, dans la feuille, représente la moitié des alcaloïdes totaux ; ces derniers existent dans la feuille à un taux de 0,05 à 0,10 %.

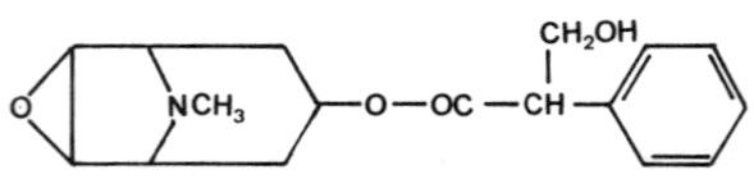

scopolamine

PATHOGÉNÉSIE

Remède d'action limitée.
SPASMES ; JALOUSIE DÉLIRANTE.

SUREXCITATION AVEC DÉFICIT PSYCHIQUE
ET SEXUEL. DÉLIRES.

SPASMES ET PARÉSIES.

AGGRAVATION :
PAR LES DÉCEPTIONS AFFECTIVES, LA JALOUSIE.
PAR LE TOUCHER.

• SUREXCITATION, AVEC DÉFICIT PSYCHIQUE ET SEXUEL. DÉLIRES

Épuisement nerveux avec logorrhée, agitation, confusion : vieillards, sujets surmenés, involution cérébrale.

Tremblements, soubresauts, tics et rires sans objet.

Insomnie par soucis réels ou imaginaires, ou surexcitation joyeuse (*COFFEA*).

Rire pendant le sommeil ; rêves lascifs.

Idées délirantes et délires systématisés : **jalousie pathologique,** violente, soupçonneuse, délirante, querelleuse (*LACHESIS*).

Voit les objets plus grands (*NUX MOSCHATA*, *NATRUM MURIATICUM*), et rouges (*BELLADONNA*, *CONIUM*, *PHOSPHORUS*) (plus petits : *PLATINA*). Mydriase.

Délire loquace violent, ou marmottements doux, tranquilles, confus.

Excitation sexuelle, lascivité, érotomanie. **Découvre et exhibe ses organes sexuels ;** se touche le sexe. Obscénité. **Veut rester nu.**

Délire furieux et agressif. **Cherche à s'échapper du lit.**

Délire maniaque : rire, agitation, comportement comique, gestes ridicules (*STRAMONIUM*, *VERATRUM ALBUM)*.

Délire de persécution : **se croit empoisonné.** Idées de complot : **persuadé que l'entourage souhaite et fomente sa mort** (O.P.).

Hydrophobie, syphiliphobie...

Peur d'absorber tout médicament. Refus de soins.

• SPASMES ET PARÉSIES ASSOCIÉS

Tremblements, tics, soubresauts, myoclonies. Grincement de dents (*APIS*, *BELLADONNA*, *CINA*).

Nystagmus, blépharospasmes ; chorée avec mouvements "angulaires" (*AGARICUS*).

Toux spasmodique aggravée couché, cessant dès qu'on s'assoit.

Toux après manger, boire, parler.

Convulsions infantiles, par peur, verminose, maladies infectieuses.

Hoquet irrépressible (*CUPRUM*).

Reflux par les narines des aliments.

Rétention d'urine après accouchement.

COMMENTAIRES ET COMPARAISONS

Avec *BELLADONNA* et *STRAMONIUM*, *HYOSCYAMUS* complète le trio des grandes Solanacées homéopathiques, toutes remèdes de spasme, de violence, de délire.

***HYOSCYAMUS* associe la faiblesse à la violence.** Il est la Solanacée du vieillard, comme *BELLADONNA* est celle de l'enfant et *STRAMONIUM* celle des violents. Mais *HYOSCYAMUS* est le plus délirant des trois et comporte seul la note sexuelle.

Il est souvent plus efficace que *LACHESIS* pour la jalousie des enfants à l'égard d'un des parents ou des frères et sœurs.

Comparaisons fondées sur la composition

Alcaloïdes tropiques des Solanacées :

HYOSCYAMUS : surexcitation et déficit cérébral ; délire de persécution ;

STRAMONIUM : tics, terreurs nocturnes, hydro et photophobie ; délire furieux et hallucinations ;

BELLADONNA : états congestifs, hyperémie ; délire des hyperthermies ; hypnagogique.

Hypericum perforatum

Millepertuis

Hypericum perforatum L. (Hypéricacées)

DESCRIPTION : Plante herbacée pouvant atteindre 80 cm de haut, à tige raide, rameuse, légèrement ailée. Les feuilles sont sessiles, ovales, ponctuées de noir sur les bords ; elles présentent sur toute leur surface de nombreuses petites poches sécrétrices, translucides, semblables par transparence à des perforations. Les fleurs sont jaune vif. Le fruit est une capsule ovoïde.
Le millepertuis est commun dans presque toute l'Europe, sur le bord des chemins, dans les endroits incultes.

PARTIE UTILISÉE : La plante entière fleurie fraîche.

COMPOSITION

- beaucoup de tanins condensés, surtout dans les fleurs ;
- des flavonoïdes abondants dont l'hypéroside ou quercétol-3-galactoside ;
- des dianthrones à propriétés photosensibilisantes : hypéricine et pseudohypéricine surtout dans les fleurs ;
- un prénylphloroglucinol, l'hyperforine dont on a démontré l'activité sur le staphylocoque et le streptocoque (1) ;
- dans les racines, un xanthonolignoïde, la kielcorine, dérivé du benzodioxane (2) ; on retrouve une structure analogue dans la déhydrosilybine.

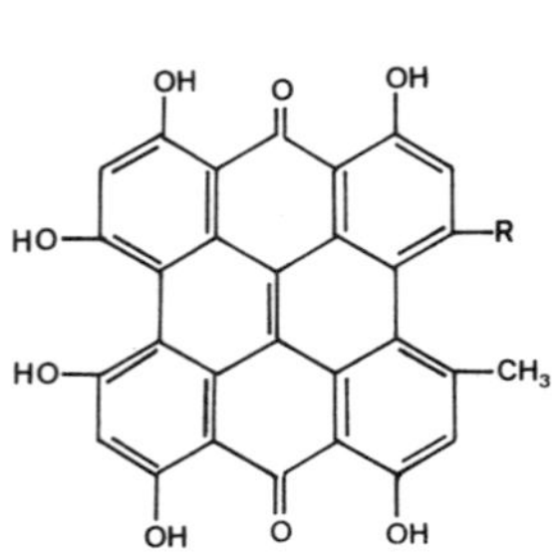

R = CH_3 **hypéricine**
R = CH_2OH **pseudohypéricine**

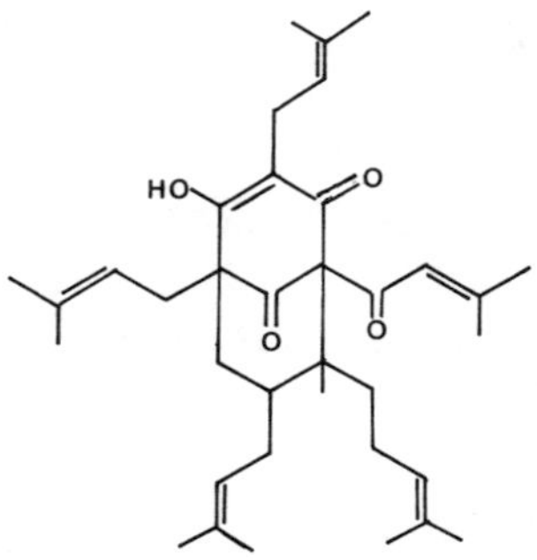

hyperforine

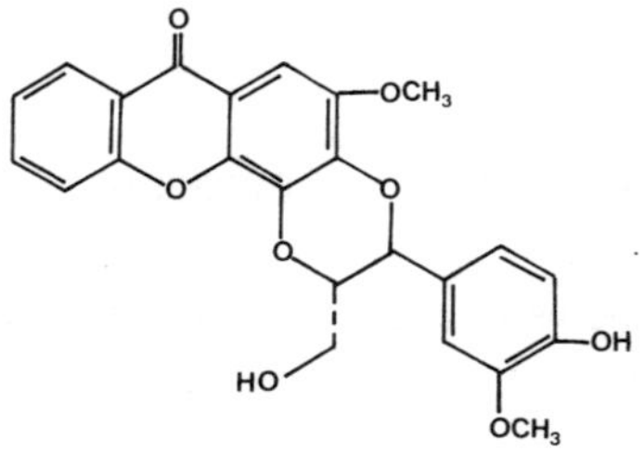

kielcorine

PATHOGÉNÉSIE

Remède d'action limitée.
DOULEURS DES TERMINAISONS NERVEUSES.

DOULEURS INTENSES DES TERMINAISONS NERVEUSES, SPONTANÉES OU TRAUMATIQUES : EXTRÉMITÉS DES MEMBRES, COCCYX...

AGGRAVATION :
PAR LE TEMPS FROID, HUMIDE, LE BROUILLARD.
PAR LE TOUCHER LÉGER.
PAR LES PERTURBATIONS MÉTÉOROLOGIQUES MAJEURES MÊME LOINTAINES : CYCLONES (O.P.).

• DOULEURS DES TERMINAISONS NERVEUSES

Douleurs aiguës, lancinantes, déchirantes, insupportables, **des terminaisons nerveuses.**
Douleurs suivant un trajet nerveux traumatisé ; direction centripète.
Douleurs des **blessures par objets pointus,** armes à feu, morsures d'animaux : pénétration ponctuelle ; **ou douleurs d'écrasement des extrémités ;** des actes chirurgicaux : ponction surtout lombaire, biopsie, cathétérisme (*STAPHYSAGRIA* : douleurs des coupures).

Névralgies des extrémités : doigts, orteils ; des paumes et des plantes ; de la face (O.P.).
Douleurs des dyskératoses, cors, œils-de-perdrix, verrues plantaires ; des excroissances osseuses ; hallux valgus, exostoses (O.P.).
Douleurs aiguës du rachis, sensible au toucher ; irradiation névralgique au moindre mouvement.
Céphalées après traumatisme vertébral ou chute sur le siège.
Sciatique après chirurgie ; sciatique distale (O.P.). Signe de la sonnette dans la sciatique (O.P.). Coccygodynie traumatique ou non.
Odontalgies après soins dentaires et traumatisme des nerfs dentaires.
Névralgies postzostériennes (*MEZEREUM*).
Douleurs des moignons d'amputation ; des membres fantômes ; des cicatrices anciennes ; de la métatarsalgie de Morton (O.P.).
Influence, à de grandes distances, des perturbations météorologiques majeures : cyclones, dépression barométrique brutale (O.P.).
Hémorroïdes excessivement douloureuses au toucher, à l'effleurement.

• AUTRES INDICATIONS

État dépressif ou convulsion après traumatisme crânio-cervico-rachidien.
Syndrome subjectif douloureux et paresthésique des traumatisés crâniens (O.P.).
Vertige avec sensation d'élongation de la tête.
Impression de lévitation.
Asthme hebdomadaire par temps humide, soulagé par l'expectoration.

COMMENTAIRES ET COMPARAISONS

Bien indiqué dans toutes les névralgies, surtout distales, *HYPERICUM* est surtout utilisé après les traumatismes nerveux des extrémités, particulièrement douloureux. On notera l'indication moderne de séquelles de la chirurgie nerveuse. Il complète l'action plus générale d'*ARNICA ;* et celle de *NATRUM SULFURICUM* dans les traumatismes crâniens, avec aggravation par le temps humide.

Comparaisons fondées sur la composition

L'hypéroside d'*HYPERICUM* est aussi présent dans *KALMIA* et *LEDUM PALUSTRE*.

HYPERICUM : violentes douleurs des terminaisons nerveuses ; suites de piqûres.
KALMIA LATIFOLIA : violentes douleurs en éclair, spécialement dans la région cardiaque ; névralgies.
LEDUM PALUSTRE : violentes douleurs articulaires de la crise de goutte, des arthrites, après piqûre ou contusion.

BIBLIOGRAPHIE

1. NAHRSTEDT A. - *Dtsche Apoth. Ztg,* 1983, *123,* 819-820.
2. NIELSEN H. et ARENDS P. - *Phytochemistry,* 1978, *17,* 2040-2041.

Hypothalamus

DESCRIPTION : Zone du diencéphale située sous le thalamus et au-dessus de l'hypophyse, siège des centres supérieurs du système neurovégétatif, l'hypothalamus intervient notamment dans la régulation des sécrétions endocrines ; son fonctionnement est étroitement lié à celui de l'hypophyse.
La T.M. est obtenue à partir d'hypothalamus de porc.

PATHOGÉNÉSIE (1)
Remède d'action limitée.

SYNDROME DYSENDOCRINIEN GLOBAL.

PSYCHIQUE : VARIABILITÉ, ABOULIE, ANOREXIE.

OVARIEN : RÈGLES VARIABLES, RÉTENTION D'EAU, SYNDROME PRÉMENSTRUEL, OBÉSITÉ GYNOÏDE.

VASCULAIRE : ACROCYANOSE, LIVEDO.

AGGRAVATION :
PAR LE FROID.

AMÉLIORATION :
PAR LA CHALEUR.

• SYNDROME DYSENDOCRINIEN GLOBAL

Grande hyperémotivité à tonalité sensuelle.

Crainte du sexe opposé ou attraction sexuelle irrésistible (*PULSATILLA, ORIGANUM*).

Homosexualité (*PULSATILLA, LUESINUM*).

Manque de décision, aboulie. Hyper ou insomnie. Céphalée occipitale avec tristesse (*SEPIA*).

Anorexie mentale avec aménorrhée (*NATRUM MURIATICUM, SILICEA, SEPIA*...).

Règles variables en abondance, espacement, durée, et aspect (*PULSATILLA*). Sang foncé et caillots.

Syndrome prémenstruel (*FOLLICULINUM*). Rétention hydrique (*NATRUM SULFURICUM*).

Obésité gynoïde (*THUYA, GRAPHITES*).

Acné pubertaire. Calvitie féminine à début frontal. Ongles cassants (*SILICEA*).

Acrocyanose, livedo, varices.

Dyspnée après le traitement des varices. Toux grasse (*PULSATILLA*).

• AUTRES INDICATIONS

Fièvre prolongée, irrégulière, vespérale, non infectieuse, pendant des mois.

Intolérance aux aliments crus et sucreries. Météorisme.

Constipation de scybales.

Enurésie.

Épididymite.

COMMENTAIRES ET COMPARAISONS

L'action globale de l'hypothalamus se reflète dans une pathogénésie très générale. L'hypothalamus intervient en effet dans le contrôle des émotions et pulsions, et dans la régulation de la température corporelle, outre les effets gonadiques par les gonadotrophines.

Dans l'ensemble ***PULSATILLA*** est très proche, sauf les modalités thermiques inverses. L'action sur l'affectivité et les pulsions sexuelles mérite une confirmation clinique.

Les fièvres non infectieuses, plus ou moins cryptogénétiques, trouvent ici un de leurs rares remèdes.

Il pourrait compléter le remède d'action générale indiqué dans l'anorexie mentale, toujours difficile à réduire ; et compléter ou se substituer éventuellement à ***FOLLICULINUM*** dans le syndrome prémenstruel.

Il sert d'appoint non négligeable pour le traitement des grands hyperémotifs (9 CH).

BIBLIOGRAPHIE

1. VANNIER H. - *Études cliniques diverses et non pathogénétiques.* Bulletin du C.H.F., 1956, 155 ; Bulletin du C.H.F., 1958, 288 ; *Annales homéopathiques françaises*, 1969, *11*, 35-64.

Iberis amara

Ibéris

Iberis amara L. (Crucifères)

DESCRIPTION : Plante herbacée rameuse, de 10 à 40 cm, que l'on trouve dans les champs et sur les coteaux en Europe centrale et méridionale et dans presque toute la France. Les feuilles sont spatulées, oblongues ou lancéolées, à 2-4 dents de chaque côté. Les fleurs, blanches ou lilas, sont réunies en une inflorescence souvent lâche et allongée. Le fruit est une silicule.

PARTIE UTILISÉE : La graine séchée.

COMPOSITION

Comme chez beaucoup de Crucifères, on trouve des hétérosides sulfurés : glucoibéroside et glucocheiroloside ont été identifiés.

Présence aussi de cucurbitacines E et I (voir *BRYONIA*).

PATHOGÉNÉSIE

Remède d'action limitée.
CARDIOTONIQUE : CŒUR LENT ET ARYTHMIQUE.

POULS ET CŒUR LENTS ; BRADYARYTHMIE.

DOULEURS CARDIAQUES D'EFFORT AVEC TACHYCARDIE.

Pouls et cœur lents. Bradyarythmie. Bigéminisme.

Palpitations aggravées au moindre mouvement avec douleurs cardiaques pongitives ou constrictives (*CACTUS*).

Pouls tendu, irrégulier ; précordialgies lancinantes ; irradiation au bras gauche (*SPIGELIA*).

Hypertrophie cardiaque et pouls dépressible (Hale).

"Conscience d'avoir un cœur".

COMMENTAIRES ET COMPARAISONS

Un des rares cardiotoniques utilisable dans les pouls lents (*KALMIA*), avec éréthisme, faiblesse, douleurs.

Comparaisons fondées sur la Matière médicale

Cœur lent :

NAJA : pouls lent, troubles de conduction, anomalies valvulaires ;

KALMIA : pouls lent ; ralenti à l'effort ; valvulopathies ; malades âgés ; algies ;

DIGITALIS : bradyarythmie bi ou trigéminée ; syndrome hépatocardiaque ;

GELSEMIUM : ralentissement, sensation d'arrêt cardiaque ; relance le cœur par le mouvement ; troubles fonctionnels.

Il complète et compense dans une certaine mesure l'action des bêta-bloquants (O.P.).

Par contre, la pathogénésie ne traduit pas la présence des hétérosides sulfurés, ni des cucurbitacines ; pas de parenté pathogénétique avec *SULFUR* ou *BRYONIA*.

Ignatia amara

Fève de Saint-Ignace

Strychnos ignatii Berg. (Loganiacées)

DESCRIPTION : Arbuste grimpant originaire des Philippines et introduit au Sud Viêt-Nam. Les feuilles sont larges et ovales, les fleurs blanchâtres, axillaires. Le fruit est une baie cortiquée pouvant mesurer 13 cm de diamètre ; il contient des graines nombreuses au milieu d'une pulpe jaunâtre.

PARTIE UTILISÉE : La graine séchée, très toxique.

COMPOSITION

Très voisine de celle de la noix vomique. La fève doit aussi sa dureté à des mannanes et à des galactanes mais les proportions sont différentes, ainsi que le montre l'étude des produits d'hydrolyse : les mannanes dominent chez *IGNATIA*.
Grande richesse en alcaloïdes : 3 à 4 %, la strychnine représentant plus de 60 % des alcaloïdes totaux.

PATHOGÉNÉSIE

Remède d'action générale.
HYPERÉMOTIVITÉ ET PARADOXE. POINTS, SPASMES ET BOULES.

ÉTAT NEUROPSYCHIQUE OU DÉPRESSION RÉACTIONNELLE APRÈS CHAGRIN, CONTRARIÉTÉS, SURMENAGE NERVEUX.

HUMEUR CHANGEANTE, COMPORTEMENT PARADOXAL, AMÉLIORÉ PAR LA DISTRACTION.

TROUBLES FONCTIONNELS SPASMODIQUES, DOULEURS PONCTIFORMES, ERRATIQUES.

PARESTHÉSIES INDUITES PAR L'HYPERÉMOTIVITÉ.

AGGRAVATION :
PAR LE CHAGRIN, LES CONTRARIÉTÉS, LE SURMENAGE NERVEUX, LA CONSOLATION.
PAR LE CAFÉ, L'ALCOOL, LE TABAC, LES ODEURS VIOLENTES.
À 11 H DU MATIN.

AMÉLIORATION :
PAR LA DISTRACTION.
PAR LA PRESSION FORTE.

• ÉTAT NEUROPSYCHIQUE OU DÉPRESSION RÉACTIONNELLE APRÈS CHAGRIN, CONTRARIÉTÉS, SURMENAGE NERVEUX

Dépression du deuil, des contrariétés : **chagrin silencieux.** Après contre-temps parfois bénins, surmenage nerveux, situations éprouvantes.

Asthénie intense après une émotion. Défaillance à 11 h du matin, non améliorée en mangeant, cédant à la distraction.

Anxiété avec inhibition, silence, inaction, mélancolie.

Soupirs, bâillements, pleurs.

Humeur changeante sans motif apparent ; comportement insolite, paradoxal, réactions joyeuses, hilarité hors de propos (*NATRUM MURIATICUM*).

Amélioration par la distraction : promenades, spectacles, bonne compagnie, un nouvel objet d'intérêt ou d'affection (O.P.). Par contre, la consolation l'agace (*NATRUM MURIATICUM*).

Insomnie, par chagrin, contrariété... **Dort mieux dans le bruit.** Sursauts des membres en s'endormant. Idées fixes persistant au réveil.

Pathomimie : syndromes douloureux ou fonctionnels copiés inconsciemment sur l'entourage ou l'information (O.P.).

TROUBLES FONCTIONNELS SPASMODIQUES : DOULEURS PONCTIFORMES, ERRATIQUES, PARESTHÉSIES, INDUITS PAR L'HYPERÉMOTIVITÉ

Points douloureux, revenant à la même heure, sans organicité sous-jacente, ne cédant pas à un traitement logique ; très chroniques (O.P.).

Les douleurs sont décrites avec exagération et complaisance ; erratiques et fugaces ; de localisation illogique.

Céphalées en clou, pariétales, aggravées par tous les stimuli sensoriels, **terminées par une miction aqueuse profuse** (*GELSEMIUM*).

Migraine, aggravée par les odeurs fortes, des aliments indigestes, par la moindre contrariété.

Spasmes et dyskinésies, crampes et myoclonies.

Myoclonie palpébrale et musculaire ; signe de Chvostek (O.P.).

Sensation de faim et de défaillance à 11 h du matin. Mange peu cependant. Manger ne calme pas la faim.

Appétit capricieux, tolérance alimentaire variable et paradoxale.

Les aliments lourds paraissent les plus digestes, en fonction de l'ambiance du repas.
Intolérance au vin, aux alcools, intolérances alimentaires alléguées et illogiques.
Constriction pharyngée : boule pharyngée aggravée par l'anxiété, améliorée en mangeant, surtout des aliments durs.
Les sensations de crampes remontent de l'estomac à la gorge.
Pseudo-angine obstructive améliorée en mangeant.
Spasme œsophagien amélioré par les aliments durs, secs, volumineux.
Nausées améliorées en mangeant.
Crampes gastriques, dyskinésie biliaire.
Colopathie fonctionnelle : spasmes, douleurs, borborygmes, points douloureux, gaz inclus.
Point appendiculaire sans appendicite.
Constipation en voiture, en voyage, diarrhée émotive.
Rectalgie aggravée par une selle molle. Hémorroïdes améliorées par la marche, aggravées assis.
Dysphrénie : bâillements, soupirs, sensation de manque d'air, de ne pas pouvoir respirer (*LACHESIS*).
Hoquet, inspirations profondes.
Points thoraciques inexplicables améliorés par la pression forte.
Toux auto-entretenue ou "sine materia".
Douleur cardiaque angineuse améliorée par le mouvement et l'exercice.
Points au cœur (*ACTAEA RACEMOSA*).
Tachycardie émotive (*CRATAEGUS*).
Variation de la T.A.
Mictions fréquentes ; urines profuses, aqueuses, après la migraine ou un épisode critique (*GELSEMIUM*). Cystopathie à urines claires (*STAPHYSAGRIA*).
Règles abondantes, de sang noir et mauvaise odeur, précédées de migraine, accompagnées de pleurs, d'excitation, de rires.
Dysménorrhée spasmodique.
Aménorrhée due au chagrin (*NATRUM MURIATICUM*).
Arthralgies et myalgies en points, erratiques. Sciatique aggravée au repos et couché.
Fièvre, sensation de chaleur améliorée près d'une source calorique.

COMMENTAIRES ET COMPARAISONS

Proche de *NUX VOMICA* par les spasmes et l'hyperexcitabilité, **il est le principal remède de l'émotion somatisée. On l'a appelé "le tranquillisant des homéopathes".** Il complète tous les remèdes constitutionnels, mais surtout *NATRUM MURIATICUM* : isolement et réactions paradoxales.
Pris au coucher, il aggrave les insomnies pour lesquelles il n'est pas indiqué.

Comparaisons fondées sur la composition

Strychnine :
NUX VOMICA et *IGNATIA* diffèrent par la proportion de leurs principaux alcaloïdes. Leur Matière médicale témoigne de l'hyperexcitabilité neuromusculaire, viscérale et psychique avec des nuances qui les opposent :
IGNATIA a des causes psycho-émotionnelles ; chagrin, contrariétés ;
NUX VOMICA a des causes somatiques : intoxication, excès ;
IGNATIA subit et se renferme, *NUX VOMICA* agit et agresse ;
IGNATIA se plaint de points, *NUX VOMICA* de crampes ;
IGNATIA a des douleurs et des troubles paradoxaux, *NUX VOMICA* est logique.

Comparaisons fondées sur la Matière médicale

Les suites de chagrins et contrariétés :
IGNATIA : deuil silencieux ;
LACHESIS : deuil bavard ;
NATRUM MURIATICUM : deuil prolongé, silencieux ; attitude de repli ;
AURUM : désespoir du deuil ; sentiment d'irréparable.

Quelques réactions émotives :
GELSEMIUM : émotion soudaine, anxiété d'anticipation, trac, inhibition ;
STAPHYSAGRIA : contraintes, vexations, blessures d'amour-propre, déception ; refoulement ;
ARNICA : choc affectif ; épreuves ; caractère "brisé" ;
AMBRA GRISEA : hyperémotivité-asthénie ; timidité ;
MOSCHUS : réactions émotionnelles théâtrales ; syncopes en public ;
NUX MOSCHATA : somnolence réactionnelle, obnubilation, exagération ;
HYPOTHALAMUS : hyperémotivité à tonalité sensuelle.

Quelques douleurs en points :
IGNATIA : fixes ou erratiques ; anorganiques, illogiques ;
BRYONIA : fixes ; soulagées par la pression forte ;
KALIUM CARBONICUM : aggravées par la pression forte ;
KALIUM BICHROMICUM : dans une zone limitée plutôt que ponctuelle ;
ARGENTUM NITRICUM, HEPAR SULFUR, NITRICUM ACIDUM : douleur d'écharde ;
AGARICUS : sensation d'aiguilles glacées ;
LEDUM PALUSTRE : piqûre réelle ;
SPIGELIA : névralgie en forme de douleur piquante.

Il n'existe pas de biotype *IGNATIA* bien que ses indications soient plus fréquentes sur le type *NATRUM MURIATICUM* et plus généralement chez les tuberculiniques, tous hyperémotifs.

Influenzinum

DESCRIPTION : Biothérapique obtenu à partir du vaccin antigrippal.

PATHOGÉNÉSIE

Remède d'action limitée.
GRIPPE, SYNDROMES GRIPPAUX.

PRÉVENTION DE LA GRIPPE ET DES SYNDROMES GRIPPAUX.

Il n'existe pas de pathogénésie.
Utilisé largement comme préventif de la grippe, il aurait démontré son efficacité (2 doses 7 CH à 14 jours d'intervalle, une troisième 1 mois plus tard).
Dans la grippe déclarée, on l'utilise peu, sauf à l'extrême début.
Comme le vaccin antigrippal classique, il induit parfois des asthénies prolongées ou un syndrome fébrile discret mais durable et sa prescription ne doit, sans aucun doute, pas être généralisée.

Action non spécifique dans la grippe :
1) ***OSCILLOCOCCINUM*** : action curative éprouvée.
2) Des complexes, du genre ***ARNICA*** 4 CH, ***BELLADONNA*** 4 CH, ***EUPATORIUM*** 4 CH, ***GELSEMIUM*** 4 CH, ***SULFUR*** 5 CH ("Paragrippe").

Iodum

Iode

I_2

DESCRIPTION : Lamelles friables ou fins cristaux noir bleuâtre à éclat métallique, d'odeur irritante, insolubles dans l'eau, solubles dans l'alcool et le chloroforme, très solubles dans les solutions concentrées d'iodures.
L'iode se volatilise lentement à la température ambiante.

PATHOGÉNÉSIE

Remède d'action générale.
MAIGREUR, CHALEUR, FAIM, HYPERACTIVITÉ.

HYPERTHYROÏDIE ET HYPERMÉTABOLISME.

MUQUEUSES RESPIRATOIRES OU DIGESTIVES ENFLAMMÉES.

ADÉNOPATHIES - HYPERTROPHIE OU SCLÉROSE D'ORGANES.

PSYCHOBIOTYPE HYPERACTIF, CHAUD, AFFAMÉ, IMPULSIF ET MAIGRE.

AGGRAVATION :
PAR LA CHALEUR, CHALEUR HUMIDE.
PAR LA FAIM.
PAR LE CAFÉ (O.P.).

AMÉLIORATION :
PAR LE FROID, L'AIR FRAIS, L'EAU FROIDE.
EN MANGEANT BEAUCOUP, SOUVENT, VITE.
PAR L'ACTIVITÉ - MARCHE RAPIDE - AGITATION.

• HYPERTHYROÏDIE ET HYPERMÉTABOLISME

Amaigrissement malgré un grand appétit. Mange souvent, beaucoup et vite. Anxiété dans l'attente du repas. Soif intense. **Mange debout.**
Chaleur intense. Recherche le froid ; une place fraîche au lit. Céphalée congestive battante.
Hyperthyroïdie avec goitre. Exophtalmie. Regard brillant. Œil douloureux.
Tachycardie aggravée au moindre exercice. Dyspnée d'effort, **toujours très aggravée en montant une pente, des escaliers** (*KALIUM CARBONICUM*). Éréthisme cardiaque. Constriction cardiaque, angor, anxiété précordiale.
Tremblement fin et permanent. Recrudescence émotionnelle et par la faim.
Aggravation des troubles cardiaques, du tremblement et du nervosisme **par le café** (O.P.).

• MUQUEUSES RESPIRATOIRES, DIGESTIVES ET AUTRES ENFLAMMÉES

Toutes les sécrétions - souvent limpides - sont irritantes et brûlantes.
Coryza surtout chronique, aqueux, **brûlant, irritant,** avec douleurs à la racine du nez (*KALIUM IODATUM*) ; fluent à l'air frais.
Laryngite douloureuse, croupale. Chatouillement laryngé et rétrosternal.
Toux rauque, douloureuse, dyspnéisante : **l'enfant étouffe et empoigne le larynx, très anxieux** (*SAMBUCUS*).
Congestion pulmonaire et dyspnée.
Gingivite, sialorrhée, saignements, aphtes, mauvaise odeur.
Diarrhée écumeuse, graisseuse, irritante ; aggravée par le lait.
Pancréatite ; enfants amaigris et diarrhéiques porteurs d'adénopathies.
Leucorrhée abondante, irritante, excoriante, brûlante, "trouant le linge".

• ADÉNOPATHIES - HYPERTROPHIE OU SCLÉROSE D'ORGANES

Adénopathies cervicales, axillaires, inguinales, mésentériques... dures, multiples, petites et mobiles.
Induration testiculaire – surtout droite. Atrophie testiculaire ; hydrocèle.
Kystes ovariens, surtout droits. Ovaralgie droite (*APIS, BRYONIA*).
Endométriose (O.P.).
Règles abondantes, épuisantes ; avec dyspnée.
Hépatomégalie. **Splénomégalie.**
Nodules mammaires, dans un sein atrophié, flétri.

• PSYCHO-BIOTYPE HYPERACTIF CHAUD, AFFAMÉ, IMPULSIF ET MAIGRE

Sujet maigre, brun, au regard brillant, vif et affairé ; ayant toujours trop chaud et faim. Les yeux et les cheveux sont bruns.
Hommes à larynx proéminent ; femmes à poitrine menue ou seins flétris.
Hyperactifs constamment en mouvement rapide. Nombreuses entreprises.
Anxieux par le repos, l'inaction, la faim. L'anxiété provoque un afflux de sang au visage.
Irritabilité – par faim ou inaction – **pouvant provoquer des impulsions violentes.**

• AUTRES INDICATIONS

Acné banale et rosacée. Peau sèche, jaunâtre, ridée, chaude.
Sueur tachant en bleu.
Arthralgies et douleurs osseuses nocturnes, térébrantes. Recherche d'une place froide au lit.

COMMENTAIRES ET COMPARAISONS

IODUM dépasse le cadre de l'hyperthyroïdie dont sa pathogénésie reproduit évidemment le tableau. Tout hypermétabolisme peut en être justiciable si le sujet présente faim et thermophobie, mais aussi et surtout hyperactivité fébrile et anxieuse. L'action sur les muqueuses et les ganglions se retrouve dans les nombreux remèdes composés contenant *IODUM*.
IODUM "refroidi" évoque *SILICEA* ou *CONIUM*. Les troubles métaboliques et digestifs indiquent souvent *LYCOPODIUM*, complémentaire si habituel qu'on prescrit des doses composées *IODUM-LYCOPODIUM*.

Comparaisons fondées sur la composition

1) Iode
IODUM : hyperthyroïdie, hypermétabolisme, hypersympathicotonie.
THYROIDEA : hyperthyroïdie, goitre ; complémentaire (7 CH, 9 CH, 15 CH en doses très espacées).
SPONGIA : striction laryngée "comme par une éponge bloquée au larynx".
BADIAGA : adénopathie, laryngite et goitre ; sujet frileux.
CORALLIUM RUBRUM : toux spasmodique, constriction laryngée, congestion du visage.

ALLIUM SATIVUM : iode à l'état de traces seulement ; gros mangeur pléthorique ; sécrétions bronchiques abondantes avec dyspnée (?).

2) Composés iodés
ARSENICUM IODATUM : l'arsenic des tuberculiniques ; adénopathies ; éréthisme cardiaque.
SULFUR IODATUM : le *SULFUR* des tuberculiniques ; adénopathies ; vulnérabilité respiratoire ; acné, éruptions.
PHOSPHORUS TRIIODATUS : un *PHOSPHORUS* atténué et dynamique.
KALIUM IODATUM : sinusite, laryngite, rhumatisme, aggravé par la chaleur.
MERCURIUS BI-IODATUS et *PROTO-IODATUS* : angines unilatérales gauches (*BI*) ou droites (*PROTO*).

Comparaisons fondées sur la Matière médicale
Remèdes des hyperthyroïdiens :
IODUM : hyperthyroïdie, hypermétabolisme, hypersympathicotonie ;
LACHESIS : striction laryngée, regard brillant, hyperactivité, thermophobie ;
COFFEA : tachycardie, hyperactivité cérébrale, insomnie ;
LYCOPUS : réactions cardiaques ;
SUMBUL : réactions cardiaques.

On ne confondra pas la pathogénésie d'*IODUM* avec l'hyperthyroïdie sous peine de méconnaître ses indications laryngées, ses adénopathies, ses signes génitaux notamment.

Ipeca

Ipéca annelé mineur
Cephaelis ipecacuanha [Brot.] A. Rich

Ipéca annelé majeur
C. acuminata Karsten (Rubiacées)

DESCRIPTION : *Cephaelis ipecacuanha* est un sous-arbrisseau vivace de 20 à 40 cm de haut que l'on trouve à l'état sauvage et cultivé dans les vallées forestières humides du sud du Brésil. Il doit son nom d'ipéca annelé **mineur** au fait que la racine, constituée d'une succession de renflements circulaires, ne dépasse jamais 6 mm de diamètre.
C. acuminata est une espèce très voisine de la précédente mais originaire du nord de la Colombie. Il doit son appellation d'ipéca annelé **majeur** à ses racines plus grosses pouvant atteindre 9 mm de diamètre.

PARTIE UTILISÉE : La racine séchée.

COMPOSITION
- 4-5 % de matières minérales ;
- 30-40 % d'amidon ;
- un gluco-protéide responsable des propriétés allergisantes ;
- un tanin catéchique, l'acide ipécacuanhique ;
- 1 % d'ipécoside, hétéroside azoté à noyau isoquinoléique :

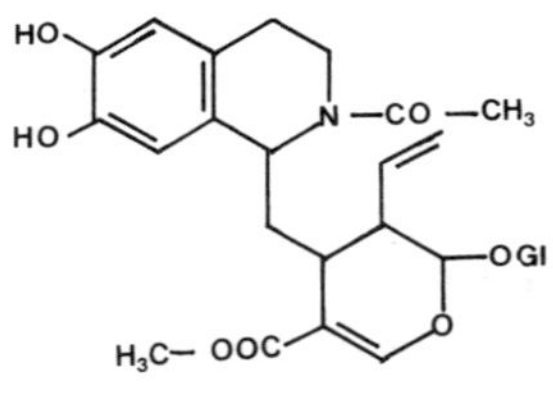

ipécoside

- un hétéroside d'iridoïde ayant pour aglycone le composé I (1)

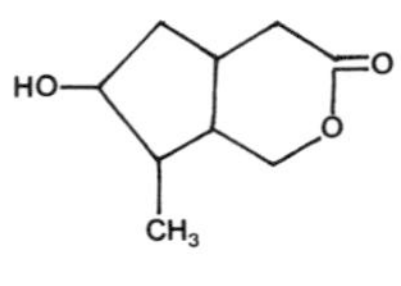

- 2-3 % d'alcaloïdes isoquinoléiques ; les principaux sont l'émétine, la céphéline, la psychotrine ; leurs proportions ne sont pas identiques dans les deux espèces.

	C. ipecacuanha	*C. acuminata*
émétine	60-75 %	30-50 %
céphéline	25-30 %	55 %

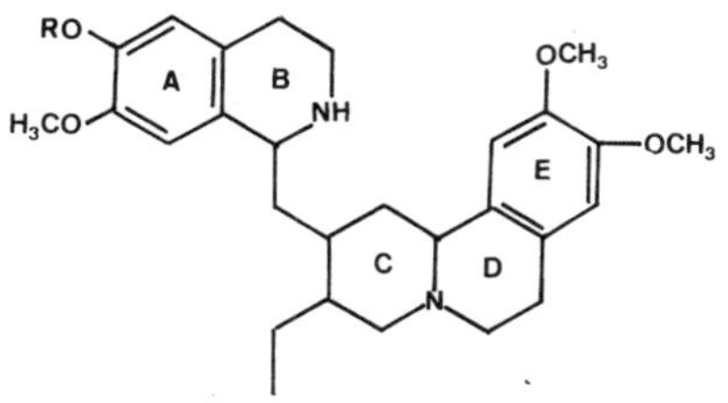

R = CH_3 **émétine**
R = H **céphéline**

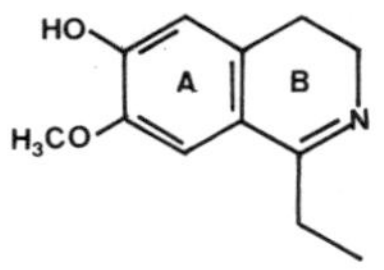

psychotrine
(déhydrocéphéline)

Quant aux alcaloïdes mineurs, ce sont l'émétamine et la proémétine.

PATHOGÉNÉSIE

Remède d'action limitée.
NAUSÉE RÉFLEXE ACCOMPAGNANT TOUS LES SYMPTÔMES.

NAUSÉE AVEC LANGUE PROPRE ; VOMIR NE SOULAGE PAS.

DIARRHÉE VERDÂTRE OU SANGUINOLENTE AVEC TÉNESME RECTAL.

TOUX ET DYSPNÉE AVEC SPASME ET HYPERSÉCRÉTION BRONCHIQUE.

HÉMORRAGIES DE SANG ROUGE VIF.

AGGRAVATION :
PAR LE FROID ET LA CHALEUR HUMIDE.
À L'AUTOMNE.
PAR LES FRUITS VERTS.

• NAUSÉES AVEC LANGUE PROPRE

Nausées durables, **d'origine digestive ou réflexe, avec langue propre et humide,** salivation abondante. Non calmées par les vomissements ; sensation de délabrement gastrique. Désir de viande de veau qui aggrave.

Avec face pâle, cernes bleuâtres ; ou cyanose et dyspnée, suivies d'épuisement et somnolence.

Nausée accompagnant la céphalée, la névralgie orbitaire avec larmoiement ; nausée de la grossesse ; des états méningés ; des troubles digestifs, respiratoires, hémorragiques, etc.

• DIARRHÉE VERDÂTRE OU SANGUINOLENTE

Diarrhée aiguë dysentériforme, surtout infantile ; avec nausées et vomissements sans soulagement ; ténesme prolongé.

Selles écumeuses, visqueuses, verdâtres, parfois sanguinolentes.

Faciès pâle, yeux cernés, langue propre ; épuisement, extrémités froides.

L'automne ; après des fruits verts ; des aliments indigestes.

• TOUX ET DYSPNÉE AVEC SPASME ET HYPERSÉCRÉTION BRONCHIQUE

Spasme bronchique et dyspnée.

Hypersécrétion des muqueuses respiratoires.

Avec nausées.

Coqueluche et toux coqueluchoïde.

Quintes avec nausées, dyspnée, pâleur ou cyanose, spasmes, état syncopal, terminées par le vomissement d'abondantes mucosités.

Asthme surtout infantile : nombreux **râles fins ;** faciès caractéristique : pâleur, yeux cernés. Nausées, cyanose, corps froid. **Périodicité annuelle.**

Coryza et trachéo-bronchite avec nombreux râles et respiration asthmatiforme..

• HÉMORRAGIES DE SANG ROUGE VIF

Petites stries hémorragiques dans les sécrétions ou grandes hémorragies.

Sang rouge vif, brillant (*PHOSPHORUS*).

Nausées réflexes, réaction syncopale, sueurs froides avec l'hémorragie.

Hémoptysies, hématémèses. Recto-colite hémorragique : hémorragies, glaires, ténesme.
Métrorragies ; avec états nauséeux, caillots abondants.
Faiblesse hors de proportion avec la perte sanguine.

• AUTRES INDICATIONS

Fièvre : courbature fébrile, état nauséeux, rechutes périodiques.
Conjonctivites et kérato-conjonctivites, parfois ulcères cornéens avec abondante sécrétion lacrymale.
Convulsions avec opisthotonos.

COMMENTAIRES ET COMPARAISONS

IPECA est indiqué dans toute affection accompagnée de nausées avec langue propre et de vomissements qui ne soulagent pas. Il s'agit souvent d'enfants.
L'état nauséeux avec malaise lipothymique se compare à *COCCULUS* et *TABACUM* ; les vomissements de *NUX VOMICA* soulagent et ceux d'*ANTIMONIUM CRUDUM* s'accompagnent d'une langue très saburrale. La diarrhée infantile verdâtre évoque *ARGENTUM NITRICUM* et *AETHUSA*.
Dans l'asthme, *ANTIMONIUM TARTARICUM* a de gros râles ; et les hémorragies évoquent *PHOSPHORUS* et *CHINA*.

Comparaisons fondées sur la composition

Fonction carbonyle.
Deux constituants à fonction carbonyle, l'ipécoside et le composé I, rendent compte sans doute de l'état spasmodique, ici spécialisé aux voies digestives et à l'appareil respiratoire. On trouve d'autres dérivés carbonylés dans :
DROSERA : toux coqueluchoïde avec hypersécrétion et nausée ;
MOSCHUS : dyspnée spasmodique ;
CROCUS SATIVUS : hémorragies de sang noir coagulé, antipéristaltisme, météorisme ;
TABACUM : état nauséeux ; mal des transports.

BIBLIOGRAPHIE

1. SCHNEIDER K., JURENITSCH J. et JENTZSCH K. - *Sci. Pharm.*, 1986, *54*, 339-345.

Iris tenax

Iris tenax Dougl. (Iridacées)

DESCRIPTION : Espèce originaire des États-Unis (Oregon, Washington), en touffes denses, de 40 à 50 cm de haut, à fleurs mauves.

PARTIE UTILISÉE : Le rhizome frais.

COMPOSITION

Dans la documentation dont nous disposions, nous n'avons rien trouvé concernant cette plante.

PATHOGÉNÉSIE

Remède d'action limitée.
APPENDICITE.

DOULEUR DE LA RÉGION APPENDICULAIRE.

• SYNDROME APPENDICULAIRE

Douleur iléo-cæcale et appendiculaire. Constipation, petite hyperthermie, frissons.
Bouche sèche (*BRYONIA*). Vomissements.

COMMENTAIRES ET COMPARAISONS

Ce petit remède ne serait pas mentionné s'il ne soulageait pas remarquablement des syndromes douloureux aigus de la région appendiculaire (4 CH ou 7 CH) (O.P.). Des indications opératoires disparaissent.
Il agit sur les douleurs périappendiculaires postopératoires (adhérences, brides), comme *BRYONIA* (douleur améliorée par la pression forte), *OPIUM* (subocclusion, météorisme), *PLUMBUM* (rétraction pariétale).

Iris versicolor

Glaïeul bleu

Iris versicolor L. (Iridacées)

DESCRIPTION : Plante herbacée vivace des régions humides des États-Unis et du Canada, à longues feuilles dressées, glauques ; la fleur ressemble à celle de l'iris des marais, ***I. pseudacorus*** L. mais elle est violet foncé au lieu de jaune. Le fruit est une capsule.

PARTIE UTILISÉE : Le rhizome frais et les racines adventives fraîches récoltés au moment de la floraison.

COMPOSITION

On a mis en évidence dans la partie utilisée :

- des traces d'huile essentielle avec furfurol et d'acides isophtalique et salicylique ;
- environ 9 % d'une résine renfermant, entre autres, un phytostérol, de l'alcool myricylique (= triacontanol) constituant fréquent des cires d'origine végétale ;

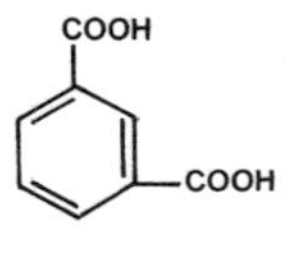

acide isophtalique

$CH_3–(CH_2)_{28}–CH_2OH$

alcool myricylique

- des triterpénoïdes aux structures originales (1, 2), riches en doubles liaisons :

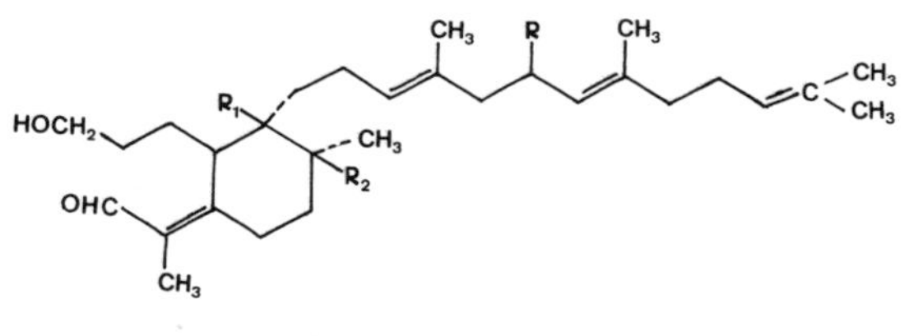

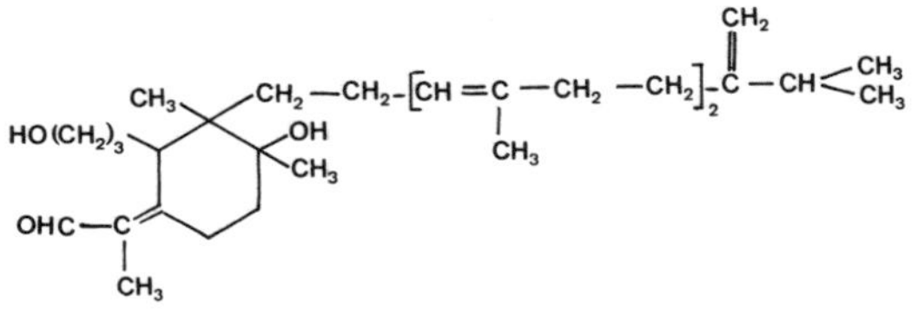

PATHOGÉNÉSIE

Remède d'action limitée.
BRÛLURES DE LA BOUCHE À L'ANUS.

BRÛLURES DE TOUT LE TUBE DIGESTIF.

MIGRAINE OPHTALMIQUE.

AGGRAVATION :
PÉRIODIQUE - HEBDOMADAIRE.

• BRÛLURES DE TOUT LE TUBE DIGESTIF

Brûlures de la bouche et de la langue avec salivation filante abondante.
Brûlures gastro-œsophagiennes. Reflux brûlant jusque dans la bouche.
Vomissements brûlants, glaireux, visqueux, filants.
Pancréatite : selles grasses et brûlantes.
Douleur colique et sous-hépatique avec gaz ; souvent avec la migraine.
Diarrhée brûlant l'anus (***SULFUR***) : selles aqueuses, profuses.
Constipation entre-temps.
Ano-rectite brûlante dès le matin.

• MIGRAINE OPHTALMIQUE

Céphalée périodique, souvent hémicrânienne et hebdomadaire.
Migraine du samedi ou du dimanche, lors de la détente (*SANGUINARIA*, *SULFUR*).
Précédée de brouillard oculaire ou de phosphènes.
Avec vomissements et reflux brûlant.

• AUTRES INDICATIONS

Névralgie de la face, surtout droite ; après zona.
Périarthrite d'épaule droite aggravée au mouvement ; en levant le bras.
Sciatique surtout gauche, aggravée au mouvement.
Douleurs et **arthrose de hanche gauche** (O.P.) (*ALLIUM SATIVUM*) : élancements, sensation de luxation.
La peau du nez est luisante.
Impétigo : cuir chevelu, face, péribuccal.
Psoriasis. **Pityriasis versicolor** (O.P.) (*SEPIA*, *BERBERIS*).

COMMENTAIRES ET COMPARAISONS

Il n'est guère de prescription d'*IRIS VERSICOLOR* sans brûlures digestives. ***SULFUR*** complète toujours son action.

Par sa périodicité, ses migraines, ses brûlures, il ressemble beaucoup à ***SANGUINARIA*** qui complète, outre ***SULFUR***, ***PHOSPHORUS*** (tropisme respiratoire).

Comparaisons fondées sur la Matière médicale

1) Migraine ophtalmique

IRIS VERSICOLOR : hebdomadaire ; brûlures digestives ; diarrhée brûlante.

SANGUINARIA : hebdomadaire ; à droite ; brûlures digestives ; congestion de la face.

SULFUR : hebdomadaire ; brûlures digestives ; complète l'action des deux précédents.

CYCLAMEN : avec vertiges, intolérance aux graisses ; féminin.

PODOPHYLLUM : un contexte hépatique et diarrhéique ; alternance migraine-diarrhée.

GELSEMIUM, ***KALIUM BICHROMICUM***, ***SEPIA***...

2) Douleur d'épaule

IRIS VERSICOLOR : à droite ; chez un migraineux (Voisin).

SANGUINARIA : douleur deltoïdienne droite aggravée la nuit.

MAGNESIA CARBONICA : douleur nocturne névralgique.

RHODODENDRON : temps humide chaud, orageux, ou froid.

FERRUM METALLICUM : à gauche ; nocturne ; calmée par le mouvement lent.

FERRUM PHOSPHORICUM, ***ACONITUM***, ***BELLADONNA*** : cas aigus, récents, inflammatoires.

BIBLIOGRAPHIE

1. KRICK W., MARNER F.J. et JAENICKE L. - *Z. Naturforsch., C : Biosci.*, 1983, *38 C*, 689-692.
2. MARNER F.J. et LONGERICH I. - *Liebigs Ann. Chem.*, 1992, 269-272.

Juglans cinerea

Noyer cendré

Juglans cinerea L. (Juglandacées)

DESCRIPTION : Arbre de l'est des États-Unis, caractérisé par son écorce lisse et grise. Les feuilles, composées imparipennées, peuvent atteindre 60 cm de long ; elles comportent des folioles dentées, un peu rudes et pubescentes. Les fleurs sont réunies en chatons courts, épais, cylindriques. Fruits ovales-oblongs, de 6 cm environ, velus et visqueux.

PARTIE UTILISÉE : L'écorce séchée de racine et de tige.

COMPOSITION

Selon Hoppe, l'écorce de racine contient une substance résinoïde, la juglandine, accompagnée d'acide juglandique, d'une naphtoquinone, la juglone, de tanin, d'une huile essentielle.

PATHOGÉNÉSIE

Elle est identique à celle de *JUGLANS REGIA*. Le remède pourrait cependant être préféré dans l'acné suppurée, les orgelets, les comédons.

Juglans regia

Noyer commun

Juglans regia L. (Juglandacées)

DESCRIPTION : Grand arbre monoïque à écorce lisse et cendrée, originaire d'Asie Mineure, acclimaté dans les régions tempérées d'Europe. Les feuilles sont composées imparipennées, à 5-9 grandes folioles entières. Les fleurs, verdâtres, sont réunies en chatons pendants (mâles) ou par 2 à 4 à l'extrémité des rameaux (femelles). Le fruit est une grosse drupe à péricarpe charnu, le brou ; l'endocarpe constitue la coque de noix enveloppant la graine.

PARTIES UTILISÉES

Le péricarpe vert et frais, la feuille fraîche.

COMPOSITION

1) Le péricarpe

- 1 % d'acide ascorbique (vitamine C), accompagné d'autres acides organiques ;
- tanin ;
- 2 % du glucoside de l'α-hydrojuglone, dérivé réduit de la juglone, naphtoquinone proche de la plumbagone de ***DROSERA*** ;

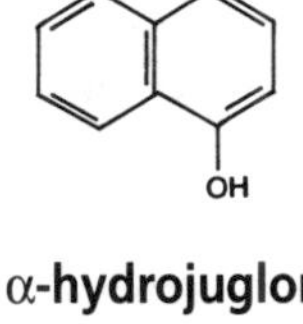

α-hydrojuglone

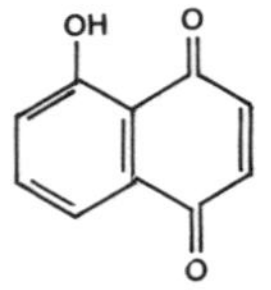

juglone

• des hétérosides du quercétol (trouvés dans tous les organes).

2) La feuille

• inositol (3 %) ;
• acide ascorbique ;
• dérivés polyphénoliques :
– tanins gallique et catéchique ;
– acides phénols : acides caféique, *p*-coumarique ;
– flavonoïdes : hypéroside, quercétol-3-arabinoside, quercitroside ;
• α-hydrojuglone et glucoside (0,60 %).

PATHOGÉNÉSIE

Remède d'action limitée.
FOIE, CÉPHALÉE OCCIPITALE, ECZÉMA SUPPURÉ.

TROUBLES DIGESTIFS : DOULEUR HÉPATIQUE, DIARRHÉE IRRITANTE, MÉTÉORISME... ACCOMPAGNÉS DE CÉPHALÉE OCCIPITALE.

ÉRUPTIONS SUPPURANTES, PRURIANTES, ECZÉMA - ADÉNOPATHIES AXILLAIRES.

AGGRAVATION :
PAR LES REPAS GRAS.

• TROUBLES HÉPATIQUES ET CÉPHALÉE

Malaise postprandial gastrique, sensation de vide. Météorisme intense (*LYCOPODIUM*).
Lourdeur. Somnolence ou au contraire sensation d'ivresse et de légèreté (*ASARUM*).
Douleur hépatique irradiée autour de l'omoplate droite (*CHELIDONIUM*).
Diarrhée jaunâtre. Selles irritantes et liquides (*ALOE*). Prurit.
Saignement hémorroïdaire de sang noir. Rectite.
Céphalée accompagnant les troubles digestifs : occipitale ; fond douloureux et élancements subits.
Pancréatite chronique accompagnée de troubles hépato-biliaires.

• ÉRUPTIONS ET ADÉNITES SUPPURÉES

Eruptions cutanées faisant suite à des troubles hépato-digestifs : eczéma suintant, surinfecté et croûteux (*GRAPHITES, MEZEREUM, ANTIMONIUM CRUDUM*).
Très pruriant, rétro-auriculaire.
Teigne.
Adénopathies axillaires suppurées (*HEPAR SULFUR*).
Recouvertes de peau eczématisée.

• AUTRE INDICATION

Action sur la rate (*SPIRITUS GLANDIUM QUERCUS, HELIANTHUS*).

COMMENTAIRES ET COMPARAISONS

L'association de troubles hépato-digestifs à la céphalée occipitale et au syndrome diarrhéique et hémorroïdaire en fait un complémentaire de ***SULFUR***, comme ***ALOE*** ou ***AESCULUS***. Il est certainement sous-employé chez les hépatiques avec céphalée. On l'utilise, en basse dilution, en drainage, associé selon les signes à ***TARAXACUM*** (l'amertume). ***PTELEA*** (céphalées avec faim), ***CARDUUS*** (latéralité gauche).

L'hydrojuglone (naphtoquinone) le rapproche de ***DROSERA*** : notons que les deux remèdes sont recommandés dans les adénites suppurées – terrain tuberculinique ou tuberculeux pour ***DROSERA***, indéterminé pour ***JUGLANS***.
Les flavonoïdes évoquent la circulation de retour et les remèdes d'hémorroïdes (***AESCULUS***).
On peut comparer ***RHUS TOXICODENDRON*** : eczéma vésiculeux et syndrome diarrhéique qui l'antidoterait.

Juniperus communis

Genévrier

Juniperus communis L. (Conifères)

DESCRIPTION : Arbuste touffu de 1 à 6 m, commun dans les régions montagneuses, les landes et les clairières de tout l'hémisphère nord. Les feuilles, très étroites, verticillées par 3, se terminent en pointe acérée. Les cônes fructifères charnus sont globuleux, d'abord verts puis noir bleuâtre et recouverts de cire à maturité.

PARTIE UTILISÉE : Les cônes fructifères frais ou séchés connus sous le nom de "baies" de genièvre.

COMPOSITION

Il faut signaler :

- la richesse en glucides (30 %), surtout constitués de sucre inverti ;
- la présence d'une huile essentielle (0,5-1,5 %) avec pinènes, camphène, sabinène, etc., la composition exacte variant avec l'origine de la plante.

On a identifié aussi une coumarine, l'ombelliférone (1), une aldéhyde, le junicédral (2), ainsi que des flavonoïdes (3) et des catéchines *(in* Hegnauer).

PATHOGÉNÉSIE

Remède d'action limitée.
DYSMÉNORRHÉE ; PROSTATISME ; CYSTITE.

DYSMÉNORRHÉE.

CONGESTION, HYPERTROPHIE PROSTATIQUE.

CYSTITE ; OLIGURIE, HÉMATURIEW, ŒDÈMES.

Dysménorrhée. Menace d'avortement.

Congestion, hypertrophie prostatique avec répercussion urinaire.

Cystite - urines rares, d'odeur de violette ; pus et sang.

Néphropathie avec douleur rénale, œdèmes.

COMMENTAIRES ET COMPARAISONS

Pour beaucoup, simple draineur prostatique et urinaire (T.M., 1 DH) comme ***CHIMAPHILA, UVA URSI, HYDRANGEA, SABAL SERRULATA, EQUISETUM, TEREBINTHINA***.

Peut-être mériterait-il une nouvelle expérimentation en raison de sa composition qui, par le sabinène et les pinènes, permet de le comparer à ***SABINA, THUYA*** et ***TEREBINTHINA***.

JUNIPERUS : dysménorrhée et syndrome urinaire ; cystite, néphropathie ; prostatisme.

SABINA : dysménorrhée, métrorragies.

THUYA : infection, tumeurs, douleurs gynécologiques ; prostatisme.

TEREBINTHINA : cystite ; hématurie ; néphropathie.

JUNIPERUS est sans doute un **remède méconnu de sycose** où son originalité semble être la participation urologique (O.P.).

BIBLIOGRAPHIE

1. KOWALSKA M. - *Rocz. Akad. Roln. Poznaniu*, 1980, *117*, 61-64.
2. DE PASCUAL T.J., BARRERO A.F., SAN FELICIANO A. et SANCHEZ BELLIDO I. - *An. Quim.*, 1977, *73*, 568-573.
3. LAMER-ZARAWSKA E. - *Pol. J. Chem.*, 1980, *54*, 213-219.

Kalium arsenicosum

Arsénite de potassium

Le produit du commerce correspond approximativement à K As O_2. H As O_2

DESCRIPTION : Poudre toxique, blanche, hygroscopique, soluble dans l'eau, peu à peu décomposée par exposition à l'air.

PATHOGÉNÉSIE

Remède d'action limitée.
DERMATOSES SQUAMEUSES, TERRAIN CANCÉREUX.

DERMATOSES SQUAMEUSES CHRONIQUES.

AGGRAVATION :
PAR LA CHALEUR, LE DÉSHABILLAGE ; LA NUIT.

DERMATOSES SQUAMEUSES CHRONIQUES

Eruptions sèches, squameuses et fissurées, surtout des genoux et des coudes.
Psoriasis, eczéma, lichen.
Prurit aggravé par la chaleur, et au **déshabillage** (*RUMEX*).
Ulcérations cutanées extensives.

AUTRES INDICATIONS

Asthme, avec anxiété, vers 3 h du matin.
Néoformations, polypes (?) du col utérin, avec leucorrhée très brune fétide (*KREOSOTUM*).
Cancers de la langue, de l'anus, de l'utérus, cutanés.

COMMENTAIRES ET COMPARAISONS

Outre ses indications propres, dermatologiques, on l'utilise dans les cas associant des symptômes de *KALIUM CARBONICUM* (œdèmes, asthénie) et d'*ARSENICUM ALBUM*, anxiété, émaciation, faiblesse, agitation, douleurs brûlantes. Un tel tableau peut se rencontrer chez le cancéreux.

Comparaisons fondées sur la Matière médicale

Psoriasis :
KALIUM ARSENICOSUM : coudes et genoux ; fissures ;
ARSENICUM ALBUM et *IODATUM* : desquamation et périodicité hivernale ;
NATRUM MURIATICUM : peau sèche, face séborrhéique ; au bord du cuir chevelu ;
LYCOPODIUM : chez un "hépatique" ;
SEPIA : squames larges et grasses ; peau pigmentée ; lombo-sacré ;
KALIUM SULFURICUM : squames larges et grasses - peau grasse.

Kalium bichromicum

Bichromate de potassium

$Cr_2K_2O_7$

DESCRIPTION : Cristaux rouge orangé clair, ni hygroscopiques ni déliquescents (propriétés les différenciant du bichromate de sodium), solubles dans l'eau en lui communiquant une réaction acide.

PATHOGÉNÉSIE

Remède d'action limitée.
BOUCHONS MUQUEUX, GASTRITE, DOULEURS LIMITÉES.

SÉCRÉTIONS MUCOPURULENTES FIBRO-ÉLASTIQUES ET ULCÉRATIONS.

INFLAMMATION ET ULCÈRES DIGESTIFS.

DOULEURS PONCTUELLES ERRATIQUES.

AGGRAVATION :
PÉRIODIQUE, L'HIVER.
VERS 2 H À 3 H DU MATIN.
PAR LA BIÈRE.

• SÉCRÉTIONS MUCOPURULENTES FIBRO-ÉLASTIQUES ET ULCÉRATIONS

Sécrétion de mucus épais, jaune-verdâtre, très consistant, collant et formant des bouchons ; au-dessous, muqueuses ulcérées.
Ulcères ronds et taillés à pic. Au fond, sécrétion jaune adhérente.
Rhino-sinusites - mucus jaune épais ; **bouchons muqueux.**
Douleur ponctiforme sinusienne aggravée au froid ; à la racine du nez.
Ulcères de la cloison nasale ; ozène.
Otites ; sécrétion épaisse et douleur oto-mastoïdienne en point.
Blépharite à sécrétion épaisse ; kératite et conjonctivite ; ulcérations.
La kératite est toujours moins douloureuse que les lésions ne le laissent supposer.
Evolution lente
Aphtes à fond jaunâtre et mucopus adhérent.
Pharyngite avec mucus épais, collant. Oedème et ulcère de la luette.
Toux et expectoration de filaments adhérents et moules bronchiques.
Toux nocturne productive vers 2 h ou 3 h du matin.
Douleur pulmonaire – sommet gauche – irradiée au dos et à l'épaule gauche.
Urétrite et méatite. Mucus jaune, collant, visqueux.
Erections douloureuses. Une goutte d'urine reste dans l'urètre.
Douleurs rénales ; urines purulentes, rares. Néphropathie.
Leucorrhée irritante, jaunâtre, épaisse ; prurit vulvaire.
Infection génitale ; blennorragie, **ulcération du col utérin** (*NITRICUM ACIDUM*).
Dermatoses croûteuses à sécrétions jaunes adhérentes. Impétigo et pyodermite. Eczéma des cimentiers.
Ulcères ronds, taillés à pic, profonds. Exsudat jaune visqueux adhérent.

• INFLAMMATION ET ULCÈRES DIGESTIFS

Sensation de cheveu à la partie postérieure de la langue.
Gastrite avec brûlures, vomissements jaunes, épais, visqueux.
Désir de bière (*CARDUUS*) **qui aggrave la gastrite,** aversion pour l'eau.
Les crises gastriques alternent avec les douleurs ostéo-articulaires.
Ulcère gastrique ; gastrite à gros plis muqueux.
Douleur hépato-vésiculaire irradiée aux épaules.
Diarrhée matinale ; selles brunes, écumeuses, douloureuses, avec mucus.
Douleur recto-sigmoïdienne ; recto-colite hémorragique (O.P.).

• DOULEURS PONCTUELLES ERRATIQUES

Douleurs à début et à fin brusques (*BELLADONNA, NITRICUM ACIDUM, PHYTOLACCA*).
Toutes les douleurs sont limitées. On peut les couvrir de la pulpe du doigt.
Siégeant sur les surfaces osseuses (sinus, périoste aux jonctions tendino-périostées) ; en plein muscle (*ARNICA, PHYTOLACCA*).
Erratiques. Déplacement diagonal.
Elles alternent avec les troubles digestifs : ulcère, colite.
Douleurs ostéo-périostées aggravées par la pression et la percussion.
Talalgies ; épines calcanéennes ; douleurs sur exostoses (O.P.).
Douleurs du métatarse ; de la plante des pieds.
Coccygodynie : comme si le coccyx était trop long.
Sciatique gauche améliorée par la chaleur, le mouvement, la flexion.
Sciatique à points douloureux isolés.
Migraine ophtalmique : se fixe au front en un petit endroit (voir *IRIS VERSICOLOR*).
Migraines imbriquées à la sinusite.

COMMENTAIRES ET COMPARAISONS

KALIUM BICHROMICUM agirait sur un biotype gras, apathique, peu actif, frileux et blond.

Son action étant très étendue, **il ne lui manque que des signes psychiques pour avoir rang de remède d'action générale.**

Ses ulcérations et ses douleurs ostéocopes en font un remède luétique, ses alternances et son erratisme sont psoriques, sa suppuration génitale évoque la sycose et l'atteinte trachéo-bronchique peut être tuberculinique.

HYDRASTIS le complète pour les sécrétions, mais n'ulcère pas autant. L'état général rappelle *ARSENICUM ALBUM*, mais sans maigreur.

Comparaisons fondées sur la Matière médicale

1) Sécrétions purulentes et mucopurulentes

KALIUM BICHROMICUM : épaisses, formant bouchon ; ulcération.

HYDRASTIS : épaisses, formant bouchon ; chroniques ; état général atteint.

KALIUM MURIATICUM : blanchâtres, obstruantes, O.R.L.

KALIUM SULFURICUM : peu irritantes ; fétides.

PULSATILLA : non irritantes ; abondantes.

GRAPHITES : mellicériques sur dermatoses ; intestinales avec constipation.

MERCURIUS : mucopus irritant ; muqueuses hypersécrétantes ; ulcération.

HEPAR SULFUR : inflammation, œdème, hyperesthésie.

THUYA : génitales, sinusiennes.

NITRICUM ACIDUM : semi-fluides, irritantes ; fissures et ulcération.

SILICEA : très chroniques ; os, corps étranger, adénite.

2) Ulcère gastrique

KALIUM BICHROMICUM : ulcère rond ; douleur ponctiforme ; aggravé par la bière.

ARSENICUM ALBUM : périodicité ; amaigrissement rapide pendant les crises ; anxiété.

ARGENTUM NITRICUM : aggravation par le sucre, avec aérogastrie ; anxiété d'anticipation.

PHOSPHORUS : risque hémorragique ; aggravation d'emblée.

GRAPHITES : torpide ; pauci-symptomatique ; faim douloureuse ; stase.

ANACARDIUM ORIENTALE : faim douloureuse ; pyloro-duodénal.

LYCOPODIUM : faim douloureuse ; pyloro-duodénal ; contexte hépato-biliaire.

BISMUTHUM : sténose pylorique.

3) Douleurs erratiques

KALIUM BICHROMICUM : ponctiformes, musculaires, tendineuses, ostéo-périostées ; alternance.

PHYTOLACCA : lancinantes, nocturnes ; courbatures.

PULSATILLA : erratisme lent ; syndrome veineux et ovarien.

LACHESIS : juxta-ménopausique ; congestion localisée.

LEDUM PALUSTRE : de bas en haut ; goutte.

LAC CANINUM : d'un côté à l'autre.

TUBERCULINUM : avec amaigrissement, fièvre, asthénie.

SULFUR : alternantes avec une autre pathologie ; centrifuges.

Kalium bromatum

Bromure de potassium

KBr

DESCRIPTION : Poudre cristalline blanche ou cristaux incolores, inodores, de saveur salée, très solubles dans l'eau et la glycérine, peu solubles dans l'alcool.

PATHOGÉNÉSIE

Remède d'action limitée.
DÉPRESSION, AGITATION, ACNÉ.

DÉPRESSION, DÉFICIT INTELLECTUEL, SENSORIEL, SEXUEL, AVEC AGITATION MOTRICE, SURTOUT DES MAINS.
CAUCHEMARS ET TERREURS NOCTURNES.

ACNÉ SURTOUT REMANIÉE.

AGGRAVATION :
PAR EFFORT INTELLECTUEL, ÉMOTIONS, CONTRARIÉTÉS, MÊME MINIMES.
À LA NOUVELLE LUNE.

AMÉLIORATION :
PAR LE MOUVEMENT DES MAINS.
PAR LES DISTRACTION TRÈS INFANTILES.

• DÉPRESSION, DÉFICIT INTELLECTUEL, SENSORIEL, AVEC AGITATION DES MAINS

Agitation constante des mains, des doigts. Manipulation automatique semi-consciente de petits objets. Avec asthénie, dépression, déficit intellectuel ; après des difficultés professionnelles, financières, personnelles ; après surmenage mental ; **chez un sujet initialement peu doué intellectuellement.**

Comprend mal les notions simples, s'exprime gauchement, ne participe pas.

Distraction, indifférence, désinsertion (*PHOSHORICUM ACIDUM*, *PHOSPHORUS*).

Défaillance de la mémoire : oubli de mots, de lettres ; erreurs en parlant.

Épuisé par tout effort mental ; **recherche de distractions très enfantines. Jeux simplistes** (O.P.).

Anesthésie du sens moral. Comportement irresponsable, asocial, dangereux.

Déficit neuro-sensoriel : **atténuation générale des sensations :** goût, odorat, audition, toucher.

Hypoesthésie à la douleur ; hypoesthésie des muqueuses, notamment pharyngée.

Hyporéflectivité générale.

Évolution vers la paralysie ou de grands handicaps avec agitation dominante aux mains et déficit cérébral : syndromes parkinsoniens ; choréiformes...

Excitation sexuelle, préoccupations érotiques (*RANA BUFO*, *PICRICUM ACIDUM*) **surtout dans l'imaginaire** mais obsédantes, et augmentant la désinsertion et l'obnubilation.

En fait : anaphrodisie et impuissance.

Sommeil perturbé : endormissement – l'enfant surtout – en manipulant les draps ou un objet familier. Réveil en hurlant avec **terreur nocturne.** Grincement de dents la nuit. Somnambulisme (*SILICEA*).

• ACNÉ REMANIÉE

Acné remaniée, kystique, suppurée, laissant des cicatrices. Fibrose.

Sur la face et le haut du dos.

Acné juvénile, rosacée, médicamenteuse.

Rhinophyma (O.P.).

• AUTRES INDICATIONS

Toux aggravée en se couchant (*HYOSCYAMUS*) ; réflexe ; de la grossesse.

Hoquet persistant (*CUPRUM*, *HYDROCYANICUM ACIDUM*).

Énurésie nocturne des enfants peu intelligents et agités.

COMMENTAIRES ET COMPARAISONS

Il conviendrait mieux à des sujets gras, indolents et peu intelligents. Il associe l'asthénie avec hyperexcitabilité des *KALIUM* à l'action déprimante, notamment sexuelle, des bromures.

Comparaisons fondées sur la composition

Le brome.

On trouve du brome dans *BROMUM* évidemment, et *BADIAGA*, *SPONGIA*, *CORALLIUM RUBRUM*.

BROMUM est anxieux la nuit, a des hallucinations dans l'obscurité, une baisse de mémoire. Il est "oublié" dans l'acné, au profit de ses signes laryngés. Mais présente cependant une acné pustuleuse de la face, des bras, du dos (Clarke-Hering).

BADIAGA et *SPONGIA* ont des adénopathies, de la laryngite, de l'asthme, et aucun signe psychique évoquant *BROMUM*.

CORALLIUM RUBRUM évoque *BROMUM* mais non *KALIUM BROMATUM*.

Comparaisons fondées sur la Matière médicale

Enfants agités et retardés :

KALIUM BROMATUM : agitation des mains, retard intellectuel, déficit mnésique ;

RANA BUFO : hébété, inintelligent, masturbateur ;

TARENTULA HISPANA : très agité, inattentif ; sensible à la musique ;

ZINCUM : agitation des pieds ; hyperesthésique, asthénique, peu de jugement ;

BARYTA CARBONICA : non agité ; lourd, peu subtil, passif, peureux, lent.

AGARICUS : retard mental et tics.

Ces remèdes sont complétés par :

PHOSPHORICUM ACIDUM : désintérêt pour les études ;

KALIUM PHOSPHORICUM : céphalée d'études ; asthénie ;

SILICEA : très asthénique ; difficultés d'acquisitions malgré les efforts ;
ANACARDIUM ORIENTALE et *LYCOPODIUM* : intelligent, travailleur, à mémoire défaillante.

Kalium carbonicum

Carbonate de potassium

K_2CO_3

DESCRIPTION : Poudre cristalline blanche, très déliquescente, de saveur alcaline, très soluble dans l'eau, insoluble dans l'alcool.
Dans l'alcool dilué, le produit s'hydrate en formant un liquide sirupeux non miscible.

PATHOGÉNÉSIE

Remède d'action générale.
FATIGUE, FRILOSITÉ, VIEILLISSEMENT ;
ŒDÈME ET ARTHROSE.

ASTHÉNIE AVEC IRRITABILITÉ, CRAINTE DES MALADIES, PRÉOCCUPATION DE DÉTAILS, HYPERESTHÉSIE.

DÉFAILLANCES ORGANIQUES MULTIPLES AVEC ANÉMIE, FATIGUE, FRILOSITÉ.

TRANSPIRATION, ŒDÈMES, DYSPNÉE.

ARTHROSE, SURTOUT DU RACHIS ET DES GENOUX.

AGGRAVATION :
VERS 2 H À 3 H DU MATIN.
PAR LE FROID, SURTOUT HUMIDE.
À LA MOINDRE FATIGUE.

AMÉLIORATION :
PAR LA CHALEUR.
ASSIS PENCHÉ, LES COUDES SUR LES GENOUX.

• ASTHÉNIE AVEC IRRITABILITÉ, NOSOPHOBIE, HYPERESTHÉSIE

Sujet asthénique très irritable pour de petits détails.
Préoccupation maniaque des détails futiles. Rétrécissement égoïste du champ de conscience.
Effrayé par sa santé, **crainte de la maladie,** de l'aggravation, de la mort.
Peur de la solitude. **Émotions et angoisses ressenties à l'épigastre** (*IGNATIA*).
Hypersensibilité des asthéniques : aux bruits, aux voix, au toucher, notamment des pieds.
Psychasthénie avec préoccupations hypocondriaques et surmédicalisation.

• DÉFAILLANCES ORGANIQUES MULTIPLES

Fatigabilité musculaire et cardiaque : muscles mous et relâchés chez un sujet gras ; l'effort physique est insupportable : dyspnée à la moindre montée ; transpiration profuse au moindre effort, surtout du dos et de la face.
Insuffisance surrénalienne (O.P.).
Sensation de cœur faible. Tachycardie et arythmie au moindre effort.
Signes de surcharge du cœur droit (O.P.). Sensation que le cœur est suspendu à un fil.
Battements artériels perçus dans tout le corps ; aux extrémités.
Crise cardiaque à 2 h ou 3 h du matin : sujet dyspnéique, assis dans son lit penché en avant, anxieux, transpirant.
Œdème de l'angle interne de la paupière supérieure ; œdème malléolaire ; des bases pulmonaires, surtout à droite.
Grands œdèmes et ascite, cardiaques, cardio-rénaux, métaboliques.
Rhino-pharyngite chronique. Mucopus verdâtre. Toux et expectoration tous les matins.
Insuffisance respiratoire et asthme : dyspnée d'effort ; **de décubitus vers 2 h ou 3 h du matin.**
Crise d'asthme obligeant à s'asseoir, les coudes sur les genoux.
Toux dyspnéisante, expectoration difficile, **crachats perlés,** nausée.
Électivité pour la **base du poumon droit.**
Sensation de froid dans la poitrine ; **douleurs thoraciques en points ou élancements, non améliorés par la pression forte.**
Insuffisance digestive : spasme, météorisme, transit perturbé (*HEPAR SULFUR, NITRICUM ACIDUM, ARGENTUM NITRICUM*).
Désir de sucrerie (*ARGENTUM NITRICUM, LYCOPODIUM*), d'acidité (*SEPIA*).
Dysphagie, sensation d'arête fichée dans le pharynx ; de mucosités adhérentes.

Spasme œsophagien ; **douleurs dorsales en mangeant.**

Douleur du cardia augmentée penché en avant ; ne peut digérer couché.

Hernie hiatale dont les douleurs irradient au dos (O.P.).

Distension gastrique immédiate en mangeant ; **tout aliment semble se transformer en gaz.**

Distension avec douleurs hautes (*CARBO VEGETABILIS*).

Aggravation par la soupe, le café au lait, le pain trempé, les aliments volumineux, l'excès de liquide.

Constipation de selles grosses et sèches, douloureuses à l'émission.

Hémorroïdes procidentes, irritées, améliorées par le bain frais, sur un siège dur.

Insuffisance rénale et urinaire : **œdèmes discrets, limités, avec oligurie.**

Œdème de l'angle interne de la paupière supérieure ; malléolaire.

Dépôt rouge, uratique, des urines. Pollakiurie nocturne ; cystite.

Incontinence d'urine à la toux et à l'effort de l'adulte (*CAUSTICUM*) : accouchées, ptosiques, vieillards.

Insuffisance génitale : abondante transpiration pendant les rapports sexuels.

Épuisement après les rapports ; la vue paraît affaiblie par l'activité sexuelle.

Hyperménorrhée épuisante, suivie de suintement prolongé de sang (*SECALE CORNUTUM*).

Espacement considérable des règles, jusqu'à plusieurs mois.

Retard des premières règles chez la jeune fille (*NATRUM MURIATICUM*).

Dysménorrhée avec douleurs d'élancements.

Frilosité et constipation pendant les règles ; anémie et asthénie après les règles.

Le sang des règles irrite et enflamme la peau.

Accouchement difficile : travail lent, douloureux, spasmodique, peu efficace (*CAULOPHYLLUM*), avec lombo-sacralgies : **accouchement "par les reins".**

Avortements spontanés des asthéniques spasmodiques.

Anémie. Anémie ferriprive, après spoliation sanguine et dans les maladies chroniques : asthénie, pâleur, sueur, dyspnée, hémorragies...

• MALADIES RHUMATISMALES, ARTHROSE

Douleurs articulaires lancinantes : **parfois erratiques,** non améliorées par la pression.

Douleurs déclenchées et aggravées **au courant d'air ;** aux parties découvertes ; par le refroidissement du temps.

Avec paresthésies : engourdissement ; sensation de froid localisé.

Douleurs des hyperuricémiques ; crises de goutte.

Céphalées fronto-occipitales ; nucales ; par les mouvements, les secousses ; le froid.

Rachialgies avec sensation de faiblesse, de froid, de dérobement.

Dorsalgies aggravées en mangeant.

Lombo-sacralgies avec élancements ; irradiation aux cuisses, aux genoux, au sciatique.

Amélioration par un plan, un siège dur (*NATRUM MURIATICUM*, *BRYONIA*, *SEPIA*).

Gonalgie et gonarthrose avec dérobement (*CAUSTICUM*).

Sensibilité douloureuse et hyperesthésie de la plante du pied.

Crampes (*CUPRUM*, *NUX VOMICA*).

• AUTRES INDICATIONS

Transpiration abondante même par temps froid (*CALCAREA CARBONICA*, *SILICEA*). Du dos au moindre effort.

La nuit vers 2 h du matin.

Sécheresse de la peau, des cheveux.

Loupe du cuir chevelu.

Fièvre par temps froid, par refroidissement, après avoir transpiré, après les grands efforts.

Maladies aiguës pleuro-pulmonaires, surtout à la base droite.

Avec toux, dyspnée nocturne, douleurs thoraciques en coup de couteau, expectoration difficile, crachats perlés, crises à 2 h ou 3 h du matin.

COMMENTAIRES ET COMPARAISONS

Il convient au début du vieillissement et de la défaillance organique : sujets fatigables, frileux, surtout du dos, souvent un peu gras, transpirant beaucoup. Les examens paracliniques montrent des signes d'organicité modérée mais certaine : anémie, signes cardio-rénaux, hernie hiatale, hyperuricémie... Un des meilleurs remèdes d'asthme, même ancien et modifié ; d'arthrose. Mais il a quelques indications à la puberté et chez l'adulte asthénique. Il conviendrait particulièrement aux sujets désœuvrés, inactifs (Vannier).

Il présente la frilosité, la transpiration, la mentalité craintive et égocentrique de *CALCAREA CARBONICA* ; l'asthénie des *KALIUM*.

Il s'aggrave en *SEPIA*, *GRAPHITES*, et pour l'arthrose surtout, *CAUSTICUM*.

Comparaisons fondées sur la composition
Le potassium est notamment présent dans *ALFALFA*, *DIGITALIS*, les *VENINS DE SERPENTS*, *BLATTA*, *APIS*, *COFFEA*, *CHAMOMILLA*, *ANAGALLIS*, *SENECIO*.
Élément constituant de tous les organismes vivants, son action dans ces remèdes ne peut être isolée de l'ensemble pathogénétique.

Comparaisons fondées sur la Matière médicale
Quelques fatigués chroniques :
KALIUM CARBONICUM : fatigue, dépression, asthénie, frilosité, sueur, petits œdèmes, petits soucis ;
CALCAREA CARBONICA : n'aime pas l'activité physique ; frileux et transpirant ; gros mangeur ; appréhension ;
SEPIA : fatigué, déprimé, solitaire, ptosique, subictérique, amaigri souvent ;
NATRUM CARBONICUM : un *KALIUM CARBONICUM* aggravé par la chaleur, et sans œdème ;
GRAPHITES : un *CALCAREA CARBONICA* à peau sèche, apathique, constipé, frileux ;
ARSENICUM ALBUM : asthénie anxieuse ; conscience de son aggravation ; représente une voie d'aggravation de *KALIUM CARBONICUM*, avec *AMMONIUM CARBONICUM* – respiratoire et rénal – vers *PSORINUM* ;
KALIUM PHOSPHORICUM, *PHOSPHORICUM ACIDUM*, *ANACARDIUM ORIENTALE* : fatigue à prédominance intellectuelle.

Kalium iodatum

Iodure de potassium

KI

DESCRIPTION : Poudre blanche ou cristaux incolores, inodores, de saveur amère et salée, très solubles dans l'eau et la glycérine, solubles dans l'alcool.
Sensible à l'action des oxydants, l'iodure de potassium jaunit par suite d'une libération d'iode lorsqu'il est longtemps exposé à l'air.

PATHOGÉNÉSIE

Remède d'action limitée.
RHINITE, SINUSITE ET RHUMATISME ; CRAINT LA NUIT ET LA CHALEUR.

RHINITES AIGUËS ET CHRONIQUES ; SINUSITE ; DOULEURS FACIALES, PNEUMOPATHIES, AVEC ŒDÈME.

RHUMATISMES ET NÉVRALGIES ; ATTEINTE OSTÉOPÉRIOSTÉE ; LA NUIT, AU REPOS ET PAR LA CHALEUR.

AGGRAVATION :
PAR LA CHALEUR.
LA NUIT.

AMÉLIORATION :
PAR L'AIR FRAIS.
PAR LE MOUVEMENT.

• RHINITES ET PNEUMOPATHIES

Rhinite aiguë saisonnière : l'hiver au froid.
Rhinite périodique printanière : pollinose ; à l'air chaud et sec.
Rhinite chronique périodiquement infectée, à l'écoulement purulent.
Écoulement aqueux, profus, irritant, corrosif. Le nez est enflammé.
Larmoiement profus et irritant.
Écoulement mucopurulent verdâtre, de mauvaise odeur. Ozène, perforation de la cloison nasale.
Sinusite : douleur constrictive de la racine du nez (*STICTA PULMONARIA*) ; des sinus frontaux et maxillaires.
Douleurs faciales sus-orbitaires gauches ; de la tempe gauche ; névralgies de la face.
Névralgies de la face imbriquées à la sinusite (O.P.).
Douleurs ressenties dans les os de la face. Céphalée profonde, nocturne, de 5 h du matin.
Œdème de la luette. Laryngite : muqueuse à vif, œdème laryngé.
Dyspnée, douleur pulmonaire lancinante. Œdème pulmonaire ; expectoration purulente et verdâtre.

• RHUMATISME ET NÉVRALGIE

Rhumatisme aggravé la nuit ; par le vent humide et chaud.
Douleurs articulaires avec besoin de bouger et de grand air.

Douleurs osseuses nocturnes ; périostées ; tibiales. Tumeurs osseuses. Exostoses douloureuses (*HEKLA LAVA*).

Atteinte des genoux, des talons, des orteils avec déformations.

Cervicalgie et névralgie d'Arnold.

Névralgies de la face ; sciatique : nocturne à 5 h du matin ; aggravées par la chaleur, améliorées par le mouvement.

• **AUTRES INDICATIONS**

Goitre hyperfonctionnel : amaigrissement, thermophobie, agitation, tachycardie (*IODUM*, *THYROIDEA*, *COFFEA*, *LACHESIS*).

Fibrome ; atrophie mammaire ; leucorrhée verdâtre irritante.

Orchite ; atrophie testiculaire, prostate hypertrophiée.

Acné, pustuleuse, rosacée (*IODUM*, *SULFUR IODATUM*, *BROMUM*, *SANGUINARIA*).

Ulcérations cutanées ; ulcères au voisinage de l'os ; de la cloison nasale. Mal perforant.

Les éruptions tendent à s'ulcérer. Douleur de creusement profond.

Adénopathies indurées et nodosités sous-cutanées.

Inflammations oculaires : iritis, irido-choroïdite, kératite : tendance à l'ulcération et à la suppuration, évolution traînante : amélioration à l'air frais.

Cuir chevelu très sensible au grattage.

Anévrisme.

COMMENTAIRES ET COMPARAISONS

Il emprunte plus à *IODUM* qu'aux *KALIUM*. Il est le seul *KALIUM* chaud et agité. Sa tendance ulcérante, l'aggravation nocturne, le tropisme osseux, en font un remède luétique. Il convient à des sujets hypersympathicotoniques, agités, chauds, maigres, souvent hyperthyroïdiens. Ils ont un caractère détestable surtout, paraît-il, à l'égard de leurs proches, et désirent avidement le grand air, même froid.

On le prescrivait autrefois aux syphilitiques après mercurialisation massive.

Il reste un remède fréquent de sinusite, de rhumatismes, de syndromes oculaires inflammatoires durables.

Les comparaisons fondées sur l'iode figurent à *IODUM*.

Comparaisons fondées sur la Matière médicale

1) Sinusite

KALIUM IODATUM : rhinosinusite souvent saisonnière, aggravée à la chaleur ; écoulement irritant ; douleur osseuse diffuse.

KALIUM BICHROMICUM : bouchons muqueux ; douleurs osseuses ponctiformes.

KALIUM MURIATICUM : mucosités blanches obstruantes ; catarrhe tubaire.

MERCURIUS : plus de rhinite purulente que de sinusite.

AURUM : vives douleurs du massif facial ; redoute l'air frais ; hyperémie locale.

HYDRASTIS : écoulement purulent, peu de douleurs.

FERRUM PHOSPHORICUM : subaigu ; épistaxis.

BELLADONNA : battements, chaleur, fièvre.

ACONITUM : suite de coup de froid brutal.

HEPAR SULFUR : suppuration ; algies vives en écharde ; usage dangereux.

2) Rhumatisme aggravé par temps chaud

KALIUM IODATUM : rhumatisme et névralgie ; nocturne ; chaleur humide.

KALIUM BICHROMICUM : exceptionnellement.

NATRUM CARBONICUM : rhumatisme de l'été ; postangineux.

MERCURIUS : excès de froid ou excès de chaleur ; nocturne.

SULFUR et *NATRUM SULFURICUM* : exceptionnellement.

RHODODENDRON - *MEDORRHINUM* : chaleur orageuse.

COLCHICUM - *LEDUM* : la goutte.

APIS - *BRYONIA* (modalité peu importante).

Kalium muriaticum

Chlorure de potassium

KCl

DESCRIPTION : Poudre cristalline blanche ou cristaux incolores, inodores, de saveur salée, très solubles dans l'eau, pratiquement insolubles dans l'alcool.

PATHOGÉNÉSIE

Remède d'action limitée.
SÉCRÉTIONS ADHÉRENTES ET SQUAMES POUDREUSES.

SÉCRÉTIONS ADHÉRENTES, VISQUEUSES, BLANCHÂTRES.

CASEUM AMYGDALIEN - CATARRHE TUBAIRE.

ÉRUPTIONS AVEC DESQUAMATION FINE, FURFURACÉE.

• SÉCRÉTIONS ADHÉRENTES, VISQUEUSES, BLANCHÂTRES

Cryptes amygdaliennes avec caseum grisâtre, épais, de mauvaise odeur (*MAGNESIA CARBONICA*).
Enduit blanc ou grisâtre sur la langue.
Aphtes à fond grisâtre (*BORAX*).
Catarrhe tubaire avec surdité intermittente et bruits d'oreille (*MERCURIUS DULCIS*).
Expectoration blanche, visqueuse, d'expulsion difficile.
Leucorrhée ou urétrite à écoulement épais, adhérent, blanchâtre.

• ÉRUPTIONS AVEC DESQUAMATION FINE, FURFURACÉE

Eczéma, ou toute éruption vésiculeuse, évoluant vers la desquamation (zona, herpès, brûlures).
Squames fines et poudreuses (*ARSENICUM ALBUM*) ou grandes squames sèches.
Perlèche à desquamation fine, sur peau très sèche.

• AUTRES INDICATIONS

Œdèmes postinflammatoires ou chroniques : peau luisante, prenant le godet.
Cellulite, surtout douloureuse.
Adénopathies de consistance molle ; nodosités mammaires molles.
Hémorragies de sang noirâtre, visqueux, coagulé (*COCCUS CACTI, CROCUS*).
Intolérance aux aliments gras, aux pâtisseries (*PULSATILLA*).
Sueur de la tête (*CALCAREA CARBONICA*).

COMMENTAIRES ET COMPARAISONS

Indiqué après la phase aiguë des inflammations. Le caseum amygdalien et le catarrhe tubaire sont les plus fréquentes indications. Les œdèmes doivent être récents ; les eczémas squameux ont beaucoup d'autres remèdes.

Kalium nitricum

Nitrate de potassium, salpêtre

KNO_3

DESCRIPTION : Prismes transparents et incolores ou poudre blanche de saveur salée et piquante. Très soluble dans l'eau, insoluble dans l'alcool.

PATHOGÉNÉSIE

Remède d'action limitée.
CARDIAQUE, ASTHMATIQUE, DIARRHÉIQUE.

INSUFFISANCE CARDIAQUE AVEC SYNCOPES ; ASTHME AVEC BRÛLURES THORACIQUES ; DIARRHÉE AVEC INTOLÉRANCE À LA VIANDE DE VEAU.

AGGRAVATION :
PAR LE FROID HUMIDE.
PAR LA VIANDE DE VEAU.

• INSUFFISANCE CARDIAQUE, ASTHME, DIARRHÉE

Sujet faible et frileux ; sensation de froid dans la région du cœur (*NATRUM MURIATICUM*).
"Faiblesse" ou insuffisance cardiaque : pouls lent, faible, petit. Dyspnée tête basse ; à 3 h du matin ; palpitations (*KALIUM CARBONICUM*).
Syncopes (*VERATRUM ALBUM*).
Dyspnée et asthme par temps humide et froid, amélioration par une ou deux gorgées d'eau (eau froide : *CUPRUM*) ; avec sensation de brûlure thoracique (*ARSENICUM ALBUM*).
Diarrhée avec douleurs intestinales après avoir mangé du veau (*IPECA*).
Insuffisance rénale, urémie, néphropathies...

COMMENTAIRES ET COMPARAISONS

À part la curieuse intolérance au veau, il est peu usité. Cependant il présente l'insuffisance cardiaque de *KALIUM CARBONICUM* avec algidité et syncopes, un asthme semblable, avec des brûlures thoraciques parfois comme *ARSENICUM ALBUM*.
Il existe vraiment peu de signes diarrhéiques chez tous les *KALIUM*. Une étude plus approfondie paraît utile.

Kalium phosphoricum

Phosphate dipotassique

$HK_2 PO_4$

DESCRIPTION : Poudre blanche, très soluble dans l'eau, faiblement soluble dans l'alcool.

PATHOGÉNÉSIE

Remède d'action limitée.
LA DÉPRESSION INTELLECTUELLE.

DÉPRESSION NERVEUSE DES INTELLECTUELS. ÉTUDIANTS, PROFESSEURS SURMENÉS.

SENSATION D'INCAPACITÉ, DÉFAILLANCE D'INTELLIGENCE ET DE MÉMOIRE, HYPERESTHÉSIE, PHOBIE D'AUTRUI, CÉPHALÉES.

AGGRAVATION :
PAR LE SURMENAGE SCOLAIRE OU INTELLECTUEL.
APRÈS LES RAPPORTS SEXUELS.

AMÉLIORATION :
EN MANGEANT.

• DÉPRESSION NERVEUSE DES INTELLECTUELS

Suite de surmenage cérébral. Programmes d'études surchargés.

Sentiment d'incapacité cérébrale ; peine à comprendre, à exercer sa profession ; incapable de préparer un examen.

Défaillance mnésique, oubli des mots et des lettres.

Céphalée en poids occipital récidivant chaque jour (O.P.), chronique et empêchant le travail (écoliers, étudiants), améliorée temporairement en mangeant. Appétit augmenté.

Agoraphobie : fuit ses collègues et camarades (O.P.) (*SEPIA, NATRUM MURIATICUM, GELSEMIUM, IGNATIA*).

Le bruit, le toucher font tressaillir ; agitation nerveuse des pieds (*ZINCUM*).

Terreurs nocturnes (*KALIUM BROMATUM, STRAMONIUM*).

• AUTRES INDICATIONS

Sécrétions et exsudats jaune moutarde, parfois fétides. Stomatite, angine saignante, haleine fétide.

Langue chargée d'un enduit jaune moutarde ; la langue colle au palais.

Diarrhée fétide, selles jaune d'or.

Urines très jaunes ; phosphaturie.

Déficit sexuel : prostré après les rapports avec vision affaiblie (*KALIUM CARBONICUM*), impuissance avec désir conservé (complète *LYCOPODIUM, SELENIUM*...).

Désir sexuel accru après les règles.

Sueurs épuisantes et fétides. Prurit palmo-plantaire.

COMMENTAIRES ET COMPARAISONS

Grand remède de la dépression des intellectuels, il associe l'asthénie des *KALIUM* au tropisme neurocérébral de *PHOSPHORUS*. Il est très utile à la préparation des concours et examens et lorsque les études sont interrompues pour dépression intellectuelle, parfois sous le masque de céphalées chroniques. Utile aussi dans les convalescences et les défaillances sexuelles. Plus particulièrement dans la "lignée phosphorique".

Comparaisons fondées sur la Matière médicale

Fatigue intellectuelle :

KALIUM PHOSPHORICUM : fatigue cérébrale avec céphalée quotidienne ;
PHOSPHORUS : brillant, intelligent, devenu épuisé, stupide ; capable de récupération rapide ;
CALCAREA PHOSPHORICA : perd toujours des places en fin de trimestre ;
PHOSPHORICUM ACIDUM : épuisé mais insouciant ; désintérêt, abandon ;
NATRUM MURIATICUM : céphalée chronique ;
GELSEMIUM : inhibition, erreurs, par trac ;
LYCOPODIUM : travail assidu ; perte de mémoire ;
SILICEA : épuisement physique, empêchant le travail ;
ZINCUM : fatigue nerveuse, agitation des pieds, perte de jugement ; aggravé par l'alcool ;
NUX VOMICA : agressivité, malaises, après abus de stimulants ; somnolence ;
ANACARDIUM ORIENTALE : céphalée et fatigue intellectuelle disparaissant en mangeant ; grignotage.

Kalium sulfuricum

Sulfate de potassium

$K_2\ SO_4$

DESCRIPTION : Cristaux anhydres, durs, de saveur amère et salée, solubles dans l'eau, insolubles dans l'alcool.

PATHOGÉNÉSIE

Remède d'action limitée.
SÉCRÉTIONS JAUNES, ÉPAISSES, NON IRRITANTES.

SÉCRÉTIONS JAUNES À JAUNE VERDÂTRE NON OU PEU IRRITANTES, AU DÉCOURS DES MALADIES INFECTIEUSES.
DESQUAMATION GRASSE SUR PEAU HUMIDE.

AGGRAVATION :
DANS UNE PIÈCE CHAUDE.

AMÉLIORATION :
À L'AIR FRAIS.

Sécrétions jaunes, verdâtres, épaisses, peu irritantes, au décours des maladies infectieuses ; parfois chroniques : nasales et pharyngiennes, bronchiques, oculaires.
Douleurs sinusiennes, perte temporaire de l'odorat et du goût (*PULSATILLA*).
Expectoration jaune épaisse : bronchite, dyspnée, asthme.
Leucorrhée, urétrite, cystite, à sécrétions jaunes.
Éruptions suppurées, suintantes, puis desquamation : desquamation en larges squames grasses (*ARSENICUM ALBUM* : squames sèches et fines sur peau moite, humide) ; certains psoriasis et eczémas (*KALIUM MURIATICUM* : grandes squames sèches).

• AUTRES INDICATIONS
Arthralgies erratiques, surtout postinfectieuses (O.P.) (*PULSATILLA*).
Desquamation trop importante après les maladies éruptives.

COMMENTAIRES ET COMPARAISONS

Il serait l'équivalent minéral de *PULSATILLA*, mais restreint aux sécrétions.

Le soufre de l'ion SO_4^{--} rend compte du mucopus, de l'action cutanée, de la guérison retardée. On remarquera l'association de la desquamation, comme *KALIUM MURIATICUM* qui a des sécrétions blanches, sèches.

Kalmia latifolia

Laurier américain

Kalmia latifolia L. (Ericacées)

DESCRIPTION : Espèce ornementale en France, *K. latifolia* est originaire d'Amérique du Nord où il se présente sous la forme d'un petit arbre atteignant 12 m de haut. Les feuilles alternes, elliptiques, subaiguës sont d'un beau vert. Les fleurs, roses, sont réunies en gros corymbes terminaux. Le fruit est une capsule.

PARTIE UTILISÉE : La feuille fraîche ou séchée.

COMPOSITION

- présence de (+)-catéchine et de tanins condensés ;
- nombreux flavonoïdes (1, 2) parmi lesquels le phlorizoside (que l'on trouve aussi dans l'écorce de Rosacées telles que le pommier), son aglycone la phlorétine, des dérivés de ces deux composés, l'asébotine ; présence aussi de quercétol et d'hypéroside (= quercétol-3-galactoside) ;
- de la 2,6-dihydroxy-4-méthoxyacétophénone.

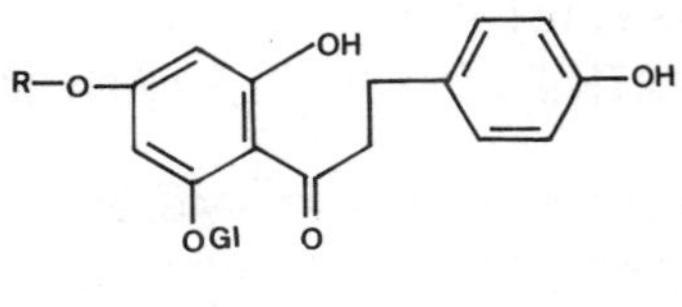

R=H **phlorizoside** (= phlorizine)
$R=CH_3$ **asébotine**

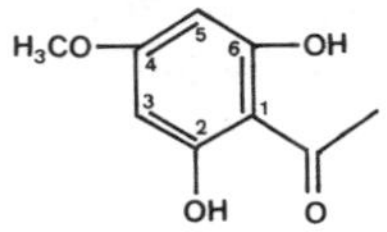

2,6-dihydroxy-4-méthoxyacétophénone

Phlorétine et 2,6-dihydroxy-4-méthoxyacétophénone sont des principes cytotoxiques : dans la sève de la plante, ils accompagnent un troisième composé aux propriétés superposables, la grayanotoxine I (2), dont la structure est presque identique à celle de l'andromédotoxine ou grayanotoxine III de ***RHODODENDRON*** et rappelle celles du lédol et du palustrol de ***LEDUM PALUSTRE***.

Peut-être la similitude des constituants cités explique-t-elle que ***LEDUM***, ***KALMIA*** et ***RHODODENDRON*** sont des remèdes d'affections rhumatismales et de névralgies ?

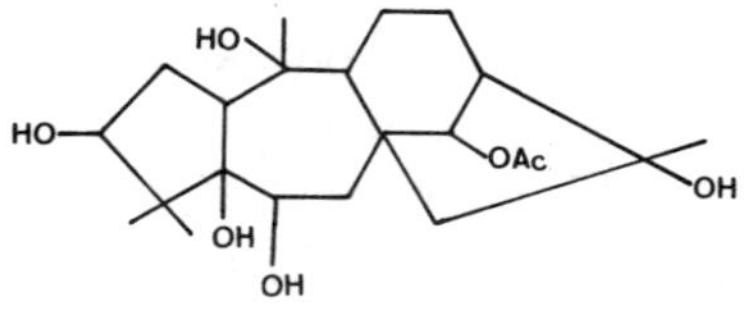

grayanotoxine I

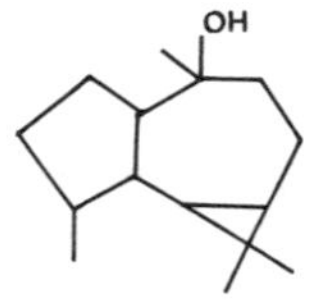

lédol

PATHOGÉNÉSIE

Remède d'action limitée.
NÉVRALGIE, RHUMATISME ET CARDIOPATHIE : DOULEURS LANCINANTES.

DOULEURS LANCINANTES ACCOMPAGNÉES OU SUIVIES DE PARESTHÉSIES : NÉVRALGIES, RHUMATISMES SOUVENT ERRATIQUES, TROUBLES CARDIAQUES.

ALTERNANCE : RHUMATISME OU NÉVRALGIE ET CŒUR.

• DOULEURS LANCINANTES

Élancements douloureux, violents, brutaux : accompagnés ou suivis de paresthésies.

Névralgies : ciliaire, oculaire, occipito-orbitaire, cervicobrachiale, deltoïdienne.

Céphalée névralgique améliorée en mangeant.

Raideur douloureuse de l'orbite en bougeant les yeux (*EUPATORIUM*). Raideur douloureuse des paupières.

Névralgie intercostale lancinante ; précordiale ; avec paresthésies.

Lombalgie avec douleur fulgurante aux membres inférieurs.

Douleurs fulgurantes du tabès.

Névralgies du zona.

Algies des myélites, radiculites et névrites (O.P.).

Rhumatismes : douleurs rhumatismales à erratisme rapide, imbriquées à des névralgies **évoluant de haut en bas, des membres supérieurs aux membres inférieurs ;** alternant avec des symptômes cardiaques.

Dans la première partie de la nuit ; et tôt le matin.

Troubles cardiaques : douleur cardiaque soudaine, lancinante, coupant le souffle.

Paresthésies du bras gauche (*SPIGELIA*).

Pouls lent, mais souvent arythmique (*IBERIS AMARA*).

Troubles de la conduction auriculo-ventriculaire (O.P.).

Valvulopathies surtout mitrales ; postrhumatismales (O.P.).

Prolapsus valvulaire mitral (O.P.) (*SEPIA*, *NAJA*, *SPIGELIA*).

• AUTRES INDICATIONS

Sclérodermie : peau raide et atrophiée (*ALUMINA*, *CAUSTICUM*, *T.R.*).

Albuminurie : scarlatine, cardiaque, de la grossesse (*APIS*).

Herpès et zona avec névralgies.

Tabagisme : avec réactions cardiaques et état nauséeux (*CALADIUM*, *GELSEMIUM*, *TABACUM*).

COMMENTAIRES ET COMPARAISONS

KALMIA évoque un tableau de R.A.A. Il reste indiqué dans les cardiopathies induites par cette affection de fréquence déclinante, et plus fréquemment pour la riche symptomatologie cardiaque des spasmophiles (O.P.). Un de nos remèdes de bradycardie avec ***IBERIS AMARA***, un des meilleurs pour des névralgies graves, zostériennes notamment, où on pense plus souvent à ***MEZEREUM***. Tous les rhumatismes, même inflammatoires, des sujets jeunes.

Comparaisons fondées sur la composition

Grayanotoxines :

KALMIA : rhumatisme avec névralgie, évoluant de haut en bas ; douleur en éclair ;

LEDUM PALUSTRE : rhumatisme avec névralgie, évoluant de bas en haut ; douleur lancinante ;

RHODODENDRON : rhumatisme avec névralgie, par temps orageux, chaud et humide.

Comparaisons fondées sur la Matière médicale

1) Brachycardie
Voir *IBERIS AMARA*.

2) Élancements douloureux
SPIGELIA : presque identique au point de vue cardiaque et névralgique, mais avec un rythme rapide et des battements violents.

3) Douleurs à erratisme rapide
KALMIA : douleur lancinante, suivie de paresthésie.
PHYTOLACCA : douleur lancinante, nocturne, avec courbature.
STILLINGIA : douleur lancinante, contexte de pharyngite, aggravation par l'humidité.
LACHESIS : contexte vasculaire et congestif.
KALIUM BICHROMICUM : douleur lancinante et en point ; en plein muscle.
LAC CANINUM : d'un côté à l'autre.

BIBLIOGRAPHIE

1. EL-NAGGAR S.F., EL-FERALLY F.S., FOOS J.S. et DOSKOTCH R.W. - *J. Nat. Prod.*, 1980, *43*, 739-751.
2. MANCINI S.D. et EDWARDS J.M. - *J. Nat. Prod.*, 1979, *42*, 483-488.

Kreosotum

Créosote officinale

Produit extrait du goudron de bois par distillation. Il est constitué par un mélange de phénols, dont le crésol ou éther mono-méthylique de l'homopyrocatéchine accompagné d'une quantité notable de gaïacol, ainsi que des crésylols, de l'*o*-éthylphénol, etc.

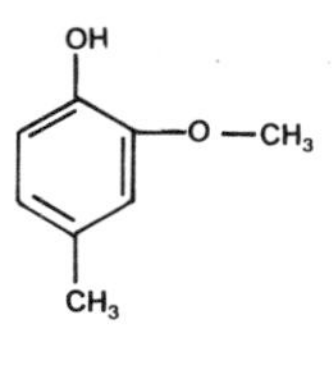

DESCRIPTION : Liquide un peu huileux, très réfringent, incolore lorsqu'il vient d'être préparé, devenant jaune de plus en plus foncé sous l'influence de l'air et de la lumière, d'odeur spéciale et pénétrante, de saveur brûlante et caustique.
La créosote est peu soluble dans l'eau froide, davantage dans l'eau bouillante ; elle est miscible à l'alcool, l'éther, le chloroforme, les huiles.

PATHOGÉNÉSIE

Remède d'action limitée.
BRÛLURES, ULCÈRES, HÉMORRAGIES.

EXCORIATIONS, ULCÉRATIONS, SÉCRÉTIONS IRRITANTES, FÉTIDES, SANGUINOLENTES DES MUQUEUSES GÉNITALE, URINAIRE, DIGESTIVE. HÉMORRAGIES.

DESTRUCTION PRÉCOCE DES DENTS APRÈS CARIES DU COLLET ET LATÉRALES.

AGGRAVATION :
PAR LA DENTITION, À LA MÉNOPAUSE.

• EXCORIATIONS, ULCÉRATIONS, SÉCRÉTIONS DES MUQUEUSES

Leucorrhée irritante, excoriante, fétide, sanguinolente.
Ulcères du col ; polypes infectés ; cancers.
Métrorragie de sang décomposé, noirâtre, semi-coagulé.
Hémorragie intermenstruelle et postménopausique.
Douleur gynécologique brûlante, profonde, tenace ; brûlure vulvo-vaginale aggravée en urinant.
Surdité pendant les règles, épuisement après.
Seins flétris avec nodosités.
Gingivo-stomatite. Liseré bleuâtre ou noirâtre, haleine fétide (*MERCURIUS CORROSIVUS*, *SULFURICUM ACIDUM*).
Gastrite sévère : vomissements tardifs, hématémèse. Sensation de froid gastrique et masse dure et douloureuse gastrique ou pancréatique (O.P.). Cancer.
Diarrhée fétide. Diarrhée et déshydratation à la dentition.
Abcès et suppuration pulmonaires : douleurs thoraciques brûlantes, expectoration purulente, fétide.
Blépharite marginale : brûlure, ulcérations, prurit, sclérose cicatricielle avec épaississement.
Syndromes hémorragiques : toute petite plaie saignant facilement ; sang noirâtre (voir *LACHESIS*).

• DENTS NOIRES, CARIES PRÉCOCES

Noircissement précoce des dents.
Caries du collet et latérales.
Effritement des dents cariées ne laissant subsister que les racines (*STAPHYSAGRIA*).

• AUTRES INDICATIONS

État général très médiocre : amaigrissement, vieillissement, dépression.
La musique fait pleurer.
Palpitations ; battements artériels ressentis dans tout le corps.
Désir de boissons alcoolisées ; de viandes fumées (*CALCAREA PHOSPHORICA, CAUSTICUM, PHOSPHORUS*).
Céphalée frontale pressive.
Rhizarthrose : douleur, subluxation, raideur du pouce, surtout gauche (*CAUSTICUM*).
Lombosacralgie aggravée couché.
Prurit sans éruption, brûlant, le soir, saignant au grattage.
Énurésie du premier sommeil.

COMMENTAIRES ET COMPARAISONS

Il évoque le cancer par l'état général et les lésions, et peut y jouer un rôle d'appoint. Souvent utile pour les polypes du col utérin qui s'infectent et récidivent ; peut être dans la polypose recto-sigmoïdienne (O.P.). Ses brûlures intenses le rapprochent de *CARBO ANIMALIS, ARSENICUM ALBUM, PHOSPHORUS, CAUSTICUM*.
Son usage le plus fréquent aujourd'hui est celui qui en est fait dans les caries précoces et le noircissement des dents, surtout chez un enfant maigre, pleureur, capricieux, déminéralisé (*STAPHYSAGRIA*).

Comparaisons fondées sur la Matière médicale
Néoformations et ulcérations :
THUYA : néoformations et suppuration ;
CAUSTICUM : néoformations et sclérose ou arthrose ;
HYDRASTIS : néoformations, suppuration, cachexie, subictère ;
NITRICUM ACIDUM : néoformations et ulcérations ; sécrétions irritantes, sanguinolentes ;
ARSENICUM ALBUM : mauvais état général ; brûlures ;
CARBO ANIMALIS : mauvais état général ; ulcérations torpides, sécrétions fétides, vives brûlures, hémorragie.

Lac caninum

Lait de chienne

COMPOSITION

Mélanges complexes d'éléments nutritifs, les laits des différents mammifères possèdent une composition qualitative identique : eau, lactose, lipides, protides (caséine, albumine, globuline), sels minéraux (phosphates, chlorures, citrates), vitamines, traces d'enzymes, de pigments et de gaz dissous.
Les proportions des divers éléments varient avec l'espèce comme le montre le tableau ci-dessous :

	Extrait sec	**Lipides**	**Matières protéiques**			**Lactose**	**Matières minérales**
			totales	caséine	albumine		
Femme	117	30-40	12-14	10-12	4-6	65-70	1-1,9
Vache	130	35-40	30-35	27-30	3-4	45-50	8-10
Chienne	250	90-100	100-110	45-50	50-55	30-50	12-14

Composition moyenne en g par litre de divers laits

Le lait de chienne est caractérisé par sa grande richesse en matières grasses et protéiques ainsi qu'en sels minéraux : la teneur élevée de ces constituants peut s'expliquer par la croissance rapide du chien nouveau-né semblable en cela à tous les jeunes carnassiers et en particulier au chat.
Les travaux sur le lait sont très nombreux ; la plupart concernent le lait de femme et surtout le lait de vache. Très rares sont les publications consacrées au lait de chienne (1). Parmi les éléments étudiés il faut mentionner :

- les matières minérales (2) :

– macro-éléments dont les teneurs sont relativement constantes : calcium, phosphore, potassium, sodium, magnésium, chlore, soufre ;
– oligo-éléments dont les taux sont beaucoup plus variables ; signalons cependant que le zinc est, de loin, l'oligo-élément le plus abondant [environ 9 mg/l chez la chienne (1)], suivi du silicium, de l'aluminium, du fer ;

- les stérols :

Le plus important est certainement le cholestérol, localisé dans la fraction grasse (3), accompagné de β-sitostérol, lanostérol, dihydrolanostérol (4) ;

• les dérivés hormonaux :
leur mise en évidence et leur dosage ont bénéficié des microtechniques analytiques récentes, et, en particulier, des méthodes radio-immunologiques ;
on a démontré la présence de prolactine (5), d'androgènes (6, 7), d'œstrogènes (8), de progestérone (9).

Bien que peu d'études aient été consacrées au lait de chienne, on peut admettre que tous ces composés y existent, expliquant peut-être l'activité de *LAC CANINUM*.

PATHOGÉNÉSIE

Remède d'action limitée.
LES SYMPTÔMES PASSENT D'UN CÔTÉ À L'AUTRE.

DOULEUR OU INFLAMMATION PASSANT ALTERNATIVEMENT D'UN CÔTÉ À L'AUTRE : CÉPHALÉES, ANGINES, MASTODYNIE, OVARALGIE, RHUMATISMES.

GRANDE ACTIVITÉ FANTASMATIQUE ET ONIRIQUE : RÊVES DE SERPENTS, CARACTÈRE HYSTÉRIQUE, HYPERESTHÉSIE AU TOUCHER.

AGGRAVATION :
PAR LE TOUCHER.

AMÉLIORATION :
DU RHUMATISME PAR LE FROID.

ALTERNANCE D'UN CÔTÉ À L'AUTRE.

• DOULEUR OU INFLAMMATION PASSANT ALTERNATIVEMENT D'UN CÔTÉ À L'AUTRE

Migraines commençant d'un côté, finissant de l'autre, ou alternant de crise en crise.

Angines changeant de côté plusieurs fois : langue lisse, dépapillée ; muqueuse pharyngée vernissée. Déglutition à vide, et des solides, très douloureuse. Angine accompagnant les règles. Angine pseudo-membraneuse.

Mastose prémenstruelle passant d'un sein à l'autre. Grande sensibilité mammaire ; mastopathie et hypertrophie mammaire des adolescents.

Hyperprolactinémie.
Il serait utile pour faire tarir le lait des nourrices.

Ovaralgie passant de droite à gauche.
Excitation sexuelle féminine, au moindre contact ou toucher (*PLATINA*).

Rhumatisme passant d'un côté à l'autre, erratique, et amélioré par le froid.
Nucalgie, dorsalgie, lombo-sacralgie. Rachis très sensible au toucher (*ACTAEA RACEMOSA*, *PHOSPHORUS*).

• GRANDE ACTIVITÉ FANTASMATIQUE ET ONIRIQUE

Excès d'imagination et d'idées (*SULFUR*, *PHOSPHORUS*, *CANNABIS INDICA*).
Alternance excessive d'humeur : tristesse et dépression, puis euphorie (*ACTAEA RACEMOSA*, *MOSCHUS*, *PLATINA*).
Illusions, troubles cénesthésiques ; sentiment d'irréalité.
Distraction, oublis, erreurs.
Grande activité onirique. Rêve trop (*SULFUR*, *LACHESIS*, *NUX VOMICA*, *PHOSPHORUS*).
Rêve de serpents (*LACHESIS*, *ARGENTUM NITRICUM*).

• AUTRES INDICATIONS

Rhinite ; narines bouchées alternativement ; mucosités épaisses ou écoulement aqueux.
Pollakiurie.

COMMENTAIRES ET COMPARAISONS

Il est presque toujours prescrit sur l'alternance de côté, quelle que soit la maladie.
Il ne faut pas négliger son action dans les angines graves – autrefois la diphtérie – et son affinité pour le terrain hystérique, surtout si ces femmes présentent un syndrome mammaire prémenstruel. *LACHESIS* et *PLATINA* sont très proches en gynécologie et pour l'hyperesthésie.
La composition du lait rend compte de quelques éléments pathogénétiques. Ainsi la teneur en zinc le rapproche de *LACHESIS* et des *VENINS DE SERPENTS*.
Les dérivés hormonaux, dont la prolactine, sont à mettre en relation avec l'action mammaire et ovarienne, trop peu exploitée ; ainsi qu'avec l'excitation sexuelle ou ses équivalents.

Comparaisons fondées sur la Matière médicale
Céphalées, angine, névralgie ou tout autre symptôme :
LYCOPODIUM : évoluant de droite à gauche ;
LACHESIS : évoluant de gauche à droite.

BIBLIOGRAPHIE

1. LONNERDAL B., KEEN C.L., HURLEY L.S. et FISHER G.L. - *Am. J. Vet. Res.*, 1981, *42*, 662-666.
2. GUÉGUEN L. - *Ann. Nutr. Alim.*, 1971, *25*, A 335-A 381.
3. MULDER H. et ZUIDHOF T.A. - *Neth. Milk. Dairy J.*, 1958, *12*, 173-179.
4. BREWINGTON C.R., CARESS E.A. et SCHWARTZ D.P. - *J. Lipid Res.*, 1970, *11*, 355-361.
5. BLANC B - *Wld Rev. Nutr. Diet.*, 1981, *36*, 1-89.
6. ROSSI M. - *Riv. Biol.*, *in Chem. Abst.*, 1954, *48*, 12219 i.
7. CETINIC F. et GRUJIC-VASIC J. - *In Chem. Abst.*, 1964, *61*, 3510 c.
8. MONDAIN-MONVAL-GERONDEAU M., CASTANIER M. et SCHOLLER R. - *C.R. Acad. Sci.*, sér. D, 1970, *271*, 2381-2384.
9. HOFFMAN B., HAMBURGER R. et KARG H. - *Z. Lebensm.-Unters. Forsch.*, 1975, *158*, 257-259.

Lachesis mutus

Lachesis muet, sururucu

Lachesis muta L. (= *Bothrops sururucu* Wagl.) (Vipéridés)

DESCRIPTION : Serpent de la zone tropicale de l'Amérique Centrale et de l'Amérique du Sud, répandu surtout dans le bassin de l'Amazone. De couleur rouge brun, il peut atteindre 2 m de long. Présence sur la queue de 10-12 rangées d'écailles recourbées en crochet à leur sommet.
Le sururucu est un serpent venimeux très dangereux.

PARTIE UTILISÉE : Le venin.

COMPOSITION

Le venin de ce serpent a été beaucoup étudié au cours de ces dernières années ; parmi les constituants – dont les effets s'opposent parfois – nous citerons :

- une kallicréine, semblable par son action à celle du pancréas et de l'urine des mammifères, fortement hypotensive chez le rat par la voie intraveineuse (1) ;
- la phospholipase A_2 (2) ;
- au moins un facteur hémorragipare capable de lyser le fibrinogène et la fibrine (3, 4) ;
- une protéinase coagulante, *thrombin-like* (5).

Voir aussi la monographie ***VENINS DE SERPENTS***.

PATHOGÉNÉSIE

Remède d'action générale.
HYPERÉMIE, HYPERESTHÉSIE, JALOUSIE : MÉNOPAUSE, ALCOOLISME, INTOXICATION.

HYPERÉMIE, HYPERESTHÉSIE, SENSATIONS DE CONSTRICTION : DE LA TÊTE ET DU COU, DES ORGANES PELVIENS, DES VAISSEAUX...

EXCITATION CÉRÉBRALE : LOGORRHÉE, HYPERACTIVITÉ ET HYPERIDÉATION ; JALOUSIE PATHOLOGIQUE.

HÉMORRAGIES PARFOIS AMÉLIORANTES.

AGGRAVATION :
AVANT LES RÈGLES.
PAR LA CHALEUR, AU PRINTEMPS, PAR LE SOLEIL.
PAR LE CONFINEMENT, LA CONSTRICTION, LE TOUCHER MÊME LÉGER.
APRÈS LE SOMMEIL.
PAR LES DÉCEPTIONS.

AMÉLIORATION :
PAR LES RÈGLES, PAR TOUT ÉCOULEMENT.
LE SOIR, LA NUIT.
AU GRAND AIR.

LATÉRALITÉ GAUCHE, OU DE GAUCHE À DROITE.

• HYPERÉMIE, HYPERESTHÉSIE, SENSATIONS DE CONSTRICTION

Bouffées de chaleur. Sensation de battements dans la tête (*BELLADONNA*, *GLONOINUM*, *SANGUINARIA*, *MELILOTUS*).
Cyanose du visage et du haut du corps.

Intolérance aux lieux chauds et clos. Désir d'être éventé, aéré.
Évanouissement dans un bain chaud.
Congestion cérébrale avec cyanose.
Céphalées congestives, battantes, occipitales, aggravées au chaud après le sommeil (O.P.) ; par suppression d'un écoulement, des règles, d'une rhinite ; par abus d'alcool ; améliorées par épistaxis ou un autre écoulement.
Face et nez couperosés des éthyliques. Acné rosacée et capillarose du visage (*SANGUINARIA*).
Douleurs oculaires : les globes oculaires paraissent tirés en arrière (*PARIS QUADRIFOLIA*).
Cou gonflé, rouge, tendu, battant, douloureux au toucher (*GLONOINUM*). **Goitre exophtalmique** (*IODUM*).
Sensation de boule cervicale, de constriction (*IGNATIA*).
Intolérance à la striction : col, collier, écharpe, vêtement serré.
Angine, surtout à gauche. Muqueuse rouge vif, constriction de la gorge, douleurs hors de proportion avec les signes objectifs. **Ne peut rien avaler,** surtout les liquides chauds. Évolution de gauche à droite.
Déficit respiratoire et cardiaque avec ralentissement du rythme et cyanose. Angor. Hypertension.
Ménopause : règles diminuées ou espacées.
Tout s'améliore ou disparaît pendant les règles, ou une autre perte liquidienne, hémorragie, rhinite, diarrhée, leucorrhée, même les larmes.
Congestion utéro-ovarienne, pelvienne, améliorée pendant les règles.
Hémorroïdes soulagées, ou aggravées, par les règles ; violacées et hyperesthésiques.
Pieds et mains brûlants (*SANGUINARIA, PHOSPHORUS*).
Varices, jambes lourdes, aggravation à la chaleur, intolérance à la constriction, soulagement par les règles.
Hyperesthésie cutanée au moindre toucher ; à la douleur (*CHAMOMILLA*).

• EXCITATION CÉRÉBRALE : LOGORRHÉE, HYPERACTIVITÉ ET HYPERIDÉATION, JALOUSIE PATHOLOGIQUE

Intelligence, imagination, réactions vives. Intuition exaltée.
Suractivité cérébrale et physique le soir et la nuit.
Loquacité incessante, passage constant d'un sujet à un autre (*ACTAEA RACEMOSA*).
Les propos concernent autrui et sont souvent malveillants.
Susceptibilité exacerbée ; offensé pour des riens, réactions vives, bruyantes, agressives.
Jalousie pathologique (*HYOSCYAMUS*).
Engendre des conflits familiaux par son comportement.
Claustrophobie (*ACONITUM, ARGENTUM NITRICUM, CALCAREA CARBONICA, STRAMONIUM*).
Tristesse, mélancolie, anxiété le matin, après le sommeil.
Épisodes dépressifs avec mutisme et anxiété sur fond d'excitation habituelle.
Suite de deuils, chagrins prolongés, déceptions sentimentales. **Deuil bavard.**
Peur de s'endormir. Insomnie initiale (*PULSATILLA*).
Obsession de la mort, de deuil, de funérailles (*ARSENICUM ALBUM*).
Délire loquace, langue tremblante, visions de petits animaux, de serpents : delirium tremens. Délire interprétatif ; de persécution (*HYOSCYAMUS*).
Rêves funèbres, d'endroits clos, de serpents, rêves érotiques.

• HÉMORRAGIES PARFOIS AMÉLIORANTES

Règles hémorragiques améliorant l'état général et psychique.
Hémorragies de sang noir "comme de la paille hachée", semi-coagulé.
Hypocoagulabilité sanguine. Exceptionnellement, hypercoagulabilité transitoire : thromboses.
Hémorragies des alcooliques, des ictères graves (*PHOSPHORUS*), des syndromes toxi-infectieux.
Hémorragies cérébrales.
Ecchymoses et purpura spontanés. **Fragilité capillaire** (*HAMAMELIS, LEDUM PALUSTRE, ARNICA*).

• AUTRES INDICATIONS

Désir d'huîtres qui ne sont pas supportées.
Désir de boire de l'alcool. Tendance irrépressible à l'alcoolisme (voir *ETHYLICUM*).
Ulcérations entourées de capillarose bleuâtre, d'une zone de cyanose (*CARBO VEGETABILIS*), très sensibles au toucher. Écoulement sanieux fétide.
États infectieux, toxiques, septiques, avec hémorragies, langue vernissée.
Frissons secouant le corps ; le malade demande qu'on le tienne.

COMMENTAIRES ET COMPARAISONS

La pathogénésie de *LACHESIS* est due à Hering qui mit gravement en danger sa santé et celle de sa femme. **C'est le remède majeur de la ménopause et de l'alcoolisme.**
On décrit un biotype plutôt gras et pléthorique – mais les *LACHESIS* maigres sur morphologie *LYCOPODIUM* ou *PHOSPHORUS* sont nombreux – à

faciès cyanosé et couperosé, regard brillant ou exophtalmie, lèvres violacées, très mobile, volubile, et intensément thermophobe ; assez voisin de *SULFUR* ; évoquant la ménopause ou l'alcoolisme ou les deux simultanément.
Le venin de *LACHESIS*, de beaucoup le plus utilisé en homéopathie, constitue le modèle d'une pathogénésie des venins.
L'action de la toxine est spécifique de l'espèce. Mais la pathogénésie reflète sans doute l'action de composants communs aux venins :
- le soufre
SULFUR : manifestations congestives et hyperémiques ; auto-intoxication, thermophobie ; avant l'introduction de *LACHESIS* par Hering, ses principales indications étaient rapportées à *SULFUR* ;

- **le zinc**
ZINCUM : la neurotoxicité, l'amélioration par un écoulement, l'aggravation par les boissons alcoolisées ; on a décrit *ZINCUM* comme un "*LACHESIS* froid".

L'amélioration par un écoulement, surtout les règles, domine la pathogénésie.
L'action de *LACHESIS* est souvent complétée par *SULFUR*, *LYCOPODIUM*, *PHOSPHORUS* ou *ARSENICUM ALBUM*.

Comparaisons fondées sur la Matière médicale
1) Ménopause congestive
LACHESIS : bouffées de chaleur, agitation psychosomatique, hyperesthésie.
SULFUR : bouffées de chaleur, intoxication, phases euphoriques.
PHOSPHORUS : bouffées de chaleur, hémorragies, exaltation ou dépression.
SEPIA : bouffées de chaleur, suivies de froid ; apathie, tristesse ; ptose.

2) Bouffées de chaleur seulement
ACONITUM : violentes, soudaines, très anxiogènes.
GLONOINUM : violentes ; constriction cervicale, battements carotidiens.
BELLADONNA : chaleur, moiteur, battements.
SANGUINARIA : chaleur des joues, des oreilles, des extrémités.
MELILOTUS : amélioré par une hémorragie ; complète bien *LACHESIS*.
VERATRUM VIRIDE : avec pouls dépressible, beaucoup de transpiration, défaillance.
LILIUM TIGRINUM : avec réflexes cardiaques et troubles nerveux.
GELSEMIUM : avec obnubilation, céphalée.
ARNICA : avec choc, épuisement, abattement.
OPIUM : avec sueurs chaudes puis somnolence.

BIBLIOGRAPHIE
1. DINIZ M.R. et OLIVEIRA E.B. - *Toxicon*, 1992, *30*, 247-258.
2. FULY A.L., FRANCISCHETTI I.M., ZINGALI R.B. et CARLINI C.R. - *Braz. J. Med. Biol. Res.*, 1993, *26*, 459-463.
3. ESCOBAR E., RODRIGUEZ E. et YARLEKE A. - *Rec. Adv. Toxicol. Res.*, 10th, 1992, *1*, 421-430.
4. SANCHEZ E.F., MAGALHAES A., MANDELBAUM F.R. et DINIZ C.R. - *Biochim. Biophys. Acta*, 1991, *1074*, 347-356.
5. ARAGON-ORTIZ F. - *Rev. Biol. Trop.*, 1986, *34*, 55-58, *in Chem. Abstr.*, 1989, *109*, 68562 j.

Lachnanthes tinctoria

Narcisse rouge

Lachnanthes tinctoria Ell. (Haemodoracées)

DESCRIPTION : Originaire des régions marécageuses du sud-est des États-Unis, la plante, abondante dans le New Jersey, doit son appellation à la couleur rouge de la racine qui a été utilisée pour ses propriétés tinctoriales. Elle serait responsable de phénomènes de phototoxicité chez le porc (1).

PARTIE UTILISÉE : La plante entière séchée.

COMPOSITION
Présence de dérivés carbonylés (1) :
- lachnanthoside, hétéroside de la trihydroxy-9-phénylphénalénone ;
- lachnanthofluorone, composé rouge fluorescent à structure de naphthoxanthénone ; ce produit est phototoxique (1) ;
- un naphtalide apparenté aux phénalones, surtout abondant dans les très jeunes plantes.

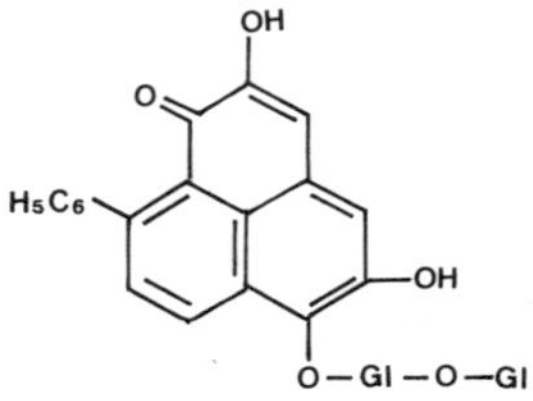

lachnanthoside

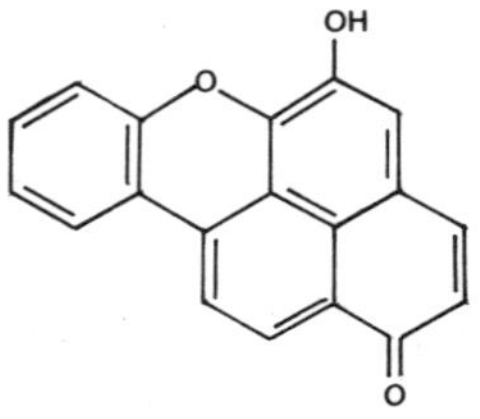

lachnanthofluorone

PATHOGÉNÉSIE

Remède d'action limitée.
TORTICOLIS ET CERVICARTHROSE.

TORTICOLIS, POUVANT PRÉCÉDER OU ACCOMPAGNER UNE ANGINE.

• TORTICOLIS

Récent, *a frigore*. Spasmodique.
Chronique sur cervicarthrose.
Passager, avant ou pendant une angine (O.P.).
Céphalées et migraines à départ nucal (*GELSEMIUM*) ; la tête semble augmenter de volume (*BOVISTA*).

• AUTRES INDICATIONS

Sensation de froid glacé dans le dos.
Rougeur circonscrite des joues, regard brillant, loquacité (*LACHESIS*).
Brûlure des paumes et des plantes (*SANGUINARIA, PHOSPHORUS, LACHESIS*).
Fièvre avec froid objectif moite de la peau, frissons, yeux brillants.

COMMENTAIRES ET COMPARAISONS

Remède régulier des torticolis, surtout ceux qui accompagnent angine et pharyngite, ou de torticolis spasmodique aigu récent.
La présence de dérivés carbonylés incite à évoquer un déterminisme neuro-musculaire ; comparer *CHAMOMILLA* : névralgies dentaires et *MEZEREUM* : névralgies de la face.
Comme *CHAMOMILLA, LACHNANTHES* a des phénomènes congestifs.
CICUTA VIROSA présente un torticolis spasmodique.

BIBLIOGRAPHIE

1. EDWARDS J.M. et WEISS U. - *Phytochemistry,* 1974, *13,* 1597-1602.

Lapis albus ou Calcarea fluosilicica

Fluosilicate de calcium, hexafluorosilicate de calcium

$Ca\,F_6\,Si$

DESCRIPTION : À l'état de dihydrate, poudre pratiquement insoluble dans l'eau froide, décomposée par l'eau chaude, insoluble dans l'acétone.

PATHOGÉNÉSIE

Remède d'action limitée.
TUMEURS DE CONSISTANCE ÉLASTIQUE.

TUMEURS OU ADÉNOPATHIES DE CONSISTANCE ÉLASTIQUE AVEC INFILTRATION PÉRITUMORALE, PÉRIADÉNITE ŒDÉMATEUSE ; DOULEURS BRÛLANTES.

Adénopathies, cervicales ou autres, avec péri-adénite et douleurs. **Consistance élastique.**
Goitre sans nodule dur ; limites imprécises, consistance élastique (molle : *CALCAREA CARBONICA*).
Nodosités et tumeurs mammaires élastiques, dépressibles, douloureuses.
Fibromes de même consistance. Métrorragies, brûlures, dysménorrhée.

COMMENTAIRES ET COMPARAISONS
C'est la consistance élastique qui fait le diagnostic de *LAPIS ALBUS*.

Comparaisons fondées sur la Matière médicale
Adénopathies :
BADIAGA : œdème péritumoral ;
DULCAMARA : adénopathies variables avec l'humidité ;
MERCURIUS : souvent limites imprécises (adénopathies) ;
CALCAREA CARBONICA : consistance molle ;
CALCAREA FLUORICA : consistance pierreuse.

La Matière médicale ne précise malheureusement pas la nature histologique des lésions qu'elle décrit avec précision.

Lathyrus cicera et Lathyrus sativus

Pois chiche

Lathyrus cicera L. (Légumineuses)
et

Gesse commune

Lathyrus sativus L. (Légumineuses)

DESCRIPTION : Plantes annuelles pouvant mesurer 60 cm, à tige et pétioles ailés. Les feuilles, terminées par une vrille, sont composées d'une seule paire de folioles linéaires et aiguës. Les fleurs, de type Papilionacées, sont assez grandes, solitaires, rougeâtres chez ***L. cicera***, blanches, rosées ou bleuâtres chez ***L. sativus***. Le fruit est une gousse de quelques cm, contenant des graines anguleuses de 4-5 mm de diamètre chez ***L. cicera***, de 7 mm chez ***L. sativus***.
Les deux espèces, communes dans le Midi, sont des plantes fourragères.

PARTIE UTILISÉE : La semence fraîche.

COMPOSITION
Il s'agit d'espèces susceptibles de provoquer des intoxications aiguës ou chroniques (**lathyrisme**) en raison de la présence de divers principes azotés, nitriles ou amino-acides particuliers : β-(γ-L-glutamyl)-aminopropionitrile responsable de l'ostéolathyrisme, acide–γ–N-oxalyl-L-α, β-diaminopropionique ou ODAP, responsable du neurolathyrisme.

PATHOGÉNÉSIE (1)
Remède d'action limitée.

PARALYSIE DES MEMBRES INFÉRIEURS, SPASMODIQUE, ASCENDANTE.

AGGRAVATION :
PAR LE FROID HUMIDE.
PAR LA DÉNUTRITION, LES CARENCES.

AMÉLIORATION :
EN SE DÉCOUVRANT.

• PARALYSIES
Paralysies ascendantes (*CONIUM*), à début soudain, par temps froid et humide, chez les jeunes sujets carencés, dénutris, intoxiqués ; les diabétiques.
Paraplégie spasmodique en flexion des cuisses et des genoux. Équinisme du pied.
Absence de douleurs.
Froid et cyanose des membres inférieurs.
Incontinence sphinctérienne.
Lésions médullaires ; du faisceau pyramidal.
Neuropathies périphériques à participation vasculaire (*SECALE CORNUTUM*).
Sclérose multiloculaire.
Poliomyélite.

COMMENTAIRES ET COMPARAISONS
La pathogénésie est issue d'observations de lathyrisme par consommation accidentelle de graines du genre ***Lathyrus,*** en Inde et au Proche-Orient, surtout en période de famine, d'où la modalité d'aggravation par dénutrition. À noter qu'on observe chez l'animal l'ostéolathyrisme : malformations atteignant surtout la colonne vertébrale et les membres postérieurs.

Comparaisons fondées sur la Matière médicale
NATRUM SULFURICUM : maladies médullaires en relation avec le froid humide.

SECALE CORNUTUM : neuropathies périphériques et ischémie des petits vaisseaux.
MANGANUM - CONIUM : paralysie à marche ascendante.
STRYCHNINUM : paralysies spasmodiques ; aggravation au toucher.

Tous les auteurs l'ont utilisé à basse dilution : 3 DH à 4 CH (W.A. Dewey).

BIBLIOGRAPHIE

1. GUERMONPREZ M. - Monographie C.E.H.N.F., 1975.

Latrodectus mactans

Araignée veuve noire

Latrodectus mactans Fabr. (Théridiidés)

DESCRIPTION : Araignée originaire des régions chaudes de l'Amérique mais que l'on trouve dans de nombreuses autres contrées. Selon l'habitat, les appellations sont les suivantes (1) :
Amérique : *L. mactans mactans* ;
Bassin méditerranéen : *L. mactans tredecimguttatus* ;
Madagascar : *L. mactans menovadi* ;
Inde et Australie : *L. mactans hasselti*.

C'est *L. mactans tredecimguttatus* qui semble la mieux étudiée.
Le corps de la femelle qui, seule, mordrait l'homme, mesure environ 1,5 cm de long. L'abdomen globuleux est d'un noir velouté avec 13 taches rouges. Le nombre de taches peut varier de 17 à zéro pour la variété noire (2).

PARTIE UTILISÉE : L'insecte entier vivant, spécialement la femelle.

COMPOSITION

D'une façon générale, l'étude du venin des Araignées est difficile car on ne dispose que de petites quantités de produit. Le mieux connu est celui de *L. mactans tredecimguttatus.* Il contient :

- des composants protéiques dont une neurotoxine, l'α-latrotoxine (3, 4) ; ces constituants sont responsables de la majeure partie de l'activité biologique :

– augmentation du débit spontané en acétylcholine au niveau de la jonction neuromusculaire,
– effet sympathomimétique (adrénergique),
– effet hypertenseur résultant sans doute de l'action précédente,
– modification de l'électrocardiogramme constatée chez les sujets envenimés : bradycardie sinusale, ondes P_2 et P_3 augmentées, espace QT augmenté, espace ST diminué, onde T déprimée et pouvant devenir négative,
– effets cytotoxique sur cellules KB.

- des composants non protéiques :

– amino-acides libres en abondance (taurine, acide glutamique et glutamine, alanine, arginine sont dominants),
– sérotonine en petite quantité ;

- des enzymes : hyaluronidase, phosphodiestérase.

PATHOGÉNÉSIE

Remède d'action limitée.
ANGOR GRAVE ; INFARCTUS.

DOULEURS PRÉCORDIALES CONSTRICTIVES AVEC PARESTHÉSIES DES EXTRÉMITÉS, ANGOISSE, HYPOTENSION : INFARCTUS, ANGOR GRAVE.

• INFARCTUS OU ANGOR GRAVE

Douleur précordiale violente, irradiation au bras gauche (*SPIGELIA*) ou aux deux bras.
Paresthésies des extrémités.
Intense refroidissement, chute tensionnelle, pouls rapide et filiforme.
Angoisse intense et sensation de mort imminente (*ACONITUM*).

COMMENTAIRES ET COMPARAISONS

La pathogénésie reproduit la **crise d'infarctus typique.** *LATRODECTUS* convient aux angors avec séquelles d'infarctus (O.P.). Il doit alors être utilisé en continu hors des crises, concurremment au traitement classique.

Les modifications électrocardiographiques des sujets envenimés confirment le bien-fondé de la pathogénésie.

Parmi les venins, comparer :
LACHESIS : douleur constrictive cardiaque, mais sans état de choc ; bouffées vasomotrices constrictives – à-coups lancinants ;
NAJA : douleur cardiaque irradiée au bras gauche ou à la nuque et entre les épaules ; pouls ralenti et arythmique ; extrémités froides ; tête chaude.

Le refroidissement brutal évoque :
VERATRUM ALBUM : sueurs glacées ;
CARBO VEGETABILIS : avec intense dyspnée ;
CAMPHORA : cherche à se découvrir malgré l'algidité ;
TABACUM : état nauséeux et présyncopal ; sueurs glacées ;
ACONITUM : par temps froid ; angoisse intense ;
ARSENICUM ALBUM : anxiété, agitation ; réclame beaucoup de chaleur ;
ARNICA : tête chaude, corps froid, état de choc.

BIBLIOGRAPHIE

1. BETTINI S. et MAROLI M. - *Handbuch Exp. Pharmakol.*, 1978, *48*, 149-185.
2. MARETIC Z. - *Venomous Animals and their Venoms*, 1971, *3*, 299-309.
3. GOYFFON M. - *Ann. Pharm. Fr.*, 1994, *52*, 99-109.
4. TU A.T. - Venoms : Chemistry and molecular Biology. John Wiley and Sons, New York, 1977.

Laurocerasus

Laurier-cerise

Prunus lauro-cerasus L. (Rosacées)

DESCRIPTION : Originaire d'Asie occidentale et d'Europe orientale, le laurier-cerise est acclimaté en France où il est fréquemment cultivé dans les jardins. C'est un arbuste toujours vert, pouvant atteindre 7 à 8 m de hauteur, à feuilles alternes, elliptiques, épaisses et coriaces, luisantes. Les fleurs, blanches, sont réunies en grappes dressées. Le fruit est une drupe noire.

PARTIE UTILISÉE : La feuille fraîche récoltée en été.

COMPOSITION

L'élément le plus caractéristique est un hétéroside cyanogénétique, le prunasoside, dédoublable par voie enzymatique en glucose et nitrile phénylglycolique gauche.
Les feuilles les plus jeunes sont les plus riches.

PATHOGÉNÉSIE

Remède d'action limitée.
SPASMES ET DÉFAILLANCE CARDIAQUE.

SPASMES ŒSOPHAGIENS, LARYNGÉS, RESPIRATOIRES, DIGESTIFS, CRAMPES.

DÉFAILLANCES CARDIAQUE ET VASCULAIRE OBLIGEANT À RESTER ALLONGÉ.

COLLAPSUS.

AMÉLIORATION :
COUCHÉ TÊTE BASSE, SAUF LA TOUX.

• SPASMES ET CRAMPES

Contraction spasmodique du pharynx et de l'œsophage.
Les liquides sont déglutis bruyamment ; puis borborygmes intestinaux.
Douleurs spasmodiques intestinales : ténesme rectal.
Toux spasmodique améliorée couché. Angor d'expression pharyngo-maxillaire (O.P.) (*LACHESIS*).
Laryngospasme avec cyanose (*SAMBUCUS, CUPRUM*).
Asthme à composante cardiaque : la dyspnée est soulagée couché, aggravée assis.
Respiration bruyante et difficile en dormant.
Dysménorrhée.
Crampes, myoclonies, tressaillements des muscles de la face.

• DÉFAILLANCES CARDIAQUE ET VASCULAIRE

Défaillance cardiaque soudaine (cyanose, dyspnée, angoisse) ; doit rester allongé tête basse. Toux des cardiaques améliorée par le repos couché.
Besoin de soutenir de la main la région précordiale.
Distension des veines des mains.
Froid moite des pieds aux genoux.
Collapsus.

• AUTRES INDICATIONS

Amnésie brutale.
Nausées à proximité d'un foyer.

COMMENTAIRES ET COMPARAISONS

Le principe actif principal est l'acide cyanhydrique dont la pathogénésie diffère peu.

Il faut retenir la modalité, inaccoutumée, d'amélioration de l'état dyspnéique et asphyxique couché la tête basse. Il sert dans les laryngospasmes de l'enfant surtout, et les dyskinésies œsophagiennes ; chez les cardiaques améliorés couchés à plat malgré leur dyspnée et leur cyanose ; crises syncopales inopinées.

Comparaisons fondées sur la composition

HYDROCYANICUM ACIDUM : déglutition bruyante des liquides ; dans le spasme de l'œsophage, les deux remèdes sont très semblables ; *HYDROCYANICUM ACIDUM* est cyanosé pendant les malaises ; cependant, les indications cardiaques correspondent surtout à *LAUROCERASUS*.

Comparaisons fondées sur la Matière médicale

1) Spasmes œsophagiens
Voir *HYDROCYANICUM ACIDUM*.

2) Angor grave
LAUROCERASUS : irradiation maxillaire, doit rester étendu.
LATRODECTUS : doit rester absolument immobile ; menace d'infarctus.
ARNICA : état de choc.
LACHESIS : douleur angineuse, irradiation maxillaire, cyanose.
CUPRUM METALLICUM : douleur constrictive tenace médiothoracique, algidité.

Ledum palustre

Lédon des marais

Ledum palustre L. (Éricacées)

DESCRIPTION : Arbuste toujours vert du nord de l'Europe et de l'Asie. Les feuilles persistantes, sessiles, étroites, coriaces et repliées en dessous ressemblent à celles du romarin. L'inflorescence est une ombelle terminale de fleurs blanches. Le fruit est une capsule.

PARTIE UTILISÉE : Les rameaux feuillés frais.

COMPOSITION

- 0,2-2 % d'huile essentielle dans laquelle la présence des constituants principaux que sont myrcène, lédol et palustrol est confirmée (1, 2) ; on a aussi identifié de la cyclocolorénone et des composés porteurs de doubles liaisons tels que lépalol et lépalène (3) ;
- β-sitostérol et triterpènes (taraxérol, acide ursolique...) (4) ;
- flavonoïdes (4, 5), dont le quercétol et l'hypéroside (quercétol-3-galactoside).

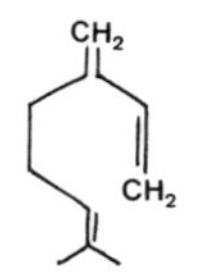

myrcène

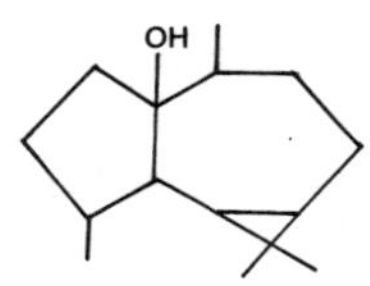

palustrol

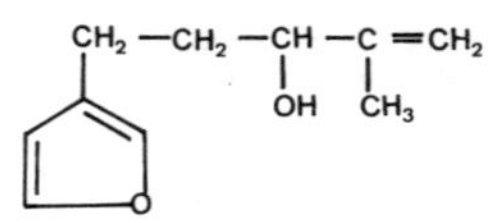

lépalol

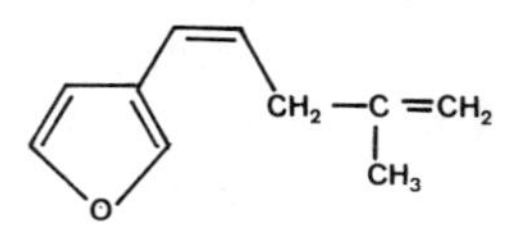

lépalène

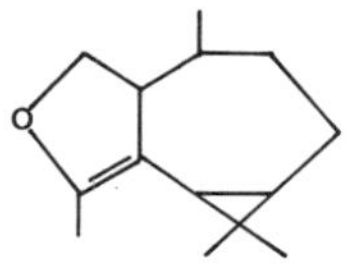

cyclocolorénone

PATHOGÉNÉSIE

Remède d'action limitée.
GOUTTE, PIQÛRES, ECCHYMOSES.

RHUMATISMES AGGRAVÉS PAR LA CHALEUR, ET GOUTTE ; ÉVOLUANT À PARTIR DES PIEDS VERS LE HAUT ; EN DIAGONALE.

PLAIES PAR PIQÛRES ; PIQÛRES D'INSECTES ; ECCHYMOSES.

AGGRAVATION :
PAR LA CHALEUR LOCALE ; DU LIT.
PAR LE MOUVEMENT.

AMÉLIORATION :
LES PIEDS AU CONTACT DU FROID ; SOL FROID, BAIN FROID.

• RHUMATISMES - GOUTTE

Douleurs articulaires améliorées par les applications froides, aggravées le soir et au lit.
Douleurs évoluant de bas en haut ; **début aux pieds.**
Aspect livide des articulations atteintes. **Froid objectif des parties malades qui sont cependant aggravées à la chaleur** (*SECALE CORNUTUM*).
Erratisme rapide des douleurs (*PHYTOLACCA*).
Rhumatisme et goutte du gros orteil, des pieds ; de la plante des pieds ; du talon, du tendon d'Achille. **Amélioration en marchant sur un sol froid ;** par les bains de pieds froids.
Atteinte tibio-tarsienne : entorses répétées (*SEPIA*, *NATRUM CARBONICUM*) ; des genoux : hydarthrose.
Douleurs de hanche droite et d'épaule gauche.
Raideur sacrolombaire et dorsale. Lombosacralgie aggravée debout pendant la grossesse (*SEPIA*, *RUTA*, *SULFUR*).
Nodosités goutteuses périarticulaires ; tophi ; grandes déformations goutteuses.
Chondrocalcinose : crises aiguës ressemblant à la goutte [Szurmant (6)].
Urines chargées d'urates : sable rouge intermittent. Lors des décharges, les algies régressent.

• PLAIES PAR PIQÛRES ; ECCHYMOSES

Blessures par instruments pointus, épines, clous, surtout si la plaie ne saigne pas (coupures : *STAPHYSAGRIA*, contusions : *ARNICA*).
Piqûres d'insectes (*APIS*).
Ecchymoses traumatiques : évolution prolongée, hématomes persistants (O.P.).
Ecchymoses périoculaires (l'"œil au beurre noir").

• AUTRES INDICATIONS

Céphalée congestive : besoin de froid sur la tête.
Chaleur brûlante et transpiration chaude des mains et des pieds, le soir.
Acné rosacée des alcooliques. Rhinophyma.
Prurit, surtout des pieds et des chevilles.
Éruptions pruriantes des goutteux.
Coqueluche : inspiration en deux temps, raideur avant la crise.

COMMENTAIRES ET COMPARAISONS

Comparaisons fondées sur la composition

1) Présence de lédol et palustrol
Leur structure est à rapprocher de celle de la grayanotoxine I de *KALMIA*.
KALMIA : douleurs lancinantes, aiguës, articulaires ou musculaires et évoluant de haut en bas (*LEDUM*, de bas en haut).

2) Présence d'hypéroside et quercétol
HYPERICUM : douleurs des extrémités des nerfs, traumatiques, par piqûre ou écrasement (*LEDUM*, petites articulations, et ecchymoses traumatiques).

Comparaisons fondées sur la Matière médicale

L'aspect pléthorique, le faciès congestif, les éruptions rougeâtres de la face évoquent l'éthylisme, la goutte des bons vivants, et *SULFUR* qu'il complète, voire *LACHESIS*, tous trois thermophobes et désireux d'air frais. Le groupe *LITHIUM CARBONICUM-LYCOPODIUM* au contraire convient aux gouttes héréditaires non pléthoriques. *SOLANUM MALACOXYLON* est analogue par la pseudo-goutte de la chondrocalcinose.
L'usage de *LEDUM PALUSTRE* a toujours été recommandé dans les piqûres et les ecchymoses. Il a peut-être un effet dissuasif à l'égard des piqûres de moustiques (7 CH le matin).

Pour les ecchymoses et les hématomes, il complète et suit *ARNICA*.
Les douleurs de *KALMIA* évoluent de bas en haut ; celles de *LITHIUM CARBONICUM*, autre hyperuricémique et complémentaire de *LYCOPODIUM* sont souvent diagonales. On pensera aussi dans la goutte classique du gros orteil à *COLCHICUM*, *CHINA*, *BERBERIS*, *SULFUR*.

BIBLIOGRAPHIE
1. MIKHAILOVA N.S., KONOVALOVA O.A. et RYBALKO K.S. - *Khim. Prirod. Soedin*, 1978, 127-130, *in Chem. Abst.*, 1978, *88*, 186102 e.
2. TATTJE D.H.E. et BOS R. - *Planta Med.*, 1981, *41*, 303-307.
3. MIKHAILOVA N.S., RYBALKO K.S. et SCHEICHENKO V.I. - *Khim. Prirod. Soedin.*, 1979, 326-329, *in Chem. Abstr.*, 1980, *92*, 3176 x.
4. MIKHAILOVA N.S. et RYBALKO K.S. - *Khim. Prirod. Soedin.*, 1980, 175-180, *in Chem. Abstr.*, 1980, *93*, 110558 r.
5. ZAPESOCHNAYA F. et PANGAROVA T. - *Dokl. Bolg. Akad. Nauk*, 1980, *33*, 983-986, *in Chem. Abstr.*, 1981, *94*, 99745 x.
6. SZURMANT C.H.R. - Mémoire du DECU d'Homéopathie. Lille, 1989.

Lemna minor

Lentille d'eau

Lemna minor L. (Lemnacées)

DESCRIPTION : Petite plante aquatique flottante en belle saison, se multipliant très vite et recouvrant les eaux dormantes ; les feuilles sont ovales, de 2 à 5 mm ; les fleurs, très petites, vertes, dépourvues de pétales et de sépales ; le fruit est sec.
La lentille d'eau est largement répandue dans toute la zone tempérée.

PARTIE UTILISÉE : La plante entière fraîche.

COMPOSITION

- la plante accumule le manganèse : 2,8 g Mn/kg de poids sec (*in* Hegnauer) ;
- présence de nombreux flavonoïdes (*in* Hegnauer) ;
- la drogue est une bonne source d'acides gras libres et de triacylglycérols (1) ; on en a isolé 2 acides gras en C_{16} porteurs de 3 doubles liaisons ainsi que 2 acides gras *prostaglandin-like* (2) ;
- un diol en C_{20} a également été extrait (3).

PATHOGÉNÉSIE

Remède d'action limitée.
POLYPES DES FOSSES NASALES.

POLYPES DES FOSSES NASALES.
RHINOPATHIE CHRONIQUE.

AGGRAVATION :
PAR TEMPS HUMIDE.

• RHINOPATHIE CHRONIQUE ET POLYPES

Rhinopathie chronique avec atrophie de la muqueuse et ulcérations.
Rhinite croûteuse (*KALIUM BICHROMICUM*, *HYDRASTIS*) et souvent **mauvaise odeur** des sécrétions purulentes (*HEPAR SULFUR*, *ARSENICUM ALBUM*, *PSORINUM*, *ELAPS*).
Polypes des fosses nasales avec hypertrophie des cornets, perte de l'odorat, obstruction.
Asthme à point de départ nasal (*SANGUINARIA CANADENSIS*, *ARALIA RACEMOSA*).
Obstruction du nez par temps pluvieux (*DULCAMARA*).

COMMENTAIRES ET COMPARAISONS

LEMNA MINOR bénéficie d'une grande réputation dans le traitement des polypes des fosses nasales. On l'utilise en 3 DH deux ou trois fois par jour (D. Cooper). Mais il faut toujours l'associer à un remède d'action générale : *CALCAREA CARBONICA*, *THUYA* ou *LYCOPODIUM*. Sa richesse en manganèse le rapproche de *MANGANUM METALLICUM* dans ses manifestations nasales : sécheresse de la muqueuse ou écoulement, obstruction et surtout extension au larynx et au pharynx.
TEUCRIUM MARUM a les mêmes indications et peut-être en plus du prurit.
SANGUINARIA CANADENSIS et *SANGUINARIA NITRICA* ont, avec les polypes, des troubles vaso-

moteurs, ils saignent facilement et sont hypersensibles aux odeurs. Ils complètent ***PHOSPHORUS***.

BIBLIOGRAPHIE

1. PREVITERA L. et MONACO P. - *Phytochemistry*, 1983, *22*, 1445-1446.
2. PREVITERA L. et MONACO P. - *J. Nat. Prod.*, 1987, *50*, 807-810.
3. PREVITERA L. et MONACO P. - *Phytochemistry*, 1984, *23*, 194-195.

Leptandra virginica

Véronique de Virginie

Veronica virginica L. (= ***Leptandra virginica*** [L.] Nutt.) (Scrofulariacées)

DESCRIPTION : Grande plante herbacée pouvant atteindre 2 m de haut, fréquente dans les bois de l'est des États-Unis. Les feuilles sont opposées ou verticillées par 4 ou 8. Les fleurs sont blanches ou rouges, réunies en épis allongés. Le fruit est une capsule.

PARTIE UTILISÉE : Le rhizome frais.

COMPOSITION

On a signalé des principes banals (résine, saponoside, tanin, sucres, mannitol) accompagnant :

- une fraction amère, vraisemblablement mélange d'iridoïdes ;
- une petite quantité de dérivés méthoxylés de l'acide cinnamique.

PATHOGÉNÉSIE

Remède d'action limitée.
TROUBLES HÉPATO-VÉSICULAIRES AVEC SELLES NOIRES ET DORSALGIE GAUCHE.

DOULEUR HÉPATO-BILIAIRE IRRADIÉE VERS L'OMOPLATE GAUCHE.

SELLES DIARRHÉIQUES TRÈS NOIRES.

AGGRAVATION :

PAR LES BOISSONS FROIDES.

AMÉLIORATION :

COUCHÉ SUR LE VENTRE.

• TROUBLES HÉPATO-BILIAIRES, SELLES NOIRES

Douleur hépato-biliaire irradiée vers l'omoplate gauche.

Goût amer, langue jaunâtre, intolérance aux boissons froides, somnolence.

Subictère, urines pigmentées.

Selles diarrhéiques très noires, fétides (***ARSENICUM ALBUM***), évacuées sous pression, suivies de douleurs abdominales soulagées couché sur le ventre (***PODOPHYLLUM***).

COMMENTAIRES ET COMPARAISONS

Parmi les nombreux remèdes hépato-biliaires, on ne choisit ***LEPTANDRA*** que si les selles sont noires. Il complète alors souvent ***ARSENICUM ALBUM***. Plus rarement, on se réfère à la douleur irradiée à l'omoplate gauche (à droite : ***CHELIDONIUM***).

Lévomépromazine

Lévomépromazine

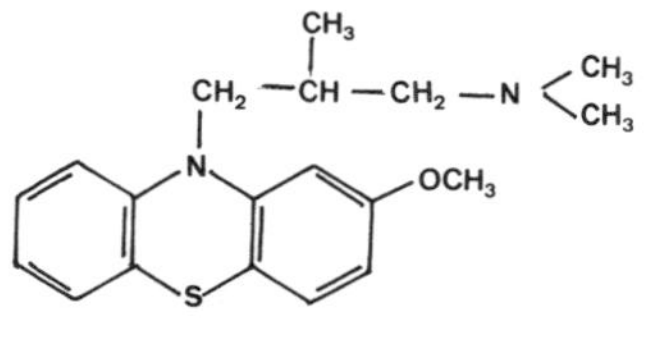

DESCRIPTION : Phénothiazine à propriétés neuroleptiques sédatives ; le maléate est facilement soluble dans l'eau et l'éthanol.

Le produit est commercialisé en France sous le nom de Nozinan® (*Specia*).

PATHOGÉNÉSIE (1)

Remède d'action limitée.
PRÉMONITIONS, ASTHÉNIE, DYSTONIE, HYPOTENSION.

ANXIÉTÉ D'ANTICIPATION AVEC PRÉMONITION.
DÉPRESSION : INDIFFÉRENCE AFFECTIVE, ASTHÉNIE INTELLECTUELLE, PHOBIES.

MALADRESSE, DYSTONIE, DYSKINÉSIE, SYNDROME EXTRA-PYRAMIDAL.

HYPOTENSION ORTHOSTATIQUE.

AGGRAVATION : DANS LA FOULE.
PAR LE LAIT.
PAR LA LUMIÈRE.

AMÉLIORATION : PAR LA CHALEUR MODÉRÉE.

• ANXIÉTÉ, DÉPRESSION, PHOBIES

Anxiété d'anticipation. Prémonition d'une mauvaise nouvelle, d'un évènement malheureux.
Crise d'angoisse aiguë.
Asthénie intellectuelle, lassitude, somnolence, concentration difficile.
Indifférence à l'entourage, à la famille. Avec irritabilité. Pulsions à faire mal à autrui.
Phobie des foules. De la maladie (*KALIUM CARBONICUM*).
Dépression cyclique.
Anorexie mentale.

• MALADRESSE, DYSTONIE, SYNDROME EXTRA-PYRAMIDAL

Maladresse. Asthénie. Fatigue du matin.
Syndrome extra-pyramidal. Dystonie, mimique figée, gestes ralentis. Dyskinésie.
Spasmes en torsion. Spasme oculogyre.
Chorée, épilepsie, Parkinson, sclérose en plaques...

• HYPOTENSION

Hypotension à majoration orthostatique ; lipothymie.
Palpitations.
Acrocyanose.

• AUTRES INDICATIONS

Anorexie et boulimie alternées.
Désir de stimulants, alcool, café, tabac. Absence de soif.
Insuffisance hépatique avec **intolérance au lait,** laitages, crustacés. Ictère.
Dysthyroïdie. Impuissance. Frigidité. **Aménorrhée - galactorrhée.** Prise de poids.
Photosensibilisation. Prurit, urticaire.
Périarthrite scapulo-humérale surtout gauche.
Agranulocytose.

COMMENTAIRES ET COMPARAISONS

Pour Broussalian, *LÉVOMÉPROMAZINE* est un "*PHOSPHORUS* refroidi" et ressemble aussi à *NATRUM MURIATICUM*. Il faut ajouter *SEPIA* : indifférence affective avec irritabilité et, d'autre part, troubles hépatiques et endocriniens.
Tous ces remèdes évoquent le tuberculinisme, avec son asthénie, son hypotension, et sont complétés par *TUBERCULINUM*.
Le syndrome parkinsonien correspond à *MERCURIUS*, *BARYTA CARBONICA*, *GELSEMIUM* ou *CONIUM*.
On peut atténuer le syndrome parkinsonien des malades traités au long cours par les neuroleptiques au moyen de *LÉVOMÉPROMAZINE* (7 CH à 15 CH) en doses espacées.
La *LÉVOMÉPROMAZINE* a une activité au laboratoire supérieure à la *CHLORPROMAZINE* mais ce dernier remède, pour Julian, a une pathogénésie semblable avec des effets neurologiques et cardiovasculaires plus organiques.

BIBLIOGRAPHIE

1. JULIAN O.A. - Expérimentation en 1968-1969.

Lilium tigrinum

Lis tigré

Lilium tigrinum Ker-Gawl (Liliacées)

DESCRIPTION : Plante herbacée pouvant atteindre 1 m de haut, vraisemblablement originaire de Chine, fréquemment cultivée en Europe. L'inflorescence est une grappe de très grandes fleurs rouge clair avec de grosses ponctuations pourpre foncé. Le fruit est une capsule.

PARTIE UTILISÉE : La plante entière fleurie fraîche.

COMPOSITION

Présence d'une petite quantité de saponosides et de dérivés flavoniques (travaux personnels non publiés).

PATHOGÉNÉSIE

Remède d'action limitée.
PATHOLOGIE GÉNITALE AVEC RÉPERCUSSIONS PSYCHIQUE ET CARDIAQUE.

ÉTAT CONGESTIF À PRÉDOMINANCE UTÉRO-PELVIENNE AVEC PESANTEUR ET HYPERSENSIBILITÉ.

EXCITATION, DÉPRESSION, OBSESSION, AVEC PRÉOCCUPATIONS SEXUELLES.

DOULEURS, PARESTHÉSIES, TROUBLES FONCTIONNELS CARDIAQUES À POINT DE DÉPART GÉNITAL.

AGGRAVATION :
PAR LA CONSOLATION.
PAR LA CHALEUR.
DEBOUT.

• ÉTAT CONGESTIF À PRÉDOMINANCE UTÉRO-PELVIENNE

Pesanteur pelvienne ; prolapsus utérin et rétroversion : soutient la vulve des mains ou par une garniture.
Ovaralgie pesante, surtout gauche, aggravée par la marche ; marche avec précaution.
Règles foncées, insuffisantes, ne s'écoulant que par le mouvement, le jour surtout.
Leucorrhée irritante.
Fibrome.
Excitation sexuelle.
Lombosacralgie en relation avec la congestion génitale.
Pression et ténesme rectal et vésical : cystalgie ; hémorroïdes.
Chaleur brûlante des paumes.
Suffoque et s'évanouit dans une pièce chaude, ou en station debout prolongée.

• EXCITATION OU DÉPRESSION AVEC PRÉOCCUPATIONS SEXUELLES

Agitation, hyperactivité fébrile, précipitée et brouillonne (*ACTAEA RACEMOSA, LACHESIS, VERATRUM ALBUM*).
Épisodes maniaques avec hyperactivité et excitation sexuelle.
Anxiété ressentie au sommet du crâne.
Extrême scrupulosité.
Tristesse, dépression, mélancolie aggravée par la consolation (*AURUM, NATRUM MURIATICUM, IGNATIA, SEPIA, SILICEA*).
Obsessions à thème sexuel ou religieux ; idées de damnation.
L'état mental s'améliore quand la pathologie génitale se manifeste (*ACTAEA RACEMOSA*).
Les troubles psychiques et comportementaux sont aggravés par la continence sexuelle.

• DOULEURS ET PARESTHÉSIES CARDIAQUES

Faux angor et névrose cardiaque à point de départ génital.
Douleurs précordiales constrictives ; irradiation au bras droit ; froideur, état syncopal.
Douleurs pseudocardiaques en points ; élancements ; arythmie.

• AUTRES INDICATIONS

Asthénopie accommodative ; amblyopie. Strabisme. Myopie (?).
Faim excessive.
Sensation de ptose abdominale ; de tremblements de l'abdomen ou des membres.

COMMENTAIRES ET COMPARAISONS

Remède féminin de la grande hystérie, il est toutefois plus simplement indiqué chez des femmes pléthoriques, suroccupées, très nerveuses mais agacées par la consolation. Leur congestion pelvienne s'accompagne d'excitation sexuelle. La continence favorise leur nervosisme. L'alternance physique-psychique et l'état congestif évoquent ***SULFUR***. La ptose s'oppose à celle de ***SEPIA*** et d'***HELONIAS***, remèdes froids et plutôt frigides.
Il complète ***AURUM*** dans les fibromes utérins avec hémorragies et congestion pelvienne.
Pour sa double indication mentale (mélancolie) et génitale on l'a nommé "*AURUM* végétal".

Comparaisons fondées sur la Matière médicale

Comportement hâtif et précipité :
LILIUM TRIGRINUM : hyperactivité brouillonne ; scrupuleuse, obsédée ;

NUX VOMICA : hyperactivité efficace ; irritable ;
ARGENTUM NITRICUM : précipitation, maladresse ; n'a pas le temps ;
MEDORRHINUM : précipitation brouillonne ; agitation et inattention ;
ACTAEA RACEMOSA : précipitée et confuse ; bavarde, agitée, incohérente ;
LACHESIS : hyperactivité le soir ; se mêle de tout ;
SULFUR : commence trop de choses ; désordonné ; inefficace ;
VERATRUM ALBUM : maniaque et loquace ; irrationnel.

Hyperesthésie sexuelle féminine :
LILIUM TIGRINUM : hyperesthésie ; besoin de pression locale ; frustration ; mélancolie ;
PLATINA : identique, mais orgueilleuse, hautaine, méprisante ;
MUREX : avec tristesse silencieuse (?).
STAPHYSAGRIA : avec susceptibilité ; conflits intériorisés ;
ORIGANUM : avec nymphomanie ou onanisme.

• GOUTTE, HYPERURICÉMIE, LITHIASE RÉNALE

Goutte articulaire : genoux, chevilles, doigts, pieds, épaule surtout droite.

Rougeur et lividité, inconstantes, des petites articulations atteintes. Tophi.

Douleur thoracique, mammaire, irradiée aux deux bras.

Douleurs croisées : épaule droite, hanche gauche, ou l'inverse.

Courbature générale et myalgie d'effort des hyperuricémiques (O.P.).

Émission urinaire d'urates, dépôt rouge brun. **Lithiase urique. Coliques néphrétiques.**

• SYMPTÔMES CARDIAQUES DANS LA DIATHÈSE URIQUE

Douleurs précordiales angineuses. Troubles du rythme.

L'état cardiaque s'aggrave avant et pendant les règles, avant et pendant la miction et s'améliore après.

• AUTRES INDICATIONS

Céphalée et gastralgie **améliorées en mangeant** (*ANACARDIUM ORIENTALE*, *KALIUM PHOSPHORICUM*).

Érythème pruriant avec les arthralgies.

Hémianopsie verticale aveugle à droite.

Lithium carbonicum

Carbonate de lithium

$Li_2\,CO_3$

DESCRIPTION : Poudre blanche et légère, peu soluble dans l'eau, insoluble dans l'alcool.

PATHOGÉNÉSIE

Remède d'action limitée.
GOUTTE, LITHIASE URIQUE, SIGNES CARDIAQUES.

GOUTTE, HYPERURICÉMIE, LITHIASE RÉNALE.

SYMPTÔMES CARDIAQUES DANS LA DIATHÈSE URIQUE.

AMÉLIORATION :
EN MANGEANT.

COMMENTAIRES ET COMPARAISONS

Remède d'hyperuricémie et de goutte, il évoque *LYCOPODIUM*, qu'il complète.

Il en présente les intolérances multiples, l'amélioration en mangeant, l'hémianopsie. Il correspond, comme lui, à la goutte héréditaire, non pléthorique et sans abus alimentaires et alcooliques, au contraire du groupe *SULFUR-LEDUM PALUSTRE*. Ses cardiopathies sont parfois organiques. *KALMIA* et *NAJA* associent rhumatisme et cardiopathie.

Comparaisons dans les rhumatismes des petites articulations : voir *ACTAEA SPICATA*.

Lithium et sodium ont des actions métaboliques compétitives. L'usage du lithium en psychiatrie permet aujourd'hui de compléter la pathogénésie initiale de Hering. L'intoxication thérapeutique par le lithium, destinée à traiter l'augmentation pathologique de l'activité, de l'agressivité et l'insomnie hyperidéative – signes majeurs de la phase maniaque de la maniaco-dépression – reproduit les

grands signes de *NATRUM MURIATICUM* mais avec plusieurs différences :
psychisme : dépression, asthénie, isolement - signe commun aux deux ;
pour le lithium seulement : agressivité "écrêtée", besoin de sommeil, libido nulle ;
métabolisme : polyurie, polydipsie pour les deux ;
mais *LITHIUM CARBONICUM* seul "boit sans soif" ;
LITHIUM CARBONICUM contrairement à *NATRUM MURIATICUM* prend du poids, présente une insuffisance thyroïdienne ;
Tous deux ont la peau et les muqueuses sèches.

On peut donc ajouter à la pathogénésie de *LITHIUM CARBONICUM* :
- agressivité "écrêtée", besoin de sommeil, libido nulle ;
- tendance à boire sans ressentir la soif ;
- augmentation du poids ; insuffisance thyroïdienne.

On pourra consulter utilement les travaux de Drieu-Gervois et Guermonprez (1, 2).

BIBLIOGRAPHIE

1. DRIEU-GERVOIS F. - Étude biochimique des sujets *Natrum muriaticum*. Thèse Doct. Pharm., Lille, 1981.
2. GUERMONPREZ M. - *Homéopathie française*, 1989, *77* 4, 34-37.

Lobelia inflata

Lobélie

Lobelia inflata L. (Lobéliacées)

DESCRIPTION : Plante herbacée à tige anguleuse de 20 à 50 cm, souvent violacée à la base. Les feuilles sont ovales. Les fleurs sont réunies en grappes terminales ; elles sont pourvues d'un calice renflé et d'une corolle bleu pâle à 2 lèvres. Le fruit est une petite capsule.
La lobélie est originaire de l'est des États-Unis et du Canada ; la culture est possible en Europe.

PARTIE UTILISÉE : La plante entière fleurie fraîche.

COMPOSITION

- acide chélidonique (voir *CHELIDONIUM*) ;
- tanin ;
- 0,30 à 0,60 % d'alcaloïdes dérivés de la pipéridine ou de la N-méthylpipéridine ; il en existe une vingtaine dont le plus important est la lobéline ; parmi les autres bases présentes en quantités notables, la lobélanine et la lobélanidine.

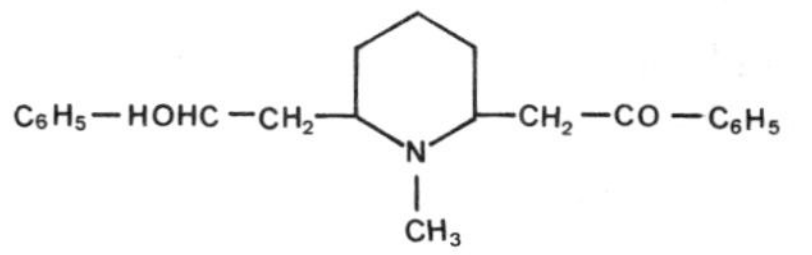

lobéline

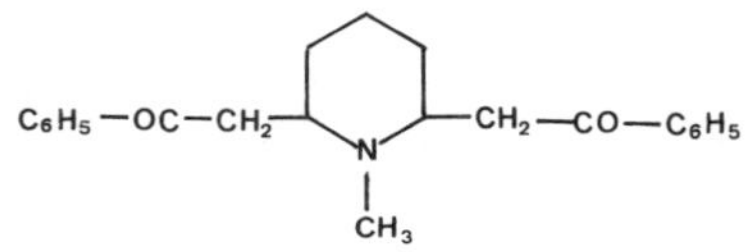

lobélanine

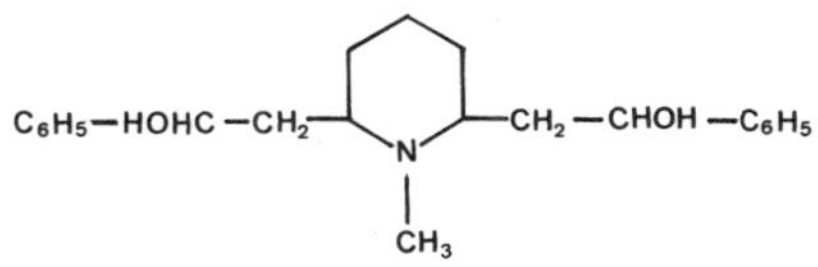

lobélanidine

PATHOGÉNÉSIE

Remède d'action limitée.
NAUSÉE, MALAISE, DYSPNÉE.

NAUSÉE INTENSE AVEC LIPOTHYMIE.

DYSPNÉE, TROUBLES CARDIAQUES RÉFLEXES.

AGGRAVATION :
PAR L'ODEUR DU TABAC CHEZ LES FUMEURS.

• **NAUSÉE ET LIPOTHYMIE**

Nausée violente, le matin. Salivation excessive, goût métallique.

Contractions œsophagiennes et malaise épigastrique, avec la nausée.

Sueurs froides, prostration, lipothymie et vomissements (*VERATRUM AL-BUM*).

Nausées et vomissements de l'alcoolisme et de la grossesse (*IPECA*, *SEPIA*).

• **DYSPNÉE, TROUBLES CARDIAQUES RÉFLEXES**

Constriction thoracique et dyspnée avec toux. Dyspnée pour un effort minime.

Râles humides, expectoration impossible. **Asthme pollinique** (O.P.).

Impression d'arrêt imminent du cœur (*GELSEMIUM*, *DIGITALIS*). Douleur précordiale constrictive.

• **AUTRES INDICATIONS**

Névralgie faciale gauche ; temporale, avec retard des règles.

Sacralgie : intolérance au toucher et à la pression.

COMMENTAIRES ET COMPARAISONS

L'état nauséeux et syncopal est identique à *TABACUM*, analogue à *IPECA*. Mais les réactions respiratoires et cardiaques lui sont propres. On l'a proposé comme antidote du tabagisme et de l'alcoolisme.

La présence d'acide chélidonique laisse à penser que ses nausées ne sont pas seulement réflexes et témoignent d'une étiologie hépato-biliaire éventuelle.

Comparaisons fondées sur la Matière médicale

Nausées réflexes :

LOBELIA : avec troubles cardiaques ; aggravation par le tabac ;

IPECA : nausées et langue propre ;

COCCULUS : mal des transports ; évite l'air et le mouvement ;

PETROLEUM : mal des transports ; faim avec la nausée ; manger l'améliore ;

TABACUM : mal des transports ; amélioré à l'air.

Lophophytum leandri

Lophophytum leandri Eichl. (Balanophoracées)

DESCRIPTION : Parasite sans chlorophylle croissant sur les racines de diverses espèces arborescentes des bois tropicaux et subtropicaux.

PARTIE UTILISÉE : La plante entière séchée.

COMPOSITION

Peu de travaux ont été consacrés à cette plante (1, 2).

Le rhizome sec contient flavonoïdes et apparentés :

- beaucoup de polymères de procyanidine,
- taxifoline, ériodictyol, (-)-épicatéchine.

PATHOGÉNÉSIE (3)

Remède d'action limitée.
THYROÏDE ET VÉSICULE BILIAIRE.

HYPERTHYRÉOSE CLINIQUE : COU SERRÉ, CŒUR IRRÉGULIER ET DOULOUREUX.

DYSKINÉSIE BILIAIRE : DOULEUR HÉPATO-BILIAIRE ; DE L'ÉPAULE DROITE ; PYROSIS, DISTENSION ABDOMINALE, INTOLÉRANCE AUX VÊTEMENTS.

AGGRAVATION :
PAR LA PRESSION, LE CONTACT.

AMÉLIORATION :
À L'AIR FRAIS.
PAR LA CHALEUR.

LATÉRALITÉ GAUCHE.

• **HYPERTHYRÉOSE ET CHOLÉCYSTOPATHIE**

Le cou semble serré. Boule à la gorge. Toux sèche (*IGNATIA*, *LACHESIS*).

Tachyarythmie (*SUMBUL*, *LYCOPUS*). Tiraillements du bras gauche (*SPIGELIA*).

Douleurs orbitaires.

Douleur sous-costale droite, vésiculaire, irradiée à l'épaule droite. Intolérance à la pression des vêtements. Pyrosis. Distension abdominale (*LYCOPODIUM*), diarrhée jaune clair (*CHINA*). Prurit.

• **AUTRES INDICATIONS**

Fatigue brutale le matin.

Migraine ophtalmique : zigzags périphériques, douleur éclatante.

Règles abondantes.

Jambes lourdes. Pieds froids.

Transpiration.

COMMENTAIRES ET COMPARAISONS

La composition de *LOPHOPHYTUM* ne rend pas compte d'une action thyroïdienne ou vésiculaire. La pathogénésie, très précisément cernée, permet de définir la meilleure indication : **tendance hyperthyroïdienne avec réaction vésiculaire et migraine** (O.P.). Donc il complète :

IODUM : hypermétabolisme, amaigrissement, réaction cardiaque ;

LYCOPODIUM : diskynésie biliaire et migraine ;

LACHESIS : syndrome thyro-ovarien, intolérance à la constriction, mauvais réveil, jambes lourdes.

A signaler que la 3 DH, chez l'animal, aurait normalisé les transaminases, les phosphatases alcalines, la bilirubine (H. Wolter).

BIBLIOGRAPHIE

1. KLOSS P. - *Naturwissenschaften*, 1967, *54*, 472.
2. WEINGES K., KOLB R. et KLOSS P. - *Phytochemistry*, 1971, *10*, 829-833.
3. JULIAN O.A. - Fait état de quatre expérimentations pathogénétiques, (1964, 1966, 1967) de 2 DH à 12 CH, et d'un travail clinique (J. FOURMON)

Luesinum (= Syphilinum)

DESCRIPTION : Biothérapique : lysat de sérosités tréponémiques de chancres primitifs préparé sans addition d'antiseptique.

PATHOGÉNÉSIE

Remède d'action générale.
PHOBIES, SCLÉROSE, ULCÉRATIONS, LAXITÉ, DOULEURS NOCTURNES.

PSYCHISME :
SCLÉROSE CÉRÉBRALE.
DÉFICIT ASSOCIÉ À UNE ORIGINALITÉ PATHOLOGIQUE, ANESTHÉSIE AFFECTIVE ET MORALE, PHOBIE DES MICROBES, OBSESSION DE PROPRETÉ, DE PURETÉ.
INSOMNIE PRESQUE TOTALE.

DANS TOUT L'ORGANISME :
SCLÉROSE PRÉCOCE (CÉRÉBRALE, TISSULAIRE, VASCULAIRE, ARTICULAIRE...), ULCÉRATIONS D'ÉVOLUTION TORPIDE, PARFOIS INDOLENTES. TUMEURS INDURÉES. HYPERLAXITÉ LIGAMENTAIRE, JEU ARTICULAIRE. DISLOCATION, PTOSE, VARICES...
DYSTROPHIE, DISSYMÉTRIE, MALFORMATIONS.
ALGIES LINÉAIRES, NOCTURNES, PROFONDES, SURTOUT NERVEUSES, OSSEUSES, OSTÉO-ARTICULAIRES.

AGGRAVATION :
LA NUIT.
PAR L'ORAGE ; AU BORD DE LA MER.
PAR L'ALCOOL.

AMÉLIORATION :
À LA MONTAGNE.
PAR LE BAIN FROID.

• **PSYCHISME : INAPTITUDE À L'ABSTRACTION, PHOBIES**

Incapable de raisonnements abstraits : inaptitude aux mathématiques (*MERCURIUS*).

Amnésie des noms propres : des personnes (*LYCOPODIUM*, *SULFUR*), des rues, des lieux (*BARYTA CARBONICA*, *MERCURIUS*).

Désorientation spatiale : se perd dans son quartier, sa maison (*BARYTA CARBONICA*).

Sclérose cérébrale précoce.

Humeur variable et excessive : agitation anxieuse, aboulie et apathie.

Perte du sens moral : anesthésie affective, perversité, cruauté (O.P.) (*MERCURIUS*, *HEPAR SULFUR*).,

Peur de l'incurabilité, des paralysies, de la démence.

Obsession de pureté et de propreté ; phobie des microbes et de la contagion : **se lave continuellement les mains** (peur de la maladie : *KALIUM CARBONICUM*, *PHOSPHORUS*, *ARGENTUM NITRICUM*, *NUX VOMICA*, *SEPIA*).

Sommeil : **peur de la nuit. Insomnie totale ou jugée telle** (*AURUM*).

Tous ses malaises sont surtout nocturnes. Phobie de l'insomnie.`

• GÉNÉRALITÉS : DYSTROPHIES, ULCÉRATIONS, NÉVRALGIES

Dystrophies, dysmorphies, malformations.

Antécédents familiaux de syphilis, d'alcoolisme.

Scléroses, indurations précoces : tissulaires, organiques.

Ulcérations torpides, d'évolution très lente.

Névralgies et algies linéaires. Algies osseuses. Nocturnes, de début et fin progressifs.

Lésions considérables, monstrueuses, mais indolentes (O.P.).

Céphalée gravative, tenace, chronique, exclusivement ou à prédominance nocturne (*LYCOPODIUM, MERCURIUS, NITRICUM ACIDUM*), croissant et décroissant progressivement (*PLATINA, STANNUM*).

Douleurs d'un œil à l'autre ; d'une tempe à l'autre (*BELLADONNA, CHINA, PHOSPHORUS, SULFUR*).

Tumeurs et adénopathies très chroniques et très indurées (*SILICEA, CONIUM, LAPIS ALBUS*).

• DIGESTION : CARIES, SIALORRHÉE

Dents déformées. Caries du collet. Fragilité des dents. Algies dentaires nocturnes.

Sialorrhée nocturne, haleine fétide (*MERCURIUS*).

Désir de boissons alcoolisées (*NUX VOMICA, SULFUR, MEDORRHINUM*). **Alcoolisme familial.**

Ulcère gastrique.

Constipation chronique, fissure anale. Diarrhée indolore vers 5 h du matin.

• RESPIRATION ET CIRCULATION : ASTHME, ARTÉRIOSCLÉROSE

Nécrose des os du nez. Ozène.

Hypertrophie chronique et sclérose des amygdales (*BARYTA CARBONICA*).

Laryngite nocturne ; prémenstruelle.

Asthme ; par humidité, orage, au bord de la mer ; nocturne.

Toux nocturne inexplicable (O.P.).

Douleurs précordiales nocturnes : élancements.

Sclérose artérielle : gros vaisseaux, aorte ; artérite ; **chez le sujet jeune.**

Veines dilatées, sinueuses. Paquets vasculaires. Anévrismes, angiomes géants.

• APPAREIL GÉNITAL ET URINAIRE. MALFORMATIONS, SCLÉROSE, AVORTEMENTS

Toutes les malformations.

Grande multiparité. Avortements répétés (O.P.).

Indurations et sclérose des organes génitaux : testicules, ovaires, utérus...

Fibrome et tumeurs ovariennes très dures, avec hémorragies (*AURUM MURIATICUM NATRONATUM).*

Leucorrhée jaunâtre très profuse.

Miction lente, retardée, mais indolore : sclérose, rétrécissement urétral.

• LOCOMOTION : DOULEURS OSSEUSES, LAXITÉ LIGAMENTAIRE, RHUMATISMES NOCTURNES

Douleurs osseuses, surtout tibiale et vertébrale, à la percussion ; ou spontanées.

Arthralgies à recrudescence nocturne : articulations très déformées (O.P.).

Scapulalgie, périarthrite d'épaule, obligeant à se lever la nuit

Arthrose : ostéophytose exubérante ; peu de douleurs (O.P.).

Laxité articulaire, luxations incoercibles, signe du tiroir (O.P.).

• AUTRES INDICATIONS

Ptosis palpébral. Paralysies oculaires. Kératites destructrices. Névrite optique. Otite. Acouphènes. Maladies de l'oreille interne. Mastoïdite.

COMMENTAIRES ET COMPARAISONS

Le biotype luétique répond à la description de *LUESINUM* : **dissymétrique, dystrophique ;** porteur de malformations. **Également marginal par le psychisme. Parfois très intelligent et infirme de l'émotivité ;** plus souvent débile ou encore **combinant insuffisances et dons exceptionnels selon les domaines** (O.P.).

Souvent petit et maigre, il peut être gras : dystrophie de la répartition des graisses, lipomatose asymétrique (O.P.).

On prescrit parfois *LUESINUM* pour sa pathogénésie, **mais plus souvent pour compléter l'action d'un autre remède luétique.** *PHYTOLACCA* est le complémentaire universel.

Comparaisons de remèdes luétiques
AURUM : psychisme mélancolique, hypertension, rhumatismes inflammatoires, tumeurs indurées.
MERCURIUS : psychisme pervers, déficit cérébral, inflammation et ulcération des muqueuses et de la peau.
CALCAREA FLUORICA, KALIUM BICHROMICUM, KALIUM IODATUM : rhumatologie et muqueuses.
PLUMBUM, BARYTA CARBONICA, AURUM : sclérose vasculaire, névrite.
NITRICUM ACIDUM : psychisme déséquilibré, atteinte des muqueuses.
PLATINA, STAPHYSAGRIA : imbrications psychomatiques sexuelles.

Tous ces remèdes sont complémentaires de ***LUESINUM***.

Lycopodium clavatum

Lycopode

Lycopodium clavatum L. (Lycopodinées)

DESCRIPTION : Plante herbacée sans fleurs, à tige rampante pouvant atteindre 1 m de long, émettant des ramifications dressées couvertes de petites feuilles imbriquées et linéaires. Les rameaux fertiles portent des épis sporangifères jaunâtres, en forme de massue.
Assez rare en France mais fréquent en Europe centrale et dans toutes les zones tempérées et froides, le lycopode croît surtout en terrain siliceux.

PARTIE UTILISÉE : Les spores séchées.

COMPOSITION

- traces d'alcaloïdes (les parties aériennes en contiennent davantage) ;
- 20-45 % de sporonine, hydrate de carbone semblable à la cellulose ;
- 40-50 % de matière grasse ;
- 3-5 % d'acide dihydrocaféique ;
- matières minérales riches en aluminium mais contenant aussi titane, manganèse, fer, cuivre, zinc, etc. (1).

PATHOGÉNÉSIE

Remède d'action générale.
MALADIES HÉPATO-BILIAIRES ET LEURS CONSÉQUENCES.

TROUBLES HÉPATIQUES ET DIGESTIFS : PETITE CAPACITÉ DIGESTIVE, NOMBREUSES INTOLÉRANCES ALIMENTAIRES. MÉTÉORISME ABDOMINAL BAS ET CONSTIPATION.

AFFECTIONS DIVERSES CHEZ UN HÉPATIQUE : ASTHÉNIE, MIGRAINE, ANGINE, LITHIASE, OVARALGIE ET IMPUISSANCE ; DÉSORDRES MÉTABOLIQUES, RHUMATISMES, DERMATOSES, FIÈVRE, ETC.

CARACTÈRE EXIGEANT, RIGIDE, AUTORITAIRE, IRRITABILITÉ ET COLÈRE ; AUTO-DÉPRÉCIATION ; DÉFICITS MNÉSIQUE ET INTELLECTUEL.

AGGRAVATION :
À 17 H ET À LA FIN DE L'APRÈS-MIDI.
PAR LES MATIÈRES GRASSES, LES HUÎTRES, LES OIGNONS.
PAR TOUT CHANGEMENT ALIMENTAIRE.
PAR LE FROID ; LA CHALEUR.

AMÉLIORATION :
PAR LES BOISSONS CHAUDES.
EN PLEIN AIR.

LATÉRALITÉ DROITE.

PÉRIODICITÉ DE 21 JOURS (O.P.).

• TROUBLES HÉPATIQUES ET DIGESTIFS

Exigeant quant à l'heure du repas ; faim avec mauvaise humeur ; **mais rassasié dès les premières bouchées.**
Faim la nuit (*PHOSPHORUS*, *CHINA*, *PSORINUM*).
Désintérêt pour la nourriture et les boissons. Mange très peu. Appétit sélectif ; **refuse les aliments inconnus** (O.P.).
Difficultés digestives du nourrisson et anorexie infantile.
Aversion pour les mets gras, lourds ; le vin. Aggravé par de très nombreux aliments, et notamment les huîtres et les oignons, qu'il aime parfois.
Désir d'aliments et de boissons très chauds (*CHELIDONIUM*, *ARSENICUM ALBUM*, *FERRUM METALLICUM*), **sucrés** (*SULFUR*, *PULSATILLA*).
Aphtes au bout de la langue.

Reflux œsophagien brûlant (*SANGUINARIA, IRIS VERSICOLOR, SULFURICUM ACIDUM, MERCURIUS CORROSIVUS*) et éructations.

Somnolence et malaise postprandial. Pesanteur sous-hépatique.

Météorisme sous-ombilical vers 17 h jusqu'au soir ; intolérance aux vêtements serrés à la taille (*NUX VOMICA, LACHESIS*) ; borborygmes et gaz dont l'émission soulage.

Émission habituelle de nombreux gaz intestinaux.

Ne peut se coucher à droite. **Vomissements acétonémiques de l'enfant** (*SENNA, BRYONIA*).

Subictère et ictère. **Ulcère duodénal.**

Lithiase biliaire cholestérolique ; calculs multiples (O.P.).

Constipation avec ténesme ; selles petites et insuffisantes.

• **AFFECTIONS DIVERSES CHEZ UN HÉPATIQUE**

Asthénie. Fatigue culminant vers 17 h.

Frilosité mais intolérance à la chaleur. **Sensation de brûlure entre les épaules** (*SULFUR*).

Déshydratation ; rides ; **amaigrissement du cou et du haut du corps** (*NATRUM MURIATICUM*).

Toutes les crises sont induites par un changement alimentaire minime.

Céphalée et migraine droites, à contexte hépato-digestif ; céphalée améliorée après une crise digestive ou rénale.

Hémianopsie latérale aveugle à droite : héméralopie (O.P.).

Névralgie d'Arnold ; de la face ; thoracique, brachiale, sciatique, etc., toujours plutôt à droite.

Augmentation de l'urée, du cholestérol, de l'acide urique sanguins. Baisse de l'urée urinaire.

Athérosclérose, dyslipidémie athérogène (O.P.)

Sinusite droite.

Angine droite ou de droite à gauche ; dysphagie améliorée par les boissons chaudes.

Obstruction chronique du nez, surtout la nuit (*NUX VOMICA, AMMONIUM CARBONICUM*).

Maladies respiratoires à prédominance droite ; à la base droite ; ne peut se coucher à droite.

Toux à répercussion douloureuse dans la tête ; sensation de respirer du soufre.

Dyspnée et **battements des ailes du nez, même en l'absence de trouble respiratoire.**

Expectoration de mucosités jaunes de goût salé.

Hypo et aménorrhée des hépatiques. Règles ne réapparaissant pas après arrêt de la contraception orale (O.P.).

Ovaralgie droite.

Avant les règles, troubles digestifs, nausées, météorisme abdominal bas : **syndrome prémenstruel à prédominance abdominale et digestive** (O.P.).

Sécheresse vaginale (*NATRUM MURIATICUM, GRAPHITES, SEPIA*) ; émission de gaz vaginaux : physométrie, varices vulvaires.

Impuissance du sujet jeune : éjaculation précoce. Oligospermie (O.P.).

Libido faible ; ou augmentée ; mais érections faibles et rares.

Urines rares, pigmentées. Coliques néphrétiques droites.

Sable rouge dans les urines.

Pollakiurie nocturne, non diurne : inversion du rythme urinaire nycthéméral.

Lithiase surtout urique ; oxalique.

L'enfant crie avant d'uriner ; sable urinaire dans les langes.

Frissons en fin de miction.

Douleurs rhumatismales prédominant à droite.

Paresthésie nocturne des membres supérieurs (*PHYTOLACCA, SANGUINARIA, LACHESIS, PULSATILLA, RHUS TOXICODENDRON, HAMAMELIS, MAGNESIA MURIATICA*).

Talalgies. **Le pied droit est plus froid que le gauche.**

Varices droites (gauches : *CARDUUS, SULFUR*).

Peau subictérique, sèche, atone, ridée. **L'enfant paraît vieux.**

Taches jaunâtres temporales. Sécheresse de la paume des mains ; **dysidrose palmaire** et palmo-plantaire (O.P.).

Psoriasis. **Urticaire.**

Canitie précoce (*ARSENICUM ALBUM, PHOSPHORICUM ACIDUM*).

Intertrigo.

Angiomes (*CALCAREA FLUORICA, FLUORICUM ACIDUM, PULSATILLA*) ; tumeurs battantes, érectiles.

Fièvre vers 16 h ou 17 h (*NUX VOMICA*) : avec froid et brûlures inter-scapulovertébrales.

Occlusion palpébrale incomplète pendant le sommeil.

Ronflement.

• **IRRITABILITÉ, AUTO-DÉPRÉCIATION. DÉFICIT INTELLECTUEL**

Sujets consciencieux et efficaces, trahis par leurs forces.

Planificateur, calculateur, avare ; exigeant pour soi-même et pour autrui.

Scrupules exagérés : obligations, travail, horaires...

Irritable ; surtout au réveil ; quand il a faim.

Perte de contrôle : injures, propos violents sous l'emprise de la colère (*ANACARDIUM ORIENTALE, NUX VOMICA*).

Désir de compagnie, avec laquelle il est désagréable. Ne supporte pas ses propres enfants (*SEPIA*).

Hyperémotif : **pleure pour une attention amicale, un compliment, une bonne nouvelle.**

Peur de paraître en public.

Déficit de mémoire : oubli de lettres, de mots, de rendez-vous, puis de l'acquis.

Auto-dépréciation, d'abord injustifiée. Puis déficit intellectuel réel.

COMMENTAIRES ET COMPARAISONS

Avec ***SULFUR*** et ***CALCAREA CARBONICA***, il complète le trio des plus importants remèdes d'action générale.

À partir des signes digestifs, la pathogénésie envahit la totalité de l'organisme et le psychisme ; à la limite, elle marque le biotype.

Le malade paraît plus que son âge et toujours très sérieux. Ridé, le front soucieux ; avec une tache jaune temporale, un teint jaunâtre ; plus maigre du haut du corps, le cou décharné ; les cheveux gris précocement. Ses muscles sont faibles.

La pathogénésie reproduit le tableau, certes désuet, mais non moins réel de l'hépatique : petite capacité vitale, grandes exigences, vocation intellectuelle.

Perturbations du cholestérol et des lipides non inexplicables par des excès.

L'amaigrissement et les difficultés relationnelles évoquent ***NATRUM MURIATICUM*** qu'il complète. Il approfondit l'action de ***LACHESIS*** ; il suit ***SULFUR*** quand les crises ne se produisent plus. ***IODUM*** s'y associe en cas d'hyperactivité psychique et métabolique. ***CHINA*** l'antidote et contrecarre ses effets thérapeutiques dépassés, car c'est un remède délicat à utiliser.

En l'état actuel, sa composition n'explique pas la richesse et l'orientation de cette grande pathogénésie. La richesse en aluminium évoque ***ALUMINA*** : constipation, déshydratation.

Les hautes dilutions prescrites d'emblée peuvent aggraver. ***CHINA*** 4 CH est alors antidote. La 7 CH est efficace. On peut ne la répéter que tous les 21 jours ou moins souvent encore.

Comparaisons fondées sur la Matière médicale

Distension abdominale :

LYCOPODIUM : basse ; vers 17 h ;

KALIUM CARBONICUM : haute ; sitôt ou pendant le repas ;

CARBO VEGETABILIS : haute ou totale ; hyperémie du visage, dyspnée, éructations ;

CHINA : totale ; douloureuse ; pâleur et diarrhée ;

NUX VOMICA : haute ; un quart d'heure après le repas ; avec somnolence ; un court repos améliore ;

BRYONIA : gastro-abdominale ; repas indigeste ; pesanteur.

BIBLIOGRAPHIE

1. ERAMETSA O., VIINANEN R. et YLIRUOKANEN I. - *Suom. Kemistilehti* B, 1973, *46*, 355-358, *in Chem. Abstr.*, 1974, *80*, 80095 z.

Lycopus

Lycope. - *Lycopus europaeus* L. (Labiées)

ou

Lycope de Virginie. - *Lycopus virginicus* L. (Labiées)

DESCRIPTION : Plantes herbacées des endroits humides.

L. europaeus L., commun en Europe, est pourvu d'une tige quadrangulaire à feuilles ovales, aiguës, profondément dentées. Les fleurs sont très petites, groupées en verticilles serrés, avec un calice à dents épineuses et une corolle blanche ponctuée de rouge ; le fruit est lisse, aplati.

L. virginicus L. est originaire de l'Amérique du Nord. Les feuilles sont lancéolées ou elliptiques ; à leur base, on trouve les fleurs, blanches, réunies en glomérules ; le fruit est un tétrakène.

PARTIE UTILISÉE : La partie aérienne fleurie fraîche de ***L. europaeus*** L. ou de ***L. virginicus*** L.

COMPOSITION

Les deux espèces ont une bonne activité antithyréotrope ; celle-ci s'expliquerait en partie, pour ***L. europaeus*** L., par une forte teneur en fluor (0,05-0,1 %), et pour les deux espèces, par la présence de divers acides phénols (1, 2) : acides rosmarinique, lithospermique, chlorogénique et caféique ; ces deux derniers n'agiraient qu'après oxydation.

PATHOGÉNÉSIE

Remède d'action limitée.
CŒUR HYPERTHYROÏDIEN.

TACHYCARDIE DE L'HYPERTHYROÏDIE.

AGGRAVATION :
À L'EFFORT.
PAR LA CHALEUR.

• TACHYCARDIE DE L'HYPERTHYROÏDIE

Battements rapides, violents, parfois audibles à distance (perceptibles : *SPIGELIA*).
Tachycardie régulière, ou en salves ; défaillance cardiaque avec tachycardie ; éréthisme cardiaque des hypersympathicotoniques ; des hyperthyroïdiens.
Exophtalmie, tremblements, thermophobie.

• AUTRES INDICATIONS

Polyurie, protéinurie.
Douleurs erratiques.

COMMENTAIRES ET COMPARAISONS

L'unique usage de ***LYCOPUS*** est le cœur des hyperthyroïdiens et par extension des sujets de type ***IODUM*** ou ***LACHESIS*** ; plus rarement l'éréthisme cardiaque hypersympathicotonique.
La composition – principe inactivant l'hormone thyréotrope – explique parfaitement cette pathogénésie.

Comparaisons fondées sur la Matière médicale

Tachycardie :
IODUM : cœur hyperthyroïdien ;
SPIGELIA : battements plus forts qu'accélérés, perceptibles à travers les vêtements ;
SUMBUL : tachycardie des hyperémotifs à l'humeur instable ; constriction ; bouffées de chaleur ;
COFFEA : tachycardie, nervosisme, hyperidéation, insomnie ;
LILIUM TIGRINUM : douleur angineuse avec syndrome génital congestif ;
ACTAEA RACEMOSA : tachycardie ; point précordial ; hyperménorrhée ; aggravée pendant les règles ;
IGNATIA : palpitations émotives ; "point au cœur".

BIBLIOGRAPHIE

1. WAGNER H., HÖRHAMMER L. et FRANK U. - *Arzneim. Forsch.*, 1970, *20*, 705-713.
2. KLEEMANN S., WINTERHOFF H., NOETZEL S., GUMBINGER H.G. et KEMPER F.H. - *Planta Med.*, 1986, 34th Annual Congress on Medicinal Plant Research, 70.

M.

Magnesia carbonica

Carbonate de magnésium

DESCRIPTION : Il s'agit d'un carbonate de magnésium basique hydraté, devant contenir au minimum l'équivalent de 40 % et au maximum l'équivalent de 45 % de MgO.
Poudre blanche, inodore, insipide, insoluble dans l'eau, soluble dans les acides dilués avec une vive effervescence due à un dégagement de gaz carbonique.

PATHOGÉNÉSIE

Remède d'action limitée.
DIARRHÉE, NÉVRALGIE, SPASMES ET ODEUR SURE.

DIARRHÉE ET DOULEUR INTESTINALE. DIARRHÉE MOUSSEUSE, VERTE DU NOURRISSON ; COLOPATHIE SPASMODIQUE DIARRHÉIQUE DE L'ADULTE, SOULAGÉE EN HYPERFLEXION.

NÉVRALGIES SOULAGÉES EN MARCHANT ET PAR L'HYPERFLEXION ; AGGRAVÉES LA NUIT, FACIALES, DENTAIRES, SCIATIQUES...

SPASMOPHILIE, NERVOSISME, DYSMÉNORRHÉE : SPASMOPHILIE DIGESTIVE, DYSMÉNORRHÉE SPASMODIQUE AVEC RÈGLES NOIRES NE S'ÉCOULANT QUE LA NUIT. SPASMES ET PARESTHÉSIES DES MEMBRES ; CONTEXTE PSYCHOLOGIQUE DES SPASMOPHILES : ASTHÉNIE, HYPERESTHÉSIE.

AGGRAVATION :
LA NUIT.
PAR LE LAIT.
PAR LE FROID, LE CONTACT.

AMÉLIORATION :
EN MARCHANT, À L'AIR, PAR LA CHALEUR LOCALE.

PÉRIODICITÉ DE TROIS SEMAINES.

• DIARRHÉE ET DOULEUR INTESTINALE

Désir de viande, de fruits, chez l'adulte ; de lait, chez l'enfant. Mange peu de légumes.
Intolérance lactée : diarrhée, vomissements, caillots indigérés.
Aphtes.
Gastralgie : météorisme, reflux acide, crampes.
Coliques pliant en deux. Gaz douloureux.
Diarrhée verdâtre, mousseuse, d'odeur acidulée (*ACONITUM*, *CHAMOMILLA*, *RHEUM*).
Ténesme rectal.
Le nourrisson transpire une sueur acidulée pendant l'épisode diarrhéique.

• NÉVRALGIES

Névralgies nocturnes obligeant à marcher sans répit. Aggravées au toucher, au froid, aux changements de temps.
Crises toutes les trois semaines (*LYCOPODIUM*).
Soulagement par l'hyperflexion, la pression forte, parfois la chaleur locale.
Céphalées névralgiques.

Névralgie malaire, zygomatique, médiojugale : le sujet crispe l'hémiface et la tient fortement en main (*BRYONIA*).
Névralgies dentaires au contact de la langue.
Lombalgie et sciatique, coccygodynie.

• SPASMOPHILIE, NERVOSISME, DYSMÉNORRHÉE

Nervosité et asthénie : maigreur, frilosité, déminéralisation (*SILICEA*).
Spasmophilie digestive.
Spasmophilie génitale : **dysménorrhée, douleur soulagée en hyperflexion.** Les règles ne coulent que la nuit : elles sont faibles, noires, tardives. (Que le jour : *PULSATILLA* ; que le matin : *SEPIA*). Les règles coulent si on s'allonge, s'interrompent debout.
Pharyngite et rhinite avant les règles.
Paresthésies de la bouche et de la langue.
Paresthésies et crampes des extrémités : main d'accoucheur (O.P.).

• AUTRES INDICATIONS

Sueurs acides ou aigrelettes (*HEPAR SULFUR*, *NITRICUM ACIDUM*, *RHEUM*). Odeur acidulée corporelle, de la transpiration, des selles. Le corps du nourrisson sent l'aigre.
Peau sèche, desquamant finement (*ARSENICUM ALBUM*) ; prurit, verrues.
Pharyngite chronique ou récidivante : cryptes, caseum fétide, **aggravation prémenstruelle.**
Cataracte.
Insomnie après 2 h du matin (*KALIUM CARBONICUM*) ; des femmes nerveuses, frileuses, spasmophiles.

COMMENTAIRES ET COMPARAISONS

L'actualité de la spasmophilie nécessite un recentrage de la pathogénésie des sels de magnésium. Le type le plus fréquent est la femme asthénique, nerveuse et frileuse, souvent dysménorrhéique, migraineuse, névralgique.
Le nourrisson intolérant au lait se raréfie avec les progrès diététiques.
La peau sèche, atone et desquamante et, à l'opposé, les transpirations acidulées constituent des signes d'appel fidèles.
CHAMOMILLA, névralgique, diarrhéique, calmé par le mouvement passif est presque l'équivalent végétal. *COLOCYNTHIS* est identique pour l'amélioration en hyperflexion des névralgies et des douleurs coliques.
Les autres sels de magnésium ont des indications voisines.
L'action est complétée par *LYCOPODIUM* qui a le même rythme de trois semaines, ou mieux par *ARSENICUM ALBUM*, frileux, algique, fatigué et agité comme lui. *LACHESIS* le complète dans la dysménorrhée spéciale et l'angine cataméniale.

Comparaisons fondées sur la composition

Sels de magnésium :
MAGNESIA CARBONICA : névralgies, diarrhée, transpiration aigrelette, dysménorrhée ;
MAGNESIA PHOSPHORICA : névralgies identiques aggravées au froid ; pas de diarrhée habituelle, ni les transpirations aigrelettes ; le plus névralgique des trois *MAGNESIA* ;
MAGNESIA MURIATICA : constipation douloureuse de selles déshydratées, dysménorrhée, fibrome et spasmes.

Comparaisons fondées sur la Matière médicale

MAGNESIA CARBONICA : diarrhée verte aigrelette ; douleur calmée en hyperflexion ; sueurs aigrelettes ; tendance chronique.
CHAMOMILLA : diarrhée, douleurs, sueurs identiques ; agitation et cris ; à la dentition.
COLOCYNTHIS : un *MAGNESIA CARBONICA* aigu ; après une colère.
RHEUM : diarrhée acide ; sueurs froides et frissons ; après les fruits.

Magnesia muriatica

Chlorure de magnésium

$MgCl_2, 6H_2O$

DESCRIPTION : Cristaux incolores, hygroscopiques, de saveur amère, très solubles dans l'eau et dans l'alcool.
Le chlorure de magnésium doit contenir au minimum 98 % et au maximum l'équivalent de 101 % de $MgCl_2, 6H_2O$.

PATHOGÉNÉSIE

Remède d'action limitée.
SELLES SÈCHES, RÈGLES NOIRES, CRAMPES.

SYNDROME HÉPATIQUE ET DIGESTIF AVEC CONSTIPATION DE SELLES DÉSHYDRATÉES. INTOLÉRANCE LACTÉE, DOULEUR HÉPATIQUE.

DYSMÉNORRHÉE SPASMODIQUE ET MÉTRORRAGIES DE SANG NOIR EN CAILLOTS, SURTOUT LA NUIT.

DOULEURS CRAMPOÏDES ET PARESTHÉSIES.

AGGRAVATION :
PAR L'IMMOBILITÉ.
PAR LE SEL, LE LAIT.
AU BORD DE LA MER.

AMÉLIORATION :
PAR LE MOUVEMENT.
LA PRESSION FORTE.
AU GRAND AIR.

• SYNDROME HÉPATIQUE ET DIGESTIF AVEC CONSTIPATION DE SELLES DÉSHYDRATÉES

Appétit augmenté mais le repas est suivi de nausées.
Constipation de selles déshydratées, s'émiettant à l'émission ; expulsion douloureuse et prolongée.
Aggravation par le lait : nausées, éructations, constipation.
Langue jaunâtre gardant l'empreinte des dents.
Hépatomégalie. Foie dur, pesant. Ne peut se coucher à droite. Ictère.

• DYSMÉNORRHÉE SPASMODIQUE ET MÉTRORRAGIES DE SANG NOIR EN CAILLOTS

Dysménorrhée avec métrorragie de caillots noirs, surtout nocturne.
Douleur dorso-lombaire, mieux sur un plan dur pendant les règles.
Crampes utéro-abdominales irradiées vers le dos, les cuisses : nervosisme, agitation, anxiété.
Leucorrhée avec spasmes utérins.

• DOULEURS CRAMPOÏDES ET PARESTHÉSIES

Crampes le long du rachis et des membres. Secousses douloureuses des membres la nuit.
Paresthésies des membres supérieurs au réveil (*LACHESIS*, *LYCOPODIUM*, *PULSATILLA*, *RHUS TOXICODENDRON*, *HAMAMELIS*, *PHYTOLACCA*).
Douleurs crampoïdes abdominales chez les constipés.
Spasmes utérins avec la métrorragie.
Crampes et spasmes accompagnés d'agitation et d'anxiété.

• AUTRES INDICATIONS

Nervosisme, anxiété, agitation. Toujours aggravé si on doit rester immobile.
Imagine qu'on lit, qu'on marche, qu'on court derrière lui (*ANACARDIUM ORIENTALE*).
Céphalée et migraine, mensuelle, temporale ou frontale, améliorée par la pression forte et par la chaleur.
Herpès labial.
Perte du goût et de l'odorat.
Palpitations améliorées par le mouvement.
Parésie vésicale : pousse pour uriner.
Brûlure de la plante des pieds la nuit (*CALCAREA CARBONICA*, *LYCOPODIUM*, *SULFUR*).
Polypes.
Psoriasis ancien, diffus, à larges squames.

COMMENTAIRES ET COMPARAISONS

MAGNESIA MURIATICA comporte les syndromes digestif et spasmodique des autres *MAGNESIA*. Il se ressent beaucoup du radical muriatique : constipation, aggravation au bord de la mer. Il convient à des femmes maigres, émotives, spasmophiles et constipées ; aux enfants, pendant la dentition avec constipation et intolérance lactée.

Comparaisons fondées sur la Matière médicale

Constipation de selles déshydratées :
MAGNESIA MURIATICA : selles sèches qui s'émiettent et sont émises au prix de gros efforts ;
NATRUM MURIATICUM : selles sèches ; faim et soif ; tendance à la fissure anale ;
BRYONIA : selles sèches et volumineuses ; sécheresse des muqueuses ;
LYCOPODIUM : selles sèches, ténesme ; gaz coliques ;
SILICEA : selles déshydratées ; sujet maigre, épuisé, transpirant, frileux ;
OPIUM : scybales ; abdomen dur, rétracté, douloureux ;
THUYA : scybales noires, remontant dans le rectum en cours d'expulsion.

Magnesia phosphorica

Phosphate acide de magnésium

Mg H PO_4, $3H_2O$

DESCRIPTION : Poudre blanche inodore, très peu soluble dans l'eau, insoluble dans l'alcool, soluble dans les acides dilués.

PATHOGÉNÉSIE

Remède d'action limitée.
SPASMES, CRAMPES, NÉVRALGIES AMÉLIORÉES PAR LA FLEXION FORTE.

SPASMES ET CRAMPES AMÉLIORÉS PAR LA FLEXION FORCÉE, LA PRESSION FORTE ET LA CHALEUR ; AGGRAVÉS PAR LE FROID.

NÉVRALGIES AGGRAVÉES AU FROID, AMÉLIORÉES PAR FLEXION, PRESSION, FRICTION ET CHALEUR.

AGGRAVATION :
PAR LE FROID.

AMÉLIORATION :
PAR LA CHALEUR.
PAR LA FLEXION FORCÉE, LA PRESSION FORTE, LA FRICTION.

• SPASMES ET CRAMPES

Spasmes brusques. Les contractions, violentes, arrachent des cris au malade (*CUPRUM*).

Erratisme ; début et fin brusques.

Amélioration par l'hyperflexion, la pression forte, la friction ; par la chaleur locale ; aggravation ou déclenchement par le froid.

Céphalée avec contraction spasmodique des muscles de la face.

Spasmes palpébraux, nystagmus, strabisme.

Tic douloureux de la face (O.P.).

Convulsions de la dentition.

Crampes gastriques.

Coliques améliorées par l'hyperflexion, la pression, la friction et la chaleur (*COLOCYNTHIS*, *MAGNESIA CARBONICA*).

Météorisme intestinal. Intolérance aux vêtements.

Toux spasmodique aggravée couché.

Spasmes utérins lors des règles – mêmes modalités – le sang est noir, filamenteux.

Accouchements hyperalgiques.

Vaginisme.

Crampes musculaires, des membres, du dos (*CUPRUM*).

Crampes des écrivains et des musiciens.

• NÉVRALGIES

Névralgies aggravées au froid, améliorées par la chaleur, la flexion, la pression et la friction. Début et fin brusques. Spasmes ou crampes souvent associés.

Céphalées occipito-orbitaires améliorées en enveloppant la tête (*SILICEA*).

Algies rétro-auriculaire, dentaire, intercostale.

Névralgies de la face, avec spasmes et crampes musculaires.

Sciatique surtout droite, améliorée par l'hyperflexion du membre et par le contact de la chaleur.

COMMENTAIRES ET COMPARAISONS

L'action antispasmodique du magnésium est ici développée. Le tropisme nerveux s'ajoute à celui du phosphore. Il convient aux spasmophiles tuberculiniques ou de constitution phosphorique.

L'équivalent aigu, *COLOCYNTHIS*, renforce son action avec des modalités identiques.

La typologie, à défaut d'une pathogénésie très semblable, le distingue – mal – de *MAGNESIA CARBONICA* dont il n'a ni la diarrhée, ni l'odeur aigrelette. Par contre, il semble plus sensible au froid et peut-être ses névralgies, spasmes viscéraux et crampes sont-ils plus violents.

Voir à *MAGNESIA CARBONICA* la comparaison des *MAGNESIA*.

Mandragora officinarum

Mandragore

Mandragora officinarum L. (Solanacées)

DESCRIPTION : Plante herbacée de la région méditerranéenne, vivace par un gros rhizome anthropo-

morphe lui ayant valu pendant longtemps d'être considérée comme magique.
La tige aérienne, très courte, porte une rosette de feuilles ovales. Les fleurs solitaires, courtement pédonculées, sont blanc verdâtre ou violet pâle. Le fruit est une baie jaune orangé.

PARTIE UTILISÉE : La partie souterraine séchée.

COMPOSITION

Elle est voisine de celle des autres Solanacées mydriatiques : 0,40 % d'alcaloïdes dont les principaux sont l'hyoscyamine et la scopolamine (voir *HYOSCYAMUS*).

PATHOGÉNÉSIE

Remède d'action limitée.
BELLADONNA ATTÉNUÉE.

CYCLOTHYMIE, HYPERESTHÉSIE.

SYNDROME GASTRO-INTESTINAL ET HÉPATO-PANCRÉATIQUE : DOULEUR ET INFLAMMATION.

ARTHROSE, GOUTTE, RHUMATISME INFLAMMATOIRE.

MYDRIASE, PHOTOPHOBIE.

AMÉLIORATION :
PAR L'HYPEREXTENSION.
PAR LA MARCHE CONTINUE.

• CYCLOTHYMIE, HYPERESTHÉSIE

Euphorie alternant avec dépression (*ACTAEA RACEMOSA*, *MOSCHUS*, *SULFUR*...).
Hyperesthésie sensorielle et divers troubles de la sensibilité.
Céphalée congestive (*BELLADONNA*).

• SYNDROME DIGESTIF

Langue saburrale, bouche sèche, gencives douloureuses et saignantes.
Désir de mets relevés, de viande, de sucreries.
Douleurs gastrique améliorée par la flexion forte (*COLOCYNTHIS*) et **intestinale améliorée en hyperextension** (*DIOSCOREA*).
Douleur biliaire avec fièvre. Pancréatite. Recto-colite.

• APPAREIL LOCOMOTEUR

Toutes arthralgies : courbature, lourdeur, crampes. Diagonales (*LITHIUM CARBONICUM*).
Aggravation au repos et au premier mouvement (*RHUS TOXICODENDRON*). Sciatique.
Goutte. Coxarthrose. **Rhumatismes inflammatoires.**

• AUTRES INDICATIONS

Mydriase, photophobie. Voit mieux la nuit. Obscurcissement du champ visuel.
Angor – crise à 5 h du matin.

COMMENTAIRES ET COMPARAISONS

Bien qu'expérimentée en 1834, (T.F. Allen), 1951 (J. Mezger), 1963-1964 (Raeside), cette pathogénésie de Solanacée révèle mal ses traits saillants et reste difficile à prescrire.
Elle ressemble surtout à *BELLADONNA* – mais plus chronique et moins congestive.
Le psychisme excito-dépressif ressemble à celui de *HYOSCYAMUS*.
On pourrait l'utiliser dans les rhumatismes inflammatoires et dans la goutte en crise.
Le syndrome digestif semble à la fois spasmodique et infectieux (?).
Julian qualifie *MANDRAGORA* de "*BELLADONNA* refroidi et atténué".

Manganum metallicum

Manganèse

Mn

DESCRIPTION : Métal brillant gris acier, dur et cassant. S'oxyde superficiellement par exposition à l'air ; décompose l'eau, lentement à froid, rapidement par chauffage ; le manganèse pur électrolytique n'est pas attaqué par l'eau à la température ordinaire. Réagit avec les acides minéraux avec formation de sels de manganèse divalent.

PATHOGÉNÉSIE

Remède d'action limitée.
LARYNGITE CHRONIQUE ET RHUMATISME PÉRIARTICULAIRE.

SPHÈRE O.R.L. : LARYNGITE, TOUX LARYNGÉE, ENROUEMENT : INFECTION OU ALLERGIE.

TROUBLES DE L'AUDITION, CATARRHE TUBAIRE, ACOUPHÈNES, SURDITÉ.

RHUMATISME ARTICULAIRE ET ABARTICULAIRE : ATTEINTES DES PETITES ARTICULATIONS, NODOSITÉS RHUMATOÏDES, DOULEURS DES INSERTIONS TENDINEUSES. PÉRIARTHRITE.

PARALYSIE : ASCENDANTE ; DES MEMBRES SUPÉRIEURS.
SYNDROME PARKINSONIEN.

AGGRAVATION :
PAR L'HUMIDITÉ.
LA NUIT.

AMÉLIORATION :
COUCHÉ.

• SPHÈRE O.R.L. : LARYNGITES ET TROUBLES DE L'AUDITION

Laryngites chroniques : récidivantes ; rarement aiguës (*ARGENTUM METALLICUM*, *CAUSTICUM*, *PHOSPHORUS*).
Les douleurs laryngées irradient aux oreilles.
Douleur à la mobilisation du cartilage pharyngé (O.P.).
Enrouement au froid humide ; le matin ; amélioré en fumant.
Toux laryngée ; on tousse, on racle pour s'éclaircir la voix. Aggravé en parlant, amélioré couché à plat.
Expectoration rare, jaune, compacte, douloureuse à produire (*KALIUM BICHROMICUM*, *HYDRASTIS*).
Sécheresse de la muqueuse nasale ou écoulement mucopurulent variable. Obstruction (*LEMNA MINOR*). Extension au larynx et au pharynx.
Sécheresse de la muqueuse nasale ou écoulement mucopurulent variable. Obstruction. Extension au larynx et au pharynx.
Asthme aux plumes et duvets.
Catarrhe tubaire : oreilles comme bouchées, sons lointains, douleur (*MERCURIUS DULCIS*, *KALIUM MURIATICUM*).
Surdité brutale ; par temps humide.
Acouphènes.

• RHUMATISME ARTICULAIRE ET PÉRIARTICULAIRE

Rhumatisme des petites articulations aggravé par le froid humide.
Nodosités, indurations, papules périarticulaires, parfois douloureuses.
Algies des insertions tendineuses ; **périarthrite** (O.P.).
Douleurs ostéocopes et périostées ; tibiales ; nocturnes.
Purpura rhumatoïde ; érythème noueux ; périartérite (O.P.).

• PARALYSIES ET DIVERS SIGNES NEUROLOGIQUES

Paraplégie ; paralysie "ascendante" (*CONIUM*).
Syndromes moteurs ou sensitifs dissociés des membres supérieurs.
Sclérose en plaques en phase paralytique précoce.
Amyotrophie progressive.
Maladie de Charcot (?).
Tremblement parkinsonien.

• AUTRES INDICATIONS

Clinophilie. Anxiété atténuée couché.
Anémie. Pâleur, fatigabilité (*CHINA*, *KALIUM CARBONICUM*, *FERRUM METALLICUM*).
Coliques péri-ombilicales spasmodiques ; abdomen rétracté (*MAGNESIA PHOSPHORICA*, *COLOCYNTHIS*, *PLUMBUM*).
Lichen, dermatoses sèches, psoriasis.

COMMENTAIRES ET COMPARAISONS

Au malade clinophile, épuisé, anémié, parétique, des descriptions anciennes, **il faut substituer l'importance du tropisme laryngé et auriculaire, et l'action antirhumatismale,** sur les tissus périarticulaires, et des manifestations du type auto-immun.
L'action neurologique est mise en doute par les auteurs (Voisin notamment).
Son anémie, son asthénie, en font un remède tuberculinique, et l'hygrosensibilité, le rhumatisme, un sycotique.
MANGANUM ACETICUM est parfois préféré pour l'asthénie, la clinophilie dépressive.
MANGANUM MURIATICUM pour les manifestations ostéoarticulaires.

Comparaisons fondées sur la Matière médicale
Laryngite, enrouement :
MANGANUM : le matin, par temps humide, chronique ;
ARGENTUM METALLICUM : mucosités grises ; douleurs ; chronique ;
ARGENTUM NITRICUM : un *ARGENTUM* avec douleurs d'écharde laryngées.
CAUSTICUM : le matin et le soir ; douleurs brûlantes ; aphonie parétique ;
PHOSPHORUS : le soir ; vives douleurs brûlantes ; expectoration striée de sang.

Marmorek

Sérum de Marmorek

DESCRIPTION : Biothérapique non commercialisé en France actuellement. Selon Julian (1), il s'agit d'un sérum de cheval vacciné à l'aide de filtrat de cultures jeunes de bacille tuberculeux.

PATHOGÉNÉSIE

Remède d'action limitée.
TUBERCULINIQUE MAIGRE ET FÉBRILE.

SUJET JEUNE, "TUBERCULINIQUE", MAIGRE ET AFFAIBLI, PRÉSENTANT DES POUSSÉES FÉBRILES.

• FAIBLESSE ET FIÈVRE

Hyperthermie fréquente sans raison aisément décelable.
Asthénie de l'adolescent maigre et qui maigrit encore.
Inappétence, déminéralisation.
Pouls accéléré le matin (*PULSATILLA*).

COMMENTAIRES ET COMPARAISONS

Lorsque *MARMOREK* était disponible, il était la seule tuberculine à prescrire aux malades fébriles et fatigués.
Pour Léon Vannier (2), "c'est un malade qui a maigri et qui maigrit encore, qui présente par moments des crises de faiblesse ou de dépression plus ou moins profondes, des accès de fièvre qui ne s'expliquent pas, et dont on ne peut retrouver aucune raison malgré un examen minutieux du sujet..."
MARMOREK correspond aux états morbides persistants qui sont souvent constatés chez les descendants des tuberculeux... constipation, des maux de tête, des douleurs cardiaques, de la carie dentaire... des rhumes et des coryzas à répétition".
En tant que tuberculine du sujet "à risque", *MARMOREK* est irremplaçable, car les autres tuberculines ne doivent jamais être prescrites à un malade fébrile, ou en période d'amaigrissement suspect.

BIBLIOGRAPHIE

1. JULIAN O.A. - *Biothérapiques et Nosodes.* Maloine, Paris, 1962.
2. VANNIER L. - *La Doctrine de l'homéopathie française.* Doin, Paris, 1931.

Medorrhinum

DESCRIPTION : Biothérapique : lysat de sécrétions urétrales blennorragiques prélevées en période d'écoulement sur des malades n'ayant pas encore été traités par des antibiotiques ou des sulfamides.

PATHOGÉNÉSIE

Remède d'action générale.
INFECTION GÉNITALE, RHUMATISMES ET IMPATIENCE.

INFECTION GÉNITALE CHRONIQUE : ÉCOULEMENTS MUCOPURULENTS, OVARITE, ANNEXITE ; URÉTRO-PROSTATITE. KYSTES, TUMEURS.

RHUMATISMES ET NÉVRALGIES, SUBAIGUS ET CHRONIQUES ; MODALITÉ DE DÉROUILLAGE ET AMÉLIORATION PAR L'HUMIDITÉ.

COMPORTEMENT IMPATIENT ET PRÉCIPITÉ : AVEC AGITATION, BÉGAIEMENT, INSOMNIE.

AGGRAVATION :
DIURNE.
PAR LE TEMPS SEC ET FROID.
PAR LES ORAGES.
AMÉLIORATION :
AU BORD DE LA MER.
PAR L'HUMIDITÉ.
EN POSITION GENU-PECTORALE.
PAR LA FRICTION.

• INFECTION GÉNITALE CHRONIQUE

Leucorrhée mucopurulente épaisse, de mauvaise odeur ; gonococcie.
Odeur de saumure des régions génitales.
Vulvo-vaginite avec érythème vulvaire et prurit.
Infection chronique du col : ulcération, suppuration, polypes.
Endométrite, annexite, surtout gauche ; kystes ovariens.
Règles noires, caillots ; petits furoncles pendant les règles.
Dysménorrhée calmée en chien de fusil (***COLOCYNTHIS***), en position genu-pectorale.
Stérilité d'origine infectieuse.
Les seins sont froids comme de la glace.
Prostatite et urétrite chroniques ; rétrécissements urétraux (O.P.).
Écoulements urétraux mucopurulents (***COPAIVA, EQUISETUM, UVA URSI, HYDRANGEA***...).
Douleurs périnéales et prostatiques (***SABAL SERRULATA***).
Exacerbation sexuelle ; érections douloureuses ; impuissance.

• RHUMATISMES ET NÉVRALGIES

Mono et oligoarthrites accompagnant ou suivant une infection.
Rhumatisme infectieux subaigu ou chronique (O.P.).
Amélioration au bord de la mer et par temps humide, mais aggravation par le froid humide.
Modalité de dérouillage (***RHUS TOXICODENDRON***).
Rachialgies brûlantes. Algies pelviennes et sacro-iliaques.
Pelvispondylite rhumatismale (O.P.) (***AURUM, PHYTOLACCA***).
Névralgies de la face.
Sciatique surtout gauche ; avec **antécédents infectieux génitaux,** même lointains, ou **cellulite pelvienne** (O.P.). La douleur est **améliorée couché en genu-pectoral** ou sur le ventre ; par hyperflexion, par temps humide et doux.
Brûlure des pieds et des mains (***PHOSPHORUS, SANGUINARIA***).
Talalgie rhumatismale ; algies plantaires, métatarsalgies (O.P.).

• COMPORTEMENT IMPATIENT ET PRÉCIPITÉ

Impatience, hâte fébrile, agitation.
Impression que le temps lui manque (***ARGENTUM NITRICUM***).
Maladresse due à la précipitation (O.P.).
L'écolier termine son travail trop vite et le présente inachevé (O.P.).
Parole précipitée, parfois incompréhensible. Bégaiement (O.P.).
Agitation des jambes et des pieds (***ZINCUM METALLICUM***).
Mauvaise mémoire des faits récents.
Oubli des noms familiers, de la première lettre d'un mot.
Tristesse irritable. S'apitoie exagérément sur lui-même.
Sommeil perturbé : **l'enfant dort en position genu-pectorale,** l'adulte sur le ventre.
L'enfant, joyeux et excité le soir, refuse de se coucher et de dormir.

• AUTRES INDICATIONS

Faim exagérée, même après un repas. Soif. **Désir de boissons alcoolisées,** de sel.
Goût métallique.
Vomissements réflexes ; de la grossesse. Douleurs épigastriques avec anxiété.
Constipation de selles adhérentes d'évacuation très pénible (***ALUMINA, MAGNESIA MURIATICA***).
Diarrhées infantiles répétées.
Suintement anal chronique, d'odeur de saumure.
Polypes du nez, des sinus. Hypertrophie amygdalienne.
Surdité. Infection otitique chronique.
Dyspnée laryngée et asthme améliorés au bord de la mer (***BROMUM***) ; par temps humide et doux. Crise d'asthme soulagée en genu-pectoral ; à plat ventre.
Asthme infantile héréditaire (O.P.).
Cystite et pyurie. Infection pyélique. Lithiase.
Énurésie infantile.
Néoformations, polypes, verrues, etc., surtout péri-anogénitales.
Érythème fessier du nourrisson.
Intertrigo chronique mycosique ou bactérien de l'adulte (O.P.).
Taches jaunes frontales et périoculaires.
Dysidrose, ou psoriasis palmaire.
Sillon transversal onguéal.

COMMENTAIRES ET COMPARAISONS

Cette pathogénésie, comme celle de *THUYA*, sert de description à la sycose. À l'origine gonococcique, on ajoute aujourd'hui toutes les infections génitales chroniques, mal guéries, inapparentes. Ce syndrome, inconnu des classiques, représente sans doute une perturbation de la défense immunitaire contre une agression modérée mais durable. On notera l'amélioration par l'humidité, opposée à *THUYA*, et le psychisme très différent : lent et obsessionnel chez *THUYA*, précipité chez *MEDORRHINUM*. En fait, il complète tous les remèdes de sycose.

THUYA : infection et écoulement génital chroniques ; empâtement cellulitique ; rhumatisme atteignant les petites articulations.

HYDRASTIS, *MERCURIUS SOLUBILIS*, *PULSATILLA*, *KALIUM BICHROMICUM*, etc., ont des écoulements génitaux purulents et ne peuvent pas être distingués sans référence à l'ensemble du cas.

La précipitation :

MEDORRHINUM : précipité, maladroit, bègue, et de mauvaise humeur ;

NUX VOMICA : affairé, entreprenant, brutal ;

ARGENTUM NITRICUM : précipité, maladroit, déséquilibré et tremblant ;

LILIUM TIGRINUM : affairée, suroccupée, susceptible et confuse ;

LACHESIS : précipitée, suroccupée et agressive, le soir ;

MERCURIUS : précipité, tremblant ; gestes vifs, esprit lent ; ou l'inverse.

Comme tout biothérapique, *MEDORRHINUM* se prescrit sur sa pathogénésie ou en fonction d'antécédents blennorragiques.

Melilotus officinalis

Mélilot

Melilotus officinalis L. (Légumineuses)

DESCRIPTION : Plante bisannuelle très commune en France, atteignant 80 cm de haut. Les feuilles sont petites, trifoliées. Les fleurs, également petites, de type Papilionacées, jaunes, sont réunies en grappes. Le fruit est ovoïde.

PARTIE UTILISÉE : La partie aérienne fleurie fraîche.

COMPOSITION

- sapogénines triterpéniques (1) ;
- flavonoïdes ;
- un hétéroside, le mélilotoside libérant du glucose et de l'acide coumarinique transformé aussitôt en coumarine.

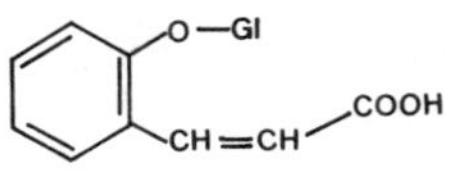

mélilotoside

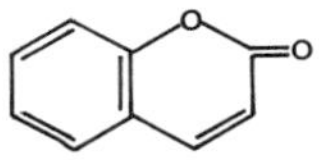

coumarine

PATHOGÉNÉSIE

Remède d'action limitée.
CÉPHALÉE CONGESTIVE ; HÉMORRAGIES LIBÉRATOIRES.

CÉPHALÉE CONGESTIVE, PULSATIVE, SOULAGÉE PAR ÉPISTAXIS OU UNE AUTRE HÉMORRAGIE.

AGGRAVATION :
À LA MÉNOPAUSE, PAR L'ORAGE.

AMÉLIORATION :
PAR UNE HÉMORRAGIE.

• CÉPHALÉE CONGESTIVE

Rougeur et congestion du visage.
Céphalée congestive pulsative. Battement des carotides (*GLONOINUM*). Sensations de pression, de chaleur, d'éclatement. **Crises hypertensives.**

Céphalée de la ménopause, de l'hypertension ; par temps chaud et orageux (*PHOSPHORUS*).
Soulagement par épistaxis, règles, tout autre hémorragie ; par une miction profuse.
Le sang est rouge vif.

• AUTRE INDICATION

Hémorroïdes congestives : battements et lombosacralgie ; alternant avec la céphalée (***AESCULUS, COLLINSONIA, SULFUR***).

COMMENTAIRES ET COMPARAISONS

MELILOTUS évoque *LACHESIS* et se compare à tous les remèdes congestifs.
Il complète aussi *SULFUR* et même *AURUM*.
On remarquera que, comme lui, *CHAMOMILLA* contient des coumarines et des flavonoïdes.
ASA FOETIDA, autre plante à coumarine, associe les spasmes à un faciès vultueux et hyperémié.
MELILOTUS réussit dans les bouffées de chaleur de la ménopause.
MILLEFOLIUM présente une congestion locale améliorée par une épistaxis ou une autre hémorragie.

BIBLIOGRAPHIE

1. KANG S.S. et WOO W.S. - *J. Nat. Prod.*, 1988, *51*, 335-338.

Mentholum

Menthol

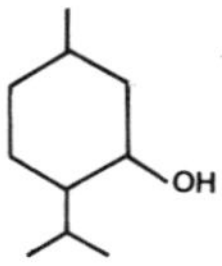

DESCRIPTION : Sous sa forme lévogyre, le l-menthol est le principal constituant de l'huile essentielle de menthe poivrée ; il se présente sous forme de cristaux à odeur et saveur de menthe, très solubles dans l'alcool, l'éther, le chloroforme, beaucoup moins dans l'eau.

PATHOGÉNÉSIE

Remède d'action limitée.
RHINITE SANS ÉCOULEMENT.
RHINITE AVEC PAS OU PEU D'ÉCOULEMENT ET EXTENSION AUX YEUX ET AUX SINUS.

Remède oublié, il réussit excellemment dans ces rhumes ordinaires où l'**écoulement est presque nul,** les picotements intenses, les conjonctives hyperémiées et douloureuses, tout le **massif facial sensible** (O.P.).

COMMENTAIRES ET COMPARAISONS

ALLIUM CEPA : écoulement nasal irritant ; larmes non irritantes.
EUPHRASIA : écoulement nasal profus ; larmes irritantes.
STICTA PULMONARIA : obstruction nasale à la racine du nez.
NUX VOMICA : rhume par coup de froid ; obstruction la nuit.

Menyanthes trifoliata

Ményanthe

Menyanthes trifoliata L. (Gentianacées)

DESCRIPTION : Plante herbacée vivace des régions marécageuses, assez commune dans toute l'Europe. Les feuilles à long pétiole charnu sont trifoliées. Les fleurs sont blanches ou rosées. Le fruit est une capsule.

PARTIE UTILISÉE : La plante entière fleurie fraîche.

COMPOSITION

- 1-5 % de tanin ;
- des stérols ainsi qu'un triterpène, l'acide bétulinique surtout abondant dans le rhizome ;
- des polyphénols (acide caféique, flavonoïdes divers) ;
- des iridoïdes auxquels le ményanthe doit son amertume :

– loganoside, β-glucoside amer fréquent chez les *Strychnos* ;
– swéroside ;
– menthiafoline, foliamenthine et son dérivé dihydré.

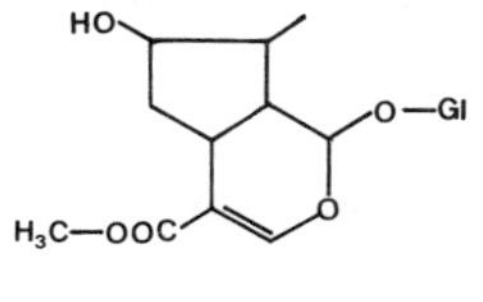

loganoside

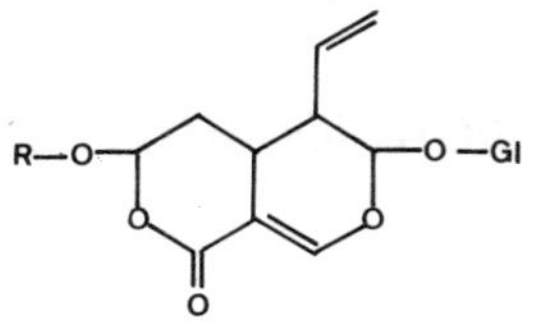

R = A **menthiafoline**
R = B **foliamenthine**
R = 2,3–dihydro B **dihydrofoliamenthine**

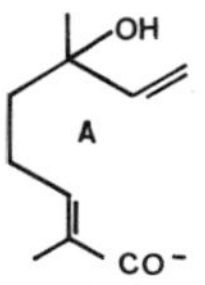

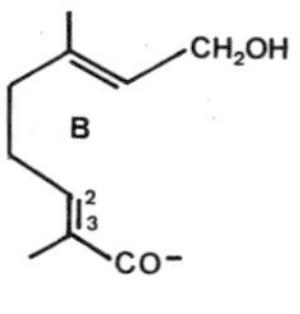

PATHOGÉNÉSIE

Remède d'action limitée.
CÉPHALÉE, FIÈVRE, FROID.

CÉPHALÉE OU FIÈVRE COMPORTANT UNE SENSATION DE FROID INTENSE DU CORPS, OU D'UNE PARTIE DU CORPS, ET DES TICS OU MYOCLONIES.

• CÉPHALÉE OU FIÈVRE AVEC FROID INTENSE

Céphalée congestive du vertex, ou de la nuque, améliorée par la pression forte, **accompagnée de froid intense du corps, ou d'une partie seulement.**
Le malade ne peut se réchauffer tant que dure la migraine.
Fièvre, accès périodique, avec froid intense général ou localisé.
Tressaillements musculaires, myoclonies et tics accompagnant la migraine ou la fièvre ; toujours aggravés au repos.

• AUTRE INDICATION

Névralgie crurale, améliorée par la pression.

COMMENTAIRES ET COMPARAISONS

Remède ancien de paludisme, *MENYANTHES* se distingue mal de *LACHNANTHES* dans les céphalées avec froid intense. Les céphalées de *LACHNANTHES* ressemblent à des torticolis, celles de *MENYANTHES* sont congestives.
La maladie des tics répond mieux à *AGARICUS*, que *MENYANTHES* peut compléter.
Pour Voisin, les malades seraient du genre *IGNATIA*, nerveux, instable, spasmodique. On remarquera que le loganoside de *MENYANTHES* est fréquent chez les Strychnées : *IGNATIA*, *NUX VOMICA*.

Mephitis putorius

Mouffette

Mephitis mephitis L. (= *M. putorius* Schrab.) (Mustélidés)

DESCRIPTION : Voisines des blaireaux, les mouffettes sont de petits mammifères carnassiers d'Amérique du Nord, que l'on trouve surtout dans la baie d'Hudson et dont la fourrure, recherchée, est connue sous le nom de skunks.
La mouffette se défend en lançant à ses ennemis, à plusieurs mètres de distance, un liquide d'odeur puante, sécrété par les glandes anales.

PARTIE UTILISÉE : La sécrétion des glandes anales.

COMPOSITION

Mélange de dérivés riches en soufre : *trans*-2-butène-1-thiol ou isoamylmercaptan et 3-méthyl-1-butanethiol ou crotylmercaptan constituent 66 % des composants volatils du musc (1).

PATHOGÉNÉSIE

Remède d'action limitée.
COQUELUCHE, LARYNGO-SPASME, CYANOSE.

TOUX COQUELUCHOÏDE ET LARYNGO-SPASME AVEC BLOCAGE EXPIRATOIRE ET CYANOSE.

AGGRAVATION :
COUCHÉ ; LA NUIT.

AMÉLIORATION :
PAR LES BAINS FROIDS.

• TOUX COQUELUCHOÏDE ET LARYNGO-SPASME

Toux en quintes aggravée couché, et surtout nocturne ; bloquant l'expiration **avec cyanose.**
Toux en parlant, buvant, et émétisante.
Spasme laryngé, suffocation, cyanose.
Dyspnée laryngée nocturne.

• AUTRES INDICATIONS

Spasmes de la déglutition.
Agitation des membres inférieurs, couché, avec **paresthésies** et sensations d'anesthésie ; jambes sans repos produisant l'insomnie. Crampes des jambes.

COMMENTAIRES ET COMPARAISONS

Spasmes et crampes font de ***MEPHITIS***, avec ses paresthésies, un spasmophile autrefois décrit comme "hystérique". La crise laryngée cyanosante la nuit, au réveil, évoque d'abord *LACHESIS*. Il reste surtout usité dans la coqueluche où il complète *DROSERA* ou *CORALLIUM RUBRUM*, car on lui préfère *SAMBUCUS* dans le laryngo-spasme, *ZINCUM* ou *CAUSTICUM* pour les jambes sans repos.

BIBLIOGRAPHIE

1. ANDERSEN K.K., BERNSTEIN D.T., CARET R.L. et ROMANCZYK L.J. - *Tetrahedron*, 1982, *38*, 1965-1970.

Mercurius bi-iodatus et Mercurius proto-iodatus

MERCURIUS BI-IODATUS **: iodure mercurique**
HgI_2

DESCRIPTION : Poudre toxique de couleur rouge écarlate, très dense (d = 6,28), sensible à l'action de la lumière, en général peu soluble dans les solvants courants, facilement soluble dans les iodures alcalins.

MERCURIUS PROTO-IODATUS **: iodure mercureux**
Hg_2I_2

DESCRIPTION : Poudre jaune d'or, amorphe, pesante, inodore, se décomposant à la lumière en verdissant avec formation de mercure métallique et de $Hg\ I_2$.
Insoluble dans l'eau et l'alcool.

PATHOGÉNÉSIES

Remèdes d'action limitée.
AMYGDALITE DROITE, AMYGDALITE GAUCHE.

AMYGDALITE UNILATÉRALE, DROITE POUR PROTO, GAUCHE POUR BI.

• *MERCURIUS BI-IODATUS*

Amygdalite gauche ou évoluant de gauche à droite.

• *MERCURIUS PROTO-IODATUS*

Amygdalite droite ou évoluant de droite à gauche.
Base de la langue à enduit jaune épais.

COMMENTAIRES ET COMPARAISONS

Quoique bizarres, ces latéralités permettent un choix affiné d'un sel de mercure.
Comparer *PULSATILLA* pour l'unilatéralité générale, *HEPAR SULFUR*, unilatéral par abcès amygdalo-pharyngé ; *LYCOPODIUM*, angine de droite à gauche ; *LACHESIS*, l'inverse.

On préfère *LYCOPODIUM* chez un hépatique confirmé, *LACHESIS* s'il y a impossibilité douloureuse de déglutir (alcoolisme ou périménopause), *MERCURIUS SOLUBILIS* chez les enfants, *MERCURIUS CORROSIVUS* dans les cas très douloureux et *MERCURIUS CYANATUS* pour l'altération de l'état général.

Mercurius corrosivus

Chlorure mercurique, sublimé corrosif

$HgCl_2$

DESCRIPTION : Poudre toxique d'aspect polymorphe : poudre cristalline blanche ou cristaux blancs ou incolores ou masses cristallines lourdes ; soluble dans l'eau, l'alcool, l'éther, la glycérine.

PATHOGÉNÉSIE

Remède d'action limitée.
UN MERCURE BRÛLANT, DOULOUREUX, EXACERBÉ.

INFLAMMATION TRÈS DOULOUREUSE DES MUQUEUSES AVEC BRÛLURES ET TÉNESME.

PHARYNGITE, ENTÉRITE, COLITE, RECTITE, CYSTITE, IRITIS.

• INFLAMMATION, DOULEUR BRÛLANTE, TÉNESME

Pharyngite et angine : douleur brûlante, aggravation à la moindre pression extérieure.
Impossibilité totale d'avaler (*LACHESIS*).
Douleur intestinale intense, brûlante, avec **ténesme et selles glaireuses,** mucopurulentes, sanglantes.
Ténesme urinaire sur cystite aiguë, purulente. Urétrite et métrite aiguës très douloureuses.
Ténesme associé rectal et vésical.
Inflammation oculaire violente, très douloureuse, avec photophobie intense, iritis aigu douloureux. Kératite, tendance à l'extension des lésions.

COMMENTAIRES ET COMPARAISONS

Ce sel de mercure est préféré à *MERCURIUS SOLUBILIS* dans les cas intensément douloureux avec brûlure et ténesme : syndromes dysentériques et recto-colites notamment.

Comparaisons dans les recto-colites et rectites
MERCURIUS CORROSIVUS : ténesme, brûlure, glaires – syndrome urinaire éventuel associé.
CANTHARIS : mêmes symptômes, prédominance ou étiologie urinaire.
CAPSICUM : surtout rectite brûlante ; glosso-pharyngite brûlante ; pléthore.
IPECA : ténesme et glaires.
ARSENICUM ALBUM : brûlures, périodicité, anxiété, amaigrissement.

Mercurius cyanatus

Cyanure mercurique

$Hg(CN)_2$

DESCRIPTION : Composé toxique se présentant sous forme de cristaux incolores, inodores, de saveur métallique et nauséeuse, inaltérables à l'air et noircissant à la lumière, solubles dans l'eau, l'alcool et la glycérine.

PATHOGÉNÉSIE

Remède d'action limitée aiguë.
DIPHTÉRIE.

ANGINE DIPHTÉRIQUE : FAUSSES MEMBRANES, EXTRÊME ASTHÉNIE, RISQUE DE COLLAPSUS.

Angines à enduit pultacé ; membranes grisâtres adhérentes ; ulcérations et nécrose ; dysphagie majeure.
Adénopathies importantes.
Fièvre peu élevée. Évolution rapide et parfois dramatique du syndrome toxi-infectieux.
Syndrome toxique ; défaillance cardiaque, paralysie diphtérique.

COMMENTAIRES ET COMPARAISONS

Remède historique de la diphtérie, il peut encore être adjoint à son traitement classique.

Il convient aux angines blanches, après échec de *MERCURIUS VIVUS*.
Il réussit parfois après échec de *MERCURIUS SOLUBILIS*, chez certains sujets, même sans enduit pultacé ou fausses membranes, quand la fièvre monte peu (*FERRUM PHOSPHORICUM*) mais avec un état général sérieusement altéré.

Mercurius dulcis

Chlorure mercureux, calomel

Hg_2Cl_2

DESCRIPTION : Poudre blanche, fine et lourde, inodore, sans saveur, insoluble dans l'eau, l'alcool et l'éther. Se décompose lentement à la lumière avec formation de mercure métallique et de $HgCl_2$.

PATHOGÉNÉSIE

Remède d'action limitée.
CATARRHE TUBAIRE ET DIARRHÉE INFANTILE.

OBSTRUCTION TUBAIRE CONSÉCUTIVE À UNE RHINO-PHARYNGITE.

DIARRHÉE VERDÂTRE INFANTILE IRRITANT L'ANUS, AVEC DES SIGNES HÉPATIQUES.

• OBSTRUCTION TUBAIRE

Surtout après une rhino-pharyngite ; avec otite moyenne.
Surdité temporaire.

• DIARRHÉE VERDÂTRE

Diarrhée verte ou jaunâtre infectieuse chez l'enfant ; irritant l'anus ; sang et mucosités ; ténesme.
Douleur sous-hépatique avec ictère, vomissements.

• AUTRES INDICATIONS

Kératites.
Prostatites, pleurésies, artérites, méningites... (?).

COMMENTAIRES ET COMPARAISONS

Il n'est plus utilisé que dans le catarrhe tubaire récent postinfectieux.
Sa diarrhée est celle de *MERCURIUS VIVUS* ; on peut le préférer chez l'enfant.

MERCURIUS DULCIS : catarrhe tubaire postinflammatoire récent.
FERRUM PHOSPHORICUM : catarrhe tubaire avec douleurs otitiques.
KALIUM MURIATICUM : catarrhe tubaire plus ancien ; intermittence des troubles de l'audition.

Mercurius solubilis

Mercure soluble de Hahnemann

Produit défini par son mode de préparation* : on dissout 28 g de nitrate mercureux dans 100 ml d'acide nitrique dilué R**. On ajoute environ 5 g de mercure. On laisse en contact pendant 24 h en agitant de temps en temps. On filtre et on ajoute au filtrat de l'ammoniaque diluée R_1** jusqu'à précipitation complète. On laisse reposer. On filtre. On lave le précipité à l'eau. On sèche sur papier filtre sans chauffer, à l'abri de la lumière.

DESCRIPTION : Poudre noirâtre, âcre et styptique, pratiquement insoluble dans l'eau, l'alcool, l'éther, contenant environ 85 % de mercure et donnant les réactions de l'ammonium, des nitrates et du mercure.

PATHOGÉNÉSIE

Remède d'action générale.
AMYGDALITES, SUEURS VISQUEUSES, TREMBLEMENTS.

INFLAMMATION ET SÉCRÉTIONS MUCOPURULENTES DANS LA SPHÈRE O.R.L. ET RESPIRATOIRE : MUCOPUS

* Homéopathie
** *Pharmacopée française* X^e^ édition.

JAUNE VERT IRRITANT ; LANGUE BLANCHE INDENTÉE ET GINGIVO-STOMATITE ; SALIVATION VISQUEUSE PROFUSE ; AMYGDALITE ET PHARYNGITE AIGUËS ET CHRONIQUES ; RHINITE ; OTITE ; BRONCHO-PNEUMOPATHIE DE LA BASE DROITE ; ALLERGO-INFECTION.

INFLAMMATION ET SÉCRÉTIONS MUCOPURULENTES DES MUQUEUSES DIGESTIVES : DIARRHÉE AVEC MUCOPUS, GLAIRES, TÉNESME VIOLENT.

ICTÈRE, HÉPATITE, PANCRÉATITE.

INFLAMMATION ET SÉCRÉTIONS MUCOPURULENTES DU BAS APPAREIL URINAIRE. ATTEINTE AIGUË ET CHRONIQUE DU PARENCHYME RÉNAL.

SYNDROMES NEUROLOGIQUES : TREMBLEMENT, PARKINSONISME ; ARÉFLEXIE, RALENTISSEMENT DES RÉFLEXES, DE LA MOTRICITÉ. PARALYSIES.

PSYCHISME AGITÉ, PRÉCIPITÉ, PUIS RALENTI, OBNUBILÉ, CONFUS ; PHOBIES ET IMPULSIONS SUICIDAIRES ET HOMICIDES.

AGGRAVATION :
PAR LE FROID HUMIDE ET LA CHALEUR, PAR TOUT CHANGEMENT DE TEMPS.
LA NUIT, PAR LA CHALEUR DU LIT.
PAR LA TRANSPIRATION.
PAR LES SOURCES DE CHALEUR ET DE LUMIÈRE.

AMÉLIORATION :
PAR L'ATMOSPHÈRE SÈCHE, LA TEMPÉRATURE MODÉRÉE.

• INFLAMMATION ET SÉCRÉTIONS MUCOPURULENTES DANS LA SPHÈRE O.R.L.

Gingivite et stomatite à liseré blanchâtre.
Pyorrhée alvéolo-dentaire ; mucopus jaune verdâtre, visqueux, adhérent.
Salivation profuse, épaisse, visqueuse.
Goût métallique, ou sucré, dans la bouche.
Soif intense malgré l'abondance de la salive.
Haleine fétide.
La langue, blanc jaunâtre, garde l'empreinte des dents.
Inflammation, ulcérations, aphtes dans la bouche avec sialorrhée. Saignement.
Parodontopathies, déchaussement, sensation de dents trop longues.Douleurs dentaires nocturnes aggravées par la chaleur.
Candidose buccale (O.P.).
Inflammation des glandes salivaires, **parotidite, oreillons** (*PULSATILLA*).
Amygdalites aiguës et chroniques ; angines, pharyngites, avec langue blanche, mauvaise haleine, enduit pultacé, ou sécrétions amygdaliennes caséeuses ; soif ; sueurs nocturnes n'améliorant pas.
Constriction pharyngée, aggravée pour déglutir les liquides.
Douleurs pharyngiennes lancinantes irradiées à l'oreille (*PHYTOLACCA*).
Adénopathies cervicales, accompagnant l'angine, ou chroniques.
Rhinites et rhino-pharyngites aiguës, chroniques ; à répétition de l'enfance.
Écoulement mucopurulent jaune verdâtre irritant les muqueuses nasales, parfois de mauvaise odeur ; par temps froid et humide ; à tout changement de temps.
Sinusite avec céphalée fronto-orbitaire ; imbriquée à des névralgies de la face (O.P.).
Otite : élancements, suppuration, extension aux voies respiratoires supérieures.
Furoncles du conduit auditif (*PICRICUM ACIDUM*).
Toux redoublée, nocturne, aggravée couché à droite.
Brûlure et sécheresse de la trachée.
Élancements de la base pulmonaire droite, antéro-postérieurs. **Pneumopathie de la base droite avec participation hépatique** (*CHELIDONIUM, KALIUM CARBONICUM*).
Asthme, amélioration par le tabac ; avec surinfection.
Syndromes allergo-infectieux respiratoires de l'enfance ; bronchites asthmatiformes (O.P.).

• INFLAMMATION ET SÉCRÉTIONS MUCOPURULENTES DES MUQUEUSES DIGESTIVES. ICTÈRE, HÉPATITE, PANCRÉATITE

Goût métallique, goût sucré.
Désir de pain beurré (*FERRUM METALLICUM*), de lait.
Soif intense malgré la salivation profuse.
Mauvaise haleine, langue blanc jaunâtre gardant l'empreinte des dents.
Inflammation, aphtes de la bouche, langue, gencives, luette, pharynx.
Pesanteur douloureuse hépatique. Douleurs lancinantes sous-hépatiques. Aggravation couché sur le côté droit.
Ictère. Hépatomégalie. Hépatite. Pancréatite. Pathologie vésiculaire.
Diarrhée : selles vert foncé, bilieuses ; glaireuses, jaunâtres, mucopus et sang.
Selles décolorées des hépatiques.
Ténesme avec la diarrhée : douloureux, brûlant.
Faiblesse, nausées, frissons, douleurs, transpiration, avec la diarrhée.

Syndromes dysentériques ; diarrhées infectieuses, infantiles.
Colites, ulcéro-colites, recto et sigmoïdocolites, rectites.

• INFLAMMATION ET SÉCRÉTIONS MUCOPURULENTES URINAIRES. ATTEINTE DU PARENCHYME RÉNAL.

Sang, pus, filaments dans les urines. Cystite, urétrite, urines mucopurulentes.
Ténesme urinaire. Associé à du ténesme rectal. Brûlures.
Prurit vulvo-vaginal exacerbé par l'urine.
Énurésie infantile à urines infectées. Avec sueurs nocturnes.
Polyurie.
Oligurie.
Protéinuries de l'adolescence, de la grossesse, ortho et surtout clinostatiques (O.P.).
Néphropathies interstitielles (O.P.). Tubulopathies. Glomérulopathies. Néphropathies toxiques : bismuth, plomb, mercure... (Zissu).
Leucocyturie élevée ; hématurie faible (O.P.). (Importante : *TEREBINTHINA*, *PHOSPHORUS*).
Soif et transpiration ; **peu ou pas d'œdème ;** gingivite avec le syndrome rénal.

• SYNDROME NEUROLOGIQUE : TREMBLEMENT, RALENTISSEMENT, PARALYSIES

Tremblement des extrémités, émotionnel, intentionnel, de fatigue, sénile.
Se généralisant ; se compliquant **de rigidité parkinsonienne.**
Avec maladresse et défaut de coordination : l'enfant ne sait se boutonner, lacer ses souliers (O.P.) (*AGARICUS*, *CAUSTICUM*).
Céphalées – élancements, douleurs en bandeau frontal.
Douleurs semblant osseuses, sinusiennes, ou névralgiques.
Association ou alternance de migraine, de sinusite, de névralgies (O.P.).
Névralgies : de la face et du cou ; des dents, aggravées par la chaleur, la nuit. Névralgies barométriques aggravées par le froid humide et par la douleur ; nocturnes ; douleurs profondes, lancinantes.
Absence d'un ou plusieurs réflexes tendineux (O.P.).
Ralentissement de la motricité. Déficit moteur ; paralysie prédominant aux extenseurs (*PLUMBUM*).

• PSYCHISME AGITÉ, RALENTI ET CONFUS, IMPULSIONS

Agitation, **précipitation de la parole** et des comportements.
Discours confus par précipitation (*MEDORRHINUM*, *ARGENTUM NITRICUM*, *ACTAEA RACEMOSA*).
Lenteur de la mimique, de la compréhension, des réponses, des gestes.
Déficit intellectuel, obnubilation, confusion, indifférence affective.
Somnolence diurne.
Caractère susceptible, querelleur, dissimulé. Perversité (*HEPAR SULFUR*).
Phobies de perdre la raison, de commettre ou d'être responsable d'un crime.
Impulsions suicidaires ou meurtrières ; aggravation aux règles.
Enfant agité et "touche-à-tout" ; bavard, désobéissant, **fabulateur.**
Vive activité cérébrale donnant **l'illusion d'intelligence précoce,** mais les résultats scolaires sont mauvais ; superficialité, inattention, **inaptitude à l'abstraction mathématique,** défaillances de mémoire.

• AUTRES INDICATIONS

Appareil génital : inflammation et sécrétions mucopurulentes.
Leucorrhée visqueuse, jaune verdâtre, corrosive ; ulcérations.
Prurit vulvo-vaginal exacerbé par les règles.
Gingivo-stomatite et mauvaise haleine pendant les règles.
Sécrétion lactée hors de la lactation. Mastite.
Urétrite avec érections douloureuses ; balanite, ulcérations, adénopathies.
Hémospermie.
Prurit génital nocturne.

Dermatologie : transpiration, prurit, inflammation et surinfection.
Transpiration : visqueuse, abondante, y compris de la face ; nocturne, n'apportant aucun soulagement, au contraire.
Frissons "à fleur de peau" pendant la fièvre (Jouanny) : prurit, à la chaleur du lit, génital aux règles, après transpiration.
Eczéma : lésions humides et suintantes, vésicules infectées, impétigo, pyodermite, intertrigo, suppuration (*ANTIMONIUM CRUDUM*, *HEPAR SULFUR*).
Ulcérations : peu profondes, mais étendues et infectées ; le fond saigne.
Abcès ; adénites suppurées.
Alopécie, surtout temporale.

Rhumatismes suivant ou accompagnant une infection, surtout l'angine.
Rhumatisme articulaire aigu ; subaigu infectieux (*PENICILLINUM*).
Rhumatisme chronique nocturne ; douleurs lancinantes,

profondes, térébrantes, aggravées par le froid humide et la chaleur.
Algies périostées ; de la face et du crâne ; prétibiales.

Ophtalmologie : toutes les inflammations et suppurations oculaires.
Aggravation par une source de chaleur et de lumière, surtout artificielle, éclairage violent, flashes, foyers lumineux : comédiens, certains travailleurs en lumière forte.
Blépharite, conjonctivite, kératite, dacryocystite, iritis.
Blépharospasme.

• LA FIÈVRE DE MERCURIUS

- **par temps froid humide,** refroidissement par temps chaud, tout changement de temps ;
- chez l'enfant, l'adolescent surtout ; fragilité O.R.L. et respiratoire habituelle ;
- frissons "à fleur de peau" au début de la fièvre, le soir ;
- **soif, salive abondante, langue chargée,** goût métallique ;
- **transpiration** visqueuse de mauvaise odeur, surtout nocturne et **marquant une aggravation ;**
- lassitude et agitation discrète ;
- **angine,** rhino-pharyngite ; diarrhée fébrile...

COMMENTAIRES ET COMPARAISONS

La mercurialisation chronique, traitement historique de la syphilis, provoquerait un syndrome semblable à cette maladie dont les effets furent d'ailleurs exagérés, et de grandes crises sudorales.
La pathologie de *MERCURIUS* intègre ces observations. *MERCURIUS* est au premier rang des remèdes luétiques. **Il reste le seul grand remède d'action générale utilisé autant en aigu qu'en chronique.** Un des principaux remèdes luétiques, il est cependant très souvent prescrit aux tuberculiniques en raison de leur fragilité respiratoire.
On décrit un biotype lympho-nerveux, pâle et transpirant, postillonnant en parlant, à la fois agité et tremblant, mais inhibé et ralenti dans son activité, maladroit et sujet aux erreurs et aux oublis. Certains sujets seraient pervers et enclins à l'escroquerie et à la criminalité – ne faut-il pas voir dans ces considérations un reliquat des attributs du dieu Mercure ?
Parmi les indications de *MERCURIUS SOLUBILIS* figurent au premier rang les maladies infectieuses de l'enfant. Surtout à départ rhino-pharyngé où on le compare et l'associe à *BELLADONNA*. Les signes d'appel fréquents sont les sueurs visqueuses et les sécrétions mucopurulentes, la langue blanche indentée et la salive abondante avec soif. Les transpirations, nocturnes, coïncident avec une aggravation.

Comparaisons fondées sur la composition
Sels de mercure :
MERCURIUS VIVUS : même pathogénésie et mêmes indications, selon Hahnemann lui-même, qui inventa la préparation "soluble" avant la découverte de l'homéopathie (Clarke) ;
MERCURIUS CORROSIVUS : douleur, brûlure, inflammation, ténesme, ulcération ;
MERCURIUS CYANATUS : fausses membranes, syndrome toxique.

Voir aussi *CINNABARIS* et les autres sels de mercure.

Comparaisons fondées sur la Matière médicale
1) Amygdalites chroniques
MERCURIUS SOLUBILIS : langue blanche, salive abondante, amygdales hypertrophiées et molles, souvent cryptiques, adénopathies avec légère périadénite ; transpiration.
BARYTA CARBONICA : amygdales hypertrophiées, scléreuses, "ficelées" de travées scléreuses ; adénopathies indurées roulant sous la palpation.
En fait, ces deux remèdes sont de remarquables complémentaires (5 CH, longtemps).
PHYTOLACCA : pharynx – surtout les piliers – rouge sombre ; irradiation douloureuse vers les oreilles.
Tous sont sensibles au froid humide ; *MERCURIUS* seul à tout changement de temps.

2) Néphropathies
MERCURIUS SOLUBILIS : néphropathie "ascendante", interstitielle, toxique.
PHOSPHORUS : néphropathie avec hématurie ; évolution brutale ; néphrose.
ARSENICUM ALBUM : très chronique ; amaigrissement, anxiété, périodicité.
APIS : début brutal ; œdèmes considérables ; oligurie.
KALIUM CARBONICUM : œdèmes, chronicité progressive.

MERCURIUS est complété dans les cas chroniques par *LUESINUM*. Il serait antidoté par *THUYA* : sécrétions très chroniques des muqueuses. Si l'évolution se fait vers la menace de suppuration – abcès de l'amygdale par exemple – *HEPAR SULFUR* le suit. En cas de chronicité ancienne, *SILICEA* doit être envisagé.

Méthysergide ⚠

Méthysergide, hydroxybutylamide de l'acide méthyl-d-lysergique

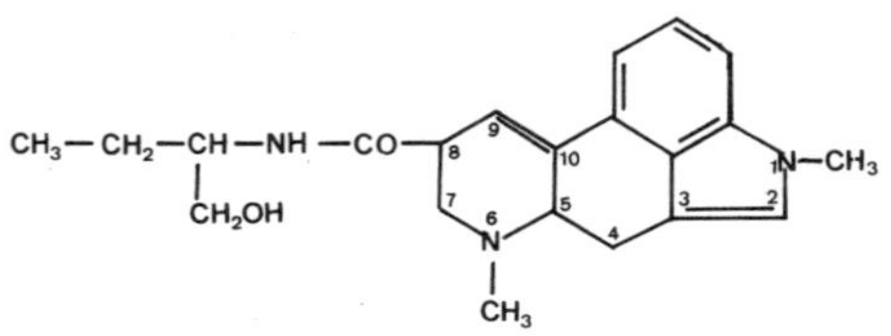

DESCRIPTION : Antagoniste de la sérotonine, commercialisé en France sous forme de maléate acide : Désernil® (Sandoz).

PATHOGÉNÉSIE (1)

Remède d'action limitée.
CÉPHALÉE, ARTÉRITE, SCLÉROSE.

CÉPHALÉE OCCIPITALE AVEC SENSATION DE LOURDEUR OU DE VIDE ; PRÉMENSTRUELLE.

SYNDROME DE RAYNAUD ; ARTÉRITE PÉRIPHÉRIQUE.

SCLÉROSE RÉTROPÉRITONÉALE, PULMONAIRE, MYOCARDIQUE ; CUTANÉE.

• CÉPHALÉES

Céphalée occipitale, nucale, avec sensation soit de lourdeur, soit de vide.
Céphalée du syndrome prémenstruel.
Céphalées aiguës sur un trajet précis, durant quelques minutes.

• SYNDROME DE RAYNAUD - ARTÉRITE

Vasoconstriction périphérique, syndrome de Raynaud.
Fourmillements – ulcérations des extrémités.
Artérite des membres.
H.T.A., tachycardie, coronarite, fibrose myocardique.
Œdème des membres inférieurs. Érythrocyanose.

• SCLÉROSE

Sclérose rétropéritonéale à symptomatologie urinaire.
Sclérose myocardique, pulmonaire (*T.R.*).
Sclérose, fibrose, rétraction et atrophie cutanées : après brûlure, traumatisme.

• AUTRES INDICATIONS

Augmentation de l'activité physique et psychique.
Lassitude, dépression, oublis, somnolence.
Réveil à 2 h du matin (*KALIUM CARBONICUM)*. Rêves du petit matin de conversations de la veille.
Contractions involontaires des paupières et de la face. Myoclonies.
Faim douloureuse, météorisme, nausées, crises vésiculaires.
Urticaire, rash.

COMMENTAIRES ET COMPARAISONS

Le *MÉTHYSERGIDE*, antisérotonine préconisé dans la migraine, fournit une pathogénésie où persistent les propriétés des doses pondérables – les céphalées – et où apparaissent signes toxiques et pathogénétiques. Cet amalgame est la règle des pathogénésies modernes effectuées avec des substances pharmacologiques actives, et avec des dilutions homéopathiques : ici 30 CH, 7 CH, 3 DH, en décroissant.

L'association de céphalées chroniques à des signes de vasoconstriction périphérique est sans nul doute son indication formelle.

Julian insiste sur son intérêt dans les cicatrices vicieuses et scléro-atrophiques, notamment de brûlures : il a utilisé consécutivement les 6 DH, 8 DH, 3 DH, 7 CH, en gouttes quotidiennes mais associé à *CALCAREA FLUORICA*, *THIOSINAMINUM*.

Comparer *SECALE CORNUTUM* : céphalée de sujets très pâles aux orbites creuses et ardoisées ; artériopathie et hémorragies de sang noir ; douleurs brûlantes aggravées par la chaleur.

Comparaisons fondées sur la Matière médicale

Cicatrices sclérorétractiles :
MÉTHYSERGIDE : ischémie locale ;

CALCAREA FLUORICA : rétraction – enraidissement – réseau néocapillaire ;
FLUORICUM ACIDUM : identique ; prurit ; ulcération ;
CAUSTICUM : enraidissement ; perte de fonction ; paresthésie ;
GRAPHITES : sclérohypertrophie ;
T.R. : complémentaire ; autres signes de sclérose ; antécédents tuberculeux ;
THIOSINAMINUM : tissu scléreux ;
HEDERA : sclérohypertrophie ; cellulite.

BIBLIOGRAPHIE

1. JULIAN O.A. - *Dictionnaire de Matière médicale homéopathique.* Masson, Paris, 1981.

Mezereum

Bois-gentil

Daphne mezereum L. (Thyméléacées)

DESCRIPTION : Arbrisseau atteignant et pouvant même dépasser 1 m, à tiges dressées grisâtres, à rameaux feuillés en rosette au sommet. Les fleurs sont roses, odorantes, sessiles ; elles apparaissent en général avant les feuilles. Le fruit est une baie rouge.
On trouve *D. mezereum* dans les bois d'une grande partie de la France.

PARTIE UTILISÉE : L'écorce de tige fraîche.

COMPOSITION

Deux séries de principes sont intéressantes :
- les coumarines :
- ombelliférone (voir *CHAMOMILLA*) ;
- daphnétine et hétérosides

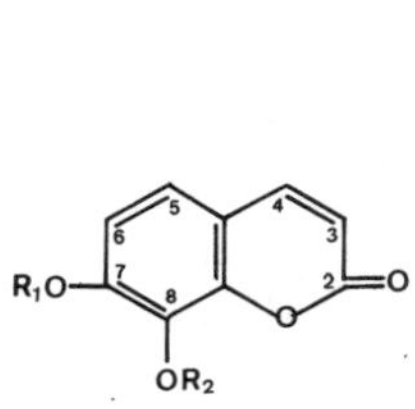

$R_1 = R_2 = H$ **daphnétine**
R_1 = glycosyl R2 = H **daphnoside**
$R_1 = H$ R_2 = glycosyl **daphnétine-8-glucoside**

- les principes irritants diterpéniques proches du phorbol, à activité cocarcinogène, déjà cités à propos de *CROTON* ; l'un des plus connus chez *MEZEREUM* est la daphnétoxine dérivant du daphnane.

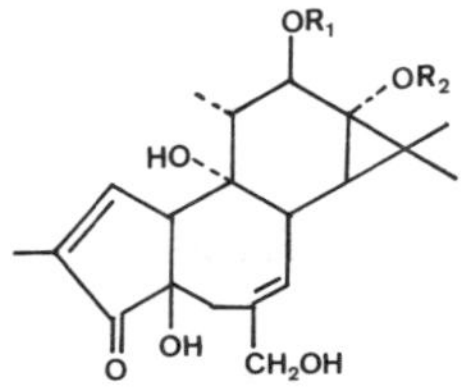

$R_1 = R_2 = H$ **phorbol**
$R_1 = R_2$ = acyl : **ester de l'huile de croton**

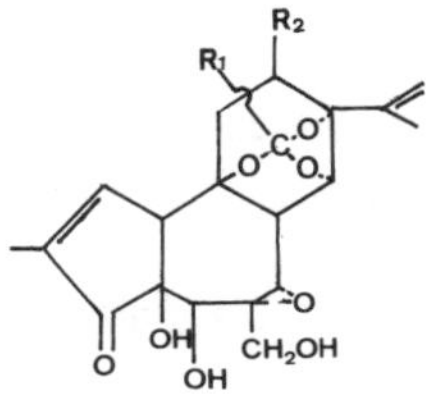

$R_1 = C_6H_5$ $R_2 = H$ **daphnétoxine**

On a signalé la présence d'un agent antileucémique, la mézériine (1).

PATHOGÉNÉSIE

Remède d'action limitée.
VÉSICULE, NÉVRALGIE, ZONA.

NÉVRALGIES AVEC PARESTHÉSIES, HYPERESTHÉSIE AU TOUCHER LÉGER, SENSATION DE COURANT D'AIR FROID, APRÈS RÉTROCESSION D'UNE ÉRUPTION ; NÉVRALGIES DU ZONA.

ÉRUPTIONS VÉSICULEUSES, PUSTULEUSES, CROÛTEUSES, AVEC SUINTEMENT BLANCHÂTRE ; DOULOUREUSES ET PRURIANTES.

AGGRAVATION :
PAR L'EFFLEUREMENT.
LA NUIT.
PAR LA CHALEUR DU LIT, LE FROID HUMIDE.
PAR LA DISPARITION D'UNE ÉRUPTION.

• NÉVRALGIES

Névralgies après zona, ou autre éruption.
Névralgies faciales avec engourdissement et hyperesthésie à l'effleurement.
Les douleurs de la face sont ressenties dans les os. **Douleur de l'os malaire.**
Sensation de souffle d'air froid : aussi dans l'oreille, dans la gorge...
Aggravation par la mastication, les mouvements, par le temps humide et froid.
Contraction spasmodique palpébrale. Trismus avec la douleur faciale.
Névralgies intercostales, mêmes modalités, surtout zonateuses (*RANUNCULUS*).

• ÉRUPTIONS

Vésicules rapidement emplies de sécrétion blanchâtre.
Pustules et croûtes : sécrétions blanchâtres ; mauvaise odeur, impétigo.
Zona compliqué ; éruptions vaccinales.
Prurit sans lésion cutanée ; changeant de place après grattage (*STAPHYSAGRIA*).
Prurit douloureux ; aggravé à la chaleur et au toucher léger.

• AUTRES INDICATIONS

Douleurs osseuses et ostéopériostées ; nocturnes ; des os du crâne, de la face, des tibias (*PHYTOLACCA, STILLINGIA, ASA FOETIDA, AURUM*...).
Glossite ; gastrite aggravée par la bière, colite et rectite.
Coryza irritant, brûlant, excoriant.

COMMENTAIRES ET COMPARAISONS

Vésicules, névralgies, aggravation à l'effleurement imposent *MEZEREUM* dans un grand nombre de zonas. Mais aussi des névralgies de la face et du thorax.
Les eczéma et impétigo, pyodermite, à suintement blanchâtre sont la seconde indication fréquente. L'aggravation nocturne et les douleurs osseuses l'on fait classer dans le luétisme, et proche de *MERCURIUS* : mais il vaut mieux ne pas le limiter à une diathèse.

Comparaisons fondées sur la composition

Composés voisins du phorbol (voir *CROTON*).
Les plantes qui contiennent ce type de dérivés produisent une inflammation cutanée avec vésiculation, des névralgies et névrites, et un syndrome inflammatoire colique et rectal, ainsi que des algies osseuses.

Comparaisons fondées sur la Matière médicale

1) Névralgies de la face avec paresthésies
MEZEREUM : paresthésies et sensation de souffle d'air froid.
CHAMOMILLA : paresthésies et hyperesthésie ; l'oreille est rouge.
PLATINA : paresthésies ; début et fin progressifs.
KALMIA : paresthésies et douleurs en élancements violents isolés.
ACONITUM : paresthésies ; *a frigore* récent.
GNAPHALIUM : paresthésies et douleurs alternent.

2) Prurit changeant de place au grattage
MEZEREUM : prurit douloureux sans lésion cutanée.
STAPHYSAGRIA : prurit des nerveux ; agacement.
IGNATIA : prurit du chagrin, de l'ennui.
AGARICUS : prurit et sensations de piqûre et de froid ; extrémités.
SULFURICUM ACIDUM : prurit des sujets tarés.
SULFUR : prurit ; la peau est chaude, brûlante.
CHELIDONIUM : prurit du subictère discret ; des hépatiques.
PSORINUM : prurit invétéré de la sénilité.

BIBLIOGRAPHIE

1. KUPCHAN S.M. et BAXTER R.L. - *Science*, 1975, *187*, 652-653.

Mica

DESCRIPTION : Nom générique d'une série de minéraux existant dans de nombreuses roches et constituant l'un des éléments fondamentaux du granite. Les micas sont remarquables par la facilité qu'ils présentent à se diviser en lames ou paillettes très minces.

COMPOSITION

Les micas comprennent des silicates d'aluminium, de fer et de métaux alcalins.

PATHOGÉNÉSIE

Remède d'action limitée.
ANOREXIE MENTALE.

ANOREXIE MENTALE.

• ANOREXIE MENTALE

Sujet frileux, faible, découragé et irritable.
Refus d'alimentation.
Déprimé, il renonce à prolonger sa vie.

• AUTRES INDICATIONS

Faiblesse cardiaque, hypotension. Paresthésie des extrémités.
Sécheresse cutanée et zones d'anesthésie (lèpre !).
Plaques achromiques (vitiligo ?).
Déchaussement dentaire, hypersalivation, haleine fétide (Voisin).

COMMENTAIRES ET COMPARAISONS

La composition des micas, associant silicium, aluminium, potassium, sodium, devrait correspondre à une grande pathogénésie ; on est surpris de son étroite spécialisation. Algazi (1) le recommande dans l'anorexie mentale où il ne peut figurer que comme complémentaire d'un des remèdes d'action générale : ***PHOSPHORUS***, ***SEPIA***, ***NATRUM MURIATICUM***, ***SILICEA***, ***LYCOPODIUM***.

HEKLA LAVA a une composition proche et on constate dans les deux pathogénésies des caries dentaires, de la pyorrhée alvéolo-dentaire, pour ***HEKLA LAVA*** l'atteinte des maxillaires. ***SILICEA***, remède d'ostéite et de caries, inclut les deux pathogénésies, signes mentaux exceptés.

L'anorexie mentale dépend d'une perturbation grave de l'image du corps ou d'un désir d'autodestruction. ***MICA*** serait indiqué dans le second cas. Les hautes dilutions sont nécessaires.

BIBLIOGRAPHIE

1. ALGAZI J - *Homéopathie en psychiatrie.* Maloine, Paris, 1989, p. 254.

Millefolium

Millefeuille

Achillea millefolium L. (Composées)

DESCRIPTION : Plante herbacée très commune dans toute l'Europe, aux tiges sillonnées de 40 à 90 cm, aux feuilles divisées en segments linéaires. Les fleurs sont blanches ou roses, réunies en capitules eux-mêmes groupés en corymbes. Les fruits sont des akènes blanchâtres et comprimés.

PARTIE UTILISÉE : La plante entière fleurie fraîche.

COMPOSITION

- 0,2 % à 0,8 % d'huile essentielle contenant camphre et acétate de bornyle, cinéole, sabinène, isoartemisiacétone (1), un précurseur du chamazulène ou achillicine ;

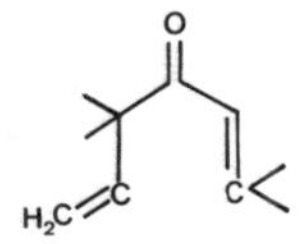

isoartemisiacétone

- des lactones sesquiterpéniques dont l'achilline, l'achillifoline, etc. (2) ;

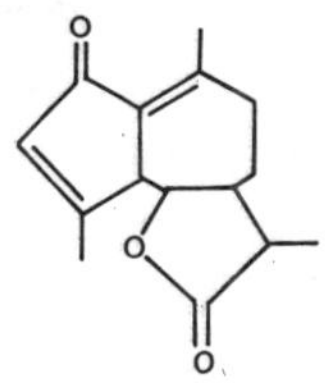

achilline

C'est surtout à la présence des produits de cette famille que la plante devrait ses effets anti-inflammatoires et hémostatiques (3) ;

- des polyphénols (acide caféique, flavonoïdes tels l'apigénol-7-glucoside et le lutéolol-7-glucoside) ;
- de l'acide aconitique (voir ***ACONITUM***) ;
- du silicium (4).

PATHOGÉNÉSIE

Remède d'action limitée.
HÉMORRAGIES ET LEUR PRÉVENTION.

HÉMORRAGIES APRÈS TRAUMATISME ; OU REMPLAÇANT LES RÈGLES.

• HÉMORRAGIES

Sang rouge, brillant, fluide.
Syndromes hémorragipares chroniques (O.P.).
Prévention des hémorragies traumatiques et chirurgicales.
Hémorragies apparemment bien supportées (O.P.).
Épistaxis avec congestion de la face (*MELILOTUS*, *LACHESIS*).
Hémoptysies chaque jour vers 16 h.
Ménométrorragies. **Hémorragies remplaçant les règles** (*SENECIO VULGARIS*).
Sensation de meurtrissure, de courbature pendant l'hémorragie (*ARNICA*) ; des varices pendant la grossesse (*COLLINSONIA*, *HAMAMELIS*, *BELLIS PERENNIS*).

COMMENTAIRES ET COMPARAISONS

Son usage le plus fréquent est la prévention d'hémorragies des extractions dentaires ; comme *MELILOTUS* et surtout *LACHESIS* ; **il convient aux hémorragies vicariantes et très congestives.**

Comparaisons fondées sur la composition

L'apigénol ou ses hétérosides sont également des composants de *COLCHICUM* (inflammation localisée avec hyperesthésie) et de *CHAMOMILLA* (congestion intense, douloureuse ; hémorragies).
De nombreuses plantes contenant des flavonoïdes agissent sur la circulation de retour – voir *AESCULUS* – mais l'usage de *MILLEFOLIUM* sur les varices est oublié.
L'acide aconitique, lui, est peut-être en rapport avec le caractère soudain des hémorragies.

Comparaisons dans la prévention des hémorragies

Extraction dentaire ou chirurgie :
MILLEFOLIUM : hémorragie sur congestion locale – usage systématique ;
PHOSPHORUS : anomalie connue de la coagulation ; passé hémorragique ;
CHINA : les anémiques, les hépatiques, les hyperesthésiques ;
IPECA : hémorragie et tendance vagotonique – sujets à syncopes ;
HAMAMELIS : hémorragies antérieures traînantes et de sang noir ;
LACHESIS : fragilité capillaire ;
ARNICA : traumatisme opératoire important prévisible ;
MELILOTUS : migraineux et congestionné.
Deux de ces remèdes peuvent être choisis et associés en prévention et dans les hémorragies déclarées (4 CH - 5 CH). La référence à quelques signes vaut toujours mieux qu'une habitude systématique.

BIBLIOGRAPHIE

1. FALK A.J., BAUF L. et BELL C.L. - *Lloydia*, 1974, *37*, 598-601.
2. ULUBELEN A., ÖKSÜZ S. et SCHUSTER A. - *Phytochemistry*, 1990, *29*, 3948-3949.
3. KONOVALOV D.A. et CHELOMBYT'KO V.A. - *In Chem. Abst.*, *117*, 124435 z.
4. PASLAWSKA S. et PIEKOS R. - *Acta Pharm. Jugoslav.*, 1977, *27*, 89-92.

Momordica balsamina

Margose

Momordica balsamina L. (Cucurbitacées)

DESCRIPTION : Plante grimpante de 2 m de long environ, acclimatée dans toutes les régions tropicales, dont les feuilles rappellent celles de la vigne. Le fruit, verruqueux et écarlate, est un peu plus gros qu'un œuf de pigeon.

PARTIE UTILISÉE : Le fruit séché.

COMPOSITION

Peu de travaux ont été consacrés à la chimie du fruit : il a été démontré que les principes amers ne sont pas des cucurbitacines.
Présence de colorants caroténoïdes.

PATHOGÉNÉSIE

Remède d'action limitée.
GAZ INTESTINAUX.

ACCUMULATION DE GAZ INTESTINAUX

SURTOUT À L'ANGLE GAUCHE : MÉTÉORISME, ANTIPÉRISTALTISME, DOULEURS.

• GAZ INTESTINAUX

Météorisme - gaz accumulés à l'angle splénique. Émission répétée, mais incarcération par crise (*LYCOPODIUM*). Mouvements intestinaux et douleurs.

• AUTRE INDICATION

Métrorragie douloureuse.

COMMENTAIRES ET COMPARAISONS

Remède très limité et très fidèle appoint à divers "grands".

LYCOPODIUM : météorisme bas, constipation.
OPIUM : incarcération et subocclusion ; vertiges et faiblesse.
COCCULUS : douleurs et bruits intestinaux ; pas de douleurs.
ARGENTUM NITRICUM : aérogastrie et aérocolie.
ASA FOETIDA, NUX MOSCHATA, CASTOREUM...,
IGNATIA : étiologie névropathique.
RAPHANUS : tympanite, gaz fétides.
COLOCYNTHIS : douleur crampoïde et tympanisme.

MOMORDICA est peut-être à *LYCOPODIUM* ce que *RAPHANUS* est à *SULFUR*.

Morbillinum

DESCRIPTION : Biothérapique : lysat d'exsudats buccopharyngés de rougeoleux prélevés sur des malades n'ayant pas encore été traités.

PATHOGÉNÉSIE

Remède d'action limitée.

PRÉVENTION (?) OU SUITES DE ROUGEOLE.

Son seul usage légitime se limite à des états pathologiques ayant débuté dans les suites d'une rougeole.
À éviter strictement pendant et au proche décours de la maladie.

Moschus

Chevrotain porte musc

Moschus moschiferus L. (Moschidés)

DESCRIPTION : Animal ruminant ressemblant au cerf mais dépourvu de cornes, habitant les régions montagneuses de l'Asie centrale et orientale (Chine, Tibet, Assam, Népal, Sibérie jusqu'au lac Baïkal).

PARTIE UTILISÉE : La sécrétion séchée de la glande prépuciale du chevrotain mâle.

COMPOSITION

Le musc est actuellement connu pour ses activités antihistaminique, anti-inflammatoire supérieure à celle de la phénylbutazone, spasmolytique, régulatrice du système nerveux central (1, 2). Il contient :

- des stéroïdes : cholestérol et ses esters, cholest-4-ène-3-one, etc. ;
- des dérivés paraffiniques ;
- des triglycérides et des acides gras ;
- une cire ;
- 0,3 à 2 % d'une cétone odorante, la muscone accompagnée d'une petite quantité de normuscone ;
- des alcaloïdes : muscopyridine et hydroxymuscopyridines A et B (3) ;
- des peptides (3).

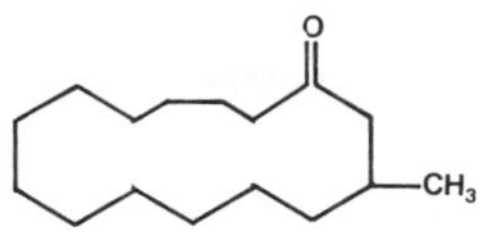

muscone

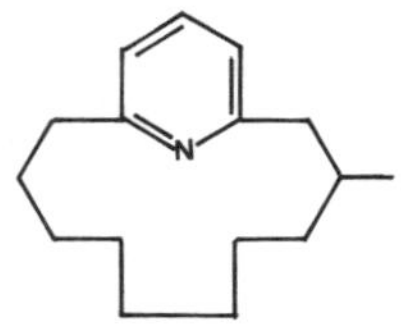

muscopyridine

PATHOGÉNÉSIE

**Remède d'action limitée.
ÉVANOUISSEMENTS THÉÂTRAUX, MÉTÉORISME, EXCITATION SEXUELLE.**

HYSTÉRIE, THÉÂTRALISME : PSEUDO-SYNCOPES, SYMPTÔMES BIZARRES ET EXAGÉRÉS ; ANALGÉSIE ET ANESTHÉSIE TRANSITOIRES.

SPASMES, CONSTRICTIONS, DISTENSIONS : SPASMES PHARYNGÉS, LARYNGÉS, RESPIRATOIRES.

MÉTÉORISME ABDOMINAL INTENSE MAL SUPPORTÉ.

HYPEREXCITATION SEXUELLE.

AGGRAVATION :
PAR LE FROID, MAIS BESOIN D'AIR FRAIS.
EN PUBLIC.
PAR LE CAFÉ, LES ALCOOLS ET EXCITANTS.

• HYSTÉRIE, THÉÂTRALISME AVEC PSEUDO-SYNCOPES

Évanouissement, état syncopal, perte de conscience, en public ; au cours d'un repas, dans une salle de classe, par colère, froid, avec l'orgasme ; avec sensation de froid dans le dos.
Réactions émotives exagérées : hilarité, sanglots. Humeur changeante et inadéquate.
Exagération des symptômes ; réactions paradoxales (*IGNATIA, NATRUM MURIATICUM*). Regard fixe, brillant, bizarre (*PLATINA*).
Crises de tachycardie avec anxiété, sensation de tremblement du cœur, polyurie.
Analgésie, anesthésie, paralysie, sans lésion, subites, en public : vision, audition, toucher, motricité.
Troubles névropathiques des jeunes filles avec aménorrhée.
Précipitation et maladresse.
Insomnie avec agitation et excitation.

• SPASMES, CONSTRICTION, DISTENSION, MÉTÉORISME

Constriction pharyngée, boule hystérique, suffocation (*IGNATIA, LACHESIS, SUMBUL*).
Laryngospasme.
Constriction thoracique avec menace d'évanouissement et d'étouffement : asthme "nerveux", faux angor.
Dysphrénie, hoquet, soupirs, bâillements, inspirations forcées.
Météorisme global important, dyspnéisant, tensif, intoléré, sans relation alimentaire, ni prandiale.

• HYPEREXCITATION SEXUELLE

Excitation sexuelle dans les deux sexes.
Évanouissement aux rapports sexuels, au toucher gynécologique, au baiser.
Règles avancées, abondantes, avec éréthisme sexuel.
Comportement et symptômes conditionnés par une sexualité perturbée (O.P.).

• AUTRES INDICATIONS

Sensation de froid de la colonne vertébrale.
Sensation de clou dans la tête.
Vertige des hauteurs.
Désir de café, qui constipe ; d'alcools et stimulants.
Une joue ou une main rouge et froide, l'autre pâle et chaude.

COMMENTAIRES ET COMPARAISONS

MOSCHUS convenait à la grande hystérie de Charcot. Celle-ci s'est raréfiée au profit de formes mineures, souvent imbriquées à la spasmophilie, plus actuelle. Il ne faut pas oublier *MOSCHUS* dans toutes les pseudo-maladies, de l'asthme à l'angor. La note sexuelle sous-jacente n'est pas souvent évidente. *IGNATIA* spasmodique à l'humeur changeante le complète ; on préfère *NUX MOSCHATA*, si le météorisme prédomine, et *PLATINA* pour le caractère dominateur et les paresthésies.

Comparaisons fondées sur la composition

Les éléments fondamentaux de la pathogénésie sont sans doute dus à la muscone, agissant par sa fonction cétone.
MOSCHUS : éréthisme sexuel, comportement hystérique, théâtralisme.
CASTOREUM (acétophénone) : éréthisme sexuel, comportement hystérique, dysménorrhée.

Comparaisons fondées sur la Matière médicale

Comportement hystérique :
MOSCHUS, CASTOREUM ;
IGNATIA : clou hystérique ; la note sexuelle est presque toujours occultée ;
AMBRA GRISEA : dans une ambiance de faiblesse et d'hyperesthésie générale ;
VALERIANA : hystérique "douloureuse";
NUX MOSCHATA : pseudo-syncopes, météorisme et hypersomnie, obnubilation ;

ASA FOETIDA : boule hystérique et faux angor ;
SUMBUL : pseudo-cardiaques, palpitations ;
PLATINA : hystérie, paresthésies, comportement dominateur ;
ORIGANUM : excitation sexuelle non dissimulée ; pulsions violentes ;
LACHESIS : constriction, agressivité, loquacité ; amélioration pendant les règles.

MOSCHUS (4 CH à 7 CH) est susceptible de calmer les fringales des sujets très nerveux dans le cours d'un traitement de restriction alimentaire.

BIBLIOGRAPHIE

1. SIDDIQUI H.H. - *Indian J. Pharm.*, 1965, *27*, 80-81.
2. LEUNG A.Y. - *Encyclopedia of Commonnatural Ingredients used in food, drugs and cosmetics.* John Wiley and Sons, New York, 1980.
3. YU DE-QUAN et DAS B.C. - *Planta Med.*, 1983, *49*, 183-184.

Murex purpurea

Escargot de mer

Murex trunculus L., *M. brandaris* L. et *M. cornutus* L. (Muricidés)

DESCRIPTION : Mollusques gastéropodes des côtes de la Méditerranée et de l'Ouest africain, les *Murex* servaient dans l'Antiquité à l'obtention de la matière colorante connue sous le nom de pourpre.

PARTIE UTILISÉE : L'exsudat desséché obtenu par pression d'un organe ressemblant à une glande mais dépourvu d'orifice d'excrétion.

COMPOSITION

- une matière colorante, le 6-6'-dibromoindigo, communiquant à l'exsudat, après oxydation, sa teinte rouge :

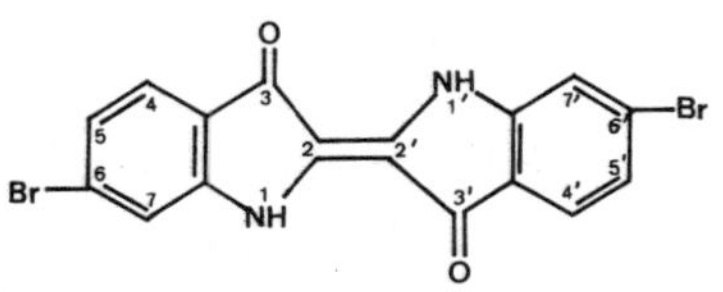

6,6'-dibromoindigo

- de la sérotonine ;
- de la murexine ou imidazoline-acryl-choline à activité nicotinique et curariforme :

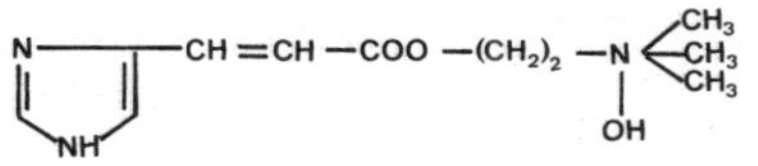

murexine

On a montré que les viscères de *M. brandaris* contiennent beaucoup de cadmium – 14,7 ppm (poids frais) – même si les mollusques proviennent de sites non pollués (1). À signaler aussi la teneur élevée en cuivre et zinc (1).

PATHOGÉNÉSIE

Remède d'action limitée.
UNE "SEPIA" CONGESTIVE.

PTOSE ET CONGESTION UTÉRINE AVEC MÉTRORRAGIES, DÉPRESSION, EXCITATION SEXUELLE.

AGGRAVATION :
DEBOUT, EN MARCHANT, À L'EFFORT.
AVANT LES RÈGLES.

AMÉLIORATION :
PENDANT LES LEUCORRHÉES.

• PTOSE ET CONGESTION UTÉRINE ; MÉTRORRAGIES, DÉPRESSION, EXCITATION

Prolapsus utérin, sensation de ptose ; tendance à croiser les jambes (*SEPIA*).
Conscience douloureuse de l'utérus (*HELONIAS*) ; bien-être pendant les leucorrhées.
Pression sur le bassin ; algies pelvi-lombaires. Pression sur l'anus.
Douleurs utérines couchées : droites, irradiées au sein gauche ; lombaires.
Règles hémorragiques : gros caillots et douleurs (*SABINA, TRILLIUM PENDULUM*).
Phase dépressive et mélancolique avant et asthénique pendant les règles.
Excitation sexuelle exacerbée au moindre effort.

• AUTRES INDICATIONS

Ptose, "vide" gastrique.

Pollakiurie nocturne. Urines d'odeur de valériane.
Laxité douloureuse des articulations pelviennes pendant la grossesse et à la ménopause, gênant la station et la marche.

COMMENTAIRES ET COMPARAISONS

Les indications de *MUREX* pourraient bien se référer à la "doctrine des signatures" pour qui connaît le symbolisme vulvaire de ce genre de coquillage, ici hérissé d'épines, et fournisseur du pourpre depuis l'Antiquité : sexe, congestion et excitabilité !
Aucun autre remède n'associe autant l'état congestif et hyperexcitable sexuel avec la ptose.
Curieusement la composition associe la sérotonine et un composé à activité curariforme !

Comparaisons fondées sur la Matière médicale
Hyperesthésie et ptose pelvienne :
MUREX : hyperesthésie, congestion, ptose ;
PLATINA : hyperesthésie sans ptose ;
SEPIA : ptose sans hyperesthésie ;
LILIUM TIGRINUM : congestion, hyperesthésie, mélancolie, scrupules ;
STAPHYSAGRIA : hyperesthésie, paresthésies, susceptibilité, refoulement ;
HELONIAS : "conscience douloureuse ou pénible" d'avoir un utérus.

Malgré la similitude locale, *MUREX* est plus proche de *SULFUR* que de *SEPIA*.

BIBLIOGRAPHIE
1. BOUQUEGNEAU J.M. et MARTOJA M. - *Oceanol. Acta.*, 1982, *5*, 219-228.

Muriaticum acidum

Acide chlorhydrique concentré, acide chlorhydrique officinal

HCl

DESCRIPTION : Liquide limpide et incolore, fumant à l'air, miscible à l'eau, d'odeur piquante, contenant au minimum 35 % et au maximum 38 % de HCl.

PATHOGÉNÉSIE

Remède d'action limitée.
BOUCHE SÈCHE, ANUS ENFLAMMÉ, ALLERGIE SOLAIRE.

SÉCHERESSE, INFLAMMATION, ULCÉRATIONS BUCCALES.

PROLAPSUS RECTAL, HÉMORROÏDES, INCONTINENCE FÉCALE.

LUCITE, INTOLÉRANCE ET ALLERGIE CUTANÉE SOLAIRE.

AGGRAVATION :
PAR LE CONTACT.
AU SOLEIL.

• SÉCHERESSE, INFLAMMATION, ULCÉRATIONS BUCCALES
Sécheresse des lèvres, de la langue, de la bouche, du pharynx.
Ulcérations buccales profondes ; haleine fétide ; stomato-pharyngite ulcéreuse.

• PROLAPSUS RECTAL, HÉMORROÏDES, INCONTINENCE
Prolapsus rectal subit ; douloureux.
Hémorroïdes douloureuses au moindre contact, procidentes, améliorées par la chaleur locale ; **de la femme et de l'enfant** (O.P.).
Incontinence rectale ; recto-vésicale : selle involontaire avec un gaz (*ALOE*) ; ne peut uriner sans déféquer (*CAUSTICUM*).

• LUCITE, INTOLÉRANCE ET ALLERGIE CUTANÉE SOLAIRE
Lucite. L'exposition au soleil déclenche érythème, œdème, éruption papulo-vésiculeuse pruriante et brûlante.
Effet préventif de l'intolérance solaire.

• AUTRES INDICATIONS
Syndrome infectieux très grave : le malade glisse dans son lit, la mâchoire tombe, selles et urines sont involontaires, le cœur anarchique, les extrémités froides : précollapsus. Scalartine maligne, septicémie, fièvre puerpérale.

COMMENTAIRES ET COMPARAISONS

Le tropisme double pour la bouche et l'anus évoque *SULFUR*.
Hémorroïdes et lucite sont les deux indications fréquentes. Autrefois, le rôle dans les infections graves prédominait.

On peut aujourd'hui le conseiller (4 CH quotidien) avant le "bronzage" forcené de l'été.

Mygale lasiodora

Mygale de Cuba

Son origine exacte n'est pas certaine. Il s'agirait de ***Lasiodora klugi*** C.L. Koch ou peut-être d'***Avicularia avicularia*** L. (1).

DESCRIPTION : Araignée atteignant 6 cm de long, vivant à Cuba sur les arbres fruitiers (2). Comme toutes les mygales, elle est munie de deux paires de poumons et dépourvue de trachée.

PARTIE UTILISÉE : L'insecte entier vivant.

COMPOSITION

Elle est mal connue.

PATHOGÉNÉSIE

Remède d'action limitée.
CHORÉE.

MOUVEMENTS CHORÉIFORMES, ATHÉTOSIQUES, TICS, DYSMÉTRIE.

AGGRAVATION :
LE MATIN, DU CÔTÉ DROIT.

• MOUVEMENTS CHORÉIFORMES, DYSMÉTRIE, TICS

Chorée surtout du haut du corps, et à droite.
Déviation rythmée et spasmodique de la tête.
Incapacité de manger par imprécision des gestes ; dysmétrie.
Tics de la face, des paupières, de la bouche.
Athétose (O.P.).

AUTRES INDICATIONS

Lymphangite.
Grincements des dents la nuit.

COMMENTAIRES ET COMPARAISONS

MYGALE est peu usité ; la chorée, son indication principale, appelle des remèdes mieux connus.

Comparaisons fondées sur la Matière médicale

Chorée :
TARENTULA HISPANA : chorée, tics, agitation psychomotrice ; aggravation ou inversement amélioration par la musique ;
AGARICUS : chorée, tics, agitation ; hyperesthésie au froid ; déficit intellectuel ;
ZINCUM : chorée, agitation, asthénie ; l'agitation prédomine aux membres inférieurs ;
CUPRUM : chorée à mouvements très spastiques ;
KALIUM BROMATUM : chorée, agitation prédominante aux membres supérieurs ; dépression avec cauchemars.

BIBLIOGRAPHIE

1. MULLER F. - *Contribution à l'étude des Arachnides utilisés en homéopathie.* Thèse Doct. État Pharm., Lyon I, 1983.
2. HODIAMONT. - *Venins et remèdes du règne animal en homéopathie.* Bruxelles, 1957.

Myrica cerifera

Arbre à suif

Myrica cerifera L. (Myricacées)

DESCRIPTION : Arbrisseau dioïque, originaire de l'Amérique du Nord, proche de ***M. gale*** L. de nos régions. Il est caractérisé par ses fruits globuleux, de la grosseur d'un pois, à la couleur noire masquée par la présence d'un enduit cireux, blanchâtre.

PARTIE UTILISÉE : L'écorce de racine fraîche.

COMPOSITION

Elle a été peu étudiée. Ont été isolés (1) :

- des triterpènes dont le myricadiol et la taraxérone ;
- du myricitroside ou myricétol-3-rhamnoside.

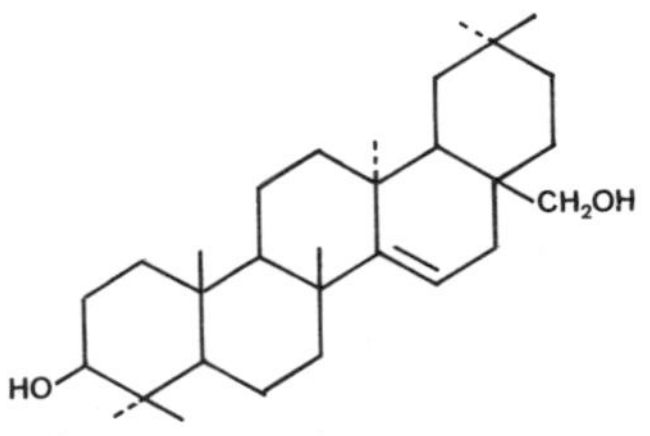

myricadiol

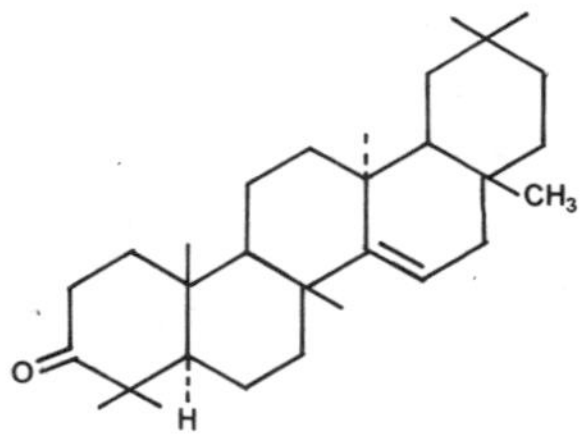

taraxérone

PATHOGÉNÉSIE

Remède d'action limitée.
DRAINAGE HÉPATO-BILIAIRE

MALADIES HÉPATO-VÉSICULAIRES : ICTÈRE, DOULEUR SOUS-HÉPATIQUE.

BRADYCARDIE.

MALADIES HÉPATO-VÉSICULAIRES

Ictère : teint jaune, goût amer, selles décolorées, urines pigmentées.
Hépatomégalie douloureuse. Tête lourde, épigastre lourd après le repas.
Bradycardie, palpitations, douleurs précordiales.
Action favorable sur le taux des transaminases (P. Barbier).

COMMENTAIRES ET COMPARAISONS

Un des multiples draineurs hépato-biliaires à pathogénésie imprécise.
On peut l'associer dans des formules complexes (avec *TARAXACUM, CHINA, CARDUUS*...).

CHELIDONIUM : ictère, douleur dorsale, prurit, somnolence.
DIGITALIS : ictère, gros foie, bradycardie.
PTELEA : ictère et constipation de selles dures.
CHINA : ictère, météorisme, anémie, hyperesthésie.
PHOSPHORUS : hépatite.

BIBLIOGRAPHIE

1. PAUL B.D., RAO G.S. et KAPADIA G.J. - *J. Pharm. Sci.*, 1974, *63*, 958-959.

Myristica sebifera

Ocoba

Myristica sebifera Lamk. (= *Virola sebifera* Aubl. = *V. venezuelensis* Warb) (Myristicacées)

DESCRIPTION : Arbre toujours vert de l'Amérique tropicale dont le fruit contient une seule graine qui a parfois été trouvée dans le commerce mêlée à la véritable noix muscade.

PARTIE UTILISÉE : Le suc de l'écorce.

COMPOSITION

L'écorce de l'arbre posséderait des propriétés hallucinogènes (1) dues à un composé très voisin de la sérotonine et de la bufoténine (*AGARICUS, BUFO*), la N,N-diméthyltryptamine ; ce produit est accompagné de 2-méthyltétrahydro-β-carboline (2).

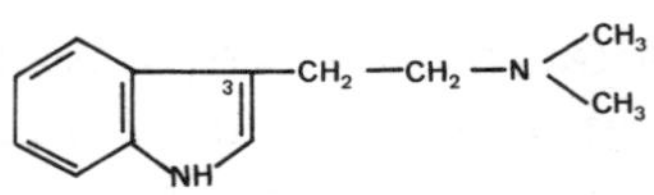

N,N-diméthyltryptamine

On a aussi identifié des composés originaux tels que des esters de l'acide férulique et d'acides gras ω-hydroxylés : certains de ces dérivés sont des monoglycérides (3).

PATHOGÉNÉSIE

Remède d'action limitée.
ABCÈS.

ABCÈS, PANARIS.

• ABCÈS, PANARIS

Il accélère la collection du pus et la suppuration.

COMMENTAIRES ET COMPARAISONS

Utilisé plus souvent par voie externe : compresses, pommades, formules magistrales.

Complétant le traitement général :
HEPAR SULFUR : abcès, suppuration, douleur en écharde ;
SILICEA : évolution lente ; répétitivité des panaris ; ongle incarné infecté ;
ECHINACEA : infection, suppuration ; aussi syndrome infectieux de type septicémique ;
CALENDULA : antiseptique et cicatrisant.

ECHINACEA, MYRISTICA, CALENDULA, SIEGESBECKIA peuvent être associés en basse dilution.

Du composé hallucinogène voisin de la sérotonine et de la bufoténine, la pathogénésie n'a rien retenu.

BIBLIOGRAPHIE

1. LOPES L.M.X., YOSHIDA M. et GOTTLIEB O.R. - *Phytochemistry*, 1982, *21*, 751-755.
2. SCHULTES R.E. et HOLMSTEDT B. - *Lloydia*, 1971, *34*, 61-78.
3. KAWANASHI K. et HASHIMOTO Y. - *Phytochemistry*, 1987, *26*, 749-752.

Myrtus communis

Myrte

Myrtus communis L. (Myrtacées)

DESCRIPTION : Arbuste de 2-3 m de hauteur, répandu sur tout le littoral méditerranéen, dans les bois et sur les coteaux de l'Europe méridionale. Les tiges sont recouvertes d'une écorce rousse ; les feuilles sont persistantes, coriaces, ovales, les fleurs blanches et odorantes. Le fruit est ovoïde, charnu, noir bleuâtre à maturité.

PARTIE UTILISÉE : Les jeunes rameaux feuillés frais.

COMPOSITION

C'est surtout celle des feuilles qui a été étudiée. On a mis en évidence :

- beaucoup de tanins (env. 14 %), surtout condensés, mais aussi hydrolysables, accompagnés d'autres dérivés phénoliques tels qu'acides gallique et ellagique, myricétol et myricitroside (1) ;
- des phloroglucinols complexes, les myrtucommulones A et B, pourvus de nombreuses fonctions carbonyles ; leur activité antibiotique sur les bactéries Gram^{+} serait comparable à celle de la pénicilline et de la streptomycine ;
- une huile essentielle (0,3 %) avec myrténol et cinéole (ou eucalyptol) ;
- de l'acide ursolique (1).

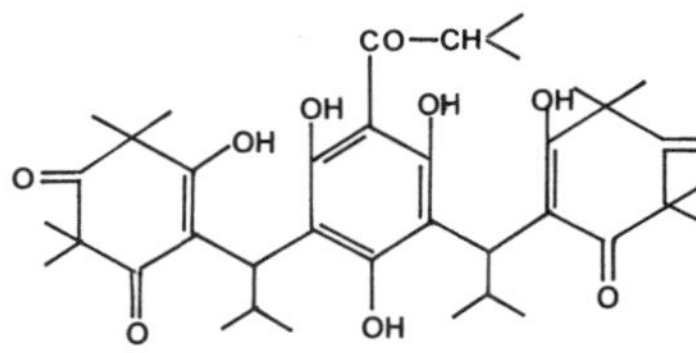

myrtucommulone A

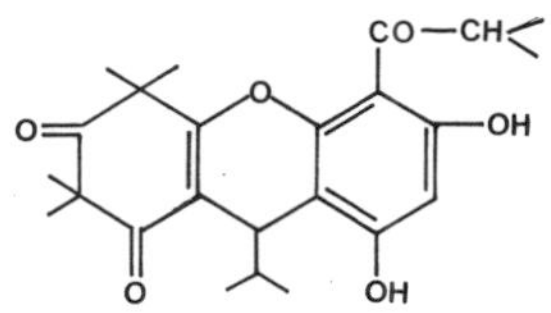

myrtucommulone B

PATHOGÉNÉSIE

Remède d'action limitée.
TOUX ET DOULEUR DU SOMMET GAUCHE.

DOULEUR PULMONAIRE DU SOMMET GAUCHE. TOUX SÈCHE.

AGGRAVATION :
PAR TOUT CHANGEMENT DE TEMPS.

Douleur pulmonaire du sommet gauche, aiguë ou chronique, irradiée à l'épaule gauche, en relation avec une atteinte pulmonaire ou une périarthrite d'épaule (O.P.).
Toux sèche, caverneuse, douloureuse, le matin ; par chatouillement trachéal.
Aggravation par tout changement de temps ; par l'humidité.
Extrême lassitude l'après-midi. Sueurs fatigantes.

COMMENTAIRES ET COMPARAISONS

Petit remède sans pathogénésie, il se limite au drainage broncho-pulmonaire.
Il convient de retenir **l'activité antibiotique** des myrtucommulones et le **tropisme respiratoire de son huile essentielle** qui confirment la validité de ses indications.

On peut le comparer et associer éventuellement (1 DH à 6 DH) :
MYRTUS : toux sèche, sommet gauche ;
PIX LIQUIDA : mucopus, sommet gauche ;
MYOSOTIS : toux grasse, sueurs profuses ;
ILLICIUM : expectoration blanche de mauvaise odeur ; asthme ;
SENEGA : suppuration pulmonaire ; dyspnée.
BRYONIA : toux sèche, douleur scapulaire soulagée par la pression.

Tous ces remèdes complètent ***PHOSPHORUS*** (tuberculinisme respiratoire) ***SULFUR***, ***STANNUM***...

BIBLIOGRAPHIE

1. MOVSUMOV T.S. et ALIEV A.V. - *Khim. Prir. Soedin*, 1981, 389.

Naja tripudians

Cobra, serpent à lunettes

Naja naja L. (= ***N. tripudians*** Merr.) (Élapidés)

DESCRIPTION : Reptile de l'Asie méridionale (sud de la Chine, Indes, Sri Lanka, îles de la Sonde). Certains spécimens peuvent atteindre et même dépasser 2 m de long.
En attaquant, le cobra se dresse, dilate son cou qui prend la forme d'une raquette sur laquelle apparaît un dessin rappelant une paire de lunettes.

PARTIE UTILISÉE : Le venin.

COMPOSITION
Elle est complexe ; on a mis en évidence :
- 2 neurotoxines et 2 cardiotoxines (1) ;
- une toxine à activité cytolytique *in vitro* : les cellules tumorales sont plus sensibles que les cellules normales (2) ;
- de la phospholipase A particulièrement abondante (3) ;
- de l'acétylcholinestérase (3) : elle pourrait modifier la réactivité de la jonction neuromusculaire expliquant ainsi l'effet curarisant du venin de cobra (4).

De fortes doses de venin provoquent, dans le cerveau du rat, un abaissement des phospholipides et une augmentation du cholestérol (5).

Voir aussi la monographie ***VENINS DE SERPENTS***.

PATHOGÉNÉSIE

Remède d'action limitée.
DOULEUR CARDIAQUE, PULSION SUICIDAIRE.

TOUX CARDIAQUE ; DOULEUR CONSTRICTIVE ANGINEUSE ; LÉSIONS VALVULAIRES CARDIAQUES AVEC DYSPNÉE. TROUBLES DU RYTHME ; BRADYCARDIE.

DOULEUR TEMPORO-OCCIPITALE, OVARIENNE GAUCHE.

RAPTUS SUICIDAIRE, DÉPRESSION ANXIEUSE DES CARDIAQUES.

AGGRAVATION :
LA NUIT, APRÈS LE SOMMEIL.
COUCHÉ SUR LE CÔTÉ GAUCHE – PAR LES VÊTEMENTS.
PAR LES BOISSONS ALCOOLISÉES.

• TOUX CARDIAQUE ; VALVULOPATHIES ; TROUBLES DU RYTHME

Toux cardiaque avec constriction laryngée anxiogène : le malade saisit sa gorge pendant la crise (***LACHESIS***, ***SPONGIA***).
Douleur cardiaque constrictive d'effort avec anxiété (***CACTUS***), sensation de mort imminente (***ACONITUM***) ; de poids sur la poitrine (***SULFUR***) ; irradiée à l'épaule et au membre supérieur gauche (***SPIGELIA***), et à la nuque.
Bradycardie, bradyarythmie. Tous les troubles de conduction intracardiaque.
Lésions valvulaires décompensées : dyspnée, douleur, signes périphériques d'insuffisance cardiaque ; cyanose des extrémités, tête chaude.
Ptose de la valvule mitrale (O.P.). Poumon cardiaque.

Troubles du rythme : irrégularité de force, rythme régulier. Plus souvent arythmie.

Palpitations avec dyspnée aggravée couché à gauche et en tentant de parler.

• DOULEUR TEMPORO-OCCIPITALE ET OVARIENNE GAUCHE

Douleur temporale ou sus-orbitaire gauche irradiée à l'occiput (l'inverse : *SPIGELIA*), avec battements, nausées, malaise, aggravée au réveil, améliorée à l'air et en fumant.

Douleur ovarienne gauche pouvant s'étendre vers le cœur, aggravée pendant les règles.

Métrorragie.

• RAPTUS SUICIDAIRE

Raptus suicidaire brutal, impulsif, imprévisible.

Suicide des sujets jeunes ; des cardiaques.

Dépression anxieuse des cardiaques qui ne supportent pas leur maladie.

• AUTRES INDICATIONS

Mydriase, regard fixe, ptosis. Œdème palpébral livide.

Douleur brûlante et piquante de l'amygdale gauche avec sécheresse et constriction.

COMMENTAIRES ET COMPARAISONS

Comparaisons fondées sur la composition

La coexistence dans le venin de *NAJA* de neurotoxines et de cardiotoxines explique parfaitement la pathogénésie centrée sur le cœur et les troubles de la conduction intracardiaque.

Beaucoup de symptômes sont communs avec *LACHESIS*. Voir *LACHESIS* et les *VENINS DE SERPENTS*.

Il convient aux maladies valvulaires. Son indication fut fréquente dans la suite du R.A.A. Il faut y penser chez les cardiaques jeunes qui supportent très mal, psychiquement, leur maladie.

Actuellement, il rend service chez les cardiaques opérés, les porteurs de prothèses valvulaires.

Dans l'angor, son action lente et profonde ne permet pas de le comparer aux remèdes de la crise d'angor : *ACONITUM, CACTUS, SPIGELIA, LAUROCERASUS*. Mais il les complète, comme *ARNICA, LACHESIS* ou *ARSENICUM ALBUM*.

Comparaisons fondées sur la Matière médicale

1) Bradycardie, bradyarythmie

NAJA : avec dyspnée et douleurs.

KALMIA : pouls lent et faible ; névralgies ; complète bien *NAJA*.

DIGITALIS : bradyarythmie bi-trigéminée.

APOCYNUM : bradycardie, oligurie, pouls très faible.

GELSEMIUM : pouls lent au repos, accéléré exagérément au mouvement.

LAUROCERASUS : pouls lent et dyspnée améliorée couché à plat.

2) Raptus suicidaire

NAJA : sujet jeune ou cardiaque.

ARGENTUM NITRICUM : précipitation soudaine d'un pont, d'une fenêtre.

AURUM : suicide longuement médité.

NATRUM SULFURICUM : mélancolie suicidaire obsédante.

BIBLIOGRAPHIE

1. RAMACHANDRAN L.K., ACHYUTAN K.E., AGARWAL O.P., CHAUDHURY L., VEDASIROMANI J.R. et GANGULI D.K. - *In Chem. Abst.*, 1984, *101*, 205743 v.
2. IWAGUCHI T., TAKECHI M. et HAYASHI R. - *In Chem. Abst.*, 1977, *86*, 166158 h.
3. CHEYMOL J., BOURILLET F. et ROCHARVEILLER M. - *Actualités pharmacologiques*, 1972, 25e série.
4. BRAZIL O.V. et BARRIO A. Jr. - *Rev. Inst. Malbrán*, 1954, *16*, 1-10 et 11-18.
5. MAITY C.R. et SAHU J.K. - *Snake*, 1992, *24*, 63-66.

Naloxone

Naloxone

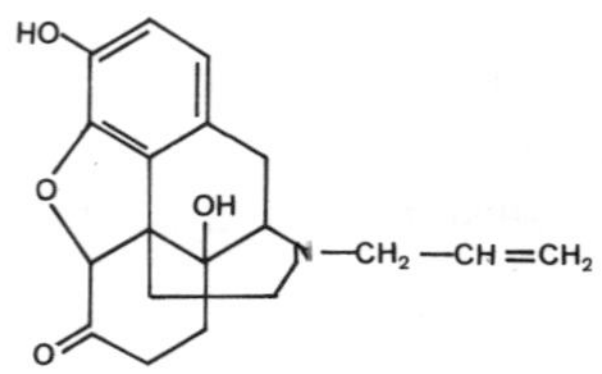

DESCRIPTION : Antagoniste des morphiniques, la naloxone, sous forme de chlorhydrate, est commercialisée sous le nom de Narcan® (Dupont Pharma). Cristaux solubles dans l'eau et l'alcool, pratiquement insolubles dans l'éther.

PATHOGÉNÉSIE (1)

Remède d'action limitée.
HYPERESTHÉSIE DOULOUREUSE,
INTOXICATIONS, DIARRHÉE, PRURIT.

HYPERESTHÉSIE DOULOUREUSE, DOULEURS ARTICULAIRES ET MUSCULAIRES : COURBATURE, BLOCAGES FONCTIONNELS, DÉROBEMENT, PARESTHÉSIE.

LENTEUR INTELLECTUELLE, DIFFICULTÉ DE CONCENTRATION, OUBLIS INOPINÉS DE FAITS ET D'OBLIGATIONS IMPORTANTS.

POLYPHAGIE INCONTRÔLÉE, DÉPENDANCE DE TOXIQUES DIVERS. DIARRHÉE INDOLORE URGENTE.

PRURIT. MACULES. PAPULES. PUSTULES : PETITS ÉLÉMENTS DOULOUREUX AU FROTTEMENT.

AGGRAVATION :
PAR TEMPS CHAUD ET ORAGEUX.
AU LEVER ; LE SOIR APRÈS 17 H.
DE 1 H À 5 H DU MATIN.

• HYPERESTHÉSIE DOULOUREUSE, DOULEURS ARTICULAIRES ET MUSCULAIRES

Hyperesthésie à la douleur (*CHAMOMILLA*, *COFFEA*, *VALERIANA*, *PHOSPHORUS*...).
Myalgies, arthralgies, courbatures (*ARNICA*, *PHYTOLACCA*).
Blocages et contractures ; limitation douloureuse des mouvements.
Dérobements articulaires, hyperlaxité : entorses de cheville répétées ; dérobement du genou.
Douleurs avec dysesthésies : fourmillements, élancements fugaces.

• LENTEUR INTELLECTUELLE, OUBLIS IMPORTANTS

Lenteur intellectuelle, réponses retardées, concentration difficile, psychasthénie (*GELSEMIUM*, *BARYTA CARBONICA*, *MERCURIUS*).
Sentiment d'étrangeté, sensation de planer, comportement bizarre, rêveries érotiques (*CANNABIS INDICA*, *ACTAEA RACEMOSA*).
Indifférence aux événements graves.
Perte de mémoire : oublis isolés mais importants.
Insomnie intercalaire de 1 h à 5 h du matin.
Fatigue irritable (*NUX VOMICA*, *LYCOPODIUM*).

• PRURIT ET DERMATOSES

Prurit, surtout ano-génital – sans lésion ou avec urticaire, eczéma, etc.
Acné, folliculite, eczéma vésiculaire, furonculose : **les lésions dermatologiques – macules, papules, vésicules – sont petites, pruriantes, douloureuses, aggravées par le frottement** des vêtements et la friction légère (*HEPAR SULFUR*, *CHINA*, *NUX VOMICA*).

• POLYPHAGIE, DIARRHÉE

Polyphagie incontrôlée. **Incapacité de limiter l'appétit ; obésité de constitution rapide. Dépendance de toxiques divers :** alcool, tabac, médicaments, drogues.
Les aliments, les médicaments ont mauvais goût.
Nausées, même loin des repas. Gastralgie à vide, aérogastrie, aérophagie.
Météorisme abdominal ; gaz difficiles à évacuer ; souvent inodores.
Diarrhée matinale, impérieuse, sous pression. Rectite et faux besoins.
Constipation spasmodique ; selles fines, insuffisantes ; sensation de hernie menaçante.

• AUTRES INDICATIONS

Rhinite estivale allergique aggravée aussi par le froid et le courant d'air.
Sinusite aggravée par l'humidité.
Polyurie, pollakiurie, cystopathie à urines claires.

COMMENTAIRES ET COMPARAISONS

Cet antagoniste pur des morphinomimétiques et inhibiteur des morphines endogènes facilite à dose pondérable faible (jusqu'à 4 CH) les stimuli douloureux (Terenius et Hughes, 1974).
La pathogénésie aurait donc dû fournir de nombreuses algies mal tolérées. Il n'en fut rien, sauf dans le domaine articulaire, musculaire, et les céphalées.
On remarquera par contre l'action dermatologique. De même des effets psychologiques vaguement "morphin-like".
Deswarte insiste sur l'**usage possible à dose homéopathique dans les désintoxications diverses, y compris la polyphagie des obèses,** s'appuyant sur un travail américain de Rory Mac Cloy (2). Dans cette indication et pour la dissuasion tabagique : 15 CH.

En fait *NALOXONE* (7 CH à 30 CH) s'est montré très efficace dans des cas d'algies résistantes aux antalgiques usuels, soudaines, violentes, intolérables ; d'origine nerveuse : névralgie trigéminée ; postzostérienne ; des moignons d'amputation, et cette indication doit être confirmée (comparer surtout *CHAMOMILLA*, *ACONITUM*, *ANHALONIUM*, *HYPERICUM*).

La présence du noyau morphinane, que l'on trouve dans les alcaloïdes du groupe de la morphine, amène à comparer à :
OPIUM : hyperesthésie sensorielle générale, mais aussi absence de douleur ; même obnubilation, plus profonde (torpeur) ; constipé, et non diarrhéique, mais aussi météorisme.

Comparaisons fondées sur la Matière médicale
1) Lenteur intellectuelle
NALOXONE : réponses retardées, asthénie intellectuelle, imagination vive.
GELSEMIUM : obnubilation, petite confusion, tremblements.
MERCURIUS : lenteur, somnolence, torpeur, tremblements.
BARYTA CARBONICA : lenteur inexpressive ; intelligence limitée ; faciès figé.

2) Appétit incontrôlable
NALOXONE : avec prise de poids rapide.
CALCAREA CARBONICA : non discriminatif.
PHOSPHORUS : même la nuit ; association de troubles nutritionnels et psychologiques.
MOSCHUS : ennui, compensation orale.
LYCOPODIUM : même la nuit ; appétit très sélectif.
SULFUR : faim de 11 heures ; faim, soif, chaud ; intoxiqué.
ANTIMONIUM CRUDUM, *BRYONIA*, *NUX VOMICA* : gourmands.
CINA, *ABROTANUM*, *NATRUM MURIATICUM*, *IODUM*, *PSORINUM* : maigres.

3) Arthralgies avec dérobement, hyperlaxité, paresthésies
CAUSTICUM : raideur, limitation, dérobement subit, paresthésies, amyotrophie.
CALCAREA FLUORICA : hyperlaxité.
NATRUM CARBONICUM : hyperlaxité, œdème ; aggravé par temps chaud et surcharge pondérale.
PLATINA : arthralgies avec dysesthésies importantes : description "exagérée".

BIBLIOGRAPHIE

1. Pathogénésie établie en 1979 en double insu sur quarante sujets par GUERMONPREZ M., TRAISNEL M., BONIFACE M. - "Expérimentation pathogénétique de la naloxone". *Cahiers de Biothérapie*, 1982, n° 73, 23-31.
2. DESWARTE D. - Naloxone, premiers essais cliniques. *Homéopathie française*, 1984, *72*, 105-116.

Naphtalinum

Naphtalène, naphtaline

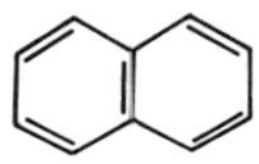

DESCRIPTION : Lamelles cristallines incolores, à l'odeur goudronneuse, insolubles dans l'eau, solubles dans l'alcool et dans l'éther.

PATHOGÉNÉSIE

Remède d'action limitée.
CATARACTE ET ASTHME.

CATARACTE, OPACITÉS CORNÉENNES.

CORYZA ALLERGIQUE ET ASTHME.

AMÉLIORATION :
AU GRAND AIR.

• CATARACTE ET OPACITÉS CORNÉENNES (1)
Cataracte sénile. Opacification centrifuge : opacités grosses, longues, inégales, plus larges à leur base. Association à des lésions choroïdiennes ; ou rétiniennes (diabète, H.T.A., albuminurie...).

Opacités de la cornée (*THIOSINAMINUM, CALCAREA FLUORICA, GRAPHITES, CAUSTICUM*).

• CORYZA ALLERGIQUE ET ASTHME

Coryza aqueux, abondant, excoriant ; éternuements ; allergie saisonnière.
Toux coqueluchoïde : dyspnée, cyanose (*DROSERA, CORALLIUM RUBRUM*).
Asthme.
Toutes les manifestations respiratoires sont améliorées au grand air (*ARSENICUM ALBUM, PULSATILLA*...).

COMMENTAIRES ET COMPARAISONS

Trois remèdes provoquent une cataracte expérimentale : ***NAPHTALINUM, SECALE CORNUTUM*** et ***NATRUM MURIATICUM*** et devraient logiquement améliorer cette maladie. ***NAPHTALINUM*** complète l'action de l'un des deux autres :
SECALE CORNUTUM : cataracte à très fines opacités périphériques ; sclérose associée ;
NATRUM MURIATICUM : stries périphériques nettes mais irrégulières ; asthénopie accommodative ; larmoiement ; troubles de l'assimilation.

BIBLIOGRAPHIE

1. BOUJARD-DUFLO O. - *Ophtalmologie homeopathique*. Le François, Paris, 1979, p. 218 et p. 369.

Natrum carbonicum

Carbonate de sodium monohydraté

Na_2CO_3, H_2O

DESCRIPTION : Poudre cristalline blanche ou cristaux incolores, inodores, de saveur alcaline et salée, très solubles dans l'eau, pratiquement insolubles dans l'alcool.
Produit stable dans les conditions normales de température et de pression, contenant au minimum 83 % et au maximum 87,5 % de Na_2CO_3.

PATHOGÉNÉSIE

Remède d'action limitée.
ASTHÉNIE, DIARRHÉE, LAXITÉ.

ASTHÉNIE PSYCHIQUE ET NERVEUSE AVEC INTOLÉRANCE À L'EFFORT INTELLECTUEL.

DÉPRESSION ET HYPERESTHÉSIE.

DIARRHÉE DE COULEUR ORANGE, PAR LE LAIT, PAR TEMPS CHAUD.

LAXITÉ ARTICULAIRE ET PTOSE.

AGGRAVATION :
PAR LA CHALEUR, LE SOLEIL, L'ORAGE.
PAR LE FROID.
PAR L'ACTIVITÉ INTELLECTUELLE, PAR LA MUSIQUE.
À 5 H ET 23 H.

• ASTHÉNIE PSYCHIQUE ET NERVEUSE

Asthénie intellectuelle. Rendement scolaire médiocre.
"Paresse". Mémoire faible.
Émotivité : timidité, tremblements, sensibilité maladive à la musique – piano surtout.
Dépression : tristesse, apragmatisme, fuite d'autrui, soucis hypocondriaques (*SEPIA*).
Fatigue cérébrale, dépression, inaction par temps chaud ; l'été, par l'orage.
Hyperesthésie auditive, à la lumière, à l'orage (*PHOSPHORUS*).
Céphalée au moindre effort intellectuel (*CALCAREA PHOSPHORICA, KALIUM PHOSPHORICUM, NATRUM MURIATICUM*), **à la chaleur, au soleil** (*BELLADONNA, GLONOINUM*).

• DIARRHÉE DE COULEUR ORANGÉE ; PAR TEMPS CHAUD

Diarrhée comme de la pulpe d'orange ; par temps chaud ; par le lait (*MAGNESIA CARBONICA, AETHUSA*).
En jet, acide.
Aversion pour le lait, intolérance aux féculents.
Faim tôt le matin et la nuit ; se lève pour manger (*PHOSPHORUS, LYCOPODIUM, CHINA, IODUM, PSORINUM*).
Mauvaise humeur pendant la digestion.
Langue saburrale, dilatation gastrique, flatulence ; épisodes de constipation de selles sèches.

• LAXITÉ ARTICULAIRE ET PTOSES

Laxité articulaire : chevilles ; l'enfant ne peut marcher.

Entorses répétées (*NATRUM MURIATICUM, SEPIA, CALCAREA FLUORICA*).
Pied plat en charge, douleurs de la plante du pied ; œdème par temps chaud (*NATRUM SULFURICUM, PULSATILLA*).
Sacro-iliaque hyperlaxe dans la grossesse quand la femme grossit trop (O.P.).
Craquements articulaires.
Ptose gastrique et utérine.

• **AUTRES INDICATIONS**

Douleurs oculaires, conjonctivite, au travail en lumière intense. Photophobie (*MERCURIUS, CONIUM*).
Rhinite postérieure à sécrétions abondantes, mucopurulentes, épaisses, jaunâtres. Toux dans une pièce chaude.
Transpiration alternant avec la sécheresse de la peau.
Stérilité féminine.

COMMENTAIRES ET COMPARAISONS

On décrit le sujet *NATRUM CARBONICUM* gras, pâle, infiltré, voûté, faible et paresseux : un *CALCAREA CARBONICA* aggravé et intolérant à la chaleur. Il y a une certaine symétrie avec *KALIUM CARBONICUM*, asthénique, mais frileux, et tout aussi hyperesthésique et dépressif. Les indications excèdent largement le biotype caricatural. Il complète souvent *SEPIA* : ptoses, apathie, intolérance lactée. *PHOSPHORUS* est plus énervé que lui par l'orage ; les sécrétions de *PULSATILLA* et son intolérance à la chaleur les rapprochent.
Il est utile aux personnes qui tombent malades dans un climat chaud : diarrhées, angines estivales, insolation et intolérance à la chaleur surtout humide, entorses répétées par temps chaud, avec œdème modéré des chevilles.
Comparer à *NATRUM MURIATICUM* : pathologie du climat marin.

Comparaisons fondées sur la composition (ion sodium)
NATRUM CARBONICUM : intolérance à la chaleur, hyperémotif asthénique, diarrhée orangée, laxité.
NATRUM MURIATICUM : intolérance à la chaleur, hyperémotif affamé et constipé.
NATRUM PHOSPHORICUM : intolérance à la chaleur orageuse ; diarrhée orangée.
NATRUM SULFURICUM : intolérance à l'humidité, mélancolie ; diarrhée aqueuse.

Comparaisons fondées sur la Matière médicale
Quelques paresseux :
NATRUM CARBONICUM : lourd, triste, émotif et hyperesthésique ;
CALCAREA CARBONICA : lourd, gourmand, frileux, peureux, statique ;
OLEANDER : lourd, gourmand, eczémateux, diarrhéique ;
KALIUM PHOSPHORICUM : asthénique émotif ; céphalée d'effort ;
PHOSPHORICUM ACIDUM : asthénique émotif ; désintérêt, désinsertion ;
PHOSPHORUS : asthénique émotif, intelligence brillante ; décompensé ;
SULFUR : brouillon, imaginatif, chahuteur ;
NUX VOMICA : agressif, colérique, bagarreur ;
MERCURIUS : agité, bavard, superficiel ;
BARYTA CARBONICA : peu intelligent ; lent ; peureux.

Natrum muriaticum

Sel marin, chlorure de sodium marin

DESCRIPTION : Produit brut principalement constitué de NaCl, se présentant sous forme de cristaux grisâtres souvent accolés en trémies retenant un peu d'eau d'interposition, inodores, à saveur caractéristique. Soluble dans l'eau et la glycérine, très peu soluble dans l'alcool.
Le sel marin est hygroscopique. Chauffé, il perd d'abord l'eau d'interposition, puis fond vers 800 °C.
Le sel marin contient de petites quantités de chlorures de potassium et de magnésium avec des traces de calcium, aluminium et divers autres métaux.

PATHOGÉNÉSIE

Remède d'action générale.
FAIM ET MAIGREUR ; SOIF ET DÉSHYDRATATION ; CHAGRIN ET SOLITUDE.

DANS TOUT L'ORGANISME :

DÉNUTRITION ET AMAIGRISSEMENT MALGRÉ UN APPÉTIT AUGMENTÉ.

DÉSHYDRATATION MALGRÉ UNE SOIF INTENSE ET DÉSIR DE SEL.

PSYCHISME HYPERÉMOTIF : DÉPRESSION AGGRAVÉE PAR LA CONSOLATION ; FUITE DES CONTACTS HUMAINS.

AGGRAVATION :
AU BORD DE LA MER.
PAR LA CHALEUR, LE SOLEIL, L'ÉTÉ, MALGRÉ LA FRILOSITÉ.
DE 9 H À 11 H DU MATIN.
PAR EXCÈS DE SEL.
PAR LE CHAGRIN.
PAR LA CONSOLATION.

AMÉLIORATION :
AU GRAND AIR.
PAR LA TRANSPIRATION.

• SIGNES GÉNÉRAUX : DÉNUTRITION, DÉSHYDRATATION, APPÉTIT ACCRU

Amaigrissement, malgré un fort appétit, portant d'abord sur le haut du corps : cou, bras, thorax, seins (*LYCOPODIUM*).
Œdèmes localisés et limités : paupières, doigts, malléoles.
Frilosité, surtout des extrémités, avec crainte de la chaleur, surtout radiante, du soleil, du confinement.
Maladies survenant au bord de la mer et surtout au retour d'un séjour balnéaire.
Anémie, après déperdition sanguine ou hydrique ; chez des sujets pâles et amaigris (*CHINA*) ; hématies crénelées (*APIS*) (Jouanny).
Leucopénie médicamenteuse : chimiothérapie (O.P.).
Diabète insipide : polydipsie, polyurie, amaigrissement.
Maladies de la rate, des organes hématopoïétiques.
Suites d'absorption prolongée de quinine, de dérivés quiniques ; séquelles de paludisme.
Céphalée battante à petits coups répétés ; en clou ; avec larmoiement ; en voyage ; par le retard des repas ; par excès de chaleur.
Céphalée périodique ; deux ou quatre jours.
Céphalée suivant la courbe diurne solaire.
Céphalée et migraine des étudiants : pouvant provoquer l'arrêt des études (O.P.).
Migraine ophtalmique : vision de créneaux, éclairs ; ou hémiopie transitoire, avant une hémicrânie suivant la courbe solaire.
Névralgies de la face suivant la courbe solaire ; trigéminée, ou d'Arnold, tous les matins.
Spasmophilie : paresthésies angoissantes de la langue et des lèvres ; du nez.
Paresthésies et froid des extrémités, aggravés par les émotions (O.P.). Syndrome de Raynaud.
Maladresse : laisse tomber les objets (*AGARICUS*, *APIS*, *CAUSTICUM*).

• DIGESTION

Appétit important, boulimique, et cependant amaigrissement.
Soif intense, bouche sèche ; de grandes quantités souvent répétées (*BRYONIA* : grandes quantités à intervalles espacés).
Désir de sel, d'aliments salés : poissons de mer, huîtres, salaisons ; de boissons amères. Dégoût du pain, des graisses ; exceptionnellement, du sel.
Faim impérieuse vers 10 h ou 11 h (*IGNATIA* ; à 11 h *SULFUR*).
Inappétence totale et dissimulée avec amaigrissement spectaculaire (O.P.).
Alternance boulimie-anorexie.
Langue en carte de géographie ; zones dépapillées (*TARAXACUM*).
Sensation d'un cheveu sur la langue. Salive épaisse, visqueuse, "faisant comme un chapelet de bulles" (Voisin).
Perte simultanée du goût et de l'odorat.
Crampes gastriques, douleurs d'ulcère gastrique améliorées en mangeant.
Constipation de selles déshydratées, inhomogènes, s'émiettant (*MAGNESIA MURIATICA*).
Fissure ou fistule anale ; douleur persistante après une évacuation (*MURIATICUM ACIDUM*, *NITRICUM ACIDUM*).

• RESPIRATION

Rhinite à répétition, saisonnière, ou chronique. S'enrhume au moindre froid.
Rhinite allergique saisonnière, pollinose.
Écoulement aqueux abondant, avec larmoiement.
Crise de coryza chaque jour vers 10 h.
Toux par sécheresse pharyngée, avec céphalée, larmoiement, émission involontaire d'urine (*ARSENICUM ALBUM*, *KALIUM CARBONICUM*).
Asthme de 1 h à 3 h du matin, aggravé au chaud, amélioré au grand air.
Asthme consécutif à l'allergie nasale (O.P.). Asthme sec ou très hypersécrétoire, alternativement.

• CŒUR ET CIRCULATION

Dyspnée en marchant contre le vent.
Palpitation et arythmie des émotifs, ressentie couché, dans l'inaction, après le sommeil.
Sensations de "battements d'ailes d'oiseau" dans la région du cœur.
Les battements du cœur semblent se transmettre au corps entier.

• REINS ET VOIES URINAIRES

Miction impossible devant un tiers.
Polyurie ; urine de très faible concentration. Pollakiurie nocturne. Oligurie ; œdèmes localisés.
Incontinence urinaire à la toux, la marche, l'effort (*CAUSTICUM*, *KALIUM CARBONICUM*).
Protéinurie curable du sujet jeune ; ortho, clinostatique (O.P.).
Néphropathie avec perturbations électrolytiques précoces.
Néphropathie chronique associant œdèmes et déshydratation, avec soif (O.P.).

• ORGANES GÉNITAUX

Aménorrhée de la puberté. Oligoménorrhée avec espacement de plusieurs mois.
Sécheresse du vagin, persistant lors des rapports sexuels.
Frigidité.
Prolapsus utérin ressenti le matin, avec lombosacralgie (*SEPIA*).
Leucorrhée irritante.
Chez l'homme, les rapports sexuels sont suivis de lombosacralgie et d'asthénie.

• OS ET ARTICULATIONS

Lombosacralgies améliorées assis ou appuyé sur un plan dur : siège ou sommier.
Rachialgies de l'adolescent, épiphysite (*CALCAREA PHOSPHORICA*).
Ostéoporose (*PHOSPHORUS*).
Difficulté et retard de la marche chez l'enfant : faiblesse des chevilles (*NATRUM CARBONICUM*).
Rétractions tendineuses rhumatismales ; polyarthrite infantile (O.P.).
Maladie de Dupuytren du sujet jeune (O.P.).

• DERMATOLOGIE

Petits œdèmes localisés : paupières, doigts, malléoles.
Déshydratation de l'épiderme, derme aminci ; vieillissement de la peau et rides précoces.
Peau détachée autour des ongles : "envies".
Fissure verticale médiane de la lèvre inférieure ; supérieure, des commissures.
Les lèvres sont sèches.
Transpiration profuse générale, sur peau habituellement sèche.
Séborrhée du visage et acné ; du cuir chevelu avec "pellicules" et chute des cheveux.
Alopécie en zone temporo-frontale ; chute des poils pubiens.
Eczéma sec ; **de la marge frontale du cuir chevelu** et rétro-auriculaire. Des plis de flexion (*SEPIA*).
Dysidrose palmo-plantaire (O.P.).
Herpès labial et ano-génital.
Verrues de la paume des mains, des plis des doigts, du front (planes de la face : *CALCAREA CARBONICA*).
Urticaire chronique et récidivant (aigu : *APIS*, *URTICA URENS*, *DULCAMARA*).

• YEUX

Larmoiement pour la moindre cause. Accompagnant tout épisode critique.
Asthénopie. Douleurs en fixant le regard.
Cataracte à début périphérique (*SECALE CORNUTUM*, *NAPHTALINUM*).
Blépharite marginale ; conjonctivite saisonnière.
Herpès cornéen.

• SIGNES PSYCHIQUES : HYPERÉMOTIVITÉ, DÉPRESSION, FUITE DES CONTACTS

Hyperémotivité et dépression aggravées par la consolation (améliorées : *PULSATILLA*).
Peur des foules, agoraphobie (l'inverse : *PULSATILLA*).
Réactions affectives paradoxales : **rire inattendu dans une situation pénible** (*IGNATIA*).
Suite de chagrins durables, non partagés. Pleure sous l'influence de la musique (*GRAPHITES*).
Amours et amitiés déçus ; liaisons inavouées, tenues secrètes, réprouvées.
Dépression, tristesse, isolement ; rejet de la compagnie, du contact humain.
Par contre, un animal de compagnie est accepté (O.P.).
Dépression aggravée vers 10 h le matin.
Les enfants redoutent d'être touchés, dérangés : colère, bouderie, isolement. Ils parlent tardivement.
Difficultés du travail intellectuel, de l'attention ; céphalée des étudiants.
Abandon brutal des études (O.P.) (*PHOSPHORICUM ACIDUM*).
Insomnie due au chagrin.
Impression qu'il y a un voleur dans sa chambre, sous son lit. Peur et rêves de voleur.

COMMENTAIRES ET COMPARAISONS

On a décrit avec complaisance le biotype *NATRUM MURIATICUM* : nourrisson grognon, inconsolable, mal développé et marchant tard ; adolescent déminéralisé boutonneux et complexé ; adulte maigre du haut du corps, au cou décharné, à la poitrine étroite, aux bras grêles, avec de bonnes jambes. Il faudrait ajouter le vieillard boulimique, larmoyant, solitaire et ostéoporotique.

Il s'est avéré impossible de résumer dans l'encadré en tête de chapitre l'action de *NATRUM MURIATICUM* en raison de **la richesse exceptionnelle de cette pathogénésie, la plus importante pour la période de croissance, l'adolescence, la jeunesse.**

Dans la série tuberculinique, on compare à *PHOSPHORUS* qui présente des modalités voisines mais avec un tropisme nerveux et hématologique, notamment, différents.

Son état s'aggrave en *ARSENICUM ALBUM* (dépression anxieuse, asthme, amaigrissement), *SEPIA* (ptoses, tristesse, misanthropie confirmées) ou *SILICEA* (déminéralisation, frilosité, faiblesse).

En phase aiguë, on trouve les indications de :
APIS : début brutal, œdème, disparition de la soif ;
BRYONIA : début progressif, soif intense à longs intervalles, muqueuses sèches ;
PULSATILLA : début progressif, absence de soif, fièvre inversée.

Toute une gamme de remèdes végétaux satellisent autour de lui : *IGNATIA* avec son chagrin, ses paradoxes, ses céphalées ; *PULSATILLA*, qui le complète malgré une modalité opposée, l'amélioration par la consolation ; *BRYONIA*, qui partage sa soif et sa sécheresse, *APIS* dans les crises aiguës et les œdèmes.
LYCOPODIUM le complète dans l'ordre digestif et lui succède si l'appétit diminue.
T.K. surtout, stabilise son action, ou la mordance.

Comparaisons fondées sur la Matière médicale

1) Amaigrissement avec appétit accru et conservé
IODUM : hypermétabolisme, hyperthyroïdie ; thermophobie ; agitation.
PHOSPHORUS : crises de boulimie ; désir de sel ; faim la nuit ; épisodes d'anorexie.
SULFUR : faim de 11 heures ; toujours soif ; parfois anorexique ; désir de mets sucrés.
LYCOPODIUM : maigrit du haut du corps ; boulimie ; alterne avec satiété rapide.
ABROTANUM : maigrit du bas du corps ; diarrhée ; rhumatisme.
CINA : faim canine par crises ; enfant maigre, criard, parasité.
T.K. : affamé, maigre, fébrile, transpirant, fatigué ; ou anorexique.

2) Céphalée croissant et décroissant avec le soleil
NATRUM MURIATICUM : migraine ophtalmique ; battements à petits coups répétés ; sujet jeune.
PHOSPHORUS : regard brillant, pommettes rouges ; céphalée congestive, brûlante, pesante.
SANGUINARIA : migraine ophtalmique ; unilatéralité droite ; congestive.
SPIGELIA : céphalée névralgique ; unilatérale gauche.
KALMIA : céphalée névralgique, en éclair ; plutôt droite.
GLONOINUM : céphalée congestive battante ; battements carotidiens perceptibles.
STANNUM : céphalée névralgique et battante ; sujet affaibli.
KALIUM BICHROMICUM : céphalée rhumatismale ou de sinusite ; douleur ponctiforme.

3) Tristesse et dépression aggravées par la consolation
NATRUM MURIATICUM : après un chagrin, une déception sentimentale.
SILICEA : tristesse bougonne, grande irritabilité.
SEPIA : désaffection pour sa propre famille.
IGNATIA : cependant amélioré par la distraction.
ARSENICUM ALBUM : hantise de la mort.
LILIUM TIGRINUM : sentiment d'indignité, de culpabilité.
PLATINA : mépris hautain d'autrui.
HELLEBORUS : tristesse confuse et délirante.

Natrum phosphoricum

Phosphate disodique

$Na_2\ HPO_4,\ 12\ H_2O$

DESCRIPTION : Cristaux transparents, incolores, inodores, de saveur légèrement alcaline et salée, efflorescents, très solubles dans l'eau, insolubles dans l'alcool.

PATHOGÉNÉSIE

Remède d'action limitée.
GOUTTE ET ACIDITÉ DIGESTIVE.

HYPERURICÉMIE ET GOUTTE.

SÉCRÉTIONS JAUNE D'OR, ÉPAISSES ; ACIDITÉ DIGESTIVE.

AGGRAVATION :
PAR TEMPS CHAUD, ORAGEUX.

AMÉLIORATION :
EN BUVANT DE LA BIÈRE.

• HYPERURICÉMIE ET GOUTTE

Uricémie élevée.
Goutte du gros orteil, du poignet, des petites articulations. Crises par temps chaud.
Hydarthrose goutteuse.
Crampe des écrivains.

• SÉCRÉTIONS JAUNE D'OR, ÉPAISSES, ACIDITÉ DIGESTIVE

Base de la langue couverte d'enduit épais jaune orangé.
Désir d'aliments très relevés (*NUX VOMICA*).
Vomissements, diarrhées acides (*MAGNESIA CARBONICA*). Ténesme.
Rhinite postérieure : sécrétions jaunes à jaune orangé (*NATRUM CARBONICUM*).
Transpiration acide (*MAGNESIA CARBONICA*).
Eczéma : suintement jaune, épais.

• AUTRES INDICATIONS

Verminose infantile (*CINA*) avec prurit du nez et de l'anus.
Amélioration générale par la bière (aggravation : *CARDUUS, KALIUM BICHROMICUM*).
Pollutions nocturnes et asthénie.

COMMENTAIRES ET COMPARAISONS

On attend de *NATRUM PHOSPHORICUM* une grande pathogénésie. Or elle est limitée et méconnue. *LEDUM PALUSTRE, COLCHICUM, LITHIUM CARBONICUM* lui sont préférés, parmi d'autres, dans la goutte ; *RHEUM, MAGNESIA CARBONICA*, dans l'acidité digestive ; *NATRUM CARBONICUM* pour les sécrétions jaunes. *LYCOPODIUM* complète son action.
Il figure parmi les frileux qui craignent la chaleur, comme *NATRUM CARBONICUM* et *NATRUM MURIATICUM*. Comme eux, il est déprimé, asthénique, avec céphalée occipitale et anxiété au moindre bruit. Il aurait aussi peur des voleurs ; son usage psychique est, en fait, exceptionnel.

Natrum salicylicum

Salicylate de sodium

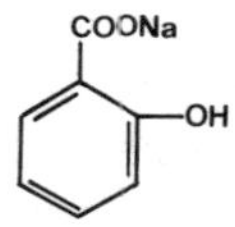

DESCRIPTION : Cristaux ou paillettes inodores, blancs, rosissant par exposition à la lumière, solubles dans l'eau, l'alcool, la glycérine.

PATHOGÉNÉSIE

Remède d'action limitée.
SURDITÉ, BOURDONNEMENTS, VERTIGES.

HYPOACOUSIE, ACOUPHÈNES, SYNDROME DE MÉNIÈRE.

Surdité : mauvaise audition des **sons graves.**
Troubles auditifs dus à une mauvaise conduction osseuse.
Bourdonnements d'oreille.
Vertige de Ménière.

COMMENTAIRES ET COMPARAISONS

La pathogénésie ne permet guère de le distinguer de quelques remèdes spécifiques du même syndrome dont le traitement exige par ailleurs toujours de grands remèdes : *CAUSTICUM, NITRICUM ACIDUM, PHOSPHORUS, BARYTA CARBONICA, NATRUM MURIATICUM*, etc.

Comparaisons fondées sur la Matière médicale
Syndrome de Ménière d'origine auditive :
NATRUM SALICYLICUM : avec mauvaise audition des sons graves ;
SALICYLICUM ACIDUM : état congestif ; gastralgie brûlante ;
CHININUM SALICYLICUM : ?
CHININUM SULFURICUM : crises périodiques ;
CHINA : hyperesthésie générale, anémie ;
CHENOPODIUM : syndrome de Ménière dans un contexte hépatique ; vertiges rotatoires ; hyperesthésie auditive malgré l'hypoacousie.

Natrum sulfuricum

Sulfate de sodium anhydre

$Na_2\ SO_4$

DESCRIPTION : Poudre blanche, inodore, hygroscopique, facilement soluble dans l'eau.

PATHOGÉNÉSIE

Remède d'action générale.
RÉTENTION HYDRIQUE ET TRAUMATISME CRÂNIEN.

RÉTENTION D'EAU VARIABLE DANS L'ORGANISME : ŒDÈME PASSAGER, RHUMATISMES.

SÉCRÉTIONS MUQUEUSES PROFUSES, JAUNE VERDÂTRE : DIARRHÉE AQUEUSE, BRONCHITE ET ASTHME HYPERSÉCRÉTOIRES.

NÉOFORMATIONS BÉNIGNES.
IRRITABILITÉ, DÉPRESSION, ALGIES, SURTOUT APRÈS TRAUMATISME CRÂNIEN OU RACHIDIEN.

AGGRAVATION :
PAR L'HUMIDITÉ (TEMPS HUMIDE, BORD DE L'EAU, DE LA MER, LIEUX HUMIDES, ALIMENTS AQUEUX).

AMÉLIORATION :
PAR UNE SELLE ABONDANTE ET AQUEUSE.

• RÉTENTION D'EAU DANS L'ORGANISME

Infiltration hydrique : œdème, cellulite, hydrolipopexie.
Œdème des doigts le matin par temps humide ; des pieds ; chevilles laxes.
Les œdèmes sont variables ou passagers, ou périodiques.
Rhumatisme articulaire avec infiltration des articulations ; crises par temps humide ; raideur, modalité de dérouillage, craquements articulaires (*RHUS TOXICODENDRON*).
Atteinte des hanches, des genoux, des chevilles.
Syndrome tropho-statique des obèses (O.P.).
Rétention hydrique prémenstruelle.

• SÉCRÉTIONS MUQUEUSES PROFUSES

Sécrétions jaunâtres ou verdâtres, aqueuses ou épaisses.
Langue à enduit jaune verdâtre ; goût amer. **Grande soif de boissons froides.**
Intolérance de la ceinture serrée (*NUX VOMICA, LACHESIS, LYCOPODIUM*).
Mauvaise digestion des aliments aqueux, fruits et légumes ; des farineux et féculents.
Diarrhée profuse, en jet, avec gaz, au réveil ou après le petit déjeuner.
Diarrhée alternant avec la constipation. **Une selle abondante et aqueuse est suivie de sensation de bien-être.**
Matières fécales abondantes, de gros calibre.
Gros foie, douloureux, lithiase biliaire.
Rhinite : mucosités rétronasales épaisses, verdâtres, de goût salé, par temps humide.
Toux, expectoration profuse, et douleurs : on se tient le thorax à deux mains.
Bronchite et asthme avec sécrétions importantes, par temps humide, au bord de la mer.
Pneumopathie de la base gauche (base droite : *KALIUM CARBONICUM*) : expectoration verdâtre abondante.
Urétrite et leucorrhée : sécrétions verdâtres, épaisses ; prostatite.

• NÉOFORMATIONS BÉNIGNES

Verrues, papillomes, condylomes, du cuir chevelu, face, corps, région ano-génitale...

• **IRRITABILITÉ, DÉPRESSION, ALGIES ; APRÈS TRAUMATISME CRÂNIEN**

Mauvaise humeur au lever, refus de parler. Redoute la nuit.
Mauvaise humeur disparaissant après une selle copieuse.
Dépression, tristesse intense en entendant un certain genre de musique et dans les atmosphères mystiques (*PHOSPHORUS*).
L'humeur varie exagérément avec le temps : **tristesse et dépression par temps nuageux** ou pluvieux, gaité s'il est ensoleillé.
Angoisse le matin, améliorée après avoir mangé.
Impulsions suicidaires brutales (*NAJA*).
Algies persistantes et malaises divers après un traumatisme crânio-cérébral ; ou rachidien (O.P.).
Sinistrose (O.P.) et troubles psychiques dépressifs après traumatisme crânien ou rachidien.

• **AUTRES INDICATIONS**

Photophobie intense. Blépharo-conjonctivite : sécrétion épaisse, aggravation par l'humidité. Prurit au déshabillage (*RUMEX*). Desquamation large et fine, derme sous-jacent enflammé. Troubles cutanés au printemps. Suppuration péri-unguéale (*SILICEA*).

COMMENTAIRES ET COMPARAISONS

NATRUM SULFURICUM retient l'eau comme, à l'inverse, *NATRUM MURIATICUM* se déshydrate. On décrit donc un biotype empâté de cellulite à prédominance abdomino-pelvienne et fessière. Il s'agit d'une adiposité hydrolipopexique variant avec le cycle menstruel, très sensible aux diurétiques mais aussitôt reconstituée.

***NATRUM SULFURICUM* est le pivot de tous les remèdes de rétention hydrique,** donc de sycose, mais rétention encore variable. Une organisation plus structurée de cette perturbation conduit à *THUYA*.

DULCAMARA, outre l'hydrophilie, lui ressemble par les algies, les diarrhées, les verrues et même l'asthme. *RHUS TOXICODENDRON* le complète en rhumatologie. En s'aggravant, il peut évoluer, comme *NATRUM MURIATICUM*, vers *ARSENICUM ALBUM*.

Comparaisons fondées sur la Matière médicale

1) Rétention hydrique et infiltration tissulaire
NATRUM SULFURICUM : effet climatique ; variabilité.
THUYA : rétention organisée stable ; cellulite.
PHYTOLACCA : cellulite douloureuse.
RHUS TOXICODENDRON : rhumatisme.
KALIUM CARBONICUM : œdème cardio-rénal.
APIS : rétention aiguë subite.
NATRUM MURIATICUM : petits œdèmes ; œdèmes carentiels.
FOLLICULINUM : syndrome prémenstruel.

2) Diarrhée après le petit déjeuner
NATRUM SULFURICUM : abondante et libératrice.
PODOPHYLLUM : jaillissante, jaunâtre, affaiblissante.
ALOE : mal contrôlable ; hémorroïdes ; améliore la céphalée.
BRYONIA : constipé habituel ; boissons trop froides ou temps trop chaud.

Nepenthes

Nepenthes distillatoria L. (Népenthacées)

DESCRIPTION : Originaire de Sri Lanka, la plante est caractérisée, comme l'ensemble du genre, par ses feuilles dont la nervure médiane se prolonge audelà du limbe en un long pédoncule que termine une urne ou **ascidie** operculée. L'organe est un réservoir d'eau que l'on a considéré comme un piège : un liquide sirupeux y attire les insectes mais le rebord intérieur armé et dirigé vers le bas empêche toute évasion de la proie qui se noie et qui sera digérée lentement.

PARTIE UTILISÉE : La plante entière fraîche.

COMPOSITION

On a mis en évidence, dans des extraits hydrolysés de feuilles, des procyanidines, du quercétol et du kaempférol (*in* Hegnauer).

PATHOGÉNÉSIE *
Remède d'action limitée.
INSUFFISANCE DIGESTIVE ET OVARIENNE.

DIGESTION : BOUCHE, LANGUE, PALAIS SECS ; GOÛT PERTURBÉ ; STASE BILIAIRE, MIGRAINE ; SOMNOLENCE POSTPRANDIALE TARDIVE.

GYNÉCOLOGIE : OLIGOMÉNORRHÉE, SYNDROME PRÉMENSTRUEL, OVARALGIE DROITE.

FRIGIDITÉ.

AGGRAVATION :
L'APRÈS-MIDI.

• DIGESTION : SÉCHERESSE DE LA BOUCHE – STASE BILIAIRE

Sécheresse et sensation de râpe, de carton, de la langue, du palais, de la bouche.
Goût fade, de pigment, de fer.
Boule épigastrique, nausée, fringale, gastralgie, ballonnement abdominal.
Migraine digestive : lourdeur, vertige, somnolence, avec stase biliaire (*SEPIA*).
"Coup de pompe" de 15 heures, en période digestive (peu après les repas : *NUX VOMICA*).

• GYNÉCOLOGIE : OLIGOMÉNORRHÉE, DOULEUR, FRIGIDITÉ

Oligoménorrhée ; sensation de gonflement général dix jours avant les règles (*FOLLICULINUM*).
Ovaralgie droite ; bouffées de chaleur.
Frigidité.

• AUTRES INDICATIONS

Hyperactivité fébrile, puis angoisse, "mal aux nerfs", dépression.
Perte du désir de tabac (*NUX VOMICA*, *IGNATIA*, *CALCAREA CARBONICA*, etc.).
Insomnie initiale, puis sommeil profond.
Sécheresse de la peau ; herpès, prurit, hypersensibilité du cuir chevelu.
Sensation de boule précordiale et gêne rétrosternale en période digestive.

La pathogénésie a été effectuée par O.A. Julian

COMMENTAIRES ET COMPARAISONS
L'association de stase digestive, biliaire, et d'insuffisance ovarienne avec frigidité caractérise *NEPENTHES* et le rapproche de *SEPIA*, psychisme inclus, mais il a en propre la sécheresse de la bouche et de la peau, et les perturbations du goût.
Julian précise qu'il augmente la libido féminine alors que *RAUWOLFIA* agit sur l'homme.

Niccolum metallicum

Nickel

Ni

DESCRIPTION : Métal ferromagnétique, blanc brillant, très dur, ductile et malléable ; attaqué lentement par l'acide chlorhydrique dilué ou l'acide sulfurique ; facilement attaqué par l'acide nitrique.

PATHOGÉNÉSIE

Remède d'action limitée.
CÉPHALÉE ET TOUX DES ÉPUISÉS NERVEUX.

CÉPHALÉE DES ÉPUISÉS NERVEUX : MIGRAINE, NÉVRALGIE, NUCALGIE ARTHROSIQUE.

SYNDROME SPASMODIQUE PHARYNGO-LARYNGÉ : PHARYNX DOULOUREUX, TOUX INEFFICACE ET LARYNGOSPASME.

AGGRAVATION :
COUCHÉ (LA TOUX).
AU RÉVEIL ET JUSQU'À MIDI (LA CÉPHALÉE).

AMÉLIORATION :
AU GRAND AIR.
APRÈS AVOIR MANGÉ (LA CÉPHALÉE).

• CÉPHALÉE DES ÉPUISÉS NERVEUX

Céphalée des intellectuels surmenés et épuisés : ils sont irritables et insomniaques avec agitation (*ZINCUM*, *KALIUM BROMATUM*).
Céphalée migraineuse le matin, s'aggravant jusqu'à midi, surtout à gauche, améliorée au grand air ; après avoir

mangé (*ANACARDIUM ORIENTALE*). En clou.
Céphalée provoquée ou aggravée par la toux.
Douleurs occipitales. **Point de départ en occiput (C1-C2) ;** avec cervicarthrose haute (Brunet).

• SYNDROME SPASMODIQUE PHARYNGO-LARYNGÉ

Pharyngite ou pharyngopathie. **Le pharynx est douloureux au toucher.**
Toux laryngée spasmodique. Efforts de toux inefficaces, provoquant des douleurs de tête ; **le malade appuie les bras sur les cuisses pour "tousser mieux".** Toux épuisante (*STANNUM*).
Toux de l'enfant qui s'assoit pour la quinte et se tient la tête dans les mains. Laryngospasme ou convulsions s'il reste couché.

COMMENTAIRES ET COMPARAISONS

NICCOLUM est d'abord un des remèdes de céphalée des intellectuels fatigués. Mais Brunet a attiré l'attention sur sa cervicarthrose haute. Il se peut que son syndrome pharyngé soit parfois d'origine cervicale (O.P.).

Comparaisons chez les nerveux affaiblis

NICCOLUM : fatigue intellectuelle avec céphalée.
ZINCUM METALLICUM : asthénie nerveuse avec agitation des pieds.
MANGANUM : pharyngite ; fatigue nerveuse, spasmes, paralysie, asthme.
STANNUM : asthénie nerveuse et pneumopathie chronique débilitante.
PHOSPHORUS : remède d'action générale neurologique, laryngé, et respiratoire, complète très bien *NICCOLUM* et les autres remèdes cités.
Citons encore *ANACARDIUM ORIENTALE* dont l'épuisement nerveux, la céphalée et les troubles duodénaux sont améliorés après le repas, *HYOSCYAMUS* qui ne tousse que couché, *SAMBUCUS* avec son laryngospasme.

Nitricum acidum

Acide nitrique officinal, acide nitrique purifié

HNO_3

DESCRIPTION : Liquide incolore miscible à l'eau, fumant à l'air, d'odeur nitreuse particulière ; décomposé partiellement à la lumière, il est alors coloré par la formation de vapeurs nitreuses NO_2. Il tache en jaune la peau et les tissus d'origine animale.
Il produit des vapeurs rutilantes avec le cuivre métallique.

PATHOGÉNÉSIE

Remède d'action générale.
ULCÉRATIONS, NÉOFORMATIONS, DOULEURS D'ÉCHARDE.

ULCÉRATIONS ET NÉOFORMATIONS CUTANÉES ET MUQUEUSES ; DES ORIFICES : SÉCRÉTIONS CORROSIVES, DOULEURS D'ÉCHARDE, HÉMORRAGIES, VERRUES, PAPILLOMES, POLYPES SAIGNANTS ET SUINTANTS.

DÉPRESSION ANXIEUSE, HYPERESTHÉSIE AUX BRUITS ET SECOUSSES, IRRITABLITÉ ASOCIALE.

AGGRAVATION :
AU MOINDRE TOUCHER, SECOUSSE, VIBRATION.
PAR LE BRUIT.
AU FROID – AUX CHANGEMENTS DE TEMPS.
LA NUIT.

AMÉLIORATION :
PAR LE MOUVEMENT PASSIF SANS SECOUSSES (VOITURE, TRAIN, AVION).

• ULCÉRATIONS ET NÉOFORMATIONS CUTANÉES, MUQUEUSES, DES ORIFICES

Ulcérations à fond sanieux, sécrétion corrosive, saignement au moindre contact, au pansement ; vives douleurs d'écharde.
Néoformations : verrues, condylomes, polypes, pédiculés, suintants, saignants.
Perlèche fissurée, douloureuse (*CONDURANGO*). Salive irritant le menton. Gingivite : salive sanguinolante, haleine fétide. Stries noires sur les dents.

Œsophagite à reflux brûlant, ulcérations œsogastriques.
Selles diarrhéiques : intense ténesme, douleurs d'écharde, mucus, glaires, sang.
Diverticulose et polypose recto-sigmoïdienne (O.P.).
Colopathie et recto-colite ulcéreuse, ulcéro-hémorragique (O.P.).
Anus suintant, pruriant, douloureux.
Hémorroïdes très sensibles au moindre contact.
Fissure et fistule anales : ténesme intense, violente douleur d'écharde, persistant longtemps après la selle, même molle (*RATANHIA*).
Teinte jaune de la peau au voisinage des lésions cutanées et cutanéo-muqueuses (*SEPIA*).
Malades digestifs très chroniques, émaciés et affamés, désirant des mets gras, du sel, des condiments et mangeant éventuellement des substances non comestibles (*CALCAREA CARBONICA*).
Intolérance au lait. Amélioration transitoire en mangeant.
Rhinite chronique irritante, excoriante, ulcérée.
Nez rouge et douloureux.
Pharyngite ; ulcérations buccales, pharyngées, laryngées : douleurs d'écharde, dysphagie intense (*MERCURIUS CORROSIVUS, KALIUM BICHROMICUM*).
Ulcération et polype du col utérin, de l'utérus, du vagin : leucorrhée, hémorragie, parfois douleur.
Intolérance locale et générale des stérilets (O.P.).
Inflammation et ulcères uro-génitaux masculins : douleurs, néoformations.
Toutes les lésions ulcérées, infectées, saignant facilement, du gland.
Papillomes vésicaux : infection, hémorragies, récidives (O.P.).
Toutes les ulcérations oculaires.
Verrues et papillomes, condylomes, pédiculés, saignants, suintants, douloureux : dos des mains, bord palpébral, zone ano-génitale.
Verrues plantaires : la peau environnante est jaune.
Sueur excoriante, fétide, des aisselles et des pieds ; pieds froids et humides, surtout la plante (*SILICEA, CALCAREA CARBONICA*).

• **DÉPRESSION ANXIEUSE, HYPERESTHÉSIE AUX BRUITS ET SECOUSSES, IRRITABILITÉ ASOCIALE**

Sujet asthénique, amaigri, très anxieux pour sa santé.
Hyperesthésie surtout au bruit et aux moindres secousses ou ébranlements.
Intolérance colérique au moindre dérangement, contretemps, obstacle (*NUX VOMICA*).
Caractère asocial : misanthrope, rancunier, vindicatif, hostile.
Refus de toute attitude de compassion, de sympathie, de consolation.
Soulagement mental par un voyage en auto, train, avion, sans mauvaise route ni contretemps (*CHAMOMILLA*).

• **AUTRES INDICATIONS**

Céphalée en bandeau serré, mais intolérance au chapeau (*CARBO VEGETABILIS, LACHESIS, GLONOINUM*).
Céphalée aggravée par secousses, ébranlements, bruit (*BELLADONNA*).
Surdité améliorée en voiture.
Hyperacousie (*OPIUM*).
Urines foncées d'odeur d'urine de cheval (*BENZOICUM ACIDUM*).
Eczéma fissuraire, douloureux, se surinfectant et saignant facilement. Peau jaune alentour.
Taches blanches unguéales (*SILICEA, SEPIA*).

COMMENTAIRES ET COMPARAISONS

L'association d'ulcères, de néoformations d'évolution cachectisante place *NITRICUM ACIDUM* au carrefour du *Luétisme*, de la *Sycose*, du *Tuberculinisme*. Le biotype maigre, jaunâtre, hypersensible, frileux,diarrhéique, ne doit pas faire oublier le gras, dérivé de *CALCAREA CARBONICA* et voisin de *THUYA*. Il aurait le "nez rouge" en permanence.
L'état général, le mauvais caractère évoquent *ARSENICUM ALBUM, HEPAR SULFUR, LACHESIS*, qui le complètent éventuellement. *CHAMOMILLA* est comme lui amélioré par le mouvement passif.

ARGENTUM NITRICUM : a un syndrome proche mais moins accentué.
THUYA : complète son action.
ARSENICUM ALBUM : est compatible avec un état général semblable.

Nux moschata

Noix muscade

Myristica fragrans Houtt. (Myristicacées)

DESCRIPTION : Le muscadier est un arbre dioïque de 10 à 20 m de haut, originaire des îles Moluques et cultivé dans diverses régions équatoriales. Le fruit est une sorte de drupe renfermant une seule graine, à tégument lignifié recouvert d'un arille orangé, le macis.

PARTIE UTILISÉE : L'amande séchée de la graine.

COMPOSITION

- 25-40 % de lipides composés pour les trois quarts de myristine, triglycéride de l'acide myristique en C_{14} (voir ***COCCUS***) ;
- 5-15 % d'une huile essentielle ;
- parmi les constituants jouant vraisemblablement un rôle dans l'activité il faut citer :

– la myristicine et l'élémicine : ces deux composés se métabolisent chez l'homme en amines proches de l'amphétamine et dont l'action psychomimétique est deux fois plus élevée que celle de la mescaline (1) ;

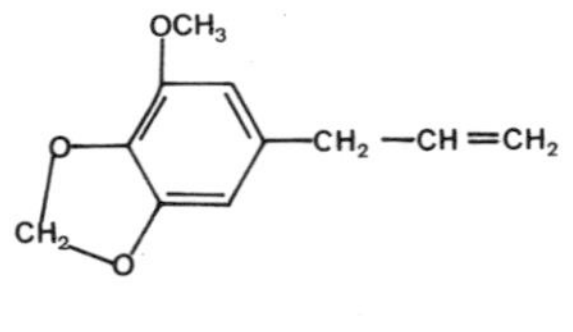

myristicine

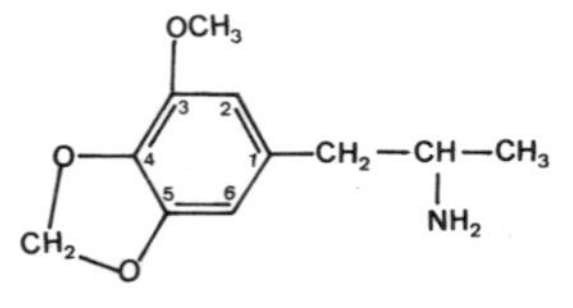

3-méthoxy-4,5-méthylènedioxyamphétamine

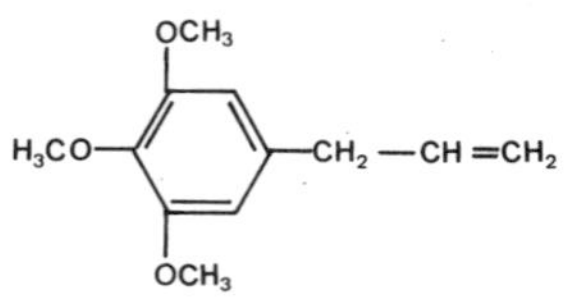

élémicine

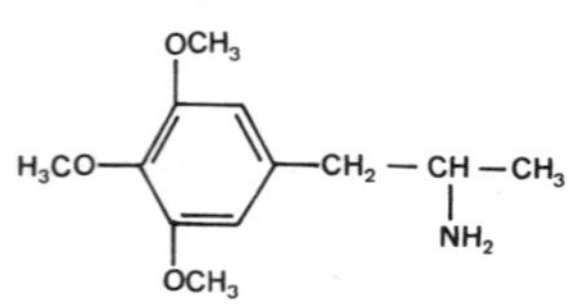

3,4,5-triméthoxyamphétamine

– 3 dérivés carbonylés dont la présence a été soupçonnée par des auteurs allemands (2) ; si l'on se réfère à la symptomatologie de ***NUX MOSCHATA***, proche de celle de ***MOSCHUS***, ***CASTOREUM***, ***ASA FOETIDA***, etc., cette présence est vraisemblable ;

– la licarine B et le déhydrodiisoeugénol qui prolongent le sommeil induit chez la souris par l'hexobarbital (3) ; licarine B et myristicine – qui provoquent le sommeil lors de l'administration de doses subhypnotiques d'hexobarbital – sont sans doute des dépresseurs du système nerveux central (3).

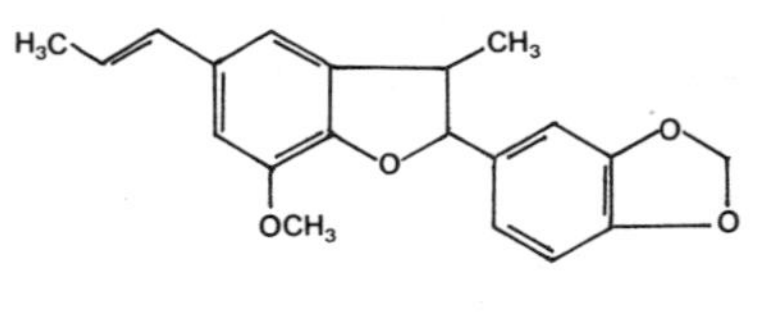

licarine B

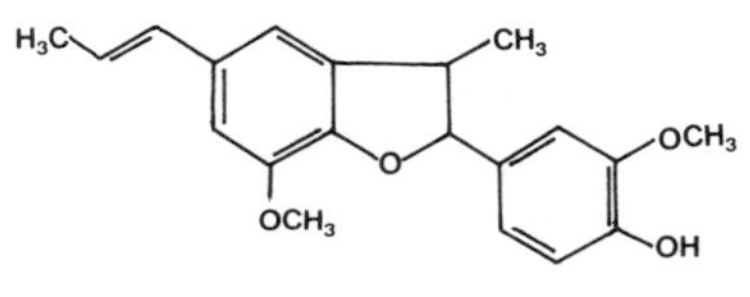

déhydrodiisoeugénol

PATHOGÉNÉSIE

Remède d'action limitée. SOMNOLENCE, MÉTÉORISME, SÉCHERESSE.

SOMNOLENCE IRRÉPRESSIBLE : AUX CHOCS ÉMOTIFS, GROSSESSE, RÈGLES, EFFORT, CÉPHALÉE...

EXASPÉRATION ÉMOTIONNELLE, OBNUBILATION ET CONFUSION.

DISTENSION ABDOMINALE TOTALE AVEC SÉCHERESSE GÉNÉRALE DES MUQUEUSES ET CONSTIPATION.

AGGRAVATION :
PAR CHOC ÉMOTIF, GROSSESSE, HUMIDITÉ.

• SOMNOLENCE, EXASPÉRATION ÉMOTIONNELLE ET OBNUBILATION

Somnolence irrépressible en toutes circonstances : en

mangeant, sitôt le repas, pendant la grossesse, aux règles, à l'effort, avec la céphalée, pour une contrariété.
Tendance à la perte de conscience de cause névropathique (*MOSCHUS*).
Obnubilation et indifférence : ne comprend pas, perd la mémoire – trous mnésiques subits (*NALOXONE*).
Hystérie.
Confusion de lieux : on se perd (*BARYTA CARBONICA*), de proportions : les objets paraissent plus grands (*CANNABIS INDICA, OPIUM*), du corps : certaines parties semblent énormes : la tête, les mains, les fesses (*BOVISTA, HYOSCYAMUS, OPIUM*).

• **DISTENSION ABDOMINALE ET SÉCHERESSE DES MUQUEUSES**

Distension gastro-abdominale sitôt le repas avec somnolence ; sans rapport avec la quantité ingérée.
Sécheresse extrême de la bouche, sans soif : la langue colle au palais.
Constipation sans envie avec distension. Malaise et défaillance pendant la selle.
Expulsion difficile de selles molles (*ALUMINA*) ; constipation du vieillard.
Grossesse "nerveuse" (*THUYA, SABADILLA, CROCUS*).
Sécheresse de la peau sans transpiration (*ARSENICUM ALBUM, KALIUM CARBONICUM, SILICEA, PLUMBUM*...).
Sécheresse des yeux. Pas de larmes (*ARSENICUM ALBUM, MEZEREUM, PULSATILLA, SULFUR, ZINCUM*).

COMMENTAIRES ET COMPARAISONS

L'association de somnolence, météorisme, sécheresse chez un névropathe ne correspond à aucun autre remède. *MOSCHUS* convient aux pertes de conscience sur le même terrain.
OPIUM, proche, a des troubles de la conscience, de la dilatation abdominale par constipation, mais des sueurs chaudes et des phénomènes congestifs. *PLATINA* voit les gens et les objets plus petits. *THUYA* et *CROCUS* souffrent de troubles de la conscience corporelle.
Mais c'est *LYCOPODIUM* qui complète le mieux, avec *IGNATIA*, l'action de *NUX MOSCHATA*.

Comparaisons fondées sur la composition

• **Myristine**

On la trouve dans *COCCUS CACTI* utilisé dans les toux spasmodiques et coqueluchoïdes et l'hypersécrétion visqueuse des muqueuses respiratoires.
Cependant, il présente au niveau gastrique (Clarke), aérophagie et éructations, nausées, lourdeur, pression, douleurs, et surtout distension importante et douloureuse ; météorisme intestinal et mouvements hydroaériques.
Il n'a guère développé de signes psychiques.
La parenté pathogénétique de *COCCUS CACTI* et *NUX MOSCHATA* mérite attention. La coexistence de distension gastro-intestinale réflexe et douloureuse renforcerait les indications respiratoires... et peut-être le choix dans certaines hémorragies.

• **Elémicine**

Présente dans *COLLINSONIA*, remède d'hémorroïdes et de surcharge veineuse pelvienne et de la gravidité.
Cependant Nash cite une distension intestinale considérable accompagnant le prolapsus hémorroïdaire et des douleurs coliques transmises à l'anus. Les coliques avec hémorroïdes seraient pour lui le signe distinctif.

• **Myristicine/élémicine et licarine B/déhydrodiisoeugénol**

La pathogénésie de *NUX MOSCHATA* évoque des délires non hallucinatoires, accompagnés de confusion-somnolence ; peut-être ces symptômes sont-ils dus à la présence de myristicine/élémicine d'une part et licarine B/déhydrodiisoeugénol d'autre part.

• **Dérivés carbonylés** (présence probable)

Parmi les nombreuses plantes – et autres substances – à dérivés carbonylés, signalons-en quelques-unes à symptomatologie **psychique et viscérale** voisine :
ASA FOETIDA : hyperesthésie névrotique ; boule œsophagienne, constriction thoracique ; un "*NUX MOSCHATA* haut situé";
MOSCHUS : psychisme théâtral ; pseudo-syncopes ; spasmes et constrictions ; un " *NUX MOSCHATA* paroxystique";
AMBRA GRISEA : inhibition, timidité pathologique ; météorisme, spasmes ; un "*NUX MOSCHATA* asthénique";
COCCULUS : obnubilé, ralenti, sujet au vertige ; énorme distension douloureuse et spasmes divers ; un "*NUX MOSCHATA* hyperalgique et déséquilibré";

CROCUS SATIVUS : caractère hystérique d'humeur instable et imprévisible ; météorisme et spasmes ;
CASTOREUM : malaises névrotiques semblant partir de l'abdomen ; aérogastrocolie, antipéristaltisme ; dyspnée et beaucoup de dysménorrhée ; un "*NUX MOSCHATA* génital".

Pour être plus complet, mentionnons ***HELLEBORUS, BUFO RANA, HALOPERIDOL, NALOXONE***, proches par leurs seuls signes mentaux.
La fonction carbonyle figure dans le noyau stérol de ***FOLLICULINUM, PROGESTERONUM, CORTISONE***. Enfin elle est présente dans les constituants des grands remèdes complémentaires éventuels de *NUX MOSCHATA* : ***IGNATIA, NUX VOMICA, CHAMOMILLA, SEPIA, THUYA, GELSEMIUM***.

Comparaisons fondées sur la Matière médicale

1) Somnolence irrépressible
NUX MOSCHATA : terrain névropathique, météorisme, sécheresse des muqueuses.
CHELIDONIUM : recrudescence postprandiale ; hépatique, subictérique ; dyslipidémie.
NUX VOMICA : une demi-heure après un repas avec météorisme gastrique ; syndrome neuro-digestif.
PHOSPHORUS : alternance avec des phases d'excitation cérébrale, lésions hépatiques ou neurologiques.
BARYTA CARBONICA : somnolent et ralenti ; athéroscléreux hypertendu.
MERCURIUS : somnolent, ralenti, maladroit et tremblant.
ANTIMONIUM TARTARICUM : déficit de ventilation pulmonaire ; hypercapnie.
OPIUM : somnolent, hyperémié, confus ; assoupi et insomniaque.

Voir aussi les comparaisons des substances à dérivés carbonylés.

2) Distension abdominale postprandiale précoce
KALIUM CARBONICUM : distension haute réflexe parfois pendant même le repas ; dyspnée et fatigue soudaine avec transpiration.
Il peut être le remède d'action générale complémentaire.
IGNATIA : contrarié pendant le repas ; éructations, hoquet, soupirs, plaintes.
CARBO VEGETABILIS : distension haute dyspnéisante et persistante ; congestion de la face.
ARGENTUM NITRICUM : distension douloureuse ; éructations ; brûlures œsophagiennes par reflux ; sujet tachyphage et précipité ; diarrhée.
CHINA : distension totale gastro-abdominale ; abdomen hyperesthésique au toucher ; diarrhée.

3) Sécheresse des muqueuses
NUX MOSCHATA : sans soif ; distension.
BRYONIA : soif de grandes quantités espacées ; goût amer, parfois sans soif.
ALUMINA : sans soif ; sécheresse de la peau ; spasme pharyngé ; atonie intestinale.
PULSATILLA : sans soif ; sensation de chaleur avec brûlure.
SULFUR : sécheresse et sensation de chaleur avec brûlure.

Presque tous les remèdes d'action générale ont des phases de sécheresse des muqueuses.

BIBLIOGRAPHIE

1. KOVAR K.A. - *Pharm. in unserer Zeit,* 1981, *10*, 65-74.
2. SHULGIN A.T. et KERLINGER H.O. - *Naturwissenschaften*, 1964, *51*, 360.
3. SHIN K.H., KIM O.N. et WOO W.S. - *Arch. Pharmacal. Res.*, 1988, *11*, 240-243.

Nux vomica

Noix vomique

Strychnos nux-vomica L. (Loganiacées)

DESCRIPTION : Arbre de l'Asie du Sud-Est à feuilles opposées, persistantes, ovales, brillantes. Les fleurs, petites et blanc verdâtre sont réunies en cyme. Le fruit est une baie cortiquée de la taille d'une petite orange, renfermant plusieurs graines au milieu d'une pulpe visqueuse.

PARTIE UTILISÉE : La graine séchée.

COMPOSITION

- polysaccharides parmi lesquels dominent les mannanes et les galactanes communiquant leur dureté à la graine ;
- acide chlorogénique ;
- loganoside (voir *MENYANTHES*) ;
- 2,5 à 3 % d'alcaloïdes indoliques dont les plus importants sont la strychnine (45 à 55 % des alcaloïdes totaux) et la brucine (50 à 55 % des alcaloïdes totaux) ; ils sont accompagnés, entre autres, d'α et β-colubrines à l'état de traces.

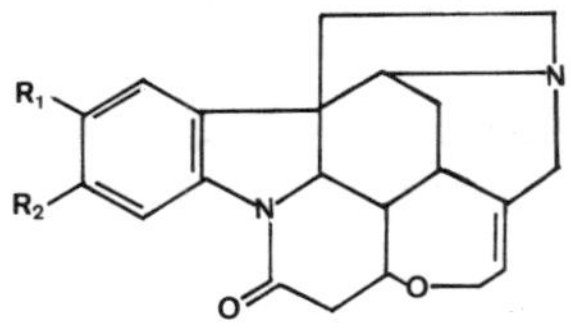

	R_1	R_2
strychnine	H	H
brucine	OCH_3	OCH_3
α-colubrine	H	OCH_3
β-colubrine	OCH_3	H

PATHOGÉNÉSIE

Remède d'action générale. HYPEREXCITABILITÉ ET IRRITABILITÉ.

SYNDROME GASTRIQUE ET DIGESTIF SPASMODIQUE.

SYNDROMES NEUROLOGIQUES ET SENSORIELS AVEC HYPEREXCITABILITÉ, HYPERESTHÉSIE, INTOLÉRANCE, SPASMODICITÉ.

TROUBLES DU CARACTÈRE : IRRITABILITÉ, COLÈRE, AGRESSIVITÉ.

AGGRAVATION :
PAR LES TOXIQUES DIVERS : ALCOOL, TABAC, EXCITANTS, DROGUES, MÉDICAMENTS.
AU RÉVEIL : 1/4 H APRÈS UN REPAS.
PAR LE FROID, LE COURANT D'AIR.

AMÉLIORATION :
PAR UN COURT REPOS.
PAR UNE VIE SOBRE ET HYGIÉNIQUE.
PAR LE VOMISSEMENT PROVOQUÉ.

• SYNDROME GASTRIQUE ET DIGESTIF SPASMODIQUE

Désir et abus de boissons alcoolisées ; de café, de thé, de mets relevés : **il renforce toujours la sapidité des aliments : sel, poivre, moutarde, sauces relevées, condiments** (O.P.).

Incapable de se passer de boissons alcoolisées. Désir de cuisine fine.

Dans une seconde phase, intolérance à la moindre absorption d'alcool et de mets indigestes.

Langue propre à la partie antérieure ; chargée d'un **enduit blanc jaunâtre à la base.**

Somnolence impérieuse 1/4 h environ après le repas : un repos ou un sommeil de quelques minutes améliorent ou soulagent totalement, mais une sieste plus longue, un repos prolongé aggravent (O.P.).

Météorisme gastrique, éructations, sensation de lourdeur : **dégrafe ceinture et vêtements** (*LACHESIS*, *CARBO VEGETABILIS*, *CHINA*, *LYCOPODIUM*).

Nausées et vomissements alimentaires qui soulagent : **vomissement provoqué** par chatouillement délibéré de la luette.

Colon irritable : météorisme, borborygmes, crampes, émission difficile de gaz.

Constipation : l'exonération ne paraît jamais terminée. Jamais de selles abondantes : **sensation permanente d'exonération insuffisante.**

Douleur et lourdeur sous-hépatiques.

Hernie douloureuse. Contenu herniaire gazeux.

Hémorroïdes pruriantes et douloureuses sur constipation. Améliorées par le bain froid.

• HYPEREXCITABILITÉ, HYPERESTHÉSIE, INTOLÉRANCE, SPASMODICITÉ

Le syndrome gastrique et digestif en est un cas particulier.

Alcool : consommation excessive, dépendance éthylique, puis la plus petite quantité aggrave.

Aliments : sujet gourmet, gourmand puis évolution vers un régime très restrictif par nécessité (*LYCOPODIUM*, *ARSENICUM ALBUM*).

Médicaments : abus de médications symptomatiques d'effet spectaculaire et rapide (remèdes de digestion, stimulants, sédatifs, somnifères, laxatifs, etc.). Intolérance au moindre malaise ou contretemps, exigence de soulagement immédiat (*ACONITUM*, *ARSENICUM ALBUM*) (O.P.).

Puis réaction d'accoutumance, augmentation des doses, ou au contraire, **réaction exagérée ou paradoxale aux médicaments** (O.P.).

Fumée de tabac : souvent grand fumeur – de tabac fort (O.P.). Puis intolérant intransigeant au tabac, surtout fumé par autrui (O.P.). Désintoxication difficile ; **malaises intenses de sevrage** et collaboration médiocre du sujet (O.P.).

Odeurs et parfums : hypersensibilité de la perception des odeurs agréables ou désagréables (*OPIUM*).

Bruit : intolérance, surtout aux bruits familiers de la maison, **aux dérangements causés par du bruit ;** conflits, agressivité (*LACHESIS*).

Courant d'air : par exemple torticolis ou rhinite au retour de chez le coiffeur. Ne peut se découvrir par froid sec (***ACONITUM, HEPAR SULFUR, KALIUM CARBONICUM***) : névralgies, frissons.

Frissonnement et "chair de poule" au moindre contact du froid.

Contact des vêtements serrés et contraignants intolérable surtout en période digestive : desserre ceinture, puis col, cravate... (***LACHESIS, LYCOPODIUM, SEPIA***), enfin négligence vestimentaire (***SULFUR, PSORINUM***).

Hyperexcitabilité sexuelle, discrimination médiocre, hyperesthésie de contact, éjaculation précoce.

La liste des intolérances et des manifestations d'hyperesthésie n'a pas de limites.

La réaction exagérée est toujours physique et psychologique.

Spasmes et tétanisation. L'état spasmodique digestif a été décrit.

Syndromes tétaniformes. Trismus (***BELLADONNA, CUPRUM***).

Tétanie et spasmophilie (*IGNATIA*) (O.P.). Tics. Spasmes douloureux de la face.

Hyperréflexie tendineuse (O.P.). Contractures d'origine neurologique ; avec paralysie (*CAUSTICUM*).

Épilepsie. Quand la phase tonicoclonique prédomine. Aggravée par la stimulation lumineuse intermittente (O.P.) (*BELLADONNA*).

• TROUBLES DU CARACTÈRE : IRRITABILITÉ, COLÈRE, AGRESSIVITÉ

L'irritabilité représente l'aspect caractériel des réactions d'intolérance.

Ne supporte pas la contradiction, les contretemps, les contraintes.

Colère ; propos violents (***ANACARDIUM ORIENTALE***), mécontentement bruyant, prises de position exagérées, extrémistes.

Agressivité et agression verbale injurieuse et grossière ; physique, perte de contrôle, **passage à l'acte ;** il cogne et il casse. Agression contre les objets qui résistent : boutons, portes, lacets... destruction et bris ; violence (***STRAMONIUM, VERATRUM VIRIDE***).

À la limite, autodestruction suicidaire impulsive (***NAJA, NATRUM SULFURICUM***).

Impulsions meurtrières, notamment à l'encontre de l'épouse, des enfants, de l'entourage (***MERCURIUS SOLUBILIS, PLATINA, HEPAR SULFUR, HYOSCYAMUS***).

Précipitation et impatience. Suroccupé, impression de ne pouvoir achever son travail.

Maladresse par précipitation. Agitation superflue et brouillonne.

Remède de sédentaires actifs : hommes d'affaires, voyageurs de commerce (sédentaires en mouvement).

Néglige le sport ou, au contraire, **besoin intense d'activité physique.**

Personnes exposées aux excès de vin et de table, à la compétition professionnelle, au surmenage habituel, aux déplacements incessants de courte durée.

Toujours mieux quand il n'est pas chez lui (O.P.).

Sommeil tardif, agité, non réparateur.

Réveil à 3 h ou 4 h du matin, rabâchage des soucis, surtout professionnels.

Se rendort à l'heure du lever. Puis s'éveille de très mauvaise humeur, la bouche amère avec nausées, céphalées, obnubilation.

• AUTRES INDICATIONS

Asthénie, pire au réveil, des surmenés et stressés, avec recherche de stimulants.

Céphalée surtout occipitale, du réveil et après excès, avec malaise général et nausée, supprimée par un vomissement parfois provoqué.

Rhinorrhée aqueuse abondante, le matin ou aux courants d'air. Nez sec obstrué la nuit.

Éternuements incoercibles au réveil (*SABADILLA*).

Palpitations, extrasystoles, après excès.

Réflexe gastro-cardiaque ; crise de tachycardie, **angor en période digestive** (O.P.).

Hypertension, chez les fumeurs et alcoolo-tabagiques.

Artérite spasmodique périphérique sur le même terrain.

Crampes d'effort ou de décubitus (*CUPRUM*).

Spasme vésico-urétral. Miction retardée par spasme. Jet faible, puis normal.

Douleurs mictionnelles spasmodiques. Cystopathies non infectieuses (***IGNATIA, STAPHYSAGRIA***).

Impuissance après excès, des alcooliques, des tabagiques, avec jalousie pathologique.

Règles abondantes et avancées ; précédées de mauvaise humeur ; accompagnées de douleurs spasmodiques ; flux intermittent, nausées.

Lombalgie parfois soudaine ; apparemment après effort chez un intoxiqué, souvent après excès. Les muscles paravertébraux sont hypertoniques.

S'assoit dans le lit pour se retourner.

Fièvre avec **frissons en se découvrant.** Souvent par "indigestion fébrile" ou " coup de froid". Intermittente (O.P.) (*BELLADONNA*).

COMMENTAIRES ET COMPARAISONS

On a attribué la différence d'action de ***NUX VOMICA*** et d'***IGNATIA*** à l'écart de leur teneur en strychnine : ***IGNATIA*** supérieur ou égal à 60 % des alcaloïdes totaux ; ***NUX VOMICA*** : 45 à 55 %.

IGNATIA : prédominance des signes émotionnels ; ***NUX VOMICA***, prédominance des signes physiques. Le biotype ***NUX VOMICA***, neurobilieux sec et musclé, actif, rapide, prompt dans ses réactions, souvent brun et bréviforme, a toujours une attitude crispée. L'homme d'affaires moderne, pour ne pas dire l'homme affairé, en fournit le modèle, mais, décompensé, il est inactif, dégoûté de tout et des autres, méprisant, mécontent, irritable, violent ; son appétence pour les stimulants artificiels et les résultats rapides en fait le consommateur type d'alcool – son alcoolisme est agressif et brutal – de tabac – son tabagisme est important et incontrôlable – mais aussi de médicaments et de drogues. Enfin, il ne supporte plus rien ni personne et cet "homme de la relation" devient un misanthrope hargneux illustrant le passage de ***NUX VOMICA*** à ***SEPIA***.

À vrai dire, ***NUX VOMICA*** est le remède de toutes les intoxications, de toutes les hypersensibilités, de toutes les violences. À ce titre, remède éminemment actuel, il intervient dans la majorité des traitements, au moins à titre épisodique, et on peut dire que presque chaque malade présente "des épisodes ***NUX VOMICA***".

SULFUR le complète très souvent car il correspond à une intoxication plus ancienne encore. Mais ***SULFUR*** est thermophobe, diarrhéique, cutané et périodique. Certains homéopathes commencent presque systématiquement leurs traitements, surtout pour les malades préalablement médicamentés, par ***NUX VOMICA*** puis ***SULFUR***.

SEPIA : stade ultérieur par perte d'activité et atonie viscérale ; stase et désintérêt ; l'alternance ***NUX VOMICA/SEPIA*** est souvent indiquée.

Comparaisons fondées sur la Matière médicale

1) Alcoolisme

NUX VOMICA : irritabilité, violence ; gastrite ; vomissements provoqués ; réveil pénible.

LACHESIS : logorrhée, jalousie pathologique ; tremblement ; hépatite.

SULFUR : euphorie ; alcoolisme convivial et mondain ; hyperémie.

PHOSPHORUS : hépatite, pancréatite, hémorragies, dénutrition.

ZINCUM, AGARICUS : alcoolisme neurologique ; détérioration cérébrale.

ABSINTHIUM : épilepsie des alcooliques.

SULFURICUM ACIDUM : gastro-œsophagite ; hémorragies ; perte de sens moral.

ETHYLICUM : dépendance, incoordination, gastrite.

2) Intolérance médicamenteuse

NUX VOMICA : syndrome digestif, hyperexcitabilité nerveuse ; intolérance aux doses exagérées ou au contraire très petites.

IGNATIA : réactions paradoxales, inversées ou illogiques.

CUPRUM : réactions exagérées, crampes, spasmes, douleurs.

ZINCUM : réactions neurologiques déficitaires ; neurotoxicité.

3) Irritabilité, colère, violence

NUX VOMICA : colérique pour des motifs insuffisants ; colère violente ; agressivité, agression physique.

LYCOPODIUM : violence contenue et maîtrisée ; propos offensants ; calme apparent.

ANACARDIUM ORIENTALE : violence verbale ; somatisation gastro-duodénale ; calmé en mangeant.

AURUM METALLICUM : raptus très violent des hypertendus congestifs ; des déprimés silencieux.

HEPAR SULFUR : violence et perversité (bris d'objets, pyromanie).

MERCURIUS : violence secrète, instincts meurtriers, désir de nuire, esprit de vengeance.

CHAMOMILLA : colère spectaculaire, bruyante ; surtout des enfants et des immatures.

Oenanthe crocata

Oenanthe safranée

Oenanthe crocata L. (Ombellifères)

DESCRIPTION : Plante herbacée à odeur de céleri, commune dans les lieux humides de l'ouest de la France, vivace par ses racines tubérifiées fusiformes. La tige, creuse, sillonnée, peut atteindre 1,20 m. Les feuilles sont très découpées. Les fleurs, blanc rosé, forment des ombelles. Le fruit est un akène allongé.

PARTIE UTILISÉE : La partie souterraine fraîche.

COMPOSITION

Elle est complexe et caractérisée, comme celle de *Cicuta virosa* et *Aethusa cynapium* par la présence de nombreux dérivés polyacétyléniques responsables de son action convulsivante : Bohlmann (1) ne cite pas moins de 27 composés de ce type ! L'un des plus connus et des plus toxiques est l'œnanthotoxine, isomère de la cicutoxine de ***Cicuta virosa.***
Présence aussi d'une cétone, la crocatone (= latifolone).

$CH_2OH–CH=CH–(C≡C)_2–(CH=CH)_2–(CH_2)_2–CHOH–(CH_2)_2–CH_3$

œnanthotoxine

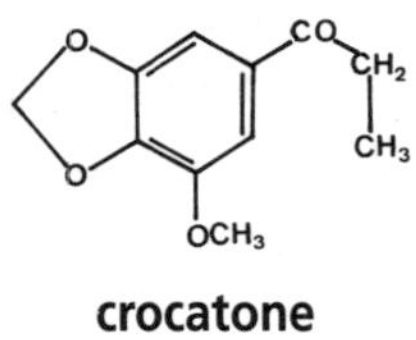

crocatone

PATHOGÉNÉSIE

Remède d'action limitée.
ÉPILEPSIE : INFANTILE ; MENSTRUELLE.

ÉPILEPSIE DE L'ENFANT OU DE LA FEMME.

AGGRAVATION :
APRÈS UN TRAUMATISME.
AUTOUR DES RÈGLES.

Épilepsie sans aura ; chute en arrière ; inconscience post-critique profonde.
Faciès hyperémié, mydriase, sueurs chaudes (*BELLADONNA*).
Pendant les règles.
Chez l'enfant, après un traumatisme.
Avec priapisme.

COMMENTAIRES ET COMPARAISONS

Cette minime pathogénésie traduit un usage empirique.
On peut le préférer dans l'épilepsie infantile.

Comparaisons fondées sur la composition
Voir *ASA FOETIDA* et *CICUTA VIROSA*.

BIBLIOGRAPHIE

1. *In* HEYWOOD V.H. - *The Biology and Chemistry of the Umbelliferae.* Academic Press, London, 1971.

Oleander

Laurier rose

Nerium oleander L. (Apocynacées)

DESCRIPTION : Petit arbre de la région méditerranéenne, caractérisé par ses feuilles persistantes, glabres, coriaces, opposées ou verticillées par 3. Les fleurs sont blanches ou roses, réunies en corymbes terminaux. Les fruits sont des follicules dressés.
Le laurier-rose est fréquemment cultivé comme plante ornementale.

PARTIE UTILISÉE : La feuille fraîche.

COMPOSITION

- beaucoup d'acide ursolique libre (2,8 %) ;
- un cyclitol, la dambonite ;
- des pigments flavoniques ;
- des hétérosides cardiotoniques dérivés de la cardénolide (voir ***DIGITALIS***) (0,50 % environ) dont le principal est l'oléandroside, monoside de l'oléandrose et de l'oléandrigénine ou 16-acétyl-gitoxigénine *

Pour plus de détails on pourra se reporter aux manuels classiques de Pharmacognosie ou à un ouvrage déjà ancien mais très complet (1).

PATHOGÉNÉSIE

Remède d'action limitée.
IMPÉTIGO, INCONTINENCE, PARESSE.

ÉRUPTION RÉTRO-AURICULAIRE SUINTANTE, IMPÉTIGO.

ÉVACUATION INVOLONTAIRE DE GAZ MALODORANTS ET DE MATIÈRES FÉCALES ET D'URINE.

DOULEUR CARDIAQUE ET POULS VARIABLE.

AVERSION POUR LE TRAVAIL, DÉFICIT INTELLECTUEL, RALENTISSEMENT MENTAL AVEC TRISTESSE IRRITABLE.

* La gitoxigénine possède 3 hydroxyles en 3, 14 et 16.

AGGRAVATION :
À L'ALLAITEMENT.
PAR LE TRAVAIL INTELLECTUEL.

AMÉLIORATION :
PASSAGÈRE PAR L'ALCOOL.

• ÉRUPTION SUINTANTE

Éruption eczémateuse, ou impétigo, ou pyodermite suintante, parfois de mauvaise odeur, **rétro-auriculaire** et à la nuque, à la limite du cuir chevelu (***CLEMATIS ERECTA***, *GRAPHITES*, *VIOLA TRICOLOR*, *ANTIMONIUM CRUDUM*).

• ÉVACUATION INVOLONTAIRE DE GAZ ET DE MATIÈRES FÉCALES

Incontinence de gaz abondants, fréquents, nauséabonds, d'odeur sulfureuse, et mélangés de **matières diarrhéiques,** avec fragments indigérés (***ALOE***, ***ALLIUM CEPA*** et ***SATIVUM***, ***SULFUR***).
Faim exagérée, soif intense, abus de nourriture, désir d'alcool.

• DOULEUR CARDIAQUE ET POULS VARIABLE

Douleur cardiaque tiraillante et pressive, aggravée penché en avant. Angor.
Pouls irrégulier lent et faible le matin, rapide et fort le soir.
Palpitations avec anxiété.

• AVERSION POUR LE TRAVAIL ET DÉFICIT INTELLECTUEL

Aversion pour le travail, surtout intellectuel. Inaction, apathie.
Déficit intellectuel, compréhension lente et difficile, mémoire faible. Ne fournit pas d'effort.
Tristesse, irritabilité, susceptibilité des paresseux, des débiles légers, de certains obèses.

• AUTRES INDICATIONS

Strabisme – diplopie. Céphalée avec troubles visuels, amélioration par le regard latéral.
Douleur des globes oculaires qui semblent tirés en arrière (*PARIS QUADRIFOLIA*, *LACHESIS*, *ONOSMODIUM*, *PHYSOSTIGMA*).
Fatigue tremblante des femmes qui allaitent (*CHINA*).

COMMENTAIRES ET COMPARAISONS

Cette pathogénésie hahnemanienne semble injustement négligée. Hahnemann a insisté sur les troubles mentaux à base d'indolence et sur les éruptions de la tête.

On peut le prescrire aux enfants paresseux, légèrement débiles (*AGARICUS*, *BUFO RANA*), surtout s'ils présentent de l'impétigo et/ou le syndrome digestif.

L'adulte caricatural est obèse, mou, indolent, malodorant, mais susceptible.

La présence d'hétérosides cardiotoniques incite à réévaluer ses très réels et précis signes cardiologiques. **Il sera préféré chez le cardiaque obèse, flatulent, indolent,** et qui abuse de nourriture et d'alcool (*AMMONIUM CARBONICUM*).

Comparaisons des remèdes à hétérosides cardiotoniques

Voir *DIGITALIS*.

BIBLIOGRAPHIE

1. BAUMGARTEN G. - *Die herzwirksamen Glykoside*. Georg Thieme, Leipzig, 1963.

Oleum jecoris aselli

Huile de foie de morue

DESCRIPTION : Ce produit a été défini par la 8e édition de la Pharmacopée : c'est l'huile fixe retirée des foies frais de ***Gadus morrhua*** L. et d'autres espèces de la famille des Gadidés, soigneusement clarifiée par repos à une température voisine de 0 °C et privée de la partie solidifiable à cette température.

L'huile de foie de morue est un liquide jaune, d'odeur et de saveur de poisson, ne figeant pas lorsqu'on le refroidit à 0 °C.

COMPOSITION

Très riche en glycérides d'acides gras non saturés, l'huile de foie de morue est connue surtout pour sa richesse en vitamines A et D.

PATHOGÉNÉSIE

Remède d'action limitée.
ÉPIPHYSITE, TUBERCULINISME.

DOULEURS VERTÉBRALES, SURTOUT DORSALES, PENDANT LA CROISSANCE.

Douleurs vertébrales à prédominance dorsale, de l'adolescent et de l'adulte jeune.

Épiphysites de croissance, vertébrales et autres.

Aggravation des douleurs à l'effort physique et à la percussion (*PHOSPHORUS*).

Maigreur, asthénie, fièvre légère (*T.K.*).

Paume des mains et tête brûlantes, frissons dans le dos (*FERRUM PHOSPHORICUM*, *PHOSPHORUS*).

COMMENTAIRES ET COMPARAISONS

Il calme les douleurs et influence sans doute favorablement les épiphysites surtout dorsales, à dose homéopathique (6 DH à 5 CH et plus).

Il complète toujours les remèdes de la série phosphorique (*CALCAREA PHOSPHORICA*, *FERRUM PHOSPHORICUM*, *PHOSPHORUS*).

Dans la région dorsale, et chez les filles, comparer *ACTAEA RACEMOSA*. Voir aussi ***SULFUR IODATUM***, *T.K.*, *CALCAREA FLUORICA*.

Onosmodium virginianum

Faux grémil

Onosmodium virginianum [L.] A. DC
(Borraginacées)

DESCRIPTION : Plante herbacée vivace de 30 à 60 cm de hauteur, plus ou moins couverte de poils raides et courts. Feuilles oblongues, lancéolées, nettement rétrécies à la base. Bractées et calice velus ; corolle jaune de 7 à 10 mm. Fruits divisés en nucules d'environ 2,5 mm, d'un blanc ponctué (1).

Espèce typiquement nord-américaine, croissant à flanc de coteau de la Nouvelle Angleterre à la Virginie.

PARTIE UTILISÉE : La plante entière séchée.

COMPOSITION

À notre connaissance, aucune étude chimique n'a été consacrée à l'***O. virginianum.*** Signalons cependant que les ***Onosmodium*** sont très voisins des ***Lithospermum*** ou grémil, connus pour leurs propriétés antihormonales vraisemblablement dues à l'acide lithospermique et dont les racines sont employées par les femmes de certaines tribus indiennes comme anticonceptionnel.

PATHOGÉNÉSIE

Remède d'action limitée.
DOULEURS OCULAIRES, IMPUISSANCE.

DOULEURS DES GLOBES OCULAIRES ET TROUBLES DE L'ACCOMMODATION.

IMPUISSANCE AVEC PERTE DE LA LIBIDO ET FRIGIDITÉ.

AGGRAVATION :
PAR LE SURMENAGE OCULAIRE.

• DOULEUR DES GLOBES OCULAIRES

Céphalée occipitale et occipito-frontale par effort oculaire, presbytie ignorée.
Pesanteur, raideur des globes oculaires ; les mouvements oculaires sont douloureux.
On éloigne les objets pour mieux les voir ; presbytie.
Suite de surmenage oculaire (*RUTA*).

• IMPUISSANCE ET FRIGIDITÉ

Perte du désir sexuel : impuissance et frigidité.
Dépression nerveuse associée au déficit sexuel, à l'impuissance avec perte de la libido.
Incoordination, vertiges. Démarche hésitante. Peur de descendre les escaliers. Sénilité neurologique.

COMMENTAIRES ET COMPARAISONS

ONOSMODIUM n'est guère utilisé que comme remède oculaire. Outre les douleurs de la motricité oculaire, il rend service dans certains glaucomes.
Cependant la présence probable de substances à propriétés anti-hormonales confirme l'impuissance et la frigidité de la pathogénésie.

Comparaisons fondées sur la Matière médicale

1) Douleurs des globes oculaires
ONOSMODIUM : par l'effort d'accommodation et les mouvements.
RUTA : par le surmenage oculaire.
PHYSOSTIGMA : avec trouble de l'accommodation – hypertension oculaire.
PARIS QUADRIFOLIA, LACHESIS, OLEANDER : sensation d'œil tiré en arrière.
SPIGELIA : névralgie.
EUPATORIUM PERFOLIATUM : dans l'état grippal.

Voir aussi ***COMOCLADIA*** et ses comparaisons.

2) Impuissance avec perte de la libido
ONOSMODIUM : dépression nerveuse, déficit de la coordination, origine neurogène (?).
AGNUS CASTUS : sénescence prématurée.
GRAPHITES : désintérêt sexuel, apathie générale.
SEPIA : impuissance ou frigidité.
KALIUM BICHROMICUM, KALIUM BROMATUM, KALIUM CARBONICUM : l'asthénie générale des *KALIUM*.
PHOSPHORICUM ACIDUM : avec dépression intellectuelle et désintérêt général.
NATRUM MURIATICUM, IGNATIA : sujets très contradictoires, secrets, émotifs, complexés.

BIBLIOGRAPHIE

1. GLEASON H.A. - *Illustrated Flora of the North-eastern United States and adjacent Canada*. Hafner Press, New York.

Opium

C'est le latex desséché obtenu par incision des capsules encore vertes de plusieurs variétés de

Pavot somnifère

Papaver somniferum L. (Papavéracées)

DESCRIPTION : Plante annuelle pouvant atteindre 1,5 m de haut. Les feuilles sont alternes, d'un vert glauque, les inférieures pennatiséquées, les supérieures seulement dentées. Les fleurs sont grandes,

solitaires, blanches dans la variété ***album***. Le fruit est une capsule ovoïde, indéhiscente.
Probablement originaire des régions bordant la Méditerranée orientale, le pavot est une plante très anciennement cultivée ; l'Inde est actuellement le seul pays effectuant des cultures licites en vue de la production de l'opium.

PARTIE UTILISÉE : L'opium.

COMPOSITION

Elle est complexe et a été très étudiée. L'opium contient :

- 5 à 6 % de matières minérales ;
- des substances largement répandues chez les végétaux telles que sucres, mucilage, pectines (20 %), lipides, tanin, enzymes, etc. ;
- des acides organiques dont le principal est l'acide méconique ou 3-hydroxychélidonique (voir ***CHELIDONIUM***) (3 à 5 %), accompagné d'acides lactique, fumarique, vanillique et d'acides cétoniques (pyruvique, oxalacétique, α-cétoglutarique) ;
- 10 à 20 % d'alcaloïdes ; plusieurs dizaines ayant été isolés, nous ne citerons que les principaux :

– type morphinane
morphine, codéine, thébaïne
– dérivés de l'isoquinoléine
groupe de la papavérine (noyau benzylisoquinoléine)
- papavérine
- laudanine, laudanosine,

groupe de la narcotine (= noscapine) (noyau phtalylisoquinoléine)
- narcotine,
- narcéine

– divers ;
retrouvés chez d'autres Papavéracées ou dans des familles voisines telles que les Fumariacées : protopine, cryptopine, porphyroxine (= rhoeadine) particulièrement abondante dans l'opium de l'Inde.

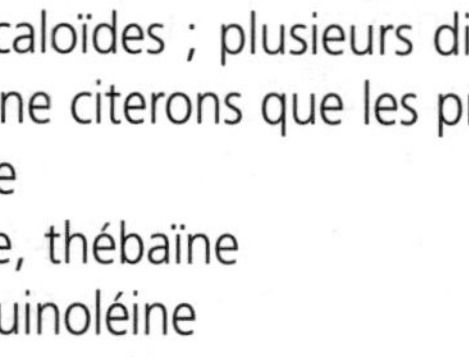

R=H **morphine**
R=CH_3 **codéine**

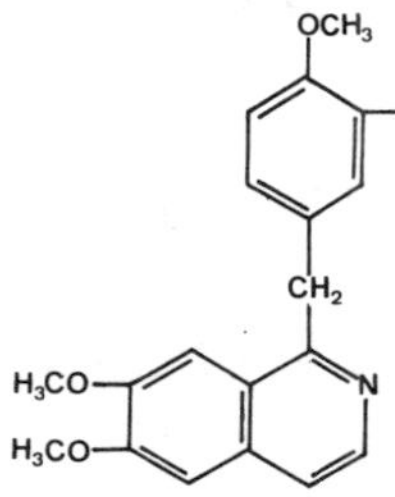

papavérine

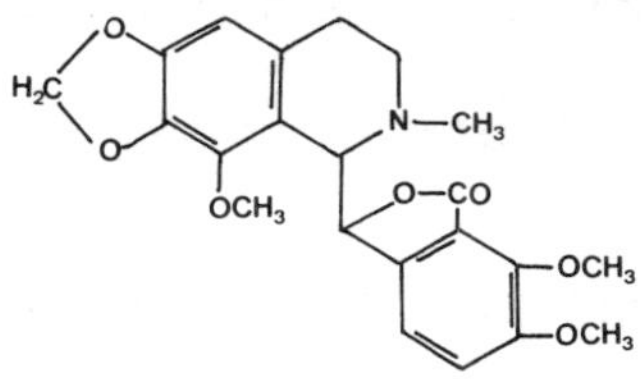

narcotine

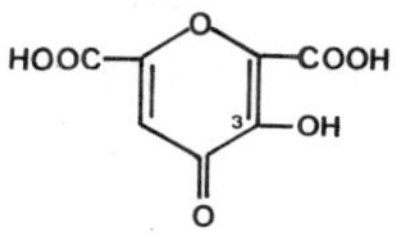

acide méconique

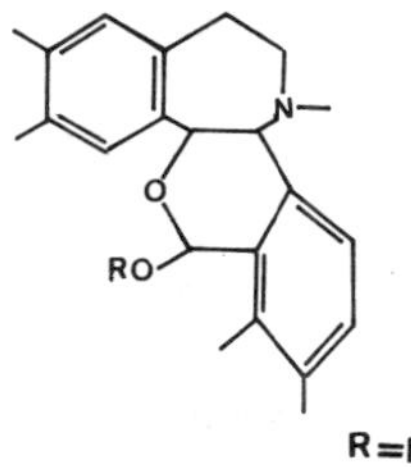

R=H ou CH_3

porphyroxine

PATHOGÉNÉSIE

Remède d'action limitée.
OBNUBILATION, CONGESTION, CONSTIPATION.

HYPERIDÉATION ET HYPERESTHÉSIE : EUPHORIE, IMAGINATION, EXALTATION DES SENS, SURTOUT L'AUDITION.

DÉCOMPENSATION EN SOMNOLENCE, OBNUBILATION, ANESTHÉSIE.

CONGESTION ET ACCIDENTS CÉRÉBRAUX. ÉPILEPSIE ET CONVULSIONS.

CONSTIPATION PARALYTIQUE ET PARÉSIE VÉSICALE.

AGGRAVATION :
PAR LA PEUR.
PAR LA CHALEUR.
PAR L'ALCOOLISME ET LES STUPÉFIANTS.
PAR L'EXCÈS DE VASODILATATEURS PÉRIPHÉRIQUES.
APRÈS LE SOMMEIL.
À LA RÉTROCESSION D'UNE ÉRUPTION.

• HYPERIDÉATION ET HYPERESTHÉSIE ; OBNUBILATION ET ANESTHÉSIE

Hyperidéation euphorique et exaltation de l'imaginaire : tout paraît grandiose, de proportions immenses ; profondeurs insondables, animaux fabuleux... imagination fantastique (*SULFUR*, *PHOSPHORUS*, *CANNABIS INDICA*).
Hyperesthésie de tous les sens, vue, odorat, toucher mais surtout l'audition : "entend marcher les mouches", perçoit les bruits avant tout autre.
Décompensation en somnolence, obnubilation, anesthésie : semble toujours absent.
États d'inhibition, après une peur soudaine : stupéfaction.
Absence de désirs ; absence de douleur (*STRAMONIUM*).
Asthénie du sens moral, des responsabilités (*ETHYLICUM*).
Menteur, fabulateur et très peureux.
Somnolence et sommeil impossibles. Suffocation en s'endormant.
Dépression respiratoire pendant le sommeil. Apnée du sommeil du nourrisson [9 CH - 15 CH] (1) ; de l'obèse : syndrome de Pickwick.

• CONGESTION ET ACCIDENTS VASCULAIRES CÉRÉBRAUX ; ÉPILEPSIE ET CONVULSIONS

Faciès rouge sombre. Ptosis. Chaleur de la face et du corps. Respiration stertoreuse.
Sueurs chaudes. Le lit paraît trop chaud. Se découvre. Myosis.
Céphalée occipitale avec vertige et chaleur. Hypertension ; pouls lent avec paralysie limitée, le plus souvent hémiplégie.
Convulsions infantiles ; après frayeur de la nourrice.
Épilepsie pendant le sommeil.

• CONSTIPATION PARALYTIQUE ET PARÉSIE VÉSICALE

Constipation de petites selles noirâtres, dures et sèches. Extrême tolérance de la constipation.
Inertie rectale : les selles sortent et rentrent dans le rectum (*THUYA*, *SILICEA*, *ALUMINA*).
Subocclusion et occlusion postopératoires (*BRYONIA*). Sur brides et remaniements (O.P.).
Paralysie vésicale postopératoire. Rétention d'urines post-partum.

COMMENTAIRES ET COMPARAISONS

OPIUM* est inégalable dans les hypertensions en phase précritique ; quand l'accident vasculaire semble un risque réel.** Il est encore utile pendant certains comas d'origine vasculo-cérébrale et devrait être utilisé en réanimation. Sa pathogénésie inclut le syndrome d'intoxication volontaire mais surtout la phase psychique de décompensation. Il a été utilisé chez les alcooliques mais devrait l'être chez ceux qui usent de la plupart des stupéfiants. *NALOXONE*, proche de la morphine et antidote de celle-ci, a une pathogénésie voisine. ***SULFUR le concurrence pour l'imagination euphorique, ***GELSEMIUM*** pour les effets de la peur, l'obnubilation et les signes congestifs, mais sans perte de conscience.

Comparaisons fondées sur la composition

NALOXONE : syndrome psychique semblable ; peu d'effet vasculaire ; diarrhée.
CHELIDONIUM : somnolence dans un syndrome biliaire ; constipation.
SANGUINARIA : somnolence, tête chaude, migraine ; météorisme digestif.

Comparaisons fondées sur la Matière médicale

1) Hyperesthésie auditive
OPIUM : hyperesthésie générale sans irritabilité.
NUX VOMICA : hyperesthésie générale avec irritabilité, ressentiment, colère.
COFFEA : hyperesthésie générale et hyperidéation ; la nuit.
ASARUM : hyperesthésie auditive sélective – alcoolisme (?).
THERIDION : hyperesthésie auditive sélective – exaspération.

2) Hypertension congestive
OPIUM : faciès rouge sombre, sueur chaude ; pouls lent et plein.
GELSEMIUM : nucalgie ; inhibition ; pouls lent au repos.
ARNICA : assoupi et courbatu ; tête chaude, corps froid ; pouls dur.
AURUM : silencieux, frileux, mélancolique ; pouls irrégulier.
PHOSPHORUS : pommettes rouges, vertige, hémorragies ; pouls instable.
LACHESIS : bouffées de chaleur, sensation d'étouffement ; évolution par crises.
SULFUR : chaleur et pléthore ; intoxication ; évolution par crises.

3) Constipation de scybales petites et dures
OPIUM : scybales noirâtres ; météorisme ; bonne tolérance ; postopératoire.
PLUMBUM : rétraction abdominale ; douleurs.
CAUSTICUM : inertie rectale ; les selles s'évacuent mieux debout.
ALUMINA : inertie rectale, sécheresse de la muqueuse ; la selle est souvent normale ou grasse.
BRYONIA : postopératoire, douleurs sur brides ; les selles sont souvent grosses et sèches.

BIBLIOGRAPHIE

1. GRANDGEORGE D. - *L'Homéopathie exactement*. Tome I, p. 18. Soft Nature, 1989.

Origanum majorana

Marjolaine, marjolaine à coquilles

Origanum majorana L. (Labiées)

DESCRIPTION : Plante vivace, ligneuse, de 30 cm de haut environ, à petites feuilles ovales et blanchâtres. Les fleurs petites, blanches ou rosées, en panicules terminales ou axillaires, sont groupées par 3 à l'aisselle de bractées serrées, concaves, constituant les coquilles. L'odeur est très aromatique, la saveur chaude.
Originaire d'Orient, la marjolaine s'est répandue dans toute la région méditerranéenne où elle est cultivée.

PARTIE UTILISÉE : La plante entière fleurie fraîche.

COMPOSITION

- une huile essentielle (0,7 à 3 % de la plante sèche) connue surtout par la présence d'α-terpinéol ; on y a aussi mis en évidence du carvacrol et du thymol (1) ;
- 2 % d'un acide phénol, l'acide rosmarinique.

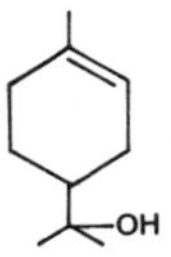

α-terpinéol

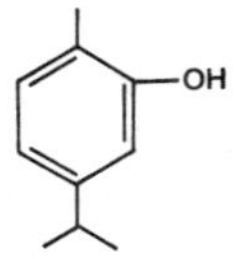

carvacrol

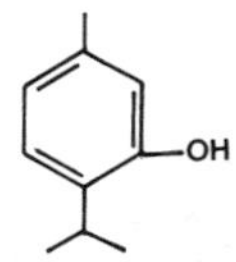

thymol

PATHOGÉNÉSIE

Remède d'action limitée.
EXCITATION SEXUELLE FÉMININE.

EXCITATION SEXUELLE FÉMININE.

Excitation sexuelle féminine. Désir, fantasmes, rêves de coït.
Incapacité à maîtriser l'expression des désirs, des pulsions (*CROCUS*, *HYOSCYAMUS*, *VERATRUM ALBUM*).
Masturbation. Nymphomanie.
Prurit des mamelons.

• AUTRE INDICATION

Impulsion irrésistible à courir (*IODUM*) (!).

COMMENTAIRES ET COMPARAISONS

ORIGANUM conviendrait plutôt à la jeune fille et à la femme jeune.
La pathogénésie fut sommaire – trois sujets – et la réputation d'origine clinique.

Comparaisons fondées sur la Matière médicale
CANTHARIS : domine les remèdes d'excitation sexuelle – allant jusqu'à la douleur.
STAPHYSAGRIA : sexualité complexée.
PLATINA : hyperesthésie de contact.
MUREX : congestion locale ; humeur dépressive.
LILIUM TIGRINUM : sentiment de culpabilité.
HYOSCYAMUS : aggravation autour des règles.

Kent indique qu'*ORIGANUM* et *APIS* seraient "les remèdes des veuves" !

BIBLIOGRAPHIE
1. SARER R., SCHEFFER J.J.C. et SVENDSEN A.B. - *Planta Med.*, 1982, *46*, 236-239.

Ornithogalum umbellatum

Dame d'onze heures

Ornithogalum umbellatum L. (Liliacées)

DESCRIPTION : Plante bulbeuse de 15 à 20 cm de haut, aux feuilles étroites, dressées, étalées. Les fleurs, d'un blanc pur en dedans, vertes en dehors, réunies en corymbes, s'ouvrent en étoiles vers midi. Espèce assez commune dans le sud de la France.

PARTIE UTILISÉE : La plante entière fraîche.

COMPOSITION

La plante contient de nombreux cardénolides : rhodexine A, convalloside, convallatoxoside (voir *CONVALLARIA*), etc. ; les principaux sont des hétérosides de la strophanthidine et de la sarmentogénine (1).

PATHOGÉNÉSIE

Remède d'action limitée.
CANCER PYLORO-DUODÉNAL.

ULCÈRE, STÉNOSE PYLORIQUE.

Ulcère – ou cancer – pylorique, juxta-pylorique, pyloro-duodénal.
Sujet faible, dénutri. Œdème des membres inférieurs.
Grande distension gastrique, éructations fétides, malaises nauséeux, vomissements tardifs.
Douleur du passage pyloro-duodénal qui est lent, retardé ; nocturne.

COMMENTAIRES ET COMPARAISONS

Cooper et Clarke l'ont utilisé dans le cancer gastrique en T.M. goutte par goutte en fonction de l'évolution.
Dans les ulcères sténosants et le cancer, il a perdu son actualité. Mais il est capable de soulager des inopérables, voire de réduire des lésions sans malignité. Il peut figurer dans le traitement de l'ulcère juxta-pylorique.
Malgré la présence d'hétérosides cardiotoniques, il n'y a aucun signe cardiologique. Mais l'œdème des membres inférieurs est signalé.

Comparaisons fondées sur la Matière médicale
Ulcère ou cancer pylorique :
ORNITHOGALUM : douleur, météorisme, sténose ;
ARSENICUM ALBUM : état général des cancéreux ; périodicité ;
URANIUM NITRICUM : amélioration temporaire en mangeant ; soif, amaigrissement ;
CARBO VEGETABILIS : vomissements très tardifs, météorisme, très mauvais état général ;
BISMUTHUM : sténose ; vomissements très tardifs ;
CONDURANGO : douleurs, météorisme ; fissures au coin des lèvres ;
CADMIUM SULFURICUM : douleurs brûlantes ;
HYDRASTIS : complémentaire ; maigreur, subictère ; défaillances.

BIBLIOGRAPHIE
1. FERTH R. et KOPP B. - *Pharmazie*, 1992, *47*, 626-629.

Oscillococcinum *

DESCRIPTION : Biothérapique : autolysat de foie et de cœur de canard de Barbarie.

PATHOGÉNÉSIE

Remède d'action limitée.
LA GRIPPE.

GRIPPE. ÉTATS INFECTIEUX DE TYPE GRIPPAL.

TROUBLES VEINEUX.

ANXIÉTÉ ET CONDUITES PHOBIQUES : CONTAGION ET PROPRETÉ.

AGGRAVATION :
PAR L'HUMIDITÉ.
PAR LA SUPPRESSION D'UNE AUTRE MALADIE OU SYMPTÔME.

AMÉLIORATION :
AU BORD DE LA MER.
PAR LES ÉCOULEMENTS, LA CRISE SUDORALE.

• GRIPPE ET ÉTATS INFECTIEUX DE TYPE GRIPPAL

Hyperthermie, courbatures, frissons, céphalée, abattement.
Céphalée frontale, impression qu'un animal court sur le visage.
Otite très douloureuse ou indolente du nourrisson.
Catarrhe oculo-nasal, conjonctives rouges ou jaunâtres.
Hypotonie, lipothymie.
Insomnie avec agitation et courbatures.
Langue blanche, vomissements. Ictère. Douleurs de la région appendiculaire.
Douleurs crampoïdes de l'abdomen et diarrhée fétide. Parfois constipation.
Infection urinaire.

• TROUBLES VEINEUX ET CUTANÉS

Lourdeur des membres inférieurs par stase veineuse.
Ulcère de jambe. Périphlébite. Eczéma variqueux, hypodermite, prurit.

• SIGNES MENTAUX

Anxiété d'anticipation (*GELSEMIUM*). Inquiétude non motivée.
Intolérance au désordre, à la saleté, peur de la contagion.
Manie de propreté (*LUESINUM*).
Peur de l'orage (Hui Bon Hoa).

COMMENTAIRES ET COMPARAISONS

OSCILLOCOCCINUM a été présenté sans pathogénésie réelle par son inventeur Joseph Roy. Des études pathogénétiques tardives sont dues à Cazin et à Julian.
La présentation pathogénétique ne change pas grand-chose à l'indication d'*OSCILLOCOCCINUM* : **la grippe et les maladies virales voisines** quels qu'en soient les symptômes.
L'intérêt dans les otites, surtout dès le début, ou en prévention, est confirmé.
Les signes veineux et mentaux ne retiennent pas, en général, l'attention.

Il peut être administré puis répété dès le début d'un épisode grippal, toutes les 3 heures à 12 heures selon les auteurs – une à trois doses – davantage pour certains.

Oxalicum acidum

Acide oxalique

$(COOH)_2$

DESCRIPTION : L'acide oxalique est présent chez de nombreux végétaux, sous forme de sel de potassium ou de calcium.
La forme la plus courante est le dihydrate, poudre cristalline blanche, très soluble dans l'eau, l'alcool, la glycérine.
Produit dangereux en raison de son action corrosive.

PATHOGÉNÉSIE

Remède d'action limitée.
CALCULS, DOULEURS, CYANOSE.

* Laboratoires Boiron.

LITHIASE OXALIQUE : LES ALGIES IRRADIENT JUSQU'AUX TESTICULES.

DOULEURS LINÉAIRES AGGRAVÉES EN Y PENSANT.

CYANOSE ET PARESTHÉSIES.

AGGRAVATION :
EN PENSANT AUX DOULEURS ET AUX TROUBLES.
PAR LES ALIMENTS RICHES EN OXALATES : CHOCOLAT, CAFÉ, FRAISES, OSEILLE, RHUBARBE, ÉPINARDS...

• LITHIASE OXALIQUE

Douleur rénale avec irradiation urétro-testiculaire.
Testicules douloureux à la marche.
Oxalurie. Aggravation par les aliments riches en oxalates.

• DOULEURS LINÉAIRES AGGRAVÉES EN Y PENSANT

Algies violentes sur un court trajet et pour une courte durée. Aggravées en y pensant.
Céphalées sur une petite surface (*KALIUM BICHROMICUM*).
Douleurs précordiales d'angor avec paresthésies des bras, surtout le gauche.
Douleur du lobe pulmonaire inférieur gauche (*NATRUM SULFURICUM*), irradiée au sternum, aux clavicules, aux épaules. Dorsalgie, lombalgie, irradiation crurale avec paresthésies ; **cruralgie** (O.P.). Sciatique irradiée jusqu'à la nuque.
Syndrome algodystrophique avec troubles vasomoteurs.

• CYANOSE ET PARESTHÉSIES

Cyanose et paresthésies scapulo-brachiales ; des membres inférieurs ; des doigts, sous les ongles ; avec froid, syndrome de Raynaud (O.P.).
Peau froide, marbrée, réticulée, cyanosée.

COMMENTAIRES ET COMPARAISONS

Les douleurs linéaires d'*OXALICUM ACIDUM* ne suivent pas toujours un trajet nerveux.
Ce ne sont pas de véritables névralgies. Elles sont toujours aggravées en y pensant. Leur existence et la curieuse cyanose montrent que la pathogénésie ne se confond pas avec la lithiase oxalique.
L'association algie, ischémie, troubles vasomoteurs évoque l'**algodystrophie.**
On le recommande dans les myélopathies avec paresthésie, modification des téguments, sensibilité rachidienne au toucher et enraidissement.
Les algies de ***KALIUM BICHROMICUM*** sont ponctiformes, celles de ***KALMIA*** et de ***SPIGELIA*** en éclair, ou suivant les nerfs. La cyanose évoque ***CARBO VEGETABILIS*** ou ***PULSATILLA*** qui n'ont aucun autre signe commun. Mais ***SULFUR*** conviendrait aussi surtout en cas de lithiase. Quant à la fixation obsessionnelle sur la douleur, elle évoque ***THUYA*** qui le complète parfois (O.P.).

P.

Paeonia officinalis

Pivoine

Paeonia officinalis L. (Renonculacées)

DESCRIPTION : Plante herbacée vivace par ses racines renflées en tubercules, fréquemment cultivée dans les jardins. Les feuilles sont grandes et divisées en folioles allongées. Les fleurs sont également grandes, purpurines et donnent naissance à des follicules dressés.

PARTIE UTILISÉE : La racine fraîche.

COMPOSITION

Les principaux constituants sont :

- un dérivé carbonylé, le paeonol, anti-inflammatoire, analgésique, antispasmodique ;
- un hétéroside, la paeoniflorine, sédatif, analgésique, légèrement anticonvulsivant.

On a signalé aussi des saponosides triterpéniques du type dammarane (1) ainsi que du gallotanin (2).

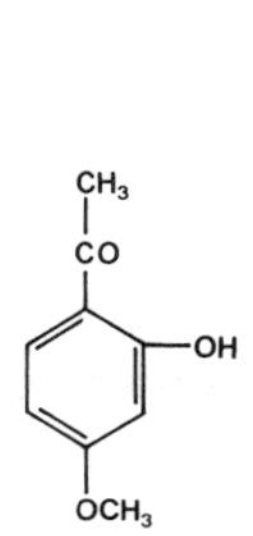

paeonol

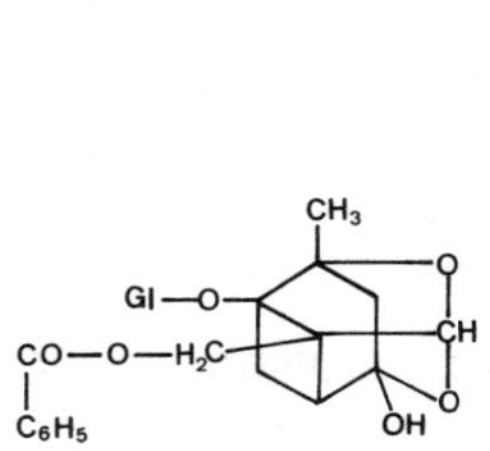

paeoniflorine

PATHOGÉNÉSIE

Remède d'action limitée.
HÉMORROÏDES ENFLAMMÉES.

HÉMORROÏDES ENFLAMMÉES, SUINTANTES ; DOULEUR D'ÉCHARDE.

Hémorroïdes enflammées, saillantes, volumineuses, suintantes.
Douleur hémorroïdaire aiguë, en écharde, avant et après la selle, longtemps prolongée.
Fissures et fistules anales. Spasme rectal sur hémorroïde ou fistule.

• AUTRES INDICATIONS

Tête lourde, congestion de la face, pesanteur des membres (*ALOE*, *SULFUR*).
Varices et ulcères variqueux très douloureux. Douleur d'écharde et suintement (***HEPAR SULFUR***). Ulcérations très douloureuses autour d'un orteil.
Cauchemars épouvantables (*SULFUR*).

COMMENTAIRES ET COMPARAISONS

Remède proctologique de l'inflammation, de la douleur, du suintement, il est souvent associé en formules complexes aux remèdes comparables. ***SULFUR*** complète son action. Son effet sur les cauchemars, comme ***SULFUR***, connu dès l'Antiquité, est une curiosité.

On peut comparer à :
ALOE : hémorroïdes procidentes, en "grappe de raisin"; suintement, insécurité anale ;

PODOPHYLLUM : rectite et prolapsus hémorroïdo-rectal ;
ANACARDIUM ORIENTALE : congestion rectale avec sensation de balle et ténesme.

On trouve des douleurs d'hémorroïdes ou de fistule anale chez :
PAEONIA : inflammation, suintement, douleur d'écharde prolongée après la selle ;
NITRICUM ACIDUM : grande douleur prolongée ; la selle est molle ou diarrhéique ;
MURIATICUM ACIDUM : grande sensibilisation au toucher ; prolapsus ;
RATANHIA : presque semblable et souvent associé ; brûlures améliorées par l'eau très chaude ;
SEDUM ACRE : la douleur va s'aggravant pendant 3 à 4 h après la selle ;
COLLINSONIA : chez la femme, surtout enceinte ; varices vulvaires ; prolapsus ;
AESCULUS : piqûres multiples ; lombo-sacralgies ; pas de saignement.

BIBLIOGRAPHIE

1. SHIBATA S. - *In Chem. Abst.*, 1974, *80*, R 52297 y.
2. NISHIZAWA M., YAMAGISHI T., NONAKA G.I. et NISHIOKA I. - *Chem. Pharm. Bull.*, 1980, *28*, 2850-2852.

Palladium

Palladium

Pd

DESCRIPTION : Métal de la mine du platine, blanc argent, pouvant aussi se présenter sous l'aspect d'une poudre noire ou d'une masse spongieuse compressible.
Capable d'absorber, comme le platine, une notable quantité d'hydrogène, le palladium se distingue de tous les autres métaux du groupe par sa solubilité dans l'acide nitrique ; soluble aussi dans l'acide sulfurique ainsi que dans un mélange d'acide chlorhydrique et d'acide chlorique.

PATHOGÉNÉSIE

Remède d'action limitée.
AMOUR-PROPRE ET OVAIRE DROIT.

OVARALGIE DROITE ; EXTENSION INGUINALE, AUGMENTATION DE VOLUME ; PESANTEUR PELVIENNE.

AMOUR-PROPRE EXAGÉRÉ ; SUSCEPTIBILITÉ.

AGGRAVATION :
PAR LES MAUVAISES NOUVELLES.

AMÉLIORATION :
PAR LA VIE MONDAINE.
PAR LA PRESSION FORTE, LA FRICTION.

• OVARALGIE DROITE

Douleurs d'ovaire droit : extension inguinale ; amélioration par flexion du membre inférieur droit, pression forte, friction.
Augmentation de volume de l'ovaire droit.
Prolapsus utérin et pesanteur pelvienne aggravés debout.

• AMOUR-PROPRE EXAGÉRÉ

Amour-propre exagéré : aime à se mettre en valeur, recherche les compliments et l'admiration.
Se croit offensé ou méprisé. Sentiment d'injustice et d'ingratitude.
Larmoyant.

• AUTRES INDICATIONS

Céphalée d'une oreille à l'autre.
Sciatique droite d'origine ovarienne.
Paresthésies généralisées (*PLATINA*, *GELSEMIUM*).
Retour des règles pendant l'allaitement.

COMMENTAIRES ET COMPARAISONS

PLATINA, métal voisin, ne s'en sépare que par des nuances : ovaralgie et tumeurs ovariennes gauches ; hyperesthésie génitale. Tous deux conviennent à des femmes orgueilleuses et à mentalité paranoïaque.
PLATINA, mieux connu, est souvent préféré dans des indications voisines. Il complète son action, avec *THUYA*, sur l'ovaire, dans les ovarites chroniques, notamment sclérokystiques.

Comparaisons fondées sur la Matière médicale

1) Ovaire droit
PALLADIUM : douleur améliorée pliée en deux et par la pression forte.

BRYONIA : douleur progressive, pressive, améliorée par la pression ; kystes.
APIS : douleur piquante, brutale ; kystes.
BELLADONNA : douleur battante, aiguë ; congestion, inflammation.
PODOPHYLLUM : douleur paresthésiante ; venant de la fosse iliaque droite ; irradiation crurale.
LYCOPODIUM : chronique ; de droite à gauche ; météorisme ; contexte digestif.
IODUM : chronique ; douleur "en coin"; syndrome hyperthyroïdo-ovarien.
ARGENTUM NITRICUM : chronique ; en écharde ; inflammation et infection gynécologique.

2) Orgueil pathologique
PALLADIUM : flattée et améliorée par l'admiration.
PLATINA : orgueilleuse, indifférente aux hommages.
LILIUM TIGRINUM : orgueilleuse, excitée, mélancolique, culpabilisée.
STAPHYSAGRIA : orgueil blessé, humilié ; s'estime méjugé et méconnu.
LYCOPODIUM : orgueil non spectaculaire ; haute idée de soi, mais remise en question permanente.
VERATRUM ALBUM, HYOSCYAMUS, STRAMONIUM : délirants.

Parathormone

DESCRIPTION : Produite par la glande parathyroïde, l'hormone parathyroïdienne est un polypeptide d'un poids moléculaire de 8600 réglant la teneur en calcium et phosphates du sang et des tissus.

PATHOGÉNÉSIE

Remède d'action limitée.
SPASMOPHILIE, DÉCALCIFICATION.

SPASMOPHILIE, DÉCALCIFICATION.

Il n'y a pas de pathogénésie mais une expérimentation clinique (L. Fouché qui recommande les injections sous-cutanées ou la voie rectale en 5 CH ou 9 CH).

• DÉCALCIFICATION, OSTÉOPOROSE, LITHIASE

Décalcification, ostéoporose, fractures spontanées.
Douleurs des os longs, du rachis. Douleur osseuse à la pression.
Lithiase rénale calcique.
Hypercalcémie, hypophosphorémie, augmentation des phosphatases alcalines.

• AUTRES INDICATIONS

Asthénie avec agitation et hypomanie. Myasthénie.
Gastralgie, syndrome ulcéreux postprandial tardif.
Pancréatite.
Palpitations, tachycardie.

COMMENTAIRES ET COMPARAISONS

En dehors des troubles de la minéralisation, on obtient des résultats satisfaisants dans la **tétanie avec hypocalcémie** (7 CH, doses espacées) (O.P.).

Paratyphoidinum B

DESCRIPTION : Biothérapique : lysat de culture de *Salmonella paratyphi B*, préparé sans addition d'antiseptique.

PATHOGÉNÉSIE

Remède d'action limitée.
DIARRHÉE.

DIARRHÉE LONGTEMPS APRÈS UN SYNDROME TYPHIQUE.

On peut tenter d'agir avec une dose isolée (7 CH à 15 CH) sur des diarrhées chroniques, de très nombreuses années après une typhoïde. Après son administration, les remèdes bien indiqués se sont parfois avérés plus efficaces (*CUPRUM*, *ARSENICUM ALBUM*, *VERATRUM ALBUM*). *EBERTHINUM* est utilisé de la même façon.

Pareira brava

Selon les Laboratoires homéopathiques, il s'agit de ***Chondrodendron tomentosum*** Ruiz. et Pav. (Ménispermacées).

DESCRIPTION : Principal constituant des curares en tube, le ***C. tomentosum*** est une plante originaire de l'Amérique du Sud, se présentant sous l'aspect d'une liane sarmenteuse à fleurs dioïques.

PARTIE UTILISÉE : La racine séchée.

COMPOSITION

Les constituants les plus caractéristiques sont des alcaloïdes dérivés de la bisbenzylisoquinoléine que l'on peut classer en deux groupes :

• type asymétrique
bases tertiaires : (+) et (-) bébéerine ;
base quaternaire : (+) tubocurarine.

• type symétrique
base tertiaire : isobébéérine.

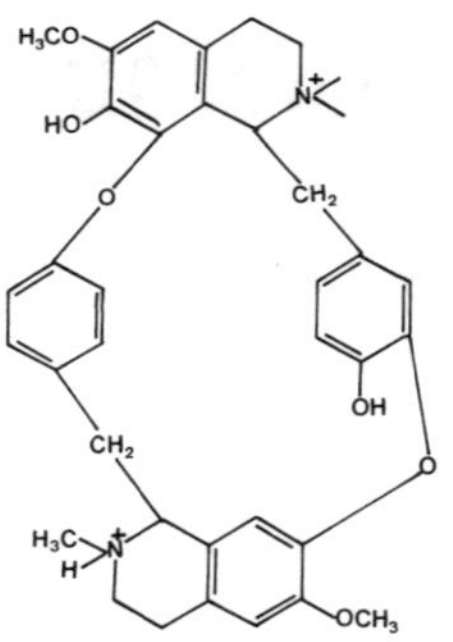

(+) tubocurarine

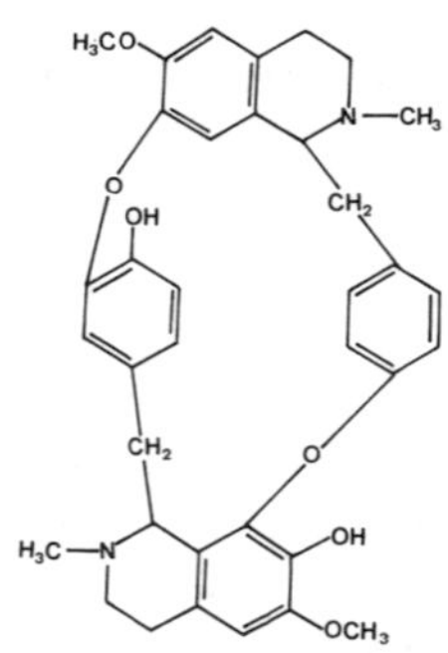

bébéérine

On trouve le même type d'alcaloïdes chez ***BERBERIS*** (berbamine, oxyacanthine) expliquant les points communs des pathogénésies.

PATHOGÉNÉSIE

Remède d'action limitée.
LITHIASE ET CYSTITE.

COLIQUE NÉPHRÉTIQUE SOULAGÉE EN POSITION GENU-PECTORALE ; LITHIASE ET INFECTION URINAIRE.

Colique néphrétique : recherche du soulagement en position genu-pectorale, la tête contre le sol.
Douleur rénale, urétrale, vésicale, du gland, ou de la vulve, irradiée aux cuisses jusqu'aux pieds.
Envies inefficaces d'uriner tous les quarts d'heure.
Infection urinaire des rétentionnistes : prostate, rétrécissements, lithiase (*CHIMAPHILA*, *HYDRANGEA*, *SABAL SERRULATA*).
Dysménorrhée imbriquée à des signes mictionnels.
Tranchées du postpartum (Jouanny).

COMMENTAIRES ET COMPARAISONS

Remède aigu, parfois héroïque et supérieur aux antispasmodiques modernes, de la colique néphrétique (7 CH ou 9 CH), il est voisin de *BERBERIS* tant par sa Matière médicale que par sa composition.
Il complète toujours un remède d'action générale, surtout *LYCOPODIUM* – lithiase uratique – souvent aussi *CALCAREA CARBONICA* – lithiase calcique.

Comparaisons fondées sur la composition

BERBERIS : colique néphrétique gauche ; douleur irradiée en toutes directions, rayonnante ; infection urinaire chronique, défaut d'élimination des rhumatisants.
CURARE : effet paralysant ; mais relation aux *STRYCHNOS* et à leur effet tétanisant : *NUX VOMICA*, *IGNATIA*.

Comparaisons fondées sur la Matière médicale

Colique néphrétique :
PAREIRA BRAVA : soulagé en position genu-pectorale ; irradiation au gland, aux cuisses ;

BERBERIS : douleur irradiant en toutes directions ;
COLOCYNTHIS : douleur spasmodique soulagée plié en deux ;
CHIMAPHILA : douleur basse du trigone au méat ; soulagé debout ;
CHAMOMILLA : douleur intolérable soulagée par les cris et l'agitation incessante ;
CALCAREA CARBONICA (15 CH) : effet parfois immédiat (O.P.).

Paris quadrifolia

Parisette

Paris quadrifolia L. (Liliacées)

DESCRIPTION : Plante herbacée vivace de 20 à 40 cm dont la tige porte au sommet un verticille de 4 feuilles étalées et une seule fleur à long pédoncule, de couleur jaunâtre. Le fruit est une baie noire insérée au milieu du périanthe.

PARTIE UTILISÉE : La plante entière fraîche récoltée au moment de la fructification.

COMPOSITION

Elle a été peu étudiée. On y trouve :

- un saponoside, la paridine ;
- des alcaloïdes (1) ;
- des ecdystérones dont la polypodine B et la β-ecdysone (2) ou ecdystérone. Il s'agit de dérivés stéroïdiens du type

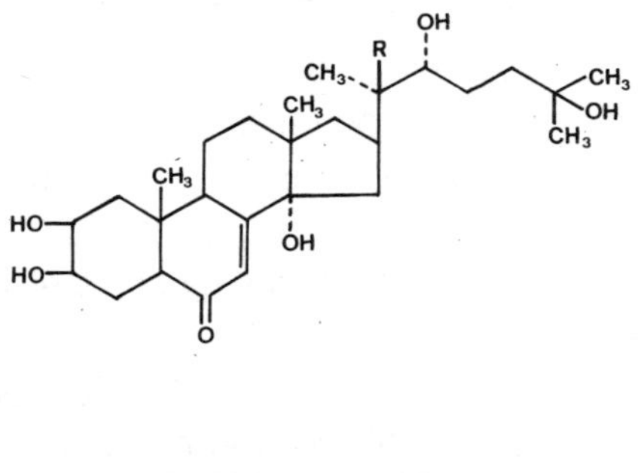

PATHOGÉNÉSIE

Remède d'action limitée.
NÉVRALGIE OCULAIRE ET LOQUACITÉ.

CÉPHALÉE FRONTO-ORBITAIRE : SENSATION D'YEUX TIRÉS EN ARRIÈRE.

EXOPHTALMIE.

NÉVRALGIES CERVICALES, DORSALES, COCCYGIENNES.

LOQUACITÉ PEU COHÉRENTE.

• CÉPHALÉE FRONTO-ORBITAIRE ET NÉVRALGIES

Céphalée tirant les yeux en arrière, vers la nuque, congestive ou névralgique.
Sensation de globes oculaires trop gros et douloureux (*RUTA*, *IODUM*, *LACHESIS*).
Exophtalmie – glaucome (O.P.).
Cuir chevelu hypersensible au toucher.
Nucalgie, cervicalgie et raideur ; irradiation au bras gauche et aux épaules. Paresthésies associées. Paresthésies des doigts et anomalie du toucher fin : les objets paraissent rugueux.
Coccygodynie.

• LOQUACITÉ

Crises de loquacité : propos peu cohérents et sans lien logique.

• AUTRES INDICATIONS

Hyperosmie et illusions olfactives : certaines odeurs sont interprétées comme désagréables, comme celles du lait, du pain (Voisin).

COMMENTAIRES ET COMPARAISONS

La loquacité peu cohérente confirme la ressemblance entre *PARIS* et *LACHESIS* pour les algies oculaires, ou *CIMICIFUGA* pour les rachialgies hautes. Le trajet de la névralgie, nerf sus-orbitaire ou nerf d'Arnold, évoque *SILICEA* et *SPIGELIA*, ce dernier convenant aussi aux algies oculaires.
La présence de dérivés stéroïdiens explique peut-être que *PARIS* ressemble à des remèdes à effet endocrinien, tels *LACHESIS* et *ACTAEA RACEMOSA*, et même *IODUM* ; il y a beaucoup d'illusions dans ce remède : sensation d'œil trop gros, d'objets trop rugueux, d'odeurs désagréables ; paresthésies diverses.

BIBLIOGRAPHIE

1. ANTSUPOVA T.P. et TASKHANOVA E.M. - *In Chem. Abst.*, 1979, *91*, 198834 n.
2. NOVOSEL'SKAYA I.L., GOROVITS M.B. et ABUBAKIROV N.K. - *Khim. Prirod. Soedin*, 1981, 402-403.

Penicillinum

Pénicilline G, benzylpénicilline

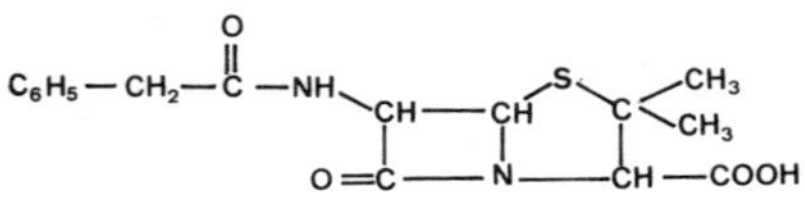

DESCRIPTION : Antibiotique du groupe des β-lactamines dont on utilise le plus souvent le sel de sodium ; ce dernier est une poudre blanche, cristalline, très soluble dans l'eau, l'alcool, la glycérine, pratiquement insoluble dans les huiles végétales et minérales.

PATHOGÉNÉSIE

Remède d'action limitée.
FIÈVRE MODÉRÉE, FRILOSITÉ, FAIBLESSE.

CONVALESCENCES ASTHÉNIQUES ET SUBFÉBRILES, INFECTION PERSISTANTE ET ATTÉNUÉE. FURONCULOSE.

RHUMATISMES SUBAIGUS ; FAIBLEMENT INFLAMMATOIRES.

RÉACTIONS IATROGÈNES AUX ANTIBIOTIQUES, SURTOUT LES PÉNICILLINES.

AGGRAVATION :
PAR LES ANTIBIOTIQUES.
PAR LE FROID HUMIDE.
MATIN ET SOIR.

• CONVALESCENCES ASTHÉNIQUES – INFECTION ATTÉNUÉE

Asthénie profonde après une maladie aiguë semblant mal guérie.
Frilosité ; thorax, lombes, extrémités. Frissons.
Fébricule continue autour de 38 °C, pendant ou après une antibiothérapie.
Suppuration peu abondante, récidivante, traînante, peu douloureuse.
Sinusite, orgelets, otite, furoncles du conduit auditif.
Angine rouge traînante, récidivante, peu fébrile (*FERRUM PHOSPHORICUM*).
Bronchite chronique ; compliquée d'asthme. Crise à 4 h du matin, avec froid, faiblesse, peu d'expectoration.
Gingivite, stomatite, glossite – néphrite, leucorrhée (*MERCURIUS SOLUBILIS*).
Gros furoncles successifs, peu douloureux, pus mal lié, peu abondant ; sang.
Acné suppurée, kystique.

• RHUMATISMES SUBAIGUS ; COLLAGÉNOSE

Douleurs articulaires et musculaires sourdes, continues, aggravées par le mouvement, à 4 h le matin, et vers 18 h.
Douleurs aiguës fulgurantes (*PHYTOLACCA*).
Rhumatismes postangineux.
Arthralgies à V.S élevée et **autres manifestations de maladies auto-immunes ;** viscérales, dermatologiques, oculaires...

• RÉACTIONS IATROGÈNES AUX ANTIBIOTIQUES

Réactions consécutives aux traitements antibiotiques, surtout aux pénicillines.
Urticaire souvent suintant, peu pruriant (*SULFUR*).
Épidermomycoses (*SEPIA*), surtout surinfectées, macérées, suintantes.
Langue noire ou brune, pileuse, indentée, en partie dépapillée, douloureuse.
Diarrhée peu abondante mais fétide ; douleurs crampoïdes abdominales, nausées.
Candidose digestive, respiratoire, uro-génitale, cutanéo-muqueuse.

• AUTRES INDICATIONS

Névralgies sus et rétro-orbitaires.
Algies dentaires ; extension sinusienne.
Verrues, tumeurs cutanées bénignes, lichen (*THUYA*).

COMMENTAIRES ET COMPARAISONS

Cette pathogénésie, établie par l'un des auteurs (M. Guermonprez), est confirmée par vingt ans d'usage. On retiendra, outre les effets postantibiotiques et sur les petites fièvres prolongées, l'action sur les rhumatismes inflammatoires modérés et les candidoses.
PENICILLINUM se situe entre *SULFUR* et *HEPAR SULFUR*, et *THUYA*. Sa fièvre évoque *FERRUM PHOSPHORICUM*, son angine et certaines algies *PHYTOLACCA*, ses suppurations et sa frilosité *SILICEA* et *ARSENICUM ALBUM*.
Pour les collagénoses, le principal remède est *PHOSPHORUS*.

Comparaisons fondées sur la Matière médicale
Asthénie postinfectieuse :
SULFUR et *SULFUR IODATUM* : réactions cutanées, bouffées de chaleur, petits œdèmes ;
ARSENICUM ALBUM : fatigue et agitation avec amaigrissement et anxiété ;
CHINA : après hémorragies ou pertes de liquides organiques ;
SILICEA : sueurs froides, déminéralisation ;
PHOSPHORUS : épuisement nerveux, hémorragies ; hépatite ;
KALIUM CARBONICUM : épuisement, transpiration, dyspnée, petits œdèmes.

Pertussinum

DESCRIPTION : Biothérapique : lysat d'expectorations de coquelucheux prélevées sur des malades n'ayant pas encore été traités.

PATHOGÉNÉSIE

Remède d'action limitée.
COQUELUCHE.

COQUELUCHE ET TOUX COQUELUCHOÏDE.

Pas de pathogénésie.
Coqueluche, en appoint des remèdes indiqués – 7 CH espacés.
Toux coqueluchoïde, en quintes, persistant après la coqueluche ; après la vaccination anticoquelucheuse (O.P.) ; sans raison connue.

Petroleum

Pétrole

DESCRIPTION : Liquide incolore à jaune pâle, d'odeur caractéristique, de densité voisine de 0,80, pratiquement insoluble dans l'eau.

PATHOGÉNÉSIE

Remède d'action limitée.
NAUSÉES, DIARRHÉE, DERMATOSES L'HIVER.

NAUSÉES, MAL DES TRANSPORTS ; DIARRHÉE DIURNE.

DERMATOSES HIVERNALES ; SÈCHES, FISSURÉES AU BOUT DES DOIGTS ; VÉSICULEUSES, SUINTANTES, LICHENIFIÉES.

ILLUSION DE DÉDOUBLEMENT, ANXIÉTÉ DE MORT, DÉFAILLANCE MNÉSIQUE.

AGGRAVATION :
EN AUTO, TRAIN, AVION, BATEAU.
L'HIVER.
PAR LE CHOU, LA CHOUCROUTE.

• NAUSÉES, MAL DES TRANSPORTS ; DIARRHÉE

Mal des transports : nausées, malaises, vertiges (*COCCULUS*). Aggravé par les odeurs d'essence ou d'échappement (O.P.).
Nausée et faim nocturne. Mange la nuit (*PHOSPHORUS*, *LYCOPODIUM*, *CHINA*, *PSORINUM*).
Céphalée occipitale pesante avec nausée et vertige.
Gastralgie améliorée en mangeant (*ANACARDIUM ORIENTALE*, *GRAPHITES*).
Diarrhée exclusivement diurne, jaillissante, suivie de douleurs abdominales.
Diarrhée par le chou, la choucroute (*PODOPHYLLUM*, *BRYONIA*).
Diarrhée après rétrocession d'une éruption (*SULFUR*, *PSORINUM*).
Sensation de froid dans l'abdomen.

• DERMATOSES HIVERNALES SÈCHES OU SUINTANTES

Dermatoses sèches, fissurées, douloureuses, pruriantes l'hiver et au froid.
Au bout du nez et des doigts : engelures, gerçures, crevasses, eczéma.
Peau épaissie, lichenifiée : paupières avec prurit et photophobie, mains : dishidrose, partout : hyperkératose et lichen. Mamelons : fissures, desquamation.
Lichen plan.
Éruptions vésiculeuses suintantes : liquide clair aqueux, croûtes jaunâtres, suintement constant, prurit : cuir chevelu, zone rétro-auriculaire, orifice du nez, bouche, orteils, région périnéale, vulvaire, scrotale.
Chaleur brûlante des paumes et des plantes (*PHOSPHORUS*, *SULFUR*, *SANGUINARIA*).

Sueur génitale et axillaire malodorante : intertrigo, suintement, prurit.
Blépharo-conjonctivite chronique avec eczéma et fissures des commissures palpébrales.

• DÉDOUBLEMENT, ANXIÉTÉ, DÉFAILLANCE MNÉSIQUE

Illusion de dédoublement : une personne est couchée avec lui dans son lit.
Dédoublement d'un membre, d'une partie du corps. Indécision, irrésolution.
Anxiété : craint une mort prochaine et met de l'ordre dans ses affaires.
Perte de mémoire subite, inattendue : se perd dans des rues connues (*BARYTA CARBONICA*).

• AUTRES INDICATIONS

Angine de poitrine avec sensation de froid précordial (*LATRODECTUS*).
Multiples sensations de froid localisé (*CALCAREA CARBONICA*).
Luxations répétées temporo-maxillaires.

COMMENTAIRES ET COMPARAISONS

PETROLEUM est un véritable *SULFUR* aggravé l'hiver. Son tropisme cutané et intestinal en témoigne mais aussi ses crises après rétrocession d'une éruption, et les brûlures des paumes et des plantes. *SEPIA*, *GRAPHITES*, *PSORINUM* sont comme lui frileux avec des dermatoses ; *RHUS TOXICODENDRON* seul a des vésicules. *COCCULUS* et *TABACUM* sont à comparer dans le mal des transports. *SEPIA* ou *PSORINUM* complètent son action.

Comparaisons fondées sur la Matière médicale

1) Diarrhée le jour seulement
PETROLEUM : aggravée par chou, choucroute.
NATRUM MURIATICUM : chez un constipé habituel.
BRYONIA : mangeur de viande.
NUX VOMICA : après des excès alimentaires et alcooliques.
GAMBOGIA : jaillissante, irritante.
THUYA : jaillissante, hyperpéristaltisme, gaz.

2) Éruptions l'hiver
PETROLEUM : sèches ou suintantes, fissurées, douloureuses.
RHUS TOXICODENDRON : vésiculeuses ; eczéma ; aggravées par le froid humide.
ARSENICUM ALBUM : éruption sèche d'un sujet très frileux ; périodicité ; desquamation fine.
PSORINUM : sujet très frileux ; grande chronicité ; lichénification.
SEPIA : sèches, torpides, circinées ; zone jaunâtre périlésionnelle.
MEZEREUM : vésicules, suintement.
DULCAMARA : suintement.
HEPAR SULFUR : surinfection, pyodermite.

3) Dédoublement
PETROLEUM : avec indécision et anxiété.
BAPTISIA : délire de séparation d'une partie du corps ; fièvre.
NUX MOSCHATA : somnolent et confus.
ANACARDIUM ORIENTALE : ressent deux volontés contradictoires.

Petroselinum sativum

Persil

Petroselinum sativum Hoffm. (Ombellifères)

DESCRIPTION : Fréquemment cultivé dans les jardins, le persil est une plante herbacée à odeur aromatique, de 20 à 80 cm, à racine développée. Les feuilles, longuement pétiolées, de contour général triangulaire, sont divisées en segments dentés parfois enroulés. Les fleurs, vert jaunâtre, sont groupées en ombelles composées. Le fruit est petit et globuleux.

PARTIE UTILISÉE : La plante entière fraîche en début de floraison.

COMPOSITION

- des hétérosides flavoniques : lutéolol-7-glucoside et apioside (hétéroside de l'apigénol) ;
- de la vitamine C ;
- des furocoumarines dont le bergaptène que l'on trouve aussi chez *RUTA* ;
- environ 0,3 % d'une huile essentielle dont la composition diffère selon la race : en France, l'essence

est souvent riche en myristicine (voir *NUX MOSCHATA)*.

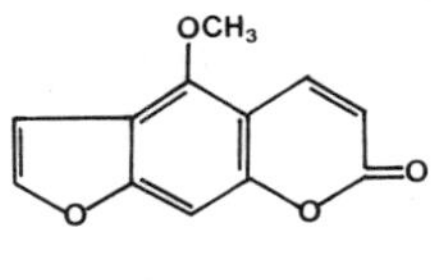

bergaptène

PATHOGÉNÉSIE

Remède d'action limitée.
URÉTRITE.

URÉTRITE ACCOMPAGNÉE DE PRURIT ET FOURMILLEMENTS.

Urétrite : mictions impérieuses avec prurit, fourmillements, brûlures.
Douleurs postmictionnelles.
Écoulement urétral laiteux à purulent.
Fièvre d'origine urinaire.

COMMENTAIRES ET COMPARAISONS

Un des remèdes anciens d'urétrite gonococcique et de cystite purulente.
Il peut prendre rang parmi les draineurs du bas appareil urinaire, avec *CHIMAPHILA*, *EQUISETUM*, *HYDRANGEA*, *SARSAPARILLA*, *UVA URSI*...
Le prurit qui accompagne la dysurie permet peut-être de le distinguer.

Phellandrium aquaticum

Phellandrie

Oenanthe phellandrium Lam. (Ombellifères)

DESCRIPTION : Grande plante vivace pouvant atteindre plus d'un mètre de haut, que l'on rencontre dans presque toute la France, dans les mares, les fossés profonds. Ses tiges striées et fistuleuses sont ramifiées et portent des feuilles très divisées ; les feuilles submergées sont découpées en lanières. Les fleurs sont petites et blanches, en ombelles. Le fruit est allongé.

PARTIE UTILISÉE : Le fruit mûr.

COMPOSITION

Comme presque tous les fruits d'Ombellifères, ceux de la phellandrie contiennent une huile essentielle avec d-β-phellandrène, d–phellandral et d-4-isopropyl- Δ^2-cyclohexen-1-one.

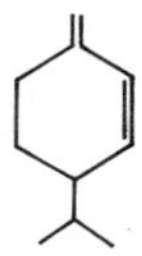

β-phellandrène

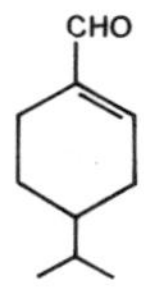

phellandral

PATHOGÉNÉSIE

Remède d'action limitée.
SUPPURATION PULMONAIRE, DOULEURS MAMELONNAIRES.

SUPPURATION PULMONAIRE CHRONIQUE.

DOULEURS MAMELONNAIRES ET GALACTOPHORITE.

• SUPPURATION PULMONAIRE

Expectoration chronique abondante, très fétide.
Bronchite chronique ou dilatation bronchique.
Toux matinale, dyspnée. Hémoptysie, fièvre.
Douleur thoracique surtout droite, transfixiante, du mamelon au dos.

• DOULEURS MAMELONNAIRES

Douleur des mamelons, aiguë, transfixiante, entre les tétées et quand le nourrisson prend le sein.
Galactophorite.

• AUTRE INDICATION

Céphalée du vertex vers les yeux, écrasante, avec photophobie et hyperacousie.

COMMENTAIRES ET COMPARAISONS

Ancien remède de tuberculose pulmonaire, il rend encore service, parmi d'autres, aux dilatés bronchiques, en complétant l'action d'***HEPAR SULFUR*** ou ***SILICEA***.
Pour les douleurs mammaires, essayer avant lui ***PHYTOLACCA***, puis ***CROTON TIGLIUM*** et, en cas d'échec, ***BRYONIA*** et ***CONIUM*** qui conviennent plutôt à la mastose.

Comparaisons fondées sur la Matière médicale

Suppuration pulmonaire abondante et fétide :
PHELLANDRIUM : mauvaise odeur, douleur transfixiante, dyspnée ;
BLATTA ORIENTALIS : avec asthme ;
SENEGA : asthme ; conviendrait aux vieillards ;
ILLICIUM : douleur parasternale haute ;
PIX LIQUIDA : douleur sternocostale gauche haute (3e côte) ;
MYRTUS COMMUNIS : douleur du sommet gauche ; cas récents ;
MYOSOTIS : douleur à la base gauche (*NATRUM SULFURICUM*) et sueurs nocturnes épuisantes.

Ces draineurs peuvent être associés à basse dilution.

ANTIMONIUM TARTARICUM, ANTIMONIUM SULFURATUM AURATUM, ANTIMONIUM ARSENICOSUM : dyspnée et asthme ; paralysie bronchique.
KALIUM CARBONICUM : dyspnée, sueurs, affinité pour la base droite.
NATRUM SULFURICUM : dyspnée, sensibilité à l'humidité ; affinité pour la base gauche.
HEPAR SULFUR : suppuration chronique ; très mauvaise odeur ; douleurs d'écharde.
SILICEA : suppuration chronique ; amaigrissement, épuisement, sueurs, frilosité.

Phenobarbitalum

Phénobarbital, phényléthylmalonylurée

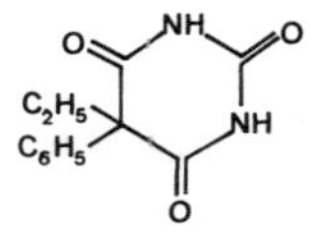

DESCRIPTION : Poudre cristalline blanche ou cristaux incolores, inodores, de saveur légèrement amère, très peu solubles dans l'eau, solubles dans l'alcool, l'éther, le chloroforme.
Avec les dérivés alcalins (hydroxydes, carbonates), le phénobarbital donne des composés solubles dans l'eau.

PATHOGÉNÉSIE *

Remède d'action limitée.
PRURIT, ECZÉMA, DÉPRESSION.

PRURIT, URTICAIRE ET ŒDÈME DE QUINCKE, ECZÉMA À VÉSICULES OPALESCENTES.

INTOLÉRANCE ALIMENTAIRE AUX CRUSTACÉS ET À LA CRÈME.

DÉPRESSION AVEC SOMNOLENCE, PHASES D'EXCITATION.

AGGRAVATION :
PAR LES CRUSTACÉS, LE POISSON, LA CRÈME.
PAR LA CHALEUR.

AMÉLIORATION :
PAR LES RÈGLES.

• PRURIT, URTICAIRE, ECZÉMA

Prurit avec brûlure, soulagement par le grattage puis suintement. Prurit rhino-pharyngé.
Urticaire, œdème de Quincke – du visage.
Érythème pruriant scarlatiniforme.
Vésicules opalescentes : dishidrose, eczéma, prurigo.
Eczéma suintant.

*Réalisée par P. Vannier.

• INTOLÉRANCES ALIMENTAIRES

Intolérances alimentaires aux crustacés, au poisson, à la crème (aux huîtres : *LYCOPODIUM*).
Bouche amère, gêne épigastrique, constipation.
Insuffisance hépatique. Acétonémie infantile.

• DÉPRESSION AVEC SOMNOLENCE

Dépression alternant avec l'hyperexcitation. **Somnolence** périodique (*NUX MOSCHATA*).

COMMENTAIRES ET COMPARAISONS

Somnolence et réactions cutanées résument les effets secondaires classiques du phénobarbital.
Leur association devrait être très caractéristique pour la prescription homéopathique.

Comparaisons fondées sur la Matière médicale
Œdème de Quincke :
PHENOBARBITAL : œdème, prurit, brûlure, suintement ;
APIS : œdème pruriant et brûlant d'apparition rapide ;
URTICA URENS : après crustacés et coquillages ;
DULCAMARA : aggravé par l'humidité ; urticaire à l'eau ;
PULSATILLA : erratique, variable, imprévisible ;
HEPAR SULFUR : œdème et inflammation.

Phosphoricum acidum

Acide phosphorique concentré, acide orthophosphorique

H_3PO_4

DESCRIPTION : Liquide sirupeux, limpide et incolore, corrosif, miscible à l'eau et à l'alcool, pouvant se solidifier à basse température en une masse de cristaux incolores fondant au-dessus de 28 °C.
L'acide phosphorique concentré contient au minimum 84 % et au maximum 90 % de H_3PO_4.

PATHOGÉNÉSIE

Remède d'action limitée.
DÉSINTÉRÊT, IMPUISSANCE, DIARRHÉE.

ASTHÉNIE PSYCHO-NEURO-SEXUELLE ; DÉSINTÉRÊT, CÉPHALÉE DU TRAVAIL INTELLECTUEL. IMPUISSANCE DES JEUNES.

TROUBLES OSSEUX DE LA CROISSANCE ; PERTES PHOSPHOCALCIQUES.

DIARRHÉE CHRONIQUE, INDOLORE, SANS ÉPUISEMENT.

AGGRAVATION :
PAR LE CHAGRIN, LES CONTRARIÉTÉS, LES EXCÈS.
PAR LES PERTES PHOSPHOCALCIQUES.

AMÉLIORATION :
PAR LE SOMMEIL.
PAR LES DIARRHÉES (PARFOIS).

• ASTHÉNIE PSYCHO-NEURO-SEXUELLE

Indifférence générale, désinsertion, perte d'intérêt, succédant à un grand chagrin, à des contrariétés ou à une participation passionnée (O.P.).
Étudiants indifférents aux études et examens après des résultats encourageants ou même exceptionnels (O.P.).
Refus de communiquer, fuite d'autrui, isolement, **dépression.**
Lenteur, obnubilation intellectuelle : ne comprend plus, n'assimile plus, n'a plus de mémoire.
Peur de ne pas guérir (*ARSENICUM ALBUM*, *KALIUM CARBONICUM*).
Vertiges et malaises avec sensation de flotter, d'être trop léger, de lévitation (O.P.) (*ASARUM*, *CANNABIS INDICA*, *LACHESIS*, *NUX MOSCHATA*).
Asthénie matinale.
Faiblesse ressentie dans la poitrine après avoir parlé ou toussé (*STANNUM*) ; du rachis avec tremblements (*ZINCUM*).
Céphalée : écrasement du vertex et de la nuque, aggravée par les secousses, le bruit, la musique ; par les excès sexuels ; après surmenage intellectuel.
Somnolence diurne (*NUX MOSCHATA*), insomnie nocturne malgré un considérable désir de sommeil (O.P.).
Impuissance des jeunes ; après des excès sexuels. Érections faibles.
Pertes séminales nocturnes sans érection. Tendances onanistes.

• TROUBLES OSSEUX ET PERTES PHOSPHOCALCIQUES

Sujets jeunes, maigres, faibles, ayant grandi trop vite. "Crises de croissance". Yeux cernés, teint pâle (*CINA*, *SILICEA*).
Faiblesse et douleurs du rachis, surtout lombaires, avec tremblements.
Douleur de raclement des os ; tibiales ; nocturnes.
Urines laiteuses : pertes phosphaturiques et calciuriques.
Polyurie avec amaigrissement : diabète du sujet jeune.

• DIARRHÉE SANS ÉPUISEMENT

Diarrhée chronique : maigreur, déshydratation, mais pas d'affaiblissement.
Diarrhée indolore, contenant des aliments indigérés ; météorisme, borborygmes, aggravation par les aliments acides (*CHINA*), les fruits et les jus de fruits.

• AUTRES INDICATIONS

Diabète avec faim, soif, transpiration, épuisement, dénutrition (*ACETICUM ACIDUM*).
Sueurs profuses surtout nocturnes.
Canitie précoce. Canitie subite après un grand chagrin (O.P.).
Chute des cheveux frontale des sujets jeunes ; avec séborrhée.
Excitation auditive : entend mieux les sons éloignés.

COMMENTAIRES ET COMPARAISONS

Le biotype *PHOSPHORICUM ACIDUM* semble bien établi : grand adolescent, maigre, asthénique, indifférent à tout, aux yeux enfoncés et cernes bleuâtres, souffrant du dos et d'une diarrhée habituelle. Sa dépression ressemble à celle de ***NATRUM MURIATICUM*** qui a meilleur appétit. Sa diarrhée évoque ***CHINA*** qui le complète. ***PHOSPHORUS*** convient au même type humain passionné, maigre, vite épuisé, mais avec des phénomènes congestifs localisés et des hémorragies.

Comparaisons fondées sur la composition

CALCAREA PHOSPHORICA : troubles de la croissance squelettique des longilignes et diarrhée, mais pas de désintérêt ni dépression ; état beaucoup moins grave.
KALIUM PHOSPHORICUM : céphalées, terreurs nocturnes, fatigue cérébrale et par l'activité sexuelle.
PHOSPHORUS : douleurs osseuses à la percussion ; évolution brutale et spectaculaire.

Comparaisons fondées sur la Matière médicale

1) Suites de chagrin durable
PHOSPHORICUM ACIDUM : anesthésie émotionnelle après le choc.
NATRUM MURIATICUM : chagrin concentré ; isolement ; silence.
PHOSPHORUS : chagrin silencieux après une exaltation passionnelle.
IGNATIA : chagrin silencieux non exempt de réaction paradoxale ; amélioration par la distraction.
GELSEMIUM : inhibition, petite obnubilation, irrégularité cardiaque, tremblements.
OPIUM : sidération et stupeur.
LACHESIS : chagrin bavard, hypercommunicatif.
PULSATILLA : chagrin réel mais éphémère ; accessible à la consolation ; humeur variable.
AURUM : désespoir définitif.

2) Diarrhée chronique contenant des débris alimentaires
PHOSPHORICUM ACIDUM : sans douleur ni affaiblissement.
CHINA : avec météorisme, faiblesse, douleur abdominale.
FERRUM METALLICUM : avec anémie et réaction d'hyperémie du visage passagère.
PHOSPHORUS : affaiblissement très rapide ; présence de sang dans les selles.
PODOPHYLLUM : selles jaunâtres et sous pression.
T.K. : affaiblissement rapide et fièvre.

Phosphorus

Phosphore blanc

P

DESCRIPTION : Corps toxique se présentant sous la forme d'une masse solide blanche ou blanc jaunâtre, brunissant par exposition à la lumière et fumant à l'air.
Pratiquement insoluble dans l'eau, le phosphore

blanc est assez soluble dans le chloroforme et le benzène, très soluble dans le sulfure de carbone.

PATHOGÉNÉSIE

Remède d'action générale.
FLAMBÉE BRUTALE SUIVIE D'EXTINCTION.

PSYCHISME ET SYSTÈME NERVEUX : EXALTATION ÉMOTIONNELLE PUIS INDIFFÉRENCE AFFECTIVE ; HYPERACTIVITÉ INTELLECTUELLE SUIVIE DE TORPEUR ; AGITATION PUIS ÉPUISEMENT PHYSIQUE ; HYPERESTHÉSIE SENSORIELLE, MALADIES DÉGÉNÉRATIVES NERVEUSES, PARALYSIES.

DANS TOUT L'ORGANISME : CONGESTION BRUTALE, DOULEURS BRÛLANTES, HÉMORRAGIES. PUIS DÉGÉNÉRESCENCE, NÉCROSE ET SCLÉROSE ORGANIQUE.

AGGRAVATION :
PAR LES ÉMOTIONS FORTES, LA SOLITUDE, LE SURMENAGE.
PAR L'ORAGE, AU CRÉPUSCULE, PAR LE FROID.
COUCHÉ À GAUCHE.

AMÉLIORATION :
PAR UNE AMBIANCE STIMULANTE, LE SOMMEIL, L'OBSCURITÉ.
PAR FRICTION, MASSAGE.
EN MANGEANT.

• PSYCHISME ET SYSTÈME NERVEUX

Empathie : malaise ou lipothymie par les spectacles, lectures, conversations, événements émouvants, impressionnants ; par la **vue du sang.**
Exaltation émotionnelle et sentimentale : passionné, et désir d'être aimé.
Social, recherche l'affection, l'admiration et l'amour.
Les émotions joyeuses se traduisent par une vague de chaleur.
Indifférence affective, particulièrement pour sa famille (*SEPIA*).
Dépression silencieuse (*IGNATIA, NATRUM MURIATICUM*) : pressentiments, idées de mort.
Anxiété crépusculaire ; pendant l'orage ; dans la solitude ; la nuit couché à gauche.
Hyperactivité intellectuelle ; créations brillantes et désir de briller ; enthousiasme.
Désintérêt, abandon avant conclusion, syndrome d'échec après réussite initiale (O.P.).
Incapacité de travail cérébral, lenteur, inattention, mémoire défaillante.
Hyperactivité physique et agitation fébrile, mais fatigue rapide. Puis récupération et nouvelle phase active : cycles courts (O.P.).
Imagination luxuriante : idées de splendeur et extases (*SULFUR, CANNABIS INDICA, OPIUM*).
Stupeur et propos peu compréhensibles. Delirium tremens.
Délire loquace, impudique et religieux ; de séparation du corps en morceaux (*BAPTISIA*).
Grand besoin de sommeil.
Insomnie – somnambulisme.

Céphalée congestive : face pâle, pommettes rouges ; chaleur et brûlure, avec désir de calme et de compresses froides ; aggravée par la chaleur (*SANGUINARIA*).
Faim pendant la migraine (*PSORINUM, KALIUM CARBONICUM, SEPIA*).
Vertige des personnes âgées : trouble de la circulation cérébrale. Aux changements de position : du décubitus à la station debout.

Hyperesthésie sensorielle.
Peau sensible à l'effleurement, "chatouilleux". Désir de caresses, de massages.
Rachis, surtout dorsal, très sensible au toucher.
Entend mal la voix humaine, redoute les sons violents.
Hypersensible à l'odeur des fleurs. Perception d'odeurs imaginaires.
Redoute la lumière vive. Voit mieux le matin et le soir. Aime les lumières tamisées, la pénombre.
Névralgies postzostériennes : intolérance à l'effleurement, paresthésies, brûlures.
Paresthésies nocturnes et matinales des bras et des mains.
Brûlures des mains. Toutes les névralgies avec douleurs brûlantes. Neuropathie éthylique ou autre.

• DANS TOUT L'ORGANISME : CONGESTION, HÉMORRAGIES, MALADIES ORGANIQUES

DIGESTION
Désir d'aliments et de boissons froids.
Désir de sel (*NATRUM MURIATICUM*), épices. **Très soif ;** de boissons glacées dans les cas aigus (*ACONITUM, ARSENICUM ALBUM, CHAMOMILLA, CHINA, MERCURIUS SOLUBILIS, VERATRUM ALBUM*). **Faim impérieuse.** Dès la fin du repas. Mange souvent. Amélioré en mangeant. **Faim la nuit.** Faim pendant la fièvre, pendant la migraine. Goût salé, de sang, dans la bouche.

Langue vernissée brillante.
Gencives saignantes.
Vomissement réflexe et par gastrite. Vomit souvent ; hématémèse, vomissements striés de sang. Les boissons sont rejetées dès leur arrivée dans l'estomac dans les cas aigus.
Œsophagite ; gastralgie améliorée en buvant glacé.
Sensation de vide gastrique et abdominal, vers 11 h le matin, améliorée en mangeant.
Douleurs hépatiques aggravées couché à gauche. Hépatomégalie.
Ictère. Selles décolorées, urines pigmentées.
Atteintes lésionnelles hépatiques : perturbations biologiques objectives.
Hépatites et leurs séquelles, même dans les formes graves. Cirrhose.
Pancréatite : crises douloureuses aiguës, stéatorrhée, amaigrissement brutal, amylasémie augmentée.
Diarrhée abondante, indolore, jaillissante, débilitante, décolorée.
Diarrhée à grains riziformes ; brûlante, contenant des débris alimentaires. Graisses surnageant sur la selle.
Constipation : selles de petit calibre, blanchâtres, dures, d'expulsion difficile.
Faiblesse après la selle ; sang dans les selles.
Toutes les hémorragies digestives.
Incontinence totale de l'anus dans les états aigus graves.

RESPIRATION

Battement des ailes du nez avec dyspnée et cyanose dans les cas aigus. Sécrétions nasales striées de sang. Épistaxis ; par l'effort ; au lieu des règles.
Obstruction nasale chronique ; nocturne. Polypes.
Laryngites aiguës et chroniques, au moindre froid, par fatigue vocale.
Enrouement, aphonie, douleur brûlante, laryngée le soir (*CAUSTICUM*).
Douleur brûlante trachéale, thoracique : dyspnée, constriction.
Toux sèche très douloureuse secouant tout le corps, en parlant ; du chaud au froid et inversement.
Toux dyspnéisante, épuisante, crachats hémoptoïques. Hémoptysie.
Pneumopathies aiguës de la base gauche.
Atteinte pulmonaire non précédée de rhino-pharyngite.
Poids sternal, sensation de faiblesse ; d'afflux de sang dans la poitrine ; dyspnée au vent.

CŒUR, CIRCULATION, SANG

Palpitations, arythmie, tachycardie aggravées couché à gauche.
Douleur thoracique constrictive, dyspnée.
Insuffisance cardiaque surtout droite. Œdèmes, tendance hémorragique.
Hypertension évoluant par crises ; poussées congestives cérébrales, appréhension et danger de l'A.V.C. Battements artériels ressentis dans tout le corps.
Hémorragies distillées et ischémie cérébrale insidieuses. Ramollissement. Déficit lentement progressif (O.P.).
Athérome, angor, séquelles d'infarctus, artérites périphériques.
Toux cardiaque.
Hémorragies significatives par leur multiplicité et leur fréquence.
Fragilité capillaire, purpura, pétéchies (***ARNICA, LACHESIS***).
Forme hémorragique des maladies infectieuses (***SULFURICUM ACIDUM***).
Maladies hémorragipares ; troubles de la coagulation ; hémophilie, hémogénie (les *VENINS DE SERPENTS*).
Anémie. Splénomégalie.

REINS, VOIES URINAIRES

Hématurie.
Néphropathie aiguë avec hémorragie, parfois microscopique, d'évolution brutale en phase initiale, puis chronique.
Œdèmes rénaux ; œdème débutant par la face (***APIS***).
Protéinurie curable de l'adolescence.
Phosphaturie, déperdition phosphocalcique.

ORGANES GÉNITAUX

Excitation sexuelle. Impuissance. Absence d'orgasme.
Règles hémorragiques et fréquentes. Ou sang pâle. Ou aménorrhée avec épistaxis.

OS ET ARTICULATIONS

Déminéralisation et épiphysite. Ostéoporose.
Douleur à la percussion des vertèbres dorsales.
Cyphose, déviations rachidiennes, douleurs brûlantes des os, du tibia.
Ostéite et périostite ; nécrose du maxillaire inférieur.
Rhumatisme articulaire avec dérobement brutal.
Brûlure entre les épaules. Paresthésies nocturnes des bras et des mains, qui brûlent.

DERMATOLOGIE

Transpiration au moindre effort ; nocturne ; épuisante ; froide, visqueuse.
Naevi rubi.

Fragilité capillaire, purpura, pétéchies...
Ulcérations qui saignent à l'approche des règles.
Pelade.

• **AUTRES INDICATIONS**

Anciens tuberculeux ; tuberculoses réactivées.
Maladies systémiques à V.S. élevée et symptomatologie diffuse (O.P.).
Maladies consécutives aux irradiations, à la chimiothérapie anticancéreuse (O.P.).
Vision mauvaise par excès de lumière. Photophobie. Halo autour des objets. Taches noires du champ visuel. Corps flottants du vitré. Glaucome. Iridocyclites. Choroïdites, **rétinopathies, névrite optique.**

COMMENTAIRES ET COMPARAISONS

La pathogénésie de *PHOSPHORUS* évoque l'ancien phtisique. Le remède reste le chef de file du tuberculinisme à risques, avec *T.K.* lui-même.
Le biotype grand, maigre, enthousiaste, aux pommettes rouges, à la pomme d'Adam saillante, mobile et charmeur, mais voûté et faible, aux cheveux roux, taches rubis, éphélides, au thorax étroit, ne doit pas faire oublier le vieillard maigre, éteint, scléreux, ralenti, qui n'est plus que cendres et souvenir. Il convient toujours de l'administrer avec prudence, d'espacer les doses, de s'en tenir aux dilutions moyennes, car les risques de réactiver une tuberculose, même calcifiée, sont certains. On n'oubliera pas son action prépondérante dans les hépatites, les pancréatites et chez tout malade qui saigne. Son génie évolutif est celui de la forme grave, méningée, nerveuse, hémorragique, et de l'aggravation brutale, dans les maladies aiguës où il représente un choix parfois décisif, même à l'heure de la cortico-antibiothérapie.
Sa cyclothymie l'apparente à *SULFUR*, aussi congestif. Congestifs aussi *AURUM* et son H.T.A., *LACHESIS* et ses troubles de la coagulation, *IODUM* hyperactif et hypermétabolique, *FERRUM METALLICUM* et *PHOSPHORICUM*, moins dramatiques.
Il s'inscrit dans la série des composés phosphorés, plus grave que *CALCAREA PHOSPHORICA*, *KALIUM PHOSPHORICUM*, mais *PHOSPHORICUM ACIDUM* a perdu sa congestion, son ressort, ses hémorragies. Ses œdèmes peuvent être brutaux, comme *APIS*, chroniques comme *KALIUM CARBONICUM* et *ARSENICUM ALBUM*.

Comparaisons fondées sur la Matière médicale

1) Caractère passionné
PHOSPHORUS : passionné ; décompensation brutale.
NATRUM MURIATICUM : passions et amours secrets ; illicites.
ANTIMONIUM CRUDUM : exaltation sentimentale ; tristesse et mélancolie.
SULFUR : exagération des sentiments ; imaginatif ; cyclothymique.

De nombreux autres remèdes correspondraient à une note sexuelle prédominante (*PLATINA, STAPHYSAGRIA, HYOSCYAMUS*).

2) Hépatisme et cirrhose
PHOSPHORUS : pour certains, depuis des travaux de Aubin, Demarque, Quilichini, serait "spécifique" en 15 CH des hépatites ; mais bien d'autres remèdes sont actifs ; retenir *PHOSPHORUS* en présence du génie évolutif : aggravation brutale, atteinte de l'état général, tendance hémorragique...
ARSENICUM ALBUM : aggravation progressive, émaciation, agitation, anxiété.
CHINA : anémie, météorisme, diarrhée, épuisement.
CHELIDONIUM : ictère intense, selles flottantes, douleur dorsale.
LYCOPODIUM : météorisme bas, inappétence spéciale, latéralité droite accusée.
LACHESIS : alcoolisme, hémorragies.

Physostigma venenosum

Fève de Calabar

Physostigma venenosum Balf. (Légumineuses)

DESCRIPTION : Spontanée en Afrique occidentale, la plante est une liane vivace pouvant atteindre 15 m de long ; les feuilles sont trifoliées, les fleurs, rose plus ou moins foncé, réunies en grappes pendantes, sont du type Papilionacées. Le fruit est une gousse de grande taille renfermant 2 à 3 grosses graines ou fèves de Calabar, qui ont été employées dans les régions d'origine comme poison d'épreuve.

PARTIE UTILISÉE : La graine séchée.

COMPOSITION

- richesse en amidon et en protides contrastant avec pauvreté en lipides qu'accompagnent des stérols (stigmastérol) ;
- 0,2-0,3 % d'alcaloïdes dont le principal est l'ésérine ou physostigmine

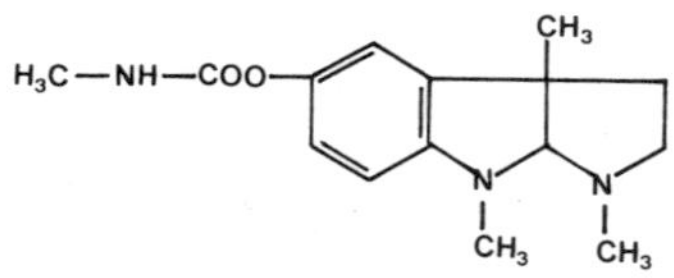

PATHOGÉNÉSIE

Remède d'action limitée.
SPASMES OCULAIRES ET TÉTANIE.

SPASMES OCULAIRES : BLÉPHAROSPASMES ; OCULOMOTEURS ; CILIAIRES.

TÉTANIE, PARESTHÉSIES, PARÉSIES.

AGGRAVATION :
PAR LA FATIGUE OCULAIRE.
PAR LES BOISSONS ET BAINS FROIDS.

• SPASMES OCULAIRES

Myosis.
Blépharospasme. Spasmes du muscle ciliaire, des moteurs oculaires.
Troubles de l'accommodation ; strabisme ; astigmatisme.
Douleurs orbitaires ; photophobie ; suites de surmenage oculaire (*RUTA*).
Ptosis palpébral (*GELSEMIUM*, *LUESINUM*).

• TÉTANIE, PARESTHÉSIES, PARÉSIES

Crises tétaniques, spasmodiques, par un simple attouchement (*NUX VOMICA*) ; un mouvement d'air.
Hypersensibilité du rachis au toucher (*PHOSPHORUS*, *PHOSPHORICUM ACIDUM*, *ACTAEA RACEMOSA*).
Secousses dans les membres en s'endormant.
Sensation de corps étranger pharyngé ; soupirs et bâillements ; ne boit pas d'eau froide.
Pulsations dans tout le corps. **Paresthésies des mains et des pieds.**
Faiblesse musculaire, incoordination, paralysie.

COMMENTAIRES ET COMPARAISONS

Trois plantes à stigmastérol présentent un tropisme oculaire : *PHYSOSTIGMA*, *EUPATORIUM*, *EUPHRASIA* (voir *EUPATORIUM*).
L'usage oculaire de *PHYSOSTIGMA* a occulté ses indications précises dans les **états spasmophiles.** Mais il ne peut se distinguer d'*IGNATIA*, *GELSEMIUM*, *CUPRUM*, *AGARICUS* que par la grande sensibilité rachidienne et la curieuse aversion pour l'eau froide, boissons et bains (*ANTIMONIUM CRUDUM*).

Phytolacca decandra

Phytolacca, raisin d'Amérique

Phytolacca decandra L. (= *P. americana* L.) (Phytolaccacées)

DESCRIPTION : Herbe vivace de 1 à 2 m de haut, originaire de l'Amérique du Nord. Les feuilles sont alternes, grandes, ovales. Les fleurs, blanches ou rosées, forment des grappes. Le fruit est globuleux à côtes, avec une dépression au milieu, noir à maturité.

PARTIE UTILISÉE : La plante entière fraîche y compris les fruits mûrs.

COMPOSITION

- richesse en nitrate de potassium de la racine ;
- hémagglutinine dont les propriétés sont identiques à celles de l'hémagglutinine du haricot ;
- histamine (1) ;
- acide γ-aminobutyrique (1) ;

- saponosides à forte activité anti-inflammatoire, abondants dans la racine dont ils expliquent la réputation d'antirhumatismal en Corée ; l'un des dérivés majeurs est le phytolaccoside B (V) ; il est accompagné d'hétérosides dont les aglycones sont les suivants :

– acides jaligonique (I) et son 30-méthylester (II) ;
– acide esculentique (III) et son 30-méthylester (IV) (2).

I : 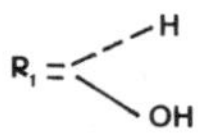

$R_2=R_3=R_4=R_5=H$

II : 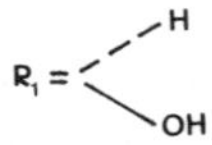

$R_2=R_3=R_4=H$; $R_5=CH_3$

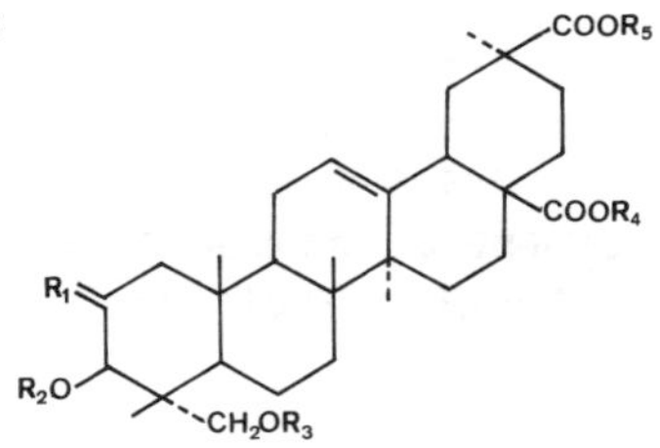

III : $R_1=H_2$; $R_2=R_3=R_4=R_5=H$

IV : $R1=H_2$; $R_2=R_3=R_4=H$; $R_5=CH_3$

V : 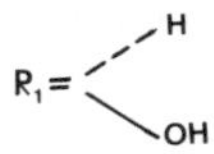

$R_2=Gl$; $R_3=R_4=H$; $R_5=CH_3$

On a signalé (3) la présence, dans les graines, de lignanes, dont l'un, l'américanine A, est un agent antihépatotoxique ; rappelons à ce propos l'existence d'autres lignanes doués de propriétés semblables chez ***Silybum marianum***.

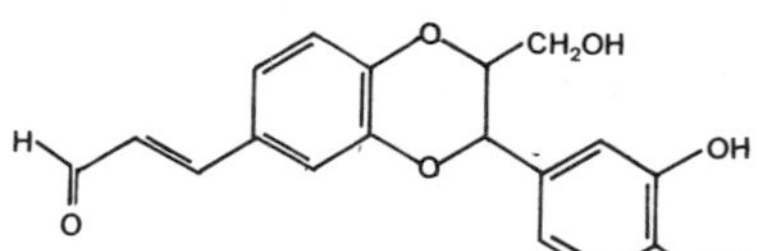

américanine A

PATHOGÉNÉSIE

Remède d'action limitée.
ANGINES ROUGES, ALGIES FULGURANTES, MASTOSE.

PHARYNGITE, AMYGDALITE À MUQUEUSE ROUGE POURPRE : DOULEURS IRRADIÉES À LA BASE DE LA LANGUE ET AUX OREILLES.

MYALGIES, NÉVRALGIES, ARTHRALGIES, DOULEURS OSSEUSES : COURBATURES, DOULEURS FULGURANTES, ERRATIQUES, PAR TEMPS FROID HUMIDE ET LA NUIT.

DOULEUR, CONGESTION, TUMEURS MAMMAIRES.

AGGRAVATION :
PAR TEMPS HUMIDE ET FROID.
LA NUIT.

• PHARYNGITE, AMYGDALITE À MUQUEUSE POURPRE

Pharynx, amygdales de teinte rouge foncé, pourpre, muqueuses sèches.
Langue rouge à la pointe.
Douleur pharyngée brûlante ; douleur de la base de la langue ; irradiation du pharynx vers les oreilles et le cou.
Douleur à la déglutition des liquides chauds (*LACHESIS*).

• MYALGIES, NÉVRALGIES, ARTHRALGIES, DOULEURS OSSEUSES

Courbature générale : désir de remuer mais le mouvement aggrave. Grippe (*EUPATORIUM*).

Douleurs fulgurantes, par temps humide, nocturnes, erratiques, à début et fin brusques.

Céphalées fulgurantes ; douleurs osseuses ou névralgiques ; sus-orbitaires irradiées à la nuque.

Cervicalgie ; avec torticolis, adénopathies, raideur.

Algie des épaules ; périarthrite scapulo-humérale ; nocturne ; par temps humide.

Sciatique, plutôt L 5 et à droite.

Talalgie atténuée en élevant haut le talon.

Douleurs osseuses fulgurantes, nocturnes, erratiques.

Douleur précordiale irradiée au bras droit, fulgurante.

Névralgie rectale : élancements de l'anus au rectum et au périnée (*AESCULUS, KALIUM CARBONICUM, CAUSTICUM, SEPIA*).

• DOULEUR, CONGESTION, TUMEURS MAMMAIRES

Tension et congestion mammaires prémenstruelles.

Noyaux indurés douloureux : mastose kystique – adénomes.

Douleur du mamelon irradiée à tout le corps. Mamelons fissurés.

Lactation douloureuse : fissures, lait épais, insuffisant.

Galactorrhée après sevrage. Suintement mammaire persistant.

Abcès du sein avant suppuration.

• AUTRES INDICATIONS

Obésité. Cellulite douloureuse. Lipomes.

Parotidite (*PULSATILLA, BELLADONNA, MERCURIUS*).

Besoin de serrer les dents ; l'enfant mord ses gencives à la dentition.

Règles fréquentes et abondantes.

Cicatrices indurées, enflammées, douloureuses (*SILICEA, GRAPHITES, FLUORICUM ACIDUM, SULFURICUM ACIDUM*).

Blépharite, orgelets, chalazions, hypopions (*PULSATILLA, STAPHYSAGRIA*).

COMMENTAIRES ET COMPARAISONS

Remède de l'inflammation, justifié par sa composition (saponosides), *PHYTOLACCA* s'utilise autant en aigu qu'en chronique. Son action sur le pharynx, les nerfs, les os, les douleurs nocturnes et fulgurantes l'ont fait comparer à *MERCURIUS* et classer comme luétique. Son angine est des plus banales, donc l'usage fréquent : à comparer à ***MERCURIUS***, ***BELLADONNA***, et, plus chronique, ***BARYTA CARBONICA***. Les courbatures évoquent le syndrome grippal auprès d'***ARNICA***, ***GELSEMIUM***, ***EUPATORIUM***. Ses rhumatismes par temps humide sont proches de ceux de ***RHUS TOXICODENDRON*** et ***BRYONIA***. L'association pharyngite-rhumatisme évoque le rhumatisme inflammatoire et postinfectieux où il peut compléter ***AURUM***. ***CONIUM***, ***BRYONIA***, ***LAC CANINUM*** lui ressemblent, mais de loin, pour la pathologie mammaire où il agit seul entre l'inflammation et la tumeur. ***LUESINUM*** le complète, mais il s'associe mal à ***MERCURIUS***.

Comparaisons fondées sur la Matière médicale

1) Pharyngite à muqueuse rouge

PHYTOLACCA : rouge pourpre foncé ; douleur irradiée aux oreilles ; courbature.

BELLADONNA : rouge vif ; dysphagie intense ; fièvre élevée.

ARUM TRIPHYLLUM : rougeur intense du pharynx et de toute la cavité buccale, des lèvres, sèches, excoriées, saignantes.

AILANTHUS GLANDULOSA : pharynx livide et œdématié ; évolution maligne.

CAPSICUM : rougeur, œdème, constriction, brûlure ; douleur rétro-auriculaire.

CHAMOMILLA : pharynx rouge, une pommette rouge ; otite associée.

2) Tension mammaire prémenstruelle

PHYTOLACCA : douleur lancinante, noyaux indurés.

BRYONIA : douleur pressive améliorée par pression forte ; kystes isolés – liquidiens.

CONIUM : induration globale ; les règles sont faibles.

LAC CANINUM : douleur vive aux secousses (***BELLADONNA***) ; irradiation dorsale.

CALCAREA CARBONICA : comme complémentaire général ; seins gros et lourds.

LYCOPODIUM : comme complémentaire général ; seins peu développés.

FOLLICULINUM : 7 CH et plus ; complémentaire.

BIBLIOGRAPHIE

1. FUNAYAMA S. et HIKINO H. - *Lloydia*, 1979, *42*, 672-674.

2. WOO W.S. et KANG S.S. - *Phytochemistry*, 1976, *15*, 1315-1317.
3. WOO W.S., KANG S.S., SELIGMANN O., CHARI V.M. et WAGNER H. - *Tetrahedron Letters*, 1980, *21*, 4255-4258.

Picricum acidum

Acide picrique, 2,4,6-trinitrophénol

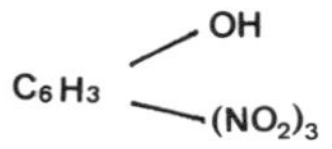

DESCRIPTION : Cristaux jaune pâle, inodores, très amers, solubles dans l'eau, beaucoup plus dans l'eau bouillante, l'alcool et le benzène.
Produit explosant vers 300 °C.

PATHOGÉNÉSIE

Remède d'action limitée.
PRIAPISME ; FURONCLE DE L'OREILLE.

ATTEINTE NEUROLOGIQUE ET MENTALE : PRIAPISME, CÉPHALÉES, RACHIALGIES, DIFFICULTÉ MOTRICE, TROUBLES URINAIRES ET ÉPUISEMENT CÉRÉBRAL.

AGGRAVATION :
PAR L'EFFORT INTELLECTUEL.

AMÉLIORATION :
PAR L'EAU FROIDE ; LE FROID.

• PRIAPISME, CÉPHALÉE, RACHIALGIE, ÉPUISEMENT CÉRÉBRAL

Priapisme douloureux, sans désir sexuel. Érections nocturnes empêchant le sommeil ; pertes séminales ; impuissance.
Céphalée occipitale aggravée par l'effort, le surmenage intellectuel, améliorée en serrant la tête (*ARGENTUM NITRICUM*), étendue au rachis et aux membres inférieurs.
Déficit moteur des membres inférieurs qui sont lourds et froids.
Troubles urinaires d'origine neurologique.
Épuisement cérébral, neurasthénie.

• AUTRES INDICATIONS

Petits furoncles douloureux. **Furoncle du conduit auditif.**
Excitation sexuelle associée à l'épuisement physique. Érotomanie, exhibitionnisme.

COMMENTAIRES ET COMPARAISONS

Il importe de dissocier le priapisme, symptôme dominant de *PICRICUM ACIDUM,* et l'excitation sexuelle, commune à de nombreux remèdes et peu caractéristique.
PICRICUM ACIDUM convient surtout à des malades âgés, s'opposant en cela à *PHOSPHORICUM ACIDUM*.
Les petits furoncles, notamment du conduit auditif, sont peut-être l'indication la plus fidèle.

Comparaisons fondées sur la Matière médicale

Atteinte neurologique avec épuisement cérébral :
ZINCUM METALLICUM : très voisin ; pas de priapisme ; agitation des membres inférieurs ; aggravation par l'alcool ;
MANGANUM : épuisement cérébral et nerveux ; parétique et dépressif ; clinophilie ;
CONIUM : dépression mentale et insuffisance sexuelle ; continence ; parésie ;
COBALTUM : épuisement mental, déficit moteur, impuissance, rachialgie ;
PHOSPHORUS : troubles psychiques et neurologiques où les déficits font suite à l'hyperexcitabilité.

Plantago major

Grand plantain

Plantago major L. (Plantaginacées)

DESCRIPTION : Plante herbacée très commune dont les feuilles, disposées en rosette basale, ont un limbe ovale de grande taille. Les fleurs, petites et blanches, forment un épi cylindrique. Le fruit est une pyxide à grosses graines brunes.

PARTIE UTILISÉE : La plante entière fleurie fraîche.

COMPOSITION

- oses et dérivés : stachyose dans la racine, mannitol dans les feuilles ;
- mucilage dans les feuilles : mélange d'arabogalactane, galactane et polygalacturane contenant rhamnose, arabinose, galactose ;
- iridoïdes dans les feuilles : aucuboside et son époxyde ou catalpol ;
- enzymes (émulsine, invertine, enzymes protéolytiques) (1) ;
- nombreux flavonoïdes surtout étudiés par les auteurs russes (1, 2) ;
- dérivés aminés : choline et plusieurs alcaloïdes dont la noscapine (voir *OPIUM*).

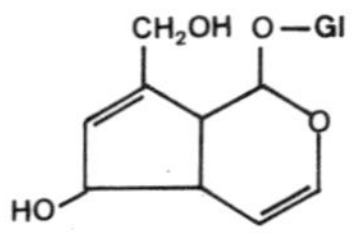

aucuboside

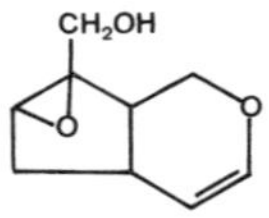

catalpol

PATHOGÉNÉSIE

Remède d'action limitée.
ÉNURÉSIE ET DOULEUR DENTAIRE.

ÉNURÉSIE NOCTURNE INFANTILE.

DOULEUR DENTAIRE NÉVRALGIQUE ; IRRADIÉE À L'OREILLE.

• ÉNURÉSIE NOCTURNE INFANTILE

Énurésie nocturne d'urine très abondante (*BELLADONNA*). Enfants assoiffés (*NATRUM MURIATICUM*).
Ils auraient des caries dentaires ou un caractère apathique.

• NÉVRALGIES DENTAIRES

Douleur dentaire névralgique, améliorée par la mastication. Irradiée à l'oreille. Avec hypersalivation. Chez les fumeurs. Caries et gingivite.
Les douleurs sont intolérables (*CHAMOMILLA, ACONITUM*).
Toutes les névralgies, surtout gauches.

• AUTRES INDICATIONS

Lourdeur, inactivité, somnolence et bâillements le matin.
Douleur abdominale améliorée en mangeant. Ténesme, diarrhée.
Écoulement jaune, aqueux, de la narine gauche.
Éruption vésiculaire irritante (*RHUS TOXICODENDRON*).

COMMENTAIRES ET COMPARAISONS

Faut-il mettre en relation l'énurésie de *PLANTAGO* avec la présence de nombreux flavonoïdes et en déduire qu'il existe une certaine congestion veineuse pelvienne (*AESCULUS*) ? Ou avec les alcaloïdes et supposer une anesthésie d'origine centrale (*OPIUM*) ?
Les hémorroïdes signalées par Voisin renforcent la première hypothèse, la paresse et l'inactivité somnolente plaident pour la seconde. Quoi qu'il en soit, les critères pathogénétiques du choix de *PLANTAGO* dans l'énurésie sont inconsistants.

PLANTAGO T.M. a été utilisé localement : hémorroïdes, névralgies.
PLANTAGO 1 DH par la bouche dissuaderait du tabagisme.

BIBLIOGRAPHIE

1. GRIGORESCU E., STANESCU U. et BASCEANA V. - *Rev. Med. Chir.*, 1973, *77*, 835-841, *in Chem. Abst.*, 1974, *81*, 96374 w.
2. MAKSYUTINA I.P. - *Farm. Zh.*, 1972, *27*, 59-68, *in Chem. Abst.*, 1972, *77*, 2803 c.

Platina

Mousse de platine

Pt

DESCRIPTION : Masse spongieuse absorbant certains gaz à haute température. Assez inerte, le platine réagit avec l'eau régale bouillante ; attaqué par les halogènes et par fusion avec les bases alcalines caustiques.

PATHOGÉNÉSIE

Remède d'action limitée.
ORGUEIL, OVARALGIE, CONSTIPATION.

SURESTIMATION DU MOI : ORGUEIL, MÉPRIS D'AUTRUI QUI EST VU PETIT ET MÉPRISÉ.

HYPERESTHÉSIE GÉNITALE ; MÉTRORRAGIES ; DOULEURS, TUMEURS OVARIENNES.

SPASMES, CRAMPES, COMPRESSIONS ET PARESTHÉSIES. CONSTIPATION SPASMODIQUE EN VOYAGE.

AGGRAVATION :
PAR LE TOUCHER, PAR LA PRESSION.
PAR LA PEUR, LE REFOULEMENT SEXUEL.

• SURESTIMATION DU MOI

Orgueil hautain et arrogant : voit les objets et les personnes plus petits qu'ils ne sont, et s'estime plus grand.
Préciosité du langage et de la présentation.
Ornements, bijoux, vêtements, voyants et provocants.
Propos critiques et méprisants au sujet d'autrui.
Paranoïa, hystérie.
Agressivité. Impulsions homicides ; même à l'égard de ses propres enfants.
Humeur changeante et paradoxale ; rit des choses sérieuses ; et l'inverse (*NATRUM MURIATICUM, IGNATIA*).
Se voit plus grosse qu'elle n'est : obsession d'obésité pourtant inexistante (O.P.).
Alternance de troubles psychiques et de phénomènes douloureux (*ACTAEA RACEMOSA*).
Refoulement sexuel : personnes isolées ; célibataires (*CONIUM*).

• HYPERESTHÉSIE GÉNITALE ; MÉTRORRAGIES ; OVARALGIE

Hyperesthésie et hyperfonction génitale, sexuelle, féminine.
Intolérance au moindre attouchement, même médical, ou des seuls vêtements, sur les régions sexuelles.
Excitation et obsession sexuelle. Rêves sexuels.
Vaginisme. Rapports sexuels douloureux, voire impossibles.
Troubles de la libido et de l'orgasme.
Règles avancées, hémorragiques. Caillots noirs. Dysménorrhée.
Douleurs, augmentation de volume de l'ovaire (pour la majorité des auteurs, il s'agit de l'ovaire gauche ; pour Clarke et Vannier, du droit). **La pression aggrave les douleurs.** Cortège paresthésique important.

• SPASMES, CRAMPES, COMPRESSIONS. CONSTIPATION EN VOYAGE

Douleurs spasmodiques survenant et se terminant progressivement.
Douleurs pressives avec sensations d'engourdissement, de fourmillement, de reptation...
Céphalée à début et fin graduées. En bandeau serré, avec engourdissement des tempes.
Névralgies de la face : engourdissement et compression.
Paresthésie nocturne des membres supérieurs.
Spasmes palpébraux.
Spasmes intestinaux : abdomen rétracté (*PLUMBUM*).
Constipation spasmodique en voyage (*IGNATIA*) : ténesme, selles petites, dures, adhérentes.
Douleur pressive, crampoïde, paresthésiante, du bassin, des hanches, avec raideur et paresthésie des membres inférieurs.
Coccydynie : engourdissement en s'asseyant.
Douleur des talons, épine calcanéenne.

COMMENTAIRES ET COMPARAISONS

Le biotype féminin *PLATINA* : brune, à l'élégance voyante, au regard dominateur, à talons hauts, décrit souvent avec complaisance, cache une inadaptation sexuelle et sociale ; à la limite une paranoïa ; plus souvent une simple "spasmophilie". Ce tableau se rencontre aussi chez l'homme. *PLATINA*, sans les signes psychiques, reste un bon remède des douleurs progressives, pressives, et surtout accompagnées de paresthésies complaisamment décrites par le patient. *PALLADIUM*, moins utilisé, est très proche et le complète. D'autres remèdes féminins sont comparables de plus loin : *IGNATIA, MUREX, MOSCHUS, ORIGANUM, ACTAEA RACEMOSA* et l'autre grand complexé, *STAPHYSAGRIA*, surtout masculin. La décompensation conduit à *SEPIA*.

1) Caractère orgueilleux et méprisant
PLATINA : orgueil, mépris d'autrui ; attitude provocante et critique.
PALLADIUM : recherche l'admiration ; pas de mépris.

LYCOPODIUM : conscient de sa valeur intellectuelle mais pratique l'autocritique ; exigeant.
LACHESIS : dépréciation générale d'autrui ; calomnies.
STAPHYSAGRIA : s'estime mésestimé, méjugé, déprécié injustement.

2) Douleur à début et fin progressifs
PLATINA : douleurs spasmodiques, pressives, crampoïdes, avec paresthésies.
STANNUM : identique ; amélioration par la pression forte ; névralgie de la face.
NATRUM MURIATICUM, SPIGELIA : suivant la courbe solaire.

Plumbum metallicum

Plomb

Pb

DESCRIPTION : Métal blanc bleuâtre à gris, ternissant par exposition à l'air, très mou et malléable, soluble à chaud dans les acides concentrés ; résistant à l'eau du robinet, il est attaqué par l'eau pure ainsi que par les acides organiques faibles en présence d'oxygène.

PATHOGÉNÉSIE (1)
Remède d'action limitée.
AMAIGRISSEMENT, CONSTIPATION, PARÉSIE ET SCLÉROSE.

CONSTIPATION TRÈS SPASMODIQUE ET AUTRES SPASMES : L'ABDOMEN EST RÉTRACTÉ ET DOULOUREUX.

ARTÉRIOSCLÉROSE ET HYPERTENSION. CARDIO-RÉNAUX ÉVOLUÉS. SCLÉROSE CÉRÉBRALE.

NÉVRALGIES ET PARALYSIES. AMYOTROPHIE PRÉCOCE.

AGGRAVATION :
PAR LE MOUVEMENT, PAR LE TOUCHER LÉGER.
PAR LE TABAGISME.

AMÉLIORATION :
PAR LA PRESSION FORTE.

• CONSTIPATION TRÈS SPASMODIQUE ET AUTRES SPASMES

Constipation de selles petites, dures, noires.
Ténesme intense, contraction anale douloureuse à l'émission.
Abdomen rétracté et dur, comme tiré vers le rachis.
Douleur abdominale crampoïde, améliorée par la pression forte prolongée et plié en deux.
Douleur de rétraction anale.
Subocclusion sur brides (O.P.) ; étranglement herniaire menaçant.
Spasme œsophagien et rétrécissements, très douloureux.
Dysménorrhée, vaginisme, avec sensation de rétraction.

• ARTÉRIOSCLÉROSE, HYPERTENSION, CARDIO-RÉNAUX, SCLÉROSE CÉRÉBRALE

H.T.A. chronique à pouls filiforme très dur. Artères grêles et scléreuses.
Forte élévation de la T.A. minimale (O.P.).
Pouls lent permanent. Bradycardie limite (O.P.).
Insuffisance ventriculaire gauche.
Artérite périphérique ; des fumeurs. Membres froids et maigres, circulation collatérale et réseau superficiel très visibles (O.P.).
Insuffisance rénale : atteinte tubulaire précoce. Oligurie, protéinurie, clearances élevées, urémie.
Peu ou pas d'œdème.
Sclérose cérébrale des vasculaires : ralentissement moteur, fonctionnel et intellectuel.
Ne comprend pas, ne trouve pas le mot juste, tremble (*BARYTA CARBONICA*). Encéphalopathie toxique.
Épilepsie tardive sur organicité cérébrale lourde.
Insomnie, vertige.

• NÉVRALGIES ET PARALYSIES. AMYOTROPHIE PRÉCOCE

Névralgies fulgurantes, térébrantes, crampoïdes, du rachis, du dos, des membres.
Hypersensibilité au toucher léger, amélioration par la pression forte.
Neuropathies périphériques. Nerf radial, sciatique, etc. Polynévrite.
Paralysie des extenseurs : début aux doigts et avant-bras : nerf radial.
Extension aux cuisses puis aux péroniers latéraux et aux orteils : steppage.
Séquelles motrices des névralgies : cervicobrachiales, sciatiques.

Amyotrophie précoce et progressive des territoires atteints.
Malades qui tombent souvent (*CAUSTICUM*).
Paralysie des cordes vocales ; rectale, vésicale, de la paupière supérieure, des muscles oculaires.

• AUTRES INDICATIONS

Anémie.
Gingivite à liseré bleuâtre (de Burton). Taches bleutées des muqueuses buccales (de Gubler).
Mélancolie taciturne. Peur d'être assassiné.
Face pâle, traits creusés, regard éteint. Peau sèche, jaunâtre, parcheminée.
Noyaux indurés mammaires ; sur seins flétris.
Arthropathies goutteuses des petites articulations : accès moins aigus et plus longs.
Myosis, sclérotiques bleutées, **névrite optique.**

COMMENTAIRES ET COMPARAISONS

Sujet âgé, sec, jaunâtre, très maigre et très lent, le ***PLUMBUM*** complet signifie une profonde et ancienne chronicité neurologique. Cependant "il n'a jamais été prouvé que l'exposition au plomb augmentait le risque d'hypertension artérielle" (D. Debarge).
Bien plus souvent et en dehors de ce tableau extrême, ***PLUMBUM*** est utile dans la constipation spasmodique douloureuse à abdomen rétracté : on pense alors à ***NUX VOMICA, BRYONIA, PLATINA***, moins chroniques.
BRYONIA peut lui aussi lever un tableau subocclusif. ***ALUMINA*** et ***CAUSTICUM*** ont la constipation et des signes neurologiques voisins. Les selles d'***ALUMINA*** sont molles, celles de ***CAUSTICUM*** laminées. Quant à ***OPIUM***, il convient à l'H.T.A. congestive et à la constipation avec distension sans douleur.
L'organicité neurologique de ***ZINCUM***, l'organicité neurologique et vasculaire de ***PHOSPHORUS*** ne correspondent pas à des évolutions aussi lentes et progressives. Cependant, ***PHOSPHORUS*** relance l'action lente de ***PLUMBUM***.

BIBLIOGRAPHIE

1. DEBARGE D. - *Saturnisme professionnel et pathogénésie de PLUMBUM*. Mémoire du D.E.C.U. d'Homéopathie, Lille, 1982.

Podophyllum peltatum

Podophylle

Podophyllum peltatum L. (Berbéridacées)

DESCRIPTION : Petite plante herbacée des forêts humides de l'est des États-Unis et du Canada, vivace par son rhizome. La tige, d'une trentaine de cm de haut, se divise au sommet en 2 branches terminées chacune par une feuille palmatilobée. Une seule fleur blanche apparaît à la bifurcation. Le fruit est une baie jaune.

PARTIE UTILISÉE : Le rhizome séché.

COMPOSITION

- beaucoup de matières minérales, de l'amidon, des lipides ;
- environ 5 % d'une résine ou podophylline contenant des dérivés du groupe des lignanes existant soit à l'état libre soit à l'état d'hétérosides ; le plus abondant est la podophyllotoxine (20 %) accompagnée de la β-peltatine (10 %), de l'α-peltatine (5 %) et de la déméthylpodophyllotoxine.

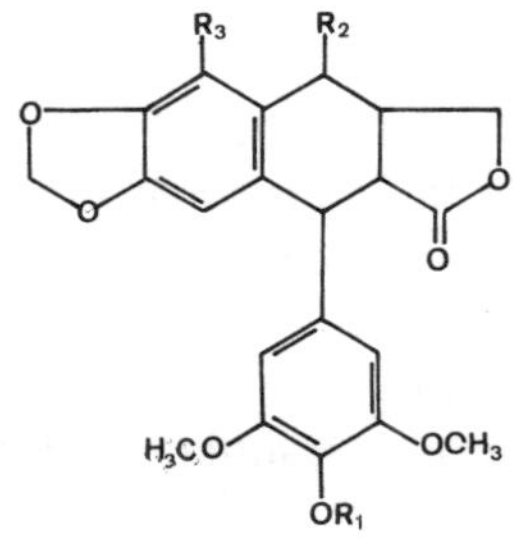

R_1	R_2	R_3	
CH_3	OH	H	**podophyllotoxine**
H	H	OH	**α-peltatine**
CH_3	H	OH	**β-peltatine**

PATHOGÉNÉSIE

Remède d'action limitée.
DIARRHÉE, PROLAPSUS RECTAL, OVAIRE DROIT.

DIARRHÉE ET CÉPHALÉE D'ORIGINE HÉPATO-INTESTINALE. SYNDROME ASSOCIÉ DE LA FOSSE ILIAQUE DROITE ET OVARIEN DROIT.

PROLAPSUS RECTAL ET UTÉRIN ACCOMPAGNANT LES DIARRHÉES.

AGGRAVATION :
LE MATIN TÔT.
PAR TEMPS CHAUD.
À LA DENTITION.

AMÉLIORATION :
PAR LA FRICTION.
COUCHÉ SUR LE VENTRE.

• DIARRHÉE ET CÉPHALÉE ; FOSSE ILIAQUE ET OVAIRE DROITS

Diarrhée le matin tôt, avec douleur de la F.I.D. améliorée par la friction et couché sur le ventre. Précédée de bruits hydroaériques, **suivie de faiblesse et de sensation de vide abdominal.** Suivie de crampes des membres inférieurs ; de lombosacralgie.
Selle abondante, jaillissante, jaunâtre.
Céphalée et migraine vraie précédée de troubles visuels, à participation biliaire et intestinale. La diarrhée soulage la céphalée (*ALOE*, *SULFUR*).
Alternance céphalée/diarrhée et diarrhée/constipation.
Langue jaune indentée. Ictère. Augmentation de la sécrétion biliaire.
Algies de l'épaule et sous l'omoplate droite, d'origine biliaire.
Ovaralgie droite irradiée à la cuisse droite.
Sciatique droite coexistant avec le syndrome digestif.

• PROLAPSUS RECTAL ET UTÉRIN

Prolapsus rectal surtout infantile ; pendant la selle ; lors de la dentition.
Lombosacralgie avec le prolapsus.
Pesanteur pelvi-utérine, prolapsus utérin aggravé par la selle, l'effort, la constipation, après un accouchement.

• AUTRES INDICATIONS

Gencives serrées, dents pressées.
Mouvements de tête à droite et à gauche : réaction méningée digestive infantile.

COMMENTAIRES ET COMPARAISONS

Toute cette pathogénésie gravite autour des voies biliaires et de la fosse iliaque droite. Il n'y a pas d'indication de *PODOPHYLLUM* à gauche et sans diarrhée. Aussi le compare-t-on à *CHINA*, faible et météorisé, à *CHELIDONIUM*, à selles flottantes jaunâtres, avec une irradiation sous l'omoplate droite, à *NATRUM SULFURICUM* et *MERCURIUS*, sub-ictériques souvent, diarrhéiques presque toujours. Mais les vrais complémentaires sont *LYCOPODIUM* qui agit sur le foie lui-même, outre le colon droit et le grêle, et *NATRUM MURIATICUM* chez l'enfant. Le prolapsus rectal infantile évoque *RUTA* ; avec diarrhée, *ALOE* ; sur hémorroïdes, *ALOE* et *AESCULUS*.

Polygonum aviculare

Renouée des oiseaux

Polygonum aviculare L. (Polygonacées)

DESCRIPTION : Plante très polymorphe, trouvée dans le monde entier, dont les tiges couchées puis redressées mesurent 10 à 60 cm de long ; les feuilles sont oblongues, les fleurs blanches ou rosées groupées à l'aisselle des feuilles. Le fruit est trigone.

PARTIE UTILISÉE : La plante entière fraîche.

COMPOSITION

- de la silice en quantité notable (1,2 % à l'état insoluble, 0,24 % à l'état soluble) ;
- 4 % de tanin ;
- des acides organiques : gallique, oxalique, chlorogénique, *p*-coumarique ;
- des flavonoïdes : quercétol, quercitroside, aviculatine ;
- des coumarines : ombelliférone, scopolétol (1) ;
- un polysaccharide complexe dont les constituants principaux sont l'acide galacturonique et l'arabinose (2).

PATHOGÉNÉSIE

Remède d'action limitée.
RHUMATISME DE LA PHALANGE MÉDIANE.

RHUMATISME AIGU OU CHRONIQUE DES DEUXIÈMES PHALANGES.

AGGRAVATION :
PAR L'HUMIDITÉ.
PAR LES EFFORTS.

Rhumatisme de l'articulation interphalangienne moyenne.
Névralgie de la face, sciatique.
Sujets goutteux.
Crises consécutives à un effort.

COMMENTAIRES ET COMPARAISONS

Il conviendrait aux artérioscléreux. On notera sa richesse en silice.

Comparaisons fondées sur la Matière médicale
Rhumatisme des phalanges :
POLYGONUM AVICULARE : interphalangienne moyenne ; sujet scléreux ou goutteux ;
PULSATILLA : interphalangienne moyenne ; doigt fuselé ;
ACTAEA RACEMOSA et *SPICATA* : interphalangienne moyenne et distale ; féminin ;
CAULOPHYLLUM : interphalangienne moyenne et distale ; inflammatoire ;
HARPAGOPHYTUM : interphalangienne moyenne ; inflammation et déformation ;
SULFUR, SULFUR IODATUM, LYCOPODIUM, THUYA.

BIBLIOGRAPHIE

1. KHVOROST P.P. - *Khim. Prirod. Soedin,* 1980, 840.
2. YAKOVLEV A.I. et CHURILOV G.I. - *Khim. Prirod. Soedin*, 1978, 795-796.

Primula obconica

Primevère de Chine

Primula obconica Hance (Primulacées)

DESCRIPTION : Plante herbacée originaire de Chine centrale, aux fleurs lilas pâle, en ombelles ; les feuilles, en rosette, longuement pétiolées, ovales, sont recouvertes de poils irritants.

PARTIE UTILISÉE : La plante entière fraîche.

COMPOSITION

Peu de travaux lui ont été consacrés. Le composé allergisant est une benzoquinone, la primine.

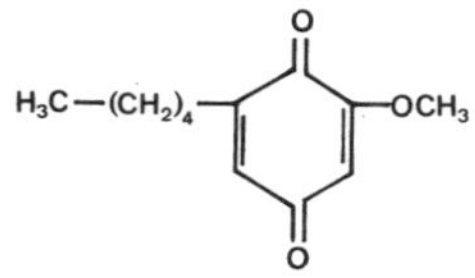

primine

PATHOGÉNÉSIE

Remède d'action limitée.
ŒDÈME, INFLAMMATION, PRURIT.

ÉRUPTION ŒDÉMATEUSE, PAPULO-VÉSICULAIRE, SURTOUT DES MAINS.

AGGRAVATION :
LA NUIT.

• ÉRUPTION ŒDÉMATEUSE PAPULO-VÉSICULAIRE

Éruption inflammatoire, œdémateuse, pruriante surtout la nuit.
Papules et vésicules sur une base d'œdème inflammatoire.
Localisation élective aux mains et entre les doigts (*PSORINUM*).
Allergie de contact ; eczéma ; érysipèle.
Éruption avec fièvre.

COMMENTAIRES ET COMPARAISONS

Les eczémas de contact aux primevères sont fréquents – et aussi l'asthme.
La désensibilisation spécifique à dilutions croissantes homéopathiques est très efficace (O.P.), de 7 CH à 30 CH, doses espacées.

Comparaisons fondées sur la Matière médicale
Éruption sur base inflammatoire et œdémateuse :
PRIMULA OBCONICA : aux mains, la nuit ;

RHUS TOXICODENDRON : vésicules, inflammation ;
APIS : œdème prédominant ;
CHINA : peau rouge, douloureuse au moindre contact ;
CROTON TIGLIUM : prurit prédominant ; croûtes ;
HEPAR SULFUR : œdème, inflammation, douleurs d'écharde ;
SULFUR : intolérance à la chaleur ; remède général correspondant ;
ANAGALLIS : entre les doigts et à la paume des mains ; dishidrose ;
PSORINUM : entre les doigts ; peu d'inflammation, pas d'œdème.

Prunus spinosa

Prunellier

Prunus spinosa L. (Rosacées)

DESCRIPTION : Buisson à rameaux noirs et très épineux, à petites feuilles finement dentées, à fleurs blanches souvent solitaires. Le fruit est une petite drupe globuleuse, bleu noirâtre.

PARTIE UTILISÉE : Les jeunes rameaux frais avec boutons floraux.

COMPOSITION

Les rameaux contiennent des proanthocyanidines de type A parmi lesquelles la mahuannine A (1)

En ce qui concerne les fleurs, présence de dérivés coumariniques et flavoniques, de benzaldéhyde et d'hétérosides cyanogénétiques à l'état de traces (amygdaloside).

Parmi les autres remèdes contenant des hétérosides cyanogénétiques : *LAUROCERASUS*.

PATHOGÉNÉSIE

Remède d'action limitée.
DOULEUR OCULAIRE, DYSPNÉE, DYSURIE.

DOULEUR OCULAIRE OU PÉRI-OCULAIRE LANCINANTE, ÉCLATANTE ; DÉCLENCHANT DE LA DYSPNÉE.

AGGRAVATION :
PAR LE TOUCHER, LES SECOUSSES.
LA NUIT.

• DOULEUR OCULAIRE ET DYSPNÉE

Douleur du globe oculaire ; sus ou péri-orbitaire, lancinante. Sensation d'éclatement vers le dehors (*PARIS QUADRIFOLIA* : l'œil semble tiré en arrière ; *COMOCLADIA* : l'œil semble trop gros).
Douleur sus-orbitaire irradiée à la nuque (*SPIGELIA*, *KALMIA*).
Névralgie ciliaire ; d'Arnold ; de la face ; dentaire, améliorée en serrant les dents.
Glaucome ; zona ophtalmique...
Toutes les douleurs déclenchent une dyspnée brutale ou un blocage respiratoire avec anxiété.

• AUTRES INDICATIONS

Dysurie spasmodique déclenchant de la dyspnée réflexe.
Oligurie, œdème, infection urinaire, prostatisme.

COMMENTAIRES ET COMPARAISONS

Le signe décisif de *PRUNUS*, est, curieusement, le déclenchement d'une dyspnée réflexe, ce qui évoque *LAUROCERASUS* et les hétérosides cyanogénétiques communs aux deux remèdes. *LAUROCERASUS* a une toux cardiaque réflexe avec cyanose, au moindre effort.

BIBLIOGRAPHIE
1. GONZALEZ A.G., CRESPO IRIZAR A., RAVELO A.G. et FERNANDEZ M. - *Phytochemistry*, 1992, *31*, 1432-1434.

Psorinum

DESCRIPTION : Biothérapique : lysat de sérosité de lésions de gale prélevée sur des malades n'ayant pas encore été traités, préparé sans addition d'antiseptique.

PATHOGÉNÉSIE

Remède d'action générale.
DÉSESPOIR, FROID GLACIAL, RECHUTES INCESSANTES.

CHRONICITÉ ANCIENNE ET DÉSESPÉRANTE : MALADIES RÉCIDIVANTES, INCURABLES, TORPIDES.

RECHUTES ET RÉCIDIVES PÉRIODIQUES : UN AN OU PLUS. SENTIMENT D'INCURABILITÉ, FROID GLACIAL, SÉCRÉTIONS DE MAUVAISE ODEUR.

MALADIES HÉRÉDITAIRES OU TRÈS ANCIENNES, RECHUTANT CONSTAMMENT, ÉCHEC DES TRAITEMENTS. DÉPRESSION AVEC SENTIMENT D'INCURABILITÉ.

DERMATOLOGIE : LÉSIONS PRURIANTES ET VÉSICULEUSES SEMBLABLES À LA GALE.

DERMATOSES CHRONIQUES, DE MAUVAISE ODEUR.

ALLERGIE ET INFECTION RESPIRATOIRE : RHINITE ET ASTHME SAISONNIERS ; ASTHME INVÉTÉRÉ, INFECTION RESPIRATOIRE CHRONIQUE, RÉCIDIVANTE.

TROUBLES DIGESTIFS ET MÉTABOLIQUES : MANGE BEAUCOUP, N'ASSIMILE PAS – DIARRHÉE DE MAUVAISE ODEUR.

AGGRAVATION :
PAR LE FROID, L'HIVER, LE COURANT D'AIR.
PÉRIODIQUE : ANNUELLEMENT, À PLUSIEURS ANNÉES D'INTERVALLE, TOUS LES 3 À 4 JOURS, DE 1 À 3 SEMAINES.
PAR LA SUPPRESSION D'UNE ÉRUPTION.

AMÉLIORATION :
PAR LA CHALEUR – SAUF LA PEAU.
EN MANGEANT.
COUCHÉ.
LA VEILLE D'UNE CRISE.

• CHRONICITÉ, PÉRIODICITÉ, DÉPRESSION

Maladies héréditaires ou très anciennement chroniques. Aggravées à chaque rechute.
Échec de nombreux traitements.
Récidive périodique annuelle, de périodicité rigoureuse (*ARSENICUM ALBUM*).
Récidives espacées de plusieurs années. Ou périodicité courte : 1 à 3 jours, 1 à 3 semaines.
Frilosité extrême : accumulation de vêtements, séjour prolongé près d'une source de chaleur. **Amaigrissement,** manque de réaction.
Ne se sent bien que la veille d'une crise, d'une rechute, d'une migraine (*NUX VOMICA*).
Céphalées chroniques améliorées en enveloppant la tête (*NUX VOMICA*, *RHUS TOXICODENDRON*, *SILICEA*), aggravées au froid, améliorées par une épistaxis (*MELILOTUS*). Consécutives à un arrêt des règles, à la rétrocession d'une éruption. Faim pendant la céphalée.
Migraine ophtalmique : scotomes noirs.
Toutes les névralgies invétérées sensibles au froid, à la périodicité précise (*CEDRON*).
Dépression chronique ou cyclique : **sentiment d'incurabilité** (*ARSENICUM ALBUM*) même pendant la convalescence. Désespoir absolu (*AURUM*). Idées suicidaires.
Peur de la misère, de l'abandon, du placement hospitalier (O.P.). Misanthropie.
Anxiété et mélancolie améliorées en mangeant.
Désorientation (*BARYTA CARBONICA*), déficit mnésique.
Nourrisson et enfant calmes le jour, agités, anxieux et bruyants la nuit. Calmés par le biberon.
Vieillard prostré au lit dans la position où on l'a mis.

• DERMATOSE SEMBLABLE À LA GALE

Dermatose vésiculeuse, très pruriante, ressemblant à la gale. Lésions de grattage. Interdigitale, du dos. Gale authentique récidivante. **Toutes les parasitoses cutanées récidivant malgré l'hygiène** (O.P.).
La peau dégage une mauvaise odeur et paraît sale.
Éruptions apparaissant chaque hiver et disparaissant l'été.
Eczéma atopique. Éruptions chroniques alternant avec d'autres troubles (*SULFUR*).
Prurit féroce aggravé à la chaleur du lit. Intolérance à la laine (*SULFUR*).
Éruptions sèches puis lichenifiées (*ARSENICUM ALBUM*, *GRAPHITES*).
Mycose cutanée ou unguéale (*SEPIA*, *SILICEA*, *GRAPHITES*).
Impétigo à répétition de l'enfance (O.P.).
Sueur visqueuse de mauvaise odeur. Sueur fétide des pieds (*SILICEA*, *SULFUR*).
Peau séborrhéique ou sèche – ichtyosique.
Cheveux secs, ternes, impossibles à coiffer.

• ALLERGIE ET INFECTION RESPIRATOIRE

Allergie nasale et asthme saisonniers : pollinose. Chronologie précise.
Asthme à périodicité fixe. Asthme invétéré, polymédicamenté, surinfecté ou à dyspnée continue (O.P.). Non soulagé

à l'air, mais couché à plat (*LAUROCERASUS*, *NUX VOMICA*).
Infection respiratoire chronique, chaque hiver – expectoration putride.
Caséum amygdalien très fétide.

• TROUBLES DIGESTIFS ET MÉTABOLIQUES

Toujours faim. Mange beaucoup, n'assimile pas et maigrit (*NATRUM MURIATICUM*, *IODUM*, *ABROTANUM*).
Exige de manger à l'heure (*LYCOPODIUM*). **Amélioration passagère en mangeant. Se lève la nuit pour manger** (*LYCOPODIUM*, *PHOSPHORUS*, *CHINA*).
Langue sèche, aphtes, haleine fétide d'odeur d'œufs pourris.
Diarrhée putride, brusque, foncée, jaillissante – de 1 h à 4 h du matin – parfois incontrôlable (*GAMBOGIA*, *PODOPHYLLUM*, *ALOE*...).
Constipation : une selle régulièrement tous les 3 à 7 jours (O.P.).
Parasitose intestinale récidivante.

• AUTRES INDICATIONS

Infection urinaire et génitale chronique. Sécrétions de mauvaise odeur, prurit, éruption suintante. Impuissance et frigidité.
Faiblesse du dos et des membres : chutes chez l'enfant, dérobement chez l'adulte (*CAUSTICUM*).
Écoulement fétide des oreilles, otites très chroniques.
États chroniques infectieux ou allergiques des yeux avec photophobie.

COMMENTAIRES ET COMPARAISONS

***PSORINUM* correspond aux cas les plus invétérés :** hérédité et chronicité accablantes.
Il facilite l'action des autres remèdes et se prescrit quand un traitement échoue malgré des indications justes.
On décrit le vieillard désespéré, très maigre, très frileux, accumulant les vêtements et confiné près du feu, porteur de dermatoses anciennes et qui semble se laisser mourir ; l'adulte clochardisé, ou encore asthmatique de longue date ; plus jeunes, les habitués du rhume des foins annuel. Chez l'enfant il y a peu de signes et on prescrit souvent en raison de l'hérédité psorique.

***PSORINUM* est un *SULFUR* refroidi dont les crises ne sont plus libératrices.** Son usage exige, en raison du risque d'aggravation, la maîtrise des dilutions et des espacements. Il intervient en général pour compléter l'action d'un autre remède de la série psorique ou tuberculinique :
ARSENICUM ALBUM, son complémentaire, est très proche ; aussi désespéré mais plus anxieux ; périodique, amaigri et frileux, avec des éruptions et des diarrhées de mauvaise odeur comme lui. Le choix est souvent difficile.

Comparaisons fondées sur la Matière médicale

1) Désespoir de guérir
PSORINUM : à cause de l'ancienneté du cas et des échecs antérieurs.
ARSENICUM ALBUM : désespoir, cependant exigence de soins attentifs.
CALCAREA CARBONICA : apathie générale.
SEPIA : découragement, désintérêt commençant à la famille, puis à soi-même.
ACONITUM : désespoir avec angoisse aiguë.
HELLEBORUS : désespoir délirant.

2) Éruptions l'hiver
PSORINUM : vésicules, lichenification, mauvaise odeur ; entre les doigts.
PETROLEUM : fissures ; au bout des doigts.
RHUS TOXICODENDRON : vésicules ; eczéma.
SEPIA : eczéma sec ; les plis ; teinte jaunâtre périlésionnelle.
HEPAR SULFUR : surinfection.
MEZEREUM : vésicules ; sécrétions blanchâtres.

Ptelea trifoliata

Orme de Samarie
Ptelea trifoliata L. (Rutacées)

DESCRIPTION : Petit arbre pouvant atteindre 6 m de haut, à branches étalées. Les feuilles, longuement pétiolées, sont formées de 3 folioles ovales, aiguës, marquées de points transparents. Les fleurs, verdâtres, sont groupées en corymbes. Le fruit, qui ressemble à celui de l'orme, est une samare ailée.

Originaire de l'Amérique du Nord, la plante est cultivée en Europe à titre ornemental ; elle tend à s'y naturaliser dans les zones océaniques.

PARTIE UTILISÉE : L'écorce de tige fraîche récoltée sur les jeunes rameaux.

COMPOSITION

Les organes qui ont été les plus étudiés sont les fleurs et les feuilles. L'écorce de tige n'est jamais mentionnée. Les tiges et les branches contiennent des alcaloïdes à activité antimicrobienne dont le plus important est un sel de ptéléatinium (1).
Par ailleurs, l'écorce des racines renferme des coumarines (2) ; il est vraisemblable que l'écorce des tiges en renferme aussi, notamment psoralène, bergaptène, etc. expliquant les propriétés photosensibilisantes.

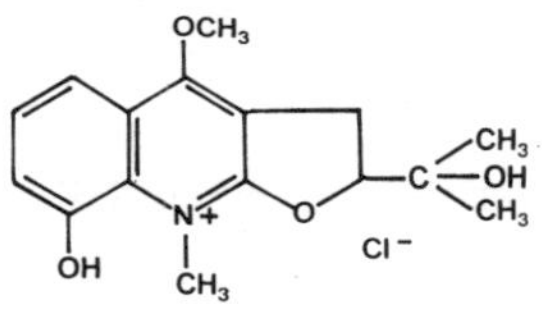

chlorure de ptéléatinium

PATHOGÉNÉSIE

Remède d'action limitée.
CÉPHALÉE ET ASTHME DES HÉPATIQUES.

SYNDROME HÉPATO-BILIAIRE : LANGUE JAUNE, GOÛT AMER, DOULEUR HÉPATIQUE, CÉPHALÉE, CONSTIPATION OU DIARRHÉE.

ASTHME AU DÉCLIN D'UNE CRISE DIGESTIVE.

AMÉLIORATION :
COUCHÉ SUR LE CÔTÉ DROIT.
PAR LES ALIMENTS ACIDES.

• SYNDROME HÉPATO-BILIAIRE AVEC DOULEUR HÉPATIQUE ET CÉPHALÉE

Appétit augmenté, avec migraine. Dégoût des graisses. **Désir d'aliments acides qui améliorent.**
Goût amer. Langue jaune, papilles rouges et saillantes, hypersalivation (*MERCURIUS*).
Pesanteur gastrique sitôt mangé (*BRYONIA*), nausées, vomissements.
Pesanteur hépatique douloureuse améliorée couché à droite (*BRYONIA*). Ictère.
Alternance de constipation et de diarrhée : ténesme, brûlure, selles bilieuses ; ou scybales.
Céphalée pesante, durable, frontale, avec sensation de faim, puis pesanteur gastrique et hépatique.

• ASTHME AU DÉCLIN D'UNE CRISE DIGESTIVE

Dyspnée laryngée ou asthme bronchique, après une "crise de foie". Ou une simple indigestion (O.P.).

COMMENTAIRES ET COMPARAISONS

Parmi les nombreux hépatotropes, *PTELEA* présente la douleur hépatique, la plénitude gastrique, la céphalée frontale. Rien ne permettrait de le distinguer de *BRYONIA* s'il n'était amélioré par les aliments acides et s'il ne présentait une curieuse dyspnée après crise digestive (D1 à D6 – 10 à 30 gouttes, répéter).

BIBLIOGRAPHIE

1. MITSCHER L.A., BATHALA M.S., CLARK G.W. et BEAL J.L. - *Lloydia*, 1975, *38*, 109-116.
2. REISCH J., KOROSI J., SZENDREI K., NOVAK I. et MINKER E. - *Phytochemistry*, 1975, *14*, 1678-1679.

Pulsatilla

Anémone pulsatille

Anemone pulsatilla L. (= *Pulsatilla vulgaris* Mill.)
(Renonculacées)

DESCRIPTION : Plante herbacée velue, de 10 à 40 cm de haut, à feuilles divisées en segments étroits, à fleurs grandes et solitaires, rougeâtres ou violettes, en cloche, munies à quelque distance d'un involucre de bractées linéaires. Les fruits sont des akènes plumeux. L'anémone pulsatille est commune dans presque toute l'Europe, sauf la zone méditerranéenne.

PARTIE UTILISÉE : La plante entière fleurie fraîche.

Il est vraisemblable qu'on récolte aussi des espèces voisines : *A. pratensis* L. et *A. montana* Hoppe.

COMPOSITION

- des saponosides mal connus existent dans les feuilles ;
- l'élément le plus caractéristique est le ranunculoside, trouvé chez d'autres végétaux de la même famille (voir ***RANUNCULUS***) ; une simple lésion de la plante provoque l'hydrolyse enzymatique de l'hétéroside avec dédoublement en glucose et protoanémonine, instable, à propriétés vésicantes et transformée rapidement en anémonine :

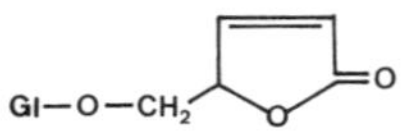

ranunculoside

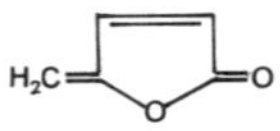

protoanémonine

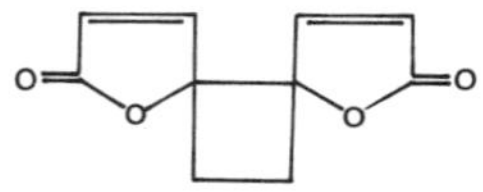

anémonine

PATHOGÉNÉSIE

Remède d'action générale.
RÈGLES TARDIVES, VEINES DILATÉES, DÉPENDANCE.

HUMEUR VARIABLE, CONSOLATION FACILE, TIMIDITÉ, DÉPENDANCE.

SÉCRÉTIONS ÉPAISSES, HOMOGÈNES, JAUNÂTRES, ABONDANTES, NON IRRITANTES.

RÈGLES ESPACÉES, INSUFFISANTES, INTERMITTENTES, DIURNES ; PUBERTÉ TARDIVE.

VEINES DILATÉES À LA CHALEUR ET AU REPOS, AMÉLIORÉES PAR LA FRAÎCHEUR ET LE MOUVEMENT LENT.

SELLES IRRÉGULIÈRES ET VARIABLES. DÉSIR DE SUCRERIES. DÉGOÛT ET INTOLÉRANCE DES MATIÈRES GRASSES.

DOULEURS ERRATIQUES, VARIABLES, AMÉLIORÉES PAR LE MOUVEMENT LENT, AGGRAVÉES PAR LA STASE.

AGGRAVATION :
PAR LA CHALEUR, LE CONFINEMENT.
PAR LES GRAISSES, L'EXCÈS DE GLUCIDES.
À LA PUBERTÉ, PENDANT LA GROSSESSE.
LE MATIN, LE SOIR.
AU DÉBUT DU MOUVEMENT.
EN AYANT LES PIEDS MOUILLÉS.

AMÉLIORATION :
PAR LA FRAÎCHEUR, L'AÉRATION.
PAR LE MOUVEMENT LENT.
PAR LA CONSOLATION, LA SYMPATHIE.

• PSYCHISME : HUMEUR VARIABLE, CONSOLATION FACILE, TIMIDITÉ, DÉPENDANCE

Variabilité de l'humeur : passe sans transition du rire aux larmes.
Amélioration facile par la consolation.
Sentimentalisme doux et tranquille.
Timidité, dépendance, soumission, résignation : ni initiative, ni protestation.
Enfant "crampon" très attaché à la mère (*BISMUTHUM*).
N'aime pas contrarier autrui (O.P.).
Peur du sexe opposé, de toute sexualité.
Pudeur pathologique : jusqu'au refus de l'examen médical (O.P.).
Sommeil : endormissement tardif, réveil tardif, lever pénible (*LACHESIS*).
Dort les mains sous la tête.

• SIGNES GÉNÉRAUX : DOULEURS CHANGEANTES ET ERRATIQUES ; UNILATÉRALITÉ ; FIÈVRE SANS SOIF

Douleurs changeantes et erratiques, d'apparition brusque et disparition progressive.
Céphalées congestives : chaleur, battements, pesanteur ; aggravation par la chaleur, amélioration en plein air ; par un bandeau serré et refroidi.
Céphalées digestives : nausées, régurgitations ayant le goût des aliments, même tardivement ; après abus de matières grasses.

Céphalées névralgiques : occipito-sus-orbitaires, changement de trajet, de côté.
Vertige avec nausées, au réveil ; doit se recoucher.
Unilatéralité des symptômes : céphalées, algies, écoulements, dermatoses, transpiration...
Obésité par abus de sucreries, pâtisseries, pâtes alimentaires : tous les glucides (O.P.).
Fièvre : **absence de soif** (*APIS, GELSEMIUM*), **aggravation dans une pièce chaude** et fermée ; **amélioration en se déplaçant,** au frais ; **température inversée,** plus élevée le matin.
Rash avec fièvre : rougeole, rubéole.
Oreillons peu douloureux, dissymétriques.

• DIGESTION : DÉSIR DE SUCRERIES, DÉGOÛT DES GRAISSES, PESANTEUR GASTRIQUE, IRRÉGULARITÉ DES SELLES

Désir de sucreries, pâtisseries, confiseries ; d'aliments et boissons sucrés ; de pâtes alimentaires. Abus de glucides.
Absence de soif. Exceptionnellement, soif intense.
Dégoût et intolérance des matières grasses : du beurre, du porc, des charcuteries.
Désir d'assaisonnement, vinaigre, cornichons.
Désir d'aliments et boissons froids, de glace. Aversion des aliments chauds.
Le goût des aliments persiste très longtemps dans la bouche (O.P.).
Enduit jaunâtre sur la langue, goût amer, bouche sèche, mauvaise haleine, perte du goût.
Troubles gastriques dus aux repas gras : douleur, pesanteur, distension, somnolence, éructations. Stase gastrique prolongée.
Pas deux selles semblables, en consistance, en couleur.
Prédominance de diarrhée. Constipation avec ténesme.
Hémorroïdes peu douloureuses ; sang noirâtre.

• RESPIRATION : SÉCRÉTIONS ÉPAISSES NON IRRITANTES

Rhinite : sécrétion jaunâtre, épaisse, homogène, non irritante.
Aggravée au chaud, mieux au grand air frais.
Nez obstrué la nuit, fluent le jour (*NUX VOMICA*), soulagement à l'air frais.
Perte du goût et de l'odorat.
Aphonie variable, imprévisible – dans une pièce chaude.
Toux sèche nocturne obligeant à s'asseoir ; productive de mucosités épaisses et homogènes le jour ; peu douloureuse.
Hémoptysie de sang noir. Vicariante des règles (*SENECIO*).

• INSUFFISANCE VEINEUSE ET CAPILLAIRE ; HYPOTENSION ARTÉRIELLE

Veines dilatées, membres lourds, œdème, en été, au chaud, à l'immobilité, par le chauffage du sol. Amélioration l'hiver ; à la marche lente.
Douleurs des membres aggravées en les laissant pendre.
Réseau cyanotique des membres ; érythrocyanose des jeunes filles.
Au froid, extrémités glacées, engelures ; au chaud, œdème, dilatation capillaire.
Varicosités très apparentes.
Angiomes stellaires (O.P.).
Varices, phlébites, ulcères variqueux.
Palpitations calmées par le mouvement lent.
Tension artérielle irrégulière mais presque toujours basse (O.P.) (*CRATAEGUS*).

• RÈGLES ESPACÉES, INSUFFISANTES – PUBERTÉ TARDIVE

Règles espacées, peu abondantes, courtes, de sang noir.
Intermittence : arrêt d'un jour et reprise.
Coulant surtout ou seulement le jour (*MAGNESIA CARBONICA* : la nuit).
Puberté tardive.
Aménorrhée en ayant eu les pieds mouillés ; par un bain pendant les règles.
Pesanteur pelvienne aggravée couchée.
Dysménorrhée sur oligoménorrhée : pressive, avec paresthésie étendue aux jambes.
Leucorrhée abondante, épaisse, homogène, non irritante – rarement l'inverse.
Urétrite suppurée peu douloureuse.
Orchite, orchi-épididymite : testicule gros, douleur tiraillante (*CLEMATIS, CONIUM, RHODODENDRON, SPONGIA, AURUM*).
Augmentation du désir sexuel malgré la crainte du sexe opposé : homosexualité.

• DOULEURS RHUMATISMALES ERRATIQUES ET VARIABLES

Rhumatisme erratique ; le matin au début du mouvement ; amélioré en s'étirant.
Atteinte rhumatismale de l'articulation interphalangienne médiane. Spina ventosa.
Douleurs brusques mais de disparition progressive.

• AUTRES INDICATIONS

Urticaire par les matières grasses.
Acné pubertaire.

Énurésie nocturne à horaire variable. Incontinence par la toux, la marche ; surtout chez les fillettes.

Orgelets.

Blépharite. Toutes les suppurations oculaires abondantes, homogènes, peu irritantes.

Otite à suppuration abondante. Oreille obstruée. Peu de douleurs.

COMMENTAIRES ET COMPARAISONS

On n'a décrit aucun biotype avec autant de complaisance que ***PULSATILLA*** : la jeune fille à puberté retardée, blonde, un peu grasse, aux joues roses, cheveux ondulés, douce et souriante, avec stase veineuse et capillaire, pleurant pour des riens, vite consolée ; elle craint le froid (engelures), et la chaleur (œdème des chevilles) ; ne sait se lever le matin. Femmes s'habillant de rose ou de vêtements de teintes pastel, et se donnant un style de très jeune fille – éventuellement homosexuels au comportement efféminé (O.P.). Il faut ajouter à ces descriptions des hommes ou des femmes à hérédité tuberculinique accusée, asthéniques et maigres, type ***NATRUM MURIATICUM***, ***SILICEA***, ***PHOSPHORUS*** ou ***T.K.***, constamment enrhumés, sensibles au froid (rhinites à sécrétions épaisses) et à la chaleur (dilatations veineuses, somnolence) et ne sachant se lever.

D'usage multiple, tant comme principal remède que comme appoint de drainage, ***PULSATILLA*** est efficace quand la **symptomatologie se dérobe par son inconsistance et sa variabilité. Toute sa pathologie est réversible.** Il est un des plus grands remèdes de la patraquerie de l'enfance et certes le plus important des pubertés retardées ou mal établies. Mais on doit l'envisager à tout âge. Il partage avec ***MERCURIUS*** l'intolérance à la chaleur et au froid. Le biotype commun ne se réfère pas au squelette, souvent de type ***CALCAREA CARBONICA*** qui a un caractère aussi hésitant et autant de gourmandise. Mais ses indications surviennent chez tous les tuberculiniques, et l'aggravation conduit soit à ***SILICEA***, par amaigrissement et déminéralisation, soit à ***GRAPHITES***, gras mais frileux, constipé, apathique. ***CYCLAMEN*** partage ses hésitations jusqu'au scrupule, et ses céphalées jusqu'à la migraine vraie. Les troubles gynécologiques évoluent défavorablement vers ***SEPIA***.

Comparaisons fondées sur la composition

CYCLAMEN (saponoside) : une ***PULSATILLA*** aggravée, scrupuleuse, migraineuse, hyperménorrhéique.
ANAGALLIS (saponoside) : dishidrose, mais aussi urétrite suppurée et sécrétion nasale de mucopus.
CLEMATIS RECTA (saponoside, anémonine, protoanémonine) : écoulement mucopurulent, gonorrhéique ; orchite droite ; vésicules.
RANUNCULUS BULBOSUS (ranunculoside, protoanémonine, anémonine) : pusillanime et migraineux ; surtout prescrit pour les vésicules et le zona.

Comparaisons fondées sur la Matière médicale

1) Consolation
PULSATILLA : pleurs faciles ; amélioration par la consolation.
NATRUM MURIATICUM : isolement ; aggravation par la consolation.
IGNATIA : aggravation par la consolation, mais amélioration par la distraction.
SILICEA : asthénie et indécision ; irrité, agacé par la consolation.

2) Douleurs erratiques
PULSATILLA : de début brusque et fin progressive.
LACHESIS : erratisme brutal ; disparition pendant les règles.
SULFUR : erratisme et alternances ; thermophobie.
PHYTOLACCA : erratisme soudain ; douleurs lancinantes ; recrudescence nocturne.
KALIUM BICHROMICUM : douleurs erratiques occupant un petit espace ; myalgies et arthralgies.
LAC CANINUM : les douleurs "sautent" d'un côté à l'autre.

3) Sécrétions épaisses, jaunes, homogènes, non irritantes
PULSATILLA : aucune inflammation, sauf légèrement, les leucorrhées et la conjonctivite oculaire.
KALIUM SULFURICUM : son équivalent minéral (limité) ; un peu plus irritant.
HYDRASTIS : filaments visqueux.
KALIUM BICHROMICUM : bouchons compacts.
MERCURIUS SOLUBILIS : irritation et congestion.

MERCURIUS CORROSIVUS : brûlures, vives douleurs, érosions.
HEPAR SULFUR : purulence, douleur d'écharde.
THUYA : génitales ou sinusiennes surtout ; gluantes, irritantes.

4) Puberté tardive
PULSATILLA : syndrome veineux ; règles irrégulières et faibles ; grossit.
NATRUM MURIATICUM : espacements de plusieurs mois ; maigrit.
KALIUM CARBONICUM : espacements de plusieurs mois ; faiblesse ; transpiration, frilosité.
GRAPHITES : frileuse, constipée, apathique ; peau sèche.
CAUSTICUM : retard général ; règles le jour, leucorrhée la nuit.

Pyrogenium

DESCRIPTION : Biothérapique : autolysat de viande de mouton et de porc provenant d'animaux spécialement élevés.

PATHOGÉNÉSIE

Remède d'action limitée.
DISSOCIATION DU POULS ET DE LA TEMPÉRATURE.

ÉTATS INFECTIEUX, SEPTIQUES, AVEC MANQUE DE RÉACTION ET DISSOCIATION DU POULS ET DE LA TEMPÉRATURE.

État septique : prostration, agitation, le lit paraît dur, anxiété.
Pouls rapide, température modérée, malade fatigué ou choqué (*ARNICA, BAPTISIA*).
Inversement, température élevée, pouls ralenti, défaillance cardiaque menaçante (O.P.).
Langue rouge vernissée, vomissements, diarrhée fétide.
Odeur putride des sécrétions, suppurations, transpiration (*ARSENICUM ALBUM, HEPAR SULFUR*).
Échec des thérapeutiques anti-infectieuses.

COMMENTAIRES ET COMPARAISONS

Les indications de *PYROGENIUM* en pathologie infectieuse grave sont raréfiées. Son addition à un traitement homéopathique ou classique peut toutefois s'avérer décisif en cas de menace d'évolution défavorable. Par contre, il reste d'usage courant dans toute infection ou collection suppurée persistante et récidivante : abcès, sinusite, par exemple.
On le compare toujours à *HEPAR SULFUR* ; ce dernier est beaucoup plus délicat à prescrire et en pratique *PYROGENIUM* est préférable d'abord.
On l'utilise aussi préventivement, en cas de risque infectieux : postpartum, chirurgie, crainte d'une intoxication alimentaire ou accidentelle (5 CH).

Radium bromatum

Bromure de radium

Ra Br_2

DESCRIPTION : Cristaux blancs ou légèrement bruns, solubles dans l'eau.
Le produit du commerce est souvent un mélange bromure de radium, bromure de baryum.

PATHOGÉNÉSIE

Remède d'action limitée.
CICATRICES INDURÉES, ALGIES DE DÉROUILLAGE, LEUCOPÉNIE.

DERMATOSES PURIGINEUSES ; CICATRICES INDURÉES, HYPER OU ATROPHIQUES, RADIODERMITES.

RHUMATISMES ARTICULAIRE ET MUSCULAIRE AVEC AGGRAVATION AU DÉBUT DU MOUVEMENT - NÉVRALGIES.

ASTHÉNIE AVEC ANÉMIE ET/OU LEUCOPÉNIE.

AGGRAVATION :
APRÈS IRRADIATION.
AU DÉBUT DU MOUVEMENT.

• DERMATOSES PRURIGINEUSES ; CICATRICES ; RADIODERMITES

Prurit et brûlure sans lésion ou toutes les lésions dermatologiques pruriantes et brûlantes.
Radiodermites. **Dermatoses mutilantes et ulcérantes.**
Lupus.
Sclérodermie ; atrophie cutanée (*ALUMINA*).
Naevi.
Cicatrices rétractiles, hypertrophiques, chéloïdes, enflammées : avec néo-vaisseaux.
Cors, callosités, durillons, verrues plantaires, hyperkératoses très douloureuses (*ANTIMONIUM CRUDUM*, *HYPERICUM*).

• RHUMATISMES ET NÉVRALGIES

Rhumatismes articulaire et musculaire aggravés au début du mouvement, améliorés par sa continuation.
Désir d'étirement (*THUYA*).
Sensation de raideur ; de choc électrique.
Lombalgie ressentie dans les os avec jambes faibles (*CAUSTICUM*).
Gonalgie ; douleurs du gros orteil : goutte.
Névralgie faciale ; tics et spasmes douloureux de la face.

• ASTHÉNIE AVEC ANÉMIE ET/OU LEUCOPÉNIE

Asthénie avec dépression et agitation anxieuse surtout nocturne ; hypotension.
Asthénie des irradiés.
Anémie et leucopénie.
Polynucléose.

COMMENTAIRES ET COMPARAISONS

L'ombre du cancer plane sur cette pathogénésie. Et on peut tenter d'agir avec *RADIUM BROMATUM* sur les brûlures, les asthénies et syndromes sanguins après irradiation pour cancer. Mais **l'usage le plus homéopathique, et donc justifié, est dans les prurits essentiels, cicatrices modifiées.** En rhumatologie on l'oublie souvent. **Cependant, il ressemble à *RHUS TOXICODENDRON*, à *CAUSTICUM*, à *ANGUSTURA*.**

Comparaisons fondées sur la Matière médicale
Cicatrices modifiées :
RADIUM BROMATUM : prurit, néo-vaisseaux ; après irradiation ;
BARYTA CARBONICA : scléro-hypertrophie très indurée ;
GRAPHITES : scléro-hypertrophie, derme épaissi ;
CAUSTICUM : scléro-atrophie, zones d'hypoesthésie ;
ALUMINA : atrophie cutanée ;
CALCAREA FLUORICA : rétractions anarchiques ;
FLUORICUM ACIDUM : rétractions anarchiques et néo-vaisseaux ; prurit ;
T.R. : sclérose et rétractions ;
THIOSINAMINUM : toutes les cicatrices.

L'état général de *RADIUM BROMATUM* se compare à *ARSENICUM ALBUM* ou *PHOSPHORUS* ; le terrain et les antécédents à *THUYA*.
On peut prescrire *RAYONS X* sur les mêmes indications.

Ranunculus bulbosus

Renoncule bulbeuse

Ranunculus bulbosus L. (Renonculacées)

DESCRIPTION : Plante herbacée vivace de 50 cm de haut environ, à feuilles alternes, pennatiséquées à 3 segments incisés et velus. La fleur est jaune avec des sépales réfléchis. Le fruit est un polyakène. Espèce très commune un peu partout en Europe.

PARTIE UTILISÉE : La plante entière fleurie fraîche.

COMPOSITION
Peu de travaux ont été consacrés à cette plante qui, comme bien des Renonculacées, contient protoanémonine et anémonine (voir *PULSATILLA*). On a également signalé des composés polyphénoliques : 1-caféoylglucose, gossypitroside.

PATHOGÉNÉSIE

Remède d'action limitée.
NÉVRALGIES INTERCOSTALES ET ZONA.

DOULEURS THORACIQUES, OCULAIRES ET AUTRES.
NÉVRALGIES DU ZONA. DOULEURS PLEURALES...

ÉRUPTIONS VÉSICULEUSES, À VÉSICULES BLEUTÉES : ZONA, HERPÈS.

ALCOOLISME NEURO-PSYCHIQUE ET DIGESTIF.

AGGRAVATION :
PAR LES CHANGEMENTS DE TEMPS : ORAGE, HUMIDITÉ.
PAR LE TOUCHER LÉGER, L'EFFLEUREMENT.
PAR L'ALCOOLISME.

• DOULEURS THORACIQUES, OCULAIRES ET AUTRES
Douleurs intercostales névralgiques, myalgiques, pleurales, zostériennes...
Aggravation par le mouvement, la pression, l'effleurement, la respiration, les changements de temps, l'orage, l'humidité.
Névralgies postzostériennes brûlantes, intolérables, aggravées par l'effleurement.
Douleur en point sus-mamelonnaire gauche.
Douleurs des derniers espaces intercostaux.
Douleur du dernier espace intercostal droit, irradiée au dos et à l'épaule droite avec ictère (*CHELIDONIUM*).
Douleur interscapulo-vertébrale du travail assis : couture, mécanographie (*ACTAEA RACEMOSA*).
Névralgies sus-orbitaires, ciliaires, pressives, piquantes, brûlantes ; après zona.
Douleurs alternant d'un œil à l'autre (*LAC CANINUM*) ; vue brouillée, photophobie.
Sciatique non améliorée couché ; droite ; féminine ; aggravée par la pluie et l'orage.
Douleur crampoïde de l'avant-bras et de la main : crampe des écrivains.

• ÉRUPTIONS VÉSICULEUSES
Zona : vésicules bleu foncé, hématiques, confluentes, brûlantes, pruriantes. Zona thoracique ; ophtalmique.
Herpès, toute dermatose vésiculeuse ; pemphigus.
Hyperkératoses, cors douloureux.
Engelures douloureuses des doigts.

• ALCOOLISME
Excitation psychique des alcooliques ; delirium ; épilepsie des alcooliques.

Hoquet, éructations, nausées, hépatite, algies gastriques, douleurs biliaires.

• **AUTRES INDICATIONS**

Coryza allergique ; pollinose. Écoulement du nez et des yeux très irritant.
Prurit narinaire, aggravation du chaud au froid, du sec à l'humide.

COMMENTAIRES ET COMPARAISONS

RANUNCULUS, surtout dans les névralgies brûlantes, est complété par *ARSENICUM ALBUM*.
Le zona et ses séquelles, les névralgies intercostales constituent ses indications habituelles.

Comparaisons fondées sur la composition

Protoanémonine et anémonine :
RANUNCULUS BULBOSUS : vésicules et névralgies ;
CLEMATIS RECTA : vésicules et urétrite mucopurulente ;
PULSATILLA : mucopus homogène non irritant.

Comparaisons fondées sur la Matière médicale

1) Douleur thoracique
RANUNCULUS BULBOSUS : plutôt gauche et névralgique.
BRYONIA : améliorée par la pression forte.
KALIUM CARBONICUM : de la base droite.
ASCLEPIAS TUBEROSA : de la base gauche.
ASTERIAS RUBENS : à gauche ; irradiation mammaire.
ACTAEA RACEMOSA : irradiée vers les premières vertèbres dorsales.
CHELIDONIUM : interscapulo-vertébrale droite ; sous l'omoplate droite ; vers l'épaule droite.

2) Zona
RANUNCULUS BULBOSUS : zona douloureux ; vésicules bleuâtres.
MEZEREUM : zona douloureux ; vésicules blanchâtres.

Dans l'alcoolisme, on l'utilise en appoint – sauf névralgies concomitantes – comme *SPIRITUS GLANDIUM QUERCUS*.

Raphanus sativus niger

Radis noir

Raphanus sativus L. var. *niger* [Mill.] Kerner. (Crucifères)

DESCRIPTION : Cultivé partout, le radis noir est une plante herbacée aux fleurs blanches ou rosées dont l'origine est inconnue ; les feuilles inférieures sont lyrées, les supérieures lancéolées. La racine est charnue, longue et noire à section blanche.

PARTIE UTILISÉE : La racine séchée.

COMPOSITION

Il faut signaler :
- une teneur assez élevée en fluor : 8,72 mg/kg de matière sèche en moyenne ; parmi les végétaux à concentration remarquable en fluor :
  – épinards : 16 mg/kg ;
  – thé : jusque 398 mg/kg de matière sèche (1) ;
- de l'arsenic : 10^{-5} à 10^{-6} % du poids frais (2) ;
- des glucosinolates ou hétérosides soufrés ; le principal est la glucobrassicine ou 3-indolylméthylglucosinolate.

PATHOGÉNÉSIE

Remède d'action limitée.
MÉTÉORISME ABDOMINAL DES OPÉRÉS.

MÉTÉORISME ABDOMINAL. INCARCÉRATION GAZEUSE.
ARRÊT DU TRANSIT DIGESTIF.

SYNDROME OCCLUSIF.

AGGRAVATION :
PAR LE MOUVEMENT, LES SECOUSSES.
SUITE DE LAPAROTOMIE.

• **MÉTÉORISME ABDOMINAL**

Interruption du transit intestinal après laparotomie (*OPIUM*).
Distension et incarcération gazeuse avec gêne respiratoire (*MOMORDICA, ASA FOETIDA*).
Constipation banale avec **important météorisme global.**

• AUTRES INDICATIONS

Genoux glacés, dos froid.
Excitation sexuelle féminine. Hystérie : "boule remontant de l'utérus à la gorge".
Séborrhée.

COMMENTAIRES ET COMPARAISONS

Il doit être essayé, après ***OPIUM***, en cas de syndrome occlusif.
Dans le cadre d'une thérapeutique périchirurgicale, ***ARNICA*** (5 CH), ***STAPHYSAGRIA*** (5 CH), ***CHINA*** (5 CH), ***RAPHANUS*** (5 CH) facilitent les suites et la reprise du transit.
Plus banalement, dans des constipations avec météorisme total, complété par ***LYCOPODIUM***.
La haute teneur en soufre de ***RAPHANUS*** indique sa complémentarité avec ***SULFUR***.
ALLIUM CEPA, qui contient aussi beaucoup de soufre, a le même météorisme avec des signes d'encombrement digestif global et une rhinorrhée réactionnelle.

BIBLIOGRAPHIE

1. KISMAN S. - *Le Fluor dans les légumes. Etude de sa migration chez* Raphanus sativus L. Thèse Doct. Pharm., 3e cycle, Montpellier, 1980.
2. KIM G.O., LI A.G. et KIM H.M. - *In Chem. Abst.*, 1973, *79*, 17176 r.

Ratanhia

Ratanhia du Pérou

Krameria triandra Ruiz et Pav. (Kramériacées)

DESCRIPTION : Sous-arbrisseau de 20 à 40 cm, croissant en altitude au Pérou, en Bolivie et au Chili. Les parties souterraines sont très développées. La fleur, de couleur rouge, est suffisamment atypique pour que les *Krameria* aient autrefois été rangés dans les Polygonacées. Le fruit est globuleux et couvert d'aiguillons.

PARTIE UTILISÉE : La racine séchée.

COMPOSITION

- beaucoup d'amidon ;
- 10 à 15 % de catéchols et tanins catéchiques ;
- des dérivés lipophiles du benzofurane, les ratanhiaphénols, filtres U.V. pouvant être utilisés dans les préparations antisolaires (1) ;
- de la N-méthyltyrosine.

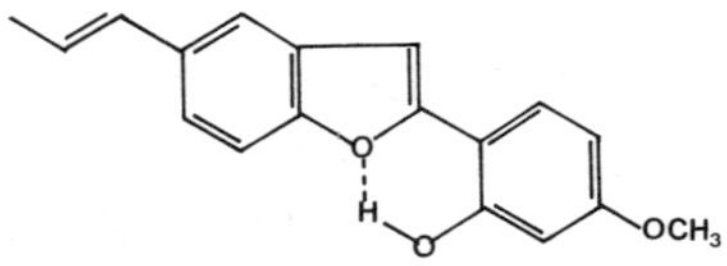

ratanhiaphénol I

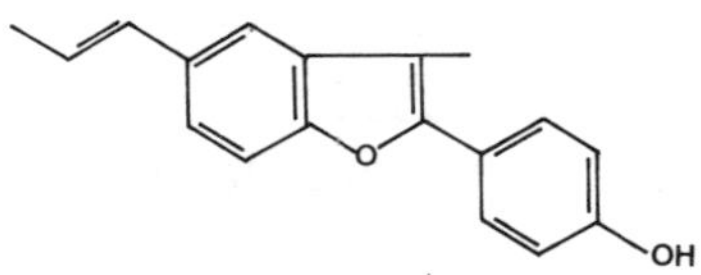

ratanhiaphénol II

PATHOGÉNÉSIE

Remède d'action limitée.
TÉNESME ET BRÛLURE ANALE APRÈS LA SELLE.

ANO-RECTITE, RECTALGIE, HÉMORROÏDES, FISSURE ANALE, PROVOQUANT UNE DOULEUR INTENSE ET PROLONGÉE APRÈS LA SELLE.

AGGRAVATION :
PAR LA DÉFÉCATION.
PAR L'EFFORT PHYSIQUE.

AMÉLIORATION :
PAR L'EAU FROIDE OU TRÈS CHAUDE (PARTIELLE).

• ANO-RECTITE, ALGIES ANALES

Douleur ano-rectale intense, prolongée après la selle, constrictive, brûlante.
Douleur comme par des éclats de verre ; prurit.
Douleur d'hémorroïdes, de fissures, de fistules.

Amélioration temporaire et partielle par l'eau froide ou très chaude.
Diarrhée fétide brûlant et irritant l'anus.

• AUTRES INDICATIONS

Fissures des mamelons pendant l'allaitement.
Hoquet douloureux.
Névralgies dentaires incitant, la nuit, à se lever et à marcher.

COMMENTAIRES ET COMPARAISONS

Dans les affections ano-rectales, il complète l'action de :
SULFUR : anus brûlant et pruriant ;
ARSENICUM ALBUM : brûlures calmées par l'eau chaude ;
NITRICUM ACIDUM : douleurs d'écharde, ténesme, fissure, fistule.

Son action est presque identique à :
PAEONIA : douleurs avant et après la selle ; suintement ;
SEDUM ACRE : douleurs très prolongées, culminant tardivement ;
AESCULUS : hémorroïdes ; douleurs en "paquet d'épingles".

On l'utilise aussi localement en pommade.

BIBLIOGRAPHIE

1. STAHL E. et ITTEL I. - *Planta Med.*, 1981, *42*, 144-154.

Rauwolfia serpentina

Rauwolfia

Rauwolfia serpentina Benth. (Apocynacées)

DESCRIPTION : Arbrisseau de 0,50 m à 0,90 m de hauteur, aux feuilles persistantes, glabres, verticillées par 3 ou 5, vert foncé sur la face supérieure, plus clair à la face inférieure. Les fleurs, petites, blanches ou rosées, sont réunies en cymes terminales ou axillaires. Les fruits sont de petites drupes noires à maturité.
C'est la plante connue en Inde sous les noms de ***Sarpagandha*** ou de ***Chandra*** ; on la trouve à l'état spontané dans les forêts des contreforts himalayens et de la péninsule du Deccan, jusqu'à une altitude de 1 200 m, dans des régions chaudes où la température n'est jamais inférieure à 5 °C, humides en été.

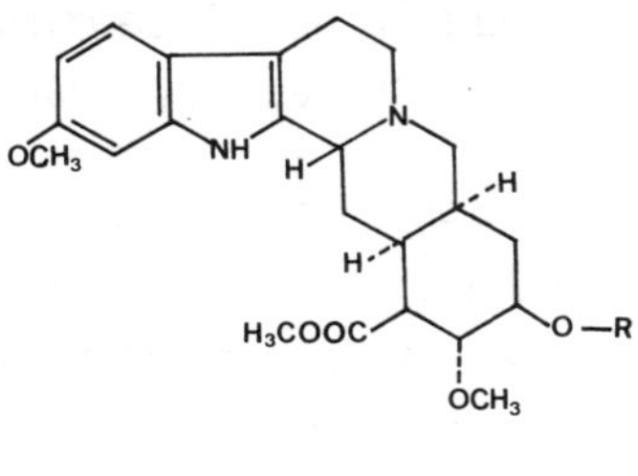

PARTIE UTILISÉE : La racine.

COMPOSITION

Premier médicament réellement actif sur l'hypertension artérielle, le rauwolfia a fait l'objet de très nombreux travaux. Sa composition est complexe. Les principes les plus caractéristiques sont des alcaloïdes indoliques nombreux (une trentaine) et abondants (1 à 2 % dans la racine sauvage, jusqu'à 3 % en culture).

On distingue classiquement les groupes suivants :
- groupe de l'yohimbane ; c'est à lui qu'appartiennent réserpine, rescinnamine et déserpidine ;
- groupe de l'hétéroyohimbane ; on y classe la serpentine et l'ajmalicine (= raubasine) ;
- groupe du dihydroindole avec l'ajmaline.

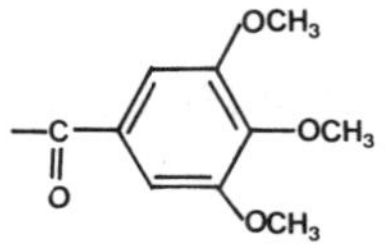

R=**réserpine**

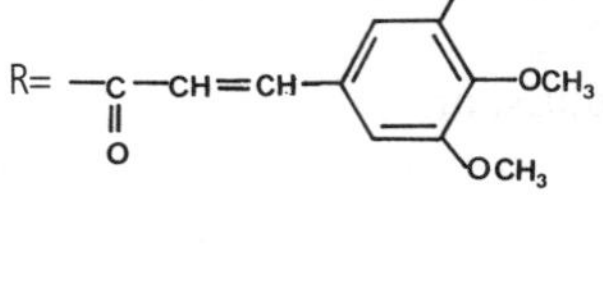

rescinnamine

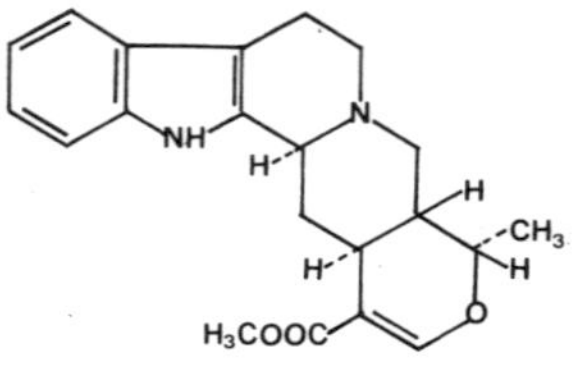

ajmalicine

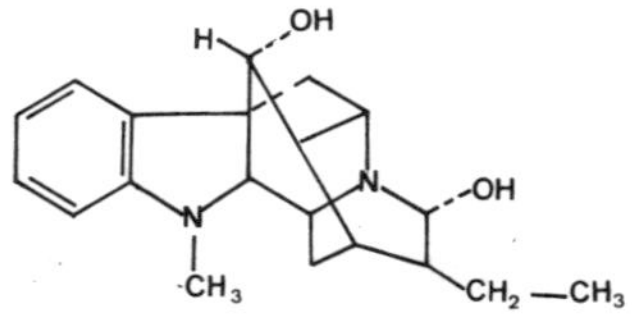

ajmaline

On a aussi caractérisé des stérols : stigmastérol et 7-déhydrositostérol (1).

PATHOGÉNÉSIE (2)

Remède d'action limitée.
CONGESTION, DÉPRESSION, IMPUISSANCE.

PHÉNOMÈNES CONGESTIFS ET VASOMOTEURS AVEC HYPERTENSION OU HYPERTHYROÏDIE.

MICTION GOUTTE À GOUTTE DES PROSTATIQUES. PERTE DE LA LIBIDO ET IMPUISSANCE.

SYNDROME DÉPRESSIF ALTERNANT AVEC L'EXCITATION.

• PHÉNOMÈNES CONGESTIFS ET VASOMOTEURS

Céphalée congestive frontale améliorée à l'air frais ou par une épistaxis.
Battements dans les tempes, le front. **Troubles vasomoteurs de la face et du cou.**
Alternance de pâleur et de rougeur. **Chaleur de tout le corps avec ou sans sueur** (*PHOSPHORUS*).
Palpitation, arythmie.
Hypertension artérielle (*AURUM, SULFUR, BELLADONNA, GLONOINUM*...).
Hyperthyroïdie (*IODUM, LACHESIS*).

• MICTION GOUTTE À GOUTTE. IMPUISSANCE

Écoulement de l'urine goutte à goutte en fin de miction. Hypertrophie prostatique.
Baisse de la libido. Impuissance.
Pesanteur du bassin, avec ténesme urinaire, chez la femme.

• SYNDROME DÉPRESSIF

Irritabilité caractérielle.
Dépression alternant avec des phases d'excitation. Cyclothymie (*SULFUR*).
Fuite de tout effort, perte d'intérêt ; pulsions suicidaires (*AURUM*).

• AUTRES INDICATIONS

Œdème malléolaire.
Douleur de hanche gauche et des gros orteils qui sont chauds et œdématiés ; goutte (?).
Ulcère gastro-duodénal ; colite ulcéreuse.

COMMENTAIRES ET COMPARAISONS

Le rauwolfia et la réserpine, actifs dans l'hypertension artérielle, ont vu leur usage se restreindre en raison de l'effet dépresseur avec tendance sucidaire et impuissance.
Associant hypertension, dépression, congestion localisée, il ressemble à ***AURUM*** et pourrait le compléter.
Cependant Julian insiste plutôt sur l'usage **dans les troubles mictionnels et prostatiques et sur l'effet favorable sur la libido et l'impuissance.**
La pathogénésie présentée inclut des signes pathogénétiques, des signes de l'action à dose forte, des signes toxiques.

BIBLIOGRAPHIE

1. KARMAKAR T. et CHAKRABORTY D.P. - *Phytochemistry*, 1983, *22*, 608-609.
2. JULIAN O.A. - Voir "Ouvrages généraux consultés".

Rheum

Rhubarbe officinale

Rheum officinale H. Bn., ***R. palmatum*** L. ou les hybrides des deux espèces (Polygonacées)

DESCRIPTION : Plante herbacée de grande taille, vivace par un gros rhizome. Les feuilles, insérées en bouquet à la base, sont pourvues d'un long pétiole charnu et d'un limbe de 30 à 40 cm de large,

découpé en 5 à 7 lobes pointus. L'inflorescence, qui peut atteindre 2 m de haut, est une panicule de petites fleurs blanches, verdâtres ou rougeâtres. Le fruit est un akène trigone.
Originaire des hauts plateaux du centre de l'Asie, la rhubarbe peut être cultivée en Europe.

PARTIE UTILISÉE : Les organes souterrains séchés.

COMPOSITION

- 8-12 % de matières minérales à haute teneur en calcium, correspondant à la richesse de la drogue en oxalate de calcium ;
- 5 % environ de tanoïdes : (+) catéchine, glucogalline hydrolysable en glucose et acide gallique ;
- acide gallique libre ;
- 2 à 5 % de dérivés anthracéniques dans les échantillons provenant des cultures européennes, davantage dans la drogue d'origine chinoise ;
- traces d'anthraquinones libres :
  chrysophanol, émodol, physcion, aloe-émodol, rhéine ;
- glucosides d'anthraquinones :
  il s'agit d'hétérosides des anthraquinones ci-dessus ;
- glucosides d'anthranols et d'anthrones :
  ils sont nombreux ; signalons des dérivés de la rhéine – tels les sennosides A et B et leurs oxalates, les sennosides E et F, ainsi que les sennosides C et D –, des hétérodianthrones telles les rhéidines A, B, C et les palmidines A, B, C.

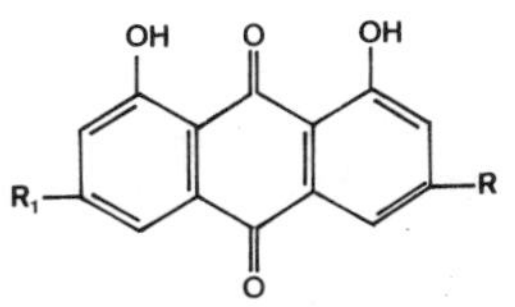

R	R_1	
COOH	H	**rhéine**
CH_3	H	**chrysophanol**
CH_2OH	H	**aloe-émodol**
CH_3	OH	**émodol**
CH_3	OCH_3	**physcion**

Pour les structures exactes, notamment dans le domaine des anthranols et des anthrones, on pourra consulter certains ouvrages mentionnés dans le chapitre OUVRAGES GÉNÉRAUX (Matière médicale, Plantes médicinales des régions tempérées, etc.).
Remède de spasmes puisque la pathogénésie comporte des coliques, ***RHEUM*** est remarquable par l'abondance des dérivés carbonylés que sont les composés anthracéniques.

PATHOGÉNÉSIE

Remède d'action limitée.
DIARRHÉE AIGRE ; ODEUR ACIDE.

DIARRHÉE DU NOURRISSON OU DE LA DENTITION, D'ODEUR AIGRE, AVEC TRANSPIRATION SURE ET COLIQUES PÉRI-OMBILICALES.

AGGRAVATION :
PAR LES FRUITS ACIDES, VERTS. LES PRUNES, L'ÉTÉ.

AMÉLIORATION :
PLIÉ EN DEUX.
PAR LA CHALEUR.

• DIARRHÉE D'ODEUR SURE ; NOURRISSON SENTANT L'AIGRE

Diarrhée d'odeur sure, brune, pâteuse, virant au vert.
Diarrhée du nourrisson dont le **corps répand une odeur aigre ou acidulée.**
Diarrhée de l'enfant à la dentition ; de l'adulte ; l'été après consommation de **fruits verts ou acides** (*BRYONIA*, *CHINA*, *IPECA*) ; **de prunes.**
Sueur aigre de tout le corps ; sueur froide autour du nez et de la bouche.
Coliques péri-ombilicales pliant en deux (*COLOCYNTHIS*).
Ténesme ; frissons, tremblements, pendant la selle.
Enfant pâle, criant lors de la selle ; désirs multiples suivis de rejet (*CHAMOMILLA*).

• AUTRE INDICATION

Le nourrisson refuse le lait maternel.

COMMENTAIRES ET COMPARAISONS

MAGNESIA CARBONICA prolonge son action : diarrhée, acidité, coliques.

Comparaisons fondées sur la composition
Carbonyles d'un noyau anthraquinone (ou d'une autre quinone accompagnée d'une benzoxazolone : *USTILAGO*).

Manifestations spasmodiques :
RHEUM : diarrhée, coliques, acidité ;
SENNA : diarrhée, coliques, flatulence, acétonémie ;
ALOE : diarrhée, coliques, incontinence rectale ;
RUMEX : diarrhée, spasme laryngé, prurit ;
COCCUS CACTI : vomissement au moindre contact pharyngé ; toux spasmodique ; hémorragies ;
SECALE CORNUTUM : artériospasme périphérique ; vasoconstriction ; hémorragies ;
USTILAGO : hémorragies génitales, mais aussi coliques péri-ombilicales (Clarke).

Comparaisons fondées sur la Matière médicale
CHAMOMILLA : coliques, diarrhée, mauvais caractère, sueurs chaudes.
COLOCYNTHIS : coliques pliant en deux ; après une colère.
CHINA : diarrhée après les fruits ; météorisme, hyperesthésie.

Rhododendron chrysanthum

Rhododendron jaune

Rhododendron chrysanthum Pall. (Éricacées)

DESCRIPTION : Originaire des régions montagneuses du nord de l'Asie, cette espèce est un sous-arbrisseau à feuilles persistantes coriaces, à rameaux épais. Les fleurs jaune d'or sont réunies en une ombelle terminale. Le fruit est une capsule.

PARTIE UTILISÉE : Les rameaux feuillés frais.

COMPOSITION

- arbutoside, monoglucoside de l'hydroquinone, fréquent chez les Éricacées ;
- bétuloside, encore appelé rhododendrine ;
- une toxine du type de l'andromédotoxine, diterpène qui, à dose élevée, provoque hypotension, bradycardie et dépression respiratoire.

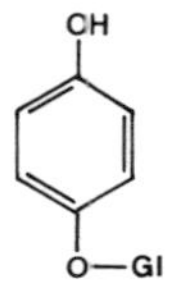

arbutoside

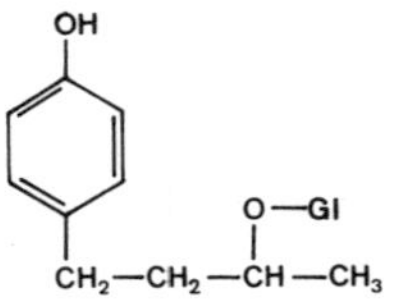

bétuloside

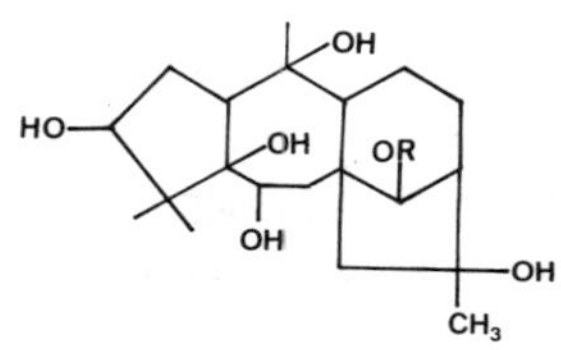

R = –CO–CH_3 **andromédotoxine**

L'homéopathie utilise aussi *R. ferrugineum* L., le rhododendron des montagnes françaises. Sa composition est identique à celle de l'espèce précédente.

PATHOGÉNÉSIE

Remède d'action limitée.
DOULEURS SOUS L'ORAGE ; TESTICULES ENFLAMMÉS.

RHUMATISME ET NÉVRALGIES AGGRAVÉS PAR TEMPS ORAGEUX OU CHEZ DES SUJETS SENSIBLES À L'ORAGE.

ORCHI-ÉPIDIDYMITE.

AGGRAVATION :
AVANT L'ORAGE. ATMOSPHÈRE ÉLECTRIQUE PERTURBÉE, TEMPÊTES, FROID HUMIDE.

AU PRINTEMPS ET À L'AUTOMNE.

AMÉLIORATION :
APRÈS L'ORAGE.

• RHUMATISME ET NÉVRALGIES AGGRAVÉS PAR L'ORAGE

Sujets perturbés par l'électricité atmosphérique, avant l'orage, et soulagés après. Par les tempêtes.
Névralgies et rhumatismes exacerbés ou déclenchés avant l'orage, mais aussi par temps froid et humide, tempête, tout changement de temps.
Algies du haut du corps : trijumeau, nerfs dentaires, ciliaire, d'Arnold..., membres supérieurs, thorax.
Talalgies (O.P.).
Douleurs erratiques. Hyperuricémie et goutte.
Polyurie pendant les crises douloureuses.

• ORCHI-ÉPIDIDYMITE

Testicules chauds, durs, douloureux, enflammés. Surtout le droit. Irradiation douloureuse inguinale, crurale.

• AUTRE INDICATION

Ne peut s'endormir qu'en croisant les jambes.

COMMENTAIRES ET COMPARAISONS

Il se prescrit surtout en fonction de sa très spéciale météoro-sensibilité à l'orage.
On a dit de lui qu'il est le *RHUS TOXICODENDRON* du temps orageux, chaud et humide.

Comparaison fondée sur la composition

Andromédotoxine, grayanotoxine :
KALMIA et *LEDUM PALUSTRE* : voir *KALMIA*.

Son action est souvent complétée par :
PHOSPHORUS : émotivité exacerbée par l'orage ;
NATRUM SULFURICUM : s'il y a aussi aggravation par le froid humide ;
NATRUM CARBONICUM : toujours malade l'été, surtout en cas de chaleur humide.

L'aggravation par l'orage concerne aussi, parmi d'autres :
PSORINUM : cependant un grand frileux ;
LACHESIS : hyperexcitabilité spectaculaire ;
SEPIA : dépression, migraine.

Pathologie testiculaire : voir *CLEMATIS ERECTA* et *PULSATILLA*.

Rhus toxicodendron

Sumac

Rhus toxicodendron L. (Anacardiacées)

DESCRIPTION : Connue aux États-Unis sous le nom de ***Poison Oak***, cette espèce est un arbrisseau des États-Unis et du Japon, à feuilles pennées composées de 3 folioles grandes et molles, aux fleurs monoïques, verdâtres, réunies en petites grappes axillaires.
Le fruit est une drupe jaunâtre.
Toute la plante contient un latex irritant.

PARTIE UTILISÉE : Les jeunes rameaux feuillés frais.

COMPOSITION

- tanin gallique ;
- un flavonoïde, la fisétine ;
- des urushiols ou bhilawanols (voir *ANACARDIUM*), dérivés phénoliques porteurs de longues chaînes pouvant comporter plusieurs doubles liaisons ; *RHUS* contient les urushiols I, II, III et V.

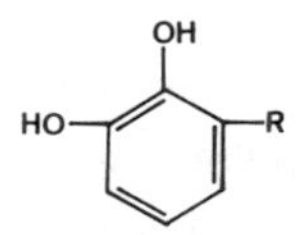

I $R{=}(CH_2)_{14}{-}CH_3$

II $R{=}(CH_2)_7{-}CH{=}CH{-}(CH_2)_5{-}CH_3$

III $R{=}(CH_2)_7{-}CH{=}CH{-}CH_2{-}CH{=}CH{-}(CH_2)_2{-}CH_3$

V $R{=}(CH_2)_7{-}CH{=}CH{-}CH_2{-}CH{=}CH{-}CH_2{-}CH{=}CH_2$

L'urushiol II se trouve sous forme méthylée chez *ANACARDIUM*. Il est vraisemblable que c'est aux urushiols que *RHUS* et *ANACARDIUM* doivent les éruptions vésiculeuses et prurigineuses de leurs pathogénésies.

PATHOGÉNÉSIE

Remède d'action limitée.
DÉROUILLAGE DOULOUREUX,
HYGROSENSIBILITÉ ; VÉSICULES

RAIDEUR ARTICULAIRE DOULOUREUSE À L'IMMOBILITÉ ET AU DÉBUT DU MOUVEMENT, RÉAPPARAISSANT À LA FATIGUE.

COURBATURES ; ENRAIDISSEMENT POST-TRAUMATIQUE : L'AGITATION PRODUIT UN SOULAGEMENT PASSAGER.

DERMATOSES VÉSICULEUSES : ECZÉMA, HERPÈS, INFECTION CUTANÉE, ETC.

ÉTATS INFECTIEUX INTESTINAUX AVEC AGITATION, PROSTRATION.

AGGRAVATION :
PAR L'HUMIDITÉ : ATMOSPHÉRIQUE, DES LOCAUX, DES VÊTEMENTS, LA SUEUR REFROIDIE, ETC.
PAR L'IMMOBILITÉ ET AU DÉBUT DU MOUVEMENT.
PAR LA FATIGUE PHYSIQUE.

AMÉLIORATION :
PAR TEMPS SEC, CHAUD, CHALEUR LOCALE.
PAR LE CHANGEMENT DE POSITION, LA FRICTION, LA MOBILISATION.

• RAIDEUR ARTICULAIRE DOULOUREUSE

Raideur articulaire douloureuse à l'immobilité conservée et au début du mouvement ; mieux pendant le mouvement ; réapparaissant à la fatigue. Arthrose aggravée par temps humide et froid ; toutes localisations.
Malade agité en vue de se soulager, sans résultat durable.
Atteinte articulaire, péri-articulaire, tendineuse, musculaire.
Saillies osseuses douloureuses à la pression.
Paresthésies et parésies des parties du corps sur lesquelles on est couché.
Lombosacralgie, sciatique : raideur, brisure, amélioration par le mouvement et couché sur un plan dur.
Fatigue musculaire après un effort modéré.
Courbatures d'effort ou post-traumatiques (*ARNICA*).
Algies musculaires, tendineuses (*RUTA*), péri-articulaires et articulaires.
Agitation des traumatisés dans le but de se soulager.
Entorses, luxations, tendinites (*RUTA*).

• DERMATOSES VÉSICULEUSES

Vésicules de l'eczéma aigu ou chronique.
Peau rouge, inflammatoire, autour des vésicules ; suintement ; **brûlure, prurit.**
Prurit peu soulagé par le grattage. Aggravé par l'eau froide, **amélioré par l'eau très chaude.**
Herpès péribuccal, mentonnier ; génital... Brûlures et prurit.
Zona, pemphigus, urticaire, érythème noueux, acné rosacée.
Inflammation et infection cutanées : vésicules, bulles, pyodermite, érysipèle...
Cellulite, surtout douloureuse (O.P.) (*PHYTOLACCA*).
L'air frais est douloureusement ressenti.

• ÉTATS INFECTIEUX INTESTINAUX

Malade fébrile, agité, somnolent, endolori, qui change constamment de position.
Herpès pendant la fièvre.
Toux en se découvrant, même seulement les mains.
Langue sèche, douloureuse, **triangle rouge à la pointe ;** chargée en diagonale.
Soif de lait froid ; goût amer.
Douleurs abdominales brûlantes et crampoïdes : diarrhée brunâtre, fétide et sanguinolente ; ténesme. Fièvre élevée : autrefois typhus, typhoïde, choléra (*ARNICA*, *BAPTISIA*, *PYROGENIUM*, *ARSENICUM ALBUM*...).
Somnolence, confusion, délire, toujours avec agitation : parle d'efforts physiques, d'exercices violents.
Ne veut pas rester dans son lit.

• AUTRES INDICATIONS

Psychisme agité, toujours désireux de se promener, de se dérouiller en plein air, ne voulant pas rester chez lui ; **se levant la nuit ; redoutant la saison humide.**
Sommeil agité, rêves d'efforts, d'exercices, de surmenage, de traumatisme.
Cœur forcé du sportif. Palpitations s'il reste tranquille. Douleurs cardiaques au repos, améliorées par le mouvement lent : modalité cardiologique exceptionnelle (O.P.).
Herpès cornéen ; raideur des paupières ; blépharo-conjonctivites saisonnières.
Enrouement en commençant à chanter, à parler.

COMMENTAIRES ET COMPARAISONS

Sans doute le plus prescrit des remèdes d'arthrose, complété par *BRYONIA* qui a la modalité de mouvement opposée mais s'associe cependant très bien. Il développe son action sur un fond justiciable de *CALCAREA CARBONICA*, de *KALIUM CARBONICUM* (O.P.), de *NATRUM SULFURICUM*, de *T.R.*

Comparaisons fondées sur la composition
Urushiols et vésicules :

RHUS TOXICODENDRON : vésicules sur base inflammatoire ; eczéma ; herpès ;
ANACARDIUM ORIENTALE : vésicules et vésiculo-pustules.
Voir aussi à *ANACARDIUM ORIENTALE* les remèdes de vésicules.
En dermatologie, il est complété par ***SULFUR*** et surtout *ARSENICUM ALBUM* qui présente la même modalité d'amélioration au contact de l'eau très chaude.

Comparaisons fondées sur la Matière médicale
Hygrosensibilité :
RHUX TOXICODENDRON : aggravé par le froid humide, au début du mouvement, puis à la fatigue ;
CALCAREA FLUORICA : aggravé par le froid humide, au début du mouvement mais pas à la fatigue ;
PHYTOLACCA : froid humide ; élancements ; erratisme ; la nuit ;
RHODODENDRON : chaleur humide et orage ; "le *RHUS TOXICODENDRON* de l'été";
DULCAMARA : tendons, muscles et ganglions ; lieux humides ; averses ;
NATRUM SULFURICUM : humidité en général ; "un simple nuage".

Dans les pays humides, cette modalité très banale correspond à de nombreux autres remèdes.

Ricinus communis

Ricin

Ricinus communis L. (Euphorbiacées)

DESCRIPTION : Plante au port variable suivant les conditions climatiques, aux grandes feuilles palmatilobées à pétiole rougeâtre, aux fleurs réunies en cymes de grappes terminales ou axillaires. Le fruit est une capsule, en général hérissée de pointes, renfermant des graines ovoïdes, à tégument brillant, le plus souvent gris marbré de rouge, de noir ou de brun.

PARTIE UTILISÉE : La graine séchée.

COMPOSITION

- des principes toxiques :
– un alcaloïde dérivé de la pyridone, la ricinine ;
– des lectines très toxiques, les ricines A, B, C ; la ricine A exerce un effet inhibiteur puissant sur la croissance des cellules tumorales (1) ;
- une lipase très active ;
- 20 % de protides ;
- 50 % de lipides (huile de ricin) constitués par un mélange de glycérides d'acides gras dont le principal est l'acide ricinoléique (80-90 %).

$$CH_3{-}(CH_2)_5{-}CHOH{-}CH_2{-}CH{=}CH{-}(CH_2)_7{-}COOH$$

acide ricinoléique

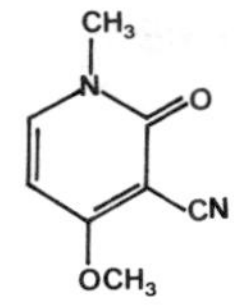

ricinine

PATHOGÉNÉSIE

Remède d'action limitée.
DIARRHÉE, GALACTORRHÉE, AMÉNORRHÉE.

DIARRHÉE CHOLÉRIFORME, ABONDANTE, INDOLORE, DÉSHYDRATANTE.

GALACTORRHÉE, HYPERGALACTIE.

• DIARRHÉE CHOLÉRIFORME

Diarrhée très abondante et indolore provoquant la déshydratation (*CHINA, PHOSPHORICUM ACIDUM*).
Syndrome cholériforme ; grains riziformes dans les selles (*PHOSPHORUS*).
Subictère et ictère.

• GALACTORRHÉE, HYPERGALACTIE

Sécrétion lactée hors allaitement (*PULSATILLA, CYCLAMEN, T.K.*) ; ou accrue pendant l'allaitement, avec tension et douleur mammaire.
Agalactie.
Aménorrhée.

COMMENTAIRES ET COMPARAISONS

Il aurait été efficace en Inde dans le choléra vrai (Ghose cité par Duprat).
Il sert surtout de draineur hépatique peu spécifique.
Mais il mérite une expérimentation dans le syndrome aménorrhée-galactorrhée car sa pathogénésie en reproduit curieusement le tableau (O.P.).

À basses dilutions, il augmente la sécrétion lactée. Comparer alors :
URTICA URENS, AGNUS CACTUS, ASA FOETIDA, PULSATILLA, SABAL SERRULATA, GALEGA OFFICINALIS : pas de différenciation pathogénétique possible sur le symptôme hypogalactorrhée.

BIBLIOGRAPHIE

1. LIN J.Y. et LIU S.Y. - *Toxicon*, 1986, *24*, 757-765.

Robinia pseudo-acacia

Robinier

Robinia pseudo-acacia L. (Légumineuses)

DESCRIPTION : Arbre pouvant atteindre 25 m de haut, à branches étalées, à feuilles composées de nombreuses folioles. Les fleurs sont blanches, odorantes, papilionacées, en grappes pendantes. Le fruit est une gousse brune.

PARTIE UTILISÉE : L'écorce fraîche des jeunes rameaux.

COMPOSITION

- toxalbumines : robine, phasine ;
- 2 à 7 % de tanin ;
- syringoside, isolé pour la première fois de l'écorce de lilas (***Syringa vulgaris***).

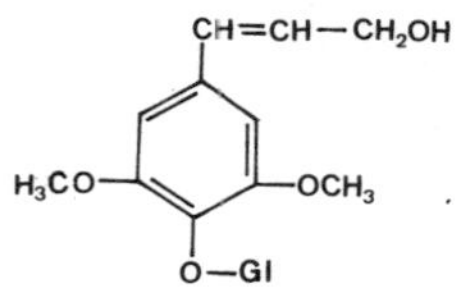

syringoside

- hétérosides triterpéniques : robiniosides (1).

PATHOGÉNÉSIE

Remède d'action limitée.
BRÛLURES GASTRIQUES.

HYPERACIDITÉ GASTRIQUE. REFLUX ACIDE ŒSOPHAGIEN JUSQU'À LA BOUCHE.

AGGRAVATION :
NOCTURNE.

• HYPERACIDITÉ GASTRIQUE

Reflux de liquide d'hypersécrétion gastrique, acide et brûlant.
Brûlures œsophagiennes et de la bouche.
Vomissements très acides.
Hyperacidité gastrique nocturne.
Migraines avec hyperacidité gastrique (*IRIS VERSICOLOR, SANGUINARIA*).
Diarrhées acides de l'enfance (*MAGNESIA CARBONICA, RHEUM*).

COMMENTAIRES ET COMPARAISONS

ROBINIA peut servir d'appoint aux remèdes importants de l'estomac comportant acidité et brûlures :

ARGENTUM NITRICUM, KALIUM BICHROMICUM, ARSENICUM ALBUM.
Il combat, seul, les hyperacidités occasionnelles, comme ***IRIS VERSICOLOR*** préférable quand tout le tube digestif est brûlant, y compris l'anus, ou ***SULFURICUM ACIDUM***, plus chronique et souvent chez les alcooliques.
En cas d'acidité gastrique avec reflux œsophagien chronique, penser à la hernie hiatale et/ou, à l'indication de ***LYCOPODIUM***, que ***ROBINIA*** complète.

BIBLIOGRAPHIE

1. CUI B., KINJO J. et NOHARA T. - *Chem. Pharm. Bull.*, 1993, *41*, 553-556.

Rumex crispus

Patience

Rumex crispus L. (Polygonacées)

DESCRIPTION : Plante herbacée à feuilles lancéolées, ondulées, plus ou moins crispées, à petites fleurs verdâtres en grappe allongée. Le fruit est un akène trigone.
Cette espèce est répandue un peu partout dans la zone tempérée.

PARTIE UTILISÉE : La racine fraîche.

COMPOSITION

- la richesse en fer est assez remarquable : 0,63 %;
- 5-8 % de tanins ;
- des dérivés anthracéniques : chrysophanol, émodol, physcion (voir ***RHEUM OFFICINALE***), chrysophanol-anthrone.

PATHOGÉNÉSIE

Remède d'action limitée.
TOUX À L'AIR FRAIS, DIARRHÉE AU RÉVEIL, PRURIT EN SE DÉCOUVRANT.

MUQUEUSE RESPIRATOIRE HYPERSENSIBLE À L'AIR FROID : TOUX, DOULEUR ET PRURIT LARYNGO-TRACHÉAL.

DIARRHÉE TÔT LE MATIN, AU RÉVEIL.

PRURIT AU DÉSHABILLAGE, À L'AIR FRAIS.

AGGRAVATION :
PAR INHALATION D'AIR FROID.
EN SE DÉCOUVRANT.
VERS 5 H DU MATIN.

• MUQUEUSE RESPIRATOIRE SENSIBLE AU FROID

Toux à la moindre inhalation d'air frais : tient une écharpe devant la bouche (*HEPAR SULFUR*).
Toux sèche, douloureuse, laryngée ; douleur trachéale.
Toux à la pression sus-sternale ; prurit rétro-sternal provoquant la toux.
Toux avec incontinence urinaire (*CAUSTICUM*, *KALIUM CARBONICUM*, *SEPIA*, *SQUILLA*).
Toux pendant la selle, surtout diarrhéique.

• DIARRHÉE TÔT LE MATIN

Diarrhée vers 5 h du matin, urgente, obligeant à sortir du lit ; souvent avec toux.

• PRURIT AU DÉSHABILLAGE

Prurit surtout des membres inférieurs, en les découvrant (*STAPHYSAGRIA)*, à l'air frais, avec ou sans lésion cutanée.

COMMENTAIRES ET COMPARAISONS

RUMEX comporte essentiellement des manifestations irritatives et spasmodiques du larynx et du rectosigmoïde. Le noyau anthraquinone des composants de la plante semble en rendre compte : comparer *RHEUM*.
Il complète *PHOSPHORUS* pour son extrême sensiblité au froid, les phénomènes laryngés, et les selles ; *HEPAR SULFUR* qui, comme lui, se couvre la bouche et le nez à l'air frais, mais dont la laryngite est douloureuse ; *PSORINUM*, ce grand frileux chronique à diarrhée matinale, prurit et bronchite chronique.

Comparaisons fondées sur la Matière médicale
1) Toux à l'inhalation d'air frais
RUMEX : chatouillement laryngé.

PHOSPHORUS : du chaud au froid et du froid au chaud.
HEPAR SULFUR : douleur laryngée en écharde.
ACONITUM : au froid sec, gelée.
SPONGIA : dyspnée laryngée, bruit de scie.

2) Diarrhée à 5 h du matin ; dès le lever
RUMEX : diarrhée avec toux ; grains riziformes.
PHOSPHORUS : diarrhée avec toux ; indolore mais fatigante.
SULFUR : diarrhée urgente, brûlante, mais libératrice.
T.K. : diarrhée épuisante ; amaigrissement.
ALOE : mauvaise continence anale.
PODOPHYLLUM : explosion, en jet, jaunâtre.

Ruta graveolens

Rue

Ruta graveolens L. (Rutacées)

DESCRIPTION : Plante des coteaux arides de l'Europe méridionale, à feuilles glauques, à fleurs jaunes en ombelles, dégageant une odeur nauséeuse particulièrement forte quand on écrase les tissus. Le fruit est une capsule.

PARTIE UTILISÉE : La partie aérienne fraîche dépourvue des parties ligneuses, récoltée avant le début de la floraison.

COMPOSITION

Elle est complexe :

- 1 à 2 % de rutoside ;
- une huile essentielle dont le constituant principal est la **méthylnonylcétone**

$$CH_3–CO–(CH_2)_8–CH_3$$

- de nombreuses coumarines : bergaptène, psoralène, rutaroside, daphnorétine – signalée à l'état de trace dans l'écorce sèche de ***D. mezereum*** – et son méthyléther ;
- des alcaloïdes, surtout dérivés de l'acridone : la rutacridone époxyde et l'hydroxyrutacridone époxyde possèdent une bonne activité antimicrobienne sur les bactéries Gram+ et les champignons phytopathogènes (1) :

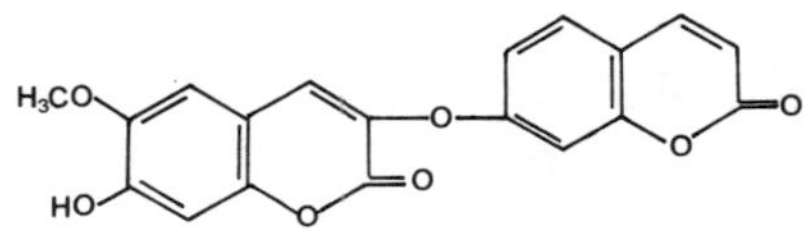

daphnorétine

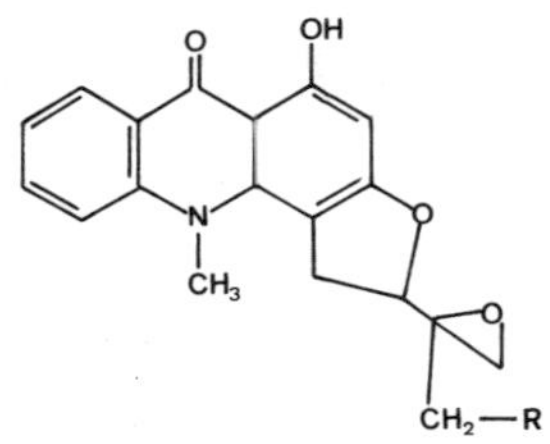

rutacridone époxyde
(ou dérivé hydroxylé)

La rue est un bloqueur des canaux potassiques, ce qui pourrait expliquer les améliorations obtenues dans la sclérose en plaques (2).

PATHOGÉNÉSIE

Remède d'action limitée.
TENDINITE ; DOULEUR DES YEUX ET DU RECTUM.

INFLAMMATION ET DOULEURS TENDINEUSES, LIGAMENTAIRES, PÉRIOSTÉES, MUSCULAIRES, POST-TRAUMATIQUES OU RHUMATISMALES.

DOULEURS OCULAIRES PAR SURMENAGE DE LA VISION.

PROLAPSUS RECTAL ET RECTALGIES.

AGGRAVATION :
PAR LE FROID HUMIDE.
PAR LE SURMENAGE ET LE TRAUMATISME.

AMÉLIORATION :
PAR LE MOUVEMENT.
PAR LA CHALEUR.

• INFLAMMATION ET DOULEURS TENDINEUSES, PÉRIOSTÉES

Courbature générale après surmenage ou traumatisme ; rhumatismale.

Agitation provoquée par la douleur des parties du corps à l'appui (*ARNICA, RHUS TOXICODENDRON*).

Entorses, luxations, tendinites, périostites, périarthrites.

Atteinte élective des tendons fléchisseurs.

Exostoses post-traumatiques (*HEKLA LAVA, CALCAREA FLUORICA*).

Faux kystes tendineux du poignet (O.P.).

Douleur vertébrale des microdéplacements vertébraux (Robert).

Lombalgie, lombosacralgie, améliorées à plat sur le dos.

Douleurs des cuisses, antérieures, en étendant les jambes.

Lombosciatique aggravée couché ou assis ; douleur contusive.

Douleur pelvi-périnéales, coccygiennes, rectales, intenses, lors des défécations et empêchant de s'assseoir.

• DOULEURS OCULAIRES PAR SURMENAGE DE LA VISION

Douleurs orbitaires par les mouvements des yeux et douleurs oculaires par fatigue de l'accommodation.

Surmenage oculaire des travaux fins par éclairage inadéquat.

• PROLAPSUS RECTAL ET RECTALGIES

Prolapsus rectal lors de la selle ou du post-partum ; parfois très douloureux.

Prolapsus vésical avec difficultés mictionnelles.

Constipation terminale, post-traumatique, douloureuse.

• AUTRE INDICATION

Verrues de la paume des mains ; planes ; douloureuses (*ANTIMONIUM CRUDUM*).

COMMENTAIRES ET COMPARAISONS

Il serait impossible de distinguer *RUTA* d'*ARNICA* et de *RHUS TOXICODENDRO*N, sans ses **localisations électives :** poignets, chevilles, carrefour lombo-sacro-iliaque, région rectale, yeux ; et sans son affinité pour les tendons, et à un moindre degré, le périoste, ce qui le rapproche de *SYMPHYTUM*, des *CALCAREA*, de *SILICEA*.

Comme *MEZEREUM* (maladies de l'os et du périoste, non traumatiques), *RUTA* est riche en coumarines. Parmi les nombreuses plantes à coumarines, le tropisme ostéopériosté se retrouve dans *ASA FOETIDA*, l'atteinte oculaire et périoculaire névralgique dans *PRUNUS SPINOSA*.

Comparaisons fondées sur la Matière médicale

1) Traumatisme des tendons, ligaments

RUTA : tendinites.

RHUS TOXICODENDRON : amélioration par la continuation du mouvement.

ARNICA : tous les traumatismes ; douleur contusive.

SYMPHYTUM : périoste et os.

CALCAREA FLUORICA : chronicité, distension, laxité, incoercibilité.

CAUSTICUM : rétraction, perte d'amplitude fonctionnelle.

T.R. : rétraction, adhérences, ankylose.

2) Douleurs de surmenage oculaire

RUTA : aggravation par le mouvement des globes oculaires.

ONOSMODIUM : avec occiputalgie ; presbytie.

PHYSOSTIGMA : avec troubles visuels.

PARIS QUADRIFOLIA : sensation d'yeux tirés en arrière.

SPIGELIA : avec névralgie fronto-occipitale.

MERCURIUS : inflammation ; après le travail en lumière artificielle vive.

CONIUM : photophobie intense même pour une lumière modérée.

3) Rectalgie et prolapsus rectal

RUTA : rectalgie et prolapsus.

PODOPHYLLUM : prolapsus rectal et diarrhée.

PHYTOLACCA : rectalgie élançante, de bas en haut.

PAEONIA : sur hémorroïdes congestives.

RATANHIA : sur hémorroïdes fissurées.

ANACARDIUM ORIENTALE : ténesme et sensation de boule rectale.

SEPIA : pesanteur pelvienne générale ; complète tous les remèdes de prolapsus.

BIBLIOGRAPHIE

1. NAHRSTEDT A. - *Dtsche Ap. Ztg*, 1983, *123*, 819-820.

2 BOHUSLAVIZKI K.H., HÄNSEL W., KNEIP A., KOPPENHÖFER E. et REIMERS A. - *Gen. Physiol. Biophys.*, 1992, *11*, 507-512.

S.

Sabadilla

Cévadille

Schoenocaulon officinale A. Gray (Liliacées)

DESCRIPTION : Plante herbacée vivace de l'Amérique centrale, aux fleurs jaune verdâtre en grappes. Le fruit est une capsule renfermant des graines d'un noir brillant, pointues à une extrémité.

PARTIE UTILISÉE : La semence séchée.

COMPOSITION

- présence d'une assez grande quantité d'acide chélidonique libre (voir ***CHELIDONIUM***) ;
- 9-17 % de matière grasse ;
- 1 à 5 % d'alcaloïdes stéroïdiques dont le mélange a été connu pendant longtemps sous le nom de vératrine ; il s'agit surtout d'esters acétique, angélique, vératrique d'une alcamine, la vératrine, proche de la germine et de la protovérine (voir ***VERATRUM ALBUM***).

La drogue est toxique pour les animaux à sang froid.

PATHOGÉNÉSIE

Remède d'action limitée.
ÉTERNUEMENTS, CÉNESTOPATHIE, PARASITOSE.

ÉTERNUEMENTS PAROXYSTIQUES DES RHINALLERGIES ET RHINITES.

CÉNESTOPATHIE : IDÉES DE DIFFORMITÉ, DE GROSSESSE, DE MALAISE GRAVE.

TROUBLES NEURO-DIGESTIFS DES VERMINOSES.

• ÉTERNUEMENTS PAROXYSTIQUES

Crises d'éternuements avec rhinorrhée fluide et larmoiement irritant.
Intolérance à l'odeur des fleurs, des fruits, de l'ail. Pollinose.
Prurit narinaire et du palais précédant la crise.
Les éternuements et le larmoiement augmentent au grand air.
L'écoulement nasal évolue et devient mucopurulent ; sinusites.

• CÉNESTOPATHIE

Cénestopathes se croyant difformes : idée d'asymétrie rachidienne (O.P.), de jambes contrefaites, de météorisme unilatéral ; **d'hypertrophie du nez** (O.P.), de grossesse, de maladie grave...

• TROUBLES NEURO-DIGESTIFS DES VERMINOSES

Parasites intestinaux se manifestant à la nouvelle et à la pleine lune (*SILICEA*, *CALCAREA CARBONICA*).
Anomalies de l'appétit, signes gastriques, borborygmes, coliques.
Tremblement, nervosisme, prurit anal et vulvaire des verminoses (*CINA*).

• AUTRES INDICATIONS

Angine évoluant de gauche à droite : on déglutit mieux les boissons chaudes.
Règles tardives et intermittentes.
Ongles épaissis et cassants.

COMMENTAIRES ET COMPARAISONS

De cette pathogénésie disparate **l'usage quotidien ne retient que les éternuements, surtout dans les rhinallergies saisonnières.** *SABADILLA* se compare alors à *ALLIUM CEPA* où prédomine la rhinorrhée irritante, *EUPHRASIA* très proche par le larmoiement brûlant, *STICTA PULMONARIA* avec obstruction et sécheresse nasale.

Curieusement, l'acide chélidonique ne se traduit pas par des signes communs à *CHELIDONIUM* et la véracévine ne le rapproche pas de *VERATRUM ALBUM*, sauf, peut-être, certains troubles intestinaux.

À très hautes dilutions (30 CH), il permet des améliorations de cénestopathies tenaces. Il faut alors sans doute compléter par *THUYA* ou *PLATINA*, et comparer *CANNABIS INDICA, BOVISTA, PETROLEUM, ANACARDIUM ORIENTALE*.

CINA domine les troubles vermineux ; *LACHESIS* a la même angine mais boit froid.

Enfin, L. Vannier assure que *PULSATILLA* est très semblable, en raison des règles notamment.

Sabal serrulata

Sabal serrulata Roem. et Schult. (= *Brahea serrulata* Wendl. = *Serenoa repens* Bartram) (Palmiers)

DESCRIPTION : Petit palmier aux feuilles en éventail, originaire du sud des États-Unis où on le trouve en terrain sablonneux, dans les endroits humides et chauds.

PARTIE UTILISÉE : Le fruit mûr séché.

COMPOSITION

- richesse en matières grasses et sucre interverti ;
- mannitol ;
- des principes anti-inflammatoires : cycloarténol (1) ainsi qu'un polysaccharide acide, de nature uronique, signalé par des auteurs allemands (2) ;

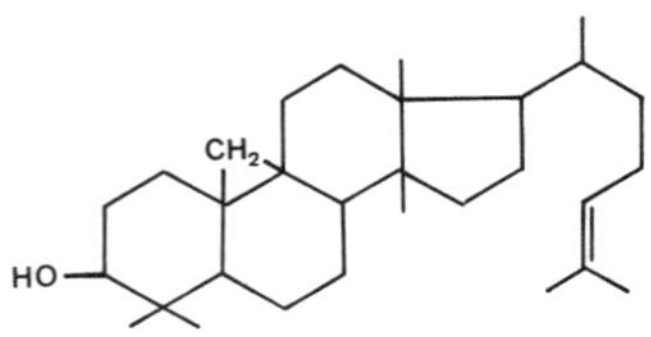

cycloarténol

- du β-sitostérol et d'autres stérols peut-être responsables des effets œstrogènes ;
- des alcools gras aliphatiques.

$CH_3–(CH_2)_n–CH_2OH$

alcools gras n=28 **triacontanol**
n=26 **octacosanol**
n=24 **hexacosanol**

À dose pondérable, la drogue est un inhibiteur de la 5α-réductase, enzyme qui joue vraisemblablement un rôle clé dans l'appariton de l'adénome de la prostate.

PATHOGÉNÉSIE

Remède d'action limitée.
HYPERTROPHIE PROSTATIQUE.

TROUBLES MICTIONNELS DE L'HYPERTROPHIE PROSTATIQUE.

AGGRAVATION :
LA NUIT.

• TROUBLES MICTIONNELS DE L'HYPERTROPHIE PROSTATIQUE

Mictions fréquentes surtout la nuit.
Mictions douloureuses. Tension vésicale, absence de jet.
Douleurs périnéales.
Insuffisance sexuelle, mais érections nocturnes douloureuses.

• AUTRES INDICATIONS

Augmenterait la sécrétion lactée dans l'allaitement (voir *RICINUS*) ; seins douloureux.
Congestion pelvienne et fibromes utérins.

COMMENTAIRES ET COMPARAISONS

Les plantes qui contiennent des polysaccharides immunostimulants présentent des symptômes infectieux ou au moins inflammatoires.

SABAL SERRULATA fait exception car, sous sa forme actuelle, la pathogénésie ne comporte que des symptômes urinaires et prostatiques. Cependant, les matières médicales anciennes (Clarke) l'indiquent dans l'appendicite, la bronchite, la cystite, la "gonorrhée", la laryngite, la fièvre puerpérale. Il convient peut-être de préférer *SABAL* chez les prostatiques présentant par ailleurs un syndrome infectieux ou une suppuration.

Comparaisons fondées sur la Matière médicale
Dans l'hypertrophie prostatique, *PAREIRA BRAVA* sera préféré en cas de lithiase.
CHIMAPHILA et *POPULUS TREMULA* sont des prostatiques surinfectés.
SOLIDAGO, par contre, présente la pollakiurie nocturne sans hypertrophie prostatique.

L'usage gynécologique, analogue, est peu confirmé. *THUYA, CONIUM, SILICEA, BARYTA CARBONICA, LYCOPODIUM* constituent la base des traitements où il est associé.

BIBLIOGRAPHIE
1. HATINGUAIS P., BELLE R., BASSO Y., RIBET J.P., BAUER M. et POUSSET J.L. - *Trav. Soc. Pharm. Montpellier*, 1981, *41*, 253-262.
2. WAGNER H. et FLACHSBARTH H. - *Planta Med.*, 1981, *41*, 244-251.

Sabina

Sabine

Juniperus sabina L. (Conifères)

DESCRIPTION : Arbrisseau des régions montagneuses de l'Europe centrale et méridionale, à feuilles petites, opposées, losangiques, appliquées sur la tige, se recouvrant les unes les autres et munies sur le dos d'une poche à oléorésine. Les cônes fructifères sont petits et globuleux, noirâtres à maturité.
Toute la plante exhale une odeur spéciale.

PARTIE UTILISÉE : La tige feuillée fraîche.

COMPOSITION
- un peu de tanin ;
- une cire qui, par saponification, donne beaucoup d'acide junipérique (= 16-hydroxypalmitique) et un peu d'acide sabinique (= 12-hydroxylaurique) ;
- 2 à 3 % d'huile essentielle dont le constituant principal est le sabinol, assez voisin de la thuyone (voir *THUYA*) et qui existe en partie à l'état libre (10 % de l'essence), en partie à l'état d'acétate (40 % de l'essence) ;

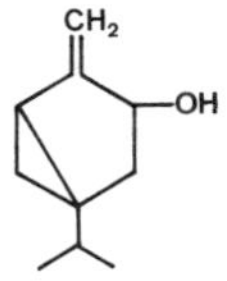

sabinol

- 0,20 % de lignanes : savinine et podophyllotoxine (voir *PODOPHYLLUM*) ;
- présence de coumarines : coumarsabine et son dérivé méthoxylé en 8 (1) ;

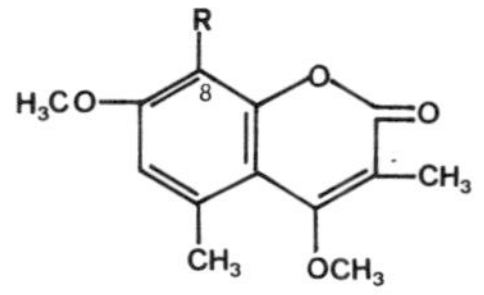

R=H **coumarsabine**

- présence aussi de divers dérivés flavoniques dont des flavonols dimères (2, 3).

PATHOGÉNÉSIE

Remède d'action limitée.
RÈGLES HÉMORRAGIQUES ET DOULEURS SACRO-PUBIENNES.

DYSMÉNORRHÉE ET MÉTRORRAGIE : HÉMORRAGIE ET DOULEUR LOMBO-SACRÉE IRRADIANT AU PUBIS.

POLYPES UTÉRINS ; VERRUES ET NÉOFORMATIONS CUTANÉO-MUQUEUSES ANO-GÉNITALES.

AGGRAVATION :
PAR LA CHALEUR.
PAR LE MOUVEMENT ET LE TOUCHER.

• DYSMÉNORRHÉE ET MÉTRORRAGIE
Règles hémorragiques et prolongées : sang rouge vif avec caillots.
Hémorragie renouvelée au moindre mouvement, aggravée par la chaleur.
Hémorragies de l'ovulation (*AMBRA GRISEA, HAMAMELIS, ACTAEA RACEMOSA*).

Hémorragies de l'avortement au troisième mois.
Lombosacralgies menstruelles aiguës, transfixiantes vers le pubis (*SULFUR*).
Algies vaginales transfixiantes de bas en haut.
Irradiation à la partie antérieure des cuisses.
Hémorragies des fibromes, des **polypes utérins** (O.P.).
Endométriose.

• POLYPES UTÉRINS ; PAPILLOMES, VERRUES DE LA RÉGION GÉNITO-ANALE

Polypes du col ou endo-utérins (O.P.).
Végétations vénériennes : toutes les néoformations bénignes génito-anales, saignant facilement (*NITRICUM ACIDUM*), avec prurit.
Verrues, papillomes, surtout génito-anaux, avec prurit et excoriation.

• AUTRES INDICATIONS

Terrain hystérique. Excitation sexuelle. Agacement par la musique.
Douleurs articulaires alternant avec les hémorragies : poignets, talons, tarse.
Céphalées d'apparition progressive et disparition brutale.

COMMENTAIRES ET COMPARAISONS

On ne sera pas surpris que le sabinol soit voisin de la thuyone. En effet, l'association des métrorragies douloureuses et de néoformations dans la pathogénésie de *SABINA* le met au premier plan des remèdes de la sycose génitale, à côté de *THUYA* qu'il complète.
NITRICUM ACIDUM sera associé si l'état général est médiocre, si les polypes produisent de l'infection ou si les verrues saignent et s'érodent.
ACTAEA RACEMOSA a des douleurs proportionnelles à l'abondance de l'hémorragie et *VIBURNUM* des douleurs lombo-pelviennes mais une réputation beaucoup moindre.

BIBLIOGRAPHIE

1. DE PASCUAL J., SAN FELICIANO A., MIGUEL DEL CORRAL J.M., BARRERO A.F., RUBIO M. et MURIEL L. - *Phytochemistry*, 1981, *20*, 2778-2779.
2. ABIL'KAEVA S.A. et PASHININA L.T. - *Khim. Prirod. Soedin*, 1981, 799-800, *in C.A.*, *96*, 159319 q.
3. PASHININA L.T., ABIL'KAEVA S.A. et SHEICHENKO V.I. - *Khim. Prirod. Soedin*, 1982, 307-312, *in C.A.*, *97*, 107067 g.

Salicylicum acidum

Acide salicylique

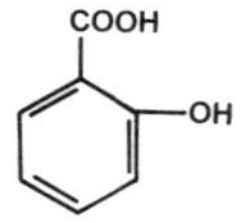

DESCRIPTION : Cristaux ou poudre cristalline ; peu soluble dans l'eau froide, beaucoup plus dans l'eau bouillante ; très soluble dans l'alcool, l'éther, l'acétone.

PATHOGÉNÉSIE

Remède d'action limitée.

VERTIGE DE MÉNIÈRE AVEC HYPOACOUSIE ET BOURDONNEMENTS.

CÉPHALÉES ET ALGIES DES SUJETS HYPERSENSIBLES OU INTOLÉRANTS AUX SALICYLÉS.

AGGRAVATION :
APRÈS SUPPRESSION DE LA TRANSPIRATION DES PIEDS.
PAR TEMPS HUMIDE (O.P.).

• VERTIGE DE MÉNIÈRE

Vertige giratoire avec hypoacousie et bourdonnements.
Ménière vrai. Faux Ménière des cervicarthroses (O.P.).

• CÉPHALÉES ET ALGIES

Les indications de l'aspirine chez les sujets hypersensibles ou intolérants aux doses normales antalgiques des salicylés (O.P.).

• AUTRES INDICATIONS

Hémorragies, métrorragies, menaces d'avortement.
Thrombocytopénie (O.P.).
Gastrite, diarrhée.
Érythème pruriant, vésicules.
Maladies consécutives à la suppression de la transpiration des pieds (*SULFUR*, *SILICEA*).

COMMENTAIRES ET COMPARAISONS

Il ne s'agit pas d'une pathogénésie, mais de toxicologie et de faits d'observation.

Le plus remarquable est l'action antalgique rémanente à dose homéopathique (4 CH à 7 CH) chez les sujets qui ne peuvent supporter les salicylés à dose normale antalgique.

Comparaisons fondées sur la Matière médicale

Vertige de Ménière :

SALICYLICUM ACIDUM : Ménière vrai ; peut être un rhumatisant ;

CHININUM SULFURICUM : Ménière vrai ; hyperesthésie générale ; anémie (?);

CHININUM SALICYLICUM : synthèse des deux précédents ;

CHENOPODIUM : sans doute un hépatique ;

COCCULUS : aggravation par le transport ;

ARGENTUM NITRICUM : instable chronique et précipité ;

PHOSPHORUS : troubles vasculaires et congestifs.

Sambucus nigra

Sureau

Sambucus nigra L. (Caprifoliacées)

DESCRIPTION : Arbuste de 4 à 5 m de haut, commun dans les haies et les bois. Les feuilles sont composées imparipennées. Les fleurs petites et blanches, odorantes, sont réunies en larges corymbes pouvant mesurer 20 cm de diamètre.

Le fruit est une baie noire.

PARTIE UTILISÉE : Les sommités fleuries fraîches.

COMPOSITION

Parmi les constituants les plus importants des fleurs, Richter et coll. (1) signalent :

- α et β-amyrine libres ou estérifiées avec de l'acide acétique ou un autre acide gras ;
- acide ursolique, vraisemblablement composant majeur des fleurs, accompagné d'acide oléanolique ;
- stérols libres, estérifiés par des acides gras ou sous forme d'hétérosides : cholestérol, campestérol, stigmastérol, sitostérol.

Autres composants :

- hétérosides flavoniques (rutoside, isoquercitroside) et acides phénols ;
- dans les feuilles surtout, du sambunigroside, hétéroside cyanogénétique, isomère dextrogyre du prunasoside de *LAUROCERASUS* ; à signaler aussi une teneur élevée en nitrate de potassium ;
- dans les rameaux, présence d'un alcaloïde vraisemblablement identique à la cicutine de la ciguë.

PATHOGÉNÉSIE

Remède d'action limitée.
DYSPNÉE LARYNGÉE.

DYSPNÉE LARYNGÉE AIGUË, SURTOUT DE L'ENFANT : NOCTURNE AVEC CYANOSE.

AGGRAVATION :
NOCTURNE.
LA TÊTE BASSE.
APRÈS UNE ÉMOTION.

• DYSPNÉE LARYNGÉE AIGUË

Réveil brusque de l'enfant, vers minuit : dyspnée intense expiratoire et cyanose. Amélioration assis.

Toux laryngée dyspnéisante ; en quintes ; à minuit et après (en quintes, *DROSERA*).

Dyspnée à prédominance expiratoire.

• AUTRES INDICATIONS

Enfants peureux, émotifs, spasmophiles (O.P.).

Enfant adénoïdien : bouche ouverte, reniflement, obstruction nasale permanente.

Abondante transpiration de la face au réveil, disparaissant pendant le sommeil.

Peau sèche et chaude pendant le sommeil.

COMMENTAIRES ET COMPARAISONS

La dyspnée laryngée spasmodique aiguë survient surtout chez les tuberculiniques spasmophiles, évoquant comme remèdes généraux *SILICEA*, les *TUBERCULINES*, *PULSATILLA*, *DROSERA*.

Comparaisons fondées sur la composition
La parenté chimique du sambunigroside et du prunasoside suggère la comparaison à ***LAUROCERASUS*** : sa dyspnée serait d'origine cardiaque et améliorée couché, mais alors, toux dyspnéisante et cyanose.
Quant à la présence d'alcaloïdes pipéridiniques du type cicutine, peut-être permet-elle d'expliquer l'abondante transpiration de la face au réveil, signe peu exploité (***CONIUM*** : sueurs, aussitôt que les yeux sont fermés).

Comparaisons fondées sur la Matière médicale
Laryngite dyspnéisante et obstructive (striduleuse) :
SAMBUCUS : dyspnée expiratoire ; vers minuit ; cyanose ; après une émotion ;
SPONGIA : toux avec bruit de scie ; avant minuit ;
ACONITUM : avec angoisse aiguë ; après exposition au froid sec ;
GRINDELIA : suffocation au réveil ;
CHLORUM : avec rhinite excoriante ; dyspnée expiratoire ;
BROMUM : dyspnée inspiratoire ;
IODUM : constriction cervicale ; thermophobie ; hypermétabolisme ; rhinite irritante ;
CUPRUM : aggravé par toute tentative de déglutition.

De tous ces remèdes, ***SAMBUCUS*** est de loin le meilleur. ***PHOSPHORUS*** le complète habituellement.

BIBLIOGRAPHIE
1. RICHTER W. et WILLUHN G. - *Pharm. Ztg.*, 1977, *122*, 1567-1571.

Sanguinaria canadensis

Sanguinaire

Sanguinaria canadensis L. (Papavéracées)

DESCRIPTION : Petite plante herbacée vivace des sous-bois frais et des rocailles de l'Amérique du Nord. Les feuilles sont glauques et découpées en 5 lobes. Les fleurs, solitaires, sont assez grandes et blanches. Le fruit est une capsule.
La sanguinaire doit son nom à la présence d'un latex rouge sang.

PARTIE UTILISÉE : Le rhizome séché.

COMPOSITION
Caractérisée par la richesse en alcaloïdes (4-7 %). Ceux-ci sont nombreux :
- les composants majoritaires sont la sanguinarine et la chélérythrine ;
- elles sont accompagnées de coptisine (voir *CHELIDONIUM*), berbérine, oxysanguinarine, sanguirubine, etc.

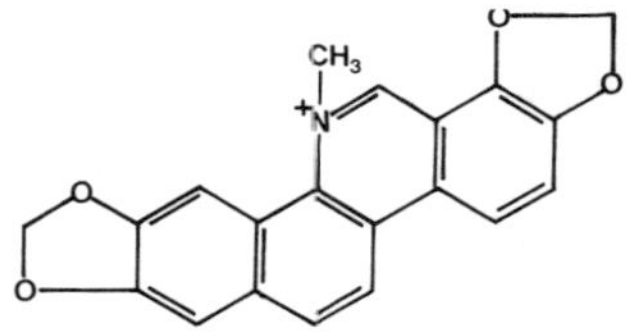

sanguinarine

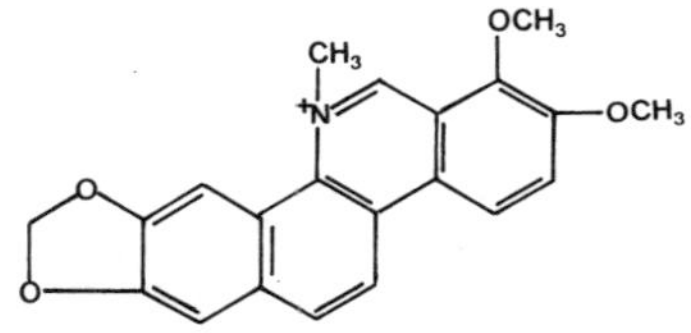

chélérythrine

Remède de tumeur, la sanguinaire est utilisée depuis longtemps par les Indiens d'Amérique dans le traitement des polypes et des verrues ; la plante est même considérée comme efficace dans le cancer du sein : il y a quelques années, on a démontré l'activité de sanguinarine et chélérythrine sur le sarcome 37 de la souris (1).
La sanguinarine possède des propriétés antimicrobiennes, antifongiques, anti-inflammatoires.

PATHOGÉNÉSIE

Remède d'action limitée.
CHALEUR, BRÛLURE, CONGESTION LOCALISÉES ; MIGRAINE.

CHALEUR, BRÛLURE, CONGESTION LOCALISÉES :
BOUFFÉES VASOMOTRICES ; MIGRAINE CONGESTIVE ET PÉRIODIQUE ; SENSATION DE BRÛLURE DE LA FACE ET DE LA PAUME DES MAINS.

MALADIES RESPIRATOIRES AIGUËS ET CHRONIQUES AVEC BRÛLURE ET CONGESTION.

SYNDROME DIGESTIF AVEC MÉTÉORISME ET DIARRHÉE.

AGGRAVATION :
TOUS LES SEPT JOURS.
DU CÔTÉ DROIT, COUCHÉ À DROITE ; DE DROITE À GAUCHE.
PAR LE FROID, LE FROID HUMIDE.

AMÉLIORATION :
PAR L'EXPULSION DE GAZ GASTRIQUES OU INTESTINAUX.
PAR LE SOMMEIL.

• CHALEUR, BRÛLURE, CONGESTIONS LOCALISÉES

Rougeur circonscrite des joues (*PHOSPHORUS*). Chaleur, rougeur, brûlure de la face.
Bouffées de chaleur de la ménopause, de l'alcoolisme (O.P.).
Couperose, capillarose, **acné rosacée.** Veines temporales distendues.
Bourdonnements d'oreille.
Migraine vraie, surtout droite, battante, congestive. Hyperémie de l'hémiface et de l'oreille droites. Migraine occipitale puis temporo-sus-orbitaire droite.
Migraine périodique, tous les sept jours. Suivant la courbe diurne ; acmé à midi.
Migraine avec vomissements gastriques et bilieux, aggravée par le mouvement, les odeurs, le bruit, la lumière, calmée par l'obscurité et le sommeil, et en expulsant des gaz gastriques ou intestinaux.
Céphalées de la ménopause, des hypertendus. Névralgie d'Arnold. Algies de la face.
Paume des mains et plante des pieds très chauds, brûlants (*PHOSPHORUS*) et secs.
Recherche d'une place fraîche (*SULFUR*).

• MALADIES RESPIRATOIRES AVEC BRÛLURE ET CONGESTION

Rhinite au moindre froid ; nez sec et brûlant, éternuements.
Hypersensibilité aux odeurs, aux fleurs (*GRAPHITES, NUX VOMICA, PHOSPHORUS*). **Pollinose**.
Épistaxis.
Polypes du nez (*TEUCRIUM, LEMNA MINOR, CALCAREA CARBONICA, THUYA, SILICEA*) ; du larynx.
Perversion de l'odorat : odeur d'oignons brûlés. Ou anosmie.
Toux sèche nocturne : brûlure et chatouillement trachéal.
S'assoit pour tousser : **les gaz gastriques ou intestinaux soulagent la toux.**
Dyspnée avec anxiété. Asthme. **Association d'asthme et de migraine** (O.P.).
Douleur thoracique rétrosternale brûlante ; irradiée à l'épaule droite.
Broncho et pneumopathies aiguës : expectoration striée de sang, "rouillée".
États pulmonaires chroniques avec expectoration de mauvaise odeur.

• SYNDROME DIGESTIF AVEC MÉTÉORISME ET DIARRHÉE

Brûlure et sécheresse de la langue et de la bouche.
Soif. Aversion pour le beurre.
Nausées, œsophagite, brûlures gastriques, reflux acide, faim douloureuse.
Douleur sous-hépatique.
Diarrhée avec météorisme alternant avec les troubles respiratoires. Polype recto-sigmoïdien (O.P.).
Diarrhée quand la toux se calme, quand la rhinite guérit.

• AUTRES INDICATIONS

Rhumatisme ou névralgie du deltoïde droit, aggravé couché, la nuit, par le mouvement.
Algies de l'épaule droite, périarthrite scapulo-humérale droite.
Polypes utérins.

COMMENTAIRES ET COMPARAISONS

La présence de berbérine et d'alcaloïdes isoquinoléiques explique sans doute les similitudes de *SANGUINARIA* et de remèdes tels que *CHELIDONIUM, BERBERIS, HYDRASTIS*.
CHELIDONIUM : tropisme hépatique, latéralité droite, épaule droite, céphalées ; verrues, tumeurs.
BERBERIS : tropismes rénal et hépatique, latéralité gauche.
HYDRASTIS : insuffisance hépatique.

La latéralité droite, l'algie scapulaire droite, la migraine et les troubles hépatiques font de *SANGUINARIA* un ***CHELIDONIUM* congestif.**
Un rapprochement peut être fait avec *OPIUM*, lequel contient aussi des alcaloïdes isoquinoléiques : gaz intestinaux, phénomènes congestifs.

SANGUINARIA complète trois remèdes d'action générale :
LACHESIS : à la ménopause et chez l'éthylique, mais à latéralité gauche ;
PHOSPHORUS : qui présente la même brûlure des paumes, la chaleur brûlante, le tropisme respiratoire et hépatique, la tendance hémorragique ;
SULFUR : brûlures, périodicité, alternances, mauvaise odeur.

Comparaisons fondées sur la Matière médicale
1) Migraine hebdomadaire
SANGUINARIA : congestion droite, suit le cours du soleil.
IRIS VERSICOLOR : migraine vraie, ophtalmique.
SULFUR : chaque fin de semaine, les complète tous deux.

2) Périarthrite d'épaule droite
SANGUINARIA : aggravation nocturne, douleur, chaleur, battements.
CHELIDONIUM : contexte hépatique ; irradiée vers l'omoplate ou en bretelle.
FERRUM METALLICUM : nocturne ; deltoïde droit ; améliorée par le mouvement lent.

Préférer *FERRUM PHOSPHORICUM* dans les cas récents (O.P.).
On peut prescrire *SANGUINARINA NITRICA*, le nitrate de sanguinarine, dans les polyposes nasales.

BIBLIOGRAPHIE
1. TIN-WA M., FARNSWORTH N.R., FONG H.H.S. et TROJANEK J. - *Lloydia*, 1970, *33*, 267-269.

Saponaria officinalis

Saponaire

Saponaria officinalis L. (Caryophyllacées)

DESCRIPTION : Plante herbacée vivace de 30 à 50 cm de hauteur commune dans les lieux incultes et frais. Les feuilles sont glabres, ovales lancéolées, les fleurs roses assez grandes, réunies en cymes compactes. Les parties souterraines sont bien développées.

PARTIE UTILISÉE : La plante entière fleurie fraîche.

COMPOSITION
La plante est surtout connue par ses saponosides triterpéniques, abondants dans les feuilles et les parties souterraines (5 %) et donnant par hydrolyse de la gypsogénine.

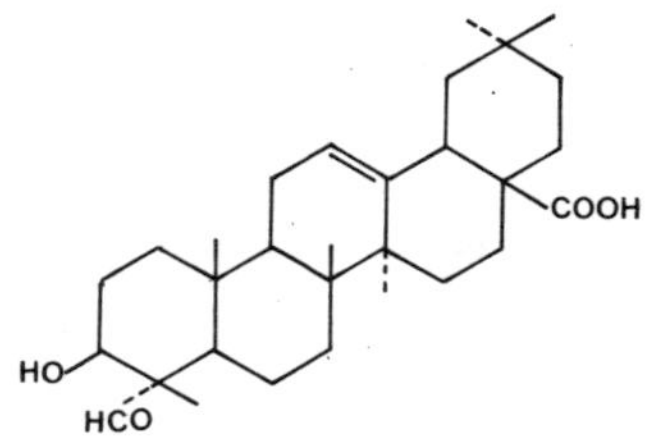

gypsogénine

Les feuilles, riches en vitamine C, renferment des C-flavonosides (saponarine et vitexine).

PATHOGÉNÉSIE

Remède d'action limitée.
DRAINAGE CUTANÉ.

DRAINEUR CUTANÉ : ECZÉMA, ÉRUPTIONS SUINTANTES, CROÛTEUSES.

On l'utilise à basse dilution (3 DH) comme draineur cutané. Associé souvent à ***ZEA ITALICA*** (éruptions sèches, squameuses) et ***FUMARIA***.

Sarcolacticum acidum

Acide L–(+)–lactique, acide lactique dextrogyre, acide sarcolactique

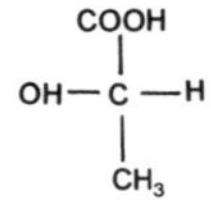

DESCRIPTION : Différent de l'acide lactique ordinaire (racémique) par son pouvoir rotatoire dextrogyre, ce produit existe en petite quantité dans le sang et les tissus animaux. Ses sels sont plus solubles dans l'eau que ceux du dérivé racémique.

PATHOGÉNÉSIE

Remède d'action limitée.
DOULEUR MUSCULAIRE.

COURBATURE MUSCULAIRE D'EFFORT OU IDIOPATHIQUE.

Courbature musculaire d'effort. Muscles douloureux au moindre effort.
Douleurs musculaires postinfectieuses.
Cœur forcé. Myocardiopathie.

COMMENTAIRES ET COMPARAISONS
Cette ébauche d'indication homéopathique reproduit sommairement la pathogénésie et les indications d'***ARNICA***, qu'il peut éventuellement compléter.
Il a rendu service dans les myopathies (O.P.).

Sarsaparilla

Salsepareille

Smilax medica Schlecht. et Cham. et espèces voisines (Liliacées)

DESCRIPTION : Arbrisseau volubile à tige anguleuse, portant des aiguillons, originaire des forêts marécageuses de l'Amérique centrale. Les feuilles, sagittées, portent des vrilles. Les fleurs forment des ombelles. Le fruit est une baie.
La plante est caractérisée par ses racines, très longues, pouvant atteindre 3 m.

PARTIE UTILISÉE : La racine desséchée.

COMPOSITION
Présence de saponosides stéroïdiques dont l'aglycone est la **sarsasapogénine**

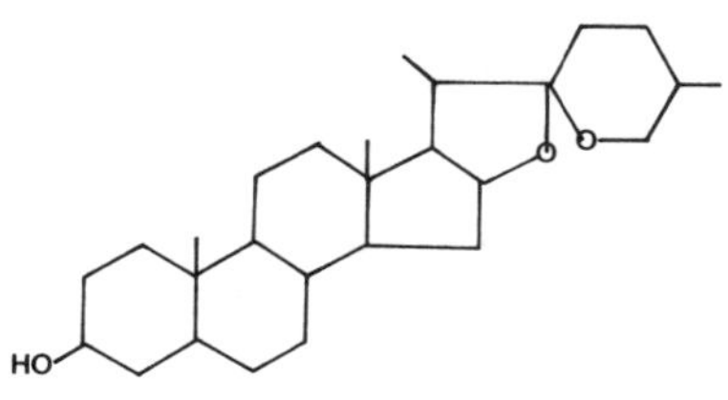

PATHOGÉNÉSIE

Remède d'action limitée.
LITHIASE RÉNALE, DERMATOSES ET MAIGREUR.

LITHIASE RÉNALE SURTOUT DROITE ET DYSURIE.

DERMATOSES SUR PEAU SÈCHE ET CREVASSES, PRURIANTES ET SUINTANTES.

AMAIGRISSEMENT, DÉSHYDRATATION, SÉNILITÉ.

AGGRAVATION :
APRÈS LA MICTION.
PAR TEMPS HUMIDE.
LATÉRALITÉ DROITE.

• LITHIASE RÉNALE ET DYSURIE
Douleur intense du rein ; colique néphrétique, surtout droite.
Urine lithiasique ; sédiment blanc : lithiase calcique (O.P.), **oxalates** (O.P.).
Miction facile debout, **impossible assis.**
L'enfant crie avant (*LYCOPODIUM*, *BORAX*) **et pendant la miction ;** sédiment urinaire dans les langes.
Douleurs intolérables en fin de miction : ténesme vésical et urétral.
Urines visqueuses, infectées.

• DERMATOSES SUR PEAU SÈCHE
Peau sèche, ridée, flétrie ; déshydratation sous-cutanée ; la peau garde le pli (O.P.).
Taches livides cutanées là où le tissu sous-cutané est mince (Jouanny) (tibia, cou-de-pied, dos des mains).
Crevasses, fissures, gerçures (***PETROLEUM***), indurations.
Éruptions sèches ou suintantes : écoulement visqueux. Aggravation l'été et par les lavages.
Ulcérations torpides, sur varices ou varicosités.
Localisation frontale : dermatose suintante prémenstruelle.
Aux doigts : fissures douloureuses.
Aux mamelons : secs, flétris, fissurés, indurés, atrophiques.
Aux organes génitaux, avec suintement et mauvaise odeur.

• AMAIGRISSEMENT, DÉSHYDRATATION, SÉNILITÉ
Amaigrissement, émaciation avec déshydratation débutant par le haut du corps (*NATRUM MURIATICUM*, *LYCOPODIUM*).

Enfants dénutris à abdomen météorisé.
Femmes amaigries du cou et des seins.
Amaigrissement de la sénescence, de l'alcoolisme, des maladies graves, des traitements éprouvants. Faciès sénile.
Impuissance, frigidité, spermatorrhée, hémospermie, oligoménorrhée...
Fétidité des régions génitales.
Réseau veineux saillant, varicosités, lividité du dos des mains, des jambes.

• AUTRE INDICATION

Douleur nocturne ostéopériostée, aggravée par temps humide.

COMMENTAIRES ET COMPARAISONS

Considéré comme un remède de la série luétique, il a, en fait, deux usages habituels : draineur rénal des lithiasiques et draineur cutané, en basse dilution. Il mérite plus d'attention même si son usage comme antidote du mercure et chez les vieux syphilitiques, blennoragiques et éthyliques, est historique.
En 7 CH et plus, il interrompt une colique néphrétique et à doses répétées facilite l'évacuation lithiasique ; on le compare alors à ***BERBERIS*** (rein gauche) et ***PAREIRA BRAVA*** (attitude spéciale pendant la crise).
L'association lithiase et déshydratation en font le complémentaire de ***NATRUM MURIATICUM*** et ***SILICEA***, les signes pelviens, de ***SEPIA***. Il complète aussi ***LYCOPODIUM*** qui, en fait, crie en urinant, et même ***CALCAREA CARBONICA***, lithiasique.
Il existe peu de remèdes de lésions cutanées avec déshydratation, excepté ***NATRUM MURIATICUM*** et ***ALUMINA***. La peau sénile évoque aussi ***CAUSTICUM***.

Scrofularia nodosa

Scrofulaire noueuse

Scrofularia nodosa L. (Scrofulariacées)

DESCRIPTION : Plante herbacée des lieux humides, assez commune en France, devant son nom à un gros rhizome noueux. Les tiges, qui peuvent dépasser 1 m de haut, sont tétragones avec des feuilles triangulaires dentées. Les fleurs, verdâtres et brunes, ont une corolle très irrégulière, à lèvre inférieure trilobée ; elles sont disposées en une longue panicule. Le fruit est une capsule.

PARTIE UTILISÉE : La plante entière fleurie fraîche.

COMPOSITION

- présence d'oses et apparentés : glucose, fructose, saccharose, raffinose, stachyose, dulcitol ;
- nombreux acides phénols : acides caféique, férulique, isoférulique, *p*-coumarique, vanillique, etc. ;
- des flavonoïdes : diosmoside et diosmétine, rhamnoside de l'acacétine (1), linaroside ;
- des iridoïdes : aucuboside (voir ***PLANTAGO***), harpagide, harpagoside, rhamnosylcatalpol (2, 3) ; certains de ces dérivés sont des constituants d'une plante appréciée des Phytothérapeutes, l'***Harpagophytum procumbens*** Dec. (Pédaliacées).

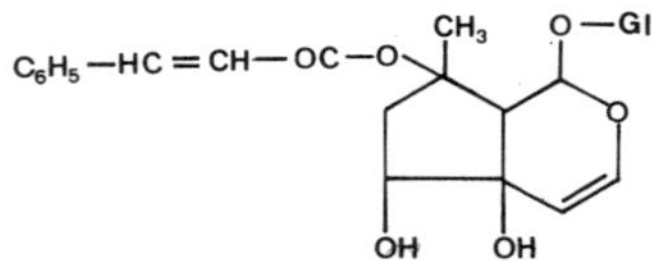

harpagoside

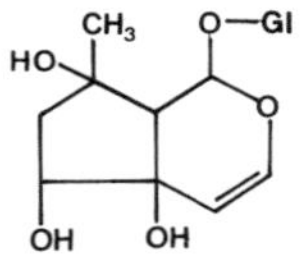

harpagide

PATHOGÉNÉSIE

Remède d'action limitée.
PATHOLOGIE GANGLIONNAIRE, MAMMAIRE, RECTO-SIGMOÏDIENNE.

ADÉNOPATHIE INDURÉE CHRONIQUE.

NODULES MAMMAIRES INDURÉS.

DOULEUR ET TUMEUR RECTO-SIGMOÏDIENNES.

• ADÉNOPATHIE INDURÉE CHRONIQUE

Polyadénopathies traînantes, chroniques ; indurées (***LAPIS ALBUS***).

• NODULES MAMMAIRES INDURÉS

Mastose (*CONIUM*, *BRYONIA*, *PHYTOLACCA*).

• RECTO-SIGMOÏDE

Douleur. Tumeur.
Anorectite et anite spasmodiques : ténesme, épreintes.

COMMENTAIRES ET COMPARAISONS

La présence d'iridoïdes le rapproche de ***PLANTAGO***, dont on connaît un tropisme secondaire recto-sigmoïdien, mais inflammatoire ou irritatif et aussi d'***HARPAGOPHYTUM PROCUMBENS***, surtout utilisé dans le rhumatisme.
Il semble que cette pathogénésie, d'orientation exclusivement tumorale ou hyperplasique soit insuffisante.
Il peut être utilisé en appoint dans des cas de sycose.

BIBLIOGRAPHIE

1. PETHES E., MARCZAL G., KERY A. et PETHO M. - *Acta Pharm. Hung.*, 1974, *44*, 83-90.
2. WEINGES K. et von der ELTZ H. - *Justus Liebigs Ann. Chem.*, 1978, 1968-1973.
3. LUCZAK S. et SWIATEK L. - *Herba Polon.*, 1978, *24*, 97-105.

Secale cornutum

Ergot de seigle

Claviceps purpurea [Fries] Tulasne (Champignons)

DESCRIPTION : Champignon parasite des fleurs de seigle qui, après un cycle évolutif complexe, donnera une forme de résistance appelée sclérote ; celui-ci se présente comme une masse allongée en forme d'ergot de coq, de couleur noir violacé, d'odeur désagréable s'accentuant par le vieillissement.
Très rares en France, les ergots sauvages sont récoltés dans la péninsule Ibérique, en Europe centrale et dans les régions de l'ex-URSS. La culture est effectuée surtout en Suisse et aux États-Unis.

PARTIE UTILISÉE : Le sclérote.

COMPOSITION

Elle est très complexe. On a mis en évidence dans l'ergot :

- 2 à 6 % de matières minérales riches en phosphates de calcium, magnésium et potassium ;
- des glucides : glucose, tréhalose, mannitol ;
- 20 à 40 % de lipides renfermant des acides gras non saturés ; l'insaponifiable contient des stérols, dont l'ergostérol ;
- des pigments :

– dérivés de l'anthraquinone (clavorubine, endocrocine) ;
– à noyau xanthone (ergochromes) ;

- des composés azotés :

– amines, dont la tyramine et l'histamine ;
– amino-acides très nombreux ;
– amino-alcool : choline ;
– alcaloïdes de structure complexe ; ils ont fait l'objet d'innombrables travaux ; pour tous détails on se reportera aux ouvrages classiques de Pharmacognosie ou encore à (1, 2) ; la teneur est faible dans les ergots sauvages (0,2 %); appartenant au groupe des alcaloïdes indoliques, leur structure fondamentale est celle de l'ergoline ; isomères deux à deux, ce sont des amides de l'acide D-lysergique ou de son isomère l'acide D-isolysergique ; nous ne nommerons que les dérivés lysergiques dont les principaux sont les suivants :

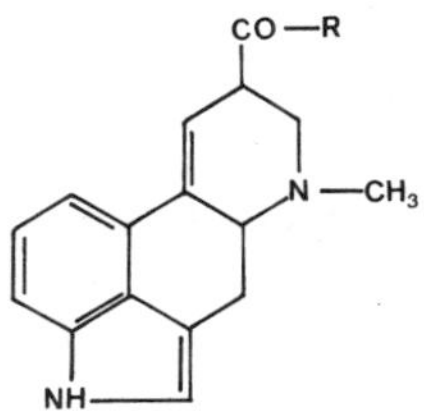

R = amino-2-propanol	**ergométrine**	
R = proline + α-hydroxyalanine + phénylalanine	**ergotamine**	
R = proline + α-hydroxyvaline + phénylalanine	**ergocristine**	**ergotoxine**
R = proline + α-hydroxyvaline + leucine	**α-ergocryptine**	
R = proline + α-hydroxyvaline + isoleucine	**β-ergocryptine**	
R = proline + α-hydroxyvaline + valine	**ergocornine**	

PATHOGÉNÉSIE

Remède d'action limitée.
ISCHÉMIE, HÉMORRAGIES, CRAMPES, BRÛLURES.

ARTÉRIOPATHIE PÉRIPHÉRIQUE ET CÉRÉBRALE : CRAMPES, VASOCONSTRICTION.

ISCHÉMIE : TROUBLES SENSITIFS ET MOTEURS D'ORIGINE VASCULAIRE.

HÉMORRAGIES DE SANG NOIR ; MÉTRORRAGIES ; MAUVAIS ÉTAT GÉNÉRAL.

SYNDROME DYSENTÉRIQUE AVEC ALGIDITÉ.

AGGRAVATION :
PAR LA CHALEUR (MALGRÉ LE FROID OBJECTIF).
PAR LE MOUVEMENT.

AMÉLIORATION :
EN SE DÉCOUVRANT.
EN CESSANT LA MARCHE.

• ARTÉRIOPATHIE PÉRIPHÉRIQUE ET CÉRÉBRALE

Crampes des membres inférieurs. Claudication intermittente.
Crampes avec paresthésies.
Fourmillements, paresthésies, brûlures des extrémités. Syndrome de Raynaud.
Refroidissement, ischémie des extrémités : douleurs brûlantes améliorées par le froid (par le chaud : *ARSENICUM ALBUM*).
Paresthésie nocturne des membres supérieurs, que l'on sort des couvertures (O.P.).
Troubles trophiques, lividité, escarres, ulcérations, gangrène.
Syndromes vasculaires cérébraux : vertiges, céphalées, troubles visuels. Le malade est pâle, les yeux cernés, très anxieux.
Encéphalopathies, myélopathies, paralysies, d'origine vasculaire.

• HÉMORRAGIES DE SANG NOIR

Hémorragies de sang noir ; peu ou pas de caillots. Avec mauvais état général : yeux cernés, corps froid, maigreur.
Métrorragies de sang noir de femmes maigres, asthéniques, pâles avec une cerne bleuâtre orbitaire. Les règles sont irrégulières. Anxiété. Pendant l'hémorragie : contractions utérines ; froideur du corps. Cependant la femme se découvre. Douleurs brûlantes.
Perte de sang fluide jusqu'aux règles suivantes (*AMBRA GRISEA*, *BOVISTA*, *SABINA*).
Hémorragies des rétentions placentaires. Inertie utérine du travail.
Épistaxis ; hématuries ; hémorragies intestinales, de sang noir hypocoagulable.

• SYNDROME DYSENTÉRIQUE AVEC ALGIDITÉ

Diarrhée verdâtre, abondante ; douleurs crampoïdes (*COLOCYNTHIS*) et brûlantes abdominales.
Corps froid, sueurs froides (*VERATRUM ALBUM*). Cependant intolérance à la chaleur : le malade se découvre.

• AUTRE INDICATION

Cataracte (*NATRUM MURIATICUM*, *NAPHTALINUM*).

COMMENTAIRES ET COMPARAISONS

Syndrome artériel et métrorragies rejoignent les indications classiques des dérivés de l'ergot de seigle. L'inversion d'action homéopathique n'est donc que partielle. Le contraste entre l'algidité objective et le désir de froid est une modalité fondamentale quand l'état général est atteint, et il l'est souvent.

Le teint pâle et les yeux entourés d'une cerne bleuâtre constituent un excellent signe d'appel.
La femme est décrite comme maigre, pâle, fatiguée.
ARSENICUM ALBUM correspond au même état général, mais recherche la chaleur.
L'algidité évoque *CARBO VEGETABILIS*, *CAMPHORA*, *VERATRUM ALBUM.*
CUPRUM domine les crampes ; *PLUMBUM* est un artérioscléreux pâle et maigre.

Comparaisons fondées sur la Matière médicale

1) Claudication intermittente
SECALE CORNUTUM : crampes, brûlures, refroidissement ; la chaleur locale aggrave.
NUX VOMICA : crampes ; causes exogènes ; aggravé par le froid.
CUPRUM : crampes ; la nuit aussi ; peau cyanosée.
ARSENICUM ALBUM : crampes, brûlures ; la chaleur locale améliore.
RHUS TOXICODENDRON : crampes, mais la reprise

de la marche sur un rythme plus lent améliore.
TABACUM : chez un tabagique ; pâleur et sensation de froid.
PLUMBUM : sclérose vasculaire avancée ; douleur en décubitus.

2) Métrorragies de sang noir ; peu ou pas de caillots
SECALE CORNUTUM : femme maigre, pâle, fatiguée, refroidie.
HAMAMELIS : état général normal ; syndrome veineux ; ecchymoses spontanées.
CARBO ANIMALIS : état général encore plus médiocre que *SECALE*.
CHAMOMILLA : sang noir et caillots ; dysménorrhée.
CYCLAMEN : sang noir et caillots ; interruption des règles le second jour.
CROCUS : sang noir, caillots en ficelle.
USTILAGO, *CAULOPHYLLUM*, *LACHESIS*.
SABINA : sang rouge, douleur sacro-pubienne.

BIBLIOGRAPHIE
1. BERDE B. et SCHILD H.O. - *Ergot Alkaloids and related Compounds.* Springer Verlag, Berlin, Heidelberg, New York, 1978.
2. MERCIER C. - *J. Pharm. Belg.*, 1982, *37*, 219-227.

Sedum acre

Sédum

Sedum acre L. (Crassulacées)

DESCRIPTION : Petite plante de 4 à 8 cm, herbacée, grasse et gazonnante, à feuilles petites et très épaisses ; les fleurs, jaune vif, sont réunies en corymbes ; le fruit est constitué par un ensemble de follicules.
Le sédum se rencontre sur les murs, les rochers, dans les lieux pierreux de toute l'Europe, de l'Asie occidentale, de l'Afrique du Nord.

PARTIE UTILISÉE : La plante entière fraîche.

COMPOSITION

On trouve dans le sédum un cétoheptose, le sédoheptulose (*in* Hegnauer), des alcaloïdes dérivés de la pipéridine dont le principal est la sédacrine (1), des flavonoïdes (2-5).

PATHOGÉNÉSIE

Remède d'action limitée.
FISSURE ANALE.

FISSURE ANALE AVEC OU SANS HÉMORROÏDES.

DOULEUR TRÈS TARDIVE.

• HEMORROÏDES DOULOUREUSES

Douleur constrictive persistant longtemps après la selle et **culminant 3 ou 4 heures plus tard**.
Fissure anale sans hémorroïdes.

COMMENTAIRES ET COMPARAISONS

L'homéopathie permet souvent de guérir vite et sans intervention la fissure anale au moyen d'un remède d'action générale complété par un remède spécialisé.

Les principaux remèdes d'action générale sont *NITRICUM ACIDUM, HEPAR SULFUR, SILICEA, LYCOPODIUM*.

Les remèdes de fissure hémorroïdaire ou non : *PAEONIA, RATANHIA, AESCULUS, BERBERIS, AMMONIUM MURIATICUM* et *MURIATICUM ACIDUM*.

Les comparaisons figurent à *RATANHIA*.

Les meilleurs résultats ont été obtenus par l'association *SEDUM ACRE* 4 CH, 3 granules deux fois par jour - *NITRICUM ACIDUM* 9 CH, doses espacées (O.P.).

BIBLIOGRAPHIE
1. COLAU B. et HOOTELE C. - *Can. J. Chem.*, 1983, *61*, 470-472.
2. KROLIKOWSKA M. - *Roczn. Chem.*, 1966, *40*, 717-719.
3. COMBIER H., MARKHAM K., AUDIER H., LEBRETON P., MABRY T. et JAY M. - *C.R. Acad. Sc.*, 1968, série D, *266*, 2495-2497.
4. ZAPESOCHNAYA G.C. et Coll. - *Khim. Prirod. Soedin*, 1985, 496-507, *in C.A.*, 1986, *104*, 165304 f.

Selenium metallicum

Sélénium

Se

DESCRIPTION : Métalloïde présentant de grandes analogies avec le soufre et pouvant, comme ce dernier, exister sous divers états allotropiques. On utilise en Homéopathie une forme amorphe, le sélénium noir, vitreux, obtenu par refroidissement rapide du sélénium fondu.
Devient mou vers 50 °C-60 °C et élastique vers 70 °C. Soluble dans le sulfure de carbone, l'iodure de méthylène, le benzène, la quinoléine.

PATHOGÉNÉSIE

Remède d'action limitée.
ASTHÉNIE, IMPUISSANCE, ALOPÉCIE.

ASTHÉNIE INTELLECTUELLE ET PHYSIQUE DU SURMENAGE, DES EXCÈS, DE LA SÉNESCENCE.

ASTHÉNIE GÉNITALE ET URINAIRE. LIBIDO CONSERVÉE.

CHUTE DES POILS. DERMATOSES DU VISAGE ; DE LA PAUME DES MAINS.

AGGRAVATION :
PAR LE TEMPS CHAUD, LE SOLEIL.
PAR LES VEILLES, L'ALCOOLISME, LES EXCÈS SEXUELS.
PAR LE SURMENAGE INTELLECTUEL.

ASTHÉNIE INTELLECTUELLE ET PHYSIQUE

Épuisement physique et dépression nerveuse : désire rester couché (*MANGANUM*).
État consécutif à des veilles, du surmenage intellectuel ou sexuel, à la sénescence.
Désir de stimulation : alcool, thé, café, médicaments (*NUX VOMICA*).
Perte de mémoire, et rêve de ce qu'il a oublié.
Frilosité extrême, mais intolérance au rayonnement solaire, à la chaleur.
Amaigrissement localisé : visage, cuisses, mains.
Transpiration au moindre effort.
Céphalée ou névralgie sus-orbitaire par le thé, le café, les odeurs fortes, le rayonnement solaire, la fatigue.
Sommeil non réparateur : insomnie initiale par sensation de battements abdominaux ; intercalaire à heure fixe.
Très mal au réveil.

• ASTHÉNIE GÉNITALE ET URINAIRE

Asthénie génitale de la sénescence, de l'alcoolisme, des excès sexuels. Libido conservée ; ou accrue.
Imagination et rêves érotiques obsédants.
Érections insuffisantes, **éjaculation précoce,** asthénie postcoïtale (*KALIUM PHOSPHORICUM*, *KALIUM CARBONICUM*).
Impuissance des prostatiques.
Incontinence urinaire goutte à goutte pendant la marche ; après la miction.

• CHUTE DES POILS. DERMATOSES

Faciès huileux, luisant (*NATRUM MURIATICUM*, *THUYA*) : **séborrhée.** Comédons. **Acné.**
Transpiration au moindre effort.
Chute des cheveux, des sourcils, **des poils pubiens.**
Éruptions sèches ou vésiculeuses, pruriantes, de la paume des mains. Psoriasis.
Éruptions périarticulaires ; des plis ; intertrigo ; suintantes du cuir chevelu.

• AUTRES INDICATIONS

Hépatomégalie douloureuse. Alcoolisme digestif. Inappétence. Faim nocturne.
Troubles digestifs, par le thé, la limonade, le café, les alcools.
Constipation par inertie rectale ; pouvant obliger à l'expulsion mécanique.
Laryngite et enrouement chroniques : en commençant à parler ou à chanter.
Surmenage vocal aggravé par la chaleur et par le courant d'air.
Mucosités épaisses et adhérentes.

COMMENTAIRES ET COMPARAISONS

THUYA complète l'action de *SELENIUM*. Mais son asthénie le rapproche plutôt de *KALIUM PHOSPHORICUM*, de *PHOSPHORICUM ACIDUM* et de *CHINA* ; son rôle dans la sénescence, de *KALIUM CARBONICUM* ; sa libido préservée avec impuissance, de *LYCOPODIUM*.
MANGANUM lui ressemble par la clinophilie, la laryngite, les dermatoses.

La note génitale se compare à ***CONIUM, CALADIUM, AGNUS CASTUS, PICRICUM ACIDUM*** et même ***SEPIA***.
Pour la séborrhée, comparer ***BRYONIA*** et ***NATRUM MURIATICUM***, et l'eczéma ou dysidrose palmaire, ***ANAGALLIS***.
Le prostatisme, la calvitie, l'impuissance évoquent ***BARYTA CARBONICA***, complété lui aussi par ***THUYA***.

Senecio aureus

Séneçon doré

Senecio aureus L. (Composées)

DESCRIPTION : Plante herbacée vivace originaire de l'Amérique du Nord où certaines tribus indiennes l'ont utilisée comme pectoral, emménagogue, vulnéraire et aussi pour activer le travail de l'accouchement. La tige, pubescente, atteint environ 75 cm de hauteur. Les feuilles de la base forment une rosette, les caulinaires sont sessiles et pennatifides. Les capitules, de couleur jaune, mesurent 5 à 12 mm et sont réunis en corymbes. Les fruits sont des akènes glabres.

PARTIE UTILISÉE : La plante entière fleurie, séchée.

COMPOSITION

Mal connue pendant longtemps, elle a fait l'objet de travaux au cours de la dernière décennie. Ont été identifiés :

- des alcaloïdes pyrrolizidiniques à propriétés carcinogènes du type otonécine ; il s'agit de l'otosénine, de la florosénine, de la floridanine (1, 2)

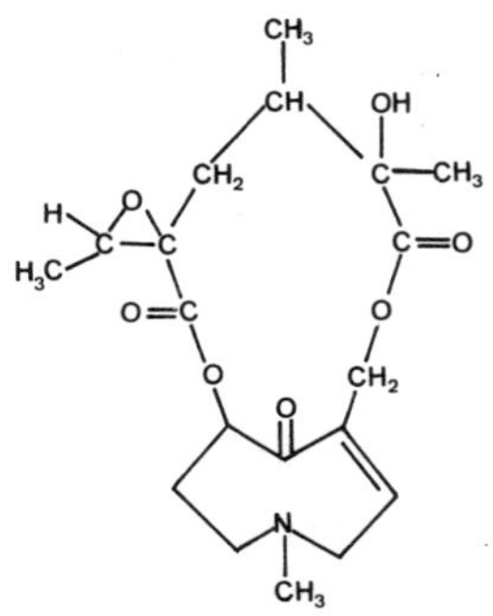

otosénine

- des sesquiterpènes (3) : déhydrofukinone et composés apparentés à l'érémophilane tels le ***trans***-9-oxoérémophilane, le ligularénolide, le tétrahydroligularénolide ;

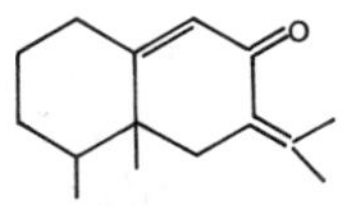

déhydrofukinone

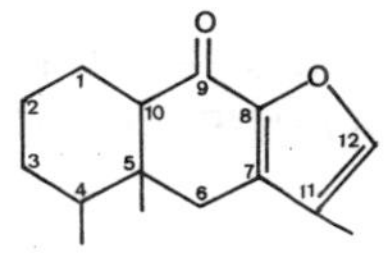

trans-9-oxofuranoérémophilane

- des flavonoïdes (4).

PATHOGÉNÉSIE

Remède d'action limitée.
TOUX OU HÉMORRAGIE REMPLAÇANT LES RÈGLES

HYPO OU AMÉNORRHÉE AVEC SYMPTÔMES SUBSTITUTIFS : TOUX, HÉMORRAGIES, MIGRAINE, LEUCORRHÉE, DIARRHÉE, CYSTALGIE.

AMÉLIORATION :
PAR LES RÈGLES.

• HYPO OU AMÉNORRHÉE AVEC SYMPTÔMES SUBSTITUTIFS

Jeunes femmes ou jeunes filles hypoménorrhéiques, anémiées, frileuses, présentant nervosisme, asthénie, dépression, inattention, insomnie.
Antécédents de tuberculose pulmonaire.
En cas d'absence, retard, insuffisance de règles : rhinite aqueuse – céphalée sus-orbito-temporale gauche – et toux.
Toux sèche, puis mucopurulente ; bronchite, algies thoraciques, hémoptysie.
Hémorragies, de l'épistaxis à l'hématurie, etc.
Douleurs rénales ou lombalgies, cystalgie avec ténesme urinaire.
Leucorrhée.
Diarrhée.
Tous ces troubles disparaissent au rétablissement des règles.

COMMENTAIRES ET COMPARAISONS

SENECIO conviendrait aux femmes jeunes, faibles et anémiées et qui toussent lors d'une aménorrhée. La toux vicariante des règles existe aussi dans ***PULSATILLA*** et ***MILLEFOLIUM***.

L'amélioration par les règles de ***LACHESIS*** ou ***ZINCUM*** concerne d'autres types féminins.

SENECIO complète ***PULSATILLA, NATRUM MURIATICUM, FERRUM METALLICUM, CALCAREA PHOSPHORICA, T.K.***

BRYONIA présente des hémorragies vicariantes ; la céphalée de ***MELILOTUS*** est améliorée par un saignement.

BIBLIOGRAPHIE

1. RESCH J.F., GOLDSTEIN S.A. et MEINWALD J.- *Planta Med.*, 1983, *47*, 255.
2. RÖDER E., WIEDENFELD H. et HOENIG A. - *Planta Med.*, 1983, *49*, 57-59.
3. NACHMAN R.J. - *Phytochemistry*, 1983, *22*, 780-782.
4. PIEGAY I., REYNAUD J. et RAYNAUD J. - *Pharmazie*, 1986, *41*, 524-525.

Senega

Polygala de Virginie

Polygala senega L. (Polygalacées)

DESCRIPTION : Plante herbacée vivace de 20 à 30 cm de haut, répandue dans les prairies et les bois peu touffus de l'Amérique du Nord. Les feuilles sont lancéolées et dressées, les fleurs blanches, irrégulières, en épis serrés. Le fruit est une capsule membraneuse.

PARTIE UTILISÉE : La partie souterraine séchée.

COMPOSITION

Les principes les plus caractéristiques sont des saponosides triterpéniques (5 % env.) dont les plus importants sont les sénégines ; celles-ci ont pour aglycone la présénégine et pour formule générale :

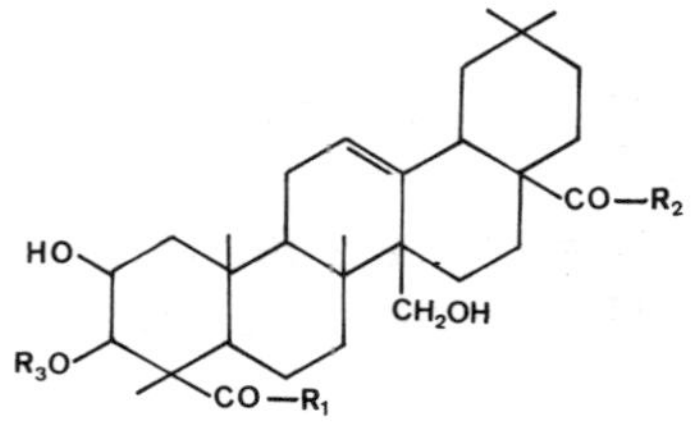

R_1	R_2	R_3	
OH	OH	H	**présénégine**

PATHOGÉNÉSIE

Remède d'action limitée.
TOUSSE ET NE PEUT EXPECTORER.

TOUX AVEC IMPOSSIBILITÉ D'EXPECTORER : ASTHME, BRONCHOPATHIES CHRONIQUES ; SUJETS ÂGÉS.

AGGRAVATION :
PAR LE FROID.
LE MATIN.

• TOUX AVEC IMPOSSIBILITÉ D'EXPECTORER

Toux secouant douloureusement le malade qui cherche à expectorer et ne le peut.

Toux avec dyspnée laryngée, brûlure et sécheresse. Finissant par des éternuements.

Tousseurs âgés et chroniques, qui ne peuvent s'allonger sans tousser et suffoquer.

Bronchite et asthme chroniques, **nombreux râles pulmonaires,** dyspnée.

Douleurs thoraciques aggravées par la pression et le repos.

• AUTRES INDICATIONS

Paralysie faciale gauche.

Inflammation, parésie, asthénie oculaires : douleurs oculaires tensives.

Les globes oculaires apparaissent trop gros ; larmoiement : diplopie verticale.

Amélioration des douleurs oculaires en penchant la tête en arrière.

COMMENTAIRES ET COMPARAISONS

Chronicité, parésie, dyspnée, abondante production de mucopus accompagnant la toux font de ***SENEGA*** un remède de vieillard ou de grand chro-

nique. Il complète souvent ***CAUSTICUM*** en raison des parésies, plus rarement ***PHOSPHORUS***.
ANTIMONIUM TARTARICUM et ***KALIUM SULFURICUM*** ont des symptômes semblables, ***SCILLA MARITIMA*** également, mais avec larmoiement et incontinence.

Comparaisons fondées sur la Matière médicale
Toux, bronchite chronique et dyspnéisante :
SENEGA : ne peut s'allonger : toux, suffocation ;
BLATTA ORIENTALIS : même symptomatologie ; asthme ;
ANTIMONIUM TARTARICUM : ne peut expectorer ; gros râles, dyspnée ;
AMMONIUM CARBONICUM : avec rhinite ; urémie, sujets obèses ;
CARBO VEGETABILIS : détresse respiratoire ; demande d'air, d'oxygène ;
ILLICIUM : expectoration purulente.

Senna

Séné

Séné de l'Inde, ***Cassia angustifolia*** Vahl.
Séné de Khartoum, ***Cassia senna*** L. (= ***C. acutifolia*** Del.) (Légumineuses)

DESCRIPTION : Espèces des régions prédésertiques de l'Afrique et de l'Asie, les sénés sont des sous-arbrisseaux de 40 à 60 cm, à feuilles composées paripennées, à folioles opposées : 4 à 5 paires chez ***C. senna***, 5 à 8 paires chez ***C. angustifolia***. Les fleurs, réunies en grappes, sont jaune veiné de brun. Le fruit est une gousse aplatie.
C. senna croît à l'état sauvage ou cultivé au Soudan.
C. angustifolia, originaire d'Arabie, pousse à l'état sauvage en Somalie et au Yémen ; il est cultivé dans le sud de l'Inde.

PARTIE UTILISÉE : Les folioles séchées.

COMPOSITION

- 10 à 12 % de matières minérales riches en oxalate de calcium ;
- 7 % de mucilage uronique ;
- 8 % d'un polyol, le pinitol ;
- des flavonoïdes dérivés du kaempférol et de l'iso-rhamnétol ;
- une résine ;
- 2 à 4 % de dérivés anthracéniques (voir ***ALOE***)

– traces d'anthraquinones libres surtout représentées par de la rhéine qu'accompagnent le chrysophanol et l'aloe-émodol :

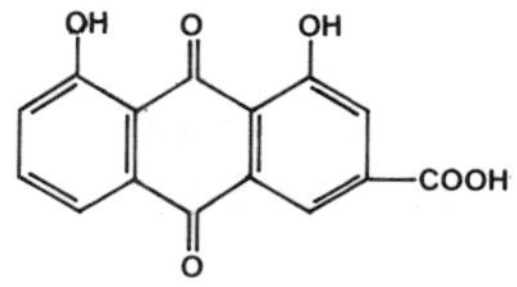

rhéine

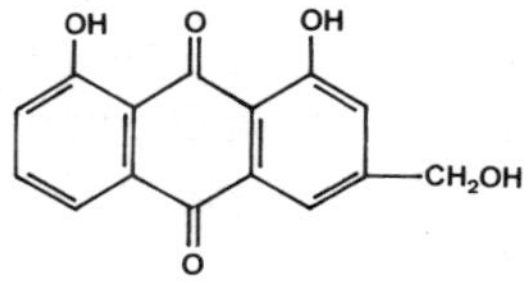

aloe-émodol

– sennosides A et B, dirhéineanthrones isomères, les aglycones étant la sennidine A, dextrogyre et la sennidine B inactive :

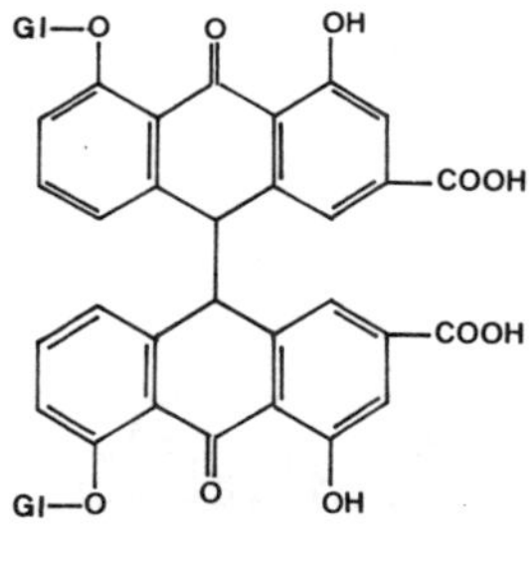

sennosides A, B

– un peu de sennosides C et D : il s'agit de deux glucosides isomères dont l'aglycone, la sennidine C, est une hétérodianthrone de rhéine et d'aloe-émodol.

PATHOGÉNÉSIE

Remède d'action limitée.
ACÉTONÉMIE DE L'ENFANCE.

ACÉTONÉMIE BANALE DE L'ENFANCE.

• **ACÉTONÉMIE DE L'ENFANCE**

Crise dite "d'acétone".

Face pâle, malaise syncopal, vomissements, diarrhée.

Odeur aromatique de l'haleine.

Hépatomégalie, constipation.

Consommation excessive de chocolat, confiserie, sucre, matières grasses.

COMMENTAIRES ET COMPARAISONS

Remède de routine de la crise bénigne d'acétonémie infantile, il est complété par ***LYCOPODIUM***, remède fondamental de ces enfants, puis souvent par *NATRUM MURIATICUM*.

Ses dérivés anthracéniques le rapprochent de ***RHEUM*** qui présente aussi une acidité générale – sueur, selles. Par contre, ***ALOE,*** dont l'aloe-émodol est très proche, a une pathogénésie, digestive, certes, mais différente.

Crise d'acétonémie infantile :
Eau de Vals ou de Vichy, ou bicarbonatée ;
SENNA : dans tous les cas ;
BRYONIA : soif de grandes quantités espacées ;
IPECA : vomissements, langue propre ;
ANTIMONIUM CRUDUM : vomissements, langue blanche.

Sepia officinalis

Seiche

Sepia officinalis L. (Sépiidés)

DESCRIPTION : Mollusque céphalopode d'une quarantaine de cm, au corps ovale, un peu aplati, dont la tête est pourvue de dix tentacules dont deux plus longs. La coquille, connue sous le nom d' "os de seiche", est interne.

L'animal est caractérisé par la présence d'un organe capable d'expulser un liquide noir, ou encre de seiche, en cas de danger.

On trouve la seiche dans les eaux côtières des mers tempérées et chaudes, surtout en Méditerranée.

PARTIE UTILISÉE : La poche à encre séchée.

COMPOSITION

L'encre de seiche contient :

- des éléments minéraux relativement abondants parmi lesquels on a mis en évidence du chlorure de sodium, ainsi que du calcium et du magnésium liés aux carboxyles de la mélanine ; présence de silice et de cuivre en proportion appréciable (1) ;
- plusieurs acides aminés banaux ; de petites quantités de tyrosine, Dopa ou hydroxytyrosine, 5-S-cystéinyl-Dopa ; beaucoup de taurine (voir ***ASTERIAS RUBENS***) (2) ;
- de la sépiamélanine, pigment noir copolymère de l'indole-5,6-quinone (I) et de la 2-carboxyindole-5,6-quinone (II) (3) ;

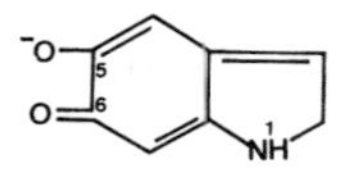

I

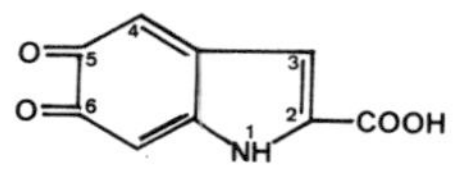

II

les unités I et II sont présentes dans les proportions 4 : 1 respectivement ;

- beaucoup de tyrosinase (4).

PATHOGÉNÉSIE

Remède d'action générale.
DÉPRESSION, STASE, PTOSE.

PESSIMISME, DÉSINTÉRÊT, DÉSAFFECTION, SOLITUDE.

DANS TOUT L'ORGANISME : PESANTEUR, SENSATION DE PTOSE, DE VIDE, D'ÉPUISEMENT.

MALAISE DEBOUT OU À GENOUX, AMÉLIORATION TEMPORAIRE PAR L'EXERCICE VIOLENT.

DIGESTION : CRISES BILIAIRES, NAUSÉES, DÉGOÛTS ALIMENTAIRES, MIGRAINE ET/OU LITHIASE, ICTÈRE.

SENSATION DE VIDE ÉPIGASTRIQUE OU ABDOMINAL, CONSTIPATION ATONIQUE.

APPAREIL GÉNITAL ET URINAIRE : PESANTEUR, PROLAPSUS, FRIGIDITÉ, IMPUISSANCE, STÉRILITÉ – PTOSE RÉNALE, LITHIASE, INFECTION.

RESPIRATION ET CIRCULATION : ASTHME IMBRIQUÉ OU SYNDROME BILIAIRE OU PELVIEN – STASE VEINEUSE.

PEAU : PIGMENTATION BRUNE, RIDES, ÉRUPTIONS SÈCHES (ECZÉMA, PSORIASIS).

AGGRAVATION :
PAR LE FROID.
PAR TEMPS NUAGEUX ET SOMBRE (O.P.). AVANT L'ORAGE.
DEBOUT ; À GENOUX.
PAR LE LAIT.
PAR LES ODEURS.
PAR ET APRÈS UNE GROSSESSE.

AMÉLIORATION :
PAR LE MOUVEMENT, L'EXERCICE VIOLENT (TEMPORAIREMENT).
PAR LA PRESSION FORTE.
PAR LA CHALEUR.

• PESSIMISME, DÉSINTÉRÊT, DÉSAFFECTION, SOLITUDE

Pessimisme : voit tout en noir, n'envisage que le pire, surtout pendant les règles.

Découragement : refus de faire face, abandonne luttes et entreprises.

Agacé par la consolation (*NATRUM MURIATICUM*).

Désintérêt : pour son travail (*PHOSPHORICUM ACIDUM*).

Désir de repos, de congé, de retraite (O.P.).

Désaffection : indifférence affective à l'égard de sa propre famille ; d'une mère pour ses enfants.

Refus de distraction : fuite de la compagnie mais anxiété dans la solitude (*LYCOPODIUM*). **La suroccupation améliore.**

Mécontentement permanent de soi-même et d'autrui. Facilement irritable et ne supportant pas la contradiction.

Anxiété crépusculaire (*PHOSPHORUS*, *CAUSTICUM*).

Fatigue extrême d'origine psychologique, surtout le matin ; psychasthénie.

Le sommeil améliore : il est très désiré ; fatigue le matin, surtout aux règles.

Réveil avec frayeur (*GRAPHITES*, *LACHESIS*, *PHOSPHORUS*, *PULSATILLA*).

• SENSATIONS DE POIDS, DE VIDE, DE FROID, D'ÉPUISEMENT. DOULEURS PESANTES. SOULAGEMENT TEMPORAIRE PAR L'EXERCICE VIOLENT

Sensations de poids, de ptose ; ou de vide, avec malaise, surtout debout ou à genoux : pesanteur occipitale, palpébrale, sous-hépatique, pelvi-génitale, ano-rectale, lombo-sacrée, des membres inférieurs.

Amélioration des malaises et douleurs, par l'exercice violent, la marche rapide, la danse, la gymnastique énergique.

Toutes les douleurs semblent converger vers le dos (*KALIUM CARBONICUM*).

Sensation de froid local : omoplates, vertex, pieds dans le lit (*CALCAREA CARBONICA*).

Céphalées occipitales pesantes, du réveil, menstruelles, se dissipant parfois au mouvement ; congestives, de l'orbite gauche à l'occiput.

Lombosacralgies à recrudescence menstruelle : faiblesse, pesanteur, améliorées par la marche rapide, la pression forte, une ceinture de soutien.

Arthrose lombo-sacrée féminine isolée (O.P.).

Laxité tibio-tarsienne ; entorses répétées (*NATRUM CARBONICUM*, *CALCAREA FLUORICA*).

Amaigrissement avec ptoses, prolapsus, relâchement tissulaire, vieillissement cutané.

Obésité avec ptose abdomino-pelvienne ; après grossesse.

• DIGESTION : VIDE GASTRIQUE, CONSTIPATION ATONIQUE, CRISES BILIAIRES

Désintérêt alimentaire, dégoût de toute nourriture.

Désir de tous les stimulants alimentaires : vinaigre, acides, amers... (*NUX VOMICA*).

Aversion pour le lait qui produit de la diarrhée (*CALCAREA CARBONICA*, *MAGNESIA CARBONICA*, *NATRUM CARBONICUM*).

Aversion pour les odeurs de cuisine (*ARSENICUM ALBUM*, *COLCHICUM*).

Les aliments paraissent trop salés.

Langue chargée se nettoyant pendant les règles.

Sensation de vide gastrique : amélioration en mangeant hors des repas.

Ptose gastrique.

Sensation de vide ou de poids abdominal ; de vide après la selle.

Constipation atonique terminale ; sensation de boule, d'amas rectal.

Constipation de la grossesse.

Intervention manuelle nécessaire pour exonérer les selles.

Ptose intestinale. Dolichocolon.

Crises biliaires : douleur sous-hépatique pesante dimi-

nuée par la pression forte (*BRYONIA*), nausées, subictère. Crises espacées mais pouvant durer plusieurs jours, avec céphalée intense ou migraine. Akinésie et ptose vésiculaires (O.P.). Cholestérolose (O.P.).
Hypercholestérolémie.
Suintement anal. Prolapsus ano-rectal et hémorroïdaire.
Algies rectales de bas en haut (*PHYTOLACCA*).

• APPAREIL GÉNITAL ET URINAIRE : PESANTEUR, PROLAPSUS – PTOSE RÉNALE, LITHIASE, INFECTION

Pesanteur pelvi-génitale comme si l'utérus voulait sortir : la femme croise les jambes assise et redoute la station debout.
Prolapsus utérin, ou vésical ; ou les deux.
Lombosacralgie pesante, menstruelle, avec ptose ; irradiation vers les jambes.
Sang des règles noir ; écoulement insuffisant.
Leucorrhée blanche ou jaunâtre, pré ou postmenstruelle, brûlante, excoriante.
Vagin sec et douloureux (*GRAPHITES*, *LYCOPODIUM*, *NATRUM MURIATICUM*).
Frigidité – Impuissance. **Aversion pour toute sexualité.**
Stérilité féminine.
Déficit hormonal ovarien (O.P.).
Bouffées de chaleur avec intolérance des cols et vêtements serrés, suivies d'épuisement prolongé.
Impuissance. Asthénie postcoïtale (*KALIUM PHOSPHORICUM*, *KALIUM CARBONICUM*).
Ptose rénale. Siphon sous-pyélique. Infection et lithiase.
Urines à dépôt rougeâtre adhérent ; fétides. Cystite chronique.
Prostatisme, rétention urinaire et sensation de pesanteur périnéale.
Énurésie du premier sommeil.

• RESPIRATION ET CIRCULATION : ASTHME ET DYSPNÉE

Asthme, matin et soir ; imbriqué à un syndrome hépato-biliaire et/ou gynécologique, amélioré par l'exercice énergique.
Toux sèche couché.
Ptose de la valvule mitrale (O.P.).
Lourdeur et stase veineuse des membres inférieurs. Mieux temporaire par la danse et la course.

• DERMATOLOGIE : PIGMENT BRUN, RIDES, ÉRUPTIONS SÈCHES

Peau jaune, ridée, atone. Vieillissement de la peau (*LYCOPODIUM*, *ALUMINA*).
Taches jaunâtres : en selle sur le nez, en lunettes, péribuccales ; chloasma.
Ligne médiane sous-ombilicale pigmentée, hors de la grossesse (O.P.).
Fissure de la lèvre inférieure, verticale et médiane (*NATRUM MURIATICUM*).
Éruptions sèches desquamantes : psoriasis, eczéma (nuque, rétro-auriculaire, tour de la bouche).
Herpès labial, intertrigo, ichtyose, pityriasis versicolor...
Transpiration axillaire, scrotale, de mauvaise odeur.
Chute des cheveux des céphalalgiques.
Ongles déformés "en aile de papillon".

COMMENTAIRES ET COMPARAISONS

SEPIA fait partie des remèdes dont le biotype est décrit avec une certaine complaisance, ce qui n'enlève rien à son exactitude mais peut empêcher des prescriptions utiles !
La femme *SEPIA* lasse, assise jambes croisées, brune, au faciès jaunâtre, aux traits affaissés, à l'air profondément triste et découragée, est souvent maigre ; exceptionnellement obèse depuis des grossesses. Elle a renoncé à toute élégance, ne se maquille guère et s'habille de brun, de marron, de noir, sans recherche. Son attrait est faible, son comportement sexuel passif.
Hommes et femmes migraineux et "hépatiques", de même aspect général, et découragés par la chronicité de leurs crises, et de leur "fatigue".
La composition de *SEPIA* rend compte de la richesse de sa pathogénésie.
On y retrouve les signes de *NATRUM MURIATICUM* (même psychiques et jusqu'à l'herpès), des sels de calcium et de magnésium (spasmes sur fond d'atonie), de la silice, avec son asthénie, sa frilosité, ses transpirations, et même du cuivre, avec de nouveau les spasmes.
La mélanine, métabolisée à partir de la tyrosine, s'apparente donc à la constitution des hormones thyroïdiennes ; à la Dopa, précurseur chez l'homme de l'adrénaline, puis catabolisée chez la seiche en dérivés de l'indol. Rappelons au passage que la sérotonine est la 5-hydroxytryptamine. La seule énumération de ces substances biologiquement actives est à rapprocher de la multitude des effets endocriniens, vasomoteurs et psychotropes de *SEPIA*.
SEPIA convient aux états chroniques digestifs, géni-

taux et psychiques associés. **On n'oubliera pas son rôle prééminent dans la stérilité féminine, particulièrement sans cause reconnue ;** ni ses indications masculines, dans les céphalées, les troubles biliaires et urinaires. **Il agit comme un véritable stimulant hormonal non spécifique.** *NATRUM MURIATICUM* qui est inclus dans sa composition, est son complémentaire général. Pour les ptoses et la dépression, *HELONIAS*, pour la digestion, la peau, les veines, *HYDRASTIS*, aident son action.

Il s'intègre dans la série psorique en aggravation de *SULFUR, CALCAREA CARBONICA, GRAPHITES, KALIUM CARBONICUM*, dans la série tuberculinique, de *CALCAREA PHOSPHORICA, IGNATIA, PULSATILLA*, dans la série sycotique de *THUYA*.

Il s'aggrave en *PSORINUM* : découragement et chronicité de la peau.

ARSENICUM ALBUM : anxiété, épuisement. *CAUSTICUM* : inertie rectale et déshydratation cutanée. *SILICEA*, maigreur, transpiration, épuisement.

MUREX, LILIUM TIGRINUM, HELONIAS sont d'autres ptosiques.

NUX VOMICA est réputé l'aigu de *SEPIA* dans l'ordre digestif.

BIBLIOGRAPHIE

1. OLIVEZ-RÉGENT M.F. et LEURIDAN D. - Sepia. Mémoire pour le D.E.C.U. d'Homéopathie, Lille, 1980.
2. DINI A., NOVELLINO E., ZEULI L. et BIONDI A. - *Rend. Accad. Sci. Fis. Mat.*, Naples 1977 (pub. 1978), *44*, 253-255.
3. NICOLAUS R.A., PIATTELLI M. et NARNI G. - *Tetrahedron Letters*, 1959, n° 21, 14-17.
4. PROTA G., ORTONNE J.P., VOULOT C., KHATCHADOURIAN C., NARDA G. et PALUMBO A. - *Comp. Biochem. Physiol.* B, 1981, *68 B*, 415-419

Serotoninum

Sérotonine, 5-hydroxytryptamine

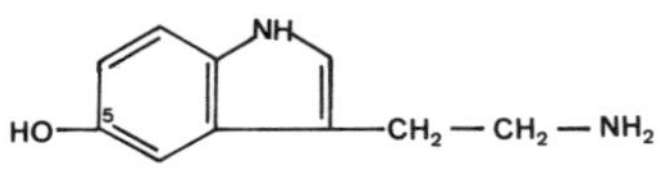

DESCRIPTION : L'homéopathie utilise un complexe de la sérotonine avec le sulfate de créatinine.

PATHOGÉNÉSIE (1, 2)

Remède d'action limitée.
CÉPHALÉE CONGESTIVE, HYPERTENSION, ASTHME, TENDANCE À L'ISOLEMENT.

SYNDROME VASOMOTEUR : VASOCONSTRICTION DES GROS VAISSEAUX, VASODILATATION DES PETITS ; CÉPHALÉE CONGESTIVE, BOUFFÉES DE CHALEUR, HYPERTENSION.

DYSPNÉE, ASTHME, AVEC ROUGEUR DE LA FACE, CYANOSE.

PASSIVITÉ, TENDANCE À L'ISOLEMENT, SCHIZOPHRÉNIE, INSOMNIE " TOTALE ".

AGGRAVATION :
PAR FROMAGE, BANANE, TOMATE, AVOCAT, ESCARGOTS.

• SYNDROME VASOMOTEUR – CÉPHALÉE CONGESTIVE, HYPERTENSION

Bouffées de chaleur, cyanose. Couperose.
Troubles de la thermorégulation.
Céphalée congestive, vasomotrice, brutale : hyperémie, battements, chaleur. Consécutive à l'absorption de fromage, tomate, banane.
Hypertension congestive (*SULFUR, AURUM, GLONOINUM, BELLADONNA*), parfois suivie d'hypotension. Instabilité tensionnelle.
Troubles de l'hémostase. Anomalie des thrombocytes.
Lésion valvulaire du cœur droit.

• DYSPNÉE, ASTHME

Dyspnée paroxystique, asthme, cyanose, bouffées de chaleur. Bronchospasme grave avec choc anaphylactique.

• PASSIVITÉ, ISOLEMENT, SCHIZOPHRÉNIE

Passivité et résignation (*PULSATILLA*).
Diminution de l'agressivité : résignation triste (*SEPIA*). Avec raptus colérique.
Recherche de l'isolement (*NATRUM MURIATICUM, SEPIA*). Caractère asocial.
Schizophrénie.
Oligophrénie phénylpyruvique. Parkinson.

Augmentation du sommeil lent. Insomnie "totale" (*AURUM*, *LUESINUM*).

• AUTRES INDICATIONS

Pathologie du grêle. Ulcères gastriques et intestinaux. Carcinoïde du grêle.
Troubles endocriniens : insuffisance sexuelle. Interaction avec les corticoïdes (inhibition).

COMMENTAIRES ET COMPARAISONS

Des innombrables actions de la sérotonine, on n'a retenu dans ce compte rendu que des effets de l'excès et des décharges critiques, à défaut d'une véritable pathogénésie.
Les lésions valvulaires, les psychoses majeures (schizophrénie), les maladies organiques graves (Parkinson), sont signalées, mais l'expérience clinique d'une action de ***SEROTONINUM*** homéopathique est à ce jour inexistante.
On notera la parenté chimique avec la sepiamélanine. En fait, ***SEROTONINUM*** 15 CH complète bien ***SEPIA*** dans la migraine congestive.
Certaines hypertensions constituent une indication confirmée – action éphémère à consolider par un remède d'action générale, souvent ***LACHESIS*** ou ***SULFUR***.

BIBLIOGRAPHIE

1. HAMON M. - Sérotonine. Encyclopaedia Universalis, vol. 14, p. 104.
2. GUERMONPREZ M. - La sérotonine. C.E.H.N.F., 13 décembre 1959.

Serum anguillae ou Ichtyotoxinum

Sérum d'anguille
Anguilla vulgaris Turt. (= *A. anguilla* L.)
(Anguillidés)

DESCRIPTION : Poisson des fleuves de l'Europe, de l'Afrique du Nord et de l'Asie mineure, très visqueux, au corps allongé comme celui des serpents ; la nageoire dorsale commence assez en arrière de la tête et se continue jusqu'à la queue où elle s'unit avec la nageoire anale ; présence de nageoires pectorales mais absence de nageoires pelviennes.
Les écailles sont minuscules et cachées dans la peau.
Le mâle atteint au maximum 50 cm de long, la femelle, 1 m.

PARTIE UTILISÉE : Le sérum sanguin.

COMPOSITION

Le sérum de l'anguille est toxique. Injecté au lapin, en plus de l'hémolyse, il provoque analgésie, détresse respiratoire, paralysie et mort (1). L'activité semble liée à une fraction albumine.

On y a mis en évidence :

- une lectine (2), c'est-à-dire une protéine capable de provoquer, entre autres, l'agglutination des globules rouges par suite de son affinité pour la fraction hydrocarbonée de la surface des cellules ;
- de la sérotonine ou hydroxy-5-tryptamine (voir *SEROTONINUM*).

Son pigment bleu vert a une composition qui le rapproche de la β_1-lipoprotéine du sérum humain ; la concentration varie avec les saisons : elle est 3 à 5 fois plus élevée en été qu'en hiver (3).
Il faut noter la relative richesse des tissus de l'anguille en zinc (environ 850 µg/100 g (4).

PATHOGÉNÉSIE

Remède d'action limitée.
PROTÉINURIE.

PROTÉINURIE DES NÉPHROPATHIES AIGUËS ET CHRONIQUES. SYNDROMES CARDIO-RÉNAUX.

HÉPATITE GRAVE.

• PROTÉINURIE

Protéinurie aiguë, récente, massive, sans œdème (avec œdème : *APIS*).

Protéinurie ortho ou clinostatique des adolescents (O.P.) (*NATRUM MURIATICUM*).
Oligurie, anurie, hématurie brutales.
Glomérulopathies chroniques : protéinurie, hypertension, atteinte cardiaque.
Cardio-rénaux hypertendus, à pouls ralenti, puis accéléré.
Arythmie, dyspnée, œdèmes (*SEROTONINE* ?).

• HÉPATITE GRAVE

Hépatite grave : malade syncopal, hémorragies, oligurie.
Syndromes hémolytiques. Spirochétose ictérohémorragique (?).

COMMENTAIRES ET COMPARAISONS

Les meilleures indications concernent les protéinuries récentes aiguës sans œdème (*APIS* par contre a des œdèmes précoces) ou des protéinuries à valeur fonctionnelle rénale conservée (O.P.). Il complète alors *NATRUM MURIATICUM*.
Son oligurie ressemble à celle d'*APOCYNUM*. Dans les néphropathies chroniques, son action, moins évidente, complète *ARSENICUM ALBUM*, *PHOSPHORUS*, *KALIUM CARBONICUM*.
La teneur en zinc est à rapprocher de celle des *VENINS DE SERPENTS* : hépatite de *LACHESIS* ou *CROTALUS*. La sérotonine pourrait être en relation avec l'hypertension et l'atteinte cardiaque : elle a d'ailleurs une action néphrotoxique – discutée.

BIBLIOGRAPHIE

1. GHIRETTI F. et ROCCA E. - Venomous Poisonous Animals Noxious Plants Pacific Reg., 1961, 211-216.
2. HOREJSI V. et KOCOUREK J. - *Biochem. Biophys. Acta*, 1978, *538*, 299-315.
3. YAMAGUCHI K., HASHIMOTO K. et MATSUURA F. - *In Chem. Abst.*, 1970, *72*, 38996 d et 40183 e.
4. NABRZYSKI M. et GAJEWSKA R. - *Bromatol. Chem. Toksykol.*, 1978, *11*, 259-264.

Sérum anticolibacillaire

DESCRIPTION : Biothérapique : sérum anticolibacillaire purifié d'origine caprine.

PATHOGÉNÉSIE

Remède d'action limitée.
COLIBACILLOSE.

COLIBACILLOSE URINAIRE EN PHASE AIGUË.

• COLIBACILLOSE AIGUË

Son activité répond, pour l'aigu, à celle de *COLIBACILLINUM* en colibacillose chronique.
Les prises de doses à la 6 DH seront répétées jusqu'à plusieurs fois par jour ; jusqu'à 5 CH.
Son usage ne dispense pas de la recherche d'un remède plus homéopathique : *FORMICA RUFA*, *CANTHARIS*, *BELLADONNA*, *TEREBINTHINA*, *CHIMAPHILA*.
Certains l'ont préféré à *COLIBACILLINUM* dans les colibacilloses chroniques.

Sérum de Yersin

DESCRIPTION : Biothérapique : sérum antipesteux provenant d'animaux immunisés au moyen de bacille de Yersin, *Pasteurella pestis*.

PATHOGÉNÉSIE

Remède d'action limitée.
GRIPPE GRAVE.

A ÉTÉ PRÉCONISÉ ET UTILISÉ DANS DES GRIPPES GRAVES AVEC SYNDROME TOXIQUE ET EFFONDREMENT DES DÉFENSES.

Par extension et sans grande discrimination pathogénétique, on a tenté avec lui de "débloquer" des pathologies complexes et chroniques instaurées depuis un syndrome toxi-infectieux indéterminé grave, un peu comme avec *PSORINUM*, *SULFUR*, *PYROGENIUM* (Prieur).

Siegesbeckia orientalis

Siegesbeckia orientalis L. (Composées)

DESCRIPTION : Plante des régions tropicales et subtropicales, herbacée, annuelle, de 0,6-1,2 m de

haut. La tige rigide, dressée, avec des ramifications horizontales, porte des feuilles opposées, de 5 à 12 cm/3,2 à 7 cm, triangulaires, plus ou moins profondément et irrégulièrement dentées, pubescentes sur les deux faces ; les capitules sont petits, pédonculés, réunis en panicules touffues ; les fleurs sont jaunes, les ligulées – en général au nombre de 5 – rouges en dessous (1).
Cette espèce est utilisée comme cicatrisant à Madagascar où on la désigne sous le nom de " Guérit vite".

PARTIE UTILISÉE : La partie aérienne séchée.

COMPOSITION

La drogue contient :

- un principe amer, le darutoside, dérivé du darutigénol (2) ;
- du diméthyléther de thymohydroquinone (3) ;
- divers germacranolides et mélampolides qui sont des lactones sesquiterpéniques, du type des dérivés I et II (3) ; les lactones sesquiterpéniques sont répandues dans la famille des Composées : on en trouve en particulier dans ***ARNICA*** dont les indications sont à rapprocher de celles de ***SIEGESBECKIA ORIENTALIS*** (voir ci-dessous) ;
- des dérivés du géranyl-nérol tel le composé III (3)

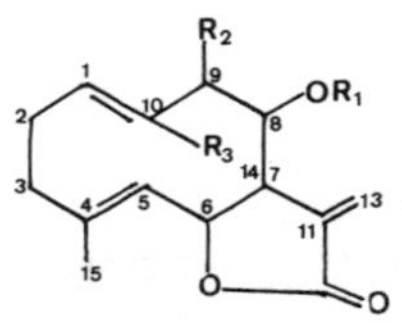

R_1=Ang
R_2=OH
R_3=CH_3
I

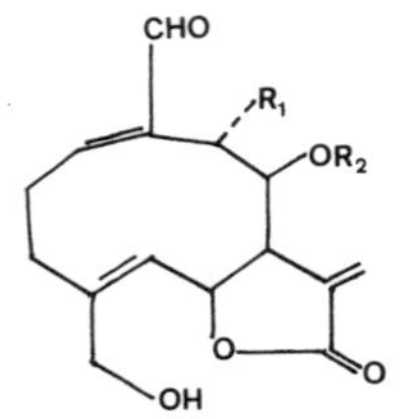

R_1=OAc
R_2=CH_3-Bu
II

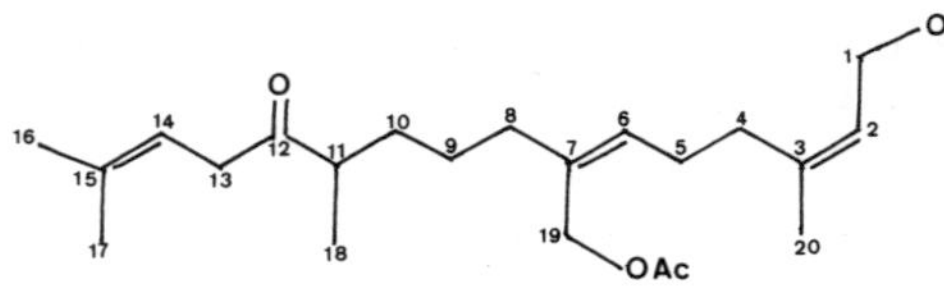

III

PATHOGÉNÉSIE

Remède d'action limitée.
SUPPURATION.

SUPPURATION AIGUË ET SURTOUT CHRONIQUE.
SYNDROME SEPTIQUE : FRISSONS, DOULEURS MUSCULAIRES, PROSTRATION.

AGGRAVATION :
PAR LE TOUCHER.

• SUPPURATION

Suppuration cutanée, profonde ou osseuse, aiguë ou **chronique**.
Furoncles, anthrax, escarres, panaris, abcès dentaires, abcès profonds, ostéite, gangrène, abcès amygdaliens.
Otite moyenne suppurée (*AETHIOPS ANTIMONIALIS)* (Jagerschmidt).
Adénite suppurée, fistule.
Dermites : eczéma suintant de la paume des mains ou de la face, pyodermite, teigne.

• COMPLICATIONS SEPTIQUES

Fièvre avec frissons mais sans sueur.
Frissons dans le dos.
Courbature fébrile. Lombalgie. **Craint qu'on ne le touche** (*ARNICA)*.
Sensation de lourdeur de la nuque, de tête tirée en arrière.

COMMENTAIRES ET COMPARAISONS

L'antibiothérapie réduit son intérêt surtout en aigu. Mais il reste un complémentaire utile dans les suppurations chroniques.

On lui préfère les remèdes d'action générale de la suppuration auxquels il sert de complémentaire.

ARNICA : infection, courbature, fièvre, craint d'être touché ; mais suppure rarement.

PYROGENIUM : en aigu ; dissociation du pouls et de la température ; suppuration en cavité close : sinusite...
HEPAR SULFUR : suppuration douloureuse.
MERCURIUS SOLUBILIS : tendance ulcérative.
SILICEA : suppuration chronique ; ostéite.

SIEGESBECKIA est aussi utilisé comme remède d'appoint en application locale : 3 DH. Comparer et éventuellement associer :
CALENDULA : plaies ; favorise la cicatrisation ;
ECHINACEA : suppuration cutanée, furonculose ;
MYRISTICA : accélère la formation du pus.

Parmi ces remèdes, *ECHINACEA* et *SIEGESBECKIA* seuls présentent éventuellement un syndrome général.

BIBLIOGRAPHIE

1. KIRTIKAR K.R. et BASU B.D. - *Indian Medicinal Plants*, 4 vol. Bishen Singh Mahendra Pal Singh, Delhi, 1975 (2e éd.).
2. HEGNAUER R. - *Chemotaxonomie der Pflanzen*, 10 vol. Birkhäuser Verlag, Basel, Boston, Berlin, 1962-1992.
3. ZDERO C., BOHLMANN F., KING R.M. et ROBINSON H. - *Phytochemistry*, 1991, *30*, 1579-1584.

Silicea

Silice

SiO_2

DESCRIPTION : Poudre blanche, remarquablement inerte et insoluble sauf dans l'acide fluorhydrique qui l'attaque avec dégagement de fluorure de silicium.

PATHOGÉNÉSIE

Remède d'action générale.
FAIBLE, IRRITABLE, MAIGRE, FRILEUX, SUPPURANT.

FAIBLESSE, DÉCOURAGEMENT, IRRITABILITÉ, HYPERESTHÉSIE PSYCHIQUE ET SENSORIELLE.

PHOBIE D'ÉPINGLES ET D'OBJETS POINTUS.

SUPPURATIONS ET TRAJETS FISTULEUX. ADÉNOPATHIES CHRONIQUES DURES ET LIMITÉES.

SUPPURATIONS OSSEUSE, AMYGDALIENNE, ANO-RECTALE, PULMONAIRE, AU POURTOUR DES ONGLES ET DES DENTS, DES TISSUS SOUS-CUTANÉS.

DÉCALCIFICATION, RACHITISME, SES SÉQUELLES, SQUELETTE GRÊLE ET DÉFORMÉ. CARIES, DÉFAUTS D'ÉMAIL.

EXTRÊME SENSIBILITÉ AU FROID : CÉPHALÉES, RHINO-PHARYNGITES...

FRILOSITÉ ACCRUE AUX RÈGLES. TRANSPIRE MÊME EN AYANT FROID.

DOULEURS D'ÉCHARDE : AU BOUT DES DOIGTS, AMYGDALES, AUX LIEUX DE SUPPURATION, ABCÈS, ULCÈRES OU FISTULES.

AGGRAVATION :
PAR LE FROID, L'HIVER, EN SE DÉCOUVRANT MÊME PEU.
PAR LES VACCINATIONS, MALADIES ET TRAITEMENTS IMMUNODÉPRESSEURS.
À LA NOUVELLE LUNE.
AUX RÈGLES.
PAR SUPPRESSION DE LA TRANSPIRATION DES PIEDS.

AMÉLIORATION :
À LA CHALEUR, L'ÉTÉ, CHAUDEMENT VÊTU.

• SANS ÉNERGIE, SYNDROME D'ÉCHEC, IRRITABILITÉ ET OBSTINATION, HYPERESTHÉSIE ET PHOBIE D'ÉPINGLES

Sans énergie, se déclare très affaibli, se tient couché, s'allonge constamment : clinophilie (*MANGANUM*).
Timide, pusillanime, mais nerveux, mobile.
Syndrome d'échec intellectuel : étudiants asthéniques sans grande capacité de travail. Échecs répétés et découragement.
Asthénie de l'attention et de la mémoire : n'écoute et n'enregistre pas plus de trois phrases en suivant (O.P.) (*KALIUM PHOSPHORICUM*, *ANACARDIUM ORIENTALE*).
Sans volonté, ne réalise pas ses projets, n'achève rien (O.P.) (*SEPIA*).

Agacé par la consolation (*NATRUM MURIATICUM*).

Enfants entêtés, obstinés, qui crient beaucoup (*CHAMOMILLA*).

Hyperesthésie générale : ne supporte rien ni personne. Tressaille au moindre bruit.

L'enfant ne veut pas qu'on l'approche, qu'on lui parle.

Idées fixes, phobie des épingles, des objets pointus : les redoute, les recherche, les collectionne (phobie de couteaux : *ALUMINA*).

Sommeil : réveil en sursaut ; somnambulisme (*KALIUM BROMATUM*).

Insomnie par froid aux pieds.

• GÉNÉRALITÉS : SUPPURATION ET FRILOSITÉ, DOULEURS D'ÉCHARDE, CÉPHALÉES AMÉLIORÉES PAR LA CHALEUR. ADÉNOPATHIES ET TUMEURS INDURÉES, CORPS ÉTRANGERS INCLUS, SUITES DE VACCINATIONS ET D'IMMUNODÉPRESSION, ÉPILEPSIE, MAIGREUR

Toutes les suppurations, même osseuses, d'évolution prolongée ou chronique.

Extrême sensibilité au froid : toujours chaudement couvert (*PSORINUM*). N'ose pas se dévêtir même la nuit, dort avec des chaussettes, un bonnet de nuit ou une écharpe.

Douleur d'écharde ; sur foyer inflammatoire, sur suppuration ou fistule, par la cryosensibilité des extrémités, sur cicatrices...

Céphalée chronique occipitale ou occipito-sus-orbitaire (droite), soulagée par les enveloppements chauds, les liens serrés, une miction abondante.

Céphalée entraînant l'abandon du travail intellectuel, des études (O.P.).

Adénopathies cervicales, inguinales, médiastinales et trachéo-bronchiques, abdominales... dures, limitées, chroniques, souvent petites mais multiples – calcifiées.

Ramollissement, suppuration, **fistulisation.**

Tumeurs indurées ; tissus cicatriciels indurés, scléreux, rétractés, calcifiés.

Corps étrangers inclus, même de très longue date, enkystés : projectiles, prothèses chirurgicales, épines, séquestres osseux.

Rejet de greffes (O.P.).

État général déclinant et anergie après des vaccinations répétées, après des traitements dépresseurs de l'immunité : chimiothérapie, corticoïdes, irradiation (O.P.).

Hypogammaglobulinémie, leucopénie (O.P.).

Hyperesthésie au bruit ; aux bruits sourds, au toucher, à être approché. Hyperréflexie.

Épilepsie : crises nocturnes, aura au plexus solaire ; à la nouvelle lune.

Maigreur de tout le corps, sur squelette gracile, séquelles rachitiques ou autres déformations. Les os font saillie (O.P.). Maigreur des anorexiques, des carencés, des infectés et suppurants chroniques ; maigreur dite constitutionnelle.

Obésité plus rare. Fausse pléthore, avec squelette fin ou ostéoporotique, œdèmes, frilosité et transpiration (O.P.).

• DIGESTION : CARIES DENTAIRES, ANOREXIE, CONSTIPATION, FISTULE ANALE

Dents petites, crénelées, défauts de l'émail. Caries précoces multiples.

Parodontose, pyorrhée alvéolaire, infection apicale, fistules, ostéite maxillaire.

Maladies générales par l'infection focale dentaire (O.P.).

Aversion pour le lait maternel. Carence lactée du nourrisson.

Aversion pour la viande, pour tout aliment chaud.

Anorexie. Anorexie mentale (O.P.) (*NATRUM MURIATICUM, PHOSPHORICUM ACIDUM, SEPIA, T.K., PHOSPHORUS*).

Désir d'aliments et boissons froids, juteux, glacés.

Soif intense. Intolérance aux boissons alcoolisées.

Sensation d'un cheveu sur la partie antérieure de la langue.

Constipation : selles petites, dures, déshydratées, d'expulsion difficile ; à ressort (*MAGNESIA MURIATICA*).

Ténesme constant et inefficace, mais atonie intestinale.

Constipation aggravée, ou seulement avant et après les règles.

Diarrhée après une vaccination, aux grandes chaleurs, après contact du froid humide.

Hémorroïdes : douleur d'écharde, procidence, ténesme, fissures.

Fistule anale, alternant avec des troubles pulmonaires.

Abdomen dur, tendu, dilaté, des enfants carencés.

Parasites intestinaux : oxyures à la nouvelle lune.

• RESPIRATION ET CIRCULATION : INFECTION CHRONIQUE HIVERNALE – ARTÉRIOSCLÉROSE

Rhinites, rhino-pharyngites à répétition ou chroniques ; hivernales, au moindre refroidissement. Écoulement purulent, sinusites, polypes. Perte de l'odorat.

Angines : abcès. Douleur d'écharde unilatérale. Adénopathies. Rechute chaque hiver.

Toux aggravée en se découvrant (*RUMEX*), par les boissons froides.

Maladies pulmonaires chroniques ; réactivées par le froid, avec suppuration.

Sclérose et dilatation bronchique, abcès pulmonaire, séquelles de tuberculose pulmonaire, de pleurésie, cicatrices chirurgicales...

Pneumoconiose. **Silicose.** Fibrose pulmonaire, emphysème (*T.R.*).

Insuffisance cardiaque des pneumopathies chroniques.

Artériosclérose. **Calcifications artérielles** (*CALCAREA CARBONICA* et *FLUORICA*).

Ischémie des extrémités : cryosensibilité, peau parcheminée, blanche ou cyanosée, douleurs d'écharde, engelures.

• APPAREIL GÉNITAL ET URINAIRE : INFECTION CHRONIQUE

Infections génitales et urinaires chroniques.

Leucorrhée purulente, irritante, excoriante, brûlante (*SULFUR*).

Prostatite et urétrite. Rétrécissement de l'urètre (*CAUSTICUM*).

Urine infectée chroniquement, de mauvaise odeur (*EQUISETUM*).

Fistules.

Règles abondantes avec frilosité aggravée et constipation.

Dorsalgie et règles pendant la lactation.

Rétraction du mamelon.

Énurésie.

• OS ET ARTICULATIONS : DÉFICIENCES, DÉFORMATIONS, SUPPURATIONS OSSEUSES

Rachitisme : fontanelle fermée tardivement, bourrelet costal, déformations rachidiennes, thoraciques, du bassin, des tibias...

Fractures fréquentes des sujets jeunes. Épiphysites de croissance.

Squelette mince, os petits, grêles.

Ostéoporose.

Retard dans la formation du cal.

Intolérance, rejet, suppuration sur matériel d'ostéosynthèse (O.P.).

Ostéite, ostéomyélite, ostéo-arthrite, arthrite suppurée, abcès froids.

Fistules d'origine osseuse.

Douleurs rachidiennes par vibrations (automobile) (O.P.), percussion ; la nuit.

Coccydynie en restant assis longtemps.

Douleurs plantaires.

Crampes des écrivains.

• DERMATOLOGIE : CICATRISATION LENTE, SUEURS, MÊME AU FROID, EXTRÉMITÉS GLACÉES, SUPPURATION

Peau pâle, atonique, ridée ; comédons et acné.

Cicatrisation lente ; suppuration des plaies.

Furoncles, anthrax, impétigo, dermatoses suppurantes.

Panaris. Ongle incarné.

Transpiration abondante, surtout de la tête et des pieds, même en ayant froid.

Séborrhée du visage : gros kystes suppurés (*THUYA*), sous auriculaires, avec cicatrices indurées.

Sueur des pieds malodorante ; mycose interdigitale ; sa suppression est suivie d'autres symptômes.

Hyperidrose des mains et des pieds : cyanose, écoulement froid et profus.

Extrémités glacées, doigts parcheminés, cyanose ou blancheur, engelures, vives douleurs d'écharde au froid.

Ongles fragiles, cassants, taches blanches.

Cicatrices indurées, rétractiles, chéloïdes.

Nodules sous-cutanés du cuir chevelu.

Ulcères anciens, suppurants. Douleur d'écharde ou brûlante.

Cellulite des maigres (O.P.).

Verrues.

• AUTRES INDICATIONS

Opacité cristallinienne sénile à répartition homogène et évolution lente.

Dacryocystite. Fistules lacrymales. Orgelets répétés.

Toutes les suppurations oculaires. Photophobie.

Otite chronique.

COMMENTAIRES ET COMPARAISONS

Le nourrisson rachitique, carencé, très maigre, souffreteux et criard, présente, outre sa fontanelle ouverte, son bourrelet costal, ses tibias incurvés, un gros ventre dur, des membres grêles qui le portent à peine. Devenu heureusement rare, en France du moins, pour raison de carence, il se voit encore chez des **infectés chroniques.**

L'adolescent et l'adulte étaient autrefois presque toujours des tuberculeux chroniques dont *SILICEA* illustre la forme pulmonaire commune et les localisations osseuses : sujet très maigre, souvent grand, faible, froid, il frissonne en se déshabillant et cependant transpire abondamment.

Le type gras, rare, doit être connu : il est frileux, faussement pléthorique, transpirant, faible, blême. Beaucoup de cellulite. On le confondrait avec *CALCAREA CARBONICA* si son squelette n'était mince et ses attaches fines.

Remède historique de tuberculose, ***SILICEA*** reste fondamentalement celui du tuberculinisme : faible, maigre, infecté et très frileux. Il représente donc l'aggravation de *CALCAREA PHOSPHORICA* et *NATRUM MURIATICUM* et complète l'un et l'autre. Lui-même conduit à *T.K.* ***PULSATILLA*** lui ressemble par les sécrétions et la cryosensibilité des extrémités et lui sert souvent d'appoint. *CHAMOMILLA*, en aigu, a le même caractère et les épisodes dentaires sur *SILICEA*, notamment, en sont justiciables. Le rôle de ***SILICEA*** dans l'athérosclérose est négligé. C'est pourtant son seul usage allopathique, et il est démontré qu'il existe une relation inverse entre la teneur en silicium de la paroi artérielle et le degré d'athérosclérose (1).

Les psoriques suppurent surtout selon les signes d'***HEPAR SULFUR***, aussi frileux et moins chronique, mais qui est dans ce domaine la grande comparaison.

ALUMINA, voisin chimique, l'est aussi pour la constipation et la dénutrition, mais possède plus de signes neurologiques.

CALCAREA FLUORICA convient aux déformations squelettiques et troubles dentaires.

Les antécédents, la frilosité, font la différence.

Dans les fractures, on lui ajoute *SYMPHYTUM*.

THUYA, très proche par ses signes phobiques, ses suppurations, les réactions vaccinales et peut-être immunitaires, apparaît aussi comme son complémentaire.

L'usage de *SILICEA* présente des risques et demande des précautions. En effet les corps étrangers inclus, les séquestres osseux, sont expulsés au prix d'une suppuration qu'il faut contrôler : un foyer tuberculeux même ancien et calcifié peut évoluer, comme sous l'action de *PHOSPHORUS*.

BIBLIOGRAPHIE

1. LOBRY C. - *La Silice et les plantes riches en silice*. Thèse Pharm., Lille, 1983.

Solanum malacoxylon

Solanum malacoxylon Sendt. (Solanacées)

DESCRIPTION : Espèce d'origine brésilienne, à tige épaisse, à écorce brique plus ou moins verruqueuse, feuillue au sommet. Les feuilles sont étroitement lancéolées, allongées, rétrécies à la base. Les fleurs, de couleur bleue ou violette suivant leur âge, sont réunies en cymes corymbiformes (1). Le fruit est une baie.

PARTIE UTILISÉE : La partie aérienne desséchée.

COMPOSITION

On a montré que les feuilles de ***S. m.*** contiennent un métabolite de la vitamine D_3 sous forme d'hétéroside : il s'agit de l'hétéroside du 1α,25-dihydroxycholécalciférol (*in* [2]).

Étant donné le rôle joué par la vitamine D_3 à dose pondérable dans le métabolisme du calcium, il n'est pas étonnant de voir la plante, à dose infinitésimale, agir dans les calcifications anormales (cf. Pathogénésie)

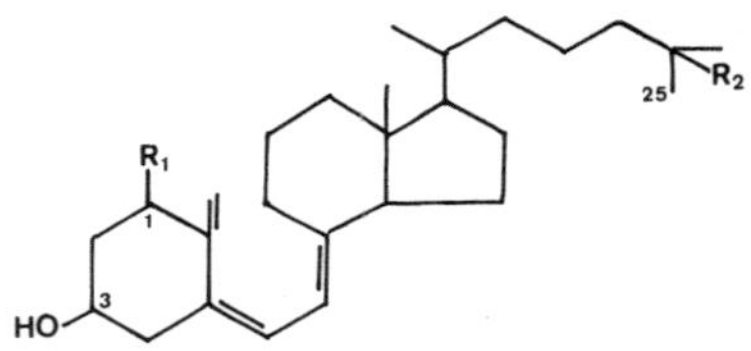

R_1	R_2	
H	H	**vitamine D_3**
OH	OH	**1α,25-dihydroxycholécalciférol**

PATHOGÉNÉSIE

Remède d'action limitée.
CHONDROCALCINOSE ET PÉRIARTHRITE CALCIFIANTE.

CHONDROCALCINOSE.

PÉRIARTHRITE SCAPULO-HUMÉRALE AVEC CALCIFICATIONS.

HYDARTHROSE DU GENOU.

CALCIFICATIONS ANORMALES.

• CHONDROCALCINOSE

Phase aiguë inflammatoire douloureuse de chondrocalcinose (pseudo-goutte) surtout chez les sujets âgés de plus de 70 ans.

Sujets atteints par ailleurs de goutte, diabète, maladie de Paget, hyper-parathyroïdie...

Calcifications intra-articulaires en liseré, méniscales, de la symphyse pubienne, rachidienne ...

Hydarthrose à répétition.

Formes arthrosiques : diagnostic radiologique surtout du genou et de la hanche.

Périarthrite scapulo-humérale avec calcifications.

Pseudo-hydarthrose sur arthrose chronique du genou.

Ces deux indications sont confirmées par des résultats (O.P.).

COMMENTAIRES ET COMPARAISONS

L' "enteque seco" brésilienne est une hypercalcinose intestinale du bétail des pampas provoquée par l'ingestion de feuilles de ***Solanum malacoxylon***. L'examen biologique de l'animal malade montre une hypercalcinose et une hyperphosphorémie.

SOLANUM MALACOXYLON, remède des hypercalcifications, contient un métabolite de la vitamine D_3. On est ici en présence d'une pathogénésie entièrement logique mais qui pose le problème de la rémanence des actions physiologiques à dose homéopathique sans modification ni inversion.

Plusieurs auteurs se sont intéressés à cette pathogénésie animale et à son application humaine (3, 4). Ils l'ont utilisée avec, semble-t-il, succès dans la périarthrite calcifiante de l'épaule : disparition des douleurs et des calcifications. L'indication a été étendue à "l'épaule douloureuse aiguë".

Lagrange suggère son essai dans l'hypoparathyroïdie. Il est logique de l'utiliser à dose homéopathique chaque fois qu'il existe des hypercalcifications puisque la maladie du bétail comporte des calcifications anormales dans tout l'organisme : viscères, vaisseaux, poumons, tendons et même sabots.

La chondrocalcinose, surtout en phase aiguë, ressemblant à la goutte, a fait l'objet d'un mémoire (5).

En résumé, toutes les maladies impliquant des calcifications anormales le justifient : hypoparathyroïdie ; goutte avec lithiase, chondrocalcinose, maladies cristallines articulaires, périarthrite scapulo-humérale calcifiante, peut-être d'autres maladies calcifiantes comme la péricardite.

Rappelons les calcifications anormales de *CALCAREA CARBONICA* – il doit s'agir d'un complémentaire.

CONCHIOLINUM se réfère à la pathologie calcique comme *CALCAREA PHOSPHORICA* ou *FLUORICA*.

Enfin, dans les crises aiguës de goutte, la principale comparaison est celle de *LEDUM PALUSTRE* mais aussi *COLCHICUM*, *APIS*, *CHINA*.

SOLANUM MALACOXYLON est l'exemple d'une pathogénésie précise d'origine animale qui ne comporte donc ni signes mentaux ni modalités fines et l'indication est clinique et radiologique.

BIBLIOGRAPHIE

1. Document des Laboratoires Boiron.
2. BOLAND R.L., SKLIAR M.I. et NORMAN A.W. - *Planta Med.*, 1987, 161-164.
3. LAGRANGE A. - Communication à la XXIVe Semaine homéopathique de Paris, octobre 1988.
4. BENYAMINE G. - *Annales homéopathiques françaises*, 1981, n° 1, 7-10.
5. SZURMANT C.H.R. - *Une goutte peut en cacher une autre*. Mémoire du D.E.C.U. d'Homéopathie, Lille, 1989.

Solidago virga aurea

Verge d'or

Solidago virga aurea L. (Composées)

DESCRIPTION : Plante herbacée vivace pouvant atteindre 1 m de haut, commune dans toute l'Europe dans les bois secs et les clairières et aussi dans les zones montagneuses. La tige, souvent rouge violacé, porte des feuilles ovales, allongées, velues. Les fleurs, entièrement jaunes, du type Radiées, sont réunies en grappes allongées. Le fruit est un akène côtelé.

PARTIE UTILISÉE : Les sommités fleuries fraîches.

COMPOSITION

- petite quantité d'huile essentielle ;
- 10 à 15 % de tanins catéchiques ;
- des polyphénols :
  - acides phénols (caféique, chlorogénique) ;
  - flavonoïdes du groupe des flavonols ;
- environ 2,5 % de saponosides triterpéniques, les virgauréasaponines 1-3 dont l'aglycone est l'acide polygalactique (1, 2) ;
- des lactones dérivés du *cis*-clérodane (3), du type

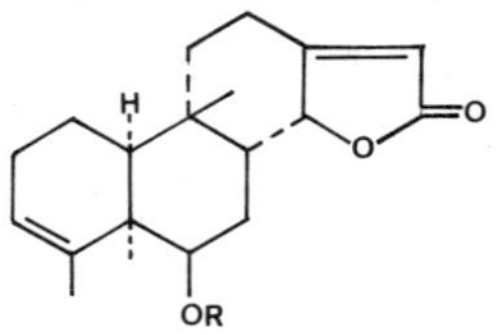

C'est aux saponosides que la verge d'or doit ses propriétés diurétiques et anti-inflammatoires.

Dans la variété *leiocarpa*, on a identifié :

- un diglucoside phénolique, le leiocarposide (4), diurétique et anti-inflammatoire chez l'animal.

PATHOGÉNÉSIE

Remède d'action limitée.
DRAINAGE HÉPATO-RÉNAL.

INSUFFISANCE RÉNALE ET HÉPATO-BILIAIRE BÉNIGNE : OLIGURIE.

ALGIE LOMBAIRE DROITE, CONSTIPATION.

• INSUFFISANCE RÉNALE ET HÉPATO-BILIAIRE BÉNIGNE

Oligurie. Urines rougeâtres. Pigments et sels biliaires ; phosphaturie.

Douleur à la pression des angles costo-lombaires, surtout droit.

Goût amer, langue saburrale, météorisme abdominal, constipation, selles décolorées.

Amélioration générale après des mictions abondantes.

Aggravation par des repas copieux.

Oedème et pétéchies des membres inférieurs.

• AUTRE INDICATION

Rhinite et asthme polliniques. **Rhinallergie des insuffisants digestifs** (O.P.).

COMMENTAIRES ET COMPARAISONS

Draineur hépato-rénal de routine, il exige cependant quelques éléments de pathogénésie pour agir à dose homéopathique : sensibilité des loges rénales, goût amer, par exemple.

L. Vannier a simplifié les indications : à droite, ***SOLIDAGO***, à gauche ***BERBERIS***.

Sa petite capacité digestive est celle des tuberculiniques.

On l'associe à ***PULSATILLA***, ***CHELIDONIUM***, ***CARDUUS***, ***HYDRASTIS***, ***CHINA***. Pour le rein, à ***BERBERIS***, préféré chez les psoriques. ***LYCOPODIUM*** renforce souvent son action.

Exemple d'association de "drainage tuberculinique" : *CRATAEGUS* D6,*SOLIDAGO* D6, *PULSATILLA* D6.

BIBLIOGRAPHIE

1. HILLER K., BADER G. et SCHULTEN H.R. - *Pharmazie*, 1987, *42*, 541-543.
2. HILLER K., BADER G. et DUBE G. - *Pharmazie*, 1987, *42*, 744-745.
3. GOSWAMI A., BARVA R.N., SHARMA R.P., BARUAH J.N., KULANTHAIVEL P. et HERZ W. - *Phytochemistry*, 1984, *23*, 837-841.
4. GRÜNDEMANN E., GIL-RJONG R. et HILLER K. - *Pharmazie*, 1979, *34*, 430-431.

Spigelia anthelmia

Spigélie vermifuge

Spigelia anthelmia L. (Loganiacées)

DESCRIPTION : Plante herbacée annuelle d'une cinquantaine de cm, originaire des Antilles et de l'Amérique du Sud. Les feuilles, ovales oblongues, sont opposées à la base, verticillées par 4 au sommet. Les fleurs, rougeâtres, forment des grappes à l'aisselle des feuilles supérieures. Le fruit est une capsule.

L'appellation d'herbe à la Brinvilliers qui a été donnée à la plante au XVIIIe siècle rappelle sa toxicité.

PARTIE UTILISÉE : La plante entière fleurie séchée.

COMPOSITION

Peu de travaux ont été consacrés à cette plante autrefois utilisée comme anthelminthique et aujourd'hui abandonnée en raison de ses propriétés convulsivantes.

Ont été identifiés (1) :

- divers acides-phénols et flavonoïdes – dont l'hypéroside, constituant important de *CRATAEGUS* ;
- des alcaloïdes : isoquinoléine et un alcaloïde monoterpénique du type actinidine, vraisemblablement très voisin de celui qui a été isolé de *VALERIANA* ;
- de la choline et divers esters : benzoylcholine, 3,3-diméthylacryloylcholine.

PATHOGÉNÉSIE

Remède d'action limitée.
MIGRAINE, NÉVRALGIES, TACHYCARDIE.

MIGRAINE OCCIPITO-SUS-ORBITAIRE GAUCHE.
NÉVRALGIE D'ARNOLD, DE L'ORBITE, TRIGÉMINÉE, PRÉCORDIALE.

TACHYCARDIE PAROXYSTIQUE. DOULEUR CARDIAQUE IRRADIÉE AU BRAS GAUCHE.

EXOPHTALMIE.

AGGRAVATION :
SUIVANT LA COURBE SOLAIRE.
PAR LE TEMPS HUMIDE, PAR L'ORAGE.
À GAUCHE.

• MIGRAINE ET NÉVRALGIES

Migraine occipitale puis sus-orbitaire gauche. Du lever au coucher du soleil, maximale à midi (*NATRUM MURIATICUM*).

Névralgie d'Arnold.

Névralgie ciliaire et orbitaire : élancements brutaux, aggravation par tout mouvement oculaire (*BRYONIA*, *RUTA*, *ONOSMODIUM*).

Névralgie trigéminée, prédominante au maxillaire supérieur. Aggravée par le mouvement, le froid humide, l'orage, la fumée de tabac.

Névralgie thoraco-précordiale irrradiée au bras gauche, aggravée en respirant.

• TACHYCARDIE ET DOULEUR CARDIAQUE

Tachycardie paroxystique : battements violents perceptibles par le malade, visibles à travers les vêtements. **Le cœur bat plus fort que vite.** Dyspnée, angoisse, immobilité nécessaire, intolérance aux vêtements. Douleur associée. Amélioration couché à droite, la tête haute ; aggravation couché à gauche et allongé.

Douleur coronarienne : thoracique et sous-mamelonnaire gauche, **irradiée au membre supérieur gauche** et à l'omoplate. Aggravée au moindre mouvement (*NAJA*).

Troubles du rythme par coronaropathie ou après infarctus (O.P.) (*DIGITALIS*, *LATRODECTUS*, *ARSENICUM ALBUM*).

• EXOPHTALMIE

Exophtalmie du Basedow (*IODUM*, *LACHESIS*, *SUMBUL*, *LYCOPUS*). Regard brillant. Larmoiement.

Douleur au mouvement des globes oculaires ; se tourne en entier.

• AUTRES INDICATIONS

Phobie des objets pointus (*SILICEA*, *ALUMINA*).

Parasites intestinaux : nervosisme, bégaiement, coliques (*CINA*).

COMMENTAIRES ET COMPARAISONS

SPIGELIA associe douleurs et troubles du rythme, mais aussi exophtalmie et tachycardie. Il convient aux coronariens et au cœur basedowien. Mais, remède de névralgie, ses précordialgies sont souvent extracardiaques (*KALMIA LATIFOLIA*).

Le rythme solaire le rapproche de *NATRUM MURIATICUM* et *SANGUINARIA*. *SILICEA* présente la même céphalée, à droite, et aussi, curieusement, la phobie d'épingles. Avec *ARNICA*, on compare *CACTUS*, *KALMIA*, *NAJA*, pour le cœur, et dans le Basedow, avec *IODUM* ou *LACHESIS*, *LYCOPUS* et *SUMBUL*. Mais *SPIGELIA* est un complémentaire très polyvalent.

BIBLIOGRAPHIE

1. WAGNER H., SEERGERT K., GUPTA M.P., ESPOSITO AVELLA M. et SOLIS P. - *Planta Med.*, 1986, *52*, 378-381.

Spiritus Quercus glandium

Distillat de teinture de glands

DESCRIPTION : Produit obtenu à partir du fruit du chêne rouvre, ***Quercus robur*** L. (Fagacées).

COMPOSITION

Nous ne disposons d'aucun renseignement valable sur ce produit dont le principal constituant est l'alcool.

PATHOGÉNÉSIE

Remède d'action limitée.
ALCOOLISME.

ALCOOLIQUES CONGESTIONNÉS ; PRÉCIRRHOTIQUES.

MALADIES DE LA RATE.

Alcooliques congestionnés, couperosés (*LACHESIS*, *SULFUR*, *ETHYLICUM*).
Vertige, déséquilibre, besoin d'appui.
Hépatite, précirrhose, œdèmes, ascite. Pancréatite chronique.
Splénomégalie ; douleurs de rate (*HELIANTHUS*).
Crises d'anémie hémolytique de Minkowski-Chauffard (O.P.).

COMMENTAIRES ET COMPARAISONS

L'alcoolisme modéré est la grande indication. Il appuie efficacement, en D 3 ou D 6, l'action des grands remèdes et exerce peut-être un **effet dissuasif** (?).

Il a permis d'atténuer et d'espacer les crises d'hémolyse de plusieurs cas de maladie de Minkowski-Chauffard, non splénectomisés, avec l'appui de *CHINA*, *PHOSPHORUS* ou *NATRUM MURIATICUM*.

L'effet dissuasif des hautes dilutions de *NUX VOMICA*, *LACHESIS*, *ETHYLICUM* est plus confirmé.

Spongia tosta

Éponge torréfiée

Euspongia officinalis L. (= ***Spongia officinalis*** L.) (Spongidés)

DESCRIPTION : Éponge vivant en Méditerranée : la plus appréciée en Homéopathie est pêchée en Crète, à Chypre, sur les côtes de l'Afrique du Nord. L'aspect général est voisin de celui de l'éponge d'eau douce (voir ***BADIAGA***).

PARTIE UTILISÉE : L'éponge torréfiée.

COMPOSITION

Il est probable que la torréfaction détruit la majorité des composés organiques découverts chez les éponges marines :

- terpènes et furanoterpènes (1) ;
- diterpènes (2) dont on peut rapprocher l'isoagatholactone (3) qui, par sa structure, rappelle l'acide grindélique, principal constituant de la fraction résineuse du grindélia et responsable en partie de l'action de ce dernier sur les voies respiratoires ;
- stérols divers (4, 5).

Parmi les éléments minéraux :

- iode,
- brome dont la teneur serait 3 à 4 fois plus importante que celle de l'iode (6),
- silice,

existent en proportions notables, accompagnés de fer et de calcium.

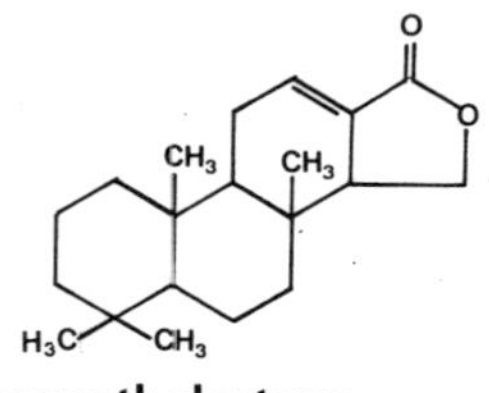

isoagatholactone

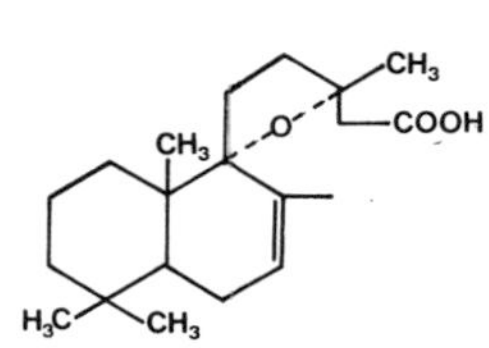

acide grindélique

PATHOGÉNÉSIE

Remède d'action limitée.
DYSPNÉE LARYNGÉE : SPASME, ŒDÈME, GOITRE.

DYSPNÉE LARYNGÉE NOCTURNE ET ANXIOGÈNE : SENSATION D'ÉTOUFFEMENT EN SE RELEVANT AVANT MINUIT : SPASME, ŒDÈME LARYNGÉ, LARYNGITE – GOITRE.

TACHYCARDIE ET ANGOR D'EXPRESSION LARYNGÉE.

AGGRAVATION :
LA NUIT, AVANT MINUIT.
COUCHÉ TÊTE BASSE.
PAR LA CHALEUR ET PAR L'EFFORT.

• DYSPNÉE ET TOUX LARYNGÉE - HYPERTHYROÏDIE

Réveil brutal avant minuit avec dyspnée aiguë et angoisse (*LACHESIS*) : **sensation de constriction et d'obstruction laryngée ;** de mort imminente. Cyanose.
Le sujet s'assoit et ne supporte aucun contact au niveau du cou (*LACHESIS*).
Toux laryngée sèche, sifflante "comme une planche qu'on scie".
Toux dyspnéisante, douleur laryngée et trachéale brûlante, raucité de la voix, aphonie.
Laryngites dues au froid sec.
La toux disparaît en mangeant ; en buvant chaud.
Thyroïde hypertrophiée et indurée ; exophtalmie (*IODUM, LACHESIS*).
En phase critique, hyperémie intense de la tête, de la face, du thorax.

• TACHYCARDIE ET ANGOR

Crises de tachycardie avec anxiété et congestion du visage et du thorax.
Réveil avant minuit avec tachycardie, oppression, anxiété. Doit s'asseoir.
Angor d'expression laryngée (O.P.).

• AUTRES INDICATIONS

Orchi-épididymite : œdème, induration, douleur.
Adénopathies indurées.

COMMENTAIRES ET COMPARAISONS

Quel que soit le diagnostic, le larynx est le "lieu" de *SPONGIA*, et l'étouffement son expression. On a voulu en faire un remède d'enfant – dyspnée laryngée (*SAMBUCUS*) – et de femme – Basedow. Mais on le prescrit de la spasmophilie à l'œdème, l'inflammation et l'angor vrai.
L'acide grindélique le rapproche de ***GRINDELIA*** : dyspnée laryngée, suffocation, en s'endormant.
La présence de brome se traduit par des symptômes proches de ***BROMUM*** : la dyspnée laryngée également, et l'hyperthyroïdie. ***CORALLIUM RUBRUM*** et ***BADIAGA*** sont aussi riches en brome (voir *BROMUM*).
En ce qui concerne l'iode, ***SPONGIA*** est également considéré comme complémentaire des remèdes iodés : ***IODUM, SULFUR IODATUM, ARSENICUM IODATUM, PHOSPHORUS TRIIODATUS, KALIUM IODATUM***... Son étouffement avec hyperémie évoque ***LACHESIS*** ; son réveil anxieux, en outre, ***SAMBUCUS*** ou ***ACONITUM***. Sa toux ressemble à celle d'***HEPAR SULFUR***, si elle est douloureuse, et ses signes cardiaques évoquent, outre les iodés, ***LYCOPUS, SUMBUL, SPIGELIA*** et ***NAJA***.
En l'absence de signes objectifs, il évoque ***IGNATIA***.
AURUM, PULSATILLA, RHODODENDRON, CLEMATIS ERECTA sont à comparer dans une pathologie testiculaire pathogénétiquement imprécise.

BIBLIOGRAPHIE

1. CIMINO G., DE STEFANO S. et MINALE L. - *Tetrahedron*, 1972, *28*, 5983-5991.
2. CAPELLE N., BRAEKMAN J.C., DALOZE D. et TURSCH B. - *Bull. Soc. Chim. Belg.*, 1980, *89*, 399-404.
3. CIMINO G., DE ROSA D., DE STEFANO S. et MINALE L. - *Tetrahedron*, 1974, *30*, 645-649.
4. MADAIO A., PICCIALI V., SICA D. et CORRIERO G. - *J. Nat. Prod.*, 1989, *52*, 952-961.
5. MIGLIUOLO A., PICCIALI V. et SICA D. - *Steroids*, 1992, *57*, 344-347.
6. SCHINDLER H. - *Dsche Apoth. Ztg*, 1957, *97*, 448-449.

Squilla maritima

Scille

Urginea div. (Liliacées)

DESCRIPTION : Grande plante herbacée de 1 m à 1,3 m de haut, vivace par un gros bulbe écailleux pouvant peser plusieurs kg. Les feuilles sont longues

et aiguës. Les fleurs, blanc verdâtre, forment de grandes grappes au sommet d'une hampe ; elles apparaissent alors que les feuilles sont déjà desséchées. Le fruit est une capsule.
La scille croît dans les régions méditerranéennes : très rare en France, on la trouve sur le littoral nord-africain, en Sardaigne et Italie du Sud, dans les îles Ioniennes.

PARTIE UTILISÉE : Le bulbe rouge, desséché, sans racines.

COMPOSITION

La scille rouge a été longtemps considérée comme une variété particulière d'*Urginea maritima* (L.) Baker se différenciant de la scille blanche par la présence d'un bufadiénolide à propriétés raticides, le scilliroside.
Actuellement, on pense qu'*Urginea maritima* (L.) Baker est une espèce collective, agrégat d'au moins 6 espèces ; certaines ont un bulbe blanc : *U. maritima sensu strictu* ; d'autres, un bulbe rouge : *U. numidica* Grey ; d'autres encore un bulbe variant du blanc au rouge : *U. aphylla* Speta.
La scille rouge contient :

- 2 à 5 % de matières minérales riches en oxalate de calcium ;
- 4-10 % de mucilage ;
- des fructosanes ;
- des catéchols et des tanins catéchiques ;
- de nombreux pigments flavoniques ;
- des pigments anthocyaniques dont le principal est le 3-monoglucoside de cyanidine ou chrysanthémine ;
- 0,3-0,4 % d'hétérosides cardiotoniques dérivés de la bufadiénolide (voir *BUFO, HELLEBORUS*) ; leur identité semble dépendre de l'origine géographique de l'échantillon (1) :

– dans la partie nord du bassin méditerranéen, les hétérosides majoritaires sont le scilliroside et les hétérosides de la scillarénine ;
– dans la partie sud du même bassin, scilliroside et hétérosides de la scillarénine sont pratiquement inexistants et les composés majoritaires sont le scilliglaucoside et les hétérosides de la scilliphéosidine

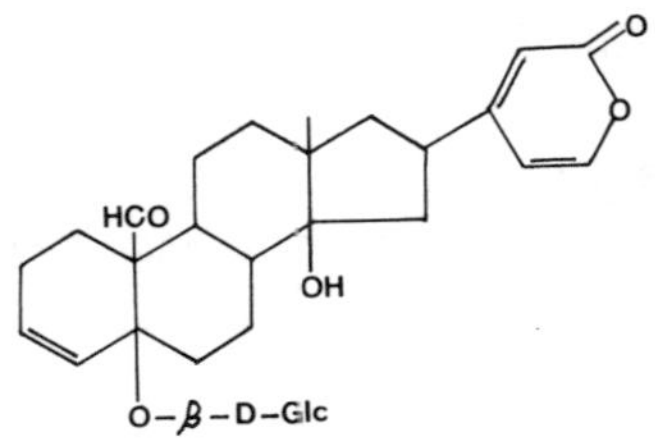

scilliglaucoside

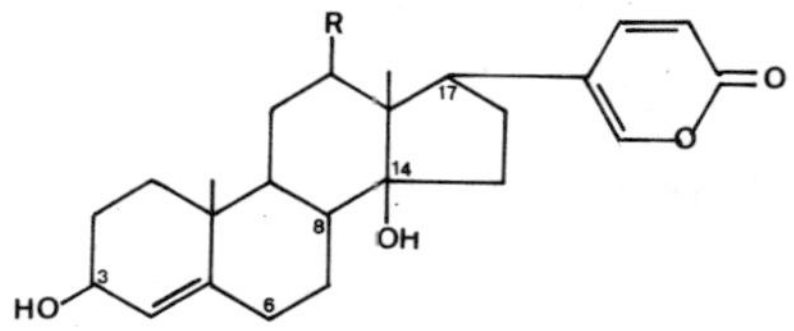

R=H **scillarénine**
R=OH **scilliphéosidine**

L'aglycone du scilliroside diffère de la scillarénine par la présence d'un acétoxy en 6 et d'un hydroxyle en 8.

PATHOGÉNÉSIE

Remède d'action limitée.
TOUX, LARMOIEMENT, POLYURIE.

TOUX, EXPECTORATION ABONDANTE, DÉCLENCHANT LARMOIEMENT ET INCONTINENCE URINAIRE.

POLYURIE ET INCONTINENCE URINAIRE.

AGGRAVATION :
PAR L'AIR ET LES BOISSONS FROIDS.

• TOUX, LARMOIEMENT, INCONTINENCE

Toux productive, abondant mucopus, ou mucus, de goût sucré ; sèche le soir.
Toux avec larmoiement irritant et éternuements.
Toux provoquant l'incontinence urinaire, l'incontinence fécale.
Toux des cardiaques, avec spasme pulmonaire, dyspnée, tachycardie, œdèmes (*KALIUM CARBONICUM*).
Coqueluche, trachéite, pleurite ; broncho et pneumopathie chroniques.
Douleurs thoraciques, pleurales, lancinantes.

• POLYURIE ET INCONTINENCE URINAIRE

Polyurie abondante. Néphropathies avec polyurie.
Polyurie et cependant petits œdèmes.
Syndrome polyurie-polydipsie. Incontinence urinaire.

• AUTRES INDICATIONS

Douleurs des pieds par la station et le travail debout.
Douleurs spléniques.
Ongles fendillés ; dents tachées de noir.

COMMENTAIRES ET COMPARAISONS

Toute maladie accompagnée de polyurie, la toux avec miction involontaire, bénéficient de la prescription de *SQUILLA* dont l'action serait lente.
NATRUM MURIATICUM urine aussi beaucoup, et boit beaucoup. *SQUILLA* le complète.
PULSATILLA, *SENEGA*, *MERCURIUS* ont des toux productives, *BRYONIA*, *KALIUM CARBONICUM*, *RANUNCULUS*, les signes pleuraux et thoraciques.
La Matière médicale ne met pas assez en évidence que *SQUILLA* contient des hétérosides cardiotoniques. Cependant la pathogénésie évoque la toux cardiaque et la dyspnée par poumon cardiaque. On l'utilise dans cette indication chez les vieillards mal continents.

Comparaisons fondées sur la Matière médicale

1) Toux avec larmoiement
SQUILLA : larmoiement et incontinence urinaire.
SABADILLA : larmoiement et éternuements ; allergie.
EUPHRASIA : larmoiement irritant ; allergie.
PULSATILLA : larmoiement non irritant, calmé à l'air frais.
GRAPHITES : larmoiement et blépharite marginale.
NATRUM MURIATICUM : larmoiement à toute occasion ou stimulation, les complète tous sauf *GRAPHITES*.

2) Toux avec incontinence urinaire
SQUILLA : polyurique.
NATRUM MURIATICUM : polyurique et hyperexcitable ; sujet jeune.
PHOSPHORUS : hyperexcitabilité sphinctérienne et déficit.
CAUSTICUM : déficit neurologique ; sujet âgé ou enfant retardé.
PULSATILLA : péripuberté ; stase pelvienne et veineuse.
SEPIA : ptose, stase, laxité, prolapsus.
KALIUM CARBONICUM : asthénie.

3) Toux des cardiaques
SQUILLA : toux productive, souvent mucopurulente.
LAUROCERASUS : amélioration couché à plat.
TABACUM : avec malaise vagotonique.
HYOSCYAMUS : seulement en position couché.
NAJA : avec douleur cardiaque.
LACHESIS : avec cyanose, dyspnée.
KALIUM CARBONICUM : avec insuffisance cardiaque, surtout droite ; œdèmes.

BIBLIOGRAPHIE

1. KRENN L., KOPP B., DEIM A., ROBIEN W. et KUBELKA W. - *Planta Med.*, 1994, *60*, 63-69.

Stannum metallicum

Étain

Sn

DESCRIPTION : Métal blanc argent, brillant, de consistance molle, très malléable et ductile, peu résistant. Facilement attaqué par l'acide chlorhydrique concentré, l'eau régale, les lessives alcalines à chaud. Stable au contact de l'air, il s'oxyde cependant lorsqu'il est pulvérisé.

PATHOGÉNÉSIE

Remède d'action limitée.
SUPPURATION PULMONAIRE, ÉPUISEMENT, NÉVRALGIES.

SUPPURATION PULMONAIRE CHRONIQUE AVEC ÉPUISEMENT. L'ASTHÉNIE EST SURTOUT RESSENTIE DANS LA POITRINE.

NÉVRALGIES D'APPARITION ET DISPARITION PROGRESSIVES, SUIVANT LA COURBE SOLAIRE.

AGGRAVATION :
PAR LE FROID.
EN DESCENDANT DES ESCALIERS.
EN PARLANT, RIANT.
SUIVANT LA COURBE SOLAIRE.

• SUPPURATION PULMONAIRE AVEC ÉPUISEMENT

Pharyngite et expectoration purulente. Mieux temporaire après toux et crachats.

Laryngite : enrouement, douleur, voix faible (*PHOSPHORUS*, *MANGANUM*).

Toux caverneuse, douloureuse, profonde, en parlant, riant, chantant.

Expectoration abondante, purulente ; goût sucré ou salé.

Expectoration avec petits caillots noirs ; de mauvaise odeur.

Faiblesse ressentie dans la poitrine, telle qu'il n'a pas la force de parler.

Asthénie et dyspnée aggravée en descendant les escaliers ; à la marche.

Faiblesse parétique des deltoïdes et des bras ; des jambes ; il se laisse tomber sur un siège.

Parésie rectale : selles dures, grands efforts inefficaces.

Parésie vésicale.

Anémie.

Paumes des mains brûlantes (*SANGUINARIA*, *PHOSPHORUS*).

Fièvre à grandes oscillations et sueurs épuisantes.

• NÉVRALGIES D'APPARITION ET DISPARITION PROGRESSIVES

Douleurs névralgiques augmentant et diminuant progressivement. Algies croissant du matin à midi et décroissant jusqu'au soir. Améliorées par la pression forte (*BRYONIA*, *COLOCYNTHIS*).

Céphalées névralgiques, névralgies d'Arnold, algies de la face.

Névralgie cervico-brachiale ; algie du plexus solaire, périombilicale, calmée en hyperflexion (*COLOCYNTHIS*, *MAGNESIA PHOSPHORICA*) ; des membres supérieurs.

• AUTRES INDICATIONS

Nausées provoquées par la toux et l'expectoration ; à la vue, l'odeur des aliments, avec sensation de vide gastrique.

Hyperpolyménorrhée, pesanteur pelvienne, leucorrhée purulente.

COMMENTAIRES ET COMPARAISONS

Remède historique de tuberculose suppurante, **il reste utile chez les infectés chroniques broncho-pulmonaires avec état général médiocre.** Son complémentaire classique serait *PULSATILLA* en raison de l'abondance de mucopus mais l'état général évoque plutôt *PHOSPHORUS* dont il partage les brûlures palmo-plantaires, la fièvre oscillante, les hémoptysies ; ou encore *HEPAR SULFUR* ou *SILICEA,* les deux meilleurs remèdes d'action générale des suppurants bronchiques, appuyés par *SENEGA*, *PHELLANDRIUM*, peut-être une *TUBERCULINE*.

La faiblesse évoque *CHINA* et *CARBO VEGETABILIS*, les parésies *CAUSTICUM* et encore *PHOSPHORUS*.

ARSENICUM ALBUM est asthénique, infecté, nerveusement atteint.

Comparaisons fondées sur la Matière médicale

Algies suivant la courbe solaire :

STANNUM : améliorées par la pression forte ;

PLATINA : avec engourdissement et hyperesthésie ;

SPIGELIA : névralgie lancinante ; sus-orbitaire gauche ;

SANGUINARIA : migraine congestive : sus-orbitaire droite ;

SILICEA : droite ou gauche ; améliorée par la chaleur ;

PHOSPHORUS : chaleur, brûlures, état congestif et hyperesthésie ;

NATRUM MURIATICUM : migraine ; petits battements répétés.

Staphylococcinum

DESCRIPTION : Biothérapique : lysat de cultures de *Staphylococcus aureus*, préparé sans addition d'antiseptique.

PATHOGÉNÉSIE

Remède d'action limitée.
STAPHYLOCOCCIE.
STAPHYLOCOCCIE.

Il complète en doses espacées le remède indiqué dans le traitement d'une staphylococcie chronique : *SULFUR, ARSENICUM ALBUM, SILICEA, HEPAR SULFUR, PYROGENIUM*.

Staphylotoxinum

DESCRIPTION : Biothérapique obtenu à partir de l'anatoxine staphylococcique.

PATHOGÉNÉSIE

Voir *STAPHYLOCOCCINUM*

Staphysagria

Staphysaigre, herbe aux poux

Delphinium staphysagria L. (Renonculacées)

DESCRIPTION : Grande plante herbacée pouvant atteindre 1 m, à feuilles palmées à 5-9 lobes. Les fleurs, grandes et bleues, sont réunies en grappes. Les fruits sont des follicules renfermant de grosses graines alvéolées, brun foncé.
On trouve la staphysaigre au bord des champs et des garrigues du Bassin méditerranéen.

PARTIE UTILISÉE : La graine séchée.

COMPOSITION

- 1-30 % d'une huile avec β-sitostérol dans l'insaponifiable ;
- environ 1 % d'alcaloïdes diterpéniques dont le principal est la delphinine, voisine de l'aconitine d'*ACONITUM* ; présence aussi d'alcaloïdes dimères du groupe de l'atisine, base que l'on trouve dans l'aconit des Alpes, ***A. anthora*** L.

PATHOGÉNÉSIE

Remède d'action limitée.
SUSCEPTIBILITÉ, EXCITABILITÉ, PRURIT.

TROUBLES CARACTÉRIELS, DÉPRESSION, NÉVROSE PAR INDIGNATION, VEXATION, SENTIMENT D'INJUSTICE ; SUJET SUSCEPTIBLE ET HARGNEUX.

HYPERESTHÉSIE GÉNITO-SEXUELLE, URINAIRE.

PRURIT, LICHEN, ECZÉMA, VERRUES.

AGGRAVATION :
PAR INDIGNATION, VEXATION, COLÈRE.
PAR LE TOUCHER.
PAR LA VIANDE, LE TABAC.
PAR COUPURES ET ACTES CHIRURGICAUX.

• TROUBLES CARACTÉRIELS PAR INDIGNATION

Troubles du caractère, dépression, névrose après vexation, indignation, injustice subie ou ressentie.
Refoulement de l'indignation et de la colère.
Susceptibilité extrême : offensé pour des propos insignifiants.
L'enfant rejette un objet réclamé aussitôt obtenu (*CHAMOMILLA, CINA*).
Sujets obsédés par une vexation ou une injustice (O.P.).
Syndrome d'échec (O.P.) (*SEPIA, AURUM, PSORINUM*).

• HYPERESTHÉSIE GÉNITO-SEXUELLE, URINAIRE

Algies urétro-vésicales intermictionnelles, disparaissant en urinant.
Sensation de goutte urétrale résiduelle.
Cysto-urétropathies nerveuses, dites "à urines claires" (O.P.).
Pollakiurie et algie vulvo-clitoridienne au début de l'activité sexuelle.
Cystite dite "des jeunes mariées".
Hyperesthésie vulvaire au moindre contact (*PLATINA*).
Excitation sexuelle obsédante mais réserve et inhibition. Masturbation.
Érection chez le jeune garçon au moindre contact ; à l'examen médical (O.P.).

• PRURIT, LICHEN, ECZÉMA, VERRUES

Prurit erratique ; change de place après grattage. Prurit psychogène.
Lichen invétéré, très pruriant, variable avec la tension nerveuse (O.P.).

Eczéma croûteux et suintant.
Prurit, éruption, épaississement, indurations du tarse palpébral.
Chalazions, orgelets (*PULSATILLA*).
Verrues pédonculées, papillomes.

• AUTRES INDICATIONS

Tics de la face avec les préoccupations familiales ou sexuelles (O.P.).
Caries dentaires du collet. Dents noires, s'effritant. Parodontoses.
Estomac douloureux après suralimentation surtout carnée. Sensation de vide gastrique.
Coliques après colères (*COLOCYNTHIS*).
Lombalgie nocturne aggravée après des rapports sexuels. Douleurs ostéocopes.
Accélération de la cicatrisation des plaies linéaires, des coupures, des incisions chirurgicales.
Tabagisme.

COMMENTAIRES ET COMPARAISONS

Malgré la présence de delphinine, voisine de l'aconitine, on ne peut rapprocher *STAPHYSAGRIA* d'*ACONITUM* que sous le rapport de la violence de leur réaction au stress : angoisse aiguë d'*ACONITUM*, indignation véhémente – mais souvent refoulée – de *STAPHYSAGRIA*.

La sexualité exprimée obsessionnellement, déviée ou refoulée, imprègne toute cette pathogénésie. Et on décrit aussi *STAPHYSAGRIA* comme **le remède de l'injustice subie ou supposée.** Il serait utile aux jeunes mariées, aux onanistes, aux homosexuels. Plus simplement, on le placera dans l'orbite de *THUYA* pour ses idées fixes, et ses verrues, et de *SILICEA* irritable et bourru, exprimant l'hypersensibilité tuberculinique et la sexualité obsédante sycotique. Comparer *PLATINA*, hyperesthésique, *MOSCHUS*, *ORIGANUM*, *CANTHARIS*. Les colériques ressemblent à *CHAMOMILLA* ou *COLOCYNTHIS*.

***STAPHYSAGRIA* est le type du remède psychosomatique.**

Comparaisons fondées sur la Matière médicale

Quelques remèdes d'intégration sociale :
STAPHYSAGRIA : vexation, humiliation, indignation ; besoin de réhabilitation ;
IGNATIA : soucis, chagrins, tristesse ; besoin de distraction ;
PULSATILLA : dépendance, soumission, passivité ; besoin de consolation ;
NUX VOMICA : hyperactivité, pugnacité, irritabilité ; besoin de stimulants ;
CHAMOMILLA : colère, rage, rébellion ; besoin de promenade ;
LILIUM TIGRINUM : remords, auto-accusation, sentiment de faute ; besoin de secours spirituel ;
MOSCHUS : théâtralisme ; besoin d'un public ;
AMBRA GRISEA : asthénie émotionnelle ; besoin d'encouragements ;
GELSEMIUM : inhibition, craintes, trac ; besoin d'être rassuré.

Sticta pulmonaria

Lichen pulmonaire

Sticta pulmonacea Ach. (= ***Lobaria pulmonaria*** [L.] Hoffm.) (Lichens)

DESCRIPTION : Plante que l'on trouve dans toute l'Europe sur les hêtres et les chênes et aussi sur les rochers en montagne, se présentant sous l'aspect de lames vert jaunâtre, membraneuses, coriaces, divisées en lobes profonds, à face supérieure pourvue de cavités, à face inférieure bosselée, jaunâtre. Le bord des lobes porte des apothécies arrondies renfermant les spores.

PARTIE UTILISÉE : Le thalle récolté en été et séché.

COMPOSITION

- mucilage ;
- tanin ;
- 3 % d'acide stictinique, accompagné d'acide norstictinique

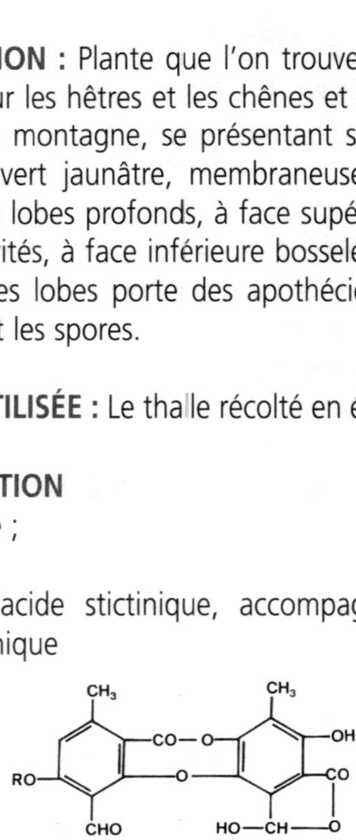

R=H **acide norstictinique**
$R=CH_3$ **acide stictinique**

- triterpénoïdes pentacycliques (1).

PATHOGÉNÉSIE

Remède d'action limitée.
NEZ BOUCHÉ, TOUX SÈCHE.

OBSTRUCTION NASALE – DOULEUR NASO-FRONTALE – TOUX SÈCHE DE TRACHÉITE.

AMÉLIORATION :
PAR L'ÉCOULEMENT NASAL.

• OBSTRUCTION NASALE – TOUX SÈCHE

Obstruction nasale : se mouche sans résultat. Muqueuse sèche.
Céphalée frontale, douleur sinusienne des rhinites : disparaît avec l'écoulement.
Rhinites aiguës, chroniques, saisonnières.
Toux sèche, douloureuse, pas ou peu d'expectoration. Laryngo-trachéite.
Début de grippe : courbature, abattement, avec atteinte nasale.

• AUTRES INDICATIONS

Rhumatisme musculo-tendineux. Épaule et deltoïde droits (Voisin). Taches rouges périarticulaires.
Sensation de lévitation (*ASARUM*, *VALERIANA*, *CANNABIS INDICA*).
Taches rouges périarticulaires.

COMMENTAIRES ET COMPARAISONS

Remarquer le curieux rapprochement sécheresse des muqueuses et atteinte séreuse qui impose *BRYONIA* comme complémentaire probable.
Dans les rhinites banales, voir *ALLIUM CEPA*, *EUPHRASIA*, *SABADILLA*, *NUX VOMICA*.
Mais au début, c'est *ACONITUM*, sec lui aussi, et déclenché par temps froid, qu'il faut comparer... ou associer.
Au début d'un "rhume", on lui préfère *CAMPHORA* si le sujet est "glacé" et a l'impression de respirer de l'air glacé.
La toux de *STICTA* est peu significative si elle ne s'accompagne pas de l'obstruction nasale. Voir, outre *BRYONIA*, *RUMEX*, *SANGUINARIA*, *CAUSTICUM*.
KALIUM BICHROMICUM a une douleur de sinusite durable avec mucopus en bouchons.

BIBLIOGRAPHIE

1. CORBETT R.E. et WIKINS A.L. - *J. Chem. Soc. Perkin trans* 1, 1976, 857-863.

Stillingia silvatica

Stillingia silvatica L. (Euphorbiacées)

DESCRIPTION : À partir d'une volumineuse racine, la plante émet de nombreuses tiges droites atteignant 1 m de haut, se divisant parfois en deux au sommet. Les feuilles sont alternes, elliptiques, brillantes. Les fleurs, petites et jaunâtres, forment un épi. Le fruit est piriforme.
S. silvatica est originaire du sud des États-Unis et de l'Amérique centrale.

PARTIE UTILISÉE : La partie souterraine séchée.

COMPOSITION

Parmi les constituants susceptibles d'intervenir dans l'activité du remède, il faut citer des composés irritants capables de provoquer des inflammations de la peau et des muqueuses : il s'agit d'esters diterpéniques du type daphnane et tigliane, par conséquent proches du phorbol et de la daphnétoxine, porteurs d'acides gras saturés, polyinsaturés ou hydroxylés (voir *CROTON*, *MEZEREUM*) (1).

PATHOGÉNÉSIE

Remède d'action limitée.
SCIATIQUE ET DOULEURS PÉRIOSTÉES.

DOULEURS OSTÉO-PÉRIOSTÉES OU NÉVRALGIQUES.

AGGRAVATION :
PAR L'HUMIDITÉ.
LA NUIT.

Douleurs ostéo-périostées aggravées par l'humidité (*PHYTOLACCA*) ; tibiales, vertébrales, crâniennes.
Névralgie, particulièrement sciatique, aggravée la nuit (*PHYTOLACCA*).
Adénopathies cervicales.

• AUTRES INDICATIONS

Laryngite chronique. Ulcération des cartilages du nez. Vésicules irritées ; vésico-pustules ; ulcération cutanée. Irritation recto-colique, hémorroïdes. Ictère.

COMMENTAIRES ET COMPARAISONS

Il prend place parmi les remèdes d'appoint du luétisme auprès de ***PHYTOLACCA***, ***MEZEREUM***, et complète ***MERCURIUS***, ***AURUM*** et ***KALIUM IODATUM***.

Comparaisons fondées sur la composition (voir *CROTON*)

Les plantes contenant des dérivés proches du phorbol produisent des vésicules irritantes, des névralgies ou névrites, de la recto-colite : ***EUPHORBIA***, ***CROTON***, ***MEZEREUM***, ***STILLINGIA***.

BIBLIOGRAPHIE

1. ADOLF W. et HECKER H. - *Tetrahedron Letters*, 1980, *21*, 2887-2890.

Stramonium

Stramoine, datura

Datura stramonium L. (Solanacées)

DESCRIPTION : Grande plante herbacée pouvant atteindre 1,20 m de haut, à feuilles ovales aiguës, profondément découpées en lobes pointus, vert plus foncé et brillantes sur la face supérieure. Les fleurs sont très grosses, solitaires, à corolle blanche en entonnoir terminé par 5 lobes. Le fruit est une capsule hérissée d'épines mais on cultive une variété inerme.
On trouve le datura dans toute l'Europe, au bord des chemins, dans les décombres, les lieux incultes.

PARTIE UTILISÉE : La partie aérienne fraîche en cours de floraison.

COMPOSITION

- elle est très voisine de celle de la belladone : on y trouve les mêmes alcaloïdes-esters, notamment dans la feuille, mais un peu moins abondants (0,20-0,45 %); la scopolamine représente ici plus du tiers de l'ensemble ;
- parfois la plante contient une lactone, la daturalactone (1) ;
- 15-18 % de matières minérales riches en nitrate de potassium.

PATHOGÉNÉSIE

Remède d'action limitée.
AGITATION, SPASMES, INSOMNIE, DÉLIRE.

AGITATION ET SPASMES, CONVULSIONS, VIOLENTS ET INDOLENTS.

INSOMNIE ET TERREURS NOCTURNES.

DÉLIRE FURIEUX ET HALLUCINATIONS.

AGGRAVATION :
PAR LES OBJETS BRILLANTS, LES MIROIRS.
PAR L'EAU COURANTE.
PAR L'OBSCURITÉ.
PAR LA SUPPRESSION D'UNE ÉRUPTION, D'UNE SÉCRÉTION.
PAR LA PEUR.

AMÉLIORATION :
PAR LA LUMIÈRE DIFFUSE.

• AGITATION, SPASMES, CONVULSIONS

Agitation physique et intellectuelle ; violente.
Mouvements anormaux, vifs, spasmodiques des muscles de la face et des membres. Activité convulsive.
Tics violents. Tics de la face et du corps (O.P.).
Mouvements choréiques.
Jamais aucune douleur (*OPIUM*, *HELLEBORUS*).
Spasmes laryngés, œsophagiens empêchant la déglutition.
Spasmophilie à activité motrice et spasmodique.
Aggravation des spasmes, tics, convulsions par les surfaces et objets brillants, l'eau qui coule, une peur soudaine.

Convulsions : hémiconvulsion, l'autre hémicorps est parésié. Épilepsie, hystérie, tétanie.
Corps froid, sueur froide pendant la convulsion. Conscience conservée.

• INSOMNIE ET TERREURS NOCTURNES

Insomnie dans l'obscurité. Enfants réclamant une veilleuse.
Terreurs nocturnes (*KALIUM BROMATUM*).
Somnolent et ne dort pas. Anxiété et hallucinations du demi-sommeil.

• DÉLIRE FURIEUX ET HALLUCINATIONS

Délire, delirium tremens, délires toxiques et infectieux.
Aggravation ou déclenchement par la lumière brillante, l'eau qui coule, une peur, la rétrocession d'une éruption, d'un écoulement.
Logorrhée incohérente (*LACHESIS*, *ACTAEA RACEMOSA*), rire sardonique, chants, cris, exaltation.
Délire furieux, agression verbale et physique.
Les objets paraissent plus petits : micropsie (*PLATINA*, *AURUM*).
Hallucinations effrayantes. Cherche à fuir, à se défendre.
Délire érotique, exhibitionnisme.
Faciès des hallucinés mais toujours rouge, yeux brillants, mydriase.

• AUTRES INDICATIONS

Fièvre. Température très élevée, pas de douleur, mydriase.
Congestion du visage, spasmes, délire, convulsions...
Éruption scarlatiniforme. Syndrome de convulsions – hyperthermie (*BELLADONNA*).

COMMENTAIRES ET COMPARAISONS

***STRAMONIUM* est la Solanacée furieuse**. Tout y est particulièrement violent et excessif. Les effets de la lumière sont opposés selon l'intensité et la brillance. L'absence de douleur est remarquable. Parmi les indications fréquentes, se souvenir de l'insomnie des enfants qui réclament la lumière douce. Le faciès rouge, l'éruption scarlatiniforme, l'aggravation par suppression d'éruptions en font un complémentaire de *SULFUR*.
On remarquera que *BELLADONNA* est plus congestif et *HYOSCYAMUS* plus faible.
Tics et spasmes bénins répondent à *AGARICUS*.
Les terreurs nocturnes de *KALIUM BROMATUM* sont moins violentes.
Les délires doux et tranquilles demandent *OPIUM* ; parmi les remèdes d'hallucinations, consulter *CANNABIS INDICA*, *NALOXONE*, *HYOSCYAMUS*, *ETHYLICUM*.

BIBLIOGRAPHIE

1. EVANS W.C., GROUT R.J. et MENSAH M.L.K. - *Phytochemistry*, 1984, *23*, 1717-1720.

Streptococcinum

DESCRIPTION : Biothérapique : lysat de cultures de *Streptococcus pyogenes*, préparé sans addition d'antiseptique.

PATHOGÉNÉSIE

Remède d'action limitée.
STREPTOCOCCIE.

STREPTOCOCCIE.

Remède qu'on peut intercaler en doses espacées dans le traitement homéopathique d'une streptococcie chronique.

Strontium carbonicum

Carbonate de strontium

$Sr\ CO_3$

DESCRIPTION : Poudre blanche, inodore et insipide, pratiquement insoluble dans l'eau, soluble dans les acides dilués.

PATHOGÉNÉSIE

Remède d'action limitée.
CONGESTION CÉRÉBRALE MAIS FRILOSITÉ.

HYPERTENSION CONGESTIVE, MENACE DE CONGESTION

CÉRÉBRALE. TÊTE CHAUDE, CEPENDANT AMÉLIORÉ PAR UN ENVELOPPEMENT CHAUD.

NÉVRALGIE AVEC INTOLÉRANCE AU FROID.

AMÉLIORATION :
PAR LES ENVELOPPEMENTS CHAUDS ; PAR LA CHALEUR AMBIANTE.

• HYPERTENSION CONGESTIVE

Hypertension avec face chaude, bouffées de chaleur, hyperémie, faciès vultueux.
Céphalée battante.
Congestion cérébrale menaçante. Cependant, amélioration par un enveloppement, une atmosphère chaude.
Crampes des membres inférieurs.

• NÉVRALGIE AVEC INTOLÉRANCE AU FROID

Névralgie – brachiale, sciatique ; périarthrite scapulo-humérale ; sujet intolérant au froid, amélioré par la chaleur locale (*ARSENICUM ALBUM*).

COMMENTAIRES ET COMPARAISONS

Remède négligé à tort si sa modalité – exceptionnelle – d'amélioration de phénomènes congestifs d'hyperémie par la chaleur, même locale, est vérifiée.

On lui préfère des végétaux d'action rapide, mais sans doute brève, tels :
ACONITUM : H.T.A., angoisse, choqué par le froid vif ;
BELLADONNA : chaleur et moiteur ;
VERATRUM VIRIDE : congestion, défaillance ;
ARNICA et aussi *SULFUR*, *LACHESIS*, ainsi que *GLONOINUM* : battements carotidiens ; chaleur explosive.

Seul *AURUM* est congestif et frileux, mais il n'est pas amélioré par la chaleur locale.

Strophanthus

Strophanthus

Strophanthus hispidus DC., *S. kombe* Oliver (Apocynacées)

DESCRIPTION : Arbustes polymorphes (lianes ou buissons) de l'Afrique : Afrique occidentale équatoriale (*S. hispidus*) et Afrique orientale (*S. kombe*). Les fleurs sont pourvues de longs appendices. Le fruit est constitué par un ensemble de 2 follicules à l'intérieur desquels on trouve les graines, lancéolées et aplaties, munies d'une aigrette soyeuse fragile que l'on ne retrouve pas dans les échantillons parvenant en Europe.

PARTIE UTILISÉE : La semence séchée.

COMPOSITION
- 3-4 % de matières minérales ;
- 30 % d'huile contenant surtout des acides gras non saturés et un acide hydroxylé isomère de l'acide ricinoléique (voir *RICINUS*) ;
- diverses bases (choline, trigonelline) ;
- un saponoside ;
- des hétérosides cardiotoniques du groupe de la cardénolide (voir *DIGITALIS*, *CONVALLARIA*, etc.).

1. *S. hispidus* : sa composition semble voisine de celle de *S. kombe*.
2. *S. kombe* : contient 5-8 % de cardénolides complexes ; la substance principale des graines fraîches est le K-strophanthotrioside ayant pour aglycone la strophanthidine ou strophanthigénine, déjà vue à propos de *CONVALLARIA*.
Pour plus de détails, on consultera les ouvrages classiques de Pharmacognosie.

PATHOGÉNÉSIE

Remède d'action limitée.
CARDIOPATHIES DES MALADES ÂGÉS, BUVEURS, FUMEURS, HYPERTENDUS.

TROUBLES DU RYTHME CARDIAQUE VARIABLES ET INTERMITTENTS.

INSUFFISANCE CARDIAQUE DU SUJET ÂGÉ, ALCOOLIQUE, TABAGIQUE, INTOXIQUÉ OU HYPERTENDU.

AGGRAVATION :
PAR TOUS LES TOXIQUES.

• TROUBLES DU RYTHME CARDIAQUE

Accélération ou ralentissement irréguliers et intermittents du rythme cardiaque.
Instabilité du pouls.

• INSUFFISANCE CARDIAQUE

Dyspnée d'effort, œdèmes modérés, arythmie, asthénie.

COMMENTAIRES ET COMPARAISONS

***STROPHANTHUS* conviendrait surtout aux sujets âgés et hypertendus comme *CRATAEGUS* convient aux jeunes et aux hypotendus.**
On le choisit aussi comme cardiotonique du vieillard et de tous les intoxiqués chroniques. *APOCYNUM* a plus d'oligurie, *DIGITALIS* les œdèmes et surtout l'inversion d'action et les signes spécifiquement homéopathiques au-dessus de 4 CH. On préférera *STROPHANTHUS* dans les instabilités rythmiques.
Il est bien complété par *KALIUM CARBONICUM*, *ARSENICUM ALBUM*, mais surtout *ARSENICUM IODATUM*.
Comparaisons des cardiotoniques digitaliques : voir *DIGITALIS*.

Strychninum

Strychnine

Pour la formule, voir *NUX VOMICA*

DESCRIPTION : Alcaloïde de la noix vomique et de la fève de St Ignace, la strychnine est connue pour sa toxicité. De goût très amer, la base se présente sous forme de cristaux pratiquement insolubles dans l'eau mais très solubles dans le chloroforme.
La strychnine donne divers sels utilisés en Homéopathie.

PATHOGÉNÉSIE

Remède d'action limitée.
HYPERESTHÉSIE ET TÉTANISATION.

HYPERESTHÉSIE SENSORIELLE ET PSYCHIQUE.

HYPERRÉFLEXIE GÉNÉRALE.

SPASMES MUSCULAIRES TÉTANIFORMES.

AGGRAVATION :
PAR LE MOINDRE TOUCHER.
PAR TOUTE STIMULATION FORTE.

• HYPERESTHÉSIE, HYPERRÉFLEXIE, SPASMES TÉTANIFORMES

Hyperesthésie psychique et affective, hyperactivité, hyperémotivité.
Hyperesthésie sensorielle : au moindre toucher, aux sons, à la lumière, aux odeurs...
Toutes les stimulations fortes sont douloureusement ressenties et déclenchent une réaction spasmodique.
Hyperréflexie générale. Spasmes et crampes musculaires, puis **rigidité et tétanisation.**

COMMENTAIRES ET COMPARAISONS

STRYCHNINUM est beaucoup moins utilisé que les deux grandes Strychnées, *IGNATIA* et *NUX VOMICA*, dont la pathogénésie est plus fiable et détaillée, avec la même caractéristique d'hyperexcitabilité.
On peut le préférer dans la réponse neuromusculaire tétaniforme.
Il faut alors comparer *CUPRUM* et, peut-être, *PLUMBUM*

Sulfur

Soufre sublimé lavé

S

DESCRIPTION : Poudre d'une belle couleur jaune citron, inodore, sans saveur, se laissant difficilement mouiller par l'eau, partiellement soluble dans le sulfure de carbone.

Examiné au microscope après dispersion dans une goutte de glycérine, le soufre sublimé se présente sous forme de sphérules jaunâtres, de 5 à 40 μ de diamètre, le plus souvent réunies en paquets ; il existe quelques rares cristaux ou fragments de cristaux.

PATHOGÉNÉSIE

Remède d'action générale. CYCLOTHYMIE, BRÛLURES, DIARRHÉE, ECZÉMA.

HUMEUR ET COMPORTEMENT CYCLIQUES – CYCLOTHYMIE. PHASES EUPHORIQUES : ACTIVITÉ, SOCIABILITÉ, ILLUSIONS. PHASES DÉPRESSIVES : INACTION, TRISTESSE, IRRITABILITÉ.

ALTERNANCE, SUBSTITUTIONS PATHOLOGIQUES, PÉRIODICITÉ DE 7, 14 JOURS OU IRRÉGULIÈRE.

ALLERGIE : CUTANÉE, RESPIRATOIRE...

THERMOPHOBIE ET CONGESTIONS LOCALISÉES : CRAINTE DE LA CHALEUR SOUS TOUTES SES FORMES ; SENSATIONS LOCALES, SURTOUT PÉRIPHÉRIQUES, DE CHALEUR ET DE BRÛLURE.

DIARRHÉE MATINALE BRÛLANTE.

DERMATOSES PRURIANTES, AGGRAVÉES PAR L'EAU ET LA CHALEUR. ROUGEUR DES ORIFICES. MAUVAISE ODEUR DE LA PEAU, DE LA SUEUR, DES SÉCRÉTIONS.

AGGRAVATION :
PAR LA CHALEUR : AMBIANTE, DU LIT, DES VÊTEMENTS.
PAR L'EAU : LAVAGES, TOILETTE.
PAR LA STATION DEBOUT.
PAR SUPPRESSION D'ÉRUPTION ; D'HÉMORRAGIE HÉMORROÏDAIRE.
PAR EXCÈS DE SUCRE, D'ALCOOL.
TOUS LES 7 JOURS. EN FIN DE SEMAINE.
IRRÉGULIÈREMENT.
APRÈS LA GUÉRISON APPARENTE D'UNE AUTRE MALADIE.

AMÉLIORATION :
PAR LES ÉLIMINATIONS : DIARRHÉE, SUEUR.
PAR L'EXERCICE, LE SPORT AU GRAND AIR.

• PSYCHISME : COMPORTEMENT CYCLIQUE. EUPHORIE, IMAGINATION, INACTION, IRRITABILITÉ, ÉGOÏSME.

Comportement cyclique, tantôt euphorique, optimiste, tantôt dépressif. Cyclothymie.
Phases euphoriques : sociable, optimiste, bavard (*CANNABIS INDICA*, *ETHYLICUM*, *COFFEA*).
Illusions de beauté, de succès, de grandeur. Mégalomanie.
Illusion d'intelligence supérieure : systèmes, techniques, synthèses, inventions, imagination théoricienne exubérante mais erronée. Spéculations philosophiques et métaphysiques.
Mythomanie : mensonges complaisamment illustrés (O.P.).
Phases dépressives : inaction, asthénie, tristesse, isolement.
Inaction, asthénie, paresse, matin et soir ; après un court effort ; le matin vers 11 h.
Amélioré en mangeant sucré, en buvant de l'alcool.
Mémoire déficiente surtout pour les noms propres.
Egoïsme, indifférence à autrui (*CALCAREA CARBONICA*, *LACHESIS*, *PLATINA*).
Promesses non tenues, engagements sans sérieux (O.P.).
Irritabilité, colères vite apaisées.
L'écolier, l'étudiant, croient tout savoir et tout bien faire : en fait ils sont paresseux, brouillons, négligents. Enfants espiègles.
Sommeil léger : réveil au moindre bruit.
Sommeil non reposant : aggravation générale après le sommeil (*LACHESIS*, *PULSATILLA*).
Cherche une place fraîche pour les pieds brûlants.
Insomnie terminale : 2 à 3 h jusqu'au matin, ou vers 5 h avec la diarrhée.

• GÉNÉRALITÉS : ALTERNANCE, PÉRIODICITÉ, THERMOPHOBIE, FATIGUE, FIÈVRE, CÉPHALÉE CONGESTIVE, DOULEURS BRÛLANTES

Alternance et substitutions ; une maladie succède à une autre : eczéma, céphalées, hémorroïdes, diarrhée, asthme, rhumatisme...
Crises tous les 7 ou 14 jours ; en fin de semaine ; le jour de repos ; si on se lève tard. Périodicité irrégulière.
Rechutes et récidives ; guérisons incomplètes ; convalescences traînantes, complications tardives ; symptomatologie confuse.
Thermophobie ; on a toujours trop chaud, craint la chaleur sous toutes ses formes : l'été, les pièces chaudes, les vêtements de laine.
Brûlure des pieds au lit, cherche une place fraîche, se

découvre (*CHAMOMILLA, PULSATILLA, SANGUINARIA*).
Brûlure des pieds et des mains, de la tête, du vertex, des oreilles, des lésions cutanées, à l'intérieur du corps. Tête chaude et pieds froids.
Bouffées de chaleur.
Fatigue matin et soir, ne peut veiller.
Commence des travaux importants, ne les achève pas (O.P.).
Fatigue en station debout, en piétinant (*SEPIA*).
Fatigue de 11 h. Désir de sucre. Malaise hypoglycémique (*IGNATIA* – à 10 h : *NATRUM MURIATICUM*).
Céphalée congestive : chaleur, brûlure, battements, oreilles rouges, recherche de la fraîcheur.
Céphalée et migraine tous les 7 ou 14 jours ; en fin de semaine, le jour de repos, si on se lève tard.
Céphalée dès arrêt de saignement hémorroïdaire (*LACHESIS*).
Toutes les douleurs brûlantes.
Vertige d'altitude ; sur les ponts. Vertige au réveil, en se levant.
Fièvre : rougeur circonscrite des joues (*SANGUINARIA, PHOSPHORUS*). Peau chaude et sèche.
Plantes et paumes brûlantes, besoin d'air frais.
Une éruption tarde à se manifester ou reste insuffisante.

• DIGESTION : SOIF, DÉSIR DE SUCRE, DIARRHÉE MATINALE IRRITANTE

Soif importante et petit appétit. Souvent aussi **gros mangeur, grand buveur, obèse.**
Faim impérieuse à 11 h. La nuit. Enfants boulimiques.
Désir de sucreries : aliments et boissons sucrés. Abus de glucides.
Désir de boissons alcoolisées, alcoolisme (*NUX VOMICA*).
Désir de viande crue ou saignante, d'aliments relevés, pimentés, cuisinés. Gastronome. Gourmand.
Mauvaise haleine, lèvres et pointe de la langue rouges et brûlantes, langue surchargée.
Brûlures gastriques.
Abdomen chaud, météorisé, douloureux. Bruits intestinaux. Gaz fétides.
Constipation avec ténesme. L'enfant pleure avant la selle, grosse et douloureuse.
Diarrhée urgente à 5 h du matin, sort le malade du lit : selle fétide, brûlant l'anus.
Ano-rectite et hémorroïdes : prurit, brûlure, piqûre, éruption, excoriations, suintement. Les hémorroïdes alternent avec la pharyngite (*AESCULUS*) ou des céphalées (*ALOE*).
Parasitose intestinale.

• RESPIRATION : ALLERGIE ET INFECTION

Nez rouge, luisant, couperosé. Rhinophyma.
Rhinite chronique : écoulement jaune de mauvaise odeur, croûtes, saignements.
Sensibilité aux mauvaises odeurs, y compris de son propre corps.
Perception d'odeurs imaginaires désagréables (cacosmie) : soufre, oignon cuit, matières fécales.
Pharyngite chronique : muqueuse rouge.
Sensation de poids thoracique, de manque d'air : dyspnée.
Asthme allergique ; bronchite asthmatiforme ; dyspnée continue ; surinfection.
Broncho et pneumopathies surtout gauches : douleur thoracique gauche vers l'omoplate gauche.
Toux sèche le jour, grasse la nuit ; expectoration mucopurulente de mauvaise odeur.

• CIRCULATION : DOULEUR CARDIAQUE, HYPERTENSION, VASODILATATION

Palpitations la nuit.
Le cœur semble trop gros, trop plein.
Douleur précordiale pressive et anxiogène : angor.
Douleur sous-mamelonnaire gauche irradiée au dos.
Hypertension : crises avec chaleur, céphalée congestive, vertiges en se baissant (O.P.).
Vasodilatation périphérique : rougeur, chaleur, brûlure, besoin d'air.
Hémorroïdes, varices, brûlantes, aggravées debout et à la chaleur.

• APPAREIL GÉNITAL ET URINAIRE : INFECTION, BRÛLURES, PRURIT

Règles retardées, peu importantes, cessant brusquement le 3ᵉ jour.
Sang noir, épais, irritant. Chaleur, brûlure, prurit, éruption vulvaire ; leucorrhée.
Bouffées congestives si les règles sont insuffisantes.
Sueur et prurit scrotal. Varicocèle. Scrotum prolabé.
Infection urinaire ; pellicule grasse sur l'urine.
Méat urinaire rouge.

• ARTICULATIONS ET OS : CYPHOSE, ARTHROSE ; PETITES ARTICULATIONS

Cyphose dorsale.
Lombosacralgie aggravée debout et en se relevant.
Coccydynie avec la selle.
Raideur douloureuse articulaire. Arthrose.

Goutte et rhumatisme aggravés par la chaleur ; à la chaleur du lit.

Rhumatisme des pieds : tibio et médiotarsienne, brûlure (O.P.).

Rhumatisme ascendant (***LEDUM PALUSTRE***).

Rhumatisme et goutte des petites articulations : rhizarthrose, hallux valgus, nodosités de Meynet... (O.P.).

Crampes.

• DERMATOLOGIE : TOUTES LES DERMATOSES AVEC PRURIT, SURINFECTION

Rougeur vive des orifices corporels : lèvres, narines, méat urinaire, vulve, anus.

Prurit sur peau sèche, rugueuse. Le grattage est suivi de brûlures.

Comédons ; aspect sale.

Intolérance à l'eau, aux lavages, à la chaleur, au contact de la laine.

Mauvaise odeur de la peau, de la sueur ; négligence de l'hygiène corporelle.

Éruptions sèches ou suintantes ; eczéma constitutionnel, allergique, etc.

Surinfection ; toute petite plaie suppure ; acné, furonculose...

Plusieurs dermatoses diverses simultanément (O.P.) (***PENICILLINUM***).

Sueur irritante, de mauvaise odeur.

• AUTRES INDICATIONS

Paupières et conjonctives rouges : brûlure, prurit, sécrétions adhérentes, larmoiement...

Toutes congestions et inflammations oculaires.

Glaucome.

Oreilles rouges, brûlantes ; otites. Acouphènes.

COMMENTAIRES ET COMPARAISONS

SULFUR fait partie des remèdes dont le biotype est parfois évocateur, mais l'étendue de sa pathogénésie oblige à décrire plusieurs biotypes :

1. *Le SULFUR floride* : gras, au faciès coloré, souriant, communicatif, légèrement vêtu, résistant aux intempéries et souvent aux maladies jusqu'à un âge avancé. Il mange bien, boit bien, a beaucoup d'amis, se surestime un peu, préside des sociétés. Plus dure sera la chute.

2. *Le SULFUR maigre et décompensé* : pâle, mais les paupières, les lèvres, les oreilles sont rouges. Fatigué, il s'assoit ou s'appuie. Il souffre de nombreux maux. Son habillement est négligé, voire malpropre. Sa coiffure est désordonnée. Ou bien, il adopte une mise excentrique, voyante, de mauvais goût. Son bavardage est abstrait et incongru.

3. *Le SULFUR paresseux mais satisfait de soi* : acnéique et voûté. Tendance à l'excentricité : hippies, punks... Ou à l'enthousiasme religieux et métaphysique : sectes diverses (O.P.).

Remède central de l'homéopathie, *SULFUR*, outre son énorme pathogénésie, est indiqué dans les cas suivants :

- pour débrouiller une symptomatologie complexe n'évoquant pas clairement un autre remède (*PSORINUM, NUX VOMICA, CUPRUM*) ;
- dans les maladies aiguës débutant mal ou traînant en longueur ;
- dans les cas chroniques avec alternance et succession de maux variés.

Les malades *SULFUR* présentent souvent des crises entrecoupées de longues périodes de bonne santé apparente. Aussi reste-t-il un **remède initial de chronicité** dont voici quelques aggravations :

HEPAR SULFUR : suppuration ;

ARSENICUM ALBUM : épuisement, frilosité, anxiété ;

SEPIA : découragement et manque de réaction ;

THUYA : infection latente chronique.

et surtout :

PSORINUM : encore intolérant à la chaleur pour ses dermatoses mais très frileux et sans espoir.

On le compare aux autres remèdes de congestion localisée chronique : *AURUM*, *PHOSPHORUS*, *LACHESIS*.

Enfin, *NUX VOMICA* et *PULSATILLA* lui ressemblent, l'un par sa gourmandise et l'encombrement digestif, l'autre par les sécrétions et la variabilité.

Ses satellites végétaux et complémentaires les plus proches sont, outre *NUX VOMICA, AESCULUS, ALOE, IRIS VERSICOLOR, ACONITUM*.

La prescription de *SULFUR* doit être prudente : crises d'eczéma, aggravations passagères mais importantes ponctuent son emploi à des dilutions et à des fréquences inadéquates.

Sulfur iodatum

Iodure de soufre, sulfure d'iode

SI

Produit obtenu par fusion de quatre parties d'iode et d'une partie de soufre sublimé lavé (voir *SULFUR*), contenant probablement de l'iode et du soufre à l'état libre.

DESCRIPTION : Masses noirâtres à reflet métallique et à odeur d'iode, insolubles dans l'eau, solubles dans le sulfure de carbone, l'alcool, l'éther, se décomposant à partir de 70 °C.

Le sulfure d'iode contient au minimum 75 % et au maximum 82 % d'iode.

PATHOGÉNÉSIE

Remède d'action limitée.
UN SULFUR MAIGRE, ACNÉIQUE.
ADÉNOPATHIES ET RHINITES.

AMAIGRISSEMENT, HYPERMÉTABOLISME ET HYPERTHYROÏDIE, THERMOPHOBIE, ASTHÉNIE, ADÉNOPATHIES.

RHINO-PHARYNGITES, AMYGDALITES, TRACHÉITES ET TOUS LES TROUBLES RESPIRATOIRES RÉCIDIVANTS, SURTOUT DANS L'ENFANCE.

DERMATOSES SUINTANTES, ACNÉ, PRURIT.

AGGRAVATION :
PAR LA CHALEUR.
À L'EFFORT.

AMÉLIORATION :
PAR L'AIR FRAIS.

• AMAIGRISSEMENT, THERMOPHOBIE, ADÉNOPATHIES

Sujet souvent jeune, agité mais asthénique, instable, intolérant à la chaleur.

Amaigrissement malgré le fort appétit. Soif. Signes d'hyperthyroïdie.

Sensation de chaleur générale ; chaleur des plantes des pieds debout, mais ils sont froids au lit.

Besoin de respirer de l'air frais.

Lassitude le matin, défaillance de 11 heures, dyspnée dans les escaliers.

Tachycardie d'effort. Pouls accéléré le matin.

Adénopathies multiples de l'enfant. Satellites d'infections répétées (*SILICEA*, *CALCAREA CARBONICA*).

Céphalée améliorée à l'air frais.

Sommeil non reposant, agitation nocturne. Beaucoup de rêves.

• RHINO-PHARYNGITES, TROUBLES RESPIRATOIRES RÉCIDIVANTS

Rhinites et rhino-pharyngites à répétition de l'enfant : écoulement mucopurulent, irritant, brûlant, sanguinolent ; croûtes ; brûlures, muqueuse rouge foncé.

Rhinallergie.

Amygdalites répétées (*MERCURIUS SOLUBILIS*, *BARYTA CARBONICA*). Amygdales rouges, adénopathies.

Catarrhe tubaire (*MERCURIUS DULCIS*, *KALIUM MURIATICUM*).

Otites chroniques, récidivantes, accompagnant la rhino-pharyngite.

Toux dyspnéisante, spasmodique, allergique.

Mucosités, mucopus, d'expulsion difficile ; douleurs trachéo-bronchiques.

Pleurites et séquelles pleurales.

• DERMATOSES SUINTANTES, ACNÉ, PRURIT

Eczéma sec et surtout suintant, peau rouge sombre, prurit, aggravation à la chaleur.

Acné frontale et du dos.

Éruptions de la bouche, tendant à la surinfection.

Suintement et brûlure anale ; prurit urétral.

Blépharo-conjonctivite.

• AUTRES INDICATIONS

Rhumatismes faiblement inflammatoires ou infectieux ; du sujet jeune.

Désir d'acidité ; langue rouge vernissée ; diarrhée ; anite brûlante.

Leucorrhée brûlante périmenstruelle.

COMMENTAIRES ET COMPARAISONS

Brûlures et infections de *SULFUR* s'associent à l'hypermétabolisme et aux adénopathies de *IODUM*. *SULFUR IODATUM* n'en est pas moins un remède

original. **Il est, en fait, le *SULFUR* des tuberculiniques et des malades affaiblis** pour qui *SULFUR* serait brutal.
L'enfance et l'adolescence sont ses "moments" et il complète, outre *PULSATILLA, ARSENICUM IODATUM, PHOSPHORUS TRIIODATUS, NATRUM MURIATICUM* surtout par son amaigrissement et l'appétit conservé. Il prépare l'action de *T.K.*

Sulfuricum acidum

Acide sulfurique

H_2SO_4

DESCRIPTION : Liquide sirupeux, très corrosif, incolore et inodore. Miscible à l'eau et à l'alcool avec dégagement considérable de chaleur.

PATHOGÉNÉSIE

Remède d'action limitée.
ACIDITÉ, HÉMORRAGIES, FAIBLESSE ET TREMBLEMENT.

REFLUX GASTRO-ŒSOPHAGIEN JUSQU'À LA BOUCHE. GASTRITE CHRONIQUE. PANCRÉATITE. ÉTHYLISME DIGESTIF.

HÉMORRAGIES DE SANG NOIR HYPOCOAGULABLE. PURPURA. CICATRICES MODIFIÉES, HÉMATOMES.

TREMBLEMENT. ASTHÉNIE, ÉTAT GÉNÉRAL MÉDIOCRE : ALCOOLISME, MÉNOPAUSE, INFECTIONS GRAVES.

AGGRAVATION :
PAR L'ALCOOL.
PAR L'ODEUR DU CAFÉ.
PAR LE FROID.
APRÈS UN TRAUMATISME.

• REFLUX GASTRO-ŒSOPHAGIEN. GASTRITE.

Grande soif de boissons alcoolisées. L'eau pure n'est pas supportée. Inappétence.
Dégoût du café.
Mauvaise haleine. Sialorrhée.
Brûlures gastro-œsophagiennes. Reflux acide agaçant la bouche et les dents (*IRIS VERSICOLOR*).
Aphtes, ulcérations buccales. Exsudat purulent.
Sensations de froid, de délabrement, de brûlures gastriques.
Vomissements acides. Vomissements matinaux des alcooliques.
Tous les ulcères digestifs qui tendent à l'hémorragie.
Selles molles, très jaunes. Diarrhée par les fruits acides, les huîtres.
Pancréatite (O.P.) (*PHOSPHORUS*).

• HÉMORRAGIES, PURPURA, HÉMATOMES, CICATRICES MODIFIÉES, ULCÈRES

Syndrome hémorragipare : sang noir peu coagulable (*HAMAMELIS, VENINS DE SERPENTS*).
Toutes les hémorragies, digestives, génitales, etc.
Purpura, pétéchies, hématomes : fragilité capillaire.
Hématomes et ecchymoses post-traumatiques ne se résorbant pas ; tendant à se scléroser.
Érythème noueux. Thrombocytopénie.
Splénomégalie et douleurs de la rate.
Cicatrices cyanosées, douloureuses ; néo-vaisseaux, œdème.
Ulcérations, noirâtres, extensives, douloureuses.

• TREMBLEMENT ET ÉTAT GÉNÉRAL MÉDIOCRE

Tremblements internes et généraux avec sensation de faiblesse.
Tremblement des alcooliques.
Sujet asthénique mais impatient, précipité (*ARGENTUM NITRICUM*).
Humeur instable : abattement ou excitation joyeuse inappropriée.
Visage pâle et bouffées congestives.
Ménopause et postménopause : hémorragies, leucorrhée, bouffées de chaleur, tremblement, mauvais état général, suspicion de cancer.
Alcoolisme ancien, digestif et neurologique. Dégradation psychique.
Toutes les douleurs s'aggravent progressivement et disparaissent brusquement.
Syndromes infectieux avec effondrement des défenses, stomatite, hémorragies, ulcérations, etc.

COMMENTAIRES ET COMPARAISONS

SULFURICUM ACIDUM appartient à l'arsenal ancien des états graves, aux côtés d'*ARNICA*, *BAPTISIA*, *CARBO VEGETABILIS* et *ANIMALIS*, de *MURIATICUM ACIDUM*, d'*ACETICUM ACIDUM* et autres acides. Mais outre les vieux alcooliques délabrés et trémulants, les ménopauses compliquées, hémorragiques et suspectes de cancer, et les grandes infections historiques, il garde un intérêt quotidien dans les gastro-œsophagites, le reflux atteignant la bouche, les aphtes et ulcérations buccales. En traumatologie, les lésions qui s'organisent au lieu de se résorber sont par lui améliorées, après *ARNICA* et avant *CONIUM*.

Comparaisons fondées sur la Matière médicale

Reflux acide gastro-œsophagien :
SULFURICUM ACIDUM : agace les dents ;
ROBINIA : brûlure surtout gastrique ;
IRIS VERSICOLOR : brûlures de la bouche à l'anus ;
SANGUINARIA : bouche sèche et brûlante ;
ASA FOETIDA : brûlures et aérophagie ;
MERCURIUS CORROSIVUS : œsophagite et gingivo-stomatite ; salive corrosive ;
PHOSPHORUS : reflux très précoce, dès le repas ;
ARSENICUM ALBUM : brûlures calmées par les boissons tièdes ;
SULFUR : soif ; rougeur des lèvres et de la langue.

Sumbul

Racine de musc

Ferula sumbul Hook. f. (Ombellifères)

DESCRIPTION : Espèce voisine de celle qui fournit *ASA FOETIDA*. Selon certains, la drogue serait également fournie par *F. suaveolens* Aitch. et Hemsley du Turkestan.

PARTIE UTILISÉE : La partie souterraine séchée.

COMPOSITION

- 0,2-0,4 % d'une huile essentielle ;
- 5-15 % d'une résine à odeur de musc ;
- divers acides organiques ;
- ombelliférone, coumarine déjà vue à propos d'*ASA FOETIDA* ; c'est à elle, sans doute, que sont dus les signes neurospasmodiques du remède.

PATHOGÉNÉSIE

Remède d'action limitée.
BOULE HYSTÉRIQUE, PALPITATIONS, INSOMNIE.

CONSTRICTION PHARYNGÉE AVEC HYPERÉMOTIVITÉ, LIPOTHYMIE, HUMEUR INSTABLE.

TROUBLES DU RYTHME CARDIAQUE : "PALPITATIONS" ANORGANIQUES AVEC ANXIÉTÉ ET IRRADIATION AU BRAS GAUCHE.

AGGRAVATION :
À LA MÉNOPAUSE.
PAR L'ALCOOL.
PAR LA CHALEUR.

AMÉLIORATION :
PAR LA DISTRACTION.

• CONSTRICTION PHARYNGÉE AVEC HYPERÉMOTIVITÉ

Constriction et sensation de boule pharyngée sous l'influence émotionnelle (*IGNATIA*).
Sujet hyperémotif, anxieux, agité ; obnubilé le matin, excité le soir.
Humeur instable, lipothymie, hystérie.
Insomnie surtout initiale faisant suite à l'excitation cérébrale (O.P.).

• "PALPITATIONS" ET DOULEURS CARDIAQUES

Crises de tachycardie et d'arythmie émotionnelles.
Douleurs de l'aire cardiaque au bras gauche avec anxiété.

COMMENTAIRES ET COMPARAISONS

L'association de pharyngopathie nerveuse et de manifestations cardiaques anorganiques indique *SUMBUL*, et toujours en complément d'un remède général : *IGNATIA*, *LACHESIS*, lui aussi hyperexcité le soir ou *IODUM* hypermétabolique et thyroïdien.

Des auteurs anciens, repris par Duprat, le recommandaient dans l'"artériosclérose". Mais nous le croyons plus utile dans certains alcoolismes, ménopauses et névropathies.

Parmi les nombreuses plantes à coumarines, le spasme viscéral est un effet commun :
SUMBUL : spasme pharyngo-laryngé ; réflexe cardiaque ;
ASA FOETIDA : spasme œsophagien avec distension gazeuse digestive ;
CHAMOMILLA : spasmes digestifs et réactions hyperalgiques ;
BELLADONNA : spasme et congestion ;
CICUTA VIROSA : spasme et convulsions ; hoquet ; spasme diaphragmatique ;
GELSEMIUM : spasme et parésie ;
SABINA : spasme et hémorragie gynécologique ;
TABACUM : spasme vasculaire et ischémie.

Symphytum officinale

Consoude

Symphytum officinale L. (Borraginacées)

DESCRIPTION : Plante des lieux humides, répandue dans toute l'Europe, à tige robuste pouvant atteindre 1 m de haut, vivace par un volumineux rhizome. Les feuilles sont ovales, lancéolées ; les fleurs de couleur blanche, rose ou violette, longuement campanulées, forment des grappes penchées du même côté. Le fruit est un tétrakène sombre et luisant.

PARTIE UTILISÉE : La partie souterraine fraîche.

COMPOSITION

- oses et dérivés : sucres réducteurs, saccharose, un polymère du fructose, amidon ;
- traces d'acides phénols ;
- allantoïne, diuréide glyoxylique ;
- β–sitostérol et triterpénoïdes ;
- alcaloïdes dérivés de la pyrrolizidine, semblables à ceux que l'on trouve chez *SENECIO* et qui communiquent à la plante son hépatotoxicité démontrée chez le rat (1-3) ; l'un d'eux est la symphytine, dérivé de la rétronécine.

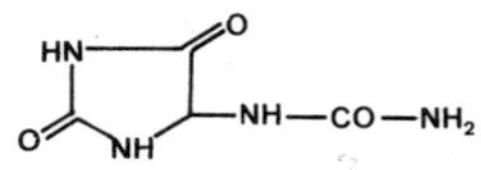

allantoïne

PATHOGÉNÉSIE

Remède d'action limitée.
FRACTURES.

FRACTURES NE SE CONSOLIDANT PAS. DOULEURS POSTFRACTURAIRES.

Consolidation des fractures. Retard dans la formation du cal.
Douleurs piquantes consécutives aux fractures ; douleurs périostées.
Douleurs tardives après consolidation.

• AUTRES INDICATIONS

Suites de traumatisme du globe oculaire (*RUTA*, *LEDUM PALUSTRE*, *ARNICA*).
Douleur herniaire.
Douleur des moignons d'amputation (*HYPERICUM*).
Mastodynie.

COMMENTAIRES ET COMPARAISONS

Maître-remède de la formation du cal, il est complété par *CALCAREA PHOSPHORICA* et par *RUTA* qui agit sur les ligaments et tendons.
Comme *SILICEA*, il faciliterait l'élimination de séquestres osseux.
On lui ajoute souvent *ARNICA*, polyvalent en traumatologie, et des sels de calcium en fonction de la constitution du blessé.
Il mérite un essai dans les maladies chroniques douloureuses des os et aurait influencé des tumeurs malignes osseuses.
L'hépatotoxicité due à ses alcaloïdes ne se retrouve pas dans la pathogénésie.

BIBLIOGRAPHIE
1. FURUYA T. et HIKICHI M. - *Phytochemistry,* 1971, *10,* 2217-2220.
2. DEBSKA W., OWCZARSKA A. et MADALINSKA R. - *Herba Polon.*, 1980, *26,* 47-52.
3. STENGL P., WIEDENFELD H. et RÖDER E. - *Dtsche Apoth. Ztg,* 1982, *122,* 851-855.

Syzygium jambolanum

Jamelongue

Eugenia jambolana Lamk. (= *Syzygium jambolanum* DC) (Myrtacées)

DESCRIPTION : Arbre de l'Asie méridionale dont le fruit est consommé à la façon des goyaves bien qu'il leur soit inférieur en qualité.

PARTIE UTILISÉE : La semence séchée connue sous le nom de "jambul" ou "jumbul".

COMPOSITION

- beaucoup de tanins gallique et ellagique ;
- un hétéroside, l'antimelline ;
- un alcaloïde, la jambosine ;
- un principe hypoglycémiant capable de faire régresser la cataracte de l'animal diabétique et dont l'efficacité est analogue à celle d'hypoglycémiants de synthèse tels que biguanides et sulfamides (1, 2).

PATHOGÉNÉSIE

Remède d'action limitée.
DIABÈTE.

ACTION ANTIDIABÉTIQUE.

Polyurie, glycosurie, hyperglycémie.
Prurit et ulcères des diabétiques.

COMMENTAIRES ET COMPARAISONS

Seul remède homéopathique spécifique du diabète ; encore n'est-il utilisé qu'à basse dilution avec des résultats douteux. On lui préfère ***BRYONIA*** en cas de soif intense de grandes quantités, ***PHOSPHORUS*** pour les complications microvasculaires, ***ACETICUM ACIDUM*** pour la décompensation et l'amaigrissement, parmi beaucoup d'autres remèdes prescrits sur la similitude homéopathique.
Ses indications sont plus phytothérapiques qu'homéopathiques.

BIBLIOGRAPHIE
1. CHIRVAN-NIA P. et RATSIMAMANGA A.R. - *C.R. Acad. Sc.,* 1972, série D, *274,* 254-257.
2. RATSIMAMANGA A.R., LEFOURNIER-CONTENSOU C. et BIBAL-PROT P. - *C.R. Acad. Sc.,* 1972, série D, *275,* 913-915.

Tabacum

Tabac

Nicotiana tabacum L. (Solanacées)

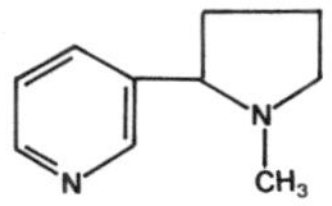

nicotine

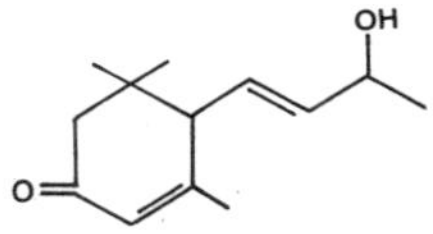

3-oxo-α-ionol

DESCRIPTION : Plante herbacée de grande taille, atteignant 2 m de haut, velue et glanduleuse. Les feuilles sont très grandes, ovales. Les fleurs tubuleuses, assez grandes, rouges, apparaissent à l'aisselle des feuilles. Le fruit est une capsule.
Originaire d'Amérique du Sud, le tabac est cultivé un peu partout dans le monde.

PARTIE UTILISÉE : La feuille fraîche récoltée en fin de floraison.

COMPOSITION

- coumarines (scopolétol et esculétol), accompagnées de traces d'autres dérivés carbonylés, hétérosides de 3-oxo-α-ionol et de son dérivé hydrogéné ou bluménol C (1) ;
- acides phénols (acide chlorogénique) ;
- stérols : surtout stigmastérol, accompagné de β-sitostérol, campestérol, cholestérol ;
- acides aminés particuliers : nicotianine, nicotianamine ;
- alcaloïdes ; le plus important, conditionnant l'activité et la toxicité du tabac, est la nicotine ; sa teneur dépend de la variété, des conditions climatiques, etc. ; elle est accompagnée de nombreuses autres bases (2).

PATHOGÉNÉSIE

Remède d'action limitée.
NAUSÉES, SUEURS FROIDES, MAL DE MER.

NAUSÉES AVEC DÉSÉQUILIBRE, SUEURS FROIDES, MALAISE INTENSE, MAL DE MER.

TOUS LES ÉTATS ACCOMPAGNÉS DE NAUSÉE ET MALAISE SYNCOPAL.

DOULEURS D'ANGOR ET TROUBLES DU RYTHME.

AGGRAVATION :
EN BATEAU, PAR TOUS LES TRANSPORTS.
PAR LE MOINDRE MOUVEMENT.

AMÉLIORATION :
À L'AIR FRAIS.
EN SE DÉCOUVRANT L'ABDOMEN.
EN FERMANT LES YEUX.

• NAUSÉES AVEC DÉSÉQUILIBRE, SUEURS FROIDES, MALAISE

Nausées : vertige nauséeux, face pâle, peau froide, sueurs froides visqueuses, état syncopal. Nausées du mal de mer et des transports améliorées à l'air frais, sur le pont du navire. Amélioration en fermant les yeux. Vertige de Ménière et de l'athérosclérose (*PHOSPHORUS*).
Nausées avec céphalées ; avec diarrhée et vomissements.
Vomissements de la grossesse.
Le sujet désire se découvrir l'abdomen.
Constipation spasmodique ; prolapsus anal.

• DOULEUR D'ANGOR ET TROUBLES DU RYTHME

Angor thoracique ; constriction pharyngienne ; "coup de poignard" rétrosternal.
Avec état syncopal et glacé.
Troubles du rythme, accéléré ou ralenti, aggravés couché à gauche.
Artérite périphérique avec claudication intermittente et refroidissement du membre atteint (O.P.) (*SECALE CORNUTUM*).

• AUTRES INDICATIONS

Déficit de la mémoire et de l'attention des fumeurs.
Névrite et atrophie optique.

COMMENTAIRES ET COMPARAISONS

La pathogénésie de *TABACUM* semble privilégier les malaises de la première cigarette par rapport aux effets chroniques du tabagisme. Elle ne mentionne en effet ni les maladies respiratoires chroniques, ni le cancer du fumeur.
Ce remède, outre le mal des transports, est cependant efficace dans certains angors, les artérites du fumeur, et à haute dilution, pour la dissuasion tabagique. Le complémentaire classique est *OPIUM*.

Comparer :
COCCULUS, PETROLEUM (voir *COCCULUS*) : mal des transports ;
IPECA, ANTIMONIUM CRUDUM, COLCHICUM... : état nauséeux ;
CAMPHORA, VERATRUM ALBUM : sueurs froides et lipothymie ;
GELSEMIUM, NUX VOMICA, CALADIUM : antidotes du tabac.

BIBLIOGRAPHIE

1. KODAMA H., FUJIMORI T. et KATO K. - *Phytochemistry*, 1984, *23*, 583-585.
2. EIDEN F. - *Pharm. uns. Zeit.*, 1976, *5*, 1-18.

Taraxacum dens leonis

Pissenlit

Taraxacum dens leonis Desf. (Composées)

DESCRIPTION : Très commun dans les prairies et les champs humides, le pissenlit est une herbe vivace ; les feuilles, groupées en rosette à la base, sont oblongues, profondément divisées en lobes triangulaires crochus. Les fleurs toutes ligulées, jaune d'or, forment des capitules solitaires portés par une hampe fistuleuse. Le fruit est un akène surmonté d'une aigrette soyeuse.

PARTIE UTILISÉE : La plante entière fleurie fraîche.

COMPOSITION

- flavonoïdes (cosmosioside, lutéolol-7-glucoside) ;
- triterpènes : faradiol, arnidiol au squelette de l'α-amyrine, β-amyrine ;
- stérols : taraxastérol, pseudotaraxastérol ; le premier de ces dérivés existe dans le latex, surtout sous forme d'esters connus sous les noms de lactucone et lactucérine ;
- caroténoïdes fortement oxydés dans les fleurs ;
- principes amers : il s'agit de lactones sesquiterpéniques.

PATHOGÉNÉSIE

Remède d'action limitée.
LE FOIE, LA LANGUE.

TROUBLES HÉPATIQUES ET LANGUE DÉPAPILLÉE EN CARTE GÉOGRAPHIQUE.

• TROUBLES HÉPATIQUES ET LANGUE DÉPAPILLÉE

Langue en carte géographique : les zones dépapillées sont sensibles et douloureuses.

Les autres parties de la langue sont saburrales.
Subictère ou ictère. Gros foie. Goût amer, tympanite, céphalées.
Varices dilatées et douloureuses chez les hépatiques.
Céphalées des hépatiques.

COMMENTAIRES ET COMPARAISONS

Petite remède efficace de drainage hépatique sur son seul signe d'appel : la langue.
La langue étant douloureuse, il est indiqué dans des glossites.
Comparer les remèdes hépatiques avec ictère : ***HYDRASTIS, CHELIDONIUM, CARDUUS, CHINA, PHOSPHORUS, LYCOPODIUM***.
Ne pas le confondre avec l'indication de ***NATRUM MURIATICUM*** dont la langue est semblable mais qu'il peut compléter. Cependant la langue de ***NATRUM MURIATICUM*** n'est pas, sauf exception, douloureuse.

BIBLIOGRAPHIE

1. HÄNSEL R., KARTARAHARDJA M., HUANG J.T. et BOHLMANN F. - *Phytochemistry*, 1980, *19*, 857-861.

Tarentula hispana

Tarentule

Lycosa hispanica Walck. (Lycosidés)

DESCRIPTION : Grosse araignée que l'on trouve en Espagne, souvent confondue, selon Hoppe, avec *L. tarentula* Rossi de l'Italie centrale et méridionale. Nétien la décrit comme un insecte de 4 à 7 cm, au dos grisâtre, au ventre jaune safran avec une bande transversale noire.

PARTIE UTILISÉE : L'insecte entier vivant.

COMPOSITION

Elle ne semble pas avoir été étudiée.

PATHOGÉNÉSIE

Remède d'action limitée.
AGITATION CALMÉE PAR LA MUSIQUE.

AGITATION VIOLENTE, CHORÉE, EXCITATION.

AGGRAVATION :
PAR TOUTE STIMULATION SENSORIELLE.

AMÉLIORATION :
PAR LA MUSIQUE.

- **AGITATION VIOLENTE, CHORÉE, EXCITATION**

Agitation violente et désordonnée : infatigable.
Chorée.
Mouvements constants de tête ; avec ou sans céphalée.
Agitation des mains et des doigts (***KALIUM BROMATUM***) ; jambes sans repos (***ZINCUM***).
Agitation avec anxiété (***ARSENICUM ALBUM***), regard fixe, œil brillant. Violence.
Palpitations.
Hyperesthésie sensorielle de contact ; à la lumière, au bruit... Réactions motrices considérables.
Agitation avec excitation sexuelle. Humeur excessivement variable et contradictoire, hystérie.
Malade toujours calmé par la musique.

COMMENTAIRES ET COMPARAISONS

L'usage le plus banal concerne les enfants agités et hyperesthésiques. Il y a des résultats dans la chorée.
La piqûre de tarentule était censée produire les désordres hystériques spectaculaires du Moyen Âge, et des musiciens spécialisés calmaient les femmes frénétiques au moyen d'une musique au rythme de "tarentelle". La légende a peut-être contaminé la pathogénésie.

Comparaisons fondées sur la Matière médicale

1) Remèdes d'agitation
TARENTULA HISPANA : agitation générale et hyperesthésie sensorielle ; calmé par la musique.
AGARICUS : agitation désordonnée, tics ; petit déficit intellectuel.
KALIUM BROMATUM : agitation prédominante aux membres supérieurs.

ZINCUM METALLICUM : agitation prédominante aux membres inférieurs.
ARGENTUM NITRICUM : agitation, précipitation, déséquilibre.
MERCURIUS : agitation et bavardage ; tremblements.
COFFEA : agitation plus verbale que physique.
LACHESIS : agitation plus verbale que physique ; propos incriminants ou agressifs.
SULFUR : phases d'agitation avec exaltation de l'imaginaire.
ACTAEA RACEMOSA, BELLADONNA, STRAMONIUM : excitation, hypomanie.
ARSENICUM ALBUM : agitation anxieuse.

2) Remèdes améliorés par la musique
TARENTULA HISPANA : la musique calme son agitation, son hyperesthésie sensorielle.
IGNATIA : réaction ambivalente et paradoxale.
ANHALONIUM : sensibilité musicale exceptionelle (?).
PULSATILLA : la musique "douce".
NATRUM MURIATICUM : aime beaucoup la musique ; effet favorable bien qu'elle le fasse pleurer...
AURUM : taciturne réfugié dans la musique.
THUYA : thèmes répétitifs.
GRAPHITES : émotif et réceptif.
PHOSPHORUS, T.K., LYCOPODIUM, CAUSTICUM... BUFO RANA.

On peut rapprocher de *TARENTULA HISPANA*, *TARENTULA CUBENSIS* qui serait, selon Jouanny, la mygale de Cuba. Sa pathogénésie est la suivante :

PATHOGÉNÉSIE

Remède d'action limitée
FURONCLES, ANTHRAX, ÉRYSIPÈLE, ABCÈS, AVEC COULEUR POURPRE, INDURATION, VIVES DOULEURS BRÛLANTES.

•INFLAMMATION, SUPPURATION ET DOULEURS BRÛLANTES
Tout foyer suppuré sur base indurée et livide, brûlant.
Etat général des malades septiques.

COMMENTAIRES ET COMPARAISONS
L'induration, la lividité, la douleur peuvent faire préférer *TARENTULA CUBENSIS* à *PYROGENIUM* (le pouls ne suit pas la température) ou à *HEPAR SULFUR* (douleur d'écharde), ou encore à *LACHESIS* (couleur pourpre ou violacée, douleur strictive), enfin à *ARSENICUM ALBUM* (calmé par la chaleur locale). Par ailleurs, la pathogénésie complète de *TARENTULA CUBENSIS* inclut une grande partie des symptômes de *TARENTULA HISPANA*.

Taxus baccata

If

Taxus baccata L. (Taxacées)

DESCRIPTION : Arbuste ou arbre ne dépassant pas une quinzaine de mètres, répandu dans toute l'Europe où il est planté comme ornemental. Les feuilles, linéaires et aplaties, aiguës au sommet, ont 2 à 3 cm de long sur 2 à 3 mm de large ; elles sont disposées sur deux rangs. Le pseudo-fruit a l'aspect d'une baie de la taille d'une petite olive ; il est rouge vif et constitué d'un arille entourant la graine.
Feuilles et graines sont très toxiques.

PARTIE UTILISÉE : Les rameaux feuillés avec les pseudo-fruits.

COMPOSITION
Feuilles et tiges contiennent diverses catégories de constituants :
- oses, polysaccharides, cyclitols ;
- acides gras ;
- stérols ;
- proanthocyanidines et bis-flavonoïdes ;
- diterpènes à noyau taxane, composés les plus intéressants parmi lesquels figure le taxol, actif dans les cancers de l'ovaire et du sein ; le taxol est accompagné de substances voisines : taxusines, taxane A, baccatine III, 10-désacétylbaccatine III servant à l'hémisynthèse du taxol (1).

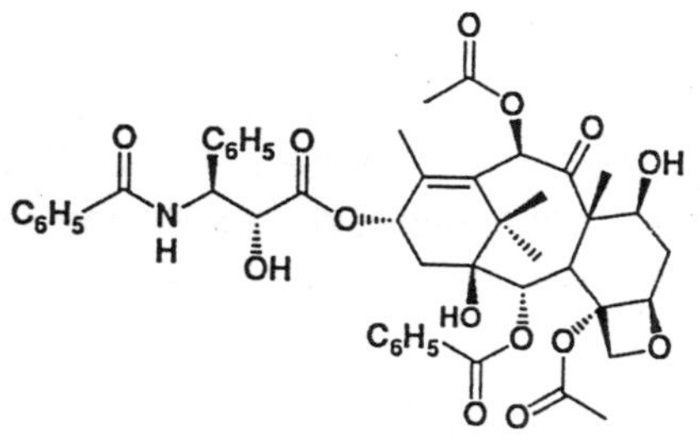

taxol

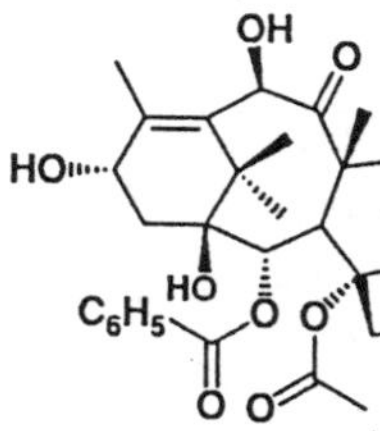

10-désacétylbaccatine III

PATHOGÉNÉSIE

Remède d'action limitée.
INTOXICATION DIGESTIVE, TENNIS ELBOW, PUSTULES.

SENSATION DE VIDE GASTRIQUE. VOMISSEMENTS, DIARRHÉE, SENSATION DE DÉFAILLANCE SANS DOULEUR.

DOULEURS ARTICULAIRES, DU COUDE NOTAMMENT, AVEC DÉFICIT SENSITIF ET MOTEUR.
PUSTULES.

• SENSATION DE VIDE GASTRIQUE

Sensation de faim avec malaise : on doit manger souvent.
Vomissements, diarrhée, faiblesse puis syncope sans douleurs (*VERATRUM ALBUM*).

• DOULEURS ARTICULAIRES

Les douleurs articulaires sont accompagnées de déficits sensitif et moteur modérés (*CAUSTICUM*).
Douleur du coude, tennis elbow.
Douleurs articulaires au niveau du gros orteil, des genoux, des lombes...

• PUSTULES

Grandes vésicules et pustules pruriantes.

COMMENTAIRES ET COMPARAISONS

Ce petit remède est parfois efficace dans le **tennis elbow à condition qu'il y ait association de déficit moteur même discret – le joueur de tennis lâche sa raquette – et de quelques paresthésies ou d'une légère anesthésie locale au toucher** (O.P.).

Il semble que les troubles digestifs soient suivis de manifestations neuro et cardiotoxiques : pouls lent et syncope (la plante est toxique pour le bétail).

Dans les cas aigus, il n'y a pas de douleurs.

Comparaisons fondées sur la Matière médicale

Tennis elbow :
TAXUS BACCATA : déficit moteur et sensitif associé ;
RHUS TOXICODENDRON : douleur en commençant à jouer ou à porter une charge ;
BRYONIA : amélioration par la contention ;
COLOCYNTHIS : amélioration par la flexion forcée ;
KALMIA : élancements douloureux ;
KALIUM BICHROMICUM : douleur très localisée ;
CAUSTICUM : déficit moteur ; amélioration par l'extension ;
ARNICA : rechute à la moindre tentative d'efforts sportifs renouvelés ;
SILICEA : chronicité.

BIBLIOGRAPHIE

1. BRUNETON J. - *Pharmacognosie*. Technique et Documentation, Paris, 1993.

Tellurium

Tellure

Te

DESCRIPTION : Solide cristallin blanc gris brillant, cassant ou poudre amorphe gris sombre à brun ayant les caractères d'un métal. Brûle avec une flamme bleu vert en donnant naissance à un dioxyde. N'est pas attaqué par l'acide chlorhydrique, réagit avec l'acide nitrique ; réagit aussi avec l'acide sulfurique concentré en formant une solution rouge. Se combine aux halogènes mais ne réagit ni avec le soufre ni avec le sélénium.

PATHOGÉNÉSIE

Remède d'action limitée.
SCIATIQUE DISCALE ET OTITE SUPPURÉE.

LOMBOSCIATIQUE DISCALE NON RÉCENTE.

OTITE CHRONIQUE EXTERNE ET MOYENNE :
SUPPURATION, ŒDÈME, ECZÉMATISATION DU CONDUIT.

AGGRAVATION :
PAR LE TOUCHER, PAR LES SECOUSSES.

• LOMBOSCIATIQUE DISCALE NON RÉCENTE

Lombosciatique droite et post-traumatique avec discopathie (O.P.).
Cas datant de quelques semaines à la chronicité. Récidives postopératoires (O.P.).
Douleur crampoïde, contractures, paroxysmes lancinants.
Sensibilité rachidienne au toucher, à la percussion – lombaire ; cervicodorsale.
Aggravation de la sciatique à l'effort, à la toux, à la défécation, aux secousses, couché sur le dos.
Sciatique sensitivomotrice par canal médullaire étroit ou sclérose périradiculaire, même postopératoire (*CAUSTICUM*, *T.R.*).

• OTITE CHRONIQUE EXTERNE ET MOYENNE

Suppuration de l'oreille, conduit enflammé, œdématié, eczémateux, pruriant.
L'écoulement irrite le méat et le pavillon (*NITRICUM ACIDUM*) ; mauvaise odeur (*HEPAR SULFUR*, *ARSENICUM ALBUM*, *ELAPS*).
Otite moyenne destructrice ; **suppuration résiduelle après évidement** (O.P.).
Cholestéatome envahissant et destructeur (O.P.).

• AUTRES INDICATIONS

Éruptions eczémateuses surinfectées suintantes : plis, périnée, lisière du cuir chevelu.

COMMENTAIRES ET COMPARAISONS

Bien des "hernies discales" avec sciatique promises à la chirurgie ont guéri grâce à *TELLURIUM*. Des suppurations interminables de l'oreille, même après chirurgie, ont été améliorées et taries.

Dans la sciatique, comparer :
BELLADONNA : sciatique récente sensible aux secousses même légères ;
HYPERICUM : la douleur – post-traumatique – est surtout distale ;
COLOCYNTHIS : crampes ;
GNAPHALIUM : paresthésies ;
CAUSTICUM : déficit moteur ;
ZINCUM : agitation ;
PHOSPHORUS : rachis douloureux au toucher.

Terebinthina

Essence de térébenthine

DESCRIPTION : Produit obtenu par distillation de térébenthines fournies par *Pinus pinaster* Aiton, le pin des Landes, et surtout diverses espèces d'Amérique du Nord telles que *P. palustris* Miller et *P. elliottii* Engelm. (Pinacées).

COMPOSITION

Les principaux constituants sont les pinènes α et β, le dérivé α prédominant.

PATHOGÉNÉSIE

Remède d'action limitée.
HÉMATURIE.

HÉMATURIE D'ORIGINE RÉNALE OU VÉSICALE – SANG NOIR.

• HÉMATURIE

Hématurie de sang foncé.
Urine d'odeur de violette ; oligurie ; protéinurie.
Lombalgie accompagnant la souffrance rénale ou vésicale.
Mictions douloureuses, brûlantes ; ténesme vésical.

• **AUTRES INDICATIONS**

Langue vernissée, douloureuse, brûlante.

Hémorragies intestinales ; météorisme et hyperesthésie abdominale ; diarrhée.

Purpura, ecchymoses spontanées.

COMMENTAIRES ET COMPARAISONS

L'usage pratiquement unique de ***TEREBINTHINA*** concerne les hématuries : néphropathie aiguë hématurique, chronique avec hémorragie occulte - voir le compte d'Addis-Hamburger. Cystite, cystopathie, papillomatose vésicale, quand il y a hémorragie. Hématurie des lithiases.

On le dit complémentaire de ***THUYA***. On le rapproche de ***SABINA*** : hémorragies et présence d'α-pinène.

Il complète mieux l'action de ***PHOSPHORUS*** pour le rein, de ***CANTHARIS***, ***CANNABIS SATIVA***, ***MERCURIUS CORROSIVUS*** pour la vessie, ***SERUM D'ANGUILLE*** si la protéinurie est importante, ***ARSENICUM ALBUM*** dans les cas très chroniques.

Teucrium marum

Thym de chat

Teucrium marum L. (Labiées)

DESCRIPTION : Plante ligneuse des régions méditerranéennes, rare en France continentale mais abondante en Corse. Les feuilles sont entières, cotonneuses en dessous. Les fleurs sont roses et pourvues d'un calice laineux. Le fruit est velu.

La plante a la singulière particularité d'attirer les chats qui se roulent sur les tiges feuillées ou fleuries en proie à une ivresse semblable à celle induite par *Nepeta cataria*, la cataire.

PARTIE UTILISÉE : La plante entière fraîche récoltée avant la floraison.

COMPOSITION

Si l'ensemble du genre a fait l'objet de nombreuses mises au point - dont (1) -, l'espèce qui nous intéresse n'a été que peu étudiée. Elle contient :

- un principe amer lactonique, la marrubiine, fréquente chez les Labiées ;
- de la choline ;
- 11 % environ de tanin ;
- 1 % environ d'huile essentielle contenant des iridoïdes (2):

– 2 iridoïdes stéréo-isomères dont la structure est celle du dolichodial ;

– une lactone I, assez voisine de la népétalactone et qui pourrait expliquer l'action de la plante sur le chat.

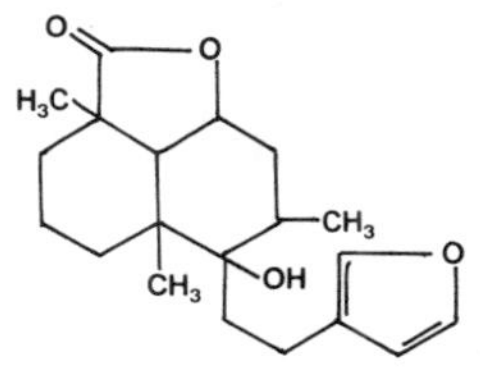

marrubiine

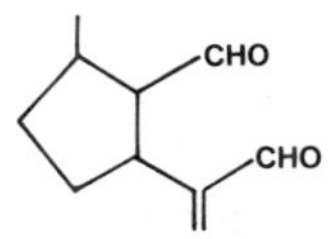

dolichodial

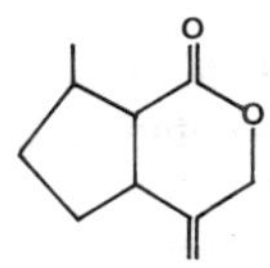

I

PATHOGÉNÉSIE

Remède d'action limitée.
POLYPES DU NEZ ET DU RECTUM.

POLYPES DU NEZ : RHINITE ALLERGIQUE OU MUCOPURULENTE.

PRURIT ANO-RECTAL - OXYUROSE - NÉOFORMATIONS BÉNIGNES ANO-RECTALES.

• POLYPES DU NEZ

Rhinallergie avec prurit, éternuements, écoulement clair, et **polypes.**
Rhinite mucopurulente à sécrétions jaunes épaisses, polypes ; **sinusite.**
Expectoration pharyngo-trachéale à goût de moisi.

• PRURIT ET NÉOFORMATIONS ANO-RECTALES

Prurit ano-rectal, le soir au lit, ou après la selle – oxyures.
Condylomes, végétations ano-génitaux.

• AUTRES INDICATIONS

Polypes du col utérin (*THUYA, NITRICUM ACIDUM*).
Douleur onguéale des orteils qui se déforment. **Ongle incarné** douloureux et infecté (*SILICEA*).

COMMENTAIRES ET COMPARAISONS

TEUCRIUM MARUM évolue dans le sillage de *THUYA, NITRICUM ACIDUM* pour les néoformations bénignes, mais l'association de suppuration nasale, de parasitose, de néoformations et de pus évoque très fortement ***SILICEA*, son vrai complémentaire, non classique** (O.P.).
Comparer aussi *LEMNA MINOR* ou *SANGUINARIA* pour le nez, *CINA* pour le prurit anal avec, évidemment, *SULFUR* ou *PSORINUM*.

BIBLIOGRAPHIE

1. PIOZZI F. - *Heterocycles*, 1981, *15*, 1489-1503.
2. BEAUPIN C. - Iridoïdes de l'essence de *Teucrium marum* de Corse. Déterminations structurales et synthèses. Thèse Pharm. Montpellier I, 1978.

Thallium

Thallium

Tl

DESCRIPTION : Métal blanc bleuâtre, très mou, facilement fusible, s'oxydant superficiellement à l'air en donnant du Tl_2O. Il forme des alliages avec d'autres métaux et s'amalgame aisément avec le mercure. Il commence à se volatiliser à 174 °C. Il réagit avec les acides nitrique et sulfurique.

PATHOGÉNÉSIE

Remède d'action limitée.
CHUTE DE CHEVEUX.

ALOPÉCIE DIFFUSE OU CIRCONSCRITE.

PARALYSIE, NÉVRITE, AMYOTROPHIE, DOULEURS FULGURANTES.

• ALOPÉCIE DIFFUSE OU CIRCONSCRITE

Chute des cheveux **très rapide.**
Insidieuse et prolongée après maladie asthéniante ou troubles neurologiques.
D'origine toxique.

• TROUBLES NEUROLOGIQUES

Paralysie, paraplégie, déficit moteur neurogène.
Amyotrophie précoce.
Douleurs nerveuses de type tabétique ; fulgurantes.

COMMENTAIRES ET COMPARAISONS

Le syndrome neurologique n'a guère de confirmation clinique.
Pratiquement, ce remède est utilisé dans la chute des cheveux.
On le choisira de préférence s'il coexiste un syndrome neurologique même discret. Mais le remède d'action générale indiqué reste toujours le meilleur moyen d'arrêter une alopécie ; on trouve souvent *GRAPHITES, SEPIA, THUYA, SULFUR, NATRUM MURIATICUM, SILICEA*.

SELENIUM : alopécie et asthénie sexuelle.
ZINCUM : alopécie et asthénie neurologique.
PHOSPHORICUM ACIDUM : alopécie et dépression intellectuelle.
PLUMBUM : syndrome neurologique moteur et sensitif très semblable.

Certains préfèrent *THALLIUM SULFURICUM* ou *ACETICUM*.

Theridion curassavicum

Araignée noire de Curaçao

Latrodectus curacaviensis Müller ou *L. curassaviensis* Bonnet (Théridiidés)

DESCRIPTION : Araignée de 5 à 10 mm vivant dans les orangers et les bananiers des petites Antilles, à corps plus ou moins globuleux, dont le dos est marqué de trois points orangés. L'abdomen est presque entièrement jaune et le thorax noir.
Il s'agit d'une espèce très proche de *L. mactans*.

PARTIE UTILISÉE : L'araignée entière desséchée.

COMPOSITION
Elle ne semble pas avoir été étudiée.

PATHOGÉNÉSIE

Remède d'action limitée.
INTOLÉRANCE EXASPÉRÉE AU BRUIT.

HYPERESTHÉSIE AUDITIVE AU MOINDRE BRUIT : EXASPÉRATION, VERTIGE, NAUSÉES, DOULEURS.

AGGRAVATION :
PAR LE BRUIT.
PAR LES TRANSPORTS.
PAR TOUTE STIMULATION SENSORIELLE.
EN FERMANT LES YEUX.

F

• HYPERESTHÉSIE AUDITIVE AU MOINDRE BRUIT

Hyperesthésie intolérable, même et surtout à des bruits légers : papier froissé, grincements, crissements.
Le bruit semble pénétrer tout le corps jusqu'aux dents : sujet agité, fébrile.
Réactions colériques au bruit (*NUX VOMICA, LYCOPODIUM*).
Nausées, vertiges, malaises, par le bruit, en fermant les yeux, dans les transports (*TABACUM* est amélioré en fermant les yeux).
Hyperesthésie générale : au toucher, du rachis ; à la lumière ; au contact de l'eau froide...

• AUTRES INDICATIONS

Douleurs thoraciques gauches du sommet ou de la base.
Coryza chronique mucopurulent.

COMMENTAIRES ET COMPARAISONS

ASARUM et *THERIDION* sont les deux hyperesthésiques au bruit, avec association de troubles subjectifs liés au mouvement : lévitation pour *ASARUM*, vertiges nauséeux – syndrome de Ménière – pour *THERIDION*, en cela proche de *COCCULUS*.
Les grands hyperesthésiques se rangent derrière *NUX VOMICA*, plus colérique et *CHINA* sensible à l'effleurement et aux sollicitations légères. *LACHESIS* et *LYCOPODIUM* sont hypersensibles, ainsi que *PHOSPHORUS*. Quant à *OPIUM*, il perçoit les moindres bruits, mais sans hyperréactivité, au contraire. **L'éthylisme chronique** explique parfois toutes ces pathogénésies (O.P.).

Thiopropérazine

Thiopropérazine

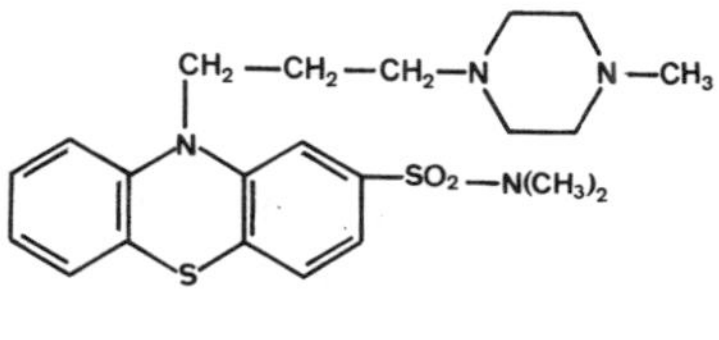

DESCRIPTION : Neuroleptique dont le diméthanesulfonate est utilisé en thérapeutique sous le nom de Majeptil® (Specia).

PATHOGÉNÉSIE (1, 2, 3)

Remède d'action limitée.
INDIFFÉRENCE AFFECTIVE ET SÉCHERESSE DES MUQUEUSES.

PSYCHISME : ANESTHÉSIE ÉMOTIONNELLE AVEC ANGOISSE. ASTHÉNIE. ABOULIE. AKINÉSIE. HYPERTONIE, SYNDROME PARKINSONIEN.

EFFETS ATROPINIQUES : GLAUCOME, RÉTENTION URINAIRE, SÉCHERESSE DES YEUX, DE LA BOUCHE, DES SELLES AVEC CONSTIPATION.

AMÉNORRHÉE-GALACTORRHÉE ; IMPUISSANCE, FRIGIDITÉ.

AGGRAVATION :
PAR LES NEUROLEPTIQUES.
PAR L'ALCOOL.
PAR LES ATROPINIQUES.

• SYNDROME PSYCHIQUE

Indifférence mêlée d'anxiété : anesthésie affective et émotionnelle. Se sent "séparé" du monde extérieur. Besoin de compagnie. État préschizophrénique. Labilité thymique : nervosisme, taciturne le matin, excité l'après-midi. Besoins accrus de tabac et d'alcool.
Dépendance. Aboulie. Asthénie.

• SYNDROME NEUROLOGIQUE

Akinésie avec ou sans hypertonie. Mimique inexpressive, mouvements rares, lents et limités, hypertonie, tremblements : syndrome parkinsonien.
Dyskinésies limitées diverses. Crises oculogyres. Opisthotonos. Spasmes en flexion.
Syndrome excitomoteur. Ne peut cesser de déambuler frénétiquement (O.P.).

• EFFETS ATROPINIQUES

Troubles de l'accommodation. **Glaucome** à angle fermé.
Sécheresse des yeux. Sécheresse de la bouche.
Rétention urinaire – chez les prostatiques.
Constipation de selles sèches ; crampes, coliques, hémorroïdes, prurit. Selles pâteuses.
Perturbation du goût ; anorexie, appétit variable. Sialorrhée. Larmoiement. Ictère par cholestase.

• EFFETS ENDOCRINIENS

Impuissance, frigidité – hypercorticisme.
Aménorrhée – galactorrhée – hyperprolactinémie.
Gynécomastie. Prise de poids.

• EFFETS DIVERS

Troubles du rythme cardiaque : tachy ou bradycardie ; hypotension, refroidissement des extrémités. Rougeur et vasodilatation des petits vaisseaux du visage. Défaillance.
Urticaire, folliculite, séborrhée. Photosensibilisation (*MURIATICUM ACIDUM*). Érythrodermie.

COMMENTAIRES ET COMPARAISONS

La thiopropérazine est un neuroleptique majeur. **Les effets toxiques sont confirmés par les pathogénésies et cette présentation est une synthèse.** On y retrouve le syndrome psychique d'indication principale : **tendance schizoïde,** donc pas d'inversion totale d'action. Mais il est probable que le remède homéopathique est plutôt indiqué par les effets atropiniques : **sécheresse des muqueuses et constipation,** qui associées au **comportement d'isolement, de coupure et d'anesthésie émotionnelle, évoque fortement *NATRUM MURIATICUM*.**
Clerbaux et Julian proposent un biotype "phosphofluorique tuberculino-sycotique". Les réactions tuberculiniques en tous cas sont évidentes, comme dans la schizophrénie vraie (O.P.).
On compare aussi ***HALOPERIDOL***, très proche, et ***CHLORPROMAZINE*** : akinésie et déficit mnésique peut-être plus importants.

BIBLIOGRAPHIE

1. JULIAN O.A. - Voir "Ouvrages généraux consultés".
2. CLERBAUX G. - *Annales homéopathiques Françaises* 1973, n° 4, 299 et n° 10, 783.
3. CLERBAUX G. - *Annales homéopathiques françaises* 1977, n° 4, 431.

Clerbaux a effectué une auto-expérimentation en 30 CH, puis une seconde jusqu'à la 500 CH (!), Julian une pathogénésie sur 37 personnes.

Thlaspi bursa-pastoris

Bourse à pasteur

Capsella bursa-pastoris Moench (Crucifères)

DESCRIPTION : Plante herbacée très commune dans les lieux secs de presque tout le globe, d'une hauteur de 10 à 50 cm, à feuilles basilaires plus ou moins dentées, en rosette. Les fleurs sont très petites, blanches, groupées en corymbes. Les fruits sont des silicules aplaties et triangulaires.

PARTIE UTILISÉE : La plante entière fraîche.

COMPOSITION

- il faut signaler une richesse particulière de la plante en choline (0,2 %), accompagnée d'acétylcholine ;
- présence de diverses amines : proline, tyramine et surtout histamine ;
- des alcaloïdes ;
- des acides organiques : oxalique, tartrique, malique et fumarique ;
- des saponosides ;
- des flavonoïdes : rutoside, lutéolol-7-glucoside, diosmoside dont on connaît le large emploi dans la prévention des manifestations hémorragiques dues à une déficience de la circulation veineuse et de la circulation capillaire ;
- petite quantité de cardénolides dans les graines.

PATHOGÉNÉSIE

Remède d'action limitée.
HÉMORRAGIES UTÉRINES ET HYPERURICÉMIE.

HÉMORRAGIES UTÉRINES AVEC CRAMPES ET LEUCORRHÉE SANGUINOLENTE AUTOUR DES RÈGLES.

HYPERURICÉMIE ET LITHIASE RÉNALE.

• HÉMORRAGIES UTÉRINES

Sang tachant le linge.
Crampes utérines.
Leucorrhée sanguinolente autour des règles.
Règles en avance. Aggravation un mois sur deux.

• HYPERURICÉMIE

Sable uratique urinaire. Lithiase rénale.
Algies articulaires ; cervico-scapulaire gauche.

• AUTRES INDICATIONS

Céphalée frontale irradiée au vertex et à la nuque.
Lithiase vésiculaire : douleur crampoïde épigastrique.

COMMENTAIRES ET COMPARAISONS

THLASPI est un des multiples antihémorragiques utérins. Il complète *CALCAREA CARBONICA* (règles hémorragiques habituelles) et *ARNICA* (hémorragies occasionnelles).

On a montré qu'à doses pondérables l'extrait de la plante accélère la coagulation de façon significative (1).

Parmi les constituants qu'on y a mis en évidence, la tyramine se retrouve dans :
SECALE CORNUTUM : hémorragies noires, distillées ;
ACONITUM : hémorragies de sang rouge.

Les flavonoïdes, eux, sont en relation habituelle avec un syndrome de congestion veineuse et d'hémorragie (voir *AESCULUS*). Parmi ces remèdes, citons *HAMAMELIS*, *ARNICA*, *RUTA*.

Comparaisons fondées sur la Matière médicale

Hémorragies de sang noir, épais :
THLASPI BURSA-PASTORIS : avec crampes utérines ;
COCCUS CACTI : longs filaments noirs ; ténesme ;
CROCUS SATIVUS : longs filaments noirs ; météorisme ;
HAMAMELIS : sang peu coagulable ;
USTILAGO : écoulement au moindre contact ; caillots petits.

BIBLIOGRAPHIE

1. VERMATHEN M. et GLASL H. - *Planta Med.*, 1993, *59*, Suppl. Issue, A 670.

Thuya occidentalis

Cèdre blanc, arbre de vie

Thuya occidentalis L. (Cupressacées)

DESCRIPTION : Conifère de l'est du Canada et des États-Unis, cultivé dans les parcs européens à titre ornemental. L'écorce et les rameaux sont rougeâtres, les feuilles petites, écailleuses, imbriquées sur 4 rangs. Les cônes sont formés de 8 à 10 écailles de forme allongée.

PARTIE UTILISÉE : Les rameaux feuillés frais récoltés de préférence au printemps.

COMPOSITION

- 5 % de tanin ;
- une cire dont les composants sont identiques à ceux de *SABINA* : acides junipérique et sabinique ;
- 0,5 à 1 % d'huile essentielle dont le principal constituant est la d-thuyone :

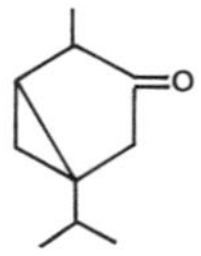

d-thuyone

accompagnée de fenchone, α-pinène, bornéol libre et estérifié ; présence aussi d'alcools terpéniques, occidol et occidentalol et d'antibiotiques antifongiques, les thuyaplicines α, β et γ à noyau tropolone déjà cité à propos de la colchicine (voir ***COLCHICUM***).

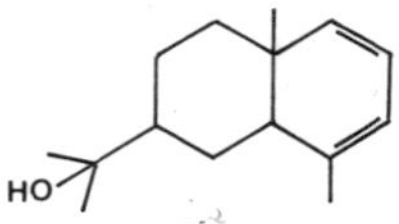

occidentalol

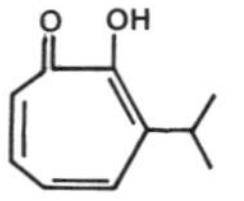

α-thuyaplicine

- des lignanes : thuyaplicatine, dihydroxythuyaplicatine, 4-O-déméthylyatéine, etc... (1) ;
- une fraction polysaccharidique stimulant la prolifération des lymphocytes T et la production d'interleukine-2 (2) ;
- des substances à activité antivirale spécifique sur le virus de l'herpès (3).

PATHOGÉNÉSIE

Remède d'action générale. GONORRHÉE, VERRUES, CELLULITE, OBSESSIONS.

INFECTION GÉNITALE CHRONIQUE ; AUTRES FOYERS INFECTIEUX TORPIDES. LEURS CONSÉQUENCES CHRONIQUES.

VERRUES. NÉOFORMATIONS CUTANÉES, MUQUEUSES, POLYPES. MYCOSES CUTANÉE ET VISCÉRALE.

INFILTRATION ADIPO-CELLULITIQUE PRÉDOMINANT AU BASSIN, AUX FESSES, AUX CUISSES. SUITE DE VACCINATIONS, DE PERTURBATION IMMUNITAIRE.
OBSESSIONS. CÉNESTHÉSIES : IDÉES DE FRAGILITÉ CORPORELLE, DE CORPS ÉTRANGER VIVANT ABDOMINAL.
HYPERSENSIBILITÉ NOTAMMENT À LA MUSIQUE.

AGGRAVATION :
PAR L'HUMIDITÉ, LE VENT.
À PARTIR DE 3 H OU 4 H DU MATIN.
PAR LE THÉ ET LE CAFÉ, L'OIGNON, LES MATIÈRES GRASSES.
PAR LES VACCINATIONS ET PAR CERTAINS TRAITEMENTS MÉDICAUX.

AMÉLIORATION :
EN S'ÉTIRANT.

• INFECTION GÉNITALE CHRONIQUE. FOYERS INFECTIEUX TORPIDES

Leucorrhée purulente, épaisse, verdâtre.
Règles avancées, abondantes ; fibrome utérin, polypes du col et endocavitaires.
Douleur ovarienne gauche (*LACHESIS*, *PLATINA*), aggravée par les règles, le mouvement, les secousses. Vagin sensible, inflammation, polypes, végétations génitales.
Kystes ovariens surtout gauches.
Mastose prémenstruelle, surtout gauche.
Sensation de goutte résiduelle postmictionnelle.
Jet urinaire modifié, bifide ; balanite, urétrite, prostatite...
Douleur urinaire en fin de miction.
Sécrétions jaunes, ou verdâtres, épaisses, de toutes les muqueuses.
Foyers infectieux ou suppurés peu douloureux, apyrétiques, mais prolongés et résistant aux traitements antibiotiques répétés (O.P.).
Mycoses tenaces et récidivantes (O.P.).
Mycoses chroniques (*PENICILLINUM*) viscérale et cutanée.
Sécheresse et atrophie de la muqueuse vaginale.

• VERRUES, NÉOFORMATIONS, POLYPES, MYCOSES CUTANÉES

Verrues, toutes les néoformations cutanées, pédiculées, saignant facilement. Partout sur le corps ; en zone péri-ano-génitale.
Naevi rubi ; taches brunes ; varicosités ; en zone cellulitique, des ailes du nez ; du sillon naso-génien.
Mycoses cutanées chroniques et récidivantes, sur une peau humide en permanence (*PENICILLINUM*).
Transpiration d'odeur porracée, visqueuse ; générale, axillaire, génitale, des parties découvertes, de la face seule, de la lèvre supérieure en grosses gouttelettes.
Acné kystique et pustuleuse : infiltration du derme, cicatrices.
Cheveux secs, crépus, épais (O.P.). **Poils corporels développés :** virilisme pilaire (O.P.).

Ongles mous, déformés, poussant trop vite.
Indurations cornées, hyperkératose, cors...
Adénolipomes, sclérolipomes.

• **INFILTRATION ADIPO-CELLULITIQUE, SUITE DE VACCINATIONS ET TRAITEMENTS MÉDICAUX**

Infiltration adipo-cellulitique prédominant au bassin et en haut des fesses, "en culotte", "en caleçon" et gagnant progressivement vers le bas, parfois jusqu'aux chevilles (O.P.).
Lipomes et lipodystrophies : sclérolipomatose, **syndrome trophostatique** (O.P.).
Faciès infiltré, empâté, huileux.
Pores dilatés, sillons naso-jugaux profonds avec varicosités ; alopécie de la queue des sourcils. Lèvres lilas à liseré blanchâtre.
Maladies consécutives à une infection chronique latente ou torpide : génitale, digestive, respiratoire, urinaire, sinusienne... à des vaccinations, surtout répétées, aux traitements agissant sur l'**immunité,** chimiothérapie du cancer, irradiations, corticoïdes, immuno-stimulants, modulateurs, B.C.G.-thérapie ; à de nombreuses **médications symptomatiques,** antibiotiques, anti-inflammatoires, tranquillisantes, sédatives.
Adénopathies chroniques, peu différenciées des tissus voisins.

• **OBSESSIONS, PHOBIES, CÉNESTHÉSIES, HYPERSENSIBILITÉ**

Nervosisme inquiet et impressionnable, mais abattement, indolence, inhibition.
Obsession d'être accompagné, suivi, poursuivi, surveillé par un inconnu (*ANACARDIUM ORIENTALE*).
Cancérophobie.
Toutes les idées obsessionnelles.
Idée fixe de fragilité des membres, du corps : "comme du verre", "en bois".
Idée de corps étranger vivant abdominal : tumeur, animal, fœtus (*CROCUS SATIVUS*).
Hyperesthésie émotionnelle surtout à la musique (voir *TARENTULA*).
Toutes les cénesthésies.
Sommeil : **insomnie terminale,** après 3 ou 4 h du matin.
Agitation et cauchemars : cadavres, chutes, cancer.

• **AUTRES INDICATIONS**

Céphalées frontales, d'avant en arrière, à départ sinusien avec douleur en clou (*IGNATIA*).
Névralgies de la face ; toutes les névralgies accompagnées de trémulation musculaire, de myoclonie.
Vertige en fermant les yeux.
Caries du collet, aphtes, douleur du bout de la langue.
Varices sublinguales – grenouillette.
Aversion et aggravation par oignons, pommes de terre, viandes grasses.
Désir de thé, de café, et aggravation.
Les aliments paraissent peu salés : abus de sel (*NATRUM MURIATICUM, PHOSPHORUS*).
Hyperpéristaltisme : distension et bruits hydroaériques ; mouvements intestinaux perçus comme un corps étranger vivant : animal, tumeur, fœtus... (*CROCUS SATIVUS*).
Diarrhée jaillissante, avec gaz, le matin, après le petit déjeuner (*NATRUM SULFURICUM*, *PODOPHYLUM*), par café, oignon, graisses.
Constipation spasmodique, selles "à ressort".
Polypose recto-sigmoïdienne ; sigmoïdite (O.P.).
Hémorroïdes, fissures, végétations et tumeurs péri-anales.
Varicosités des ailes du nez. **Rhinite, sinusite,** écoulement mucopurulent.
Polypes du nez et des sinus (*LEMNA MINOR*).
Ulcérations des muqueuses.
Végétations adénoïdes (O.P.) ; hypertrophie amygdalienne.
Polypes laryngés.
Asthme – aggravation à l'humidité – des enfants.
Dilatations veineuses du dos des mains.
Varices en zone cellulitique. Périveinite chronique avec scléro-œdème et infiltrations. **Bouquets de varicosités** (O.P.).
Sensation de membres inférieurs fragiles, cassants. Peur de les briser en marchant.
Rhumatisme chronique, déformant, avec raideur, désir de s'étirer, modalité de dérouillage (*RHUS TOXICODENDRON*).
Atteinte des grosses articulations : coxarthrose ; des petites articulations avec empâtement, nodosités péri-articulaires, déformations.
Arthrose avec empâtement adipo-cellulitique péri-articulaire (O.P.). Lipo-arthrose du genou.
Sciatique améliorée debout. Toutes les névralgies.
Douleurs plantaires.
Chalazions ; tumeurs du tarse palpébral, blépharite (*PULSATILLA* : orgelets).
Conjonctivite granuleuse ; affections torpides et chroniques de l'œil.
Sensation d'air froid dans les yeux.
Otites, polypes. Bruits d'oreille en avalant.

COMMENTAIRES ET COMPARAISONS

***THUYA* est souvent prescrit en fonction d'un biotype fréquent,** qui suppose soit des facteurs héréditaires, soit une imprégnation ancienne.

Sujet gras, infiltré, cellulitique. Bassin large, empâté, obésité de type féminin.

Faciès spécial : huileux, sillons profonds, bouffi, queues de sourcil manquantes.

Lèvres de couleur lilas avec liseré blanchâtre. Dents jaunâtres et déchaussées.

THUYA maigre : la cellulite, peu apparente, est strictement fessière ; les cheveux crépus, l'acné, le virilisme pilaire évoquent parfois un Stein-Leventhal (O.P.).

Cette pathogénésie décrit la sycose infiltrante et génératrice de tumeurs. *THUYA* entretient avec le cancer des rapports qui le rendent dangereux. On s'en méfiera chez les sujets à risque, chez les cancéreux guéris. Il semble que toute médication modifiant l'immunité puisse favoriser la sycose et les signes de *THUYA*. De même, les thérapeutiques symptomatiques qui laissent évoluer à bas bruit les maladies chroniques : antibiothérapies longues et répétées, corticoïdes, tranquillisants, sédatifs, antalgiques, anti-inflammatoires.

Bref, *THUYA* devient, plutôt que *NUX VOMICA*, le principal antidote des thérapeutiques modernes en usage au long cours ou excessif.

Complémentaires :

MEDORRHINUM : sycose génitale et neurologique ; gonococcie ;

NATRUM SULFURICUM : infiltration hydrique, rhumatisme, diarrhée ;

SILICEA : relations à l'immunité, suppuration, faiblesse, amaigrissement ;

LACHESIS : ovaire gauche, varicosités, fibrome ;

PENICILLINUM : infection ou suppuration torpide et mycose ;

STAPHYSAGRIA, SABINA, CINNABARIS, CAUSTICUM, NITRICUM ACIDUM...

Comparaisons fondées sur la composition

La fraction polysaccharidique intervient, sans doute, dans les divers aspects de l'infection de *THUYA* (voir *BAPTISIA*).

Les acides junipérique et sabinique sont présents dans *SABINA*, qui est un complémentaire fréquent de *THUYA* en cas d'hémorragies génitales, notamment en relation avec des polypes endocavitaires, et de dysménorrhées comportant une lombosacralgie à douleur sacro-pubienne.

La relation à *COLCHICUM*, par les thuyaplicines à noyau tropolone, se manifeste dans les troubles intestinaux (météorisme, antipéristaltisme, diarrhée contenant du mucus et des glaires) et aussi dans l'action de la colchicine sur les tumeurs. *COLCHICUM* n'est pas un complément classique de *THUYA*, il convient cependant souvent de les associer.

Les propriétés antifongiques des thuyaplicines illustrent l'inversion d'action à dose homéopathique : *THUYA* et la "sycose" sont le terrain d'élection des mycoses.

La présence de substances actives sur le virus de l'herpès suggère **l'utilisation de *THUYA* dans certains herpès,** indication jusqu'ici méconnue.

Comparaisons fondées sur la Matière médicale

1) Obsessions

THUYA : de cancer, de corps fragile, de jambes en verre, de quelque chose de vivant dans l'abdomen.

LUESINUM : de propreté – ou de souillure.

PETROLEUM : d'être double.

CROCUS SATIVUS : de quelque chose de vivant dans l'abdomen ; dans une autre partie du corps.

NUX MOSCHATA : grossesse nerveuse ; météorisme.

2) Cellulite

THUYA : prédominance abdominale, fessière ; "culotte de zouave".

PHYTOLACCA : cellulite douloureuse ; adénolipomes.

RHUS TOXICODENDRON : cellulite douloureuse ; rhumatisme ; hygrosensibilité.

GRAPHITES : plus d'adipose que de cellulite ; peau sèche, hypoderme dur.

BIBLIOGRAPHIE

1. KAWAI S., HASEGAWA T., GOTOH M. et OHASHI H. - *Phytochemistry*, 1994, *37*, 1699-1702.
2. GOHLA H., HAUBECK H.D., SCHRUM S., SOLTAU H. et NETH R.D. - *Haematol. Bluttransfus.*, 1989, *32*, 268-272.
3. BEUSCHER N. et KOPANSKI L. - *Planta Med.*, 1986, 555-556.

Thymulinum

Thymuline

DESCRIPTION : Hormone thymique, de structure polypeptidique, actuellement obtenue par synthèse, jouant un rôle dans la réponse immunitaire notamment par ses effets sur les lymphocytes T.

PATHOGÉNÉSIE

Remède d'action limitée.
MALADIES INFECTIEUSES RÉPÉTÉES

AFFECTIONS O.R.L. RÉCIDIVANTES DE L'ENFANT
GRIPPE - ANGINE.

• AFFECTIONS O.R.L. RÉCIDIVANTES DE L'ENFANT

Rhino-pharyngites et leurs complications.
Maladies virales de l'enfance.
Récidives en saison froide et humide.

• MALADIES INFECTIEUSES

Grippe au début (M. Tétau).
Angines à répétition...

COMMENTAIRES ET COMPARAISONS

THYMULINUM n'a pas de pathogénésie. Il n'a pas été expérimenté sur l'homme sain. Son utilisation repose sur les travaux de Bastide et coll. (1) sur la souris saine et sur la souris immunodéficiente. L'activité d'immunostimulation est apparue maximale pour la 9 CH.

Par extrapolation directe, le produit a été conseillé quand on suspecte une immaturité immunitaire, comme chez l'enfant sujet aux affections O.R.L. à répétition ou l'adulte atteint de grippe, angines et viroses hivernales répétées, même après vaccination. Un usage systématique : 9 CH dose, une fois par semaine pendant un mois puis une fois ou deux par mois pendant tout l'hiver est recommandé par certains auteurs (2, 3).

L'utilisation de *THYMULINUM* résulte de l'extrapolation abrupte de l'expérimentation animale à l'application clinique. Les résultats annoncés sont cependant logiques et s'apparentent à d'autres usages systématiques, ceux d'*INFLUENZINUM*, *OSCILLOCOCCINUM* notamment. *THYMULINUM* doit cependant être considéré comme un complémentaire des remèdes éprouvés. Guermonprez l'a testé en 9 CH et au-delà dans des maladies auto-immunes, polyarthrite rhumatoïde et lupus érythémateux disséminé avec des résultats encourageants mais inconstants (O.P.) qui confirment le caractère "modulateur" de l'activité du produit.

BIBLIOGRAPHIE

1. DAURAT V., DORFMAN P., TÉTAU M. et BASTIDE M. - *Cahiers de Biothérapie*, 1988, n° 99, 81-90.
2. TÉTAU M. - *Cahiers de Biothérapie*, 1989, n° 103, 51-52.
3. HUNIN M., TISSERAND G., DORFMAN P. et TÉTAU M. - *Cahiers de Biothérapie*, 1990, n° 107, 77-82.

Thyroidea

Poudre de glande thyroïde

DESCRIPTION : L'organe est prélevé sur des animaux de boucherie (porc), débarrassé des tissus étrangers et de la graisse qui l'entoure, desséché et pulvérisé. La poudre est gris rosé ; elle doit contenir au moins 0,20 % d'iode organique et au minimum 0,05 % d'iode thyroxinien.

PATHOGÉNÉSIE

Remède d'action limitée.
PATHOLOGIE THYROÏDIENNE.

HYPERTHYROÏDIE, DYSTHYROÏDIE, HYPOTHYROÏDIE.

L'ACTION EST FONCTION DE LA DILUTION.

• HYPERTHYROÏDIE : 7 CH À 30 CH

Avec ou sans goitre. Cœur basedowien.
Hypermétabolisme, hypersympathicotonie.

• DYSTHYROÏDIE : 5 CH

Syndromes cliniques de type hyperthyréose sans confirmation par les explorations ; ou encore variables.

• HYPOTHYROÏDIE : DE L'EXTRAIT D'ORGANE À 4 CH

Myxœdème. Les formes homéopathiques, stimulantes et supplétives ne sont pas suffisantes.

COMMENTAIRES ET COMPARAISONS

Utile dans les syndromes endocriniens modérés ou douteux. Complète aussi bien le traitement classique où il permet la modération des doses et l'action des grands remèdes homéopathiques : *IODUM* et les dérivés iodés, *LACHESIS*, *SULFUR*, *BELLADONNA*, *COFFEA*, *LYCOPUS*, *SPONGIA*.
Il est particulièrement recommandé d'espacer les doses de 15 jours au moins, à partir de la 7 CH : risque d'aggravation ou d'induction d'un goitre (O.P.).

Trillium pendulum

Trillium erectum L. (= *T. pendulum* W.) (Liliacées)

DESCRIPTION : Plante rhizomateuse de l'Amérique du Nord, à tiges dressées simples, à feuilles caulinaires, subsessiles, verticillées par 3. Les fleurs sont pourprées, terminales et solitaires. Le fruit est une baie globuleuse.

PARTIE UTILISÉE : La partie souterraine séchée.

COMPOSITION

Elle est caractérisée surtout par la présence de saponosides : trilline ou monoglucoside de la diosgénine (voir *DIOSCOREA*, *HELONIAS*, *ALETRIS*), trillarine ou diglucoside de diosgénine.

PATHOGÉNÉSIE

Remède d'action limitée.
MÉTRORRAGIES AVEC DOULEURS DE DISLOCATION.

RÈGLES HÉMORRAGIQUES ET FRÉQUENTES : SANG ROUGE, DOULEUR PELVIENNE DE DISLOCATION, ÉTAT SYNCOPAL.

AGGRAVATION :
PAR LE MOINDRE MOUVEMENT.

AMÉLIORATION :
PAR LA CONTENTION FORTE DU BASSIN.

• RÈGLES HÉMORRAGIQUES ET FRÉQUENTES

Règles hémorragiques tous les 15 jours ; **sang rouge.**
Le moindre mouvement aggrave l'hémorragie et les douleurs.
Douleur de distension, de dislocation, des sacro-iliaques au pubis.
Désir de contention forte du bassin, par un bandage qui soulage.
État lipothymique ou syncopal pendant l'hémorragie.

COMMENTAIRES ET COMPARAISONS

Ce remède convient à des métrorragies importantes, douloureuses, répétées. On l'a aussi utilisé dans d'autres hémorragies : dentaires, digestives...
Les pertes de sang évoquent *CHINA*, les douleurs pelviennes *SABINA* ou *CHAMOMILLA* ; L. Vannier estime que le complémentaire est *CALCAREA PHOSPHORICA*.

La présence d'hétérosides de la diosgénine rend compte de l'action gynécologique, comme pour les remèdes ci-après :
ALETRIS : asthénie d'origine génitale ;
DIOSCOREA : algies spasmodiques, notamment dysménorrhée ;
HELONIAS : pesanteur pelvienne obsédante.

Aucun de ces remèdes ne présente les hémorragies de *TRILLIUM PENDULUM*.

Tuberculinum

DESCRIPTION : Biothérapique : tuberculine brute obtenue à partir de cultures de *Mycobacterium tuberculosis* d'origine humaine et bovine. Le produit est appelé aussi *T.K.* (tuberculine de Koch).

PATHOGÉNÉSIE

Remède d'action générale.
MAIGREUR, FRILOSITÉ, TOUX ET INSTABILITÉ.

FRAGILITÉ RESPIRATOIRE AU MOINDRE FROID, MAIS BESOIN D'AIR FRAIS ; ANTÉCÉDENTS TUBERCULEUX.

AMAIGRISSEMENT ET AFFAIBLISSEMENT PROGRESSIFS MALGRÉ UN APPÉTIT CONSERVÉ OU ACCRU. PETITE HYPERTHERMIE PERSISTANTE.

TOUS LES SYMPTÔMES VARIABLES, ERRATIQUES, D'ÉVOLUTION CAPRICIEUSE.

INSTABILITÉ DE COMPORTEMENT : CHANGE FRÉQUEMMENT D'HABITATION, DE PROFESSION, D'ATTACHEMENTS. HYPERÉMOTIVITÉ PLAINTIVE, IRRITABILITÉ AU RÉVEIL, TENDANCE SCHIZOÏDE.

AGGRAVATION :
PAR LE FROID HUMIDE.
PAR LE MOINDRE EFFORT PHYSIQUE OU MENTAL.
LE MATIN AU RÉVEIL.
PAR LE CONFINEMENT.
TOUS LES 7, 14, 21 JOURS.

AMÉLIORATION :
PAR LE GRAND AIR.
PAR LES VOYAGES ET LE CHANGEMENT.

• FRAGILITÉ RESPIRATOIRE AU FROID MAIS BESOIN D'AIR FRAIS

Extrême sensibilité respiratoire au froid humide.
Besoin d'air frais, de climat aéré, de pièces ventilées.
Respiration rapide même sans dyspnée.
Cicatrices anciennes de tuberculose pulmonaire : calcification, scissurite, pleurite, en l'absence de signes d'évolutivité.
Végétations adénoïdes et hyperthrophie amygdalienne.
Rhinite allergique ; saisonnière. Asthme.
Laryngite : enrouement intermittent.
Rhino-pharyngites, broncho, pleuro, pneumopathies.
Atteinte élective du sommet gauche.
Toux, le soir, la nuit, ne réveillant pas (*CHAMOMILLA*)
– avec douleur irradiée aux deux bras.
Palpitations provoquant la toux.

• AMAIGRISSEMENT, SYMPTÔMES VARIABLES, CÉPHALÉES CHRONIQUES, FRILOSITÉ

Amaigrissement progressif malgré l'appétit conservé ou accru (*NATRUM MURIATICUM, IODUM*).
Avec grande frilosité mais besoin d'air frais (*PULSATILLA*).
Hyperthermie modérée mais de longue durée (*PENICILLINUM, ARSENICUM ALBUM, FERRUM PHOSPHORICUM*).
Symptômes et douleurs variables et erratiques, de début et fin brusques.
Rechutes fréquentes malgré l'action passagère des traitements (*SULFUR*).
Céphalée profonde, chronique ; améliorée en mangeant ; par le travail intellectuel.
Céphalée à contexte alimentaire avec vomissements et sueurs froides.
Céphalée fronto-occipitale ; en cercle serré.
Froid dans le dos comme par un vêtement mouillé.
Froid aux pieds la nuit.

• INSTABILITÉ, ÉMOTIVITÉ, IRRITABILITÉ, ISOLEMENT

Instable : déménage souvent, voyage beaucoup, change d'activités, d'attachements sentimentaux.
Hyperémotivité : plaintes, gémissements ; larmoie. Sensible à la musique.
Peur des chiens ; mais attachement profond à un animal familier (O.P.).
Irritabilité et tristesse : au réveil. Très critique. Déprimé.
L'enfant ne se laisse pas examiner (*CHAMOMILLA, LYCOPODIUM, SILICEA, CINA*).
Tendance à l'isolement ; se croit incompris ; étranger. Schizoïde. Schizophrénie (O.P.).
Sommeil : insomnie terminale, après 3 h du matin.

• AUTRES INDICATIONS

Anorexie, diarrhée débilitante.
Formation rapide du tartre dentaire.
Haleine fétide, gingivite, salive visqueuse (*MERCURIUS, NITRICUM ACIDUM*).
Appétit fort. Mange la nuit (*PHOSPHORUS, LYCOPODIUM*). **Maigrit cependant.**
Désir de lait froid, de sucreries. Aversion pour la viande.
Nausées à la vue, à l'odeur des aliments (*COLCHICUM, SEPIA, ARSENICUM ALBUM*), du café.
Crampes et distension abdominale ; douleurs sous-hépatiques, appendiculaires, péritonéales ; subictère, adénopathies mésentériques.
Diarrhée de 5 h du matin, brusque, impérieuse (*SULFUR*).
Nombreuses selles diarrhéiques chaque jour avec

amaigrissement et affaiblissement ; sueurs nocturnes ; dyspnée. Selles brunes, fétides.

Métrorragies : règles abondantes, avancées, longues, épuisantes, douloureuses.

Stérilité avec antécédents tuberculeux (O.P.).

Orchite, hydrocèle.

Dysurie : urine en poussant ; à la faveur de la défécation.

Néphropathies ; protéinurie.

Colibacillose. Colibacilluries persistantes sans pus (O.P.).

Urines d'odeur de haricot cuit.

Douleurs rhumatismales variables, erratiques ; par temps froid humide.

Aggravation au dérouillage (*RHUS TOXICODENDRON*).

Rhumatisme articulaire aigu.

Lombalgies couché et par la station debout.

Décalcification (les *CALCAREA*, *SILICEA*, *PHOSPHORUS*).

Transpiration épuisante ; survenant au moindre effort physique ou mental (*SILICEA*).

Sueurs nocturnes. La transpiration tache le linge en jaune.

Points bronzés.

Érythème noueux.

Prurit au déshabillage, à la chaleur du lit ; amélioré par l'eau froide.

Eczéma fissuré ; sec ; suintant et enflammé.

Ulcère cornéen. Herpès cornéen. Blépharite, orgelets...

COMMENTAIRES ET COMPARAISONS

On décrit sous *T.K.* l'adolescent tuberculeux des auteurs du siècle passé : maigre et affaibli, tousseur, à thorax étriqué, en transpiration pour un rien, frileux. L'enfant serait intellectuellement précoce et physiquement faible.

Ces descriptions doivent céder le pas à la pathogénésie et à l'étude des antécédents où la fragilité respiratoire est aussi significative que la tuberculose elle-même ; et de ce fait on se méfiera du vieillard assez résistant justiciable de *T.K*... ou cracheur familial de bacilles.

T.K. n'est plus un remède de la tuberculose. **Au contraire, son usage intempestif comporte des risques de réactivation,** comme *PHOSPHORUS*. Mais les tuberculiniques innombrables voient leur guérison stabilisée par son usage.

Complémentaires :

PULSATILLA : erratisme, variabilité, sécrétions ;

PHOSPHORUS : affaiblissement, amaigrissement, diarrhée débilitante ;

ARSENICUM ALBUM : même état général et agitation anxieuse ;

NATRUM MURIATICUM : appétit conservé, poitrine étroite, décalcification ;

SILICEA : frilosité, faiblesse, maigreur ; sensible aux infections ;

CALCAREA PHOSPHORICA, *CALCAREA CARBONICA*, *KALIUM PHOSPHORICUM*.

Comparaisons fondées sur la Matière médicale

1) Instabilité comportementale

T.K. : change de domicile, d'emploi et d'attachements sentimentaux.

LUESINUM : changements irrationnels et imprévisibles.

PULSATILLA : variabilité, dépendance ; manque de persévérance.

MERCURIUS : agitation physique et mentale ; complications, intrigues.

2) Douleurs variables et erratiques

T.K. : sur un état général compromis.

PULSATILLA : erratisme lent.

LACHESIS : contexte congestif et périménopausique.

SULFUR : erratisme et alternance.

PHYTOLACCA : erratisme brutal ; élancements ; douleurs nocturnes.

KALIUM BICHROMICUM : myalgie et tendinite erratiques ; douleurs sur une petite surface.

Tuberculinum residuum

DESCRIPTION : Biothérapique également appelé *T.R.* : solution glycérinée renfermant les principes insolubles dans l'eau de ***Mycobacterium tuberculosis***.

PATHOGÉNÉSIE

Remède d'action limitée.
LA TUBERCULINE DE LA SCLÉROSE.

ARTHROSE : RAIDEUR, SCLÉROSE, ANKYLOSE ; LÉSIONS TUBERCULEUSES CALCIFIÉES : GUÉRISON CLINIQUE ANCIENNE. CHONDROCALCINOSE.
ACNÉ : BASE INDURÉE, BEAUCOUP DE CICATRICES.

AGGRAVATION :
PAR LE REPOS PROLONGÉ.
AU DÉBUT DU MOUVEMENT.

Arthrose à tendance enraidissante, limitante, ankylosante.
Rétractions périarticulaires, déformations, fibrose.
Chondrocalcinose (O.P.).
Aggravation après le repos prolongé et au début du mouvement.
Indifférence aux variations hygrométriques.
Rétraction d'aponévrose palmaire : Dupuytren.

Coexistence de lésions tuberculeuses guéries, scléreuses, calcifiées.
Acné avec cicatrices, kystes, sclérose, base des lésions indurées ; étendue au haut du dos (***SULFUR IODATUM***).
Toutes les scléroses et fibroses.

COMMENTAIRES ET COMPARAISONS

La tuberculine de la sclérose se prescrit surtout chez le sujet âgé et arthrosique ; elle complète le traitement de l'arthrose, en cas d'antécédents tuberculeux lointains ou familiaux.

Chez l'adolescent, l'acné dans des formes sévères est la principale indication.

Comparaisons fondées sur la Matière médicale

Raideurs articulaires :
T.R. : enraidissement, indifférent à l'humidité ;
RHUS TOXICODENDRON : enraidissement articulaire avec aggravation par l'humidté ;
CAUSTICUM : raideur, limitation fonctionnelle, déficit moteur, parfois amélioré par l'humidité ;
CALCAREA FLUORICA : raideur, ostéophytes, tendinite, déformation, laxité.

Uranium nitricum

Nitrate d'uranyle

$UO_2(NO_3)_2,6H_2O$

DESCRIPTION : Cristaux jaunes à reflets vert brillant, devenant luminescents par frottement ou écrasement (triboluminescence) avec, parfois, détonation. Bonne solubilité dans l'eau, l'alcool, l'éther.

PATHOGÉNÉSIE

Remède d'action limitée.
DIABÈTE, ULCÈRE GASTRO-DUODÉNAL, PROTÉINURIE, AMAIGRISSEMENT.

DIABÈTE : POLYPHAGIE, POLYDIPSIE, POLYURIE, GLYCOSURIE, AMAIGRISSEMENT.

DOULEUR GASTRIQUE BRÛLANTE AMÉLIORÉE EN MANGEANT ET AVEC MAUVAIS ÉTAT GÉNÉRAL.

NÉPHROPATHIE : PROTÉINURIE, ŒDÈME, AMAIGRISSEMENT.

AMÉLIORATION :
EN MANGEANT.

• DIABÈTE DÉCOMPENSÉ

Mange, boit, urine beaucoup. Glycosurie.

Amaigrissement et mauvais état général malgré l'appétit.

• ULCÈRE GASTRO-DUODÉNAL

Douleur gastrique calmée en mangeant ; brûlante.
Vomissements alimentaires, météorisme gastrique.
Perte de poids.

• NÉPHROPATHIE

Protéinurie massive chronique et hyperuricémie.
Œdème, ascite, urines d'odeur de poisson.
Mauvais état général.

COMMENTAIRES ET COMPARAISONS

C'est un remède d'état organique grave ou aggravé : la perte de poids malgré l'appétit conservé ou accru correspond au diabète décompensé, à la crise d'ulcère grave, à des néphropathies sévères. Il se compare à ***SYZYGIUM***, ***PHOSPHORICUM ACIDUM*** et ***ACETICUM ACIDUM*** dans le diabète, ***ARGENTUM NITRICUM***, ***KALIUM BICHROMICUM***, ***ARSENICUM ALBUM*** dans les ulcères. ***BISMUTHUM*** a des vomissements très tardifs de liquide de stase.
Il est le plus souvent considéré comme un ***ANACARDIUM*** aggravé.

Comparaisons fondées sur la Matière médicale

Douleurs gastriques améliorées en mangeant :
URANIUM NITRICUM : douleur d'ulcère ; brûlante ; atteinte de l'état général ;
ANACARDIUM ORIENTALE : remède principal du pyloro-duodénum ; présente aussi des céphalées améliorées en mangeant ;
IGNATIA : douleur capricieuse ; en point ou spasme ; souvent pas de lésion ;

KALIUM BICHROMICUM : douleur en un espace limité épigastrique ; gastrite – ulcère ;
CHELIDONIUM : douleur duodénale ; troubles hépato-vésiculaires ;
PHOSPHORUS : douleur brûlante ; amélioration par les boissons très froides ;
PETROLEUM : sensation de froid intérieur ; diarrhée ;
CINA, IODUM, LACHESIS.

Urtica urens

Ortie brûlante, petite ortie

Urtica urens L. (Urticacées)

DESCRIPTION : Plante annuelle de 20 à 60 cm, d'un vert clair, hérissée de poils raides sécrétant un liquide irritant, à feuilles assez petites, incisées-dentées. Les fleurs sont monoïques, réunies en grappes. Le fruit est sec.

PARTIE UTILISÉE : La plante entière fleurie fraîche.

COMPOSITION
- acides formique et acétique ;
- dérivés azotés : histamine, acétylcholine, sérotonine.

PATHOGÉNÉSIE

Remède d'action limitée.
PRURIT, URTICAIRE.

PRURIT ET URTICAIRE.

AGGRAVATION :
AU CONTACT DE L'EAU.
ANNUELLE À LA MÊME PÉRIODE.

• PRURIT ET URTICAIRE

Prurit général ou localisé : anal, vulvaire.
Prurit des érythèmes, des brûlures superficielles, des piqûres d'insectes, des engelures.
Urticaire avec prurit, piqûre, brûlure ; aggravé au contact de l'eau, surtout froide.
Urticaire de contact ; alimentaire : crustacés ; toxique, iatrogène.
Œdème angioneurotique (O.P.) (*IGNATIA*).

• AUTRES INDICATIONS

Goutte aiguë, algie du deltoïde droit.
Goutte et urticaire alternés (*SULFUR*).
Périodicité annuelle des crises de goutte (*PSORINUM*).
Diminution de la sécrétion lactée (*PULSATILLA, MERCURIUS, BRYONIA*).

COMMENTAIRES ET COMPARAISONS

URTICA convient à tout urticaire ou prurit mais agit mieux s'il y a intolérance à l'eau et périodicité. **Il complète *SULFUR* ou *PSORINUM* ;** plus rarement *LYCOPODIUM* et *NATRUM MURIATICUM*.
La présence d'acide formique rappelle *FORMICA RUFA*, comme lui remède de goutte, mais avec un syndrome urinaire. *FORMICA RUFA* présente quelques signes cutanés, du prurit de la tête et du cuir chevelu ; ainsi que la sensibilité au froid, surtout aux bains froids.
L'histamine, l'acétylcholine, la sérotonine confirment son utilité dans l'urticaire et les réactions allergiques (voir *SEROTONINUM*).

APIS : œdème, urticaire, piqûres.
DOLICHOS PRURIENS : prurit sans lésion objective.
DULCAMARA : urticaire à l'eau.
STAPHYSAGRIA : prurit psychogène.
CROTON TIGLIUM : prurit "féroce" surtout génital.
FAGOPYRUM : prurit sénile ; des zones pileuses.
PHENOBARBITAL : prurit toxique, médicamenteux.

Ustilago maidis

Charbon du maïs

Ustilago maidis DC. Corda (= *U. zeae* [Beckm.] Unger) (Champignons)

DESCRIPTION : Champignon parasite des tiges, fleurs et grains de maïs sur lesquels il forme des tumeurs pouvant atteindre la taille d'une tête d'enfant.

PARTIE UTILISÉE : Les spores à maturité.

COMPOSITION

- des acides gras insaturés (1) et du cholestérol (2) ;
- un ester sulfurique de la choline, l'ustilagine ;
- des amines volatiles, des acides aminés ;
- de la **6-méthoxybenzoxazolone :**

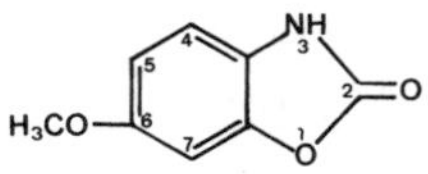

- vraisemblablement des petites quantités d'alcaloïdes ;
- peut-être une quinone antibiotique, la **gunacine** (3) :

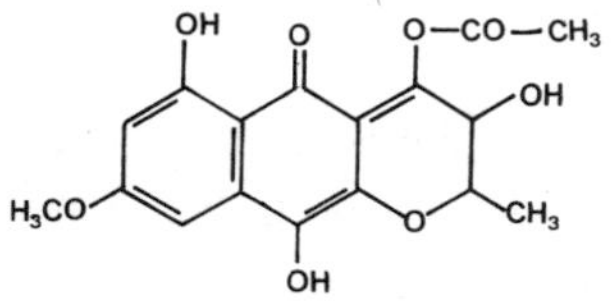

PATHOGÉNÉSIE

Remède d'action limitée.
L'UTÉRUS SAIGNE AU MOINDRE CONTACT.

MÉTRORRAGIES EN CAILLOTS NOIRS, PETITS OU FILAMENTEUX.

SAIGNEMENT DU COL UTÉRIN AU MOINDRE CONTACT.

• MÉTRORRAGIES

Sang noir avec caillots petits ou filamenteux, lentement "distillé".
Le col utérin saigne au toucher vaginal, lors des rapports, au moindre contact.
Métrorragies intermenstruelles ; de l'ovulation (*AMBRA GRISEA*, *SABINA*, *SECALE CORNUTUM*).
Douleurs utérines avec pesanteur pelvienne (*SEPIA*). Atonie utérine.
Douleurs ovariennes gauches et sous le sein gauche (*ACTAEA RACEMOSA*).

• AUTRE INDICATION

Chute des cheveux, épaississement des ongles.

COMMENTAIRES ET COMPARAISONS

Il convient, en complément, à des cas de ***SULFUR*** et de ***LACHESIS***.
On l'utilise après l'accouchement ou l'avortement.
SECALE CORNUTUM, autre champignon, contient des anthraquinones et lui ressemble beaucoup par ses hémorragies utérines de sang noir, prolongées, intermenstruelles.

CROCUS SATIVUS : présente les mêmes caillots filamenteux ; météorisme.
COCCUS CACTI : caillots identiques ; douleur iliaque gauche ; ténesme vésical.
THLASPI : métrorragies prolongées de sang noir.
SEPIA et *LILIUM TIGRINUM* : pesanteur pelvienne.

Mais *USTILAGO* n'est qu'un remède mineur d'appoint.

BIBLIOGRAPHIE

1. GUNASEKAREN M., BUSHNELL J.L. et WEBER D.J. - *Res. Commun. Chem. Pathol. Pharmacol.*, 1972, *3*, 621-628, *in Chem Abst.*, 1972, *77*, 45249 u.
2. WEETE J.D. et LASETER J.L. - *Lipids*, 1974, *9*, 575-581, *in Chem. Abst.*, 1974, *81*, 165993 m.
3. WERNER R.G., APPEL K.R. et MERK W.M.A. - *J. Antibiot.*, 1979, *32*, 1104-1111.

Uva ursi

Busserole

Arctostaphylos uvaursi Spreng. (Éricacées)

DESCRIPTION : Sous-arbrisseau des régions montagneuses, à tiges couchées de 1 à 2 m de long. Les feuilles, persistantes, sont ovales, coriaces et glabres. Les fleurs sont globuleuses, blanc rosé. Le fruit est une petite baie rouge qui a valu à la plante le nom de raisin d'ours.

PARTIE UTILISÉE : Les rameaux feuillés frais.

COMPOSITION

- 15 à 20 % de tanins gallique et ellagique ;
- beaucoup d'acides dont les acides gallique, ellagique, quinique ;

- 6 à 17 % d'arbutoside (voir ***RHODODENDRON***) accompagné de méthyl-arbutoside ; on a montré (1) que la teneur en arbutoside est maximale entre octobre et décembre ;
- quercétol, myricétol et leurs hétérosides – dont l'hypéroside ;
- triterpènes pentacycliques assez abondants : acide ursolique et l'alcool correspondant ou uvaol, lupéol, α- et β-amyrine, dérivés cétoniques de l'amyrine (2) ;
- monotropéine, du groupe des iridoïdes (3) :

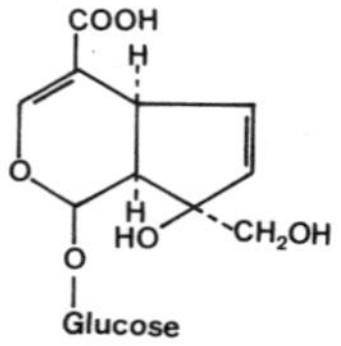

monotropéine

PATHOGÉNÉSIE

Remède d'action limitée.
CYSTITE ET TÉNESME.

CYSTITE CHRONIQUE AVEC URINES PURULENTES ET TÉNESME VÉSICAL.

• CYSTITE ET TÉNESME

Cystite : urines purulentes, mucus abondant, parfois du sang. Evolution chronique.
Ténesme vésical et brûlure après chaque miction.
Lithiase rénale infectée. Prostatite.

COMMENTAIRES ET COMPARAISONS

Il y a peu de références pathogénétiques susceptibles de départager les nombreux remèdes d'infection urinaire. L'originalité d'*UVA URSI* semble résider dans le **ténesme et la chronicité.**
Le spasme pourrait être en relation avec la présence des dérivés cétoniques de l'amyrine.
Comparer notamment *CANTHARIS* et *CAPSICUM*.
UVA URSI n'est cependant qu'un appoint aux limites de la phytothérapie.

Comparaisons fondées sur la Matière médicale

Urines purulentes :
EQUISETUM complète *SILICEA* : ténesme postmictionnel, urines abondantes, incontinence ;
SARSAPARILLA : ténesme postmictionnel, sédiment blanc ;
CHIMAPHILA : filaments mucopurulents abondants ; miction difficile du prostatisme ;
PAREIRA BRAVA : coliques urinaires ; position spéciale ;
HYDRANGEA : douleurs lombaires ;
BENZOICUM ACIDUM : urines fétides.

BIBLIOGRAPHIE

1. LEIFERTOVA I., JAHODAR L., LUDEK L. et MUSIL P. - *Folia Pharm.*, 1982, *3*, 51-67.
2. PROLIAC A. - *Plantes Méd. Phytoth.*, 1980, *14*, 155-158.
3. JAHODAR L., LEIFERTOVA I. et LISA M. - *Pharmazie*, 1978, *33*, 536-537.

V.

V.A.B.

Vaccin atténué bilié

DESCRIPTION : Biothérapique équivalent au B.C.G.

PATHOGÉNÉSIE

Remède d'action limitée.
SUITES DE B.C.G.

SUITES DE B.C.G : ANERGIE, ADÉNOPATHIES.

Suites de vaccination B.C.G.
Sensibilité accrue aux maladies infectieuses de l'enfance.
Rhino-pharyngites et bronchites à répétition de l'enfance.
Asthme, otites...
Déficience générale, fatigabilité, asthénie, amaigrissement.

COMMENTAIRES ET COMPARAISONS

Certains enfants, tuberculiniques, réagissent à la vaccination B.C.G. par une vulnérabilité accrue aux infections et par un affaiblissement général les mois suivants. Outre *V.A.B.*, leur traitement comporte souvent :
SILICEA : amaigrissement, hypersensibilité au froid, transpiration ;
THUYA : empâtement, colopathie, sécrétions mucopurulentes ;
NATRUM MURIATICUM : amaigrissement avec appétit et soif accrus ; désir de sel ; tristesse.

Vaccinotoxinum

DESCRIPTION : Biothérapique : vaccin antivariolique préparé à partir de lambeaux épidermiques recueillis par raclage d'une éruption cutanée de vaccine sur une génisse inoculée depuis cinq jours avec du virus vaccinal.

PATHOGÉNÉSIE

Remède d'action limitée.
VÉSICULES, NÉVRALGIES, ENCÉPHALOPATHIES.

SUITES DE LA VACCINATION ANTIVARIOLIQUE.

PAR EXTENSION : VÉSICULES, PUSTULES, ZONA, VARICELLE, NÉVRALGIES ET ENCÉPHALOPATHIES.

• **SUITES DE VACCINATION ANTIVARIOLIQUE**

Réactions générales précoces mais surtout tardives de la vaccination antivariolique.
Dermatoses vésiculeuses durables, répetées, invétérées.
Zona et ses séquelles névralgiques (*MEZEREUM*, *RANUNCULUS*).
Herpès. Pemphigus (O.P.) – Pustules.
Varicelle d'évolution atypique.
Névralgies invétérées.
Encéphalopathies.

COMMENTAIRES ET COMPARAISONS

Il peut être prescrit dans les cas rebelles de névralgie postzostérienne, mais toujours en complément du remède indiqué, et avec prudence.

Certains l'utilisent systématiquement en cas de zona.

THUYA : suites de vaccinations.
RHUS TOXICODENDRON, RANUNCULUS, MEZEREUM : vésicules et névralgies.

Valeriana officinalis

Valériane officinale

Valeriana officinalis L. (Valérianacées)

DESCRIPTION : Plante herbacée vivace à tige dressée pouvant dépasser 1 m de haut, creuse et cannelée. Les feuilles sont pennatiséquées et comportent de nombreux segments dentés. Les fleurs, en général rosées, sont réunies en cymes ombelliformes au sommet de la tige. Le fruit est un akène surmonté de soies.
On trouve la valériane dans toutes les régions humides d'Europe.

PARTIE UTILISÉE : La partie souterraine fraîche ou séchée à une température inférieure à 40 °C.

COMPOSITION
Elle a fait l'objet de nombreux travaux car on ne sait au juste à quel principe rattacher les classiques propriétés sédatives de la plante, malgré l'isolement récent des valépotriates dont on a pu montrer l'activité tranquillisante. La racine contient :

- divers acides organiques, dont l'acide isovalérianique à l'état d'esters ; des alcools terpéniques dont le principal est le bornéol ; des sesquiterpènes : acides valérénique et dérivés ;
- des dérivés aminés dont l'acide γ-aminobutyrique (1);
- de petites quantités d'alcaloïdes : actinidine et valérianine, pyrril-α-méthylcétone et dipyridylméthylcétone, un alcaloïde dit "principal" et un dérivé très voisin (2) ;
- des iridoïdes, les valépotriates ; celui qui domine est le valtrate ou halazuchrome B ; certains valépotriates, labiles, sont en partie dégradés dans les préparations galéniques (teinture, alcoolature) en acides libres et en baldrinal très proche du viburtinal (voir *VIBURNUM*).

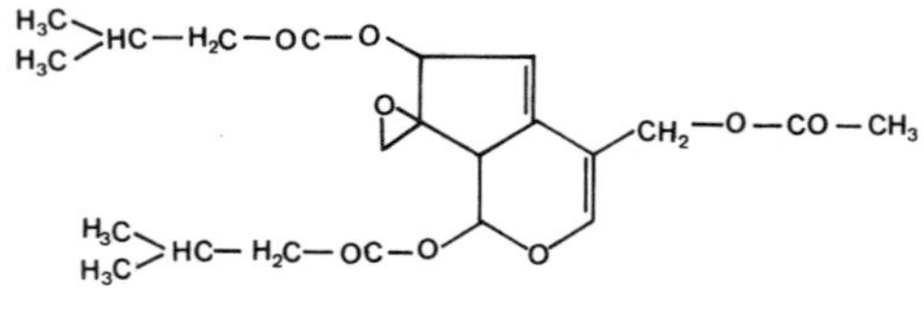

valtrate

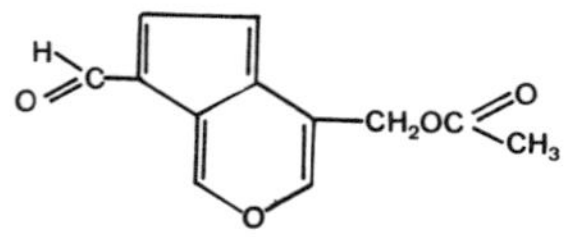

baldrinal

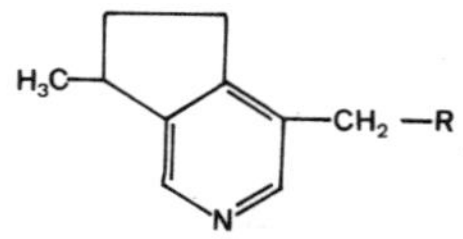

R= H **actinidine**
R= OCH_3 **valérianine**

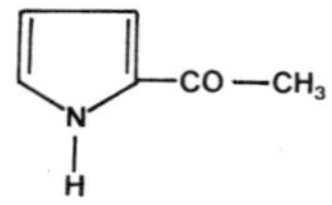

pyrril-α-méthylcétone

PATHOGÉNÉSIE

Remède d'action limitée.
NERVOSISME HYPERALGIQUE.

EXASPÉRATION ÉMOTIONNELLE, HYPERESTHÉSIE, AGITATION, HUMEUR TRÈS VARIABLE.

DOULEURS INTOLÉRABLES : SPASMES, CRAMPES ET NÉVRALGIES.

AGGRAVATION :
POUR LA MOINDRE CAUSE MORALE.
POUR UNE PETITE DOULEUR.
DEBOUT.

AMÉLIORATION :
DEBOUT LE PIED SUR UNE CHAISE.
PAR LE MOUVEMENT.

• EXASPÉRATION ÉMOTIONNELLE, VARIABILITÉ, AGITATION
Humeur excessive, de l'euphorie agitée à la colère et au désespoir (*IGNATIA, MOSCHUS, CROCUS*).

Quand l'humeur s'améliore, spasmes et névralgies apparaissent (*ACTAEA RACEMOSA*).
Extrême agitation.
Évanouissement pour la moindre cause, physique ou psychique (*MOSCHUS*).
Insomnie des nerveux, ne s'endort que tard le matin (*MOSCHUS*).

• **SPASMES, CRAMPES, ALGIES, MYOCLONIES, DYSESTHÉSIES**

Souffrance anorganique intolérable des névropathes agités.
Boule hystérique ; spasmes laryngé, œsophagien, digestif.
Sensation de fil tendu dans le pharynx, l'estomac.
Myoclonies, tics, tressaillements, dysesthésies.
Douleurs rhumatoïdes et névralgies aggravées par l'immobilité.
Lombosacralgie aiguë et sciatique aggravées debout, améliorées en posant le pied sur une chaise.
Talalgie assis.

• **AUTRES INDICATIONS**

Aérophagie, dyskinésie gastrique, aérocolie et colopathie spasmodique des sujets "nerveux".
Goût amer, de graisse, au réveil.
Vomissement de lait caillé des nourrissons agités.
Troubles mictionnels des névropathes.

COMMENTAIRES ET COMPARAISONS

Il est peut-être le meilleur remède des névropathes qui souffrent. Il a la réputation d'agir quand tous les remèdes échouent. Souvent on l'oublie au profit d'*IGNATIA* ou de *CHAMOMILLA*. Son action dans la sciatique est confirmée ; dans les insomnies, de routine. On doit l'évoquer **chez les spasmophiles et à la ménopause.** Sa pathogénésie décrit **l'hystérie.**

Comparaisons fondées sur la composition

Des iridoïdes existent dans :
FORMICA RUFA : douleur vive des petites articulations ; des goutteux ;
HARPAGOPHYTUM : douleur rhumatismale.

Quant au viburtinal, on le trouve dans :
VIBURNUM OPULUS : dysménorrhée et dysurie.

Comparaisons fondées sur la Matière médicale

VALERIANA : humeur changeante et souffrance alternées.
IGNATIA : humeur changeante ; paradoxes, spasmes et points.
MOSCHUS : lipothymie, hystérie.
CHAMOMILLA : intolérance à la douleur, calmé par le mouvement passif.
ASA FOETIDA : aérophagie, antipéristaltisme.
AETHUSA : nourrissons vomisseurs de lait caillé.

BIBLIOGRAPHIE

1. HÄNSEL R. et SCHULZ J. - *Arch. Pharm.*, 1981, *314, 380-381.*
2. JANOT M.M., GUILHEM J., CONTZ O., VENERA F. et CIONGA E. - *Ann. Pharm. Fr.*, 1979, *37*, 413-420.

Venins de serpents

Les serpents dont l'homéopathie utilise les venins appartiennent à six genres répartis en deux familles (1) :

Famille	Sous-famille ou tribu	Genre
VIPÉRIDÉS	***Vipérinés*** Leur venin est hémotoxique avec un effet très important sur la coagulation sanguine	*VIPERA*
	Crotalinés Leur venin a une action vasculaire primordiale.	*BOTHROPS* *CROTALUS* *LACHESIS*
ÉLAPIDÉS	***Élapinés*** Leur venin a une action. neuromusculaire	*MICRURUS* *NAJA*

Les venins sont des mélanges complexes, variables pour une même espèce en fonction de l'âge, du climat, des conditions de vie (liberté ou captivité), du degré d'épuisement des glandes.

Leur composition est la suivante (2-4) :
- eau : 60-80 % à l'état frais ;
- toxines de nature protéique : au moins 85 % de venin sec ; elles constituent la fraction la plus caractéristique de chaque espèce ;
- enzymes : entre autres, phospholipase A provoquant l'attaque des membranes nerveuses et la myolyse des régions mordues ;

• composés organiques divers :
– peptides : les uns potentialisent l'action de la bradykinine, d'autres inhibent la transformation de l'angiotensine I en angiotensine II ;
– lipides : signalés dans les venins de ***NAJA NAJA*** et ***CROTALUS TERRIFICUS TERRIFICUS*** ;
– hydrates de carbone : galactose, mannose et fucose dans le venin de ***NAJA NAJA*** ;
– dérivés puriques : adénosine, parfois en forte proportion ;
– amines : sérotonine, bufoténine et N-méthyltryptophane sont présents dans la plupart des produits examinés ;
– flavines : la riboflavine ou vitamine B_2 colore en jaune la majorité des venins.
• éléments minéraux :
– sodium et potassium sont les plus abondants ;
– calcium, zinc, magnésium, beaucoup plus caractéristiques, sont les cations bivalents prédominants ;
– cuivre et manganèse ont également été mis en évidence : le nombre d'échantillons analysés est cependant trop faible pour qu'une règle générale puisse être établie ;
– présence de soufre en grande quantité ;
– existence de phosphore et silicium, en général sous forme non dialysable.

BIBLIOGRAPHIE

1. UNDERWOOD G. - *Handb. Exp. Pharmakol.*, 1979, *52*, 15-40.
2. CHEYMOL J., BOURILLET F. et ROCH-ARVEILLER M. - *Actualités pharmacologiques*, 1972, 25e série.
3. BIEBER A.L. - *Handb. Exp. Pharmakol.*, 1979, *52*, 295-306.
4. BOQUET P. - *Toxicon*, 1966, *3*, 243-279

Venus mercenaria

Mercenaria mercenaria L. (Vénéridés)

DESCRIPTION : Mollusque bivalve voisin de la praire, connu sous le nom de clam, caractérisé par sa coquille ovale, trigone à stries concentriques (1). Originaire de la côte pacifique américaine où on le trouve de la Californie au Pérou, ***Mercenaria mercenaria*** a été introduit en France.

PARTIE UTILISÉE : La partie charnue.

COMPOSITION

On a signalé la présence de bétaïne, carnitine, sérotonine ainsi que celle d'une protéine particulière, la tropomyosine (2).
Présence aussi d'une hémolysine dont l'activité s'exerce en présence de cations bivalents (3) et d'un composé anticancéreux, le mercénène dont la fraction active pourrait être un glycopeptide associé à une petite quantité de protéine (4, 5).

PATHOGÉNÉSIE (6-9)

Remède d'action limitée.
MIGRAINE DIGESTIVE

MIGRAINE ET CÉPHALÉE, OCCIPITALE, AVEC LOURDEUR, NAUSÉE ET DIFFICULTÉ DE CONCENTRATION.

AGGRAVATION :
LE MATIN AU RÉVEIL.

AMÉLIORATION :
PAR LE MOUVEMENT.

•MIGRAINE ET CÉPHALÉE, NAUSÉE

Céphalée occipitale ou frontale, migraine vraie, avec nausée, vertige et difficulté de concentration. A droite.
Améliorée assis dans l'obscurité.
Langue saburrale, goût métallique, désir d'aliments et de boissons froids.
Estomac lourd, diarrhée ou constipation.

•AUTRES INDICATIONS

Irritabilité, ennui, isolement. Rêves d'araignée, de violence, de maladie, de mort.
Incoordination pour l'écriture.
Règles douloureuses au début, avec dépression.
Pollakiurie d'urines troubles et mousseuses.
Arthralgies, myalgies, raideur de la nuque, du dos, des membres, au réveil. Aggravation ensuite le soir

COMMENTAIRES ET COMPARAISONS

La sérotonine de *VENUS MERCENARIA* rend compte de son action sur la migraine. Sa tropomyosine peut être mise en relation avec l'atonie et la raideur musculaires.

La presque totalité de cette pathogénésie est incluse dans celle de *SEPIA* dont *VENUS MERCENARIA* apparaît comme une proche alternative ou un complémentaire dans les céphalées et la migraine à contexte hépato-biliaire.

BIBLIOGRAPHIE

1. GRASSÉ P.P. - Traité de zoologie, vol. 5, fasc. 2, Masson, Paris, 1960.
2. FLORKIN M. et BRADLEY T.S. - *Chemical Zoology*, vol. 8, Academic Press, New York and London, 1972.
3. ANDERSON R.S. - *Dev. Comp. Immunol.*, 1981, *5*, 575-585.
4. SCHMEER M.R. - *Cancer Chemother. Rep.*, 1966, *50*, 655-658.
5. SCHMEER A.C. - *Nat. Cancer Inst. Monogr.*, 1969, *31*, 581-591.
6. REASIDE. - *The British Homeopathic Journal*, 1982, *51*, 200.
7. JULIAN O.A. - *Dictionnaire de Matière médicale homéopathique*. Masson, Paris, 1981.
8. DESCHAMPS-NICOLAS J. et DAVID A. - *Venus mercenaria*. Mémoire D.E.C.U. Homéopathie. Lille, 1981.
9. HUI BON HOA. - *Annales homéopathiques françaises*, 1962, *5*, 72-233.

Veratrum album

Ellébore blanc, varaire

Veratrum album L. (Liliacées)

DESCRIPTION : Robuste plante herbacée à tige raide et dressée atteignant 1,5 m de haut. Les feuilles sont alternes, engainantes à la base, avec des nervures longitudinales. Les fleurs sont verdâtres. Le fruit est une capsule.
L'ellébore est commun en France et en Europe centrale et méridionale, dans les prairies et pâturages de montagne. Redoutable par sa toxicité, il est parfois confondu avec la gentiane : cette dernière s'en différencie par ses fleurs jaunes et ses feuilles opposées.

PARTIE UTILISÉE : La partie souterraine fraîche.

COMPOSITION

- 10 à 15 % de matières minérales ;
- des acides organiques : vératrique, chélidonique ;
- un diol triterpénique ;
- 1 à 1,5 % d'alcaloïdes stéroïdiques communiquant leur toxicité à la drogue et assez proches des composés vus à propos de *SABADILLA* ; le plus important (50 % des alcaloïdes totaux) est la jervine accompagnée d'alcamines très oxygénées telles que la véracévine (voir *SABADILLA*), la germine, la protovérine existant surtout sous forme d'esters dont les plus connus sont les protovératrines A et B.

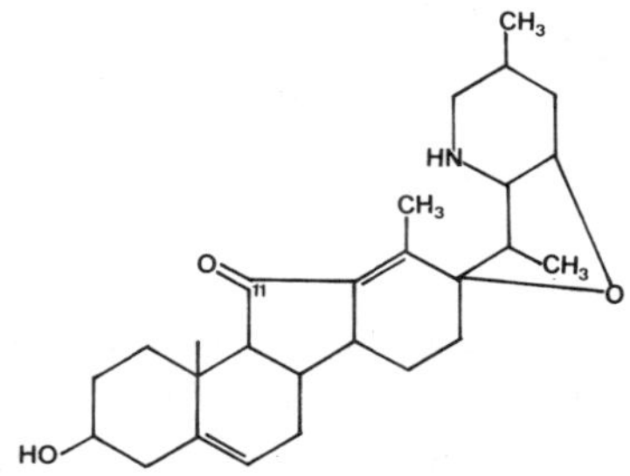

jervine

PATHOGÉNÉSIE

Remède d'action limitée.
VOMISSEMENTS, DIARRHÉE, SUEURS FROIDES, SYNCOPE.

ÉPUISEMENT, PERTES DE CONSCIENCE, SYNCOPES AVEC ALGIDITÉ.

SUEURS FROIDES, VOMISSEMENTS, DIARRHÉE.

AGGRAVATION :
APRÈS LA PEUR.
PENDANT LA SELLE.
AVANT ET PENDANT LES RÈGLES.

• ÉPUISEMENT, SYNCOPES, ALGIDITÉ, VOMISSEMENTS, DIARRHÉE

Etat d'extrême faiblesse ; syncope avec sueurs froides et froid objectif du corps (*CAMPHORA*)
Froid glacial du visage, **de l'extrémité du nez,** avec cyanose.
Froid et cyanose des extrémités (*AGARICUS*). Sensation de brûlure interne.
Sueur froide du front ; du corps. Avec malaise, syncope, troubles digestifs.
Vomissements très violents avec algidité, et présyncope.

Diarrhée, abondante, subite, impérieuse ; **coliques crampoïdes ; sueurs froides.**
Syndrome cholériforme, **déshydratation aiguë par perte liquidienne.**
Diarrhée après peur (*GELSEMIUM*).
Défaillance, sueurs froides pendant et après la selle. Syncope avec la selle.
Constipation de selles dures, déshydratées ; malaise avec la selle.

- **AUTRES INDICATIONS**

Dysménorrhée avec règles hémorragiques, algidité, épuisement, vomissements, diarrhée et sueurs froides.
Agitation et manie. Plaintes, gémissements. Déchire ses vêtements.
L'enfant, la femme avant les règles, veulent embrasser tout le monde (*CROCUS SATIVUS*).
Scrupules pathologiques. Manie sexuelle et religieuse (*LILIUM TRIGRINUM*).
Toux : quintes avec répercussion abdominale et sueurs froides.
Dyspnée, constriction, anxiété thoracique. Pouls rapide, faible, irrégulier.

COMMENTAIRES ET COMPARAISONS

Algidité, sueurs froides, syncopes et presque toujours un syndrome diarrhéique associé représentent les indications habituelles.
Malgré certaines ressemblances de composition, *SABADILLA* (alcaloïdes) et *CHELIDONIUM* (acide chélidonique) n'ont pas de relation pathogénétique avec *VERATRUM ALBUM*.
Coliques, vomissements, toux quinteuses, sont vraisemblablement dus à la jervine, principal constituant porteur d'un carbonyle en 11.

Comparaisons fondées sur la Matière médicale

VERATRUM ALBUM : algidité, sueur froide, diarrhée.
CARBO VEGETABILIS : algidité, dyspnée, menace de collapsus.
CAMPHORA : froid et syncopal ; transpire peu.

Dans les syndromes cholériformes, on compare :
ARSENICUM ALBUM : anxieux ; douleurs brûlantes ;
CHINA : épuisé de façon moins aiguë ;
CUPRUM : prédominance algique crampoïde.

Les malaises nauséeux de *TABACUM* et *COCCULUS* sont moins intenses.
HYOSCYAMUS, *STRAMONIUM*, *TARENTULA HISPANA*, *LILIUM TIGRINUM* ont de l'agitation maniaque ou des scrupules pathologiques.

Veratrum viride

Ellébore vert

Veratrum viride Aiton (Liliacées)

DESCRIPTION : Plante des lieux humides de l'Amérique du Nord, très voisine de l'espèce précédente.

PARTIE UTILISÉE : La partie souterraine séchée.

COMPOSITION

Elle est proche de celle de *V. album.* On y retrouve jervine, protovérine, germine, etc. mais, en plus, une alcamine particulière, la vératramine à propriétés bradycardisantes.

PATHOGÉNÉSIE

Remède d'action limitée.
HYPERTENSION, HYPERHÉMIE, POULS RALENTI.

CONGESTION, HYPERHÉMIE, HYPERTENSION, EN CRISES PAROXYSTIQUES PRÉDOMINANT À LA TÊTE ET AU CERVEAU.

PNEUMOPATHIE AIGUË AVEC FIÈVRE OSCILLANTE.

SPASMES, MYOCLONIES, CONVULSIONS, ÉPILEPSIE.

AGGRAVATION :
AU RÉVEIL.
APRÈS INSOLATION ET COUP DE CHALEUR.
PAR L'ARRÊT DES RÈGLES.

• CONGESTION, HYPERTENSION

Afflux de sang à la tête ; lividité, cyanose, battements artériels, carotidiens.
Sensation de chaleur, hyperhémie conjonctivale, mydriase.
Céphalée battante, hyperesthésie au bruit, acouphènes synchrones du pouls, instabilité et vertige, troubles oculaires.
Raie rouge et sèche médiane de la langue.
Battements artériels ressentis dans tout le corps. **Cependant le pouls est dépressible, lent et arythmique ;** défaillance cardiaque. **Le malade pâlit en s'asseyant ;** état syncopal.
Sueurs chaudes profuses (sueurs froides : *VERATRUM ALBUM*).
Spasmes et myoclonies persistant pendant le sommeil, pendant la crise.
Agitation agressive dans les états congestifs.
Crise hypertensive avec menace d'accident cérébral aigu.
États congestifs vasomoteurs aigus ; bouffées de chaleur ménopausiques, éthyliques, pléthoriques.
Céphalées congestives et migraines (O.P.).
Réactions méningées et méningites.
Insolation aiguë.

• PNEUMOPATHIE AIGUË AVEC FIÈVRE OSCILLANTE

Pneumonie typique et congestion pulmonaire à **fièvre oscillante** élevée le soir.
Malade congestif et dyspnéique ; pouls dépressible, arythmie, bradycardie.
Abondante sueur chaude et myoclonies pendant la fièvre.

• SPASMES, MYOCLONIES, CONVULSIONS, ÉPILEPSIE

États méningés et méningo-encéphalitiques aigus et chroniques avec activité spasmogène – chorée.
Spasme œsophagien (*HYDROCYANICUM ACIDUM*) et gastrique douloureux ; vomit l'eau froide.
Mouvements automatiques de la tête ou des membres pendant le sommeil (*APIS, HELLEBORUS*).
Épilepsie à clonies prédominantes, avec état congestif.

• AUTRES INDICATIONS

Gastro-entérite aiguë : spasmes, congestion, pléthore, sueurs chaudes.
Dermographisme.
Rêves d'eau.

COMMENTAIRES ET COMPARAISONS

La vératramine, bradycardisante, donne toute son importance au signe pathogénétique : **le pouls est ralenti dans le cours d'un état congestif ou d'une crise hypertensive.**
Les spasmes de *VERATRUM ALBUM* et de *VERATRUM VIRIDE* sont liés à la présence, dans les deux espèces, de la jervine : noter la localisation œsophagienne de *V. VIRIDE* et abdominale ou génitale de *V. ALBUM*.
On remarquera l'opposition froid-chaud des deux *VERATRUM* et la symétrie relative de leurs pathogénésies.
***VERATRUM VIRIDE* complète en phase critique les remèdes d'action générale de congestion,** de pléthore et d'éréthisme cardio-vasculaire :

SULFUR dans les H.T.A. évoluant avec des crises ;
LACHESIS, comme lui aggravé au réveil et amélioré par les règles ;
ARNICA, congestif et choqué, avec un syndrome neuro-musculaire ;
AURUM dont l'hypertension se décompense, ainsi que le cœur.

Prescrit au long cours, il évite les crises.
Il se distingue d'autres remèdes d'état congestif céphalique par ses malaises : la pâleur en s'asseyant, le pouls dépressible et ralenti, les sueurs chaudes et parfois sa curieuse langue.

GLONOINUM : battements carotidiens violents, pas de sueur.
ACONITUM : pâlit en s'asseyant ; pas de sueur, ambiance anxieuse.
BELLADONNA : moiteur et mydriase, mais le pouls est plein et fort.
MELILOTUS : bouffées vasomotrices ; amélioré par une hémorragie.
GELSEMIUM : état congestif et obnubilation légère.
OPIUM : menace d'A.V.C. et torpeur, somnolence.

On prescrit plus souvent *PHOSPHORUS* ou *SANGUINARIA* dans les cas de pneumopathie aiguë : joues plaquées de rouge, expectoration striée de sang. La fièvre de *VERATRUM VIRIDE* a de plus grandes oscillations.

Verbascum thapsus

Bouillon blanc

Verbascum thapsus L. (Scrofulariacées)

DESCRIPTION : Plante herbacée robuste, à revêtement cotonneux, pouvant atteindre 2 m de haut. Les feuilles sont grandes, ovales, épaisses, les inférieures pétiolées et en rosette, les caulinaires sessiles. Les fleurs, jaune pâle, ont un diamètre de 2 cm environ ; elles forment une longue grappe. Le fruit est une capsule.
Le bouillon blanc est commun dans les lieux incultes de toute l'Europe.

PARTIE UTILISÉE : La plante entière fraîche.

COMPOSITION

- saponosides triterpéniques, mucilage, hétérosides flavoniques (diosmoside notamment dans les feuilles) ;
- iridoïdes dont le catalpol dans tous les organes, vraisemblablement aussi harpagoside et harpagide ;
- 3-cétostérones (1) ;
- les feuilles contiendraient un principe toxique pour les animaux à sang froid, la roténone ; ceci demanderait à être vérifié ;
- les racines renferment des galactosides du saccharose : stachyose, verbascose.

PATHOGÉNÉSIE

Remède d'action limitée.
NÉVRALGIES DE LA FACE À HEURE FIXE.

NÉVRALGIES DE LA FACE – SURTOUT ZYGOMATIQUE ET TEMPORO-MAXILLAIRE GAUCHE, À HEURE FIXE, LE MATIN ET L'APRÈS-MIDI : BROIEMENT, RHINORRHÉE, LARMOIEMENT.

RHINITE, LARYNGITE, TRACHÉITE ; ÉCOULEMENT BRÛLANT ET SINUSITE, TOUX TRACHÉO-LARYNGÉE "EN TROMPETTE", DYSPHONIE À TIMBRE BAS.

AGGRAVATION :
STRICTEMENT À HEURE FIXE, LE MATIN ET L'APRÈS-MIDI.
PAR LE MOUVEMENT, LE TOUCHER, LA PRESSION, LA MASTICATION.
PAR LE COURANT D'AIR, LE CHANGEMENT DE TEMPÉRATURE.

• NÉVRALGIES DE LA FACE

Névralgies prédominant à la région zygomatique et temporo-maxillaire gauche.
Broiement et douleur en éclair aggravés par tout contact, pression et mouvement, surtout la **mastication ;** par le courant d'air, le changement de température.
Crises à heure rigoureusement fixe, une le matin, l'autre l'après-midi (*CEDRON*).
Rhinorrhée, larmoiement, afflux de salive salée pendant la crise.
Paresthésies périauriculaires ; sensation d'oreille bouchée, pendant la crise.
Névralgies du trijumeau, sus-orbitaire, dentaire ; algie vasculaire et sympathalgie de la face.

• RHINITE, LARYNGITE, TRACHÉITE

Rhinite avec obstruction puis écoulement brûlant abondant (*ARSENICUM IODATUM, KALIUM IODATUM*).
Douleur des sinus frontaux.
Sensation d'obstruction de l'oreille et perte auditive pendant la rhinite.
Trachéite avec enrouement en lisant à haute voix ; **puis dysphonie à timbre bas.**
Toux spasmodique, aboyante, "comme une trompette". Nocturne, ne réveillant pas l'enfant (*CHAMOMILLA*). Calmée par l'inspiration profonde. Avec incontinence urinaire (*CAUSTICUM*).

• AUTRES INDICATIONS

Algies diverses : radio-carpienne, côté pouce ; intercostale et cœliaque ; périombilicale pressive ; selles dures et sèches.
Sciatique droite fessière et à la plante du pied, crampoïde, aggravée debout, soulagée en marchant.
Hémorroïdes et prurit anal.

COMMENTAIRES ET COMPARAISONS

La pathogénésie évoque la névralgie trigéminée vraie essentielle dont *VERBASCUM* est un remède éprouvé. Les autres indications sont toutes beaucoup plus rares. **On retiendra l'horaire fixe,** comme *CEDRON*, et surtout l'association à l'écoulement nasal, oculaire et à la salivation.

Parmi les plantes contenant des iridoïdes, ***MENYANTHES*** présente une névralgie crurale et des migraines ; ***HARPAGOPHYTUM*** a une action rhumatologique comportant beaucoup de douleurs, peut-être en partie névralgiques...

Comparaisons fondées sur la Matière médicale

Névralgies de la face :

VERBASCUM : région zygomatique ; horaire précis ; larmoiement irritant ;

BRYONIA : domine la pathologie trigéminée (O.P.) ; il est amélioré par la pression forte ;

MAGNESIA CARBONICA, *MAGNESIA PHOSPHORICA* et *COLOCYNTHIS* : douleurs crampoïdes ;

STANNUM : associe, aussi, curieusement, laryngite et névralgies, douleurs croissant et décroissant progressivement.

PLATINA : algies et paresthésies ; croissance et décroissance progressives des douleurs.

VERBASCUM est injustement négligé en pathologie O.R.L. Sa rhinite ressemble à celle de *KALIUM IODATUM*, aggravé par la chaleur, sa toux à celle de *DROSERA*, quinteuse, après minuit, sa dysphonie à *CAUSTICUM*.

BIBLIOGRAPHIE

1. KHUROO M.A., QURESHI M.A., RAZDAN T.K. et NICHOLS P. - *Phytochemistry*, 1988, *27*, 3541-3544.

Viburnum opulus

Boule de neige

Viburnum opulus L. (Caprifoliacées)

DESCRIPTION : Petite arbre caractéristique par ses inflorescences en ombelles de fleurs blanches ; celles-ci sont en forme de boules dans les variétés ornementales fréquemment cultivées dans les parcs et les jardins.

PARTIE UTILISÉE : L'écorce de tige fraîche.

COMPOSITION

- une huile essentielle riche en constituants acides ;
- des triterpènes (α et β-amyrine) ;
- des catéchols et des tanins catéchiques ;
- un principe amer, la viburnine ;
- présence de viburtinal ou 4-méthyl-7-formylcyclopenta(C)pyrane (1) dont la structure est très proche du baldrinal (*VALERIANA*).

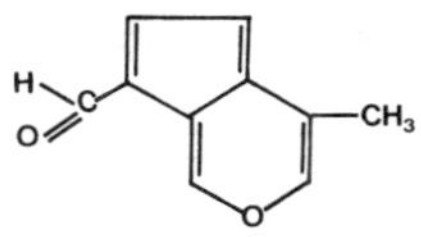

viburtinal

- du scopolétol (voir *BELLADONNA*) dans la var. *americanum*.

PATHOGÉNÉSIE

Remède d'action limitée.
DYSMÉNORRHÉE SPASMODIQUE AVEC DYSURIE ET NAUSÉES.

DYSMÉNORRHÉE SPASMODIQUE SUR OLIGO-SPANIOMÉNORRHÉE. DOULEUR IRRADIÉE AUX LOMBES, AUX CUISSES, ET AVEC DYSURIE ET NAUSÉES RÉFLEXES.

• DYSMÉNORRHÉE SPASMODIQUE

Douleurs utérines précédant l'arrivée des règles ; pesanteur (*SEPIA*), crampes, nausées, lipothymie.

Règles courtes, retardées, intermittentes (*PULSATILLA*).

Caillots. Sang de mauvaise odeur.

Dysménorrhée spasmodique, crampoïde, subite, violente, avec pesanteur.

Irradiation aux cuisses, aux lombes et sacrum.

Avec dysurie, pollakiurie, polyurie, incontinence.

Avec nausées, sensations de malaise et vide gastrique (*NUX VOMICA*).

Avec nervosisme et agitation anxieuse ; plaintes exagérées (*CHAMOMILLA*).

• AUTRES INDICATIONS

Chez une femme nerveuse et dysménorrhéique, mais en

dehors des règles : crampes et spasmes de nuque, de l'aire cardiaque (faux angor) ; toux spasmodique ; crampes abdominales, des mollets, des pieds, des mains...
Menace d'avortement du début de grossesse avec douleurs spasmodiques.

COMMENTAIRES ET COMPARAISONS

Comparaisons fondées sur la composition

Le viburtinal, dérivé carbonylé proche du baldrinal de *VALERIANA* rend compte de certaines ressemblances pathogénétiques : même type de femmes, nerveuses, spasmodiques, souffrant beaucoup.

VALERIANA : douleurs spasmodiques avec hyperesthésie, comme *CHAMOMILLA*.
VIBURNUM : spécialement gynécologique, comme *CASTOREUM*, *CROCUS*, *MOSCHUS*, tous remèdes comportant des constituants porteurs de carbonyles.

La dysménorrhée sur règles faibles avec pesanteur, lombo-sacralgie et état nauséeux se trouve dans *SEPIA* que *VIBURNUM* complète.

Comparaisons fondées sur la Matière médicale

Dysménorrhée et règles peu abondantes :
VIBURNUM : règles faibles et intermittentes ; douleur pesante et crampoïde ; dysurie ;
SENECIO : dysurie avec dysménorrhée ; règles faibles, hémorragies de substitution ;
LILIUM TIGRINUM : mélancolique ;
HELONIAS : obsessionnelle ; dysménorrhée pesante ;
CAULOPHYLLUM : spasmes, crampes ; menaces d'avortement ;
COLOCYNTHIS, *MAGNESIA PHOSPHORICA* : spasmes améliorés par la chaleur locale.

On aura écarté cinq remèdes de dysménorrhée avec règles abondantes : *ACTAEA RACEMOSA*, *CHAMOMILLA*, *MUREX*, *COCCULUS*, *SABINA*.

BIBLIOGRAPHIE

1. GODEAU R.P., PÉLISSIER Y. et FOURASTÉ I. - *Trav. Soc. Pharm.* Montpellier, 1978, *38*, 343-348.

Vinca minor

Petite pervenche

Vinca minor L. (Apocynacées)

DESCRIPTION : Plante herbacée vivace commune dans les bois frais où elle forme d'épais tapis. Les tiges couchées peuvent atteindre 2 à 3 m. Les feuilles sont opposées, coriaces, persistantes, d'un vert assez foncé et luisant. Les rameaux florifères dressés portent au printemps, à l'aisselle des feuilles, des fleurs solitaires, d'un beau bleu violacé. Le fruit est constitué par deux petits follicules.

PARTIE UTILISÉE : La plante entière fleurie fraîche.

COMPOSITION

Les principes les plus caractéristiques sont les nombreux alcaloïdes indoliques ; le plus important est la vincamine dont on connaît les applications comme améliorant de l'oxygénation cérébrale.

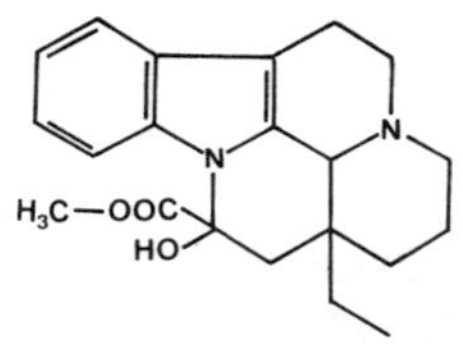

vincamine

Présence aussi de composés banals :
- acides organiques : protocatéchique, caféique, *p*-hydroxybenzoïque ; l'acide ursolique est abondant dans les feuilles ;
- tanoïdes, pigments flavoniques ;
- choline.

PATHOGÉNÉSIE

Remède d'action limitée.
FAIBLESSE, TREMBLEMENTS, HÉMORRAGIES, ECZÉMA.

PROSTRATION, ÉPUISEMENT, TREMBLEMENT.

HÉMORRAGIES VEINEUSES AVEC AFFAIBLISSEMENT, TROUBLES VASOMOTEURS.

ÉRUPTION CROÛTEUSE DU CUIR CHEVELU.

• PROSTRATION, ÉPUISEMENT, TREMBLEMENT

Prostration, faiblesse, malaise syncopal ; épuisé par la selle.

Tristesse irritable mais repentir rapide.

Tremblement ressenti dans les vaisseaux.

• HÉMORRAGIES VEINEUSES, TROUBLES VASOMOTEURS

Épistaxis, hémorragies utérines, de sang noir, abondant, peu coagulable, et accompagnées d'un affaiblissement important. Hémorroïdes.

Le nez devient rouge en toutes occasions ; pour la moindre petite colère (*NITRICUM ACIDUM* : nez rouge en permanence).

• ÉRUPTION CROÛTEUSE

Éruption croûteuse, suintante, du cuir chevelu.

COMMENTAIRES ET COMPARAISONS

Cette pathogénésie, brève mais sérieuse, doit être revalorisée en raison de l'activité de la vincamine sur l'oxygénation cérébrale.

Quelques essais en complément de *PHOSPHORUS* et de *CHINA*, dans des cas de sénilité cérébrale (O.P.), demandent une confirmation.

Il existe un petit signe vasomoteur curieux au niveau du nez.

Enfin, les manifestations cutanées sont identiques à *VIOLA TRICOLOR.*

Viola tricolor

Pensée sauvage

Viola tricolor L. (Violacées)

DESCRIPTION : Petite plante herbacée à tige anguleuse, à feuilles allongées et dentées. Les fleurs, longuement pédonculées, sont jaune clair souvent taché de violet, irrégulières avec quatre pétales dressés et le cinquième réfléchi vers le bas. Le fruit est une capsule.

La pensée sauvage est répandue dans toute l'Europe.

PARTIE UTILISÉE : La plante entière fleurie fraîche.

COMPOSITION

- saponosides ayant pour aglycone l'acide ursolique ;
- flavonoïdes divers (rutoside, nombreux C-hétérosides) ;
- complexes riches en acide salicylique ;
- traces d'huile essentielle ;
- traces d'alcaloïdes dans les racines ;
- environ 9 % de mucilage uronique.

PATHOGÉNÉSIE

Remède d'action limitée.
ECZÉMA SUINTANT DU CUIR CHEVELU

ECZÉMA SUINTANT DU CUIR CHEVELU, INFECTÉ. IMPÉTIGO.

LES CROÛTES ÉPAISSES, JAUNES, AGGLUTINENT LES CHEVEUX.

• ECZÉMA SUINTANT DU CUIR CHEVELU

Eruption du cuir chevelu, le plus souvent du nourrisson et du très jeune enfant, suintante, purulente, jaunâtre, collant les cheveux ; production de croûtes épaisses. Prurit et brûlure la nuit.

Extension à la face qui devient rouge, chaude et moite, après avoir mangé.

Concomitance de symptômes urinaires et cutanés (Hahnemann).

• AUTRES INDICATIONS

Rhumatismes avec éruption pruriante périarticulaire.

Polyurie, incontinence, urines "d'odeur d'urine de chat" (?).

Spermatorrhée avec la selle ; infection génitale.

COMMENTAIRES ET COMPARAISONS

Il s'agit d'une pathogénésie d'Hahnemann lui-même.

La présence de flavonoïdes évoque une action sur la circulation veineuse et capillaire : comme dans *AESCULUS*, congestion pharyngienne et hémorroïdaire, *CARDUUS*, varices et pesanteur sous-hépatique, *HAMAMELIS*, syndrome veineux et pelvien. Dans le cas de *VIOLA TRICOLOR*, **il faut mettre l'accent sur le fond congestif de la face eczématisée.**

VIOLA TRICOLOR réussit, en dilutions basses, dans la "croûte de lait", et il "draine" les eczémas suintants. **La pathogénésie évoque *SULFUR*** sur un plan très général, articulaire et vasomoteur notamment, ou encore *MEDORRHINUM* si souvent utile chez le nourrisson. Mais il est inusité dans les indications non dermatologiques.

Comparaisons fondées sur la Matière médicale

ANTIMONIUM CRUDUM et *TARTARICUM* : eczéma suintant du cuir chevelu et de la face.

GRAPHITES et *CALCAREA CARBONICA* : rechercher les signes généraux.

HEPAR SULFUR, *TELLURIUM*, *OLEANDER* : surinfection, suppuration et mauvaise odeur.

PETROLEUM : fissures et aggravation l'hiver.

En fait, on utilise souvent *VIOLA TRICOLOR* en drainage d'un remède plus général.

Vipera berus et Vipera aspis

Vipère

Vipera berus L. et *V. aspis* L. (Vipéridés)

DESCRIPTION : *V. berus* est la vipère de l'Europe centrale et de l'Europe du Nord, encore appelée peliade. Sa longueur est de 60 cm environ, sa couleur brune ; présence d'une bande sinueuse noire sur le dos. La tête est triangulaire et pourvue de trois écailles.

V. aspis est la vipère de l'Europe méridionale, fréquente en Italie, en Espagne et en France où on la connaît sous le nom d'aspic. Son venin est désigné par l'appellation *VIPERA REDII*, du nom du médecin italien Redi qui l'étudia au XVIIe siècle. De taille identique à l'espèce précédente, de couleur brun rouge, l'aspic a également une tête triangulaire sur laquelle apparaissent deux bandes noires en V.

PARTIE UTILISÉE : Le venin.

COMPOSITION

Quelques constituants intéressants ont été cités au cours de ces dernières années :

- un activateur du facteur X dans le venin de *V. a. aspis* (1) ;
- une protéinase hémorragipare contenant un atome de Zn dans celui de *V. b.* qui, expérimentalement, provoque œdème, hémorragies, myonécrose (2, 3).

Voir aussi la monographie *VENINS DE SERPENTS*.

PATHOGÉNÉSIE

Remède d'action limitée.
PHLÉBITE ET PÉRIPHLÉBITE.

INFLAMMATION VEINEUSE ET PÉRIVEINEUSE DES MEMBRES AVEC ŒDÈME ET DOULEUR.

AGGRAVATION :
EN LAISSANT PENDRE LE MEMBRE.
PAR LE FROID.

• INFLAMMATION VEINEUSE ET PÉRIVEINEUSE

Phlébite superficielle – rarement profonde – avec cordon veineux saillant, dur, douloureux (douleur d'éclatement), œdème périveineux douloureux.

Cyanose du membre atteint ; crampes.

Les douleurs sont aggravées le membre pendant ; soulagées par surélévation.

Syndrome microvasculaire d'accompagnement : ecchymose, purpura, capillarose.

Dermite inflammatoire, parfois bulleuse, répétitive ou chronique, d'un membre variqueux.

• AUTRES INDICATIONS

Hémolyse, purpura, pétéchies, ecchymoses spontanées. Maladies hémolytiques. Hémorragies : épistaxis, hématuries...

Hépatite et ictère avec hémorragies.
Lymphangite, gangrène (***LACHESIS*, *CROTALUS*, *PYROGENIUM*, *CARBO ANIMALIS***), paralysies "ascendantes" (***CONIUM***).

COMMENTAIRES ET COMPARAISONS

Les phlébites superficielles et leur menace ou leurs complications constituent l'ensemble des indications. C'est cependant une prescription routinière et faute de la modalité d'aggravation en laissant pendre le membre, ou du génie des venins (troubles de la coagulation et hyperesthésie) le remède n'agit pas (O.P.). On recourra alors avec plus de succès à tout remède d'inflammation, de ***BELLADONNA*** ou ***APIS*** à ***ARSENICUM ALBUM*** ou ***HEPAR SULFUR***, par exemple.

LACHESIS, *BOTHROPS*, *CROTALUS* sont des venins comparables.
ARNICA : douleur compressive, traumatisme causal, ecchymoses.
HAMAMELIS : douleur veineuse contusive, ecchymoses, purpura.
PULSATILLA : jambes lourdes peu douloureuses.

Ulcères et eczémas variqueux ne figurent pas dans la pathogénésie de *VIPERA*.

BIBLIOGRAPHIE

1. KOMORI Y., NIKAI T. et SUGIHARA Y. - *Int. J. Biochem.*, 1990, *22*, 1053-1060.
2. SAMEL M. et SIIGUR J. - *Comp. Biochem. Physiol C : Comp. Pharmacol. Toxicol.*, 1990, *97 C*, 209-214.
3. CALDERON L., LOMONTE B., GUTIERREZ J.M., TARKOWSKI A. et HANSON L.A. - *Toxicon*, 1993, *31*, 743-753.

Viscum album

Gui

Viscum album L. (Loranthacées)

DESCRIPTION : Arbrisseau dioïque formant de grosses touffes arrondies parasitant de nombreuses espèces : pommier, aubépine, tilleul, robinier, pin, peuplier, saule, etc. Ses tiges sont articulées, ses feuilles persistantes, spatulées et coriaces. Les fleurs jaunâtres donnent naissance à de petites baies blanches.
La plante est répandue dans toute l'Europe et l'Asie tempérées.

PARTIE UTILISÉE : Les rameaux feuillés frais récoltés au moment de la fructification sur le pommier.

COMPOSITION

Elle a été très étudiée en raison de l'activité anticancéreuse de la plante. Parmi les mises au point intéressantes signalons celle d'Anderson (1).

On a mis en évidence :
- divers hydrates de carbone dont le méso-inositol ;
- des composés phénoliques : acides caféique, anisique, vanillique, sinapique, syringoside, quercitrine ;
- des stérols : stigmastérol, β-sitostérol et dihydro - β- sitostérol ;
- des triterpènes : β-amyrine, lupéol, acide oléanolique, acide bétulinique ;
- des acides gras communs : linoléique, palmitique, oléique ;
- des acides aminés ;
- diverses amines : β-phényléthylamine, tyramine, histamine, choline, acétylcholine, propionylcholine ;
- de l'acide γ-aminobutyrique qui serait le principe hypotenseur ;
- des alcaloïdes dont le mélange serait cytotoxique ;
- des viscotoxines, mélanges de protéines basiques de faible poids moléculaire, agissant comme agonistes de l'acétylcholine, contrairement aux venins de serpents qui sont des antagonistes de cette substance ; les viscotoxines A_2, A_3 et B administrées à la souris à dose subléthale ont une action inotrope négative et provoquent hypotension et bradycardie ; certaines viscotoxines sont cytotoxiques (cellules He La et K B) ;
- des lectines : l'une d'elles, spécifique des β-galactosides, induit une augmentation de la sécrétion du TNFα (Tumor Necrosis Factor) et des interleukines 1 et 6 *in vitro* et *in vivo* chez l'homme (2) ;
- une protéine basique de poids moléculaire égal à 60 000 semblant participer aussi à l'activité anticancéreuse.

PATHOGÉNÉSIE

Remède d'action limitée.
ÉPILEPSIE, HYPERTENSION, CANCER.

ÉPILEPSIE, OBSESSION, VERTIGE.

HYPOTENSION BRUTALE ET TROUBLES DU RYTHME.

CANCER.

• ÉPILEPSIE, OBSESSION, VERTIGE

Épilepsie : aura sous forme de chaleur montant des pieds à la tête et suivie de vertiges (Voisin).
Vertiges ; vertiges comme équivalents comitiaux ; en regardant par la fenêtre.
Obsessions (*THUYA*).
Sensation de lévitation (*ASARUM*), hyperesthésie au bruit (*THERIDION*). Illusion de force et de puissance (*CANNABIS INDICA*, *ETHYLICUM*, *SULFUR*) alternant avec tristesse et faiblesse irritable.
Rêves de guerre et de violence.

• HYPOTENSION BRUTALE

Hypotension avec crises brutales. Bradycardie, bradyarythmie, fibrillation.
Phases hypertensives. Douleur cardiaque constrictive (*CACTUS*).

• CANCER

Cancer. Se référer aux travaux de l'École d'Arlesheim (*Viscum album* fermenté).

• AUTRES INDICATIONS

Nausées à la vue des médicaments. Pesanteur gastrique.
Anite avec ténesme, brûlure, prurit.
Arthrose : douleurs évoluant de haut en bas et de bas en haut (***LEDUM PALUSTRE).***
Brûlure des pieds (***SULFUR***).

COMMENTAIRES ET COMPARAISONS

La richesse de *VISCUM ALBUM* en composants actifs devrait lui valoir une grande pathogénésie.
Retenons seulement l'existence d'un principe hypotenseur, l'acide γ-aminobutyrique et des viscotoxines.
Mais surtout notons que l'activité anticancéreuse semble recevoir une confirmation pharmacologique.
L'action homéopathique concerne l'épilepsie, les vertiges, l'hypotension – bradycardie.

BIBLIOGRAPHIE

1. ANDERSON L.A. - *Pharm. J.*, 1982, *229*, 437-439.
2. HATJO T., HOSTANSKA K., FREI K., RORDOFR C. et GABIUS H.J. - *Cancer Res.*, 1990, *50*, 3322-3326.

Z.

Zanthoxylum (= Xanthoxylum) fraxineum

Clavalier à feuilles de frêne

Zanthoxylum americanum Mill. (= *Xanthoxylum*) (Rutacées)

DESCRIPTION : Arbre de l'Amérique du Nord aux jeunes rameaux pubescents pourvus d'aiguillons de 1 cm. Les feuilles sont caduques, composées imparipennées à 5-11 folioles ovales, vert foncé sur le dessus, pubescentes en dessous. Les fleurs sont petites, jaunâtres ; elles paraissent avant les feuilles sur le vieux bois, en mai. Le fruit est petit et noirâtre. Le bois est jaune, justifiant le nom latin de la plante.

PARTIE UTILISÉE : L'écorce de tige desséchée.

COMPOSITION

À notre connaissance, aucun travail récent n'a été consacré à cette plante. Selon les uns (Hoppe, Perrot), présence de berbérine. Selon d'autres (Hegnauer), l'écorce contient des coumarines : xanthylétine, xanthoxylétine, allo-xanthoxylétine.

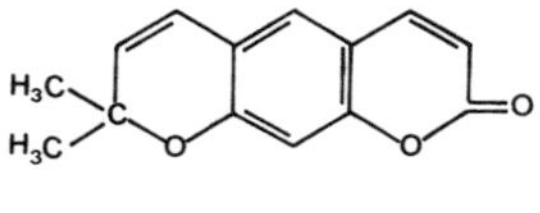

xanthylétine

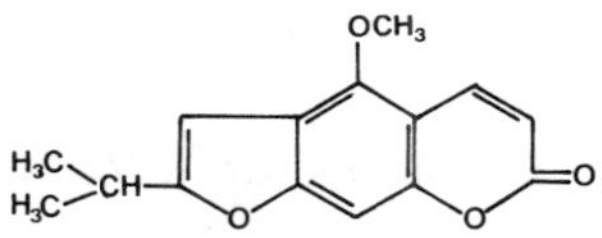

xanthoxylétine

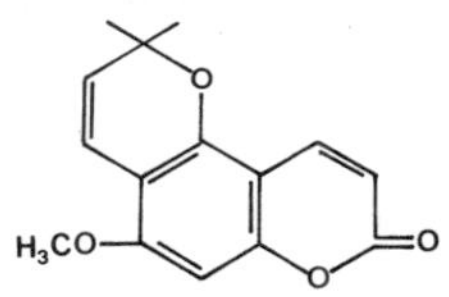

allo-xanthoxylétine

PATHOGÉNÉSIE

Remède d'action limitée.
NÉVRALGIE AVEC ENGOURDISSEMENT ; OVAIRE ET CUISSE GAUCHES.

NÉVRALGIE AVEC ENGOURDISSEMENT.

OVARALGIE GAUCHE À IRRADIATION CRURALE.

AGGRAVATION :
DU CÔTÉ GAUCHE.

• NÉVRALGIE AVEC ENGOURDISSEMENT

Névralgie – notamment crurale gauche – avec engourdissement, paresthésie. Ou sensation de choc électrique (*KALMIA*, *SPIGELIA*).
Migraine semblant se diriger d'une tempe à l'autre.

• OVARALGIE GAUCHE

Douleur ovarienne gauche – chez une dysménorrhéique à règles abondantes (*SABINA*), à irradiation crurale, avec engourdissement.

COMMENTAIRES ET COMPARAISONS

La cruralgie gauche, avec ou sans point de départ ovarien, mais toujours avec des paresthésies, est une excellente indication (O.P.).

Comparaisons fondées sur la composition

Parmi les plantes à coumarines, retenons :
MEZEREUM : névralgie avec engourdissement ; postzostérienne ;
CHAMOMILLA : névralgie avec engourdissement ; violente et intolérable ; agitation ;
GELSEMIUM : névralgie avec parésie et paresthésie ; lourdeur ; obnubilation ;
PRUNUS : névralgie orbitaire et oculaire.

Comparaisons fondées sur la Matière médicale

ZANTHOXYLUM : névralgie, engourdissement ; cruralgie ; ovaire gauche.
PLATINA : névralgie, paresthésie, hyperesthésie ; ovaire gauche.
GNAPHALIUM : alternance de paresthésie et de névralgie ; sciatique.
ACONITUM : névralgie et paresthésie ; action du froid.

Ce petit remède a une détermination pathogénétique limitée et précise.

Zea mais

Maïs

Zea mais L. (Graminées)

DESCRIPTION : Originaire de l'Amérique tropicale, largement cultivé dans toutes les régions tempérées et chaudes, le maïs est une grande plante herbacée annuelle pouvant atteindre 2,50 m de haut. Les feuilles sont grandes, bordées de cils ; les fleurs mâles forment de longs épis réunis en panicules terminales ; les fleurs femelles sont réunies en gros épis à l'aisselle des feuilles et sont enveloppées de bractées membraneuses. Les styles, très longs (20 cm environ), jaunâtres, forment des touffes dépassant les bractées. Les fruits constituent les "grains" de maïs.

PARTIE UTILISÉE : Les styles frais.

COMPOSITION

Les styles renferment :
- 4-5 % de matières minérales riches en sels de potassium et contenant une quantité non négligeable de silice soluble ;
- 2-3 % de lipides ;
- 0,1 à 0,2 % d'une huile essentielle assez riche en carvacrol ;
- 2-3 % d'une résine ;
- 2-3 % d'un saponoside ;
- des tanins (les proportions indiquées par les divers auteurs sont variables) ;
- des sucres réducteurs ;
- de l'allantoïne ;
- des traces d'un alcaloïde.

PATHOGÉNÉSIE

Remède d'action limitée.
DRAINEUR CUTANÉ.

ÉRUPTIONS SÈCHES ET SQUAMEUSES, PSORIASIS.

Éruptions sèches et squameuses. Psoriasis.

COMMENTAIRES ET COMPARAISONS

On l'utilise à basse dilution (T.M. à 3 DH) en complément dans le traitement du psoriasis, des dermatoses sèches. Le plus souvent, il est associé à *FUMARIA* et à *SAPONARIA* avec lesquels il réalise une synergie éprouvée assez polyvalente.
BERBERIS et *BERBERIS AQUIFOLIUM* sont d'autres appoints au traitement du psoriasis.

Zincum metallicum

Zinc

Zn

DESCRIPTION : Métal blanc argent à reflets bleus, parfois poudre grise, soluble dans les acides dilués avec dégagement d'hydrogène.

PATHOGÉNÉSIE

Remède d'action limitée.
ASTHÉNIE, AGITATION DES JAMBES. PIRE PAR LE VIN, MIEUX PAR LES RÈGLES.

SYNDROMES NEUROLOGIQUES ET PSYCHIQUES : ASTHÉNIE, INSOMNIE, AGITATION DES MEMBRES INFÉRIEURS, HYPERESTHÉSIE, HYPEREXCITABILITÉ NEURO-SENSORI-MOTRICE, PUIS DÉFICIT.

DERMATOSES CHRONIQUES : ALTERNANCE AVEC LE SYNDROME NERVEUX.

AGGRAVATION :
PAR RÉPRESSION OU RÉTROCESSION D'UNE ÉRUPTION.
PAR LES STIMULANTS : VIN, ALCOOL, CAFÉ.
PAR LES MÉDICATIONS SÉDATIVES, EXCITANTES, INTENSIVES.
PAR LE BRUIT.

AMÉLIORATION :
PAR LES RÈGLES.
PAR LES ÉCOULEMENTS, EXCRÉTIONS, ÉLIMINATIONS.
PAR L'APPARITION OU LA RÉSURGENCE D'UNE ÉRUPTION.

• SYNDROMES NEUROLOGIQUES ET PSYCHIQUES

Asthénie psychique et nerveuse : épuisement, abattement, dépression.

Asthénie intellectuelle, physique, sexuelle (*KALIUM PHOSPHORICUM*, *PHOSPHORICUM ACIDUM*, *CONIUM*, *ANACARDIUM ORIENTALE*).

Compréhension retardée ; obnubilation. **Répète les questions avant d'y répondre.**

Suites mentales de surmenage, veilles (*COCCULUS*), maladies épuisantes, traitements agressifs.

Lent mais impatient et irritable (*KALIUM BROMATUM*).

Intolérant aux bruits, aux conversations.

Hyperesthésie sensorielle générale.

Aggravé par les excitants : vin, alcool, café, médicaments, qui sont recherchés (*NUX VOMICA*).

Insomnie avec mouvements incoercibles des jambes et des pieds ; avec soubresauts et tressaillements. Cris au cours du sommeil. Réveil effrayé.

Agitation incoercible des membres inférieurs.

Assis, mouvement incessant des pieds et des jambes ; **il use son tapis** (O.P.).

Couché, syndrome de jambes sans repos empêchant le sommeil.

Augmentation des réflexes tendineux (*NUX VOMICA*, *IGNATIA*, *STRYCHNINUM*).

Tremblements, tressautements, myoclonies, contractures, spasmes.

Paresthésies, fourmillements, sensations d'insectes en mouvement.

Névralgies – zones d'hyper et hypoesthésie.

Besoin de s'étirer, de se faire étirer (*THUYA*).

Convulsions, chorée, épilepsie.

Incoordination neuro-musculaire (*AGARICUS*).

Rachialgie constrictive ou brûlante de nuque ou vers D12-L1, aggravée au toucher et à la percussion (*PHOSPHORUS*).

Paralysie, paraplégie, abolition des réflexes. Myélopathie dégénérative.

Rétention urinaire : **ne peut uriner qu'assis** (*CAUSTICUM*) ou penché en arrière.

Incontinence.

Priapisme puis impuissance (*PICRICUM ACIDUM*).

Toutes les maladies nerveuses, bénignes ou chroniques, consécutives à la rétrocession ou à la répression brutale d'une maladie infectieuse ou éruptive ; d'une dermatose ; après certaines thérapeutiques : somnifères, tranquillisants, neuroleptiques ou antidépresseurs, cortico-antibiothérapie...

• DERMATOSES CHRONIQUES ; ALTERNANCE AVEC LE SYNDROME NERVEUX

Dermatoses chroniques, pruriantes, sèches, douloureuses.

Éruptions sur les trajets nerveux (O.P.), des plis, de la face, des mains.

Eczéma, lichen, psoriasis, **névrodermite, toxidermie** (O.P.).

Malades souvent débilités, intoxiqués, polymédicamentés, diabétiques (O.P.).

Syndrome neurologique développé à la rétrocession ou répression de l'éruption.

Aggravation par les excitants, vin surtout ; amélioration par les règles ou d'autres écoulements : expectoration, sueur, diarrhée.

• FORME NEUROTOXIQUE DES ÉTATS AIGUS

Maladies éruptives sans éruption : apparition de signes méningés ou encéphalitiques.

Obnubilation, stupeur, somnolence, raideur de la nuque, soubresauts musculaires, nystagmus (*CUPRUM*).

Mouvement automatique des pieds, de la tête ; grincement de dents.

Tout peut rétrocéder à l'apparition d'un exanthème, d'une éruption (***SULFUR***).

• **AUTRES INDICATIONS**

Céphalée, occipitale ; pesante du vertex ou à la racine du nez, après avoir bu du vin.
Faim à 11 heures le matin (***SULFUR***).
Asthme, toux spasmodique, coqueluche : **tout disparaît après une petite expectoration.**
Dans la coqueluche, l'enfant saisit ses testicules en toussant.
Avant les règles : agitation, nervosisme, rachialgie, ovaralgie gauche, disparaissant avec le flux.
Varices des grandes lèvres, des cuisses.
Douleur perçante d'un talon après absorption de vin.
Conjonctivite, prurit oculaire pendant les règles. Troubles visuels par le vin.

COMMENTAIRES ET COMPARAISONS

On décrit un biotype *ZINCUM* faible, amaigri, la face pâle et grise, les orbites creuses, le cheveu rare, semblant âgé et usé, triste et lent mais impatient et agité.
Il est un des plus importants remèdes du système nerveux, de certaines insomnies ou asthénies passagères aux grandes myélopathies chroniques. Pour le diagnostic, sont fondamentales l'agitation incoercible des membres inférieurs et surtout les étiologies et modalités : antécédents cutanés, aggravation par le vin et les excitants, amélioration par les règles et les éliminations. **Les thérapeutiques modernes induisent des états *ZINCUM* à la mesure de leur efficacité immédiate :** syndromes neurologiques majeurs après traitement intensif d'une grande dermatose, par exemple (O.P.).

Les alternances et la faim de 11 h évoquent ***SULFUR***, autre intoxiqué, mais ***ZINCUM*** n'est ni congestif ni pléthorique. La recherche des excitants, mal tolérés, les spasmes et l'irritabilité le rapprochent de ***NUX VOMICA***, qui, cependant, ne produit ni dépression ni paralysie. ***CUPRUM***, comme ***ZINCUM***, comporte crampes, spasmes et hyperréflectivité en relation avec des éruptions rétrocédées, des maladies mal établies.

Mais la vraie comparaison est *LACHESIS*, dont le venin contient du zinc et dont les modalités (vin, règles) sont identiques, sauf la thermophobie et les troubles vasomoteurs.

Comparaisons fondées sur la Matière médicale
Agitation :
GELSEMIUM : obnubilation, ralentissement, raideur de la nuque ; amélioré par les mouvements ;
KALIUM BROMATUM : agitation des membres supérieurs ;
AGARICUS : agitation, myélopathies, déficit intellectuel ;
ASARUM : intolérance au bruit, éthylisme, sensation de légèreté des jambes ;
CAUSTICUM : jambes sans repos, neurologiques et arthrosiques ;
RHUS TOXICODENDRON : jambes sans repos, non neurologiques ;
ARSENICUM ALBUM : faiblesse, agitation, dermatoses sèches mais anxiété et agitation générale.

Des sels de zinc peuvent être préférés dans des orientations particulières :
ZINCUM VALERIANICUM : insomnie, névralgies ;
ZINCUM ACETICUM : asthénie intellectuelle et physique.

Table des comparaisons de Matière médicale

Les comparaisons de Matière médicale figurent sous la rubrique des remèdes indiqués.

Il est rappelé que ces comparaisons facilitent l'utilisation de la Matière médicale, mais ne constituent pas une approche clinique.

CLASSEMENT DES COMPARAISONS

- Généralités.
- Psychisme.
- Système nerveux.
- Digestion et métabolisme.
- Respiration.
- Cœur, vaisseaux, sang.
- Reins et voies urinaires.
- Rhumatismes, os et muscles.
- Gynécologie, génital homme, endocrinologie.
- Nez, gorge, oreilles, yeux.
- Peau.
- Maladies infectieuses.

GÉNÉRALITÉS

Abcès, panaris	*Myristica, Siegesbeckia.*
Adénopathies indurées	*Cistus.*
Aggravation par l'humidité, hygrosensibilité	*Aranea diadema, Rhus toxicodendron.*
Aggravation par l'orage	*Rhododendron.*
Alcoolisme	*Absinthium, Ethylicum, Nux vomica.*
Algidité	*Camphora, Veratrum album.*
Alternance	*Abrotanum.*
Amaigrissement, appétit conservé	*Arsenicum iodatum, Natrum muriaticum.*
Amélioration par la musique	*Tarentula hispana.*
Asthénie	*Alfalfa.*
Asthénie, émotivité tuberculinique	*Calcarea phosphorica.*
Cellulite	*Thuya.*
Climat	*Natrum carbonicum.*
Congestif (état)	*Veratrum viride.*
Froid local (sensation)	*Cistus canadensis.*
Hyperhémie paroxystique de la face	*Corallium rubrum.*
Inflammation	*Hepar sulfur.*
Inflammation aiguë	*Belladonna.*
Inflammation avec œdème	*Apis.*
Intolérances médicamenteuses	*Nux vomica.*
Luétiques (remèdes)	*Luesinum.*
Mal des transports	*Cocculus, Tabacum.*
Rétention hydrique et infiltration tissulaire	*Natrum sulfuricum.*
Sécheresse des muqueuses	*Nux moschata.*
Sécrétions épaisses, jaunes, homogènes, non irritantes	*Pulsatilla*
Sécrétions (filaments visqueux)	*Coccus cacti.*
Sécrétions purulentes et mucopurulentes	*Kalium bichromicum.*
Somnolence irrépressible	*Nux moschata.*
Suppuration	*Echinacea, Siegesbeckia.*
Sycotiques (remèdes) aggravés par l'humidité	*Dulcamara.*
Traumatisme	*Arnica, Bellis perennis.*
Vieillissement prématuré	*Alumina.*

PSYCHISME

Agitation	*Tarentula hispana.*
Alcoolisme psychique, logorrhée, perte du sens moral	*Ethylicum.*
Angoisse	*Aconitum.*
Anticipation, nervosité et phobies	*Argentum nitricum.*
Asthénie et émotivité tuberculinique	*Calcarea phosphorica.*
Chagrin et contrariétés (suites)	*Ignatia.*

Chagrin durable (suites)	*Phosphoricum acidum.*
Consolation	*Pulsatilla.*
Dépression cyclique	*Aurum metallicum.*
Dépression et tristesse aggravées par la consolation	*Natrum muriaticum.*
Dépression grave	*Haloperidol.*
Désespoir de guérir	*Psorinum.*
Excitation avec logorrhée	*Actaea racemosa.*
Hâtif (comportement) et précipité	*Lilium tigrinum.*
Hyperémotivité	*Ignatia.*
Hyperesthésie au bruit	*Asarum europaeum.*
Hystérie	*Ambra grisea, Moschus.*
Inactivité, apathie	*Graphites.*
Instabilité	*Fluoricum acidum, T.K.*
Instabilité et exagération de l'humeur	*Crocus sativus.*
Intégration sociale	*Staphysagria.*
Irritabilité, colères, violence	*Nux vomica.*
Lenteur intellectuelle	*Naloxone.*
Logorrhée	*Cannabis indica.*
Obsessions	*Thuya.*
Orgueilleux (caractère) et méprisant	*Palladium, Platina.*
Paresseux	*Natrum carbonicum.*
Passionné	*Phosphorus.*
Perte de conscience névropathique	*Asa foetida.*
Perte du sens moral et cruauté	*Luesinum.*
Scrupulosité pathologique	*Cyclamen.*
Suicide	*Aurum metallicum, Naja.*

SYSTÈME NERVEUX

Agitation	*Zincum metallicum.*
Atteinte neurologique avec épuisement cérébral	*Picricum acidum.*
Céphalées croissant et décroissant avec le soleil	*Natrum muriaticum.*
Céphalées et dépression des intellectuels	*Anacardium orientale.*
Chorée	*Mygale.*
Déficit moteur	*Alumina.*
Douleur constrictive	*Cactus.*
Douleur crampoïde paroxystique	*Colocynthis.*
Douleur à début et fin progressifs	*Platina.*
Douleur erratique, variable	*Kalium bichromicum, Pulsatilla, T.K.*
Douleur en point	*Ignatia.*
Douleur suivant la courbe solaire	*Stannum.*
Épilepsie	*Absinthium.*
Éthylisme nerveux	*Carboneum sulfuratum.*
Fixité de la mimique et rigidité	*Haloperidol.*

Hypersensibilité ___ *Aranea diadema.*
Migraine hebdomadaire ___ *Sanguinaria.*
Nerveux affaiblis ___ *Niccolum.*
Névralgie ___ *Zanthoxylum.*
Névralgie de la face ___ *Aconitum, Verbascum.*
Névralgie sciatique ___ *Tellurium.*
Névralgie sus-orbitaire gauche ___ *Ginkgo biloba.*
Paralysies ___ *Conium.*
Spasmes et convulsions ___ *Asa foetida.*

DIGESTION ET MÉTABOLISME

Aérophagie et spasme œsophagien ___ *Asa foetida.*
Aphtes ___ *Borax.*
Appétit incontrôlable, affamé ___ *Abrotanum, Naloxone.*
Cancer gastrique, pylorique ___ *Condurango, Ornithogalum.*
Colique ___ *Allium sativum.*
Colique et diarrhée ___ *Rheum.*
Colique hépatique et néphrétique ___ *Berberis.*
Constipation atonique ___ *Alumina, Graphites.*
Constipation de scybales, de selles déshydratées ___ *Magnesia muriatica, Opium.*
Diabète ___ *Aceticum acidum.*
Diarrhée ___ *Aloe.*
Diarrhée à 5 heures du matin ; dès le lever ___ *Rumex*
Diarrhée après le petit déjeuner ___ *Natrum sulfuricum.*
Diarrhée chronique contenant des débris alimentaires ___ *Phosphoricum acidum*
Diarrhée avec dénutrition ___ *Abrotanum.*
Diarrhée avec hyperpéristaltisme et spasmes ___ *Gambogia.*
Diarrhée infantile ___ *Magnesia carbonica.*
Diarrhée en jet, impérieuse ___ *Croton tiglium, Gratiola.*
Diarrhée le jour seulement ___ *Petroleum.*
Distension abdominale ___ *Lycopodium.*
Distension abdominale postprandiale précoce ___ *Nux moschata.*
Douleur gastro-duodénale améliorée en mangeant ___ *Argentum nitricum, Uranium nitricum.*
Douleurs d'hémorroïdes et de fistule anale ___ *Paeonia.*
Douleur intestinale et troubles du caractère ___ *Cina.*
Gros mangeurs ___ *Antimonium crudum.*
Hépatique (draineur) ___ *Carduus marianus.*
Hépatique (syndrome) avec insuffisance cardiaque ___ *Digitalis.*
Hépatisme et cirrhose ___ *Phosphorus.*
Ictère ___ *Myrica.*
Incarcération gazeuse douloureuse ___ *Momordica.*
Nausée réflexe ___ *Lobelia.*
Rectalgie et prolapsus rectal ___ *Ruta.*
Recto-colite, rectite, anorectite ___ *Hura brasiliensis, Mercurius corrosivus.*

Reflux gastro-œsophagien	*Sulfuricum acidum.*
Ulcère gastrique et pylorique	*Argentum nitricum, Bismuthum, Kalium bichromicum.*

RESPIRATION

Dyspnée avec encombrement bronchique	*Grindelia.*
Mucopus broncho-pulmonaire	*Myrtus communis.*
Suppuration pulmonaire abondante et fétide	*Phellandrium.*
Toux : bronchite chronique et dyspnéisante	*Senega.*
Toux avec incontinence urinaire	*Squilla maritima.*
Toux à l'inhalation d'air frais	*Rumex.*
Toux avec larmoiement	*Squilla maritima.*

CŒUR – VAISSEAUX – SANG

Angor	*Aconitum, Cactus.*
Bradycardie, bradyarythmie	*Iberis amara, Naja.*
Cardiotonique	*Digitalis.*
Claudication intermittente	*Secale cornutum.*
Coagulation et venins	*Elaps corallinus.*
Crises hypertensives congestives	*Glonoinum.*
Dyspnée cardiaque	*Adonis vernalis.*
Hémorragies (prévention)	*Millefolium.*
Hémorragies de sang noir	*Cactus, Coccus cacti, Crocus sativus, Thlaspi bursa-pastoris.*
Hémorragies de sang rouge vif	*Erigeron.*
Hypertension	*Aconitum.*
Hypertension congestive	*Belladonna, Opium, Strontium carbonicum.*
Rate (remède)	*Helianthus.*
Tachycardie	*Lycopus.*
Toux des cardiaques	*Squilla maritima.*

REINS ET VOIES URINAIRES

Colibacillose urinaire	*Formica rufa.*
Coliques néphrétiques	*Berberis, Hydrangea, Pareira brava.*
Cystite	*Cantharis, Clematis erecta.*
Drainage rénal	*Berberis.*
Néphropathie	*Mercurius solubilis.*
Urine purulente	*Benzoicum acidum, Uva ursi.*

RHUMATISMES, OS ET MUSCLES

Arthralgies avec dérobement, hyperlaxité et paresthésie ______ *Naloxone.*
Crampe musculaire ______ *Cuprum metallicum.*
Douleur d'épaule ______ *Iris versicolor, Sanguinaria.*
Douleur thoracique ______ *Asclepias tuberosa, Ranunculus bulbosus.*
Goutte aiguë ______ *Colchicum.*
Nodosités des petites articulations ______ *Formica rufa.*
Ostéite avec nécrose ou fistule ______ *Fluoricum acidum.*
Raideur articulaire ______ *Angustura, Ginseng, T.R.*
Rhumatisme des phalanges ______ *Polygonum aviculare.*
Tennis elbow (avec association de déficit moteur) ______ *Causticum, Taxus baccata.*
Traumatisme des tendons et ligaments ______ *Ruta.*
Tuméfaction osseuse ______ *Hekla lava.*

GYNÉCOLOGIE – GÉNITAL HOMME – ENDOCRINOLOGIE

Dysménorrhée ______ *Actaea racemosa.*
Dysménorrhée à règles peu abondantes ______ *Viburnum opulus.*
Excitation sexuelle féminine ______ *Castoreum, Origanum.*
Hyperesthésie sexuelle féminine ______ *Lilium tigrinum.*
Hyperesthésie et ptose pelvienne ______ *Murex.*
Leucorrhée et fatigue ______ *Aletris farinosa.*
Mastose ______ *Asterias rubens.*
Métrorragie de sang noir, peu ou pas de caillots ______ *Secale cornutum.*
Ovaire droit ______ *Palladium.*
Puberté tardive ______ *Pulsatilla.*
Syndrome prémenstruel ______ *Folliculinum.*
Tension mammaire prémenstruelle ______ *Phytolacca.*
Impuissance ______ *Agnus castus, Cobaltum.*
Impuissance avec perte de la libido ______ *Onosmodium.*
Orchite ______ *Clematis erecta.*
Urétrite purulente ______ *Copaiva.*
Hyperthyroïdie, goitre ______ *Badiaga, Coffea, Iodum.*

NEZ – GORGE – OREILLES – YEUX

Amygdalite ______ *Agraphis nutans, Mercurius solubilis.*
Catarrhe tubaire ______ *Mercurius dulcis.*
Hyperesthésie auditive ______ *Opium.*
Laryngite, enrouement ______ *Manganum.*

Laryngite dyspnéisante et obstructive ______ *Sambucus nigra.*
Laryngite du surmenage vocal ______ *Drosera.*
Ménière (syndrome) ______ *Natrum salicylicum, Salicylicum acidum.*
Pharyngite à muqueuse rouge ______ *Phytolacca.*
Rhinite ______ *Allium cepa.*
Rhinite irritante ______ *Arum triphyllum.*
Rhino-sinusite à jetage visqueux ______ *Corallium rubrum.*
Toux laryngée ______ *Bromum.*
Cataracte ______ *Naphtalinum.*
Douleur oculaire ______ *Comocladia.*
Douleur des globes oculaires ______ *Onosmodium.*
Douleur de surmenage oculaire ______ *Ruta.*
Larmoiement irritant et abondant ______ *Euphrasia.*
Migraine ophtalmique ______ *Cyclamen, Iris versicolor.*

PEAU

Acné ______ *Eugenia jambosa.*
Cicatrices modifiées, sclérorétractiles ______ *Méthysergide, Radium bromatum.*
Éruptions l'hiver ______ *Petroleum, Psorinum.*
Éruptions sur une base inflammatoire et œdémateuse ______ *Primula obconica.*
Éruptions à suintement épais ______ *Graphites.*
Fissures des jonctions cutanéo-muqueuses ______ *Condurango.*
Œdème de Quincke ______ *Phénobarbital.*
Prurit ______ *Urtica urens, Dolichos pruriens.*
Prurit avec urticaire, œdème, éruption ______ *Dolichos pruriens.*
Vésicules ______ *Anacardium orientale.*

MALADIES INFECTIEUSES

Algidité ______ *Camphora.*
Asthénie postinfectieuse ______ *Penicillinum.*
Coqueluche ______ *Coccus cacti, Drosera.*
Début des maladies fébriles ______ *Ferrum phosphoricum.*
État septique ______ *Carbolicum acidum.*
Grippe avec courbature ______ *Eupatorium.*
Infection grave ______ *Ailanthus glandulosa.*
Syndrome cholériforme ______ *Veratrum album.*

Index des constituants

Sont retenus dans cet index les seuls constituants communs à plusieurs médicaments.

Index alphabétique

Les noms des médicaments figurent en caractères romains **gras**, les noms latins des plantes en *italique*.

A

B

C

D

E

F

G

H

M

N

O

P

Q

T

U

V

Dépôt légal : 3e trimestre 2000
Imprimé et relié en France
par *Partenaires-Livres®* (JL 08-00)